JN174035

皮膚がん
バリエーションアトラス

編集

田中　勝　東京女子医科大学東医療センター皮膚科・教授

安齋眞一　日本医科大学教授・皮膚科学・武蔵小杉病院皮膚科部長

医学書院

皮膚がんバリエーションアトラス

発　行　2016年5月1日　第1版第1刷©

編　集　田中　勝・安齋眞一

発行者　株式会社　医学書院

　　　　代表取締役　金原　優

　　　　〒113-8719　東京都文京区本郷 1-28-23

　　　　電話　03-3817-5600(社内案内)

印刷・製本　横山印刷

執筆者一覧(50音順)

安齋　眞一　日本医科大学教授・皮膚科学・武蔵小杉病院皮膚科部長

爲政　大幾　国立病院機構大阪医療センター・皮膚科科長

伊東　慶悟　東京慈恵会医科大学講師・皮膚科学

今西　久幹　大阪市立大学大学院講師・皮膚病態学

宇原　　久　信州大学准教授・皮膚科学

梅林　芳弘　東京医科大学准教授・皮膚科学

緒方　　大　埼玉医科大学皮膚科学

荻田あづさ　日本医科大学武蔵小杉病院皮膚科

加茂　理英　大阪市立大学大学院准教授・皮膚病態学

高井　利浩　兵庫県立がんセンター皮膚科医長

高塚　純子　新潟県立がんセンター新潟病院・皮膚科部長

髙山　良子　日本医科大学講師・皮膚科学

竹之内辰也　新潟県立がんセンター新潟病院・情報調査部長

田中　　勝　東京女子医科大学東医療センター皮膚科・教授

種瀬　啓士　慶應義塾大学皮膚科学

鶴田　大輔　大阪市立大学大学院教授・皮膚病態学

出来尾　格　東京女子医科大学東医療センター皮膚科・講師

外川　八英　千葉大学大学院皮膚科学

能登　　舞　秋田大学大学院皮膚科学・形成外科学

秦　　洋郎　北海道大学皮膚科

東　　直行　日本医科大学多摩永山病院皮膚科部長・准教授

村尾　和俊　徳島大学大学院准教授・皮膚科学

山瀬　　綾　日本医科大学千葉北総病院皮膚科

結城　明彦　新潟県立がんセンター新潟病院皮膚科

序

　皮膚科診断学の中心は形態学です．従来，肉眼的形態学である発疹学と，顕微鏡的形態学である皮膚病理組織学が，その大部分を担ってきました．近年われわれ皮膚科医には，ダーモスコープという，肉眼と顕微鏡の間を埋めるような強い味方ができました．そのため皮膚科診断学においては形態学の重要性はますます高まってきたといえます．

　もともと形態学の学習は，理論も重要ではありますが，その経験が大きくものをいいます．10 例より 100 例，100 例より 1,000 例の形態を見るということが非常に重要です．ただし，ただ漫然と見ただけではダメで，そこにきちんとしたナビゲーターがいることが大切だと考えています．

　本書は，皮膚科臨床のなかでも皮膚がんにスポットライトをあて，**多彩な臨床像を呈する各種皮膚がんを臨床所見のバリエーションという観点からまとめたアトラス**です．基底細胞癌，有棘細胞癌，悪性黒色腫を中心に，その他の皮膚がん，皮膚がんと鑑別を要する良性疾患を取り上げています．皮膚悪性腫瘍の経験の豊富な執筆者より 3,000 点を超える画像を集め，編集会議を重ねて，質の高い症例を厳選しました．症例ごとに臨床像とダーモスコピー像をセットで示し，一目で臨床像に特徴的なダーモスコピー所見が理解できるよう工夫してあります．それらの中には，典型像のみならず，教科書では掲載しきれない，各疾患が呈する様々な表情（＝バリエーション）をもつ症例が網羅されています．したがって，本書を見れば，いろいろな顔をした皮膚がんについて極めて多数の症例を目にすることができます．このことが皮膚がんの臨床およびダーモスコピー所見を学習するうえで，非常に大切なものと考えます．さらに，膨大な症例写真を見ていくうちに，「この疾患なら，このような顔つき」という各疾患の臨床所見のスペクトラムがつかめるようになることも期待しています．

　冒頭に「部位，色調，形状で分けた画像目次」を掲載しています．これは，本書収載症例を部位と見た目（色調・形状）で分類して並べたもので，外来で診断に悩む症例をみた際には，絵合わせ的に似た臨床像の症例を探すこともできます．

　以上のように，皮膚がんの臨床およびダーモスコピー所見を学ぶための教科書として，さらには診察室に置いて診断に悩んだときの手助けとして活用できることを目指して本書を編集しました．そのため，基底細胞癌，有棘細胞癌，悪性黒色腫，そしてこれらの皮膚がんと鑑別が問題になる色素細胞母斑と脂漏性角化症については，「臨床像と病理組織像のポイント」として定型的な臨床所見と病理組織像を解説する項目を設けています．また，診断に迷う症例や興味深い所見を呈する症例については，「徹底解剖！」と題するコラムで，ダーモスコピー像を詳しく解説しています．

　本書が，読者諸氏の皮膚がん診療に少しでも役立つことを祈念しています．

　最後に，膨大な数の症例について，臨床情報，臨床像・ダーモスコピー写真を提供いただいた執筆者の先生方，いつ終わるともしれぬ長い編集会議に付き合い，本書をまとめることに多大な助力をいただいた医学書院の天野貴洋氏に深謝します．

2016 年 3 月

田中　勝

安齋眞一

目次

部位，色調，形状で分けた 画像目次

※各症例の疾患名については 30 頁の「疾患名略語一覧」を参照のこと.

▼頭部

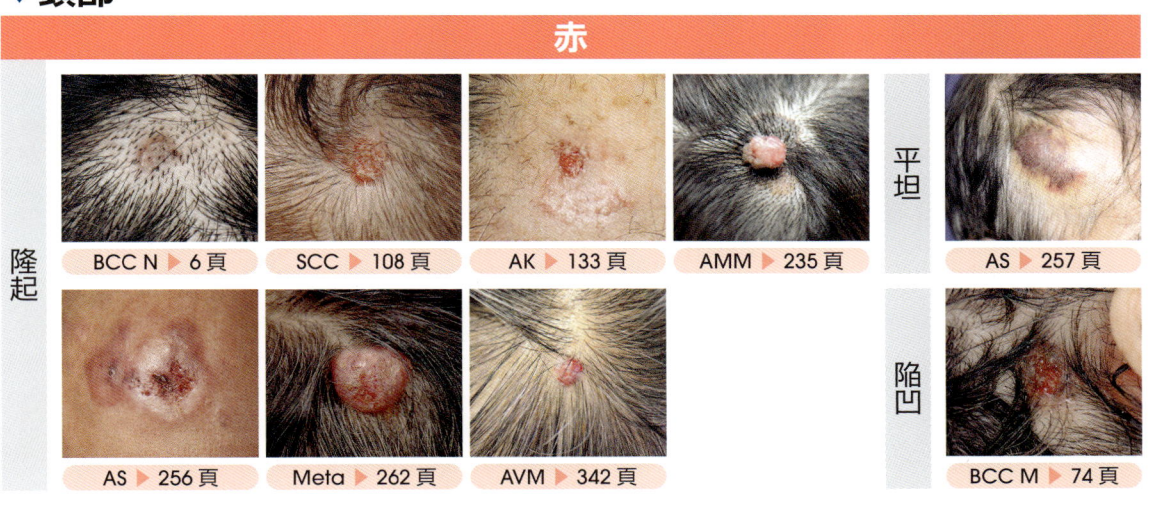

赤

隆起
- BCC N ▶ 6 頁
- SCC ▶ 108 頁
- AK ▶ 133 頁
- AMM ▶ 235 頁
- AS ▶ 256 頁
- Meta ▶ 262 頁
- AVM ▶ 342 頁

平坦
- AS ▶ 257 頁

陥凹
- BCC M ▶ 74 頁

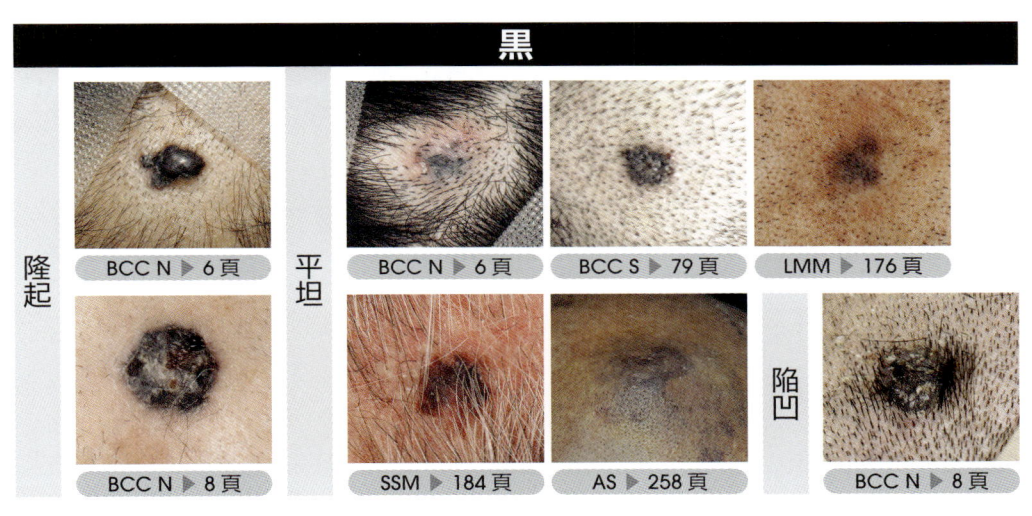

黒

隆起
- BCC N ▶ 6 頁
- BCC N ▶ 8 頁

平坦
- BCC N ▶ 6 頁
- BCC S ▶ 79 頁
- LMM ▶ 176 頁
- SSM ▶ 184 頁
- AS ▶ 258 頁

陥凹
- BCC N ▶ 8 頁

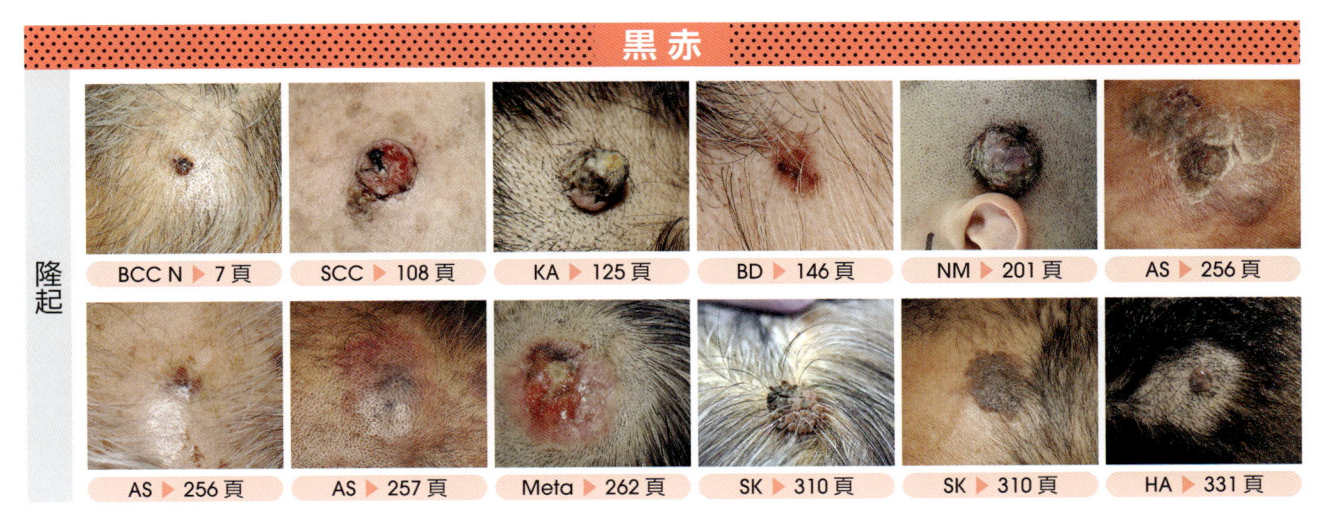

黒赤

隆起
- BCC N ▶ 7 頁
- SCC ▶ 108 頁
- KA ▶ 125 頁
- BD ▶ 146 頁
- NM ▶ 201 頁
- AS ▶ 256 頁
- AS ▶ 256 頁
- AS ▶ 257 頁
- Meta ▶ 262 頁
- SK ▶ 310 頁
- SK ▶ 310 頁
- HA ▶ 331 頁

黒赤	白

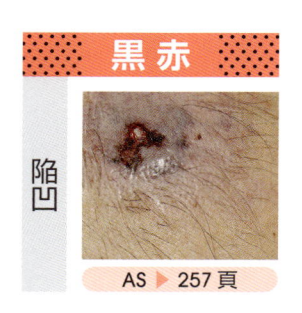

陥凹　AS ▶ 257頁

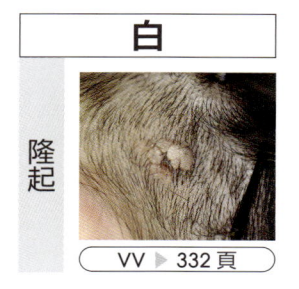

隆起　VV ▶ 332頁

▼顔

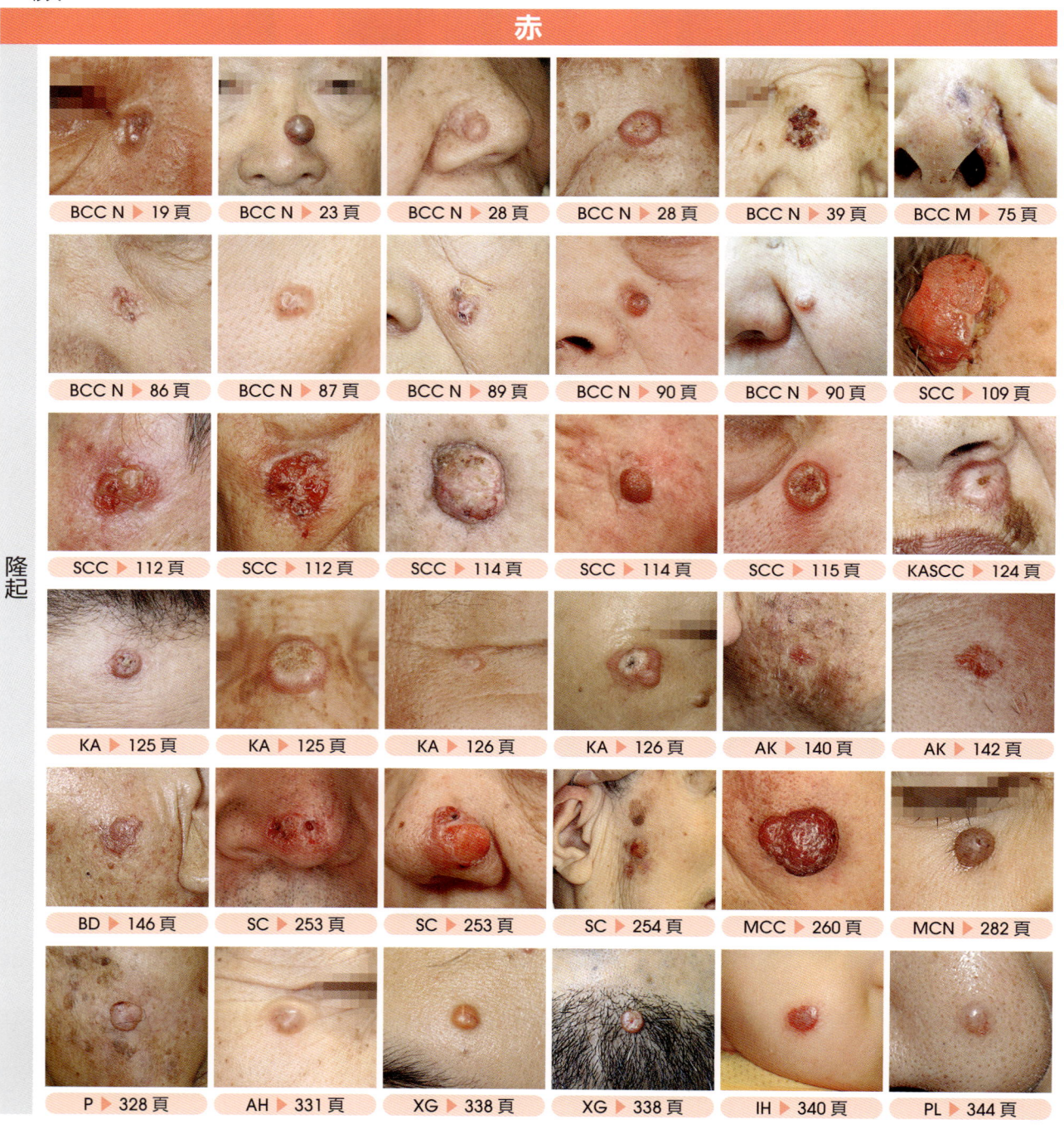

赤					
BCC N ▶ 19頁	BCC N ▶ 23頁	BCC N ▶ 28頁	BCC N ▶ 28頁	BCC N ▶ 39頁	BCC M ▶ 75頁
BCC N ▶ 86頁	BCC N ▶ 87頁	BCC N ▶ 89頁	BCC N ▶ 90頁	BCC N ▶ 90頁	SCC ▶ 109頁
SCC ▶ 112頁	SCC ▶ 112頁	SCC ▶ 114頁	SCC ▶ 114頁	SCC ▶ 115頁	KASCC ▶ 124頁
KA ▶ 125頁	KA ▶ 125頁	KA ▶ 126頁	KA ▶ 126頁	AK ▶ 140頁	AK ▶ 142頁
BD ▶ 146頁	SC ▶ 253頁	SC ▶ 253頁	SC ▶ 254頁	MCC ▶ 260頁	MCN ▶ 282頁
P ▶ 328頁	AH ▶ 331頁	XG ▶ 338頁	XG ▶ 338頁	IH ▶ 340頁	PL ▶ 344頁

隆起

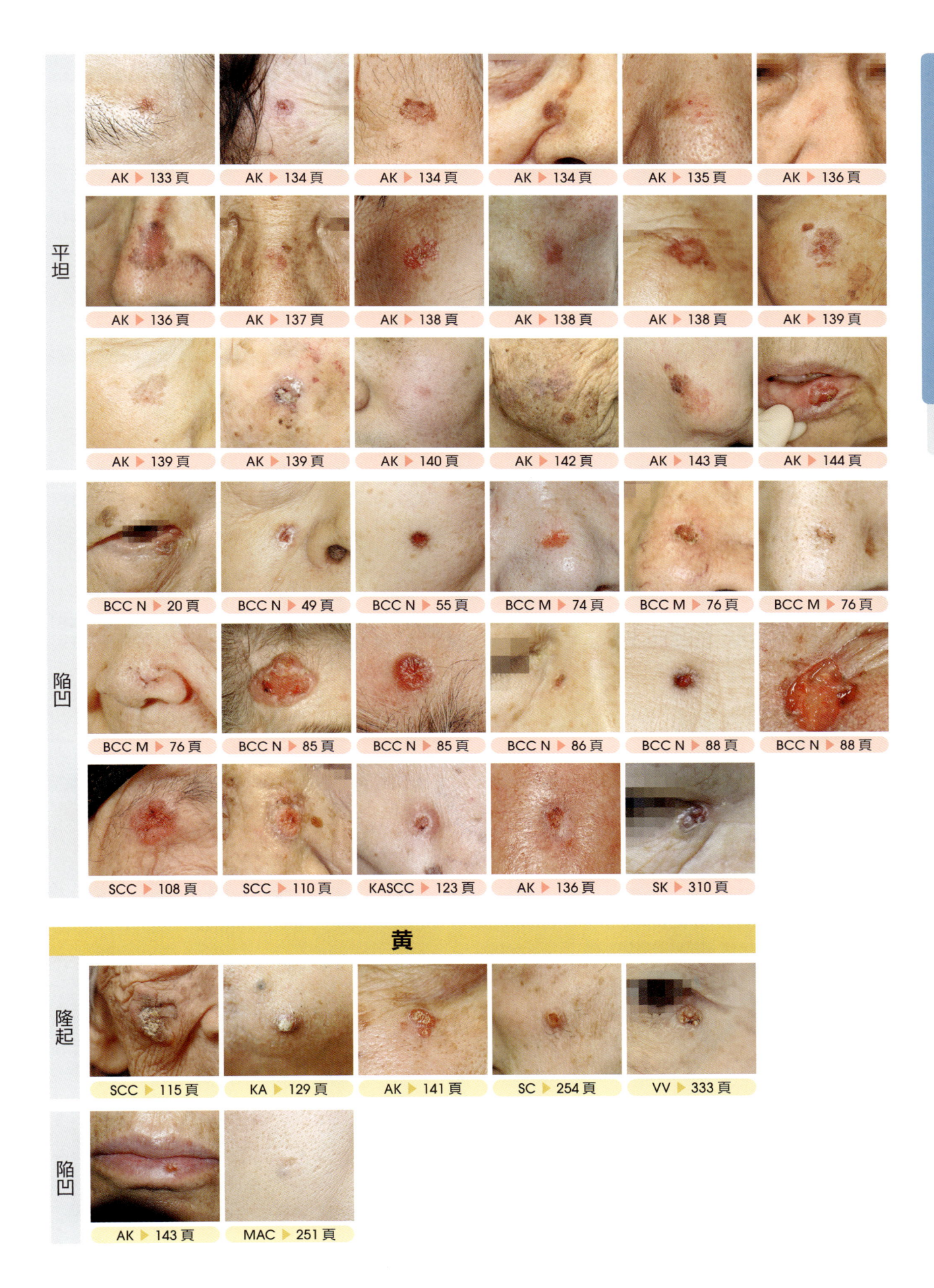

11

黒

隆起

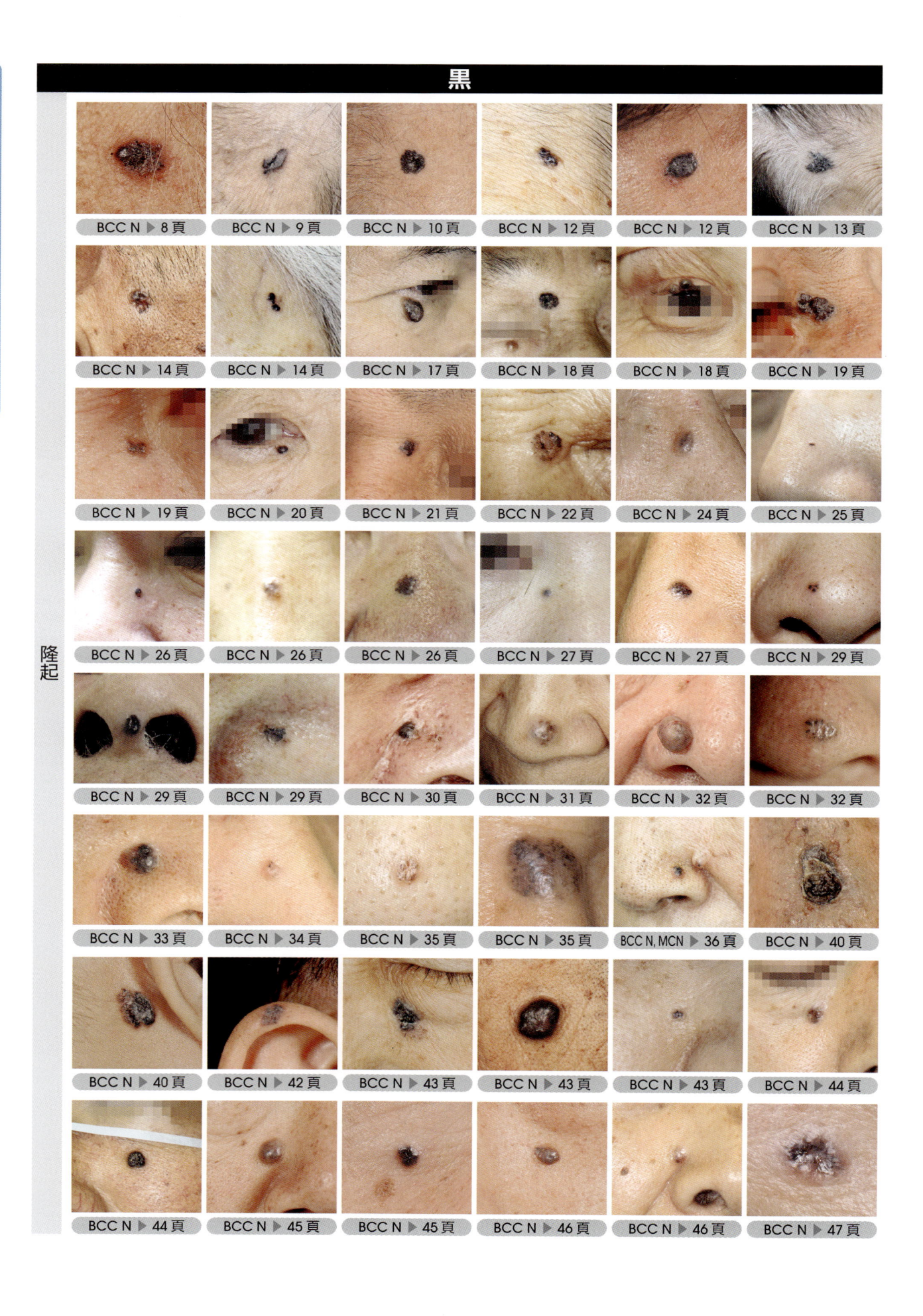

BCC N ▶ 8頁　BCC N ▶ 9頁　BCC N ▶ 10頁　BCC N ▶ 12頁　BCC N ▶ 12頁　BCC N ▶ 13頁

BCC N ▶ 14頁　BCC N ▶ 14頁　BCC N ▶ 17頁　BCC N ▶ 18頁　BCC N ▶ 18頁　BCC N ▶ 19頁

BCC N ▶ 19頁　BCC N ▶ 20頁　BCC N ▶ 21頁　BCC N ▶ 22頁　BCC N ▶ 24頁　BCC N ▶ 25頁

BCC N ▶ 26頁　BCC N ▶ 26頁　BCC N ▶ 26頁　BCC N ▶ 27頁　BCC N ▶ 27頁　BCC N ▶ 29頁

BCC N ▶ 29頁　BCC N ▶ 29頁　BCC N ▶ 30頁　BCC N ▶ 31頁　BCC N ▶ 32頁　BCC N ▶ 32頁

BCC N ▶ 33頁　BCC N ▶ 34頁　BCC N ▶ 35頁　BCC N ▶ 35頁　BCC N, MCN ▶ 36頁　BCC N ▶ 40頁

BCC N ▶ 40頁　BCC N ▶ 42頁　BCC N ▶ 43頁　BCC N ▶ 43頁　BCC N ▶ 43頁　BCC N ▶ 44頁

BCC N ▶ 44頁　BCC N ▶ 45頁　BCC N ▶ 45頁　BCC N ▶ 46頁　BCC N ▶ 46頁　BCC N ▶ 47頁

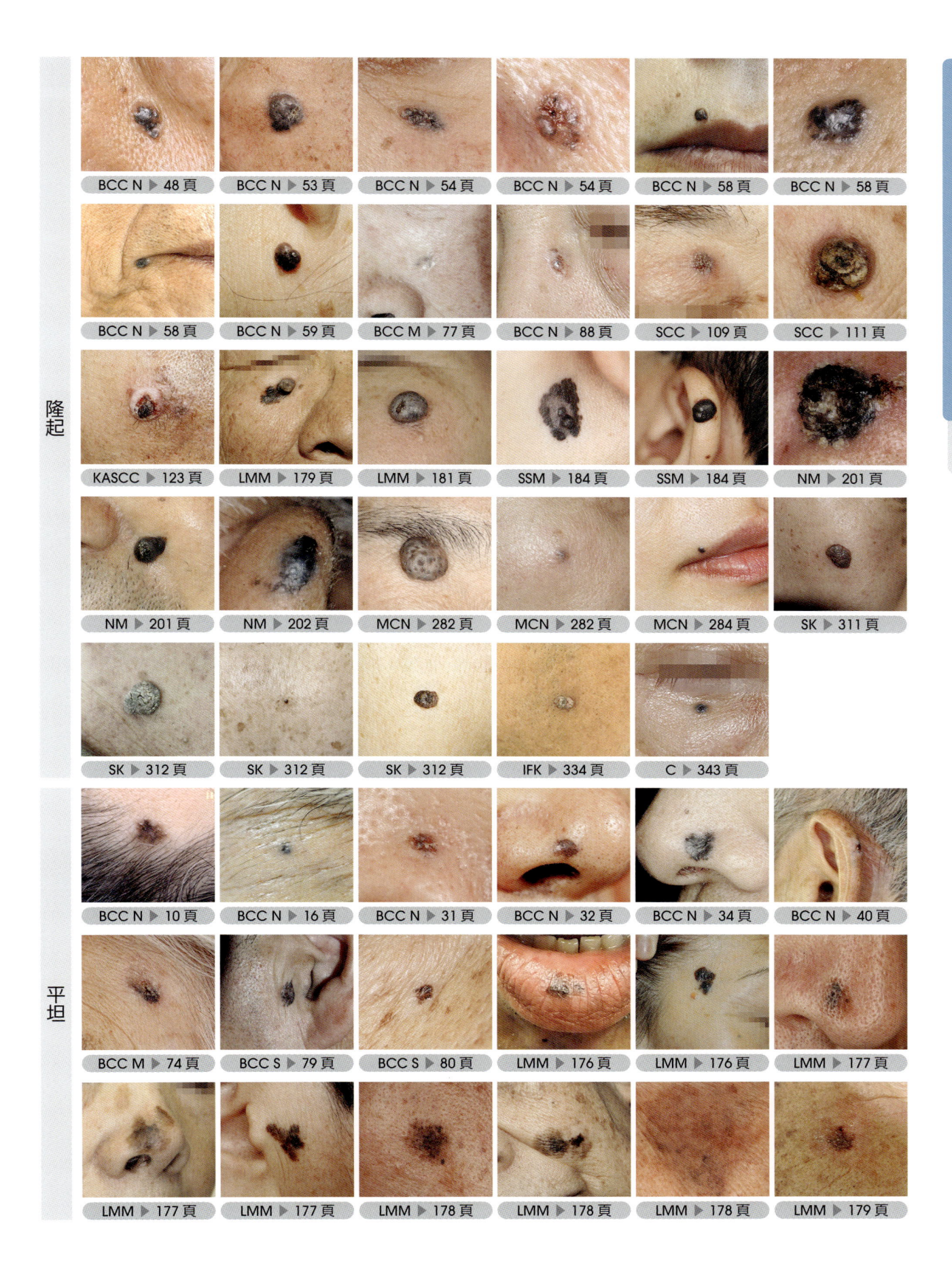

隆起

BCC N ▶ 48頁	BCC N ▶ 53頁	BCC N ▶ 54頁	BCC N ▶ 54頁	BCC N ▶ 58頁	BCC N ▶ 58頁
BCC N ▶ 58頁	BCC N ▶ 59頁	BCC M ▶ 77頁	BCC N ▶ 88頁	SCC ▶ 109頁	SCC ▶ 111頁
KASCC ▶ 123頁	LMM ▶ 179頁	LMM ▶ 181頁	SSM ▶ 184頁	SSM ▶ 184頁	NM ▶ 201頁
NM ▶ 201頁	NM ▶ 202頁	MCN ▶ 282頁	MCN ▶ 282頁	MCN ▶ 284頁	SK ▶ 311頁
SK ▶ 312頁	SK ▶ 312頁	SK ▶ 312頁	IFK ▶ 334頁	C ▶ 343頁	

平坦

BCC N ▶ 10頁	BCC N ▶ 16頁	BCC N ▶ 31頁	BCC N ▶ 32頁	BCC N ▶ 34頁	BCC N ▶ 40頁
BCC M ▶ 74頁	BCC S ▶ 79頁	BCC S ▶ 80頁	LMM ▶ 176頁	LMM ▶ 176頁	LMM ▶ 177頁
LMM ▶ 177頁	LMM ▶ 177頁	LMM ▶ 178頁	LMM ▶ 178頁	LMM ▶ 178頁	LMM ▶ 179頁

黒

平坦

陥凹

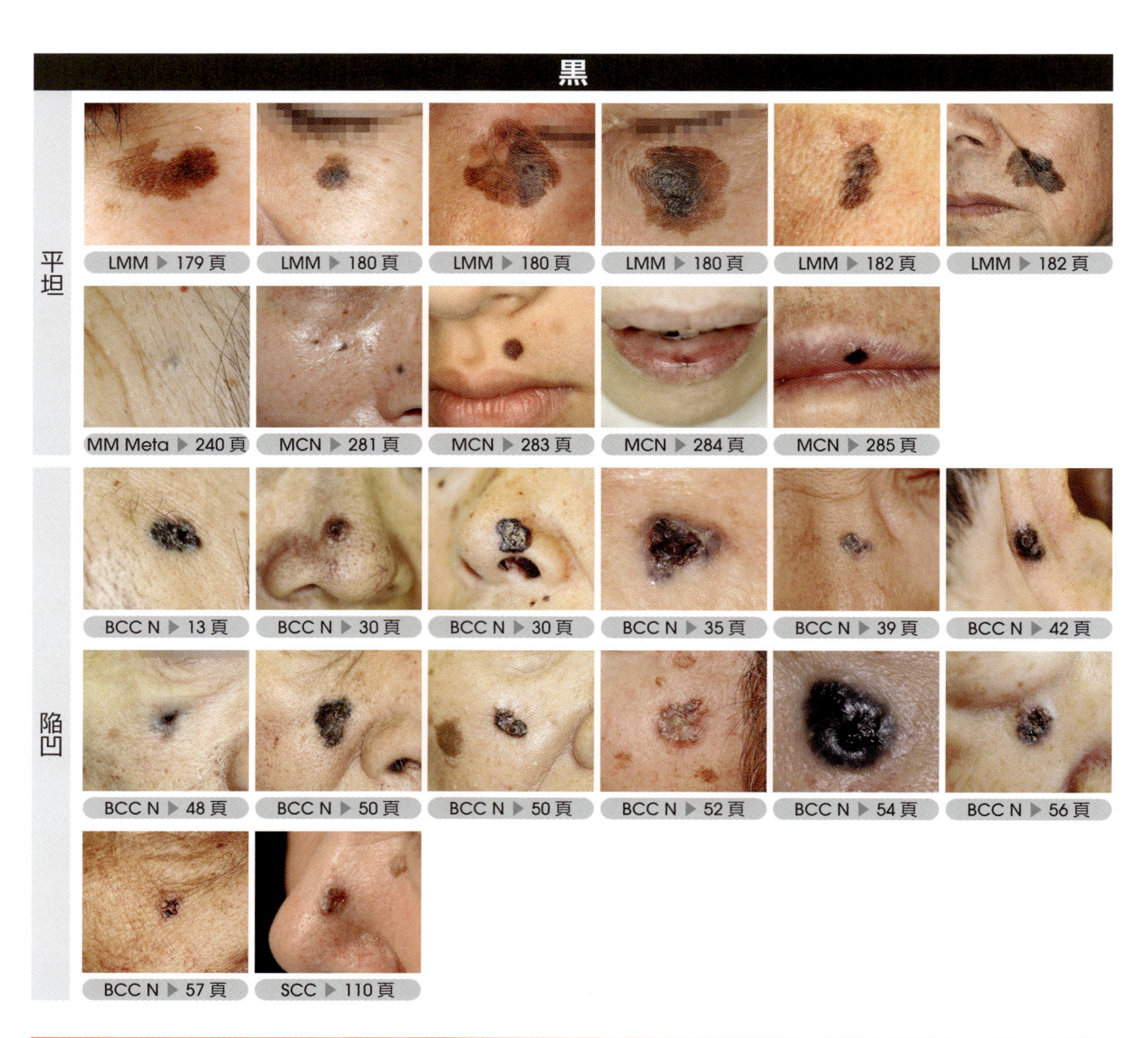

黒赤

隆起

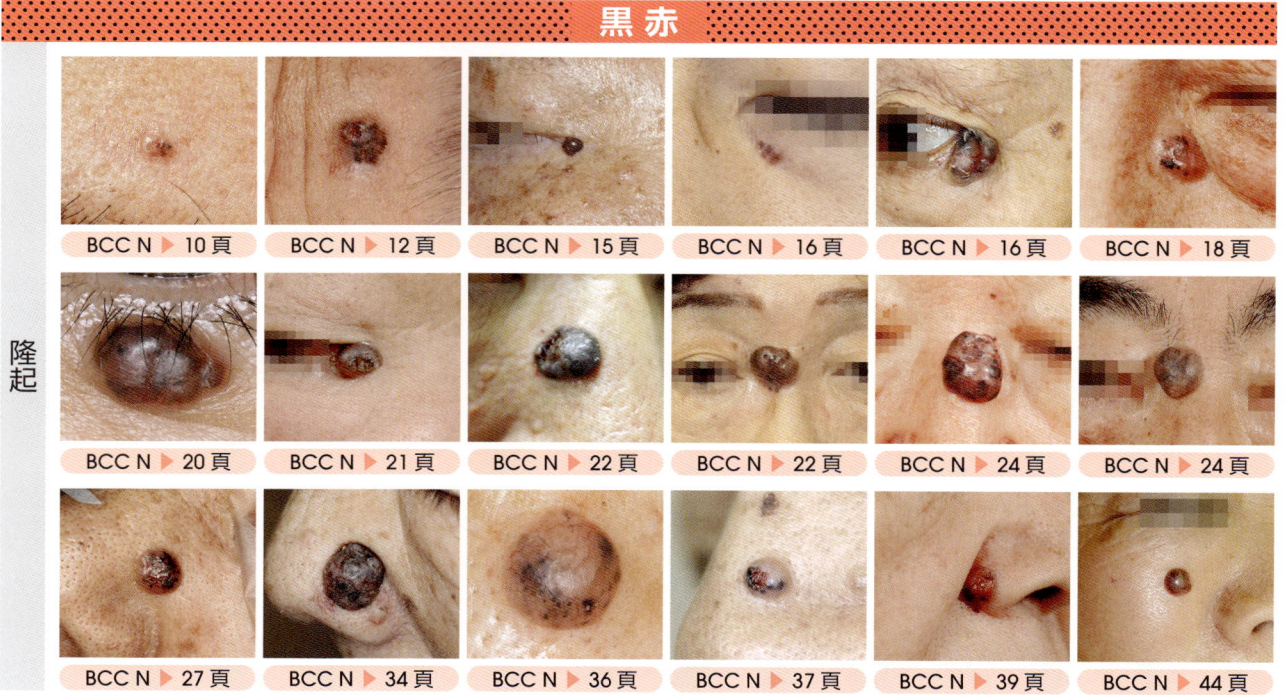

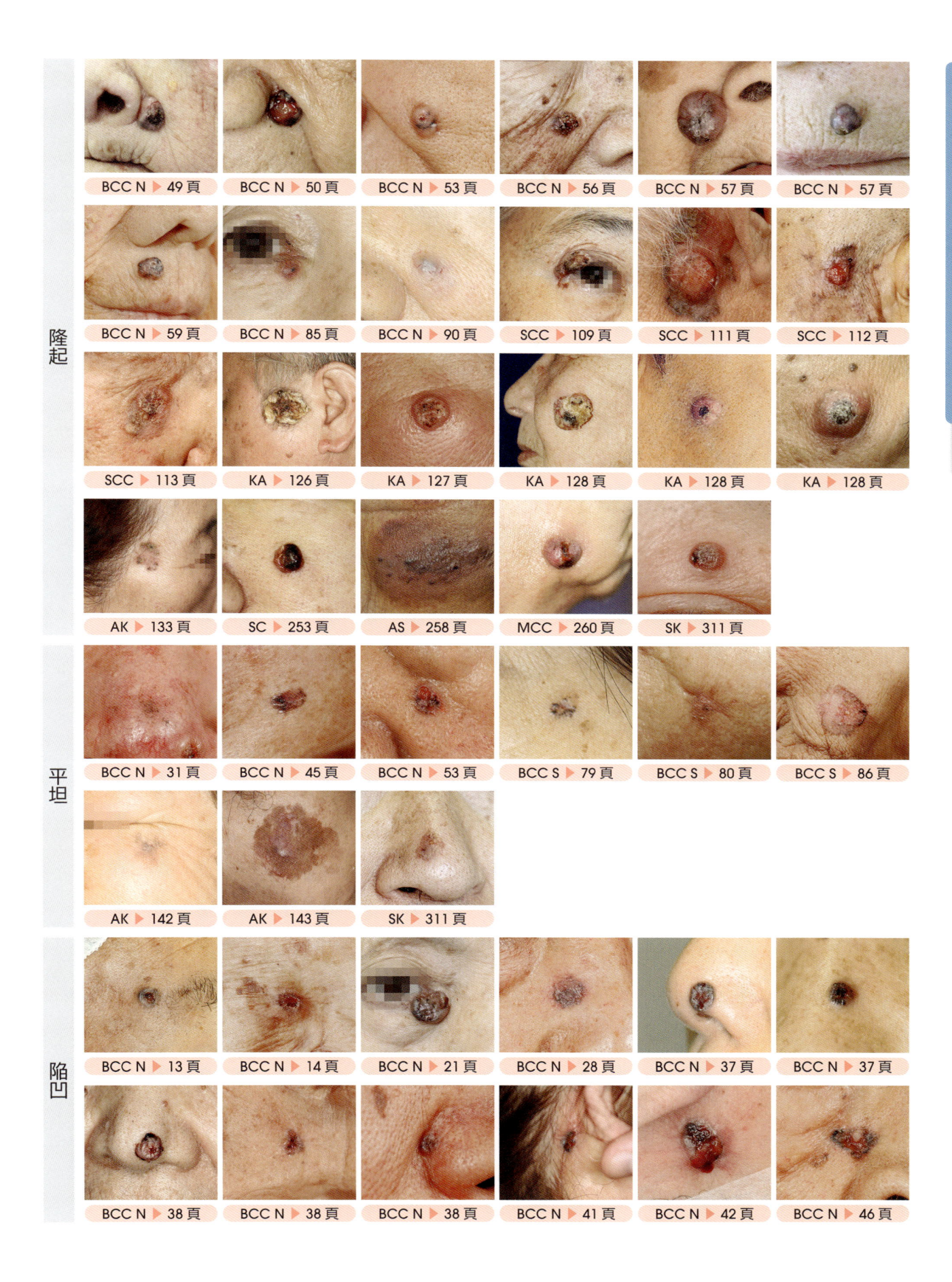

顔

黒赤

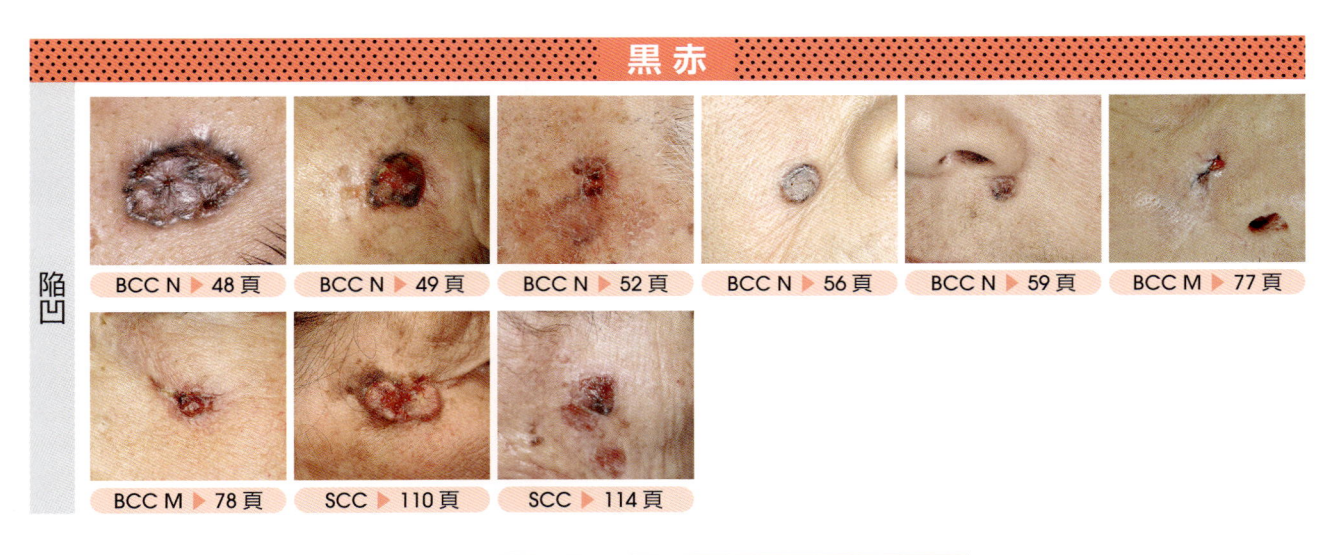

陥凹

| BCC N ▶ 48頁 | BCC N ▶ 49頁 | BCC N ▶ 52頁 | BCC N ▶ 56頁 | BCC N ▶ 59頁 | BCC M ▶ 77頁 |

| BCC M ▶ 78頁 | SCC ▶ 110頁 | SCC ▶ 114頁 |

白

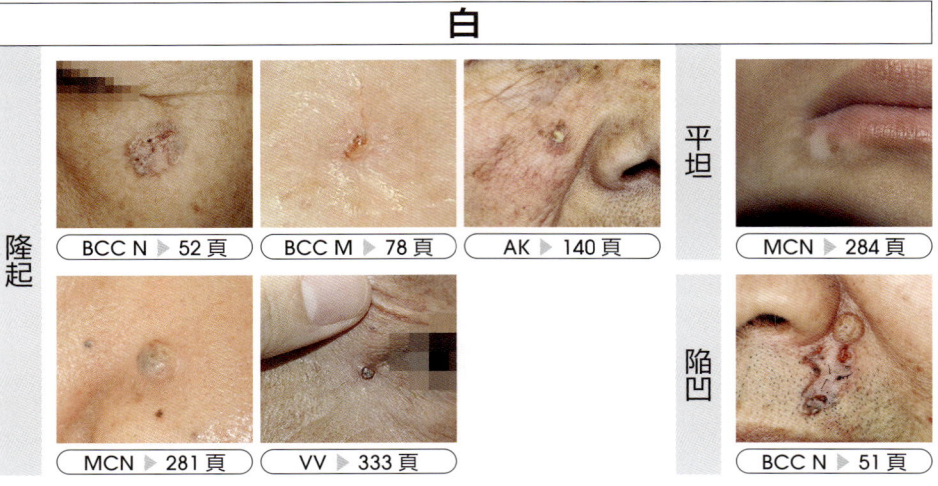

隆起

| BCC N ▶ 52頁 | BCC M ▶ 78頁 | AK ▶ 140頁 |

平坦

| MCN ▶ 284頁 |

| MCN ▶ 281頁 | VV ▶ 333頁 |

陥凹

| BCC N ▶ 51頁 |

▼体幹

赤

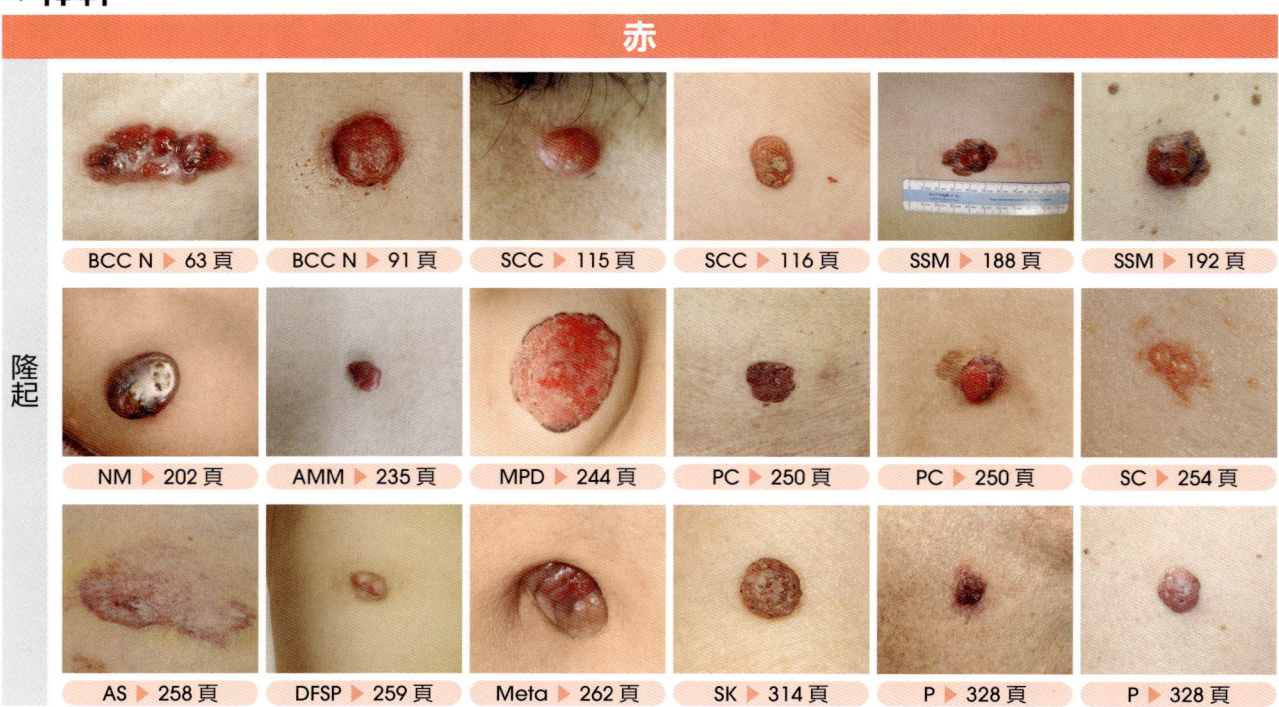

| BCC N ▶ 63頁 | BCC N ▶ 91頁 | SCC ▶ 115頁 | SCC ▶ 116頁 | SSM ▶ 188頁 | SSM ▶ 192頁 |

隆起

| NM ▶ 202頁 | AMM ▶ 235頁 | MPD ▶ 244頁 | PC ▶ 250頁 | PC ▶ 250頁 | SC ▶ 254頁 |

| AS ▶ 258頁 | DFSP ▶ 259頁 | Meta ▶ 262頁 | SK ▶ 314頁 | P ▶ 328頁 | P ▶ 328頁 |

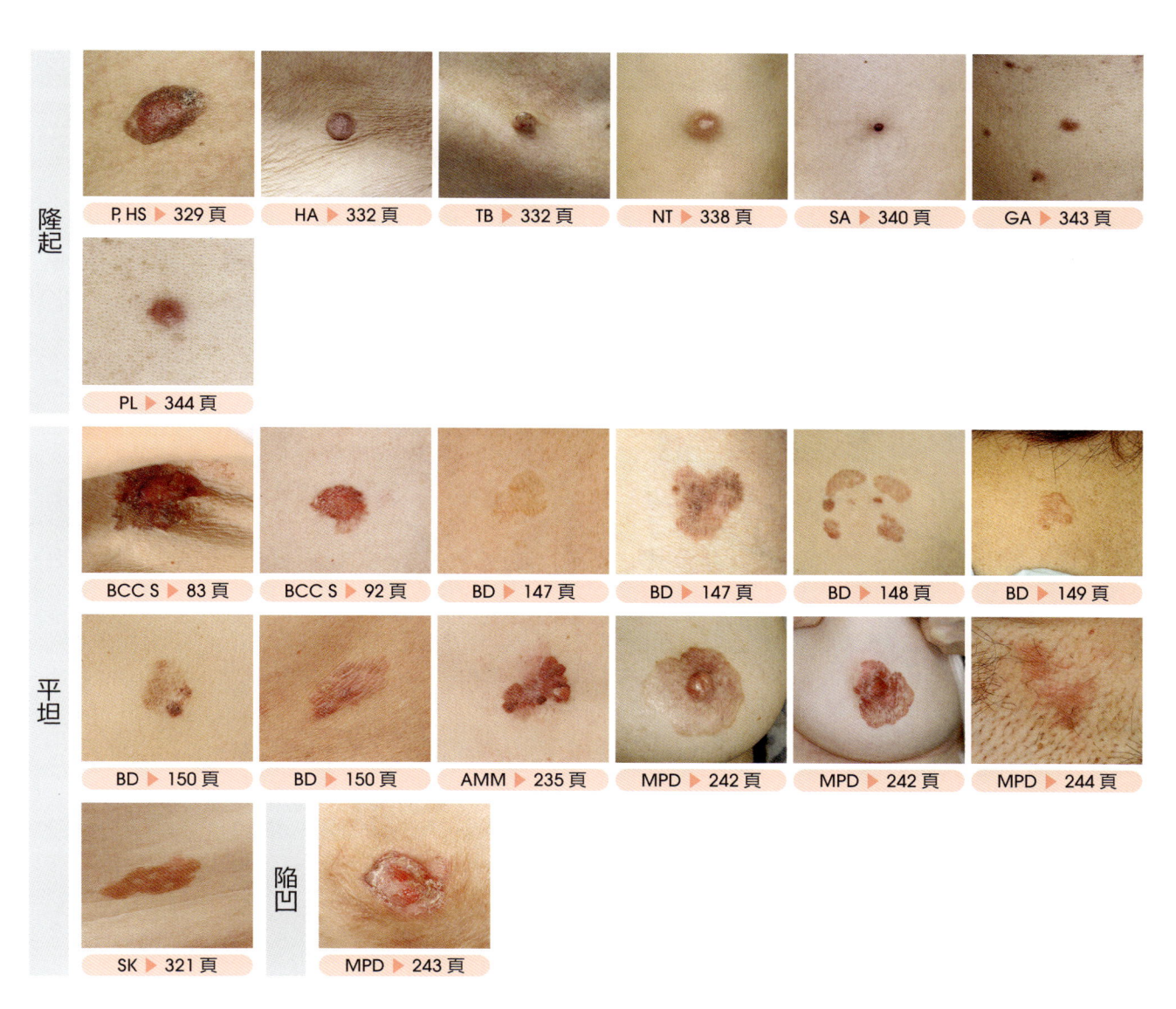
黒

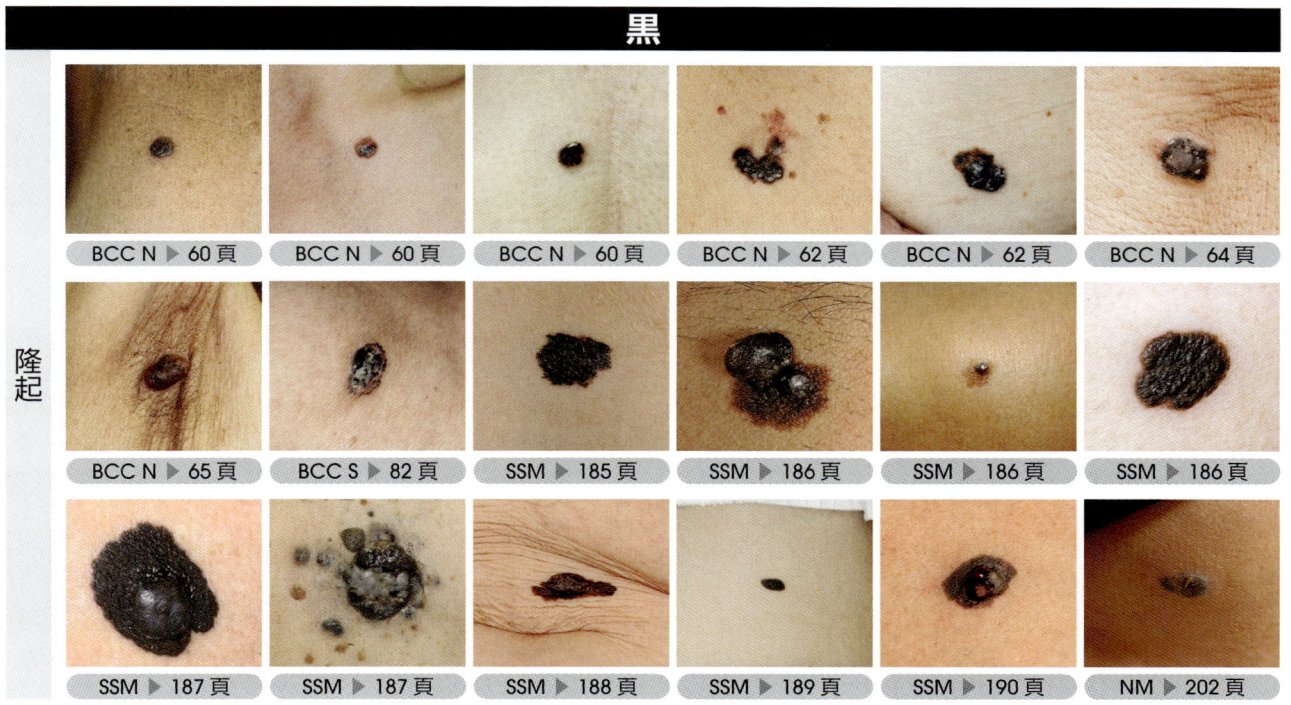

黒

体幹

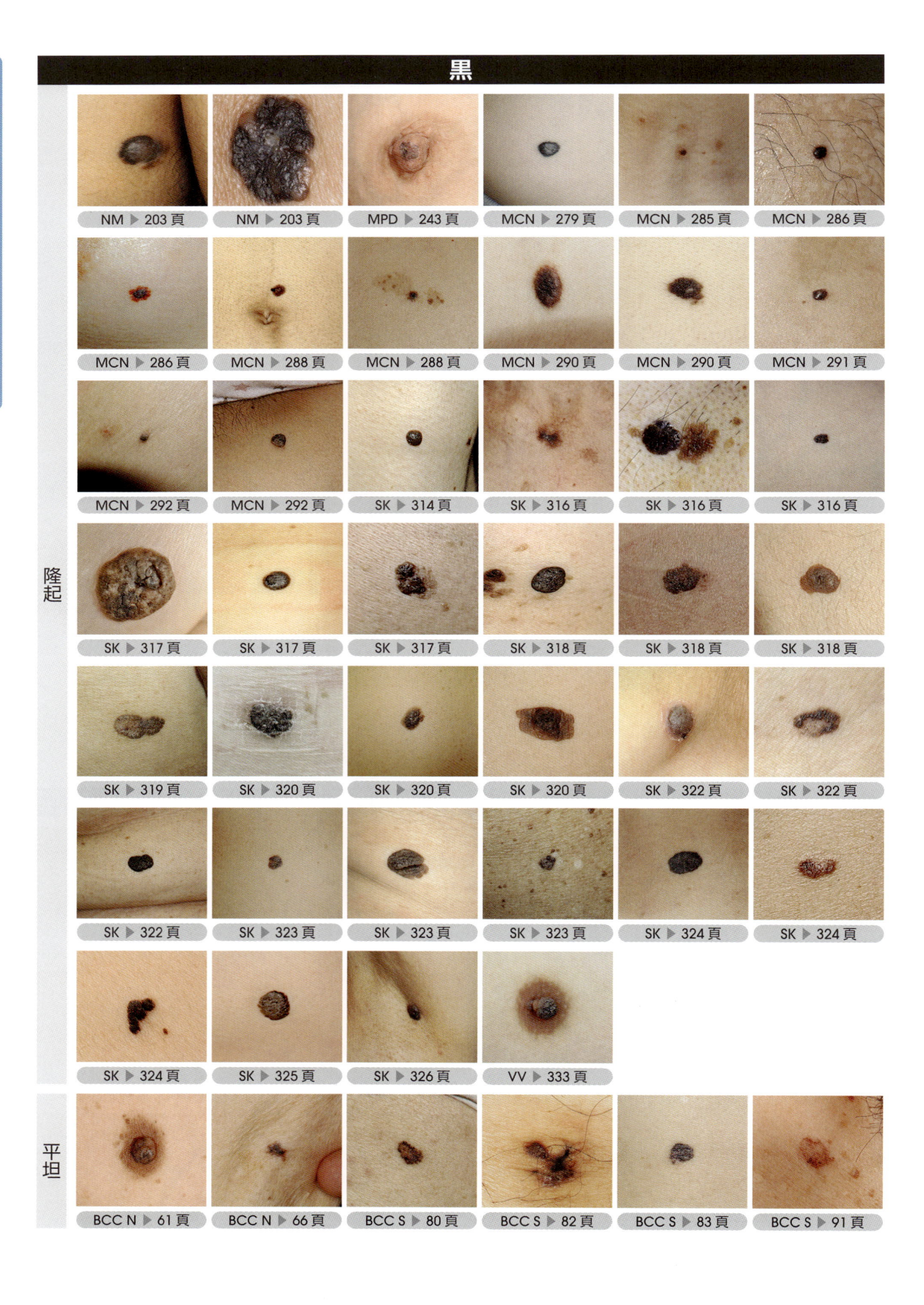

隆起

平坦

NM ▶ 203 頁	NM ▶ 203 頁	MPD ▶ 243 頁	MCN ▶ 279 頁	MCN ▶ 285 頁	MCN ▶ 286 頁
MCN ▶ 286 頁	MCN ▶ 288 頁	MCN ▶ 288 頁	MCN ▶ 290 頁	MCN ▶ 290 頁	MCN ▶ 291 頁
MCN ▶ 292 頁	MCN ▶ 292 頁	SK ▶ 314 頁	SK ▶ 316 頁	SK ▶ 316 頁	SK ▶ 316 頁
SK ▶ 317 頁	SK ▶ 317 頁	SK ▶ 317 頁	SK ▶ 318 頁	SK ▶ 318 頁	SK ▶ 318 頁
SK ▶ 319 頁	SK ▶ 320 頁	SK ▶ 320 頁	SK ▶ 320 頁	SK ▶ 322 頁	SK ▶ 322 頁
SK ▶ 322 頁	SK ▶ 323 頁	SK ▶ 323 頁	SK ▶ 323 頁	SK ▶ 324 頁	SK ▶ 324 頁
SK ▶ 324 頁	SK ▶ 325 頁	SK ▶ 326 頁	VV ▶ 333 頁		
BCC N ▶ 61 頁	BCC N ▶ 66 頁	BCC S ▶ 80 頁	BCC S ▶ 82 頁	BCC S ▶ 83 頁	BCC S ▶ 91 頁

平坦

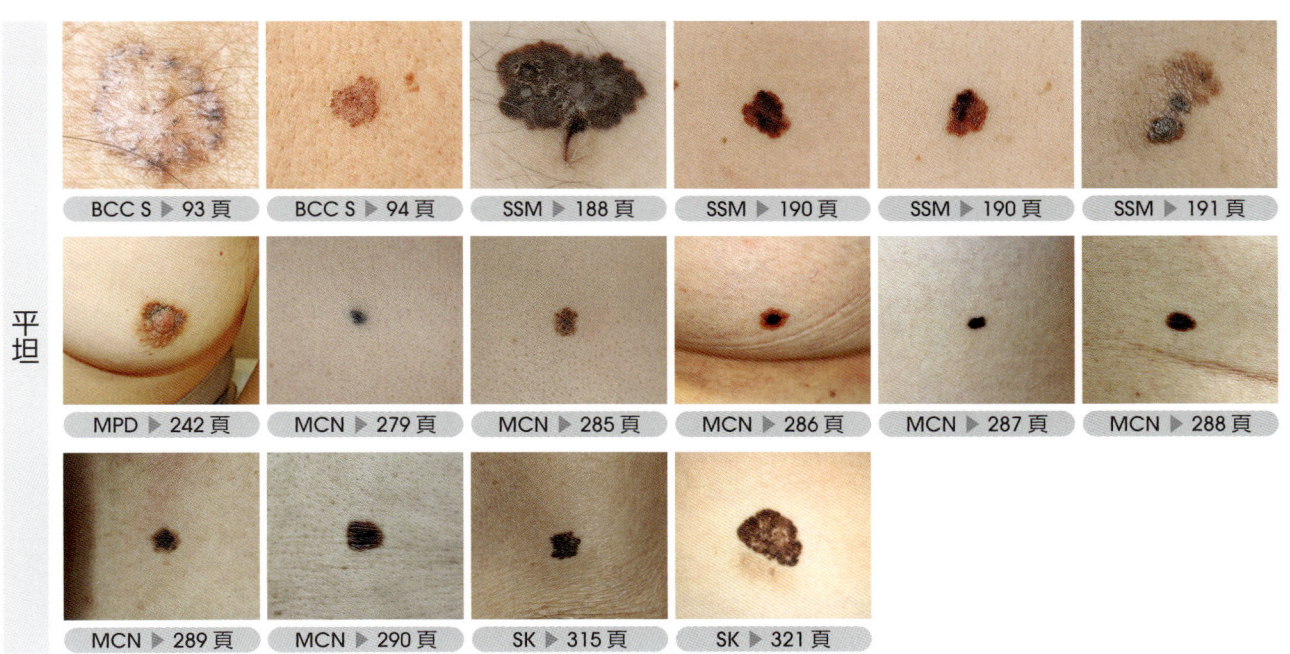

BCC S ▶ 93頁	BCC S ▶ 94頁	SSM ▶ 188頁	SSM ▶ 190頁	SSM ▶ 190頁	SSM ▶ 191頁
MPD ▶ 242頁	MCN ▶ 279頁	MCN ▶ 285頁	MCN ▶ 286頁	MCN ▶ 287頁	MCN ▶ 288頁
MCN ▶ 289頁	MCN ▶ 290頁	SK ▶ 315頁	SK ▶ 321頁		

黒赤

隆起

平坦

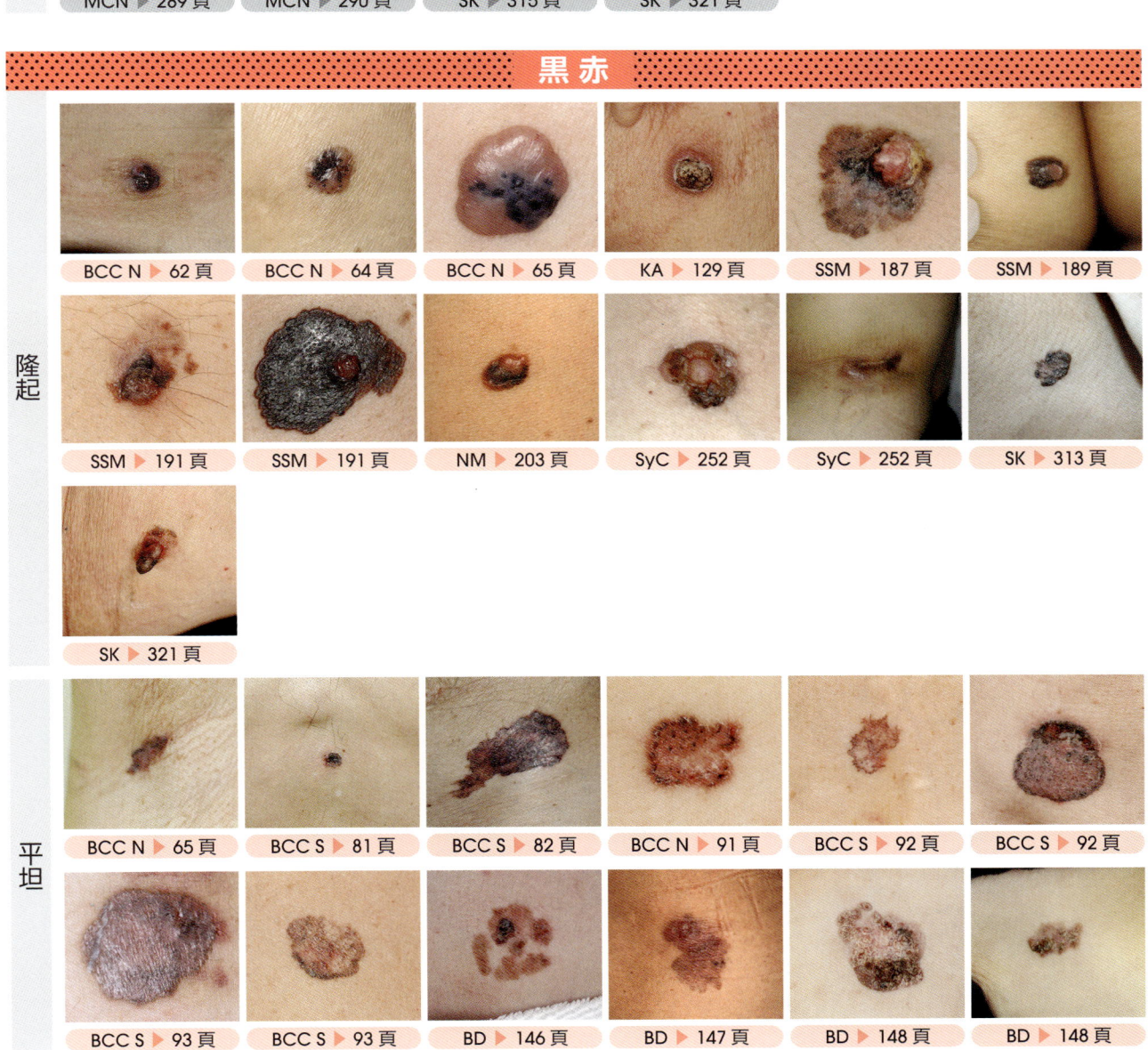

BCC N ▶ 62頁	BCC N ▶ 64頁	BCC N ▶ 65頁	KA ▶ 129頁	SSM ▶ 187頁	SSM ▶ 189頁
SSM ▶ 191頁	SSM ▶ 191頁	NM ▶ 203頁	SyC ▶ 252頁	SyC ▶ 252頁	SK ▶ 313頁
SK ▶ 321頁					
BCC N ▶ 65頁	BCC S ▶ 81頁	BCC S ▶ 82頁	BCC N ▶ 91頁	BCC S ▶ 92頁	BCC S ▶ 92頁
BCC S ▶ 93頁	BCC S ▶ 93頁	BD ▶ 146頁	BD ▶ 147頁	BD ▶ 148頁	BD ▶ 148頁

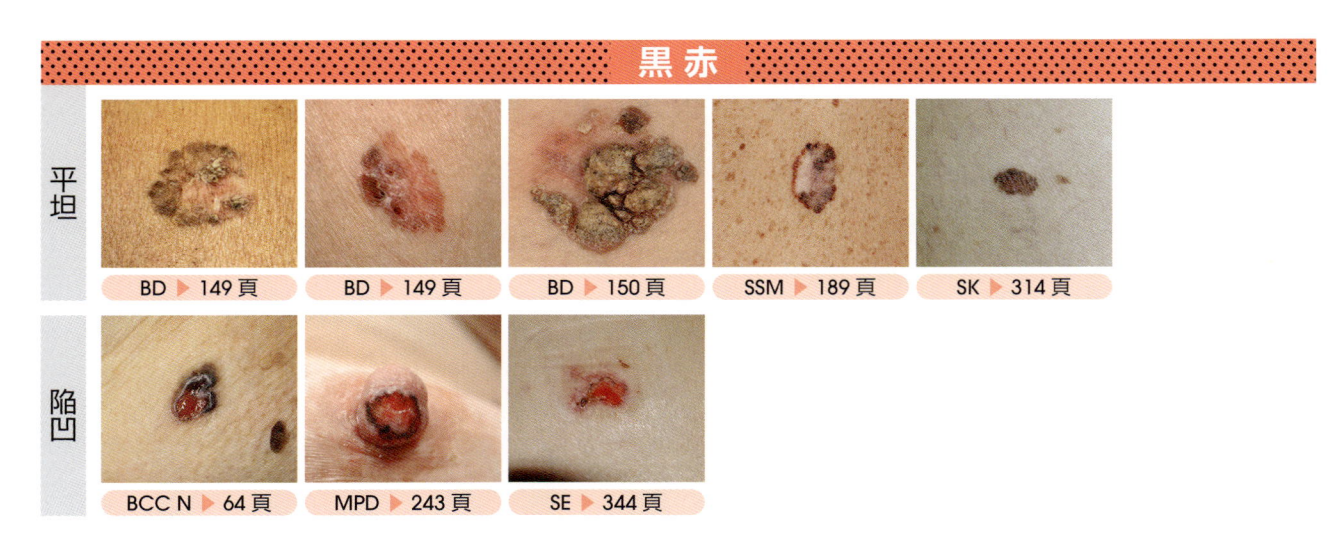

黒赤

平坦
BD ▶ 149頁　BD ▶ 149頁　BD ▶ 150頁　SSM ▶ 189頁　SK ▶ 314頁

陥凹
BCC N ▶ 64頁　MPD ▶ 243頁　SE ▶ 344頁

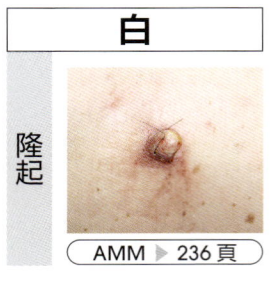

白

隆起
AMM ▶ 236頁

▼外陰部

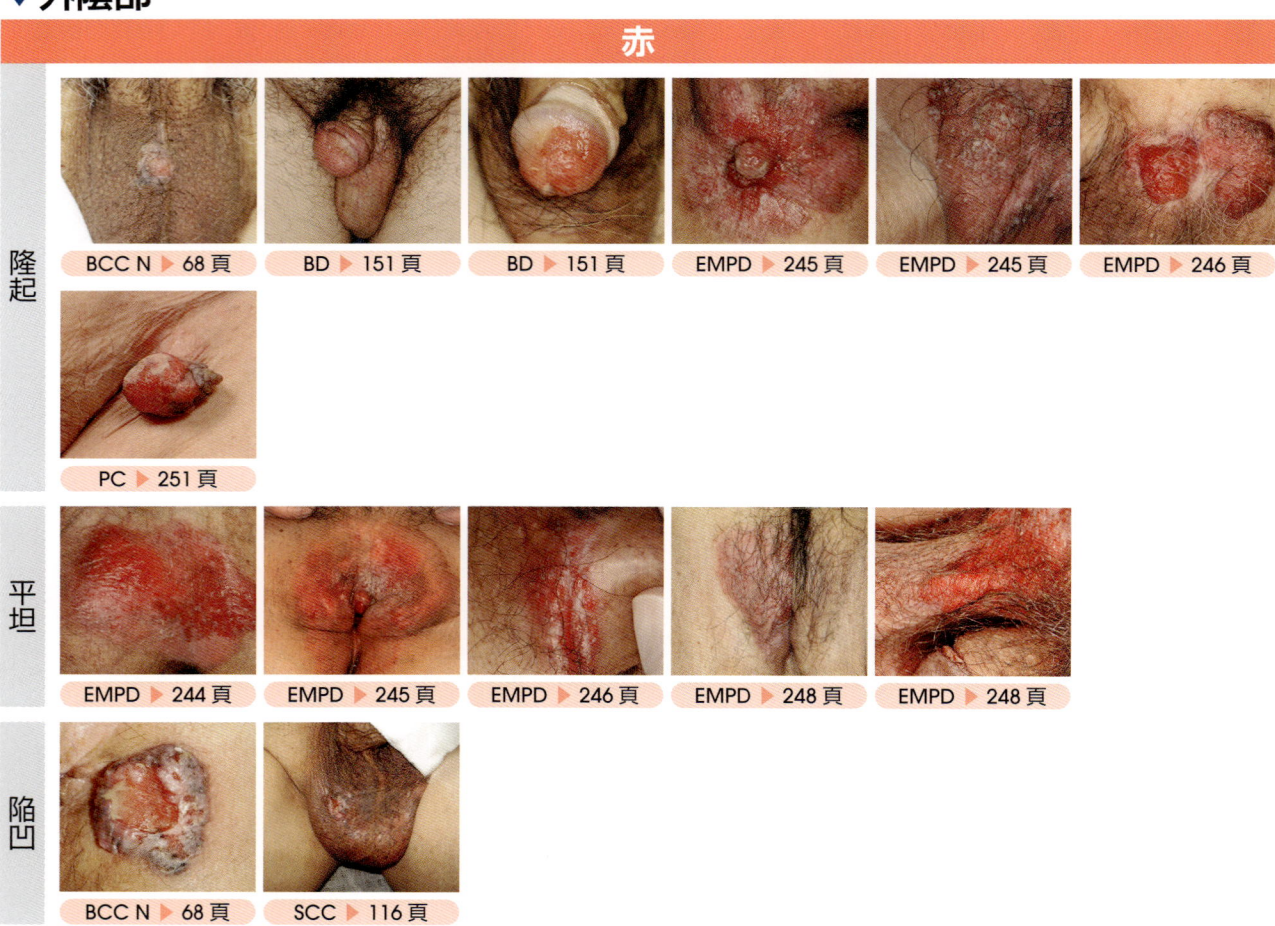

赤

隆起
BCC N ▶ 68頁　BD ▶ 151頁　BD ▶ 151頁　EMPD ▶ 245頁　EMPD ▶ 245頁　EMPD ▶ 246頁

PC ▶ 251頁

平坦
EMPD ▶ 244頁　EMPD ▶ 245頁　EMPD ▶ 246頁　EMPD ▶ 248頁　EMPD ▶ 248頁

陥凹
BCC N ▶ 68頁　SCC ▶ 116頁

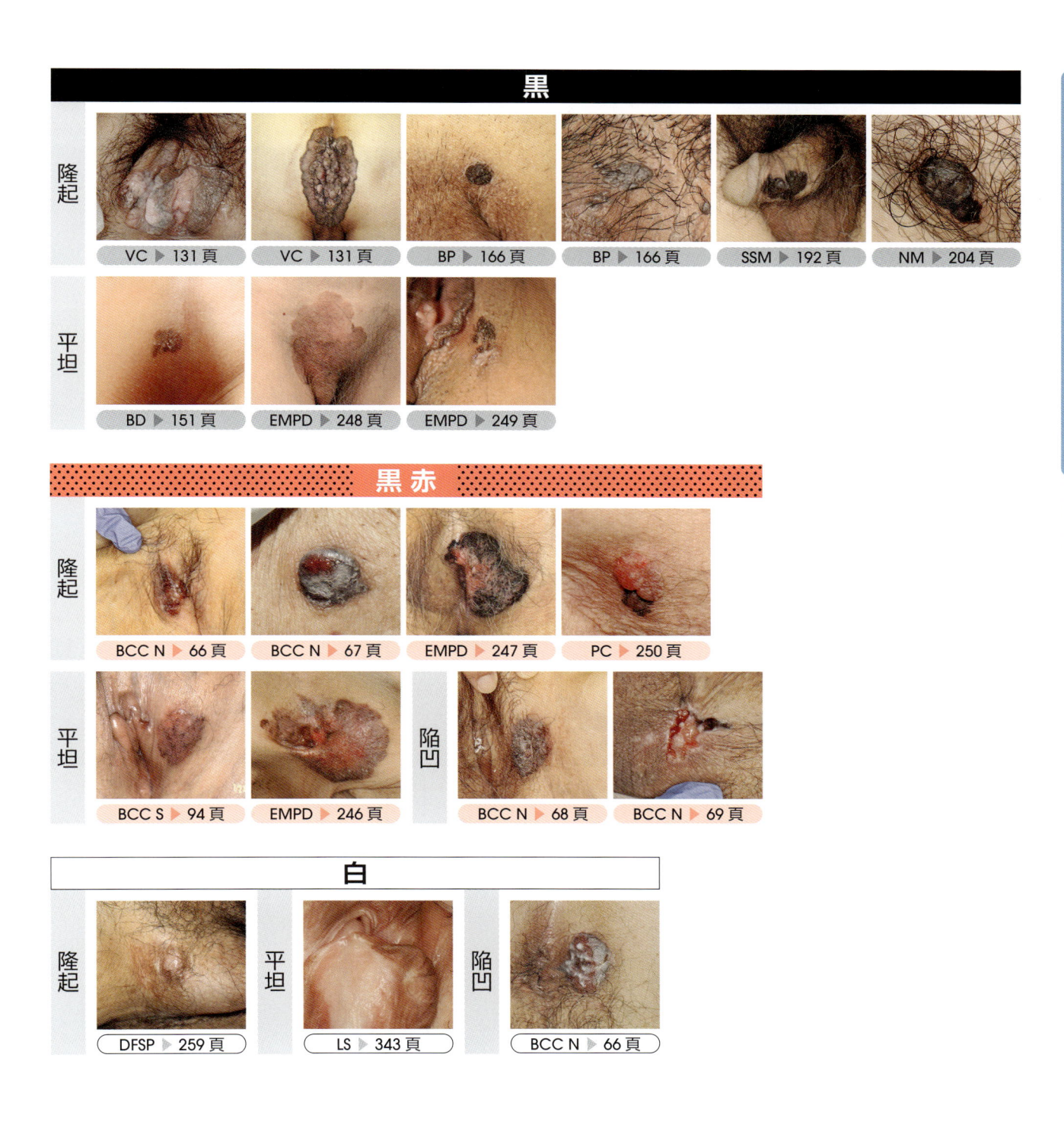

黒

隆起
- VC ▶ 131 頁
- VC ▶ 131 頁
- BP ▶ 166 頁
- BP ▶ 166 頁
- SSM ▶ 192 頁
- NM ▶ 204 頁

平坦
- BD ▶ 151 頁
- EMPD ▶ 248 頁
- EMPD ▶ 249 頁

黒赤

隆起
- BCC N ▶ 66 頁
- BCC N ▶ 67 頁
- EMPD ▶ 247 頁
- PC ▶ 250 頁

平坦
- BCC S ▶ 94 頁
- EMPD ▶ 246 頁

陥凹
- BCC N ▶ 68 頁
- BCC N ▶ 69 頁

白

隆起
- DFSP ▶ 259 頁

平坦
- LS ▶ 343 頁

陥凹
- BCC N ▶ 66 頁

▼上肢

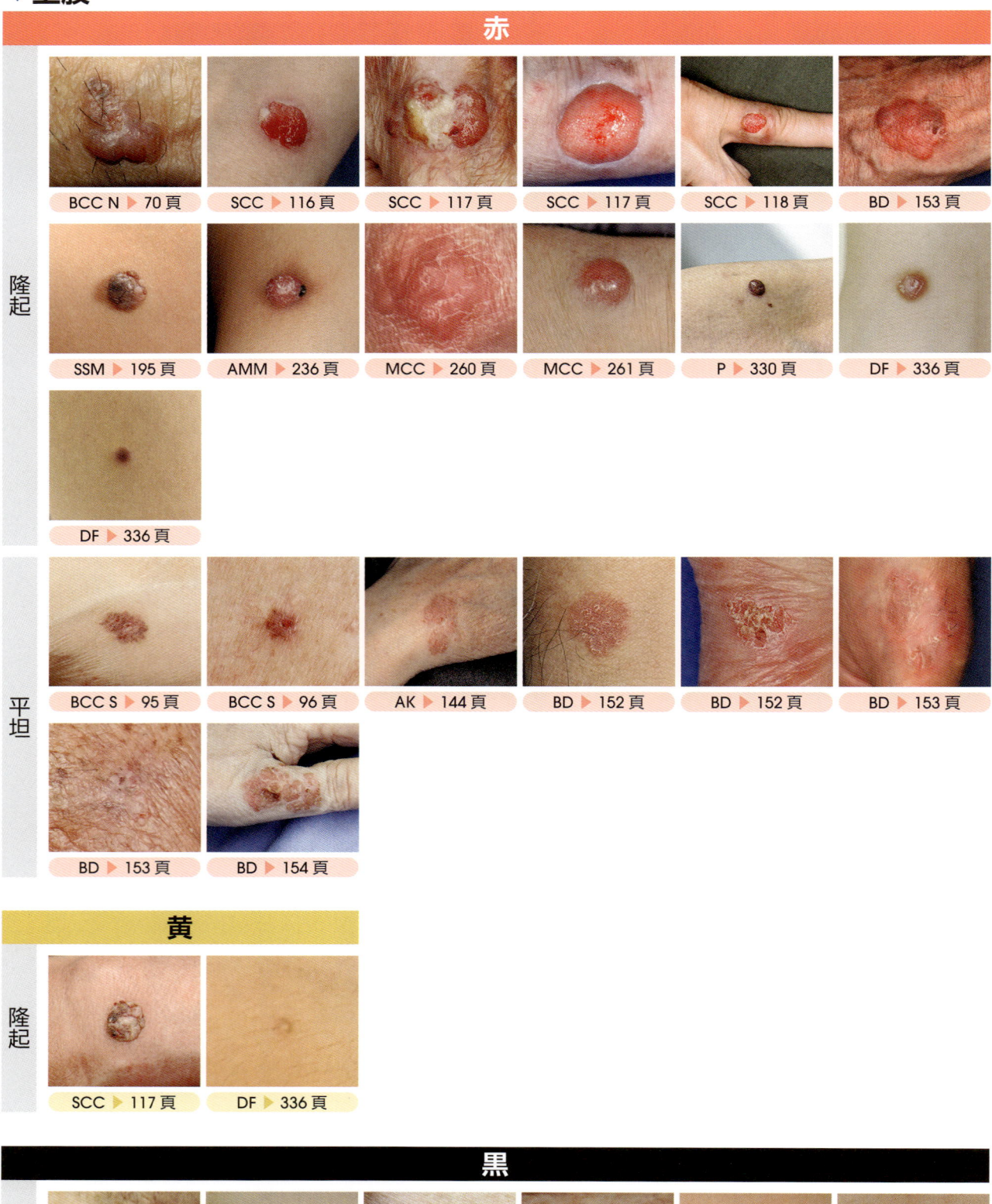

赤					
隆起					
BCC N ▶ 70頁	SCC ▶ 116頁	SCC ▶ 117頁	SCC ▶ 117頁	SCC ▶ 118頁	BD ▶ 153頁
SSM ▶ 195頁	AMM ▶ 236頁	MCC ▶ 260頁	MCC ▶ 261頁	P ▶ 330頁	DF ▶ 336頁
DF ▶ 336頁					
平坦					
BCC S ▶ 95頁	BCC S ▶ 96頁	AK ▶ 144頁	BD ▶ 152頁	BD ▶ 152頁	BD ▶ 153頁
BD ▶ 153頁	BD ▶ 154頁				

黄	
隆起	
SCC ▶ 117頁	DF ▶ 336頁

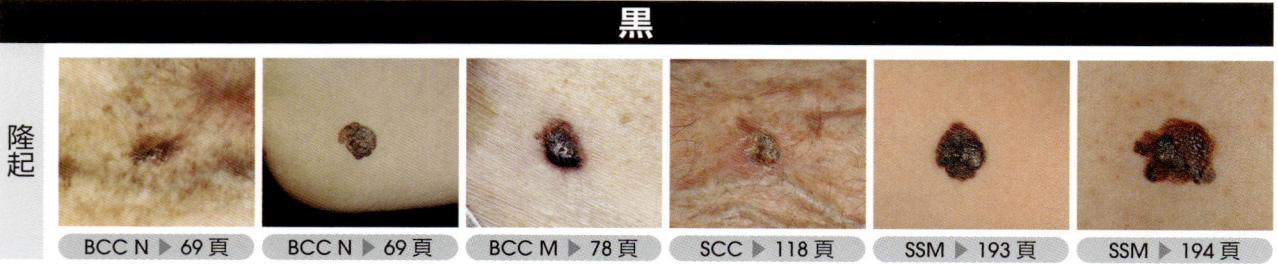

黒					
隆起					
BCC N ▶ 69頁	BCC N ▶ 69頁	BCC M ▶ 78頁	SCC ▶ 118頁	SSM ▶ 193頁	SSM ▶ 194頁

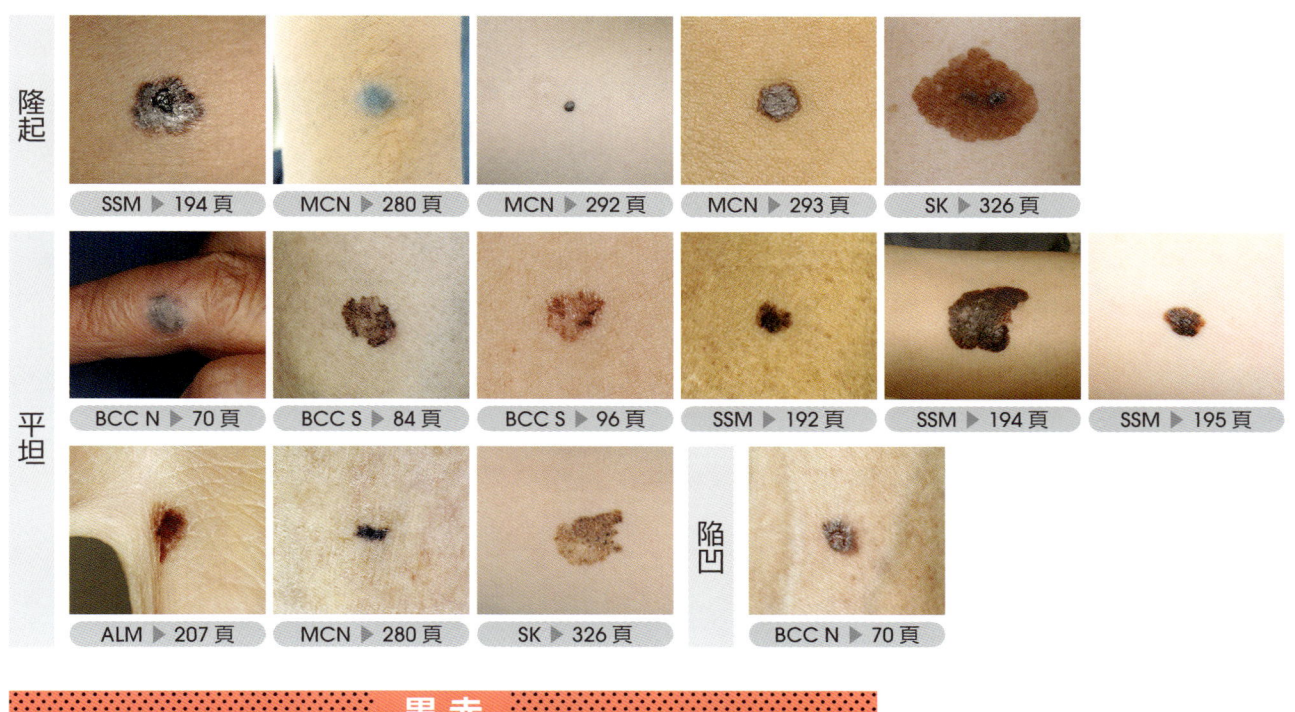

隆起

| SSM ▶ 194 頁 | MCN ▶ 280 頁 | MCN ▶ 292 頁 | MCN ▶ 293 頁 | SK ▶ 326 頁 |

平坦

| BCC N ▶ 70 頁 | BCC S ▶ 84 頁 | BCC S ▶ 96 頁 | SSM ▶ 192 頁 | SSM ▶ 194 頁 | SSM ▶ 195 頁 |

| ALM ▶ 207 頁 | MCN ▶ 280 頁 | SK ▶ 326 頁 |

陥凹

BCC N ▶ 70 頁

黒赤

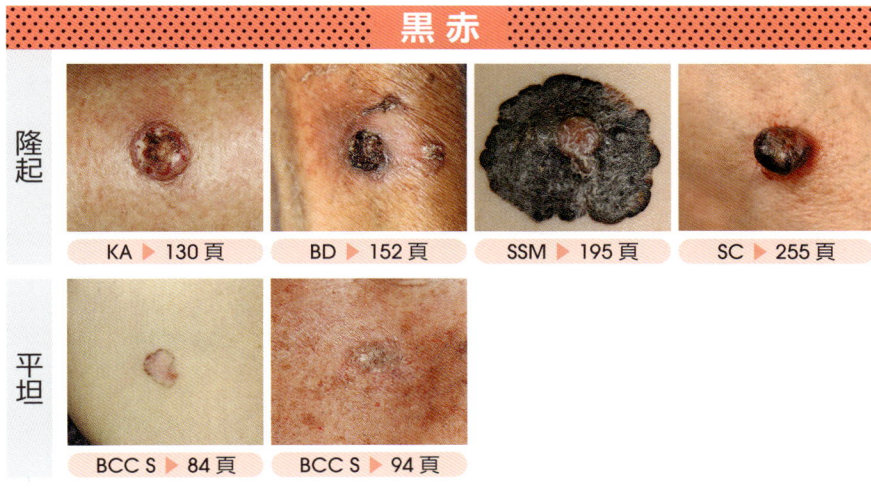

隆起

| KA ▶ 130 頁 | BD ▶ 152 頁 | SSM ▶ 195 頁 | SC ▶ 255 頁 |

平坦

| BCC S ▶ 84 頁 | BCC S ▶ 94 頁 |

白

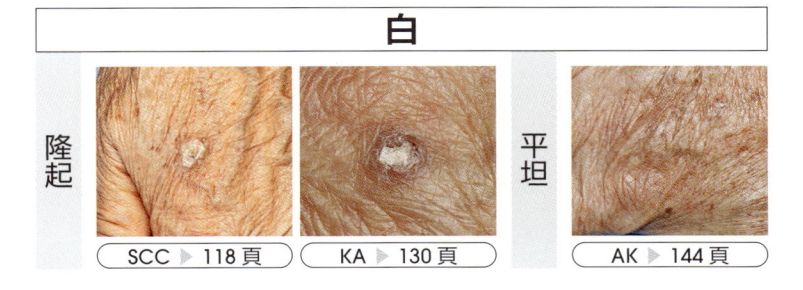

隆起

| SCC ▶ 118 頁 | KA ▶ 130 頁 |

平坦

AK ▶ 144 頁

▼下肢

赤

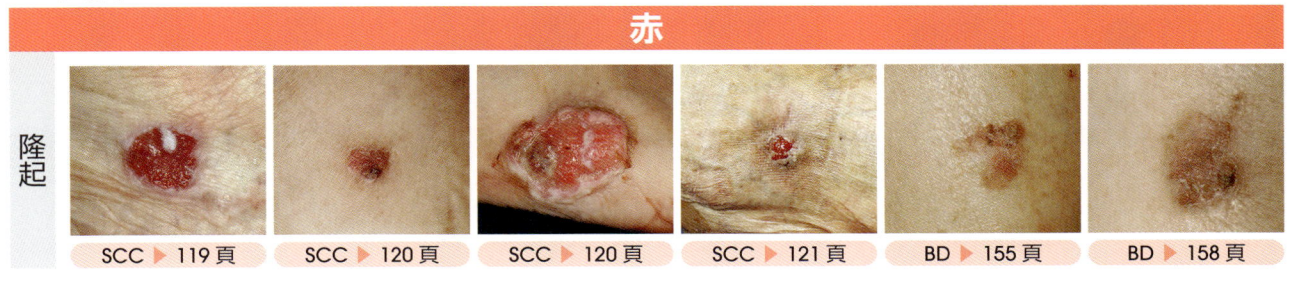

隆起

| SCC ▶ 119 頁 | SCC ▶ 120 頁 | SCC ▶ 120 頁 | SCC ▶ 121 頁 | BD ▶ 155 頁 | BD ▶ 158 頁 |

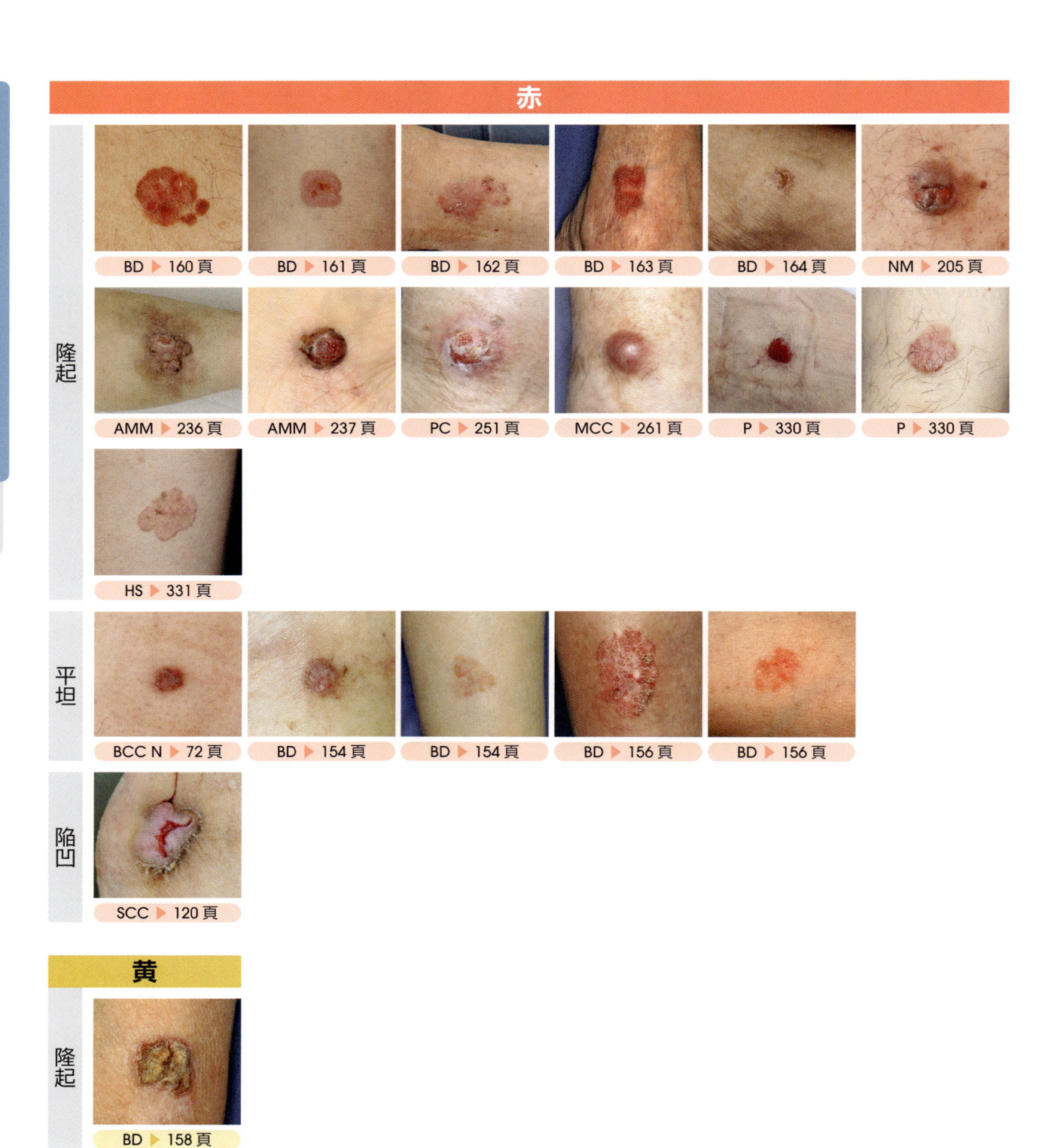

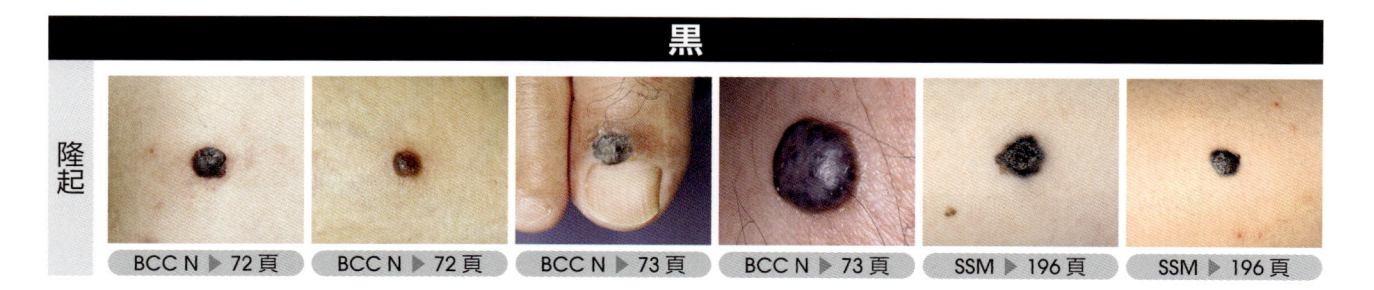

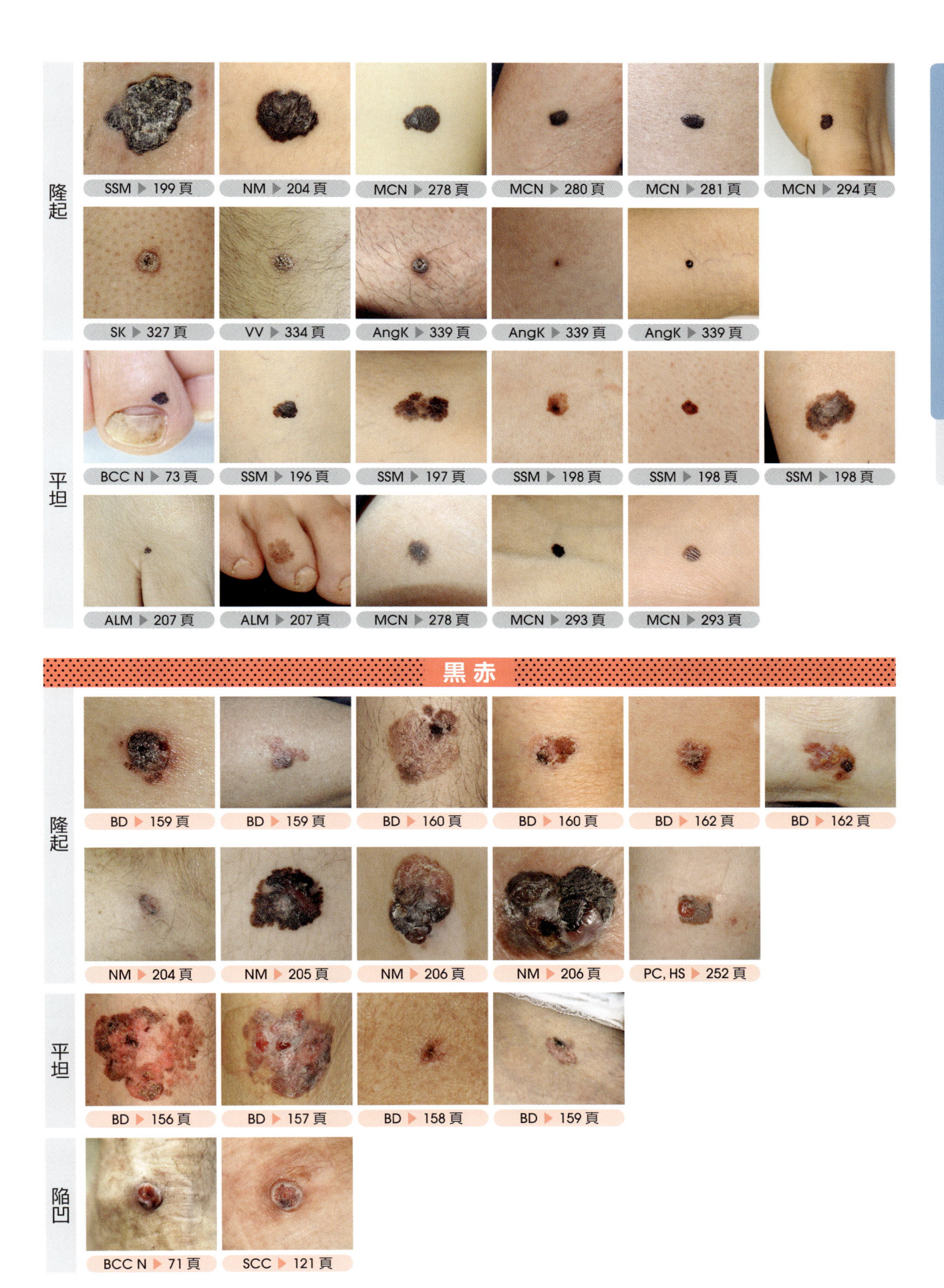

隆起	SSM ▶ 199 頁	NM ▶ 204 頁	MCN ▶ 278 頁	MCN ▶ 280 頁	MCN ▶ 281 頁	MCN ▶ 294 頁
	SK ▶ 327 頁	VV ▶ 334 頁	AngK ▶ 339 頁	AngK ▶ 339 頁	AngK ▶ 339 頁	
平坦	BCC N ▶ 73 頁	SSM ▶ 196 頁	SSM ▶ 197 頁	SSM ▶ 198 頁	SSM ▶ 198 頁	SSM ▶ 198 頁
	ALM ▶ 207 頁	ALM ▶ 207 頁	MCN ▶ 278 頁	MCN ▶ 293 頁	MCN ▶ 293 頁	

黒赤

隆起	BD ▶ 159 頁	BD ▶ 159 頁	BD ▶ 160 頁	BD ▶ 160 頁	BD ▶ 162 頁	BD ▶ 162 頁
	NM ▶ 204 頁	NM ▶ 205 頁	NM ▶ 206 頁	NM ▶ 206 頁	PC, HS ▶ 252 頁	
平坦	BD ▶ 156 頁	BD ▶ 157 頁	BD ▶ 158 頁	BD ▶ 159 頁		
陥凹	BCC N ▶ 71 頁	SCC ▶ 121 頁				

白	

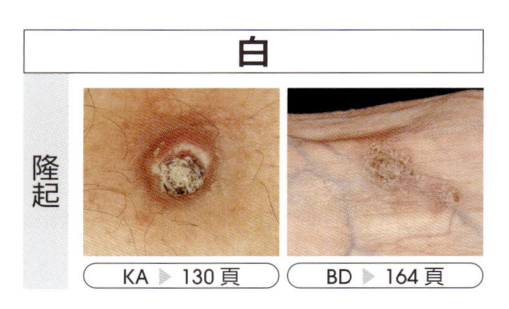

隆起

KA ▶ 130 頁　　BD ▶ 164 頁

▼手掌

赤

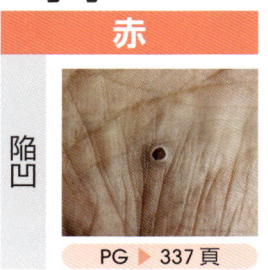

陥凹

PG ▶ 337 頁

黒				

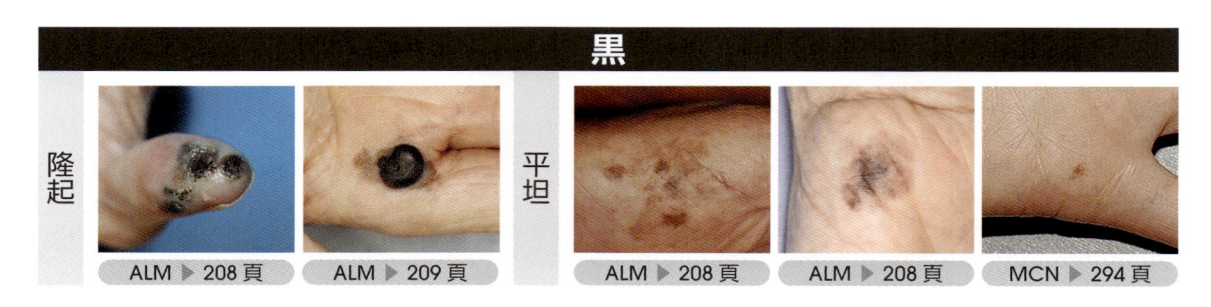

隆起　　　　　　　　　　平坦

ALM ▶ 208 頁　　ALM ▶ 209 頁　　　ALM ▶ 208 頁　　ALM ▶ 208 頁　　MCN ▶ 294 頁

▼足底

赤		黄

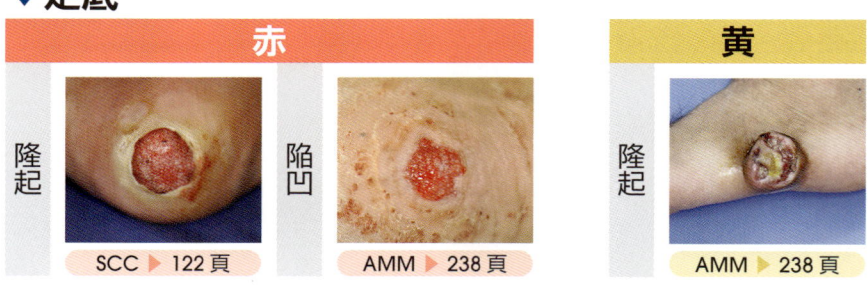

隆起　　　　陥凹　　　　　　　隆起

SCC ▶ 122 頁　　AMM ▶ 238 頁　　　AMM ▶ 238 頁

黒					

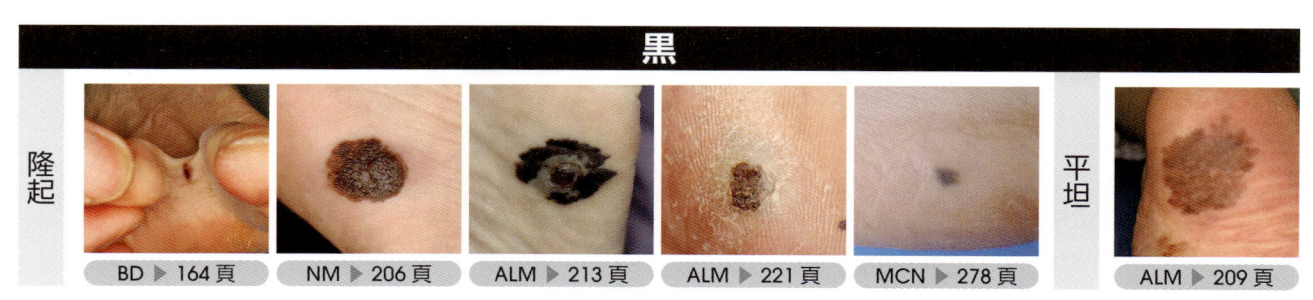

隆起　　　　　　　　　　　　　　　　　　　　　　平坦

BD ▶ 164 頁　　NM ▶ 206 頁　　ALM ▶ 213 頁　　ALM ▶ 221 頁　　MCN ▶ 278 頁　　ALM ▶ 209 頁

足底

平坦

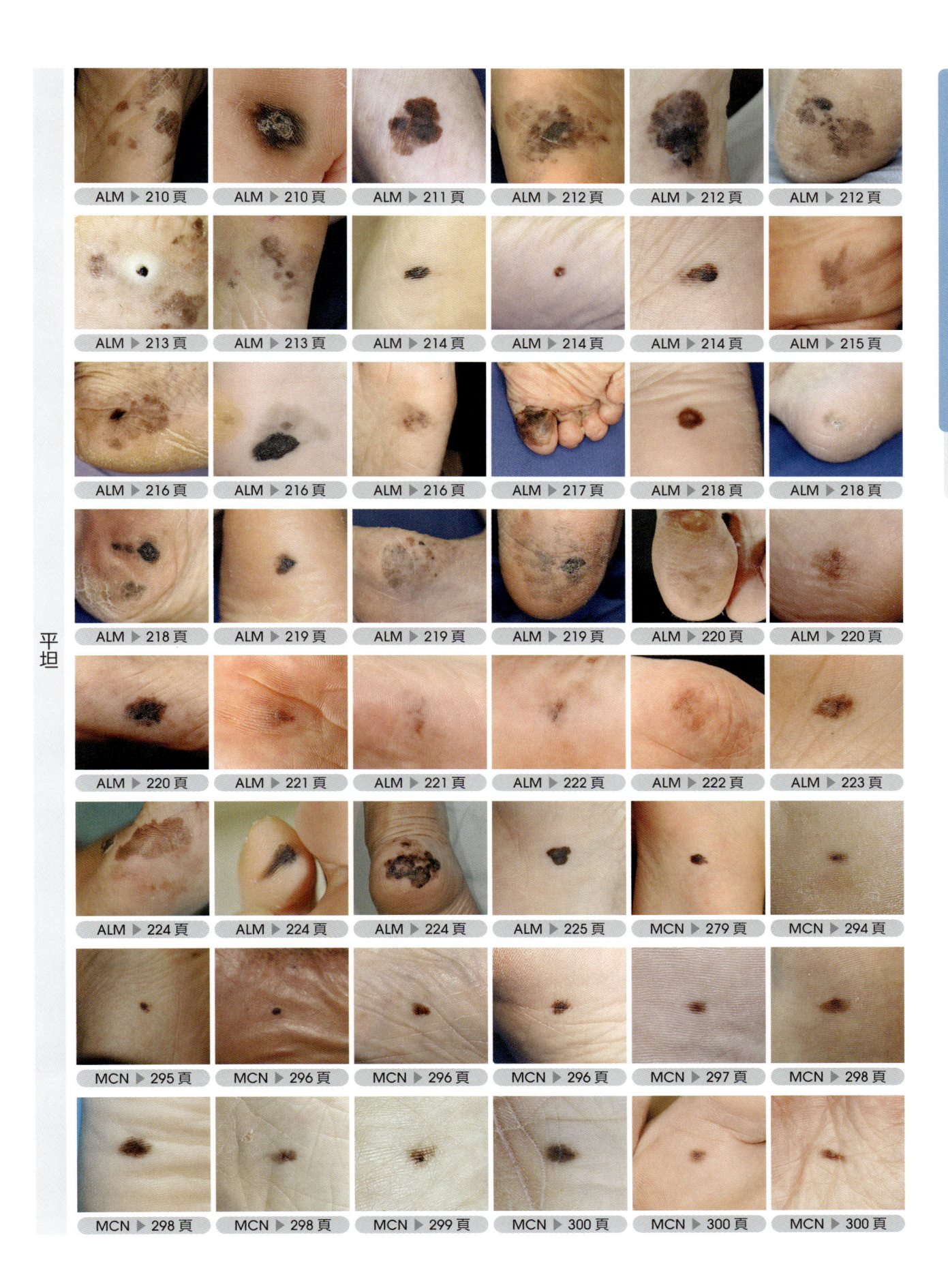

ALM ▶ 210 頁	ALM ▶ 210 頁	ALM ▶ 211 頁	ALM ▶ 212 頁	ALM ▶ 212 頁	ALM ▶ 212 頁
ALM ▶ 213 頁	ALM ▶ 213 頁	ALM ▶ 214 頁	ALM ▶ 214 頁	ALM ▶ 214 頁	ALM ▶ 215 頁
ALM ▶ 216 頁	ALM ▶ 216 頁	ALM ▶ 216 頁	ALM ▶ 217 頁	ALM ▶ 218 頁	ALM ▶ 218 頁
ALM ▶ 218 頁	ALM ▶ 219 頁	ALM ▶ 219 頁	ALM ▶ 219 頁	ALM ▶ 220 頁	ALM ▶ 220 頁
ALM ▶ 220 頁	ALM ▶ 221 頁	ALM ▶ 221 頁	ALM ▶ 222 頁	ALM ▶ 222 頁	ALM ▶ 223 頁
ALM ▶ 224 頁	ALM ▶ 224 頁	ALM ▶ 224 頁	ALM ▶ 225 頁	MCN ▶ 279 頁	MCN ▶ 294 頁
MCN ▶ 295 頁	MCN ▶ 296 頁	MCN ▶ 296 頁	MCN ▶ 296 頁	MCN ▶ 297 頁	MCN ▶ 298 頁
MCN ▶ 298 頁	MCN ▶ 298 頁	MCN ▶ 299 頁	MCN ▶ 300 頁	MCN ▶ 300 頁	MCN ▶ 300 頁

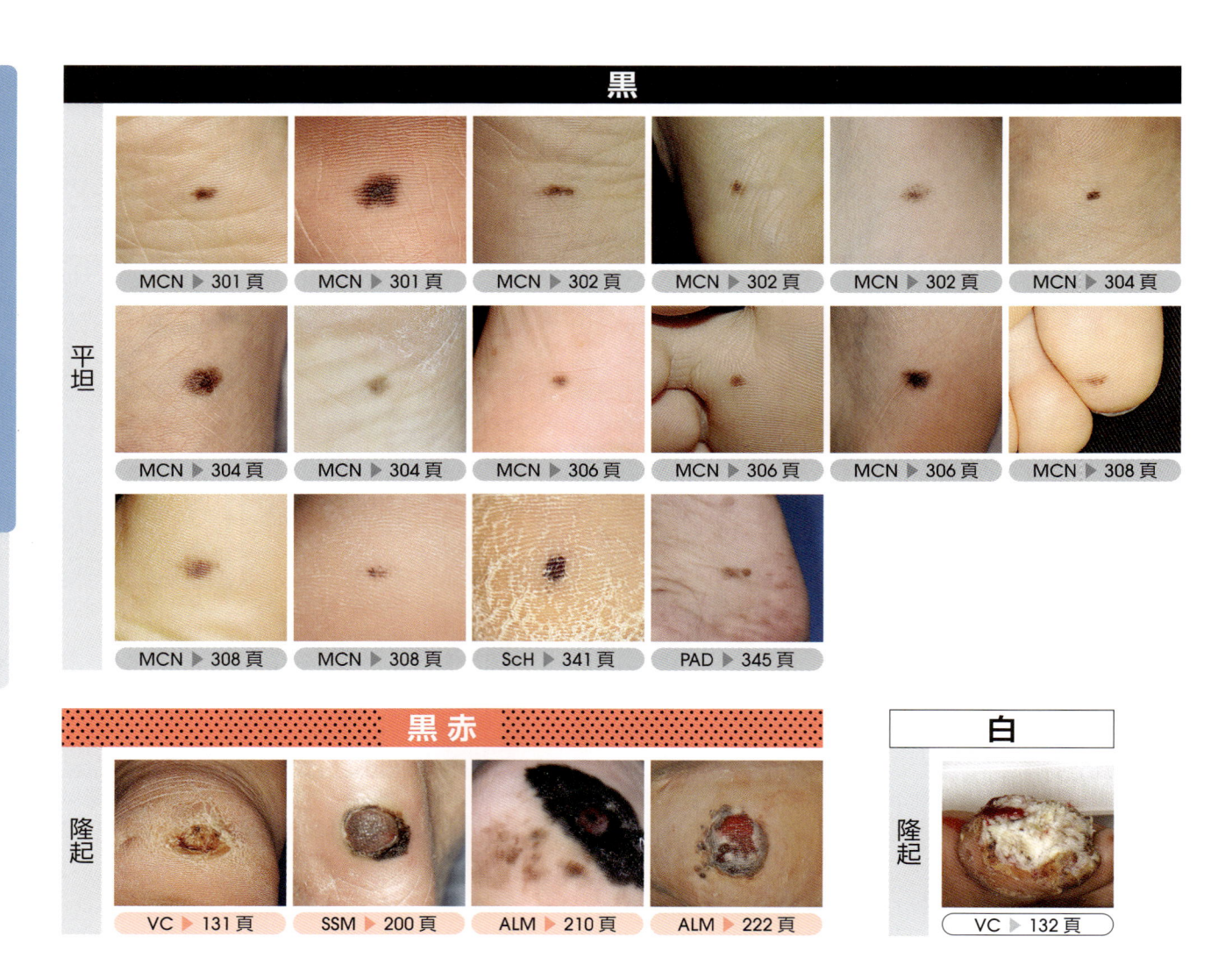

黒			
平坦	MCN ▶ 301頁 / MCN ▶ 301頁 / MCN ▶ 302頁 / MCN ▶ 302頁 / MCN ▶ 302頁 / MCN ▶ 304頁		
	MCN ▶ 304頁 / MCN ▶ 304頁 / MCN ▶ 306頁 / MCN ▶ 306頁 / MCN ▶ 306頁 / MCN ▶ 308頁		
	MCN ▶ 308頁 / MCN ▶ 308頁 / ScH ▶ 341頁 / PAD ▶ 345頁		

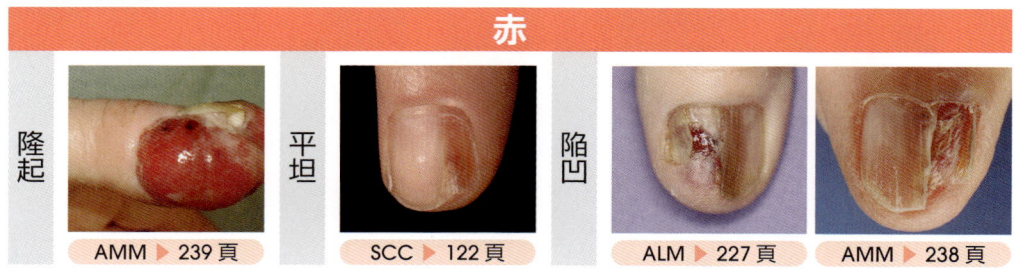

黒赤

隆起　VC ▶ 131頁　SSM ▶ 200頁　ALM ▶ 210頁　ALM ▶ 222頁

白

隆起　VC ▶ 132頁

▼爪（手）

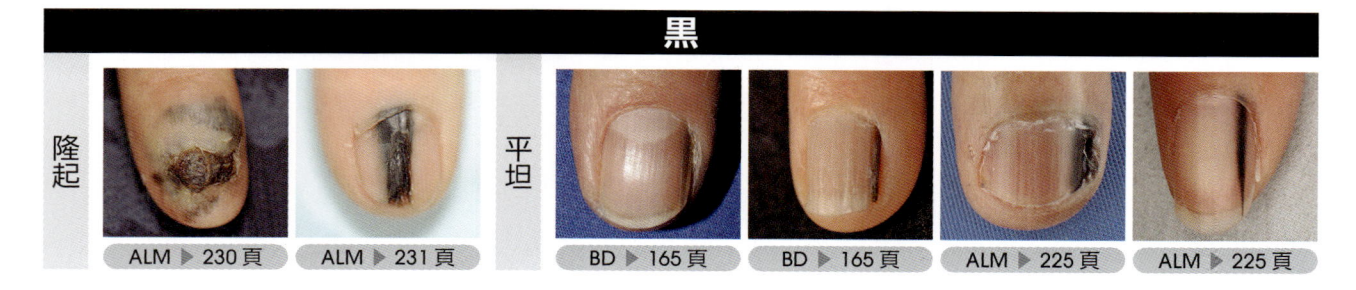

赤

隆起　AMM ▶ 239頁　　平坦　SCC ▶ 122頁　　陥凹　ALM ▶ 227頁　AMM ▶ 238頁

黒

隆起　ALM ▶ 230頁　ALM ▶ 231頁　　平坦　BD ▶ 165頁　BD ▶ 165頁　ALM ▶ 225頁　ALM ▶ 225頁

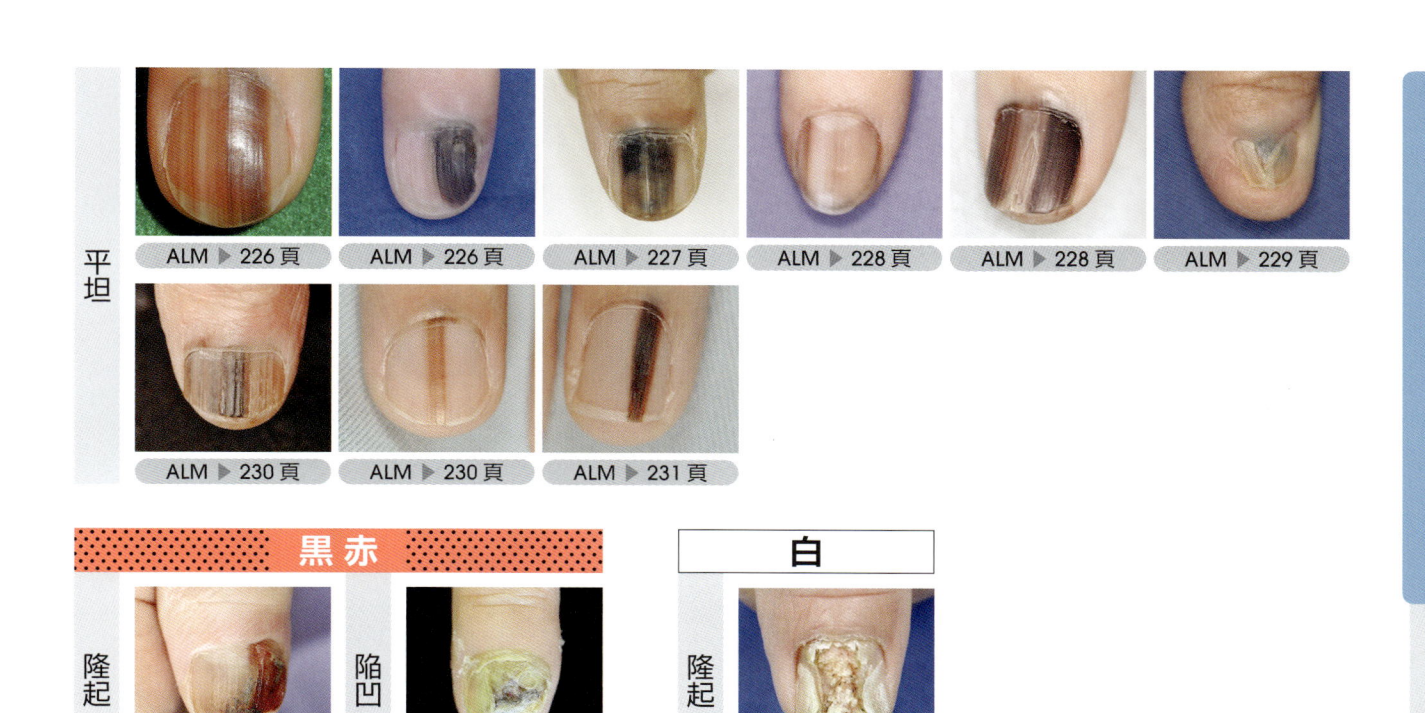

平坦

ALM ▶ 226 頁	ALM ▶ 226 頁	ALM ▶ 227 頁	ALM ▶ 228 頁	ALM ▶ 228 頁	ALM ▶ 229 頁
ALM ▶ 230 頁	ALM ▶ 230 頁	ALM ▶ 231 頁			

黒赤

隆起
BD ▶ 165 頁

陥凹
ALM ▶ 226 頁

白

隆起
VC ▶ 132 頁

▼爪（足）

赤

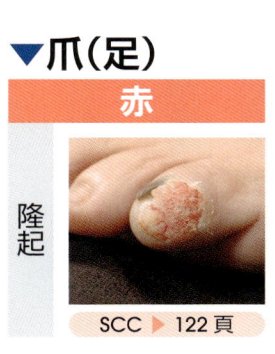

隆起
SCC ▶ 122 頁

黒

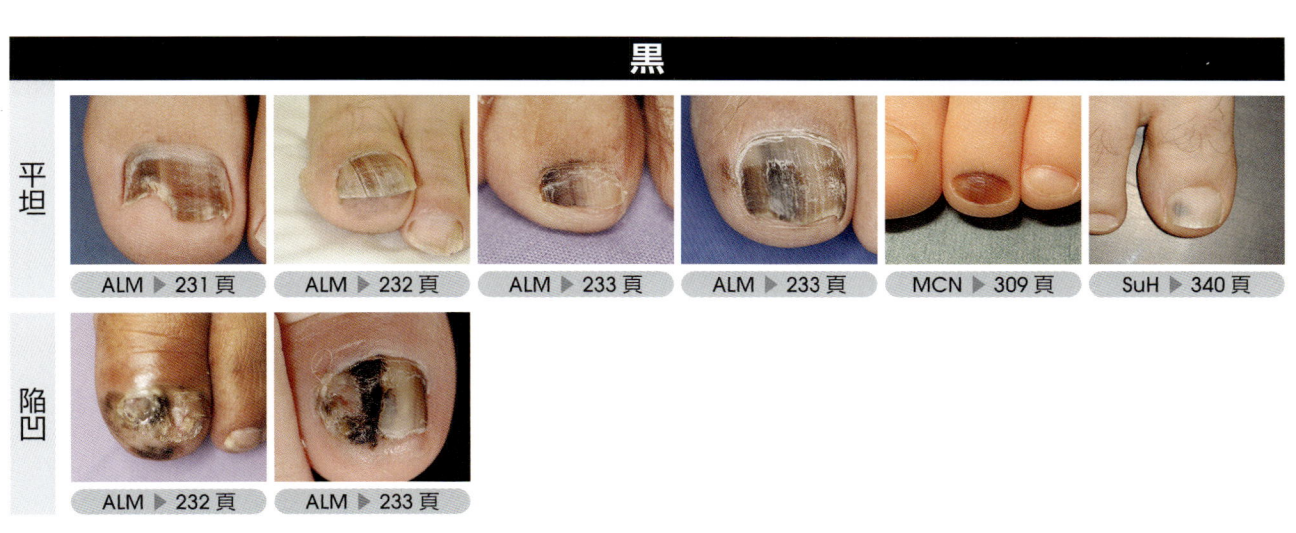

平坦

ALM ▶ 231 頁	ALM ▶ 232 頁	ALM ▶ 233 頁	ALM ▶ 233 頁	MCN ▶ 309 頁	SuH ▶ 340 頁

陥凹

ALM ▶ 232 頁	ALM ▶ 233 頁

画像目次：疾患名略語一覧

略語	疾患名	略語	疾患名
AH	アポクリン汗嚢腫	MAC	微小嚢胞性付属器癌
AK	光線角化症	MCC	Merkel 細胞癌
ALM	悪性黒色腫，末端黒子型	MCN	色素細胞母斑
AMM	悪性黒色腫，非色素性黒色腫	Meta	転移性皮膚癌
Ang	血管腫	MM Meta	悪性黒色腫の皮膚転移
AngK	被角血管腫	MPD	乳房 Paget 病
AS	血管肉腫	NM	悪性黒色腫，結節型
AVM	動静脈奇形	NT	細胞増殖型神経鞘粘液腫
BCC M	基底細胞癌，モルフェア型	P	汗孔腫
BCC N	基底細胞癌，結節型	PAD	抗癌剤による色素沈着
BCC S	基底細胞癌，表在型	PC	汗孔癌，エクリン汗孔癌
BD	Bowen 病	PG	化膿性肉芽腫
BP	Bowen 様丘疹症	PL	偽リンパ腫
C	面疱	SA	老人性血管腫
DF	皮膚線維腫	SC	脂腺癌
DFSP	隆起性皮膚線維肉腫	SCC	有棘細胞癌
EMPD	乳房外 Paget 病	ScH	角層下出血
GA	環状肉芽腫	SE	皮膚びらん
HA	汗腺腫	SK	脂漏性角化症
HS	hidroacanthoma simplex（単純性汗腺棘細胞腫）	SSM	悪性黒色腫，表在拡大型
		SuH	爪下血腫
IFK	反転性毛包角化症	SyC	汗管癌
IH	乳幼児血管腫	TB	毛芽腫
KA	ケラトアカントーマ	VC	疣状癌
KASCC	有棘細胞癌，ケラトアカントーマ型	VV	尋常性疣贅
LMM	悪性黒色腫，悪性黒子型	XG	黄色肉芽腫
LS	硬化性苔癬		

I

基底細胞癌

basal cell carcinoma

臨床像と病理組織像のポイント

■ 疾患の定義

　基底細胞癌（basal cell carcinoma；BCC）は，毛芽細胞に分化した腫瘍細胞で構成される悪性腫瘍．局所破壊性を示すことは多いが，遠隔転移を起こすことは稀である．

■ 臨床病理学的病型分類と定型的臨床所見

1）結節型（nodular type）

　BCC で最も多い病型で，顔に好発する．通常日本人では，黒色あるいは黒褐色の結節を形成する．しばしば皮膚潰瘍を伴う．発生部位は顔が約 3/4 と圧倒的に多い．臨床的には，色素細胞母斑（melanocytic nevus）や脂漏性角化症（seborrheic keratosis）との鑑別が問題となる．

2）表在型（superficial type）

　皮面より軽度隆起した扁平な斑を形成する．紅色あるいは赤褐色の局面を背景に，黒色あるいは褐色の斑を混じる．発生部位は，体幹が約 40% と一番多く，次いで顔に多い．臨床的には，Bowen 病や湿疹性病変との鑑別が問題となる．

3）モルフェア（斑状強皮症）型（morpheic type）

　浸潤を伴う斑を形成することが多い．皮膚潰瘍を伴うこともある．皮膚色や紅色の局面のこともあるが，病変のどこかには黒色あるいは褐色の色素沈着を伴うことが多い．臨床的に病変境界は不明瞭である．発生部位は，顔が約 85% と圧倒的に多い．

4）線維上皮腫型（fibroepithelial type）

　隆起性の結節を形成することが多く，軟線維腫あるいは脂漏性角化症などに類似した臨床像を呈することが多い．発生部位は体幹が最も多く，四肢や顔がそれに続く．

■ 病理組織学的所見

1　基底細胞癌に共通した病理組織学的所見（図 1）

　小型の基底細胞様細胞が腫瘍細胞胞巣を形成し，その辺縁に楕円形の核を持つ腫瘍細胞が柵状に配列する．これは，休止期毛包でみられる毛芽細胞（図 1c）に類似した形態であり，毛芽細胞分化の所見である（図 1d）．腫瘍細胞胞巣は，ムチンが豊富で，腫瘍細胞胞巣と間質の間にはムチンの沈着あるいはそれに伴う裂隙形成がある（図 1b）．腫瘍病変は，表皮あるいは付属器上皮と連続しているのが原則である．

　腫瘍細胞には種々の程度の核異型性があり，しばしば核分裂像や，個細胞壊死，塊状壊死（図 2b）がみら

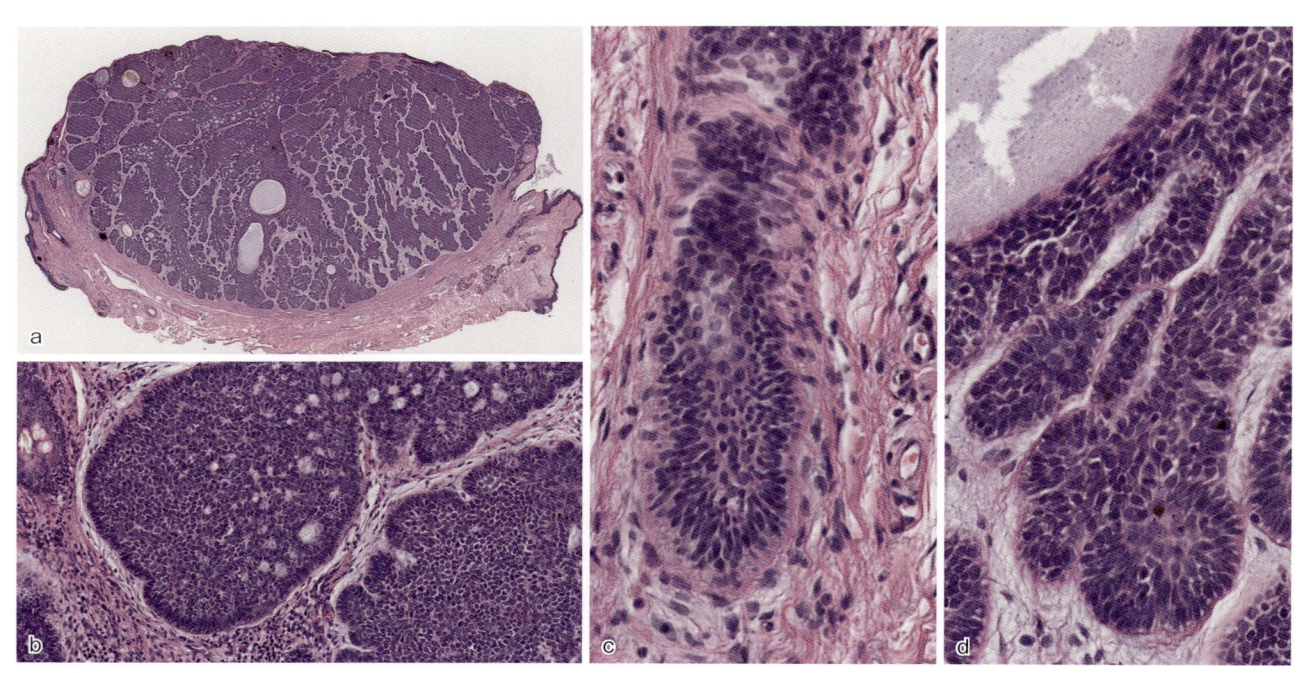

図 1 ｜ 定型的な基底細胞癌

結節型（充実型）である．弱拡大像（a）．腫瘍胞巣とその周囲には著明なムチン（粘液）の貯留がある（b）．正常の毛芽細胞（c）と基底細胞癌の腫瘍細胞（d）は，類似している．

れることもある．

2　各臨床病理学的病型分類別の定型的病理組織所見

1）結節型（nodular type）

　腫瘍細胞巣辺縁に核の柵状配列を示す毛芽細胞様細胞が，大小様々な結節を形成する．以下の亜型に分類される．

a　充実型〔solid type（図1）〕

　病変が充実性の腫瘍細胞胞巣のみで形成されるもの．

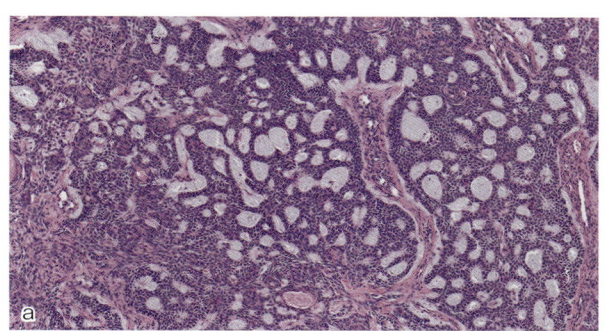
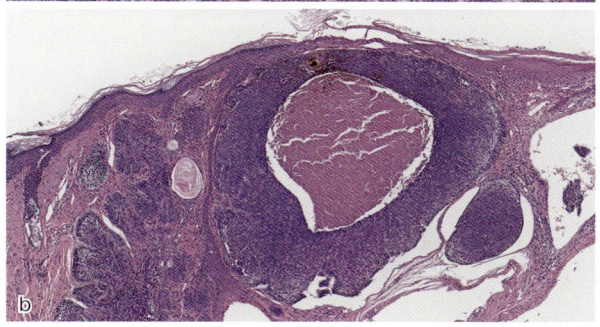

図2 ｜ 腫瘍間質に著明なムチン（粘液）の貯留を伴う腺様型（a）と塊状壊死を伴う囊腫型（b）

b　腺様型〔adenoid type（図2a）〕

　腫瘍胞巣内のムチン（粘液）の貯留が著明となり，間質内に塊状にムチン（粘液）の貯留がみられるもの．

c　囊腫型〔cystic type（図2b）〕

　腫瘍胞巣内に塊状壊死が起こり，その部が脱落すると，囊腫状構築を呈することがある．

d　角化型（keratotic type）

　腫瘍胞巣内に，多数の角質囊腫を伴う病型．

e　小結節型（small nodular type）

　小型の腫瘍細胞胞巣が，間質内に浸潤性に増殖する型．

f　infundibulo-cystic 型〔infundibulo-cystic type（図3）〕

　毛包漏斗部様上皮の壁を伴う囊腫があり，有棘細胞様細胞が腫瘍細胞索を形成し，充実性から網目状パ

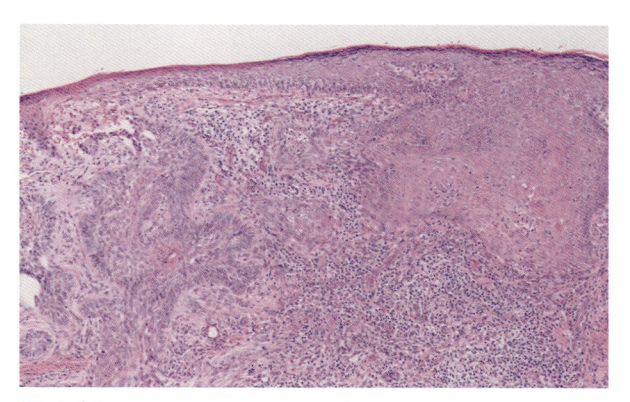

図4 ｜ basosquamous carcinoma
核の柵状配列を伴う毛芽細胞様細胞よりなる腫瘍細胞胞巣に連続して，扁平上皮様細胞からなる腫瘍細胞胞巣がある．

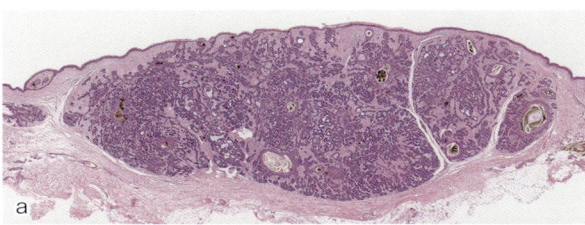

図3 ｜ infundibulo-cystic 型
多数の角質囊腫とともに squamoid な細胞が索状に増加している（a）．一部では胞巣辺縁に核の柵状配列を伴っている（b）．

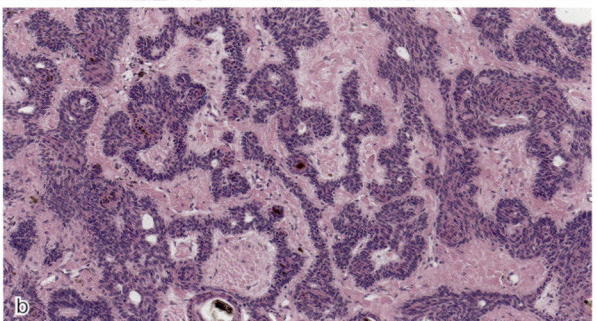

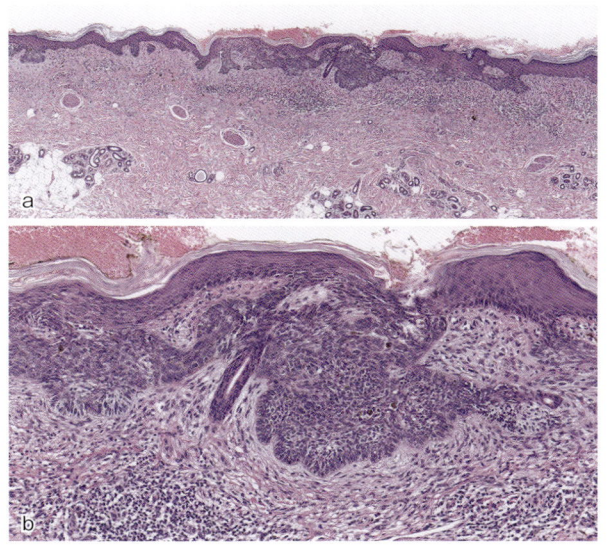

図5 ｜ 表在型
腫瘍細胞巣辺縁に柵状配列を示す毛芽細胞様細胞の集塊が，表皮から蕾状に増加して真皮上層に限局する（a, b）．

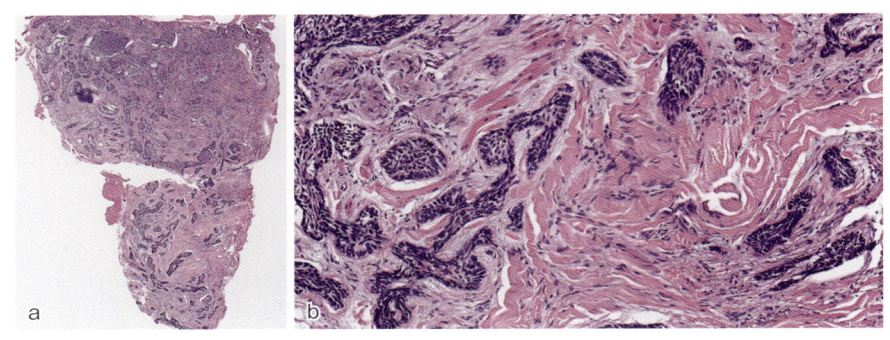

図6 斑状強皮症(モルフェア)型

腫瘍細胞巣辺縁に柵状配列を示す毛芽細胞様細胞が，小さな胞巣を形成し，増生した膠原線維間に散在性あるいは集簇して分布する(a, b).

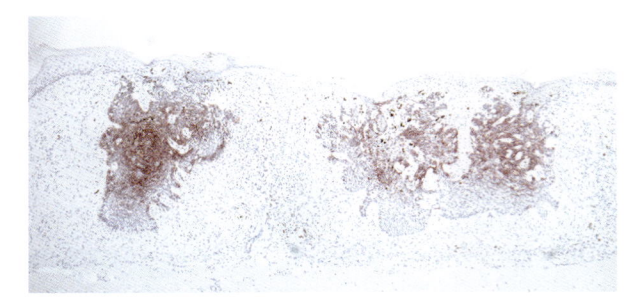

図7 Ber-EP4陽性の基底細胞癌の腫瘍細胞

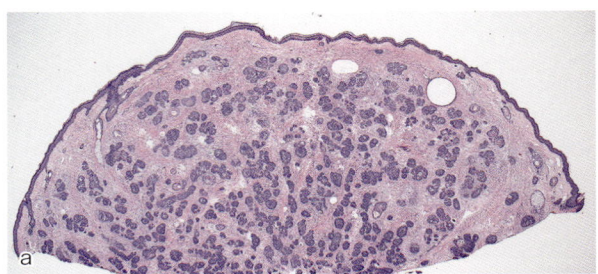

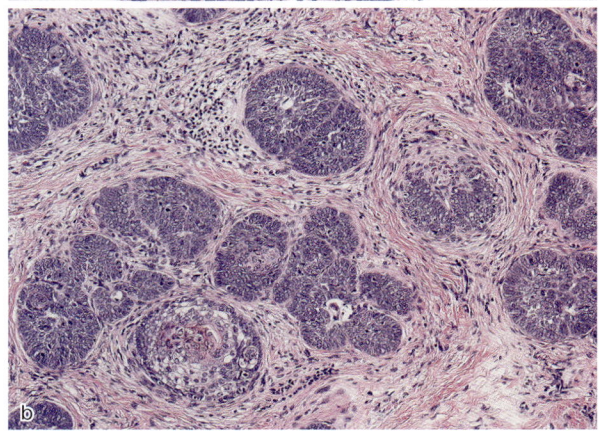

図8 毛芽腫

毛芽細胞様細胞が真皮内で増加しているが，腫瘍胞巣内とその周囲のムチン(粘液)の貯留は伴わない．下部毛包や内毛根鞘の分化を伴う．

ターンの増殖を示す型である．一部に腫瘍細胞巣辺縁の柵状構造(毛芽細胞様細胞)が存在し，下部毛包分化はない．

g basosquamous(cell) carcinoma(BSC)(図4)

毛芽細胞様細胞と有棘細胞様細胞の移行像を併せもつ悪性腫瘍で，扁平上皮分化を伴うBCCと考えられている．一般に予後が悪く，再発や転移の確率が他の型のBCCより高いとされている．

2)表在型〔superficial type(図5)〕

腫瘍細胞巣辺縁に柵状配列を示す毛芽細胞様細胞の集塊が，表皮から蕾状に増加して真皮上層に限局し，時に散在性に分布する．

3)モルフェア(斑状強皮症)型〔morpheic type(図6)〕

腫瘍細胞巣辺縁に柵状配列を示す毛芽細胞様細胞が，小さな胞巣を形成し，増生した膠原線維間に散在性あるいは集簇して分布する．

4)線維上皮腫型(fibroepithelial type)

腫瘍細胞巣辺縁に柵状配列を示す毛芽細胞様細胞が，索状あるいは網状に分布する．

5)その他

病理組織学的には，毛芽細胞以外の種々の付属器上皮分化を伴うことがある．その頻度は極めて稀であるが，脂腺分化，汗管分化，などを伴う例が報告されて

いる．

3 免疫組織学的所見

Ber-EP4が感度，特異度ともに高く陽性である(図7)．逆に，EMAやadipophilin，CK1，CK20は，ほぼ陽性になることがない．時に，CA19-9，androgen receptorが陽性である．稀に，CA15-3，CEA，CK7，CK19が陽性になることもある．

4 病理組織学的鑑別疾患

1)毛芽腫，毛包上皮腫

良性counterpart(同じ毛芽細胞分化がみられる良性腫瘍)である毛芽腫や毛包上皮腫が一番に挙げられ

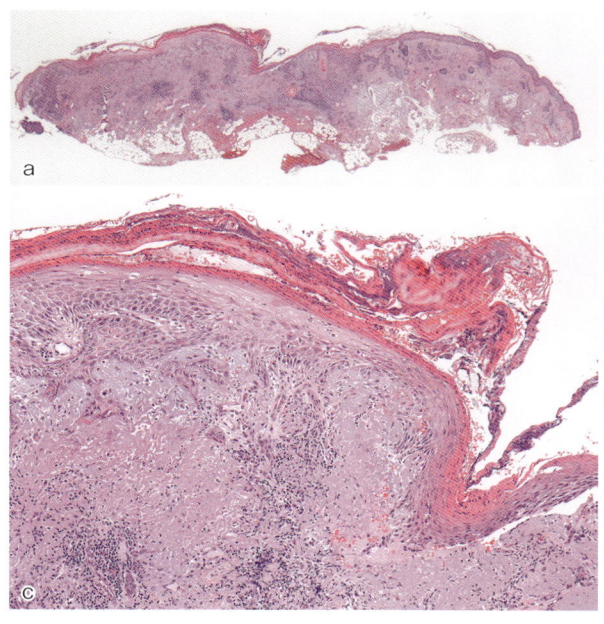

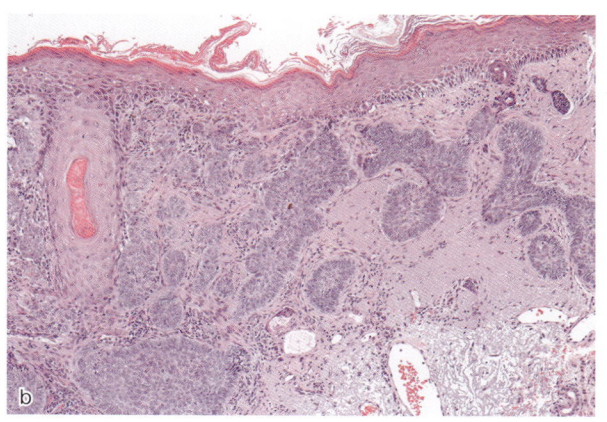

図9 有棘細胞癌と基底細胞癌の併発例

毛芽細胞様細胞の増加で構成される基底細胞癌(b)と，表皮内病変を形成し，連続して真皮に浸潤する扁平上皮様細胞からなる有棘細胞癌がみられる(c)．

る．毛芽腫や毛包上皮腫では，腫瘍胞巣と間質の間にムチン沈着や裂隙形成がないことと，毛球や毛乳頭といった下部毛包への分化像が確認されることが多いことから鑑別する(**図8**)．

2) 皮膚混合腫瘍，アポクリン型

皮膚混合腫瘍，アポクリン型においても，時に毛芽細胞様細胞の増加がみられることがある．病変のほとんどが，毛芽細胞分化した腫瘍細胞胞巣で構成されることすらある．病変の一部にアポクリン腺分化や筋上皮細胞の増加があることで鑑別する．

3) 有棘細胞癌

時に，有棘細胞癌(squamous cell carcinoma：SCC)との鑑別も問題となる(**図9**)．両者は以下の点から鑑別する．① SCC では，日光角化症や Bowen 病といった上皮内 SCC を伴うのに対し，BCC では表皮や付属器上皮との連続性はあるものの，上皮内病変を形成しないこと．② BCC では免疫組織学的に Ber-EP4 が陽性になることが多いが，SCC では陰性であること．③ 逆に，SCC ではしばしば EMA が陽性となるが，BCC では陰性であること．

4) その他の上皮性腫瘍

このほかに，基底細胞様細胞を伴うことがあるそのほかの上皮性腫瘍との鑑別が必要な場合もある．脂腺腫，脂腺癌，外毛根鞘腫，マントル腫，汗孔腫などの汗孔細胞新生物などが挙げられるが，腫瘍細胞の分化を診断することにより，鑑別可能である．

(安齋眞一)

症例 1

51歳，女性
- **部位** 前頭部
- **形状** 隆起
- **病理** 結節型

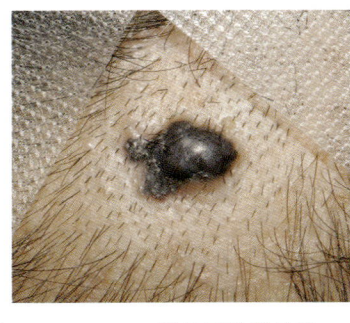

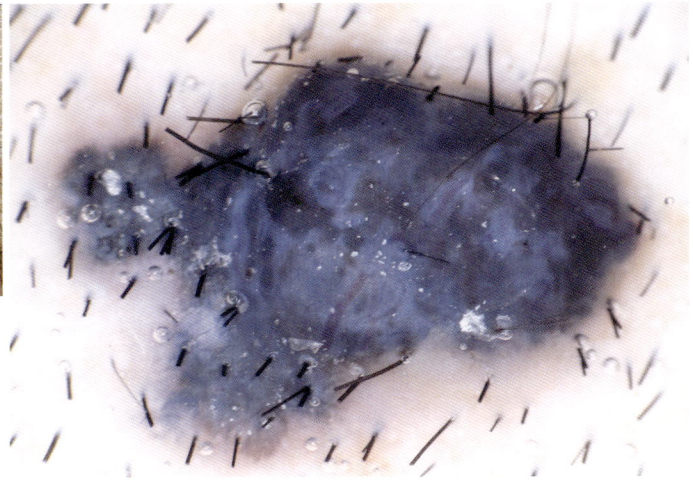

【臨床像】2週間前に自覚，10×7 mm の黒色不整形結節．
【ダーモスコピー所見】大部分が青白色領域で，その中に太い血管がある．

症例 2

45歳，男性
- **部位** 前頭部
- **形状** 平坦
- **病理** 結節型

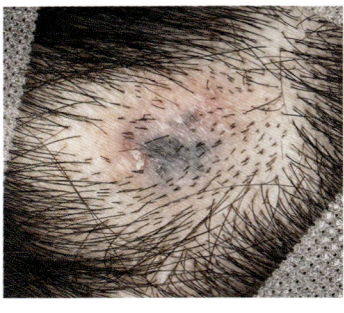

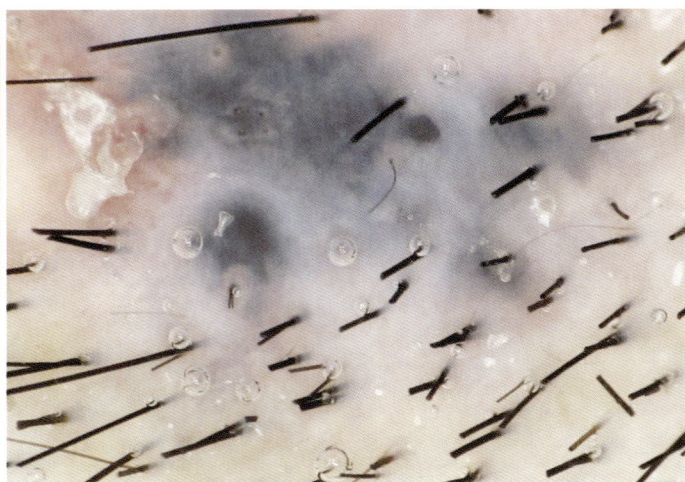

【臨床像】4年前に自覚．凍結療法にて平坦化したが，黒色の部位が残る．紅斑の中央部に不整形青色斑．
【ダーモスコピー所見】青灰色の分葉状領域のところどころに白色領域がある．周囲は紅色で瘢痕様の領域．

症例 3

52歳，女性
- **部位** 頭頂部
- **形状** 隆起
- **病理** 結節型

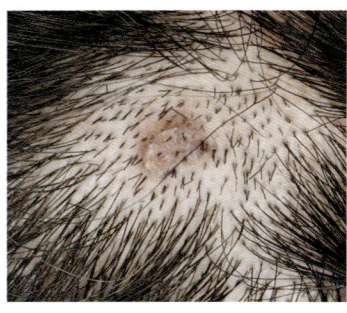

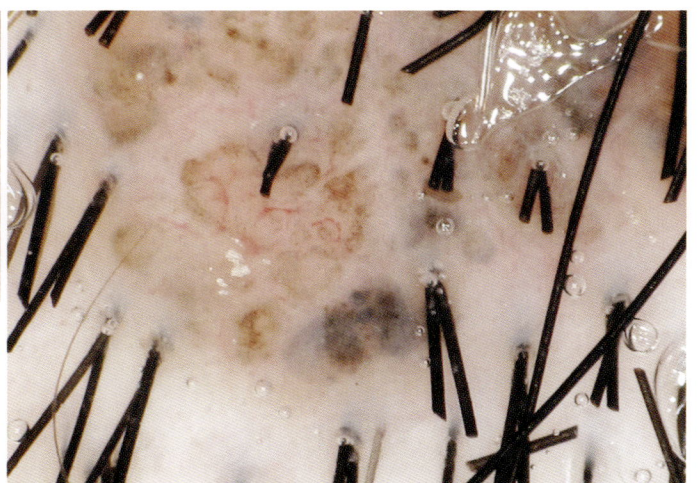

【臨床像】5年前から拡大しひっかくと出血する．6×4 mm の軽度隆起した紅色結節．
【ダーモスコピー所見】青灰色の球状構造，不定形の褐色構造，細くくっきりとした線状血管がある．

症例 4	

76 歳，男性
部位 頭部
形状 隆起
病理 結節型

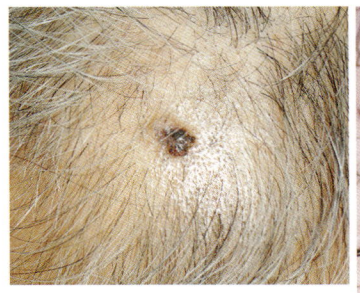

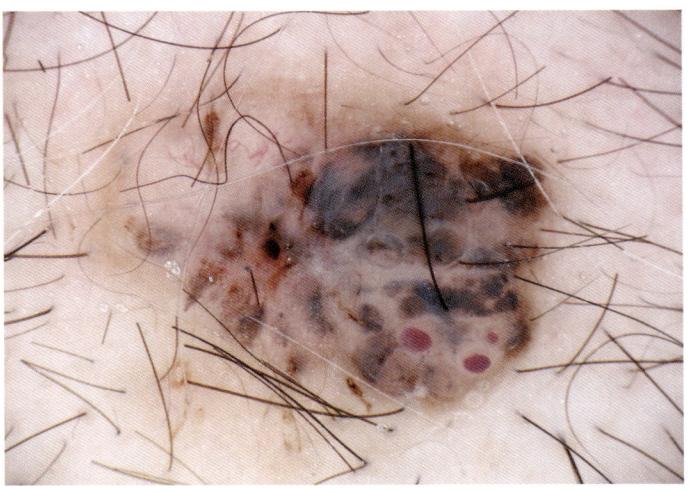

【臨床像】5 年前に自覚．8×5 mm，黒色調，広基性の小結節が存在する．

【ダーモスコピー所見】多発性青灰色小球と類円形胞巣が集簇している．右下に小湖，左上に樹枝状血管がみられる．

徹底解剖！ 症例 1 のダーモスコピーを詳しく見てみよう

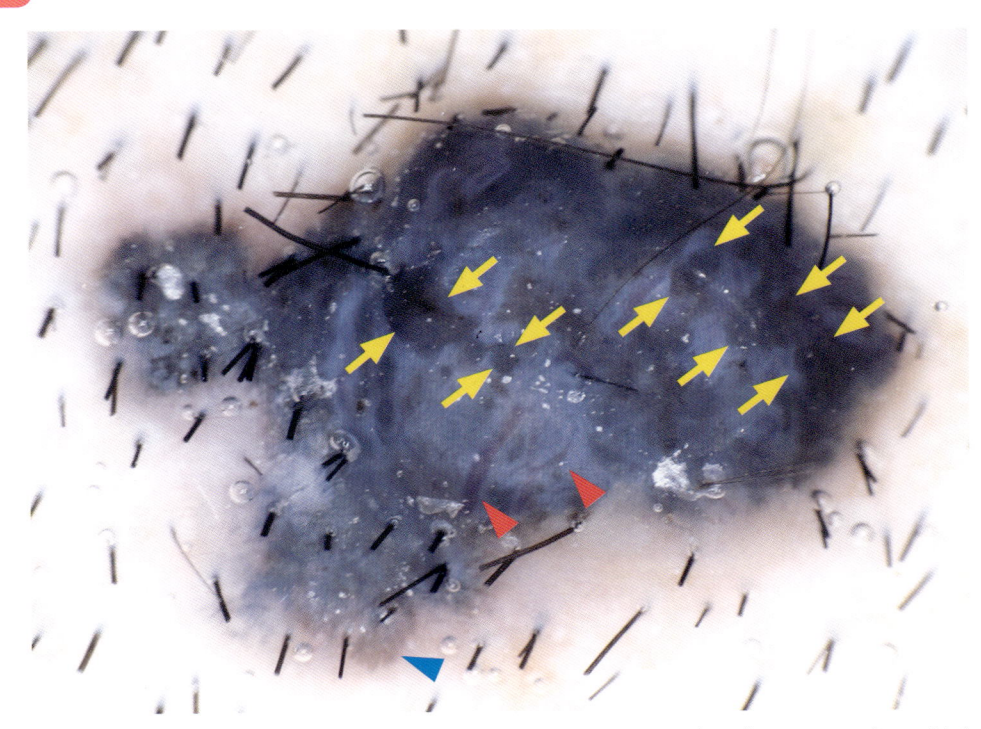

　臨床的には隆起する黒色結節で基底細胞癌または悪性黒色腫を疑うが，ダーモスコピーでは全体に濃青色で，一見したところでは青色母斑と考えるかもしれない．

　しかし，詳しくみると，青白色の上に大小の青灰色類円形構造物（⇨）が観察され，青色母斑とは異なる．また，わずかながら太く明瞭な血管陰影（▲）もみられ，分岐しているので樹枝状血管である．辺縁部は，全周性に淡紅色の紅暈で囲まれ，これも青色母斑ではみない所見である．さらに，6〜7 時にかけて，灰褐色の葉状構造（▲）もみられる．

症例 5

90 歳，女性
- 部位 前頭部
- 形状 隆起
- 病理 結節型

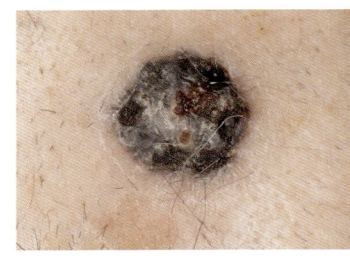
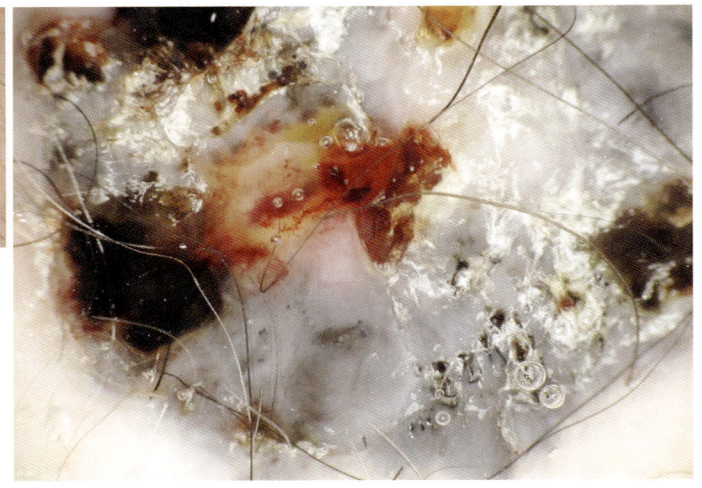

【臨床像】発症時期不明．ひっかくとすぐに出血する．24×18 mm の黒色結節．
【ダーモスコピー所見】青灰色領域のところどころに血痂あり．白色の光沢がある鱗屑あり．

症例 6

47 歳，女性
- 部位 頭部
- 形状 潰瘍
- 病理 結節型

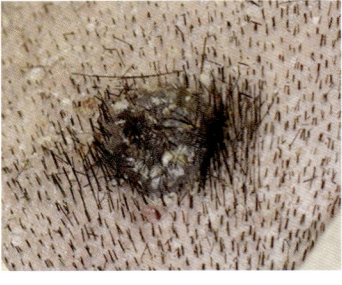
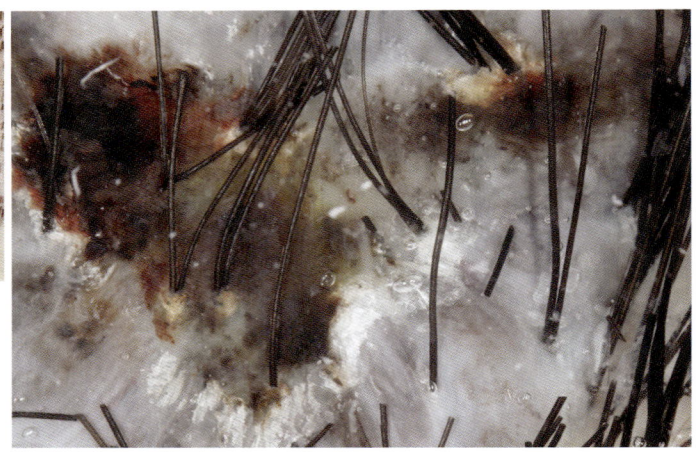

【臨床像】1 年前にしこりを自覚．中央部に一部血痂が付着する 12×12 mm の黒色結節．
【ダーモスコピー所見】中央は血液の付着した潰瘍があり，白色の薄靄の下には均一な黒色領域がみられる．

症例 7

78 歳，女性
- 部位 左こめかみ
- 形状 隆起
- 病理 結節型

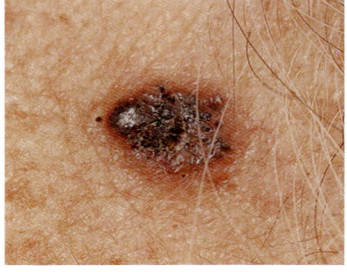
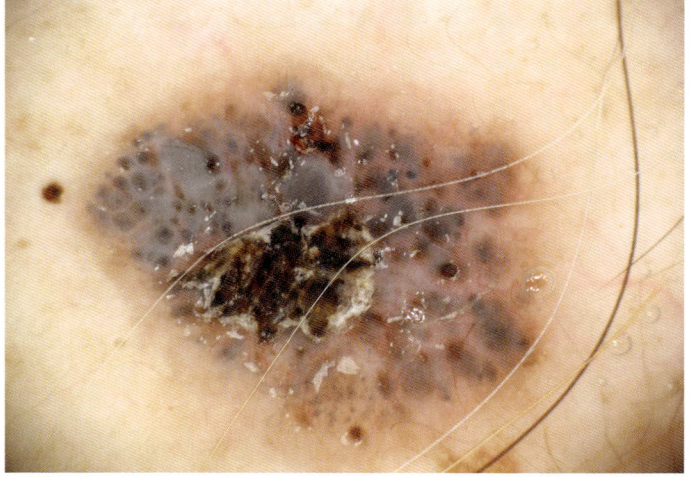

【臨床像】半年前に出現し，10 mm に増大．黒色～茶色調で表面は一部隆起している．
【ダーモスコピー所見】大小多数の青灰色類円形胞巣が密に分布している．

症例 8

87 歳, 女性
[部位] 左こめかみ
[形状] 隆起
[病理] 結節型

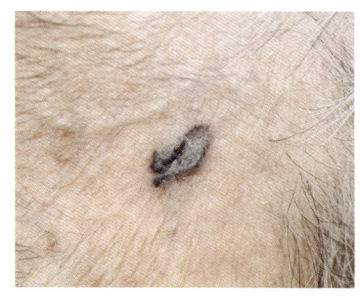
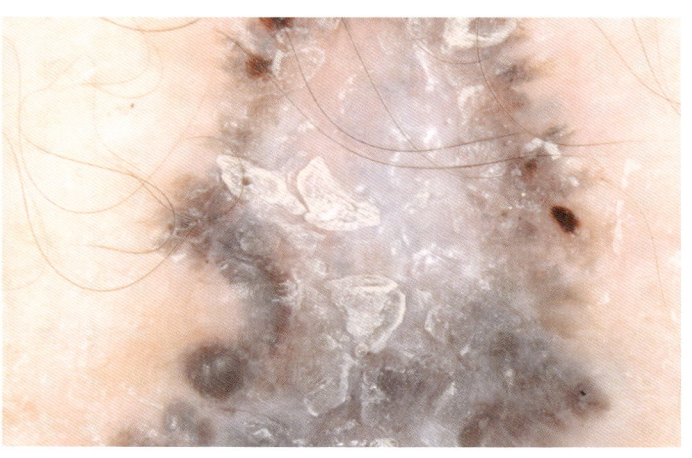

【臨床像】5 年前に自覚. 14×7 mm の黒色結節で, 辺縁が堤防状に隆起.

【ダーモスコピー所見】病変の辺縁に葉状領域が配列し, 下方は青灰色類円形大型胞巣の所見がみられる.

徹底解剖! 症例 3 のダーモスコピーを詳しく見てみよう

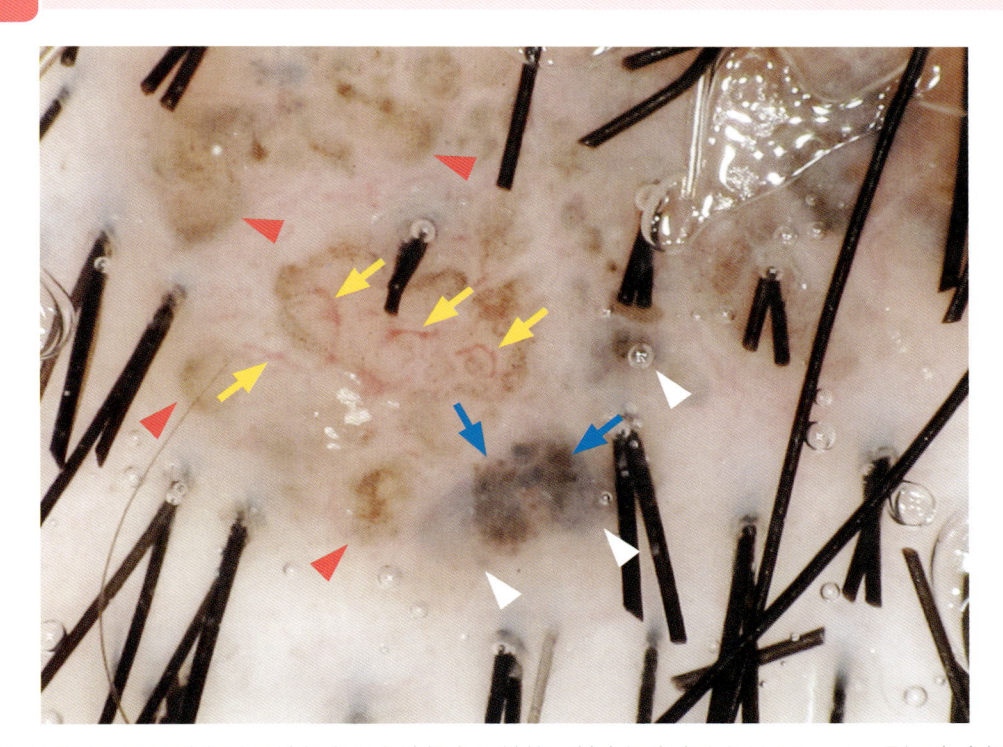

臨床的には軽度に扁平隆起する淡紅色から淡褐色の結節で基底細胞癌または Miescher 型の色素細胞母斑を疑うが, ダーモスコピーをみてもこれらの鑑別に少し悩むかもしれない.

なぜなら, 褐色や青灰色の構造物は両者に共通してみられる所見だからだ.

しかも, 血管構造は短い線状またはコンマ状であり(➡), むしろ Miescher 型の色素細胞母斑を考えさせる所見である.

しかし, Miescher 型の色素細胞母斑では通常, 毛孔を囲むような色素沈着の分布傾向があるのに対し, この症例では毛孔とは関係なく分布している(▲).

また, 青灰色類円形構造(△)と重なるような灰褐色の小球構造(➡)もみられ, 分布も中心を外れており, 不規則に遠心性に拡大する印象がある.

背景が全体的に淡紅色である点も基底細胞癌を疑う所見である.

症例 9

78 歳，男性
[部位] 前額部
[形状] 隆起
[病理] 結節型

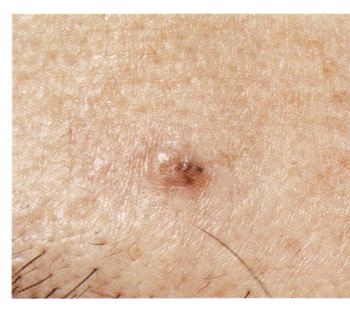
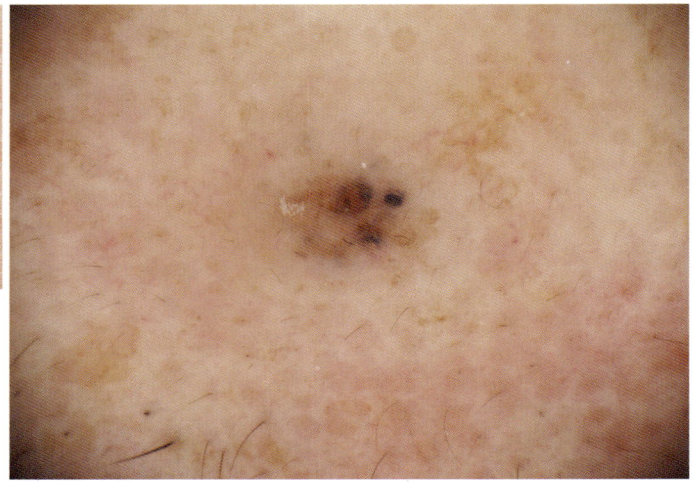

【臨床像】6～7 年前からあり，大きさ不変．浸潤を伴う結節．中央には皮膚びらん，3～5 時方向に黒色点がみられる．

【ダーモスコピー所見】大小の青灰色類円形胞巣がみられる．未発達の樹枝状血管もみられる．

症例 10

53 歳，女性
[部位] 前額部
[形状] 平坦
[病理] 結節型

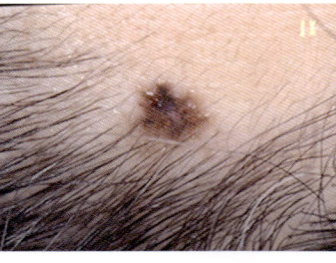
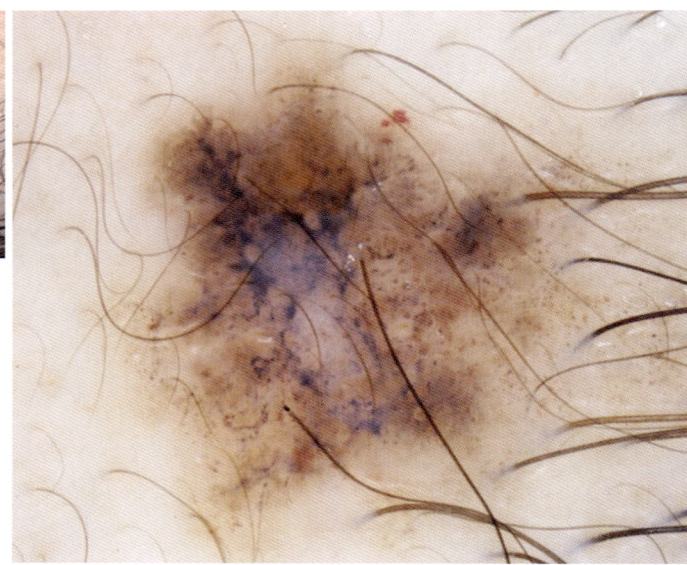

【臨床像】3 年前から増大．8×5 mm の境界不明瞭な黒色斑．

【ダーモスコピー所見】褐色調の peppering（胡椒をまいたような色素小点）が主体で，基底細胞癌に特徴的な所見に乏しい．

症例 11

81 歳，男性
[部位] 前額部
[形状] 隆起
[病理] 結節型

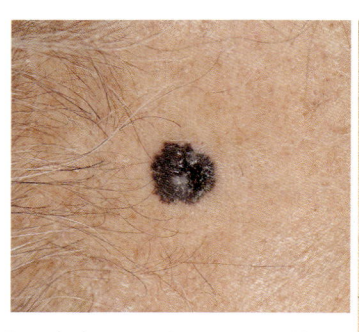
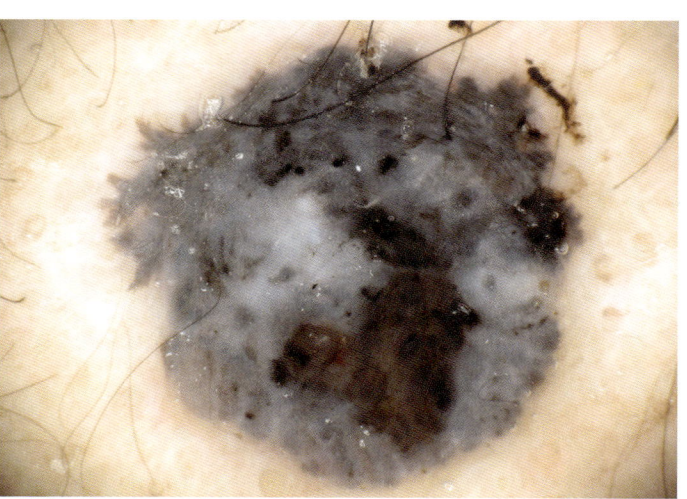

【臨床像】数年前から拡大し自潰した．径 10 mm の境界明瞭な黒色局面．

【ダーモスコピー所見】一様に黒色調で，独立した色素構造はもたない．辺縁には葉状領域がある．

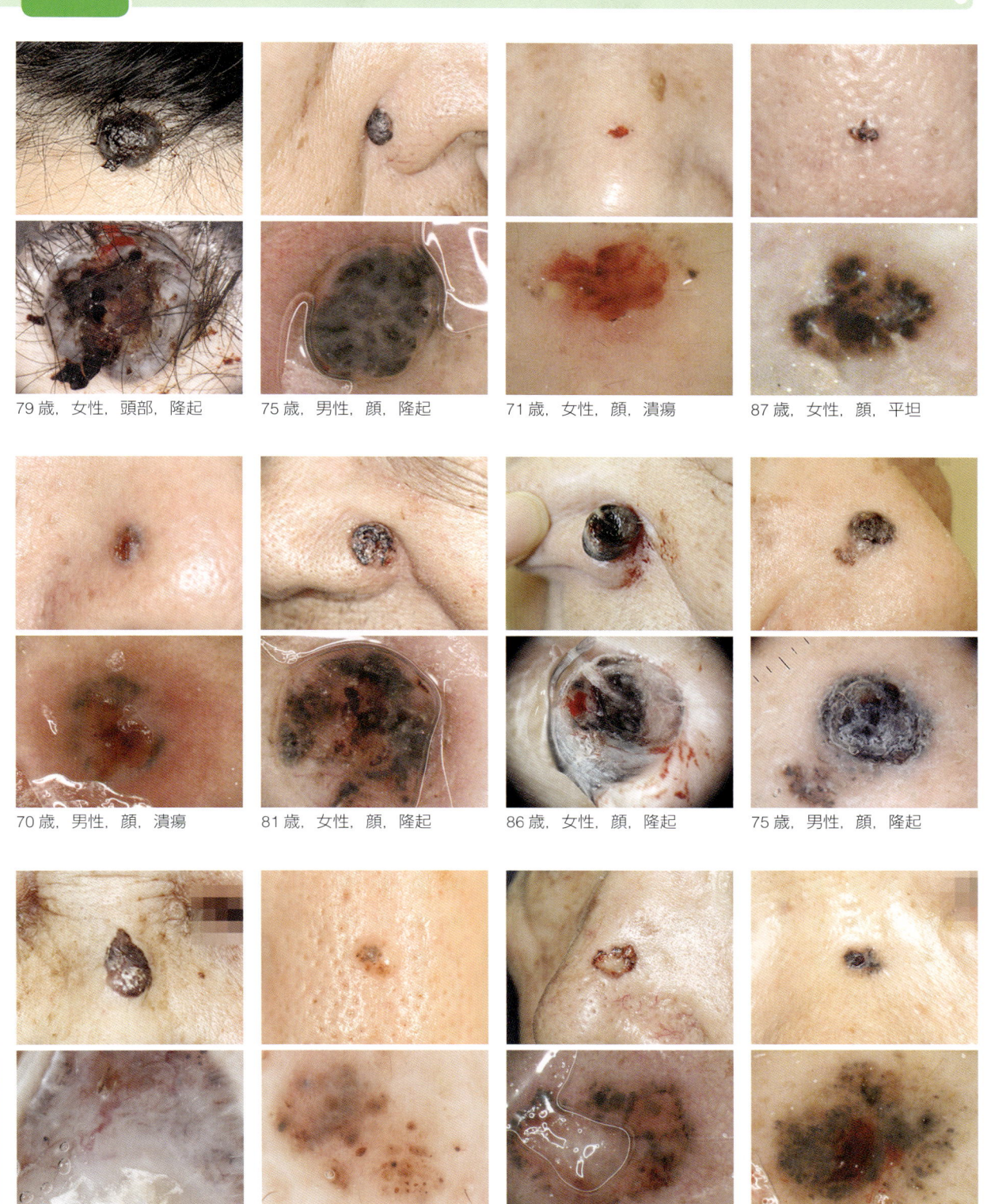

79歳，女性，頭部，隆起　　75歳，男性，顔，隆起　　71歳，女性，顔，潰瘍　　87歳，女性，顔，平坦

70歳，男性，顔，潰瘍　　81歳，女性，顔，隆起　　86歳，女性，顔，隆起　　75歳，男性，顔，隆起

74歳，女性，顔，隆起　　64歳，女性，顔，隆起　　79歳，男性，顔，潰瘍　　84歳，女性，顔，潰瘍

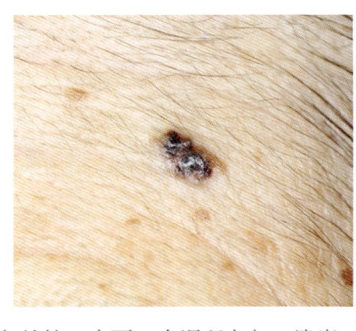

症例12

79歳，女性
【部位】前額部
【形状】隆起
【病理】結節型

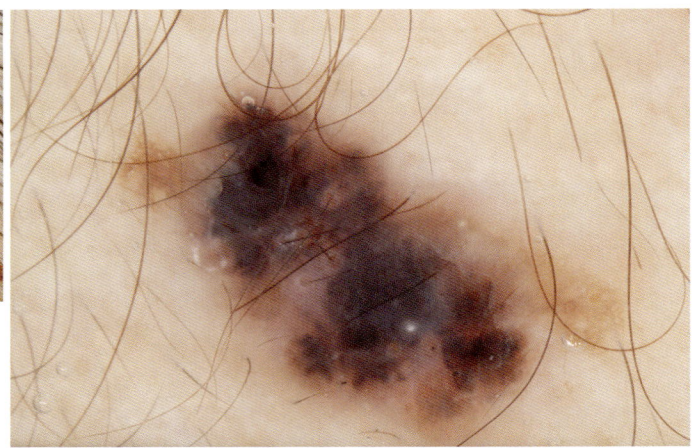

【臨床像】6×3mm の黒色結節．表面に光沢があり，潰瘍はない．
【ダーモスコピー所見】病変の上下端に色素ネットワークがあり，稗粒腫様嚢腫様の所見もみられるが，多発性青灰色小球が病変の主体である．

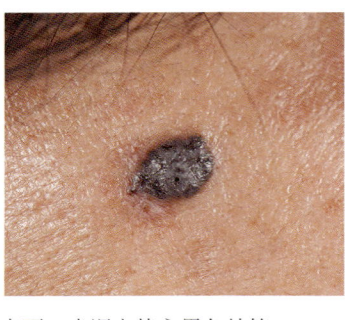

症例13

46歳，男性
【部位】前額部
【形状】隆起
【病理】結節型

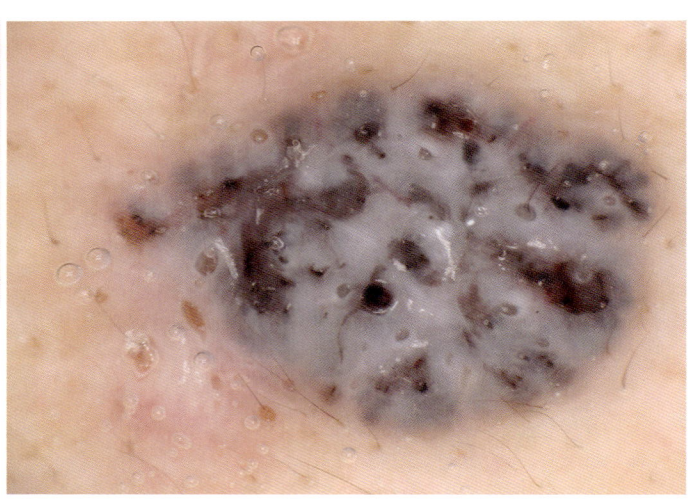

【臨床像】8年前に出現．表面に光沢を伴う黒色結節．
【ダーモスコピー所見】独立した色素構造はないが，辺縁では類円形胞巣が並んで配列している．樹枝状血管，青白色の薄靄がある．

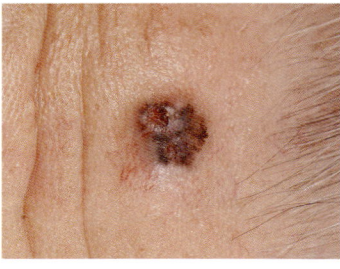

症例14

79歳，男性
【部位】前額部
【形状】隆起
【病理】微小結節型

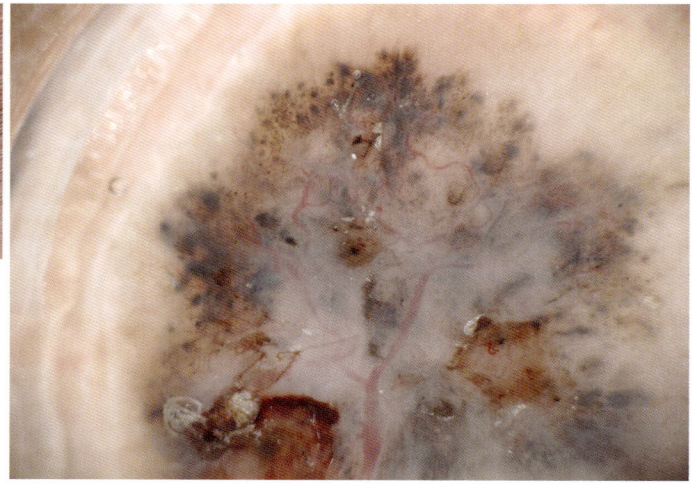

【臨床像】小児期から増大，自潰，出血する．潰瘍を伴う表面に光沢のある黒色結節で，細かい黒色点が多数みられる．
【ダーモスコピー所見】青灰色類円形胞巣ないし色素小球が密に分布し，その間を縫うように樹枝状血管がある．

症例 15

92 歳，女性

[部位] 額部

[形状] 隆起

[病理] 結節型

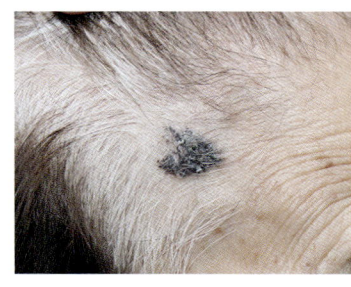

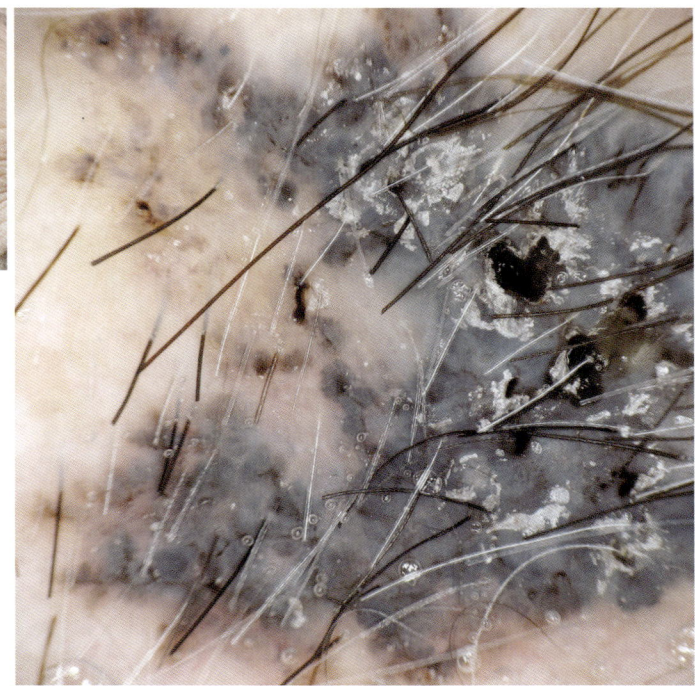

【臨床像】5 年前から増大．境界は比較的明瞭で，扁平に隆起する黒色結節．

【ダーモスコピー所見】病変全体が大きな青灰色類円形大型胞巣を呈し，一部に潰瘍を，辺縁では葉状領域がある．

症例 16

60 歳，男性

[部位] 右こめかみ

[形状] 陥凹

[病理] 結節型

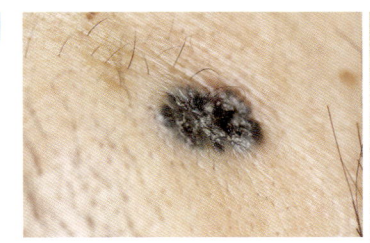

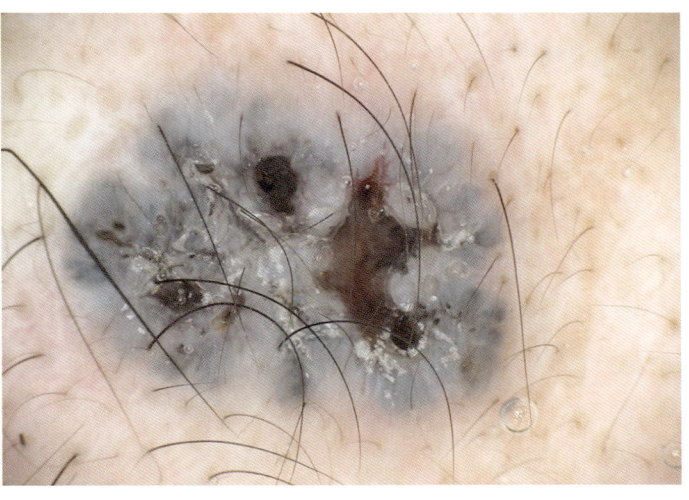

【臨床像】半年前から圧痛を伴う色素斑．10×6 mm の黒褐色斑で中央に潰瘍がある．

【ダーモスコピー所見】中央に潰瘍があり，その周囲を取り囲むように青灰色類円形大型胞巣がある．樹枝状血管もある．

症例 17

69 歳，男性

[部位] 右こめかみ

[形状] 潰瘍

[病理] 結節型

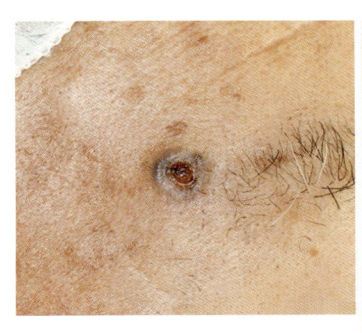

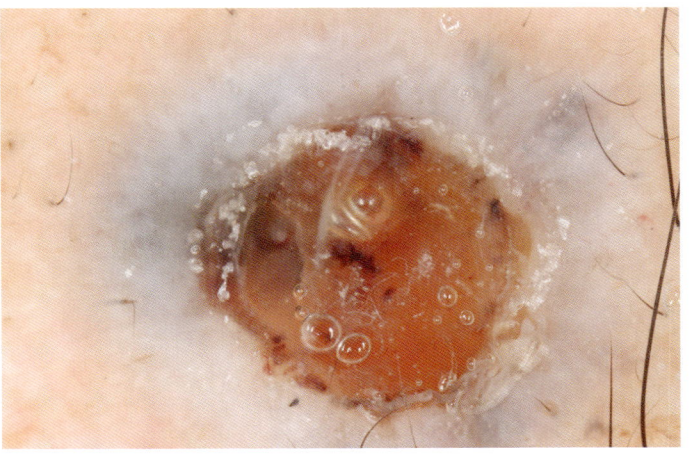

【臨床像】2 か月前に自覚．6×6 mm の黒色結節で，中央部に潰瘍，辺縁が堤防状に隆起．

【ダーモスコピー所見】オレンジ色の潰瘍周囲を取り囲むように淡青灰色の無構造領域と光沢白色領域が存在し，わずかに樹枝状血管も確認できる．

症例 18

80歳，男性
- 部位 右こめかみ
- 形状 隆起
- 病理 結節型

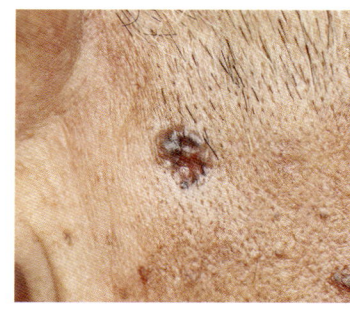
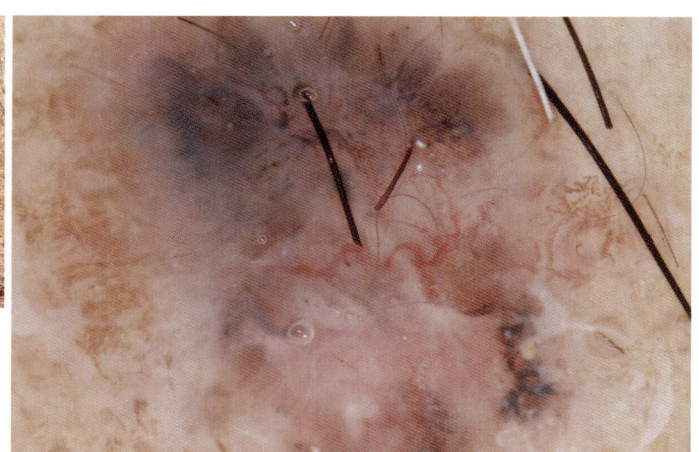

【臨床像】1年前から出現した7×5mmの黒色斑で，肉眼的には潰瘍化していないが，軽い刺激で出血する．
【ダーモスコピー所見】病変の中央に樹枝状血管がみられ，上方には青灰色類円形大型胞巣がある．

症例 19

88歳，女性
- 部位 左こめかみ
- 形状 隆起
- 病理 結節型＋表在型

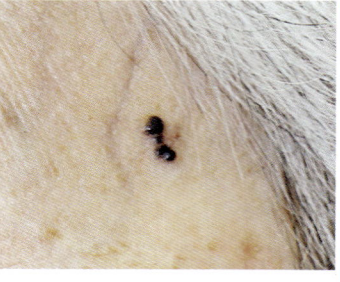
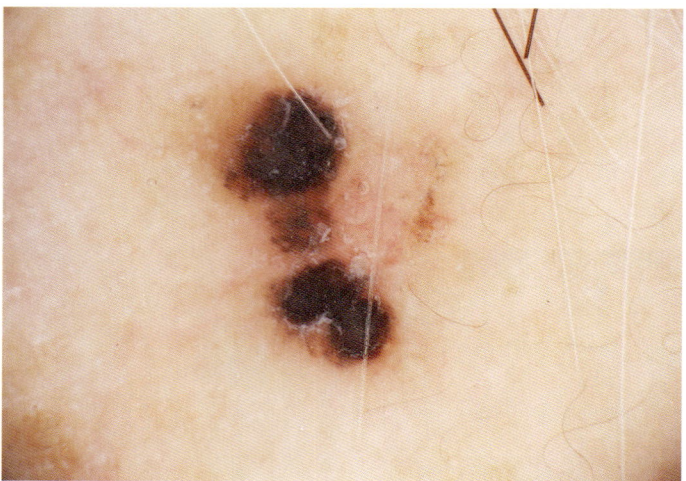

【臨床像】発症時期不明．10×3mmの数珠状の黒褐色結節で周囲は淡い茶褐色斑．
【ダーモスコピー所見】辺縁に葉状領域がある黒褐色領域が2つ縦に並び，その周囲は淡褐色，淡紅色調である．

症例 20

91歳，男性
- 部位 左こめかみ
- 形状 陥凹
- 病理 結節型

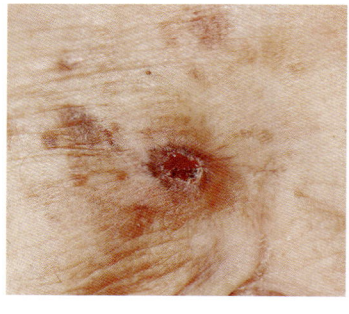
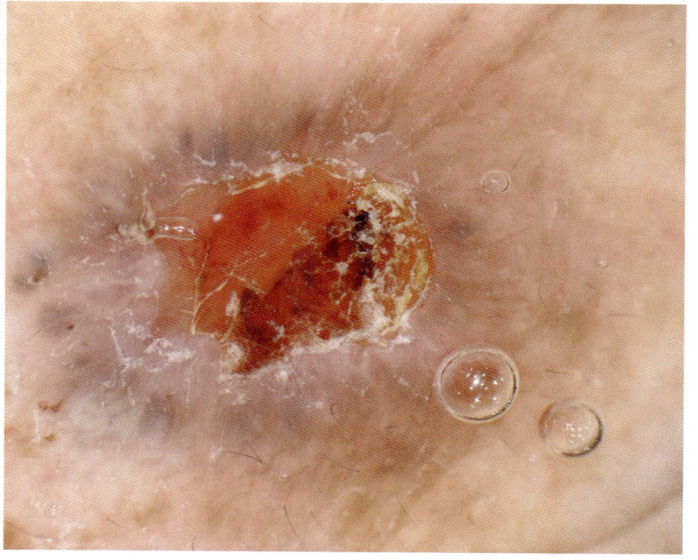

【臨床像】発症時期不明．出血，痂皮を繰り返す．中央が自潰し出血を伴う結節，辺縁に黒色点．
【ダーモスコピー所見】中央の潰瘍を囲むように青灰色類円形大型胞巣が並び，一部は葉状領域様となっている．

症例 21

74 歳, 女性
部位 左眼外側
形状 隆起
病理 結節型

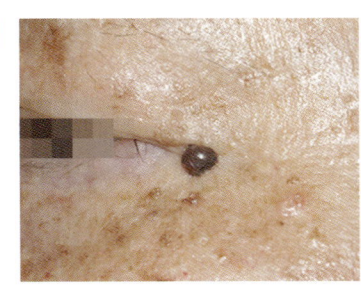
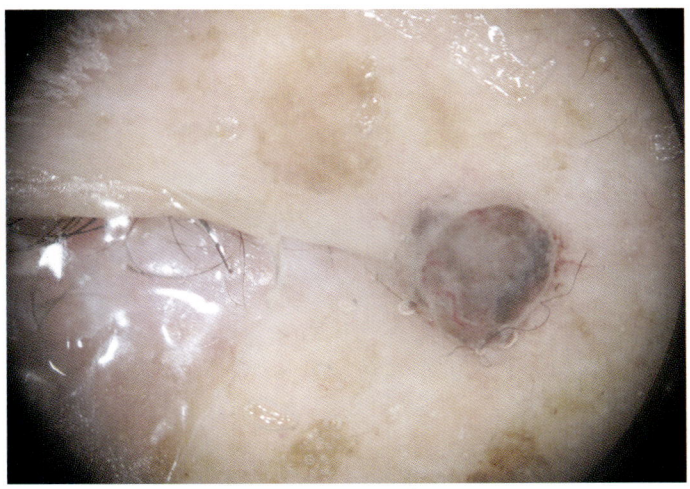

【臨床像】5 か月前に出現. 径 5 mm の暗赤色でドーム状の結節.
【ダーモスコピー所見】乳白色の薄靄がかかる紅褐色の病巣には, 樹枝状血管がみられる.

徹底解剖!　症例 17 のダーモスコピーを詳しく見てみよう

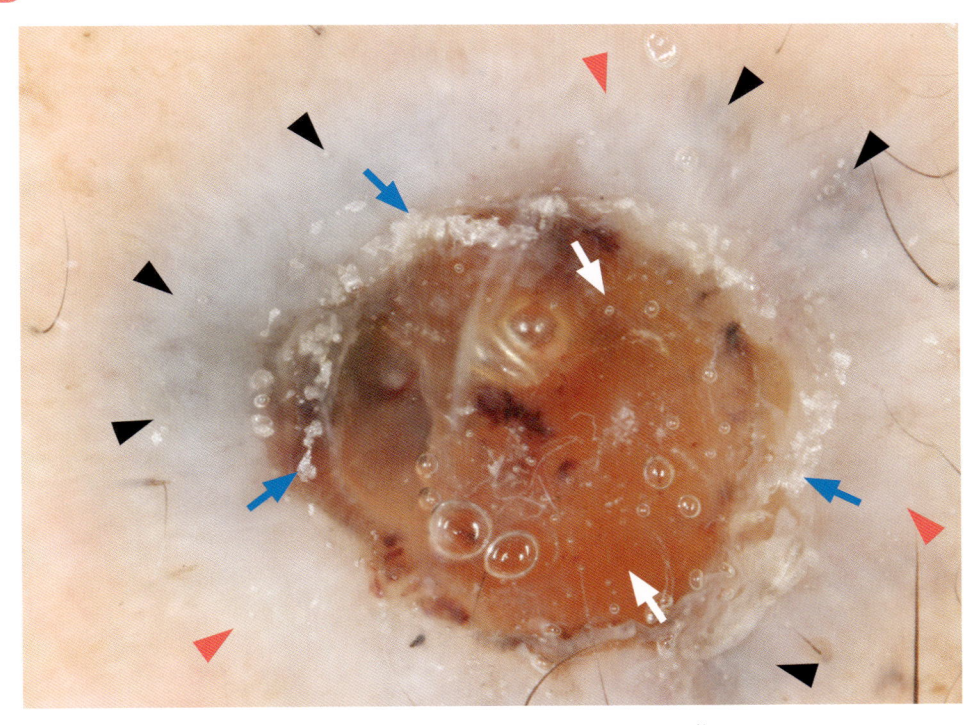

　潰瘍を囲んで青みがかった堤防状の隆起があり, 臨床的に基底細胞癌が疑われる.

　ダーモスコピーにおいては, 淡紅色で均一な大型の潰瘍(⇨)を囲むように青白色構造が辺縁に全周性にみられ, 基底細胞癌の典型像といえる.

　この症例では, 青味がかったところ(▲)と白色の薄靄(白色ベール)だけのところ(▲)が半々ぐらいであるが, 症例によっては, 青いところがほとんどみられないことも想定される. したがってこのように, 潰瘍を囲むような白色の薄靄の無構造領域をみたら, 基底細胞癌を考えるべきである. また, 切除マージンはこの白色の薄靄の外側に考慮するべきである.

　潰瘍辺縁には白色鱗屑構造(➡)がみられるが, これは潰瘍化に伴う非特異的な炎症所見によるものと考えられ, 角化性腫瘍を示唆するものではない.

症例 22

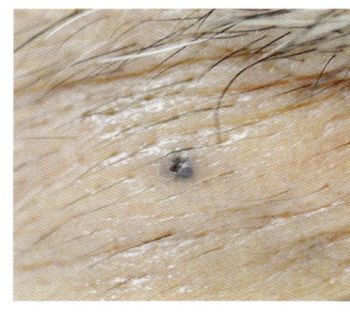

86 歳，男性
[部位] 右上眼瞼
[形状] 平坦
[病理] 結節型

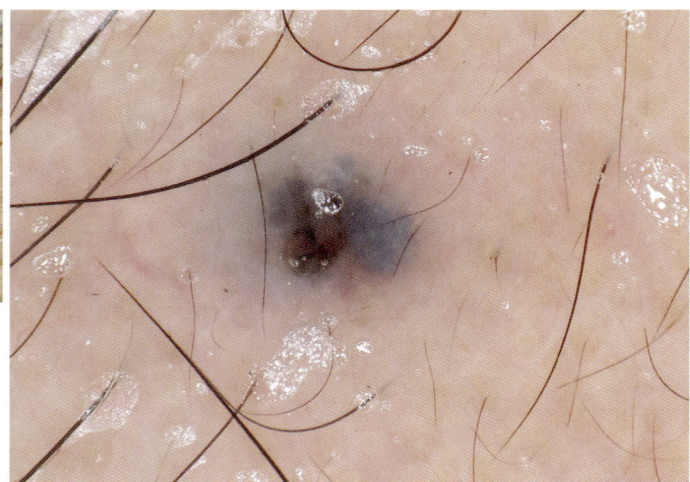

【臨床像】半年前に出現．2 mm の青灰色斑で中央に潰瘍．
【ダーモスコピー所見】白色がかかった病変で，青灰色類
円形大型胞巣があり，中央は潰瘍化している．

症例 23

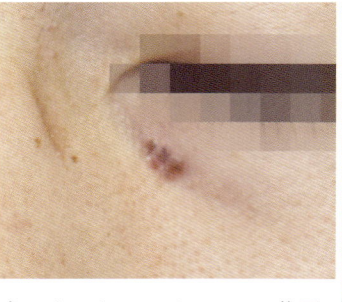

30 歳，男性
[部位] 左頬部
[形状] 隆起
[病理] 結節型

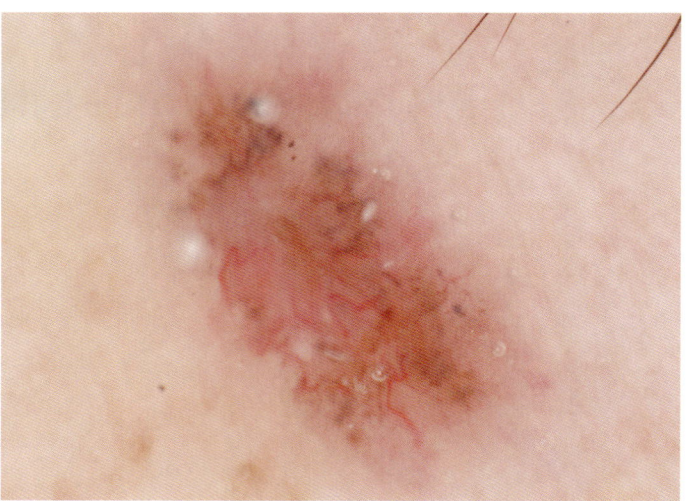

【臨床像】最近出血するようになった．6×3.5 mm の若干
隆起する褐色斑で自覚症状なし．
【ダーモスコピー所見】褐色の葉状領域，樹枝状血管，一
部に青灰色小球もある．

症例 24

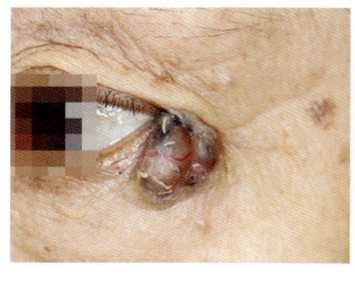

78 歳，女性
[部位] 左外眼角
[形状] 隆起
[病理] 結節型

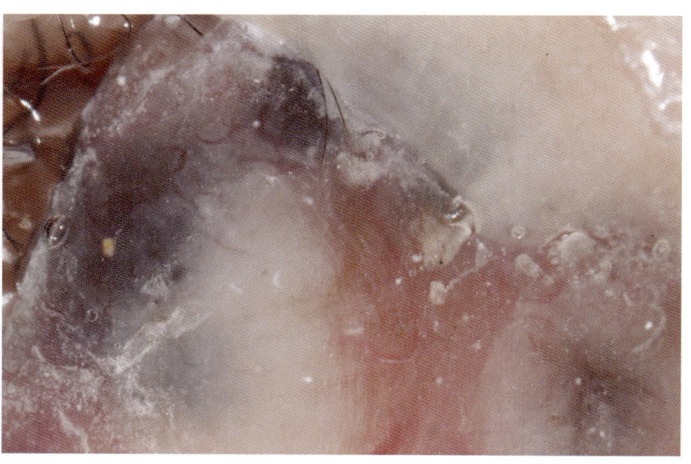

【臨床像】10 年前に自覚．隆起してきた，12×11 mm の
多房性結節病変．
【ダーモスコピー所見】左上方に青灰色類円形大型胞巣と
樹枝状血管がみられ，中央部には光沢白色領域がある．

症例 25

62 歳，男性
[部位] 右下眼瞼
[形状] 隆起
[病理] 結節型

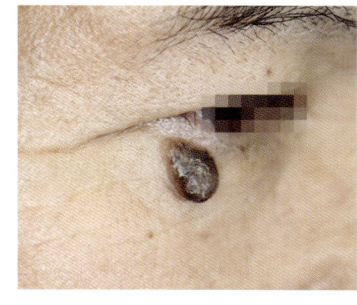

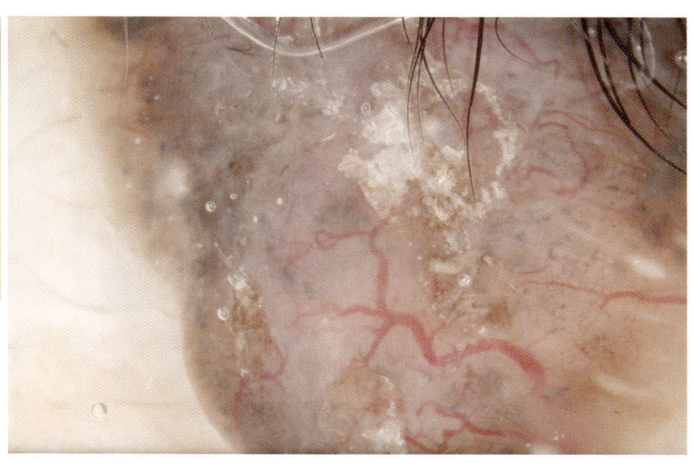

【臨床像】20 年前に自覚し，3 年前から隆起．11×10 mm
の黒褐色結節．
【ダーモスコピー所見】表面に鱗屑の付着があり，樹枝状
血管と多発性青灰色小球が観察される．

徹底解剖！　症例 23 のダーモスコピーを詳しく見てみよう

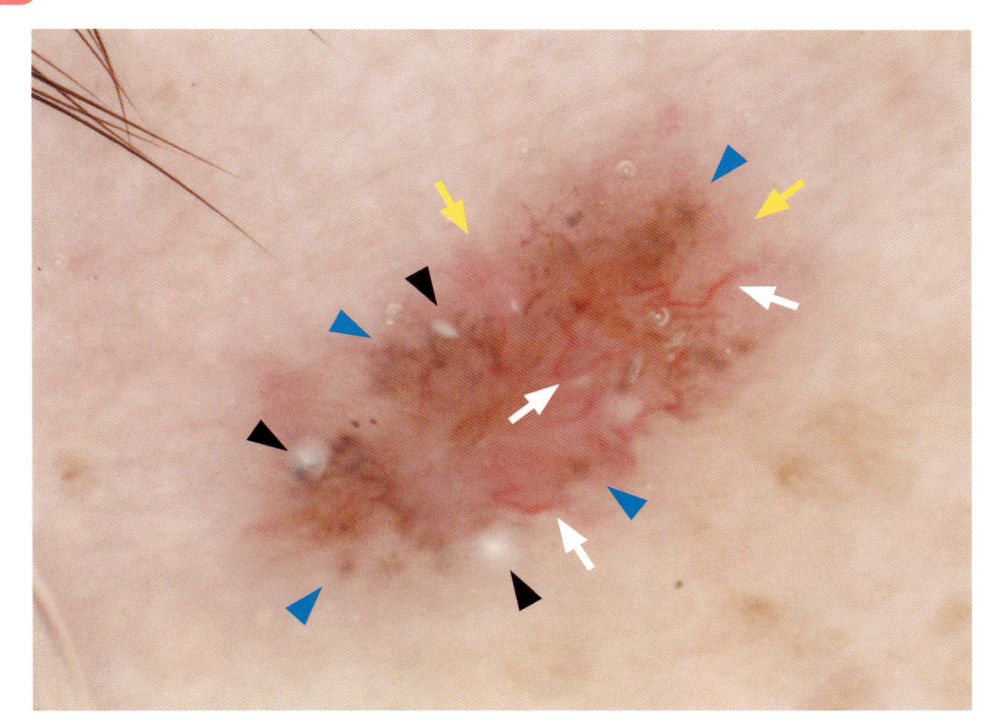

　この左下眼瞼の下縁に位置する淡褐色小局面は，ダーモスコピーでみると典型的な基底細胞癌である．

　典型的な樹枝状血管というにはやや細くぼやけているが，蛇行し分岐する血管(⇨)は基底細胞癌でよくみら
れるタイプの血管構造である．

　灰褐色〜青灰色の小型で不整形の構造物(▲)が主として辺縁に多発性に存在する点は，基底細胞癌に特徴的
なダーモスコピー所見である．これらは胞巣外に集簇するメラノファージや胞巣内のメラニン沈着に対応す
る．

　稗粒腫様囊腫が 3 つみられるが(▲)，これは基底細胞癌でも時々みられるもので，脂漏性角化症だけにみ
られる所見ではない．

　病変全体の背景が淡紅色(⇨)である点も基底細胞癌に特徴的といえる．

症例 26

87 歳，女性

[部位] 右眼と鼻根の間
[形状] 隆起
[病理] 結節型

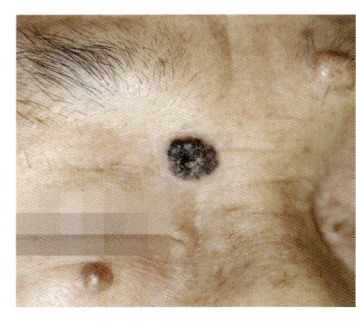

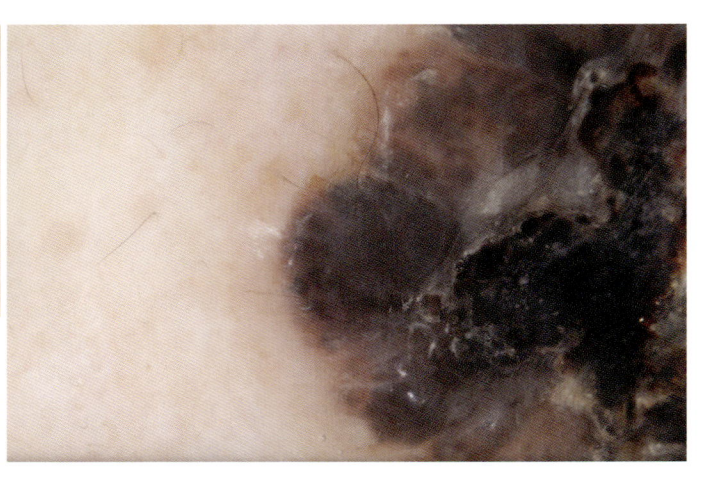

【臨床像】10×10 mm の境界明瞭な黒色結節で，表面は乳頭状に隆起．
【ダーモスコピー所見】黒色の無構造領域の中に青灰色類円形大型胞巣が観察される．

症例 27

80 歳，男性

[部位] 右上眼瞼
[形状] 隆起
[病理] 結節型

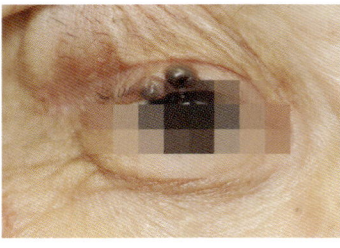

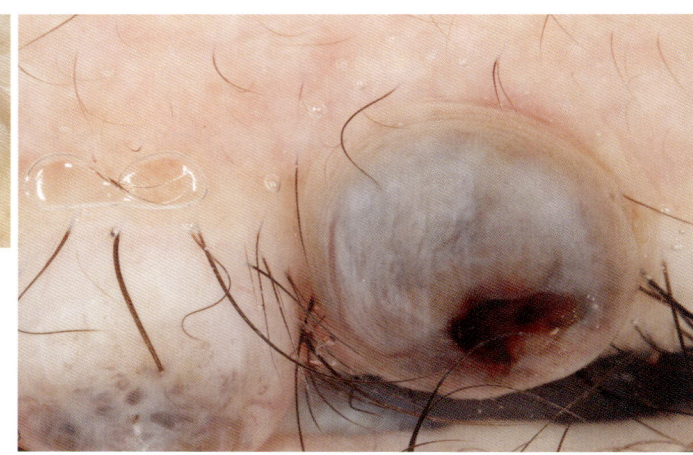

【臨床像】光沢を有する 4 mm の黒色結節が 2 個連なる．
【ダーモスコピー所見】右の結節は中央に潰瘍があり均一な類円形胞巣を形成し，左の結節は樹枝状血管と青灰色小球がみられる．

症例 28

69 歳，女性

[部位] 左内眼角
[形状] 隆起
[病理] 微小結節型

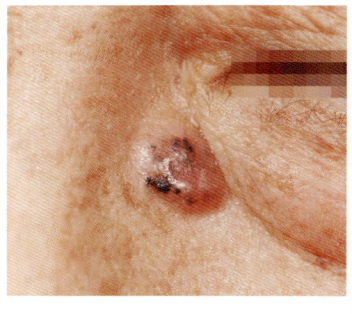

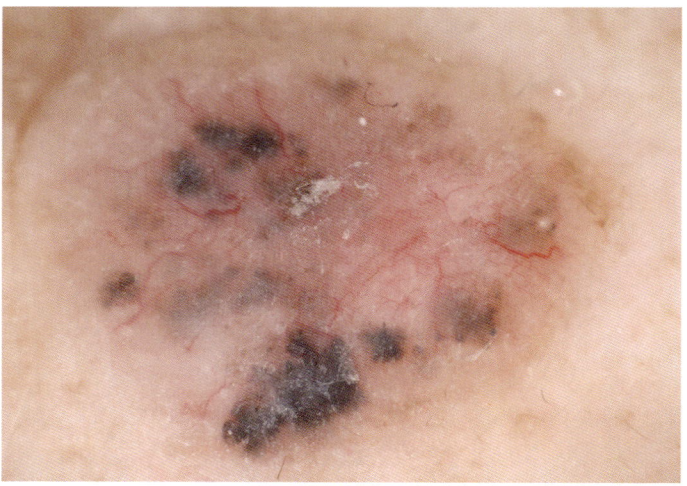

【臨床像】5 か月前に自覚．紅色結節の中に黒色の色素斑．
【ダーモスコピー所見】大小の青灰色類円形胞巣があり，その間に樹枝状血管がある．

症例 29

56 歳，男性

[部位] 右内眼角
[形状] 隆起
[病理] 微小結節型

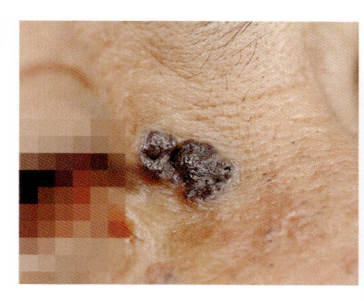

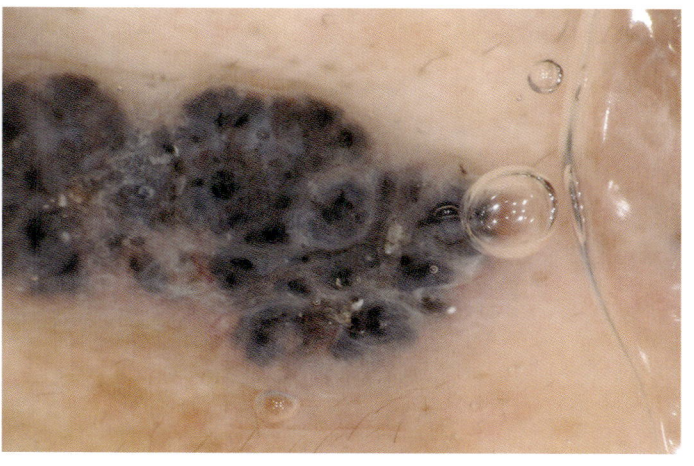

【臨床像】4～5 年前より出現．境界明瞭でいびつな黒色結節．

【ダーモスコピー所見】青灰色類円形大型胞巣が多数集簇し，一部融合．間を縫うように樹枝状血管がある．

症例 30

71 歳，男性

[部位] 右内眼角
[形状] 隆起
[病理] 結節型

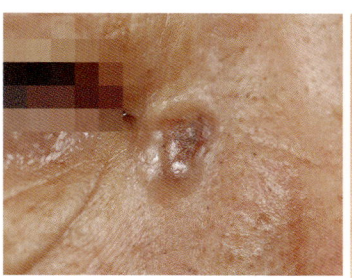

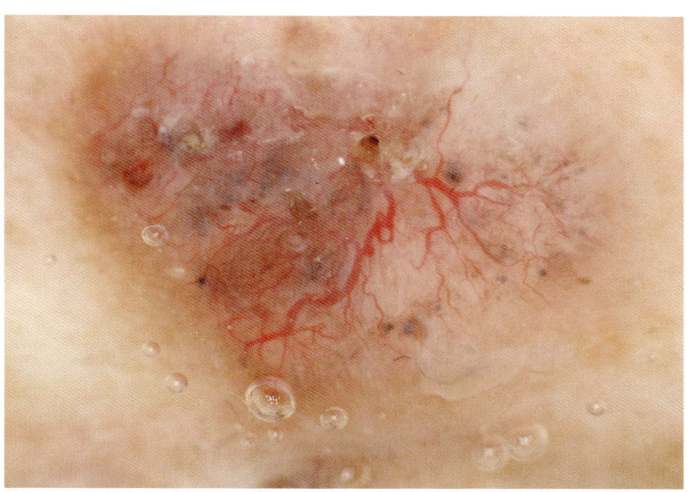

【臨床像】半年前に出現．境界が不明瞭な表面に光沢を伴う皮膚色結節，内部に潰瘍，血管拡張，黒色点がみられる．

【ダーモスコピー所見】大小の球状色素構造（青灰色類円形大型胞巣～多発性青灰色小球）と明瞭に分岐する樹枝状血管がある．

症例 31

56 歳，男性

[部位] 左内眼角
[形状] 隆起
[病理] 結節型

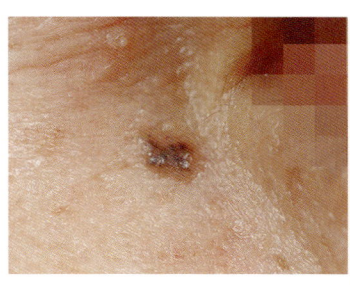

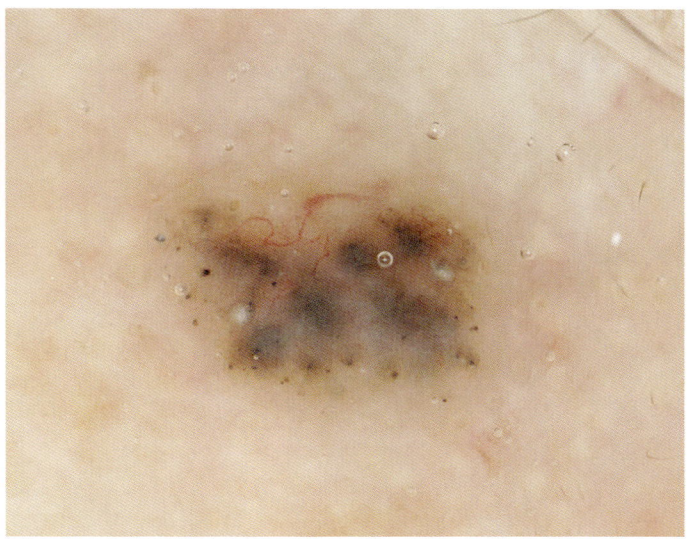

【臨床像】1 年前から増大．2×3 mm の黒色斑．

【ダーモスコピー所見】青灰色類円形大型胞巣，多発性青灰色小球が混在し，樹枝状血管を伴う．

症例 32

62歳，男性
[部位] 左下眼瞼
[形状] 隆起
[病理] 結節型

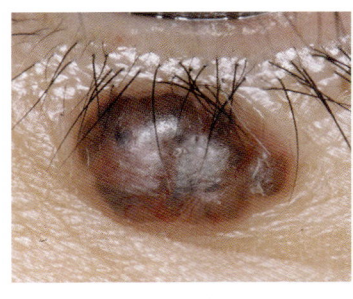
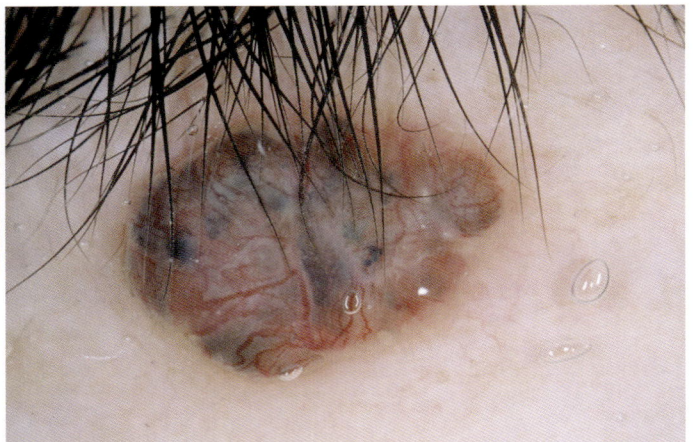

【臨床像】1年前から掻破を繰り返し増大．7×5mmの茶色〜淡黒色結節．
【ダーモスコピー所見】青灰色類円形大型胞巣を認め，樹枝状血管が高度に発達している．

症例 33

83歳，女性
[部位] 右下眼瞼
[形状] 隆起
[病理] 結節型

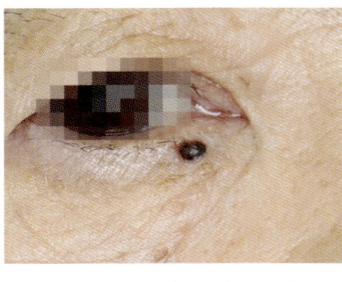
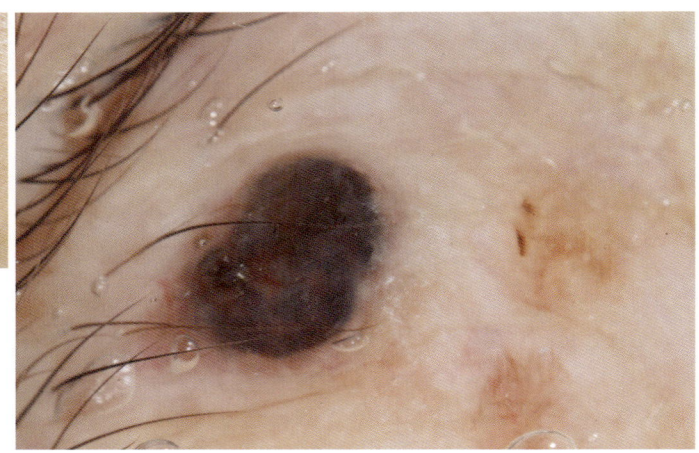

【臨床像】5か月前に自覚．3×3mmの黒色丘疹で，表面は平滑．
【ダーモスコピー所見】全体が大型の青灰色類円形大型胞巣であり，中央に蛇行する血管がある．

症例 34

74歳，男性
[部位] 右下眼瞼
[形状] 潰瘍
[病理] 結節型

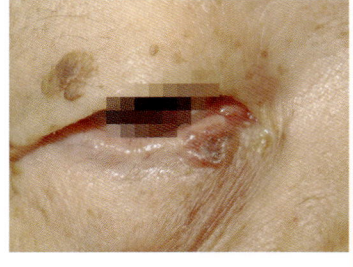
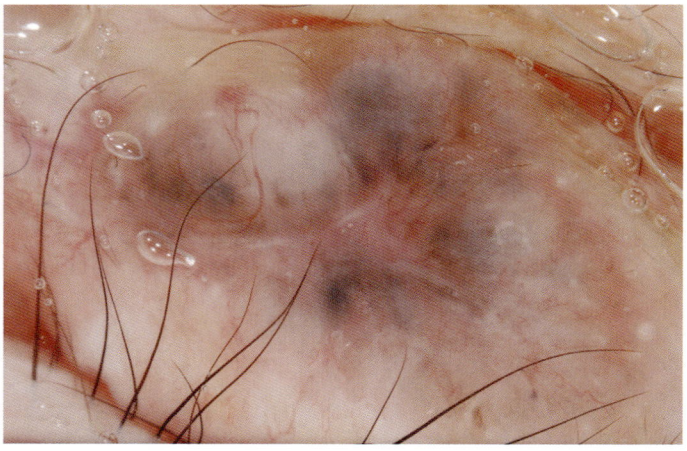

【臨床像】3か月前に自覚．10×4mmの下眼瞼瞼板と皮膚にまたがる紅色小結節．
【ダーモスコピー所見】青灰色類円形大型胞巣と樹枝状血管が目立ち，光沢白色領域もみられる．

症例 35

71 歳，女性
[部位] 右下眼瞼
[形状] 潰瘍
[病理] 結節型

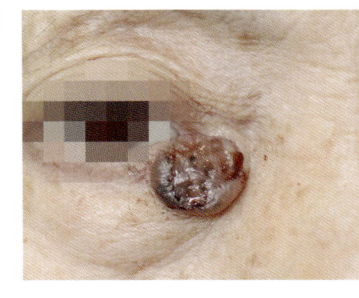

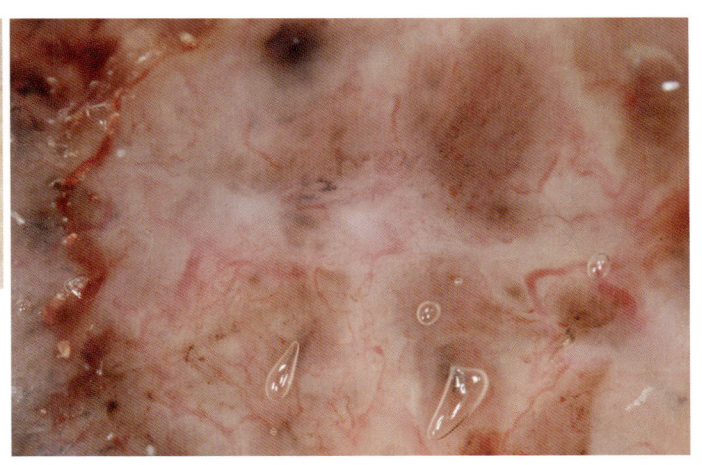

【臨床像】5 年前から増大．出血を伴う．13×10 mm の潰瘍を有する黒灰色結節．
【ダーモスコピー所見】視野全体に樹枝状血管と多発性青灰色小球が分布している．

症例 36

80 歳，男性
[部位] 左下眼瞼
[形状] 隆起
[病理] 結節型

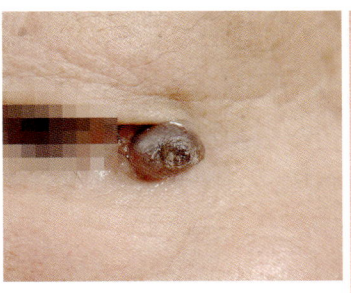

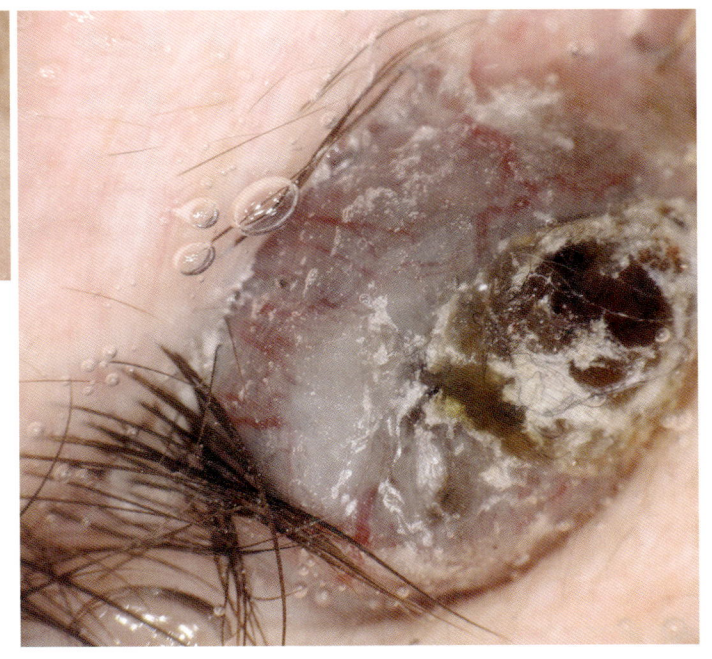

【臨床像】2 年前から増大．境界明瞭な黒色結節，中央に痂皮と血管拡張．
【ダーモスコピー所見】全体に青灰色調であるが，独立した色素構造はない．中央に潰瘍，辺縁から立ち上がる樹枝状血管がある．

症例 37

51 歳，男性
[部位] 鼻
[形状] 隆起
[病理] 結節型

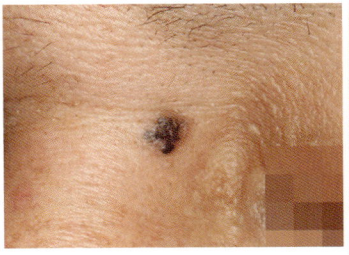

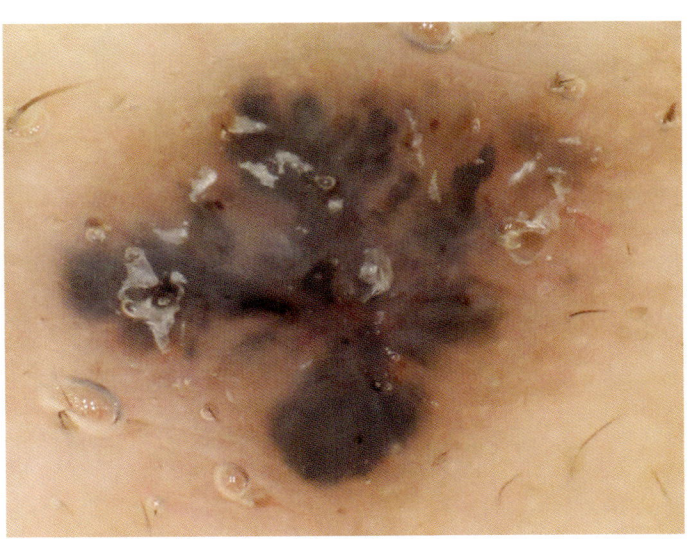

【臨床像】3 年前から拡大．3×2 mm のドーム状に隆起した黒色結節．
【ダーモスコピー所見】黒色の球状構造が集簇している．右端と下端に拡張した血管構造がわずかにみられる．

症例 38

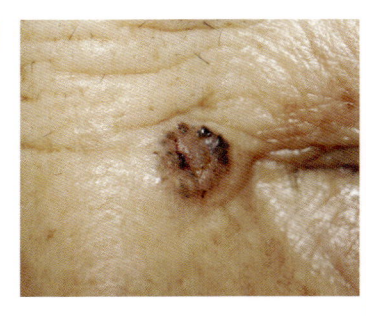

69歳，女性

[部位] 鼻
[形状] 隆起
[病理] 結節型

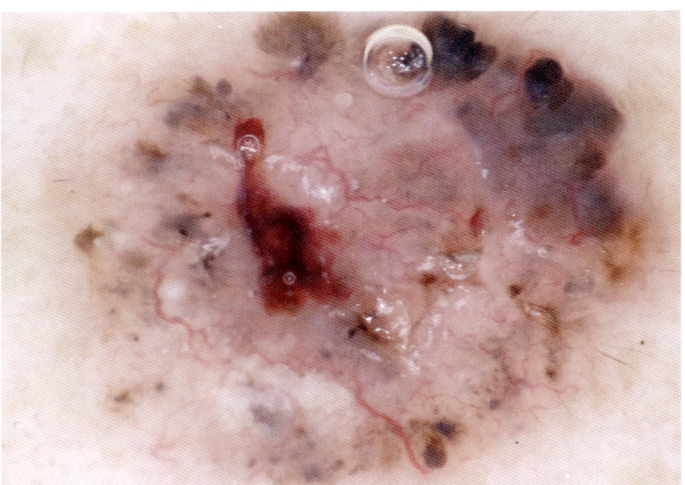

【臨床像】2年前から拡大．9×6mm の円形の灰色～黒色斑．
【ダーモスコピー所見】青灰色の葉状領域，多発性青灰色小球，樹枝状の血管拡張．

症例 39

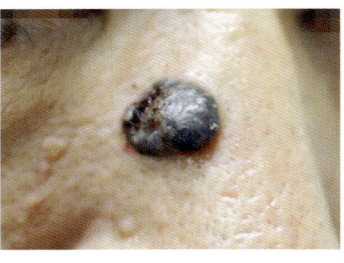

66歳，男性

[部位] 鼻
[形状] 隆起
[病理] 結節型

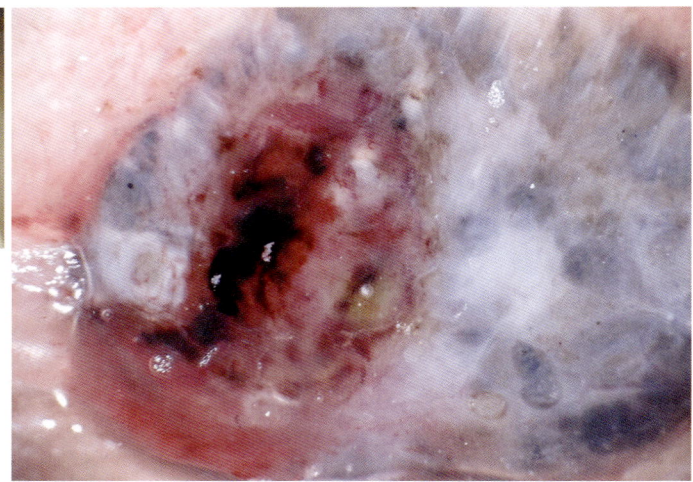

【臨床像】8年前からあり，ここ3～4年で拡大．2年前より潰瘍を伴う．10×15mm の潰瘍を伴う黒褐色結節で出血を繰り返す．
【ダーモスコピー所見】中央に潰瘍，出血があり，青灰色類円形大型胞巣と光沢白色領域がある．

症例 40

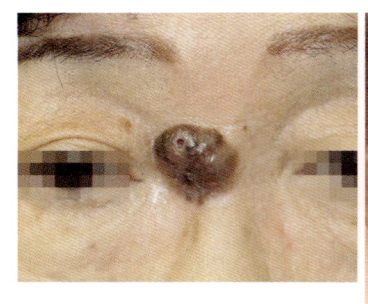

82歳，女性

[部位] 鼻
[形状] 隆起
[病理] 結節型

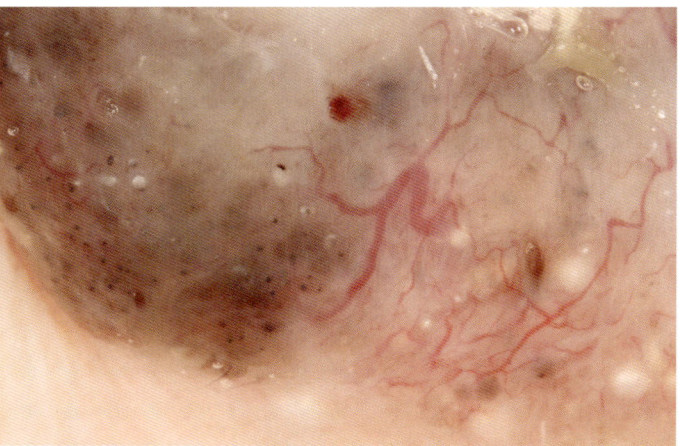

【臨床像】10年前から増大．17×17mm の光沢を伴う黒褐色結節．
【ダーモスコピー所見】樹枝状血管が目立ち，青灰色の色素小点・小球がみられるが，稗粒腫様嚢腫もある．

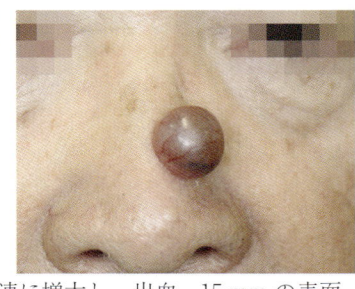

症例 41

87 歳，男性

部位 鼻
形状 隆起
病理 結節型

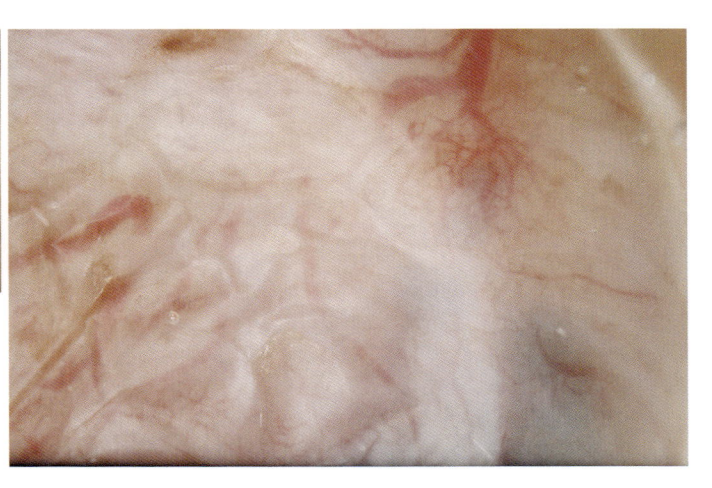

【臨床像】半年前から急速に増大し，出血．15 mm の表面平滑で球状に隆起した結節性病変．

【ダーモスコピー所見】先細りした樹枝状血管が表面を走行し，一部に青灰色類円形大型胞巣とみなすことのできる所見がある．

徹底解剖！

症例 38 のダーモスコピーを詳しく見てみよう

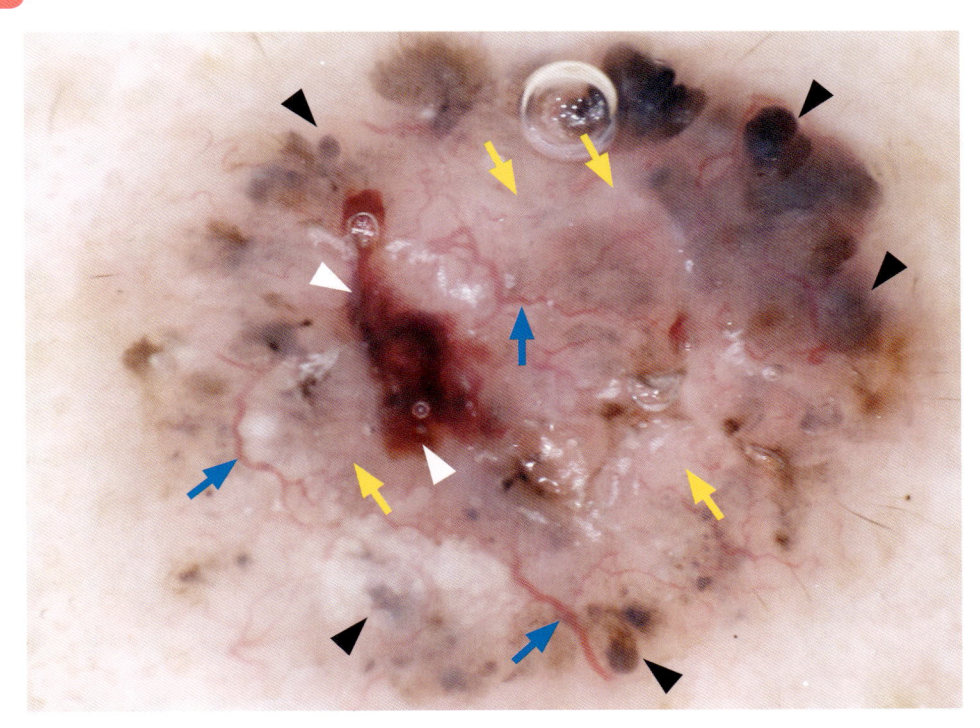

　臨床的にも黒いゴマ粒様の小丘疹が辺縁に堤防状に配列しており，典型的な基底細胞癌である．ダーモスコピーにおいてもこれらの黒色丘疹は青灰色〜灰褐色の大小の構造物（▲）として容易に認識できる．

　病変の背景は全体的に淡紅白色（⇨）で，その上に青灰色の構造物（▲）が放射状に配列するのが，基底細胞癌の典型像であることをまず頭に入れる．小型で，点状・小球状の青灰色構造はメラノファージおよび小型の腫瘍胞巣に対応する．

　真皮浅層を表皮と平行に走る血管はピントが合い，枝分かれする傾向にあり，樹枝状血管と呼ばれる（➡）．

　病変の中央には赤褐色で均一な領域（△）があり，出血を伴う潰瘍化部位に一致する．

　乱反射する不整形の白色構造は鱗屑に対応する．基底細胞癌には非特異的な構造だが，潰瘍が上皮化し，瘢痕治癒する過程でみられる所見と考えられる．

症例 42

82歳，男性

部位 鼻
形状 隆起
病理 結節型

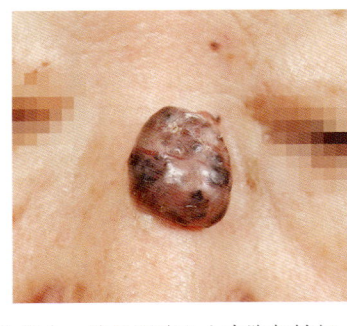

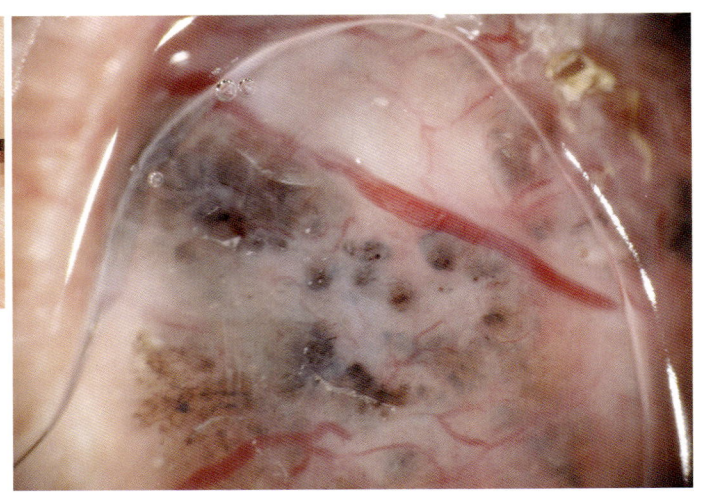

【臨床像】10年以上前から増大．境界明瞭な上方隆起性紅色結節内に大小の黒色点と毛細血管拡張．
【ダーモスコピー所見】定型的な青灰色類円形大型胞巣に加えて，高度に拡張した樹枝状血管もみられる．

症例 43

75歳，男性

部位 鼻
形状 隆起
病理 微小結節型

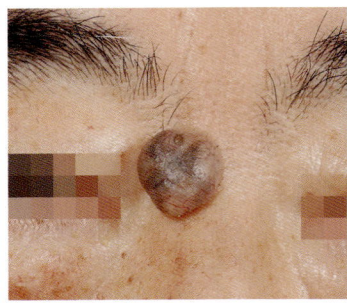

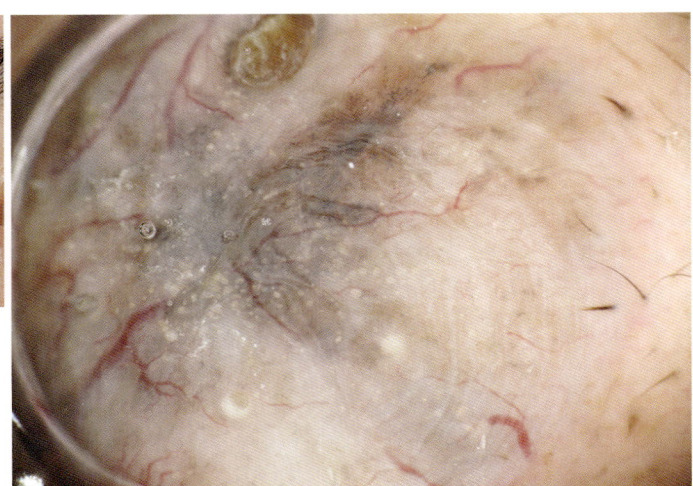

【臨床像】10年前から増大．15mmで半球状に隆起した弾性硬の淡い黒色結節．
【ダーモスコピー所見】大小の色素構造と発達した樹枝状血管がある．多数の稗粒腫様嚢腫もみられる．

症例 44

69歳，男性

部位 鼻
形状 隆起
病理 結節型

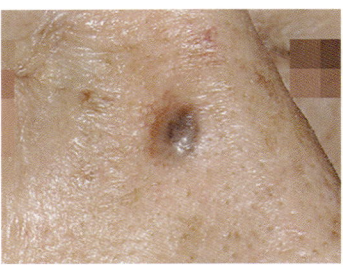

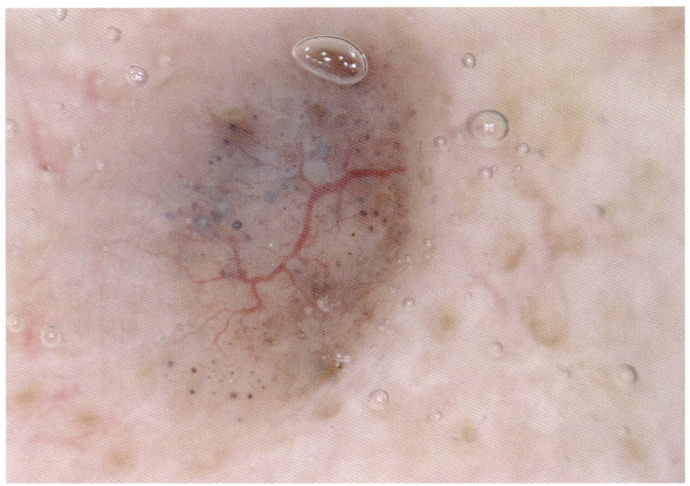

【臨床像】6年前から増大．9×4mm，黒色〜茶褐色斑の結節．
【ダーモスコピー所見】多発性青灰色小球がびまん性に散在し，中央に樹枝状血管が目立つ．

症例 45

49 歳，女性
[部位] 鼻
[形状] 隆起
[病理] 結節型

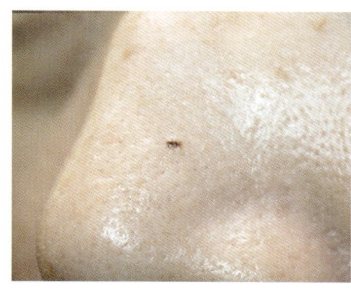
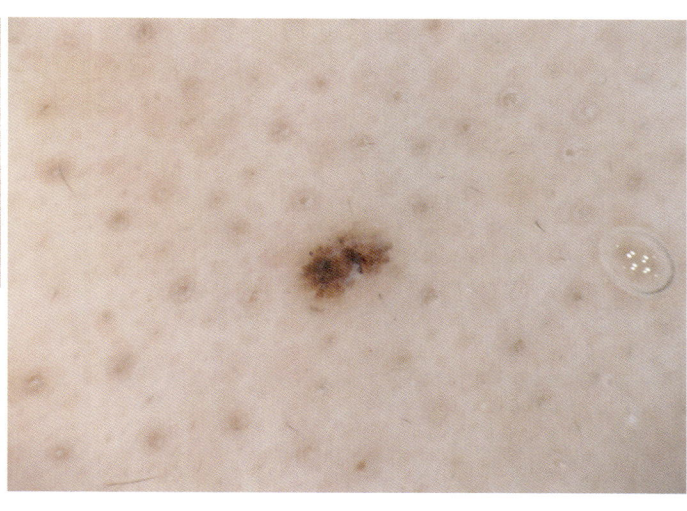

【臨床像】数年前より色素斑があった．2 か月前に色調が濃くなった．半米粒大ほどのごくわずかに隆起する淡黒色丘疹．

【ダーモスコピー所見】葉状領域を呈している．

徹底解剖！ 症例 44 のダーモスコピーを詳しく見てみよう

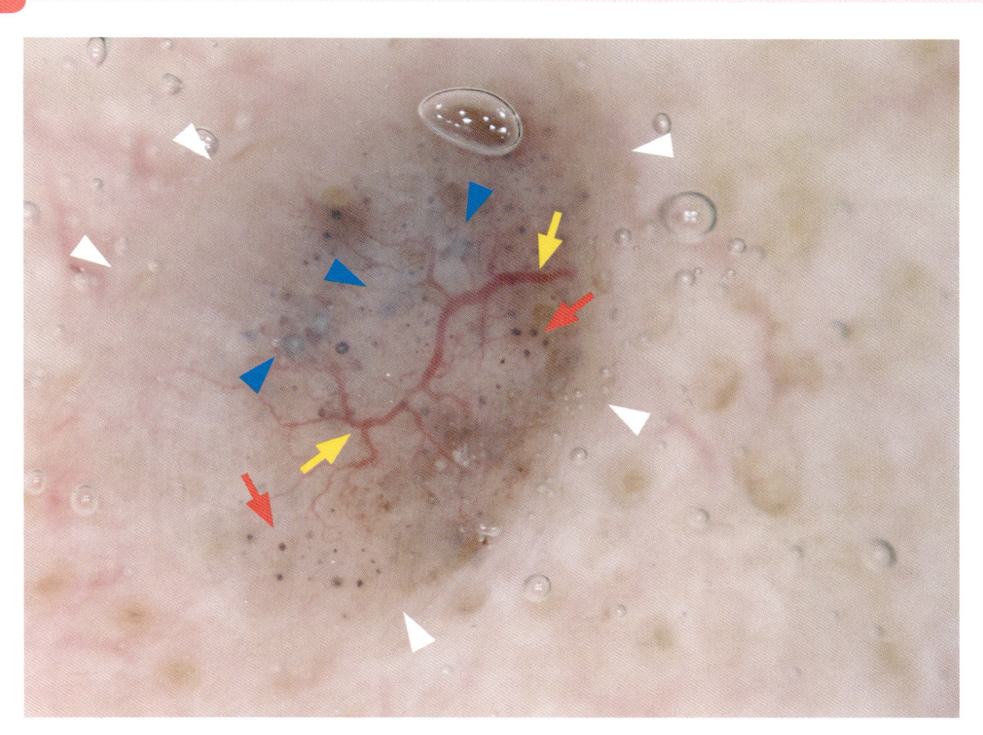

　臨床的には半球状に隆起する淡褐色の結節で Miescher 型の色素細胞母斑も考えられるが，ダーモスコピーは典型的な基底細胞癌である．

　ピントがシャープに合い，太い血管から細い血管が枝分かれする典型的な樹枝状血管（⇨）と青灰色の類円形構造物（▲）があれば，基底細胞癌というダーモスコピー診断はほぼ確定する．

　病変全体に不規則に散在する多発性青灰色小球（➡）は集簇するメラノファージに対応する．

　病変全体を取り囲むように存在する淡褐色の薄靄（△）は病変全体に沈着している粘液に対応しており，結節型の基底細胞癌でしばしばみられる所見である．

症例 46

56 歳，男性

部位 鼻

形状 隆起

病理 結節型

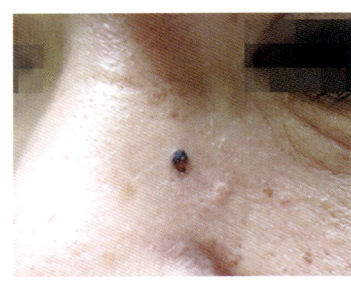

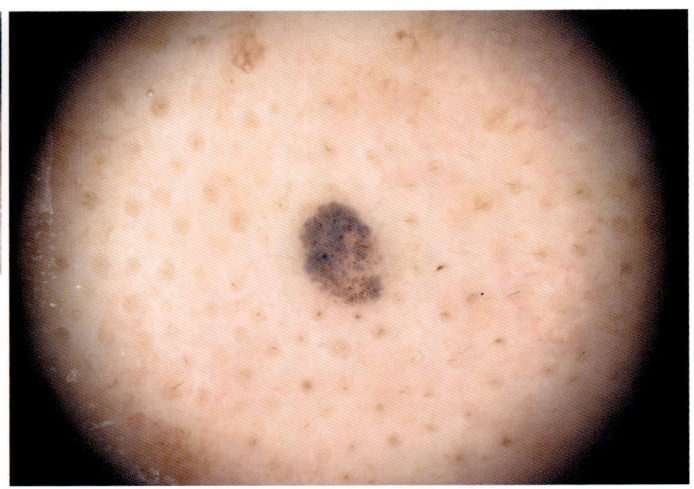

【臨床像】半年前に自覚．米粒大の境界明瞭でやや隆起する黒色丘疹．

【ダーモスコピー所見】多発性青灰色小球があり，径の細い樹枝状血管を伴う．

症例 47

49 歳，女性

部位 鼻

形状 隆起

病理 結節型＋色素細胞母斑，Miescher型の合併

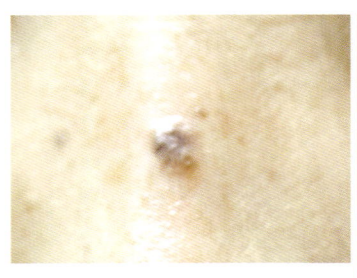

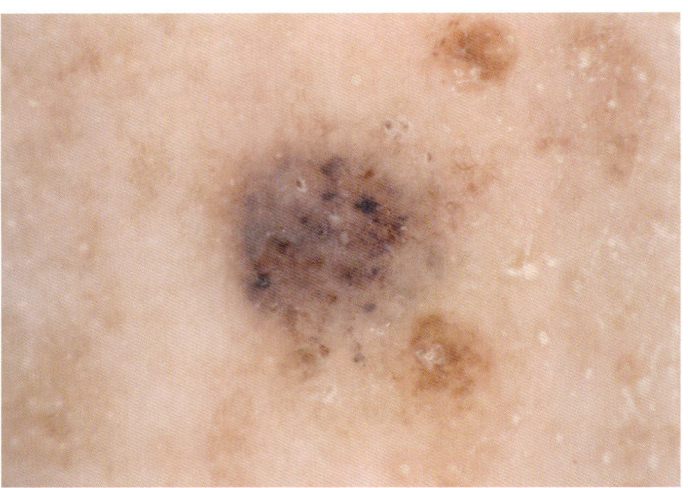

【臨床像】3～4 年前から拡大．約 5 mm の黒褐色斑で，左上と右下ではやや色調が異なる．

【ダーモスコピー所見】12～8 時の領域はやや黒褐色がかった青灰色の小点，色素小球，類円形胞巣が多発．8～12 時領域は青灰色の不整形類円形胞巣がある．

症例 48

74 歳，男性

部位 鼻

形状 隆起

病理 結節型

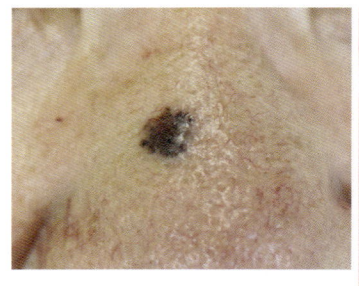

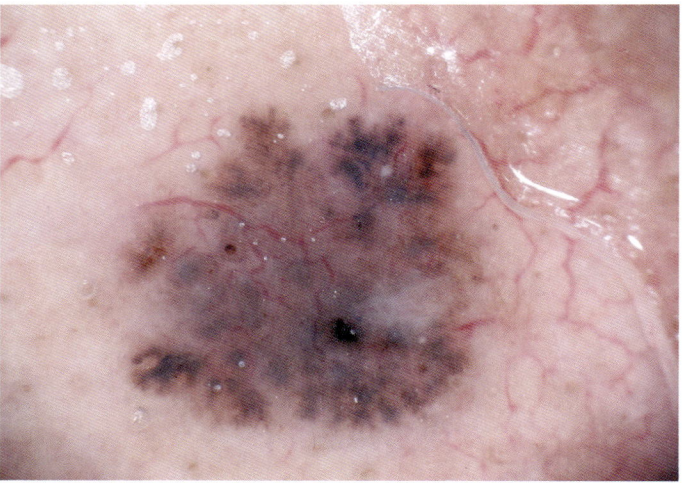

【臨床像】発症時期不明のやや隆起した黒褐色斑．一部毛細血管拡張がある．

【ダーモスコピー所見】辺縁は黒褐色で葉状領域がある．樹枝状血管もみられる．中央は青灰色類円形胞巣があり，3 時方向には光沢白色領域がある．

症例 49

64 歳，女性

[部位] 鼻

[形状] 隆起

[病理] 結節型

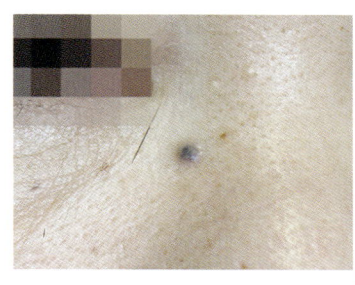

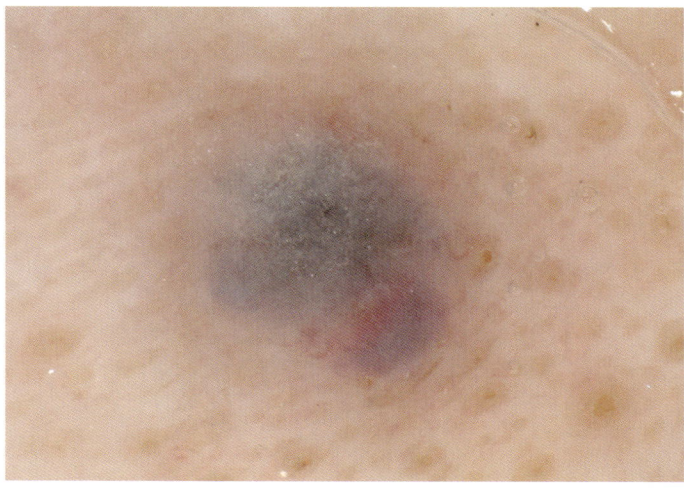

【臨床像】1 年前に自覚した 3 mm の軽度隆起した黒色斑.

【ダーモスコピー所見】青灰色類円形大型胞巣と血腫，毛細血管拡張がある.

症例 50

59 歳，男性

[部位] 鼻

[形状] 隆起

[病理] 結節型

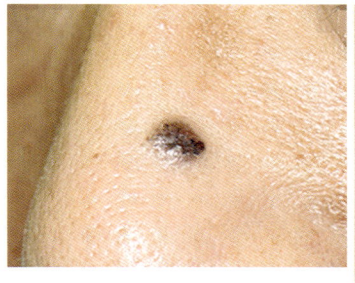

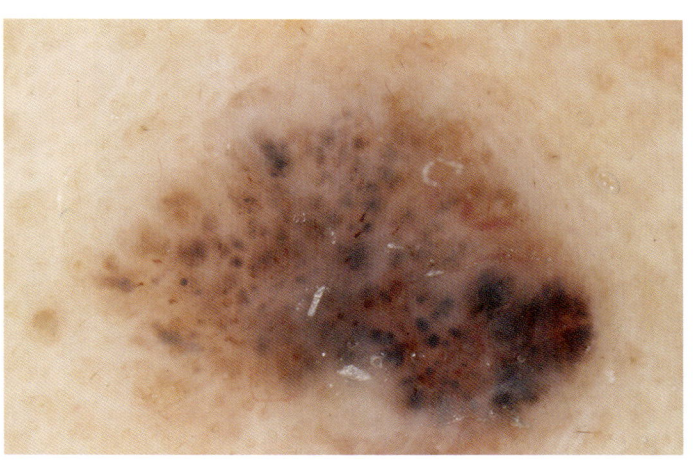

【臨床像】5 年前に自覚. 刺激により出血をきたす. 7×6 mm の軽度隆起した黒色結節.

【ダーモスコピー所見】青灰色類円形大型胞巣が集簇しており，わずかに樹枝状血管と思われる拡張した血管の所見も確認できる.

症例 51

75 歳，女性

[部位] 鼻

[形状] 隆起

[病理] 結節型

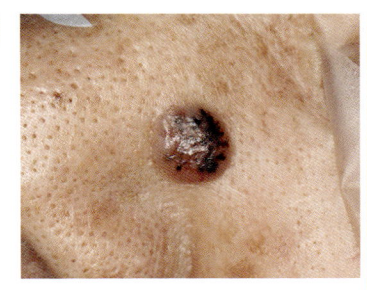

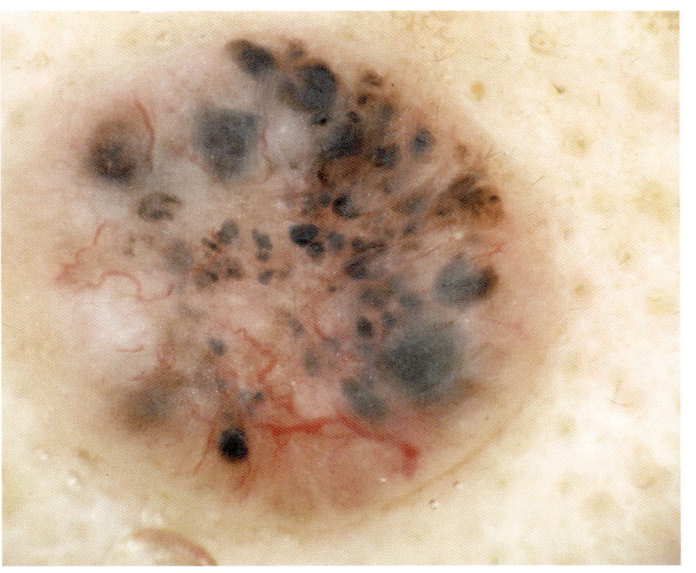

【臨床像】10 年以上前から増大. 径 8 mm，ドーム状に隆起する淡紅褐色調で辺縁に小褐色斑が散在.

【ダーモスコピー所見】光沢を有する白色領域の中に樹枝状血管，青灰色類円形胞巣，葉状領域がある.

症例 52

70歳，男性

[部位] 鼻
[形状] 陥凹
[病理] 結節型

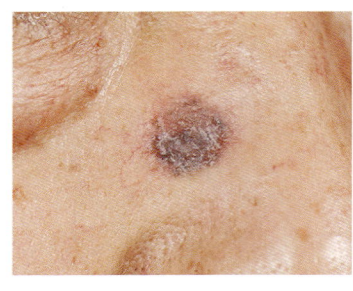

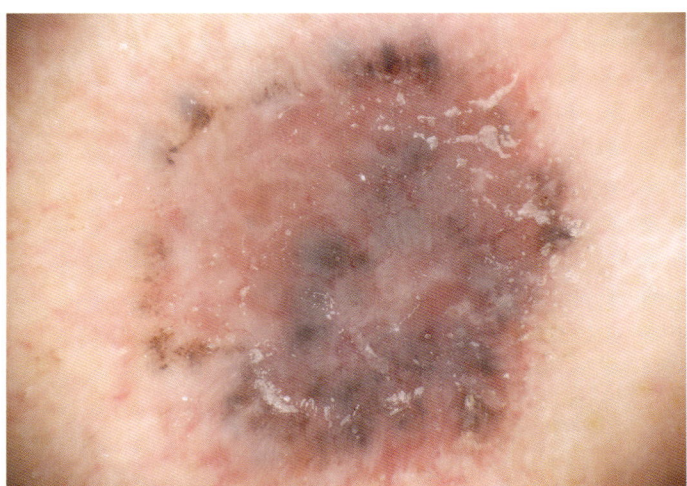

【臨床像】10年前から増大．中央が陥凹した黒色局面，周囲に紅斑．

【ダーモスコピー所見】中央に青灰色類円形胞巣が集簇し，辺縁には葉状構造がある．

症例 53

67歳，女性

[部位] 鼻
[形状] 隆起
[病理] 結節型

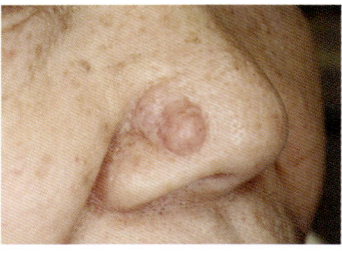

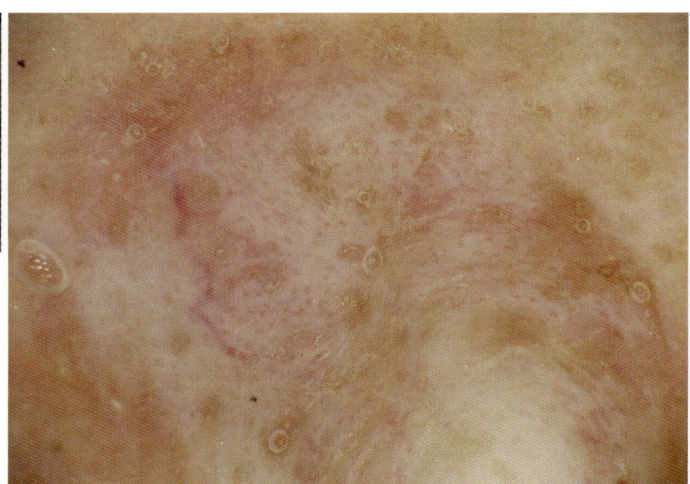

【臨床像】30年前から増大．ドーム状に隆起しただるま型の紅色結節．

【ダーモスコピー所見】びまん性に白色領域があり，拡大した血管が数か所にある．また褐色領域が点在し，赤みの強い部分では同心円状に配列している．

症例 54

71歳，女性

[部位] 鼻
[形状] 隆起
[病理] 結節型

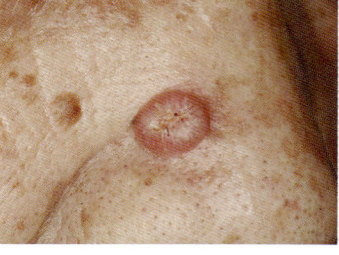

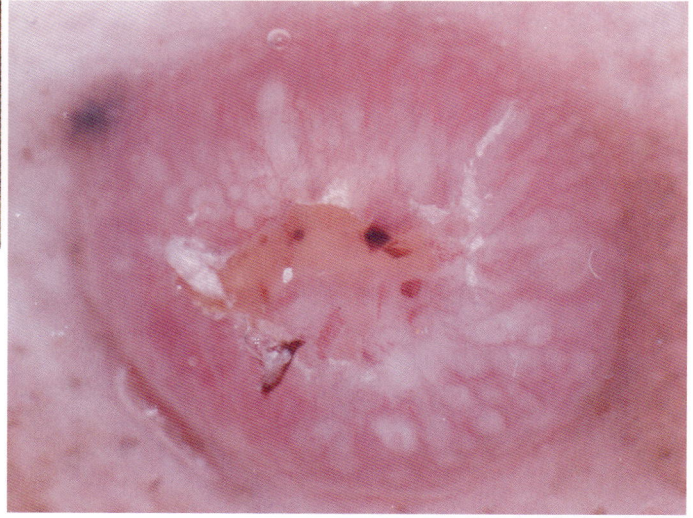

【臨床像】1か月前から急速に増大．18×15 mmの半球状の紅色結節．その基部の皮膚に37×35 mmの皮下結節を触れる．

【ダーモスコピー所見】多数の大小不同のラクナ様の楕円形白色構造からなる．びまん性に血管拡張あり．

症例 55

69 歳，女性

部位 鼻
形状 隆起
病理 結節型

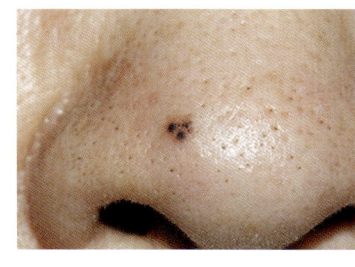

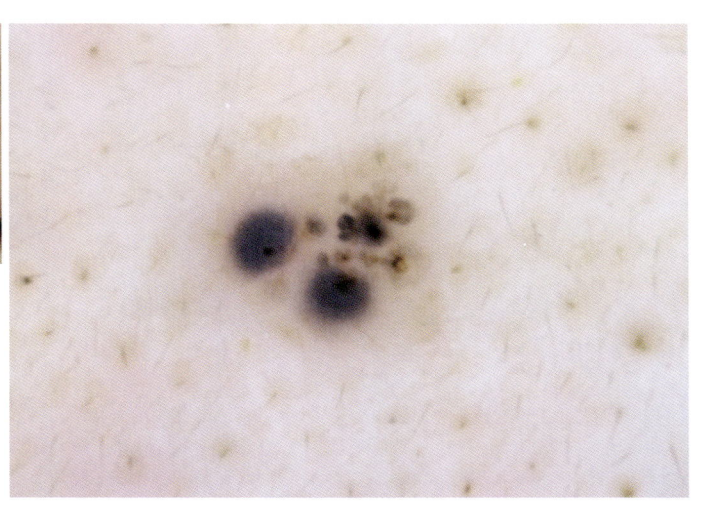

【臨床像】発症時期不明．淡褐色色素斑の中に，1〜2 mm の黒色の色素斑が 3 個集簇．
【ダーモスコピー所見】2 か所の青灰色類円形大型胞巣があり，また多発性青灰色小球がみられる．明らかな樹枝状血管はみられない．

症例 56

86 歳，男性

部位 鼻
形状 隆起
病理 結節型

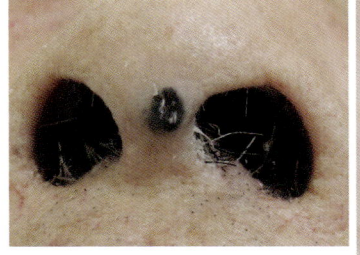

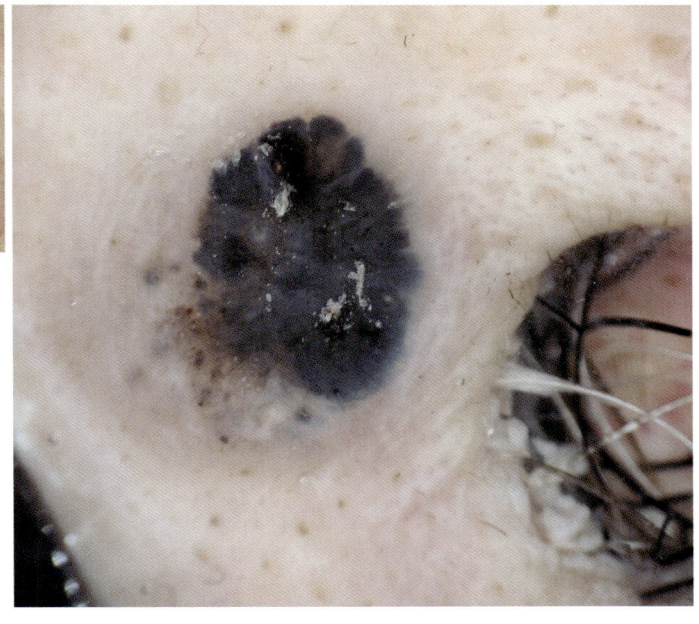

【臨床像】5 年前から増大．黒色で扁平に隆起する腫瘍を認める．
【ダーモスコピー所見】病変全体が青灰色類円形大型胞巣を示し，下方では多発性青灰色小球がある．

症例 57

65 歳，男性

部位 鼻
形状 平坦
病理 結節型

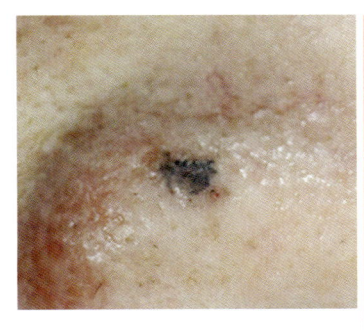

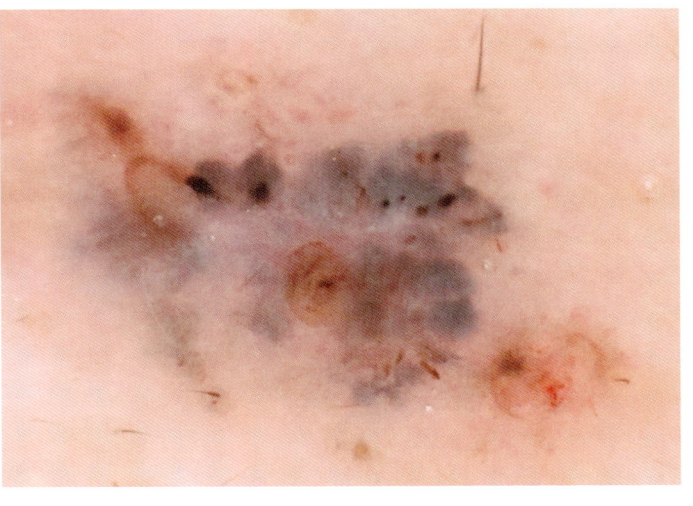

【臨床像】約 5 か月前に自覚．いじったら出血したことがある．4 mm の黒褐色〜青灰色斑．
【ダーモスコピー所見】青灰色類円形大型胞巣があり，赤褐色領域は小潰瘍である．

症例 58

69 歳，男性

[部位] 鼻
[形状] 隆起
[病理] 結節型

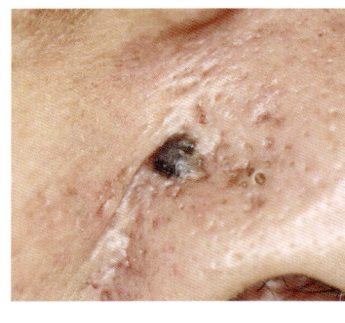
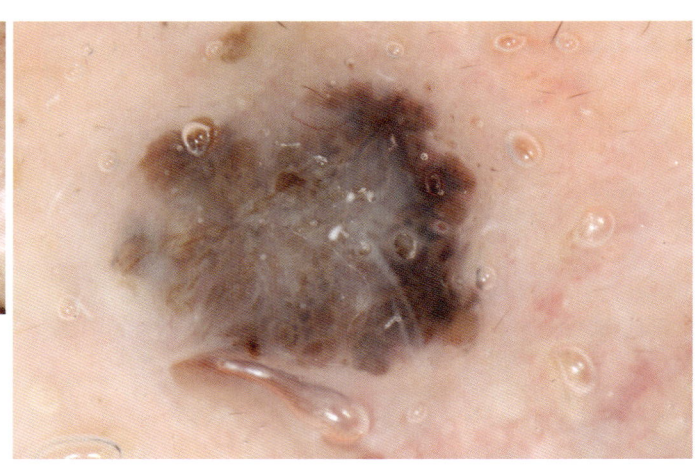

【臨床像】10 年以上前から徐々に隆起．4×5 mm の隆起した黒色結節．
【ダーモスコピー所見】中心部はやや白色の薄靄がかかっているが，青灰色類円形大型胞巣が辺縁を取り囲み，上方には樹枝状血管の所見もみられる．

症例 59

79 歳，女性

[部位] 鼻
[形状] 隆起
[病理] 結節型

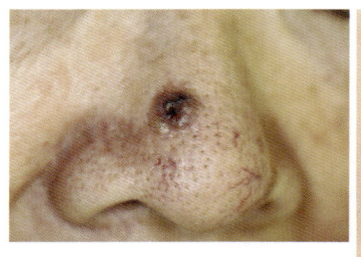
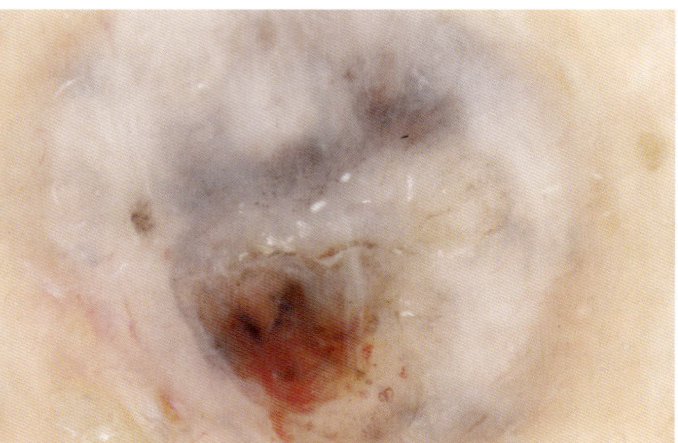

【臨床像】1 年前から硬い結節を自覚し，黒色になってきた．9×8 mm の境界明瞭な黒色結節で中心が軽度陥凹している．
【ダーモスコピー所見】下方の一部に潰瘍があり，上方には青灰色類円形大型胞巣をみる．全体は白色の薄靄をかぶった光沢白色領域の所見である．

症例 60

80 歳，男性

[部位] 鼻
[形状] 潰瘍
[病理] 結節型

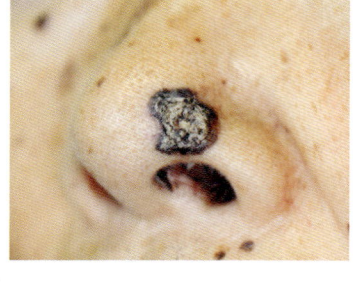
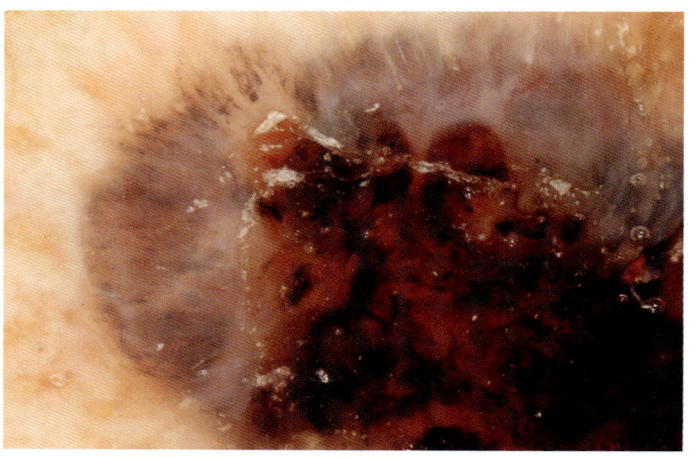

【臨床像】3 年前から増大し出血をきたした．13×11 mm の辺縁は不整であるが境界明瞭な黒色結節．
【ダーモスコピー所見】中央に血痂が付着し，辺縁に葉状領域と青灰色の色素小点・小球が縁取り，血管の走行も確認される．

症例 61

79 歳，女性

[部位] 鼻
[形状] 隆起
[病理] 結節型

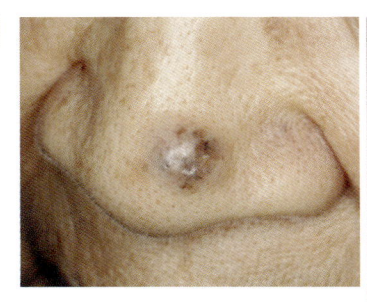

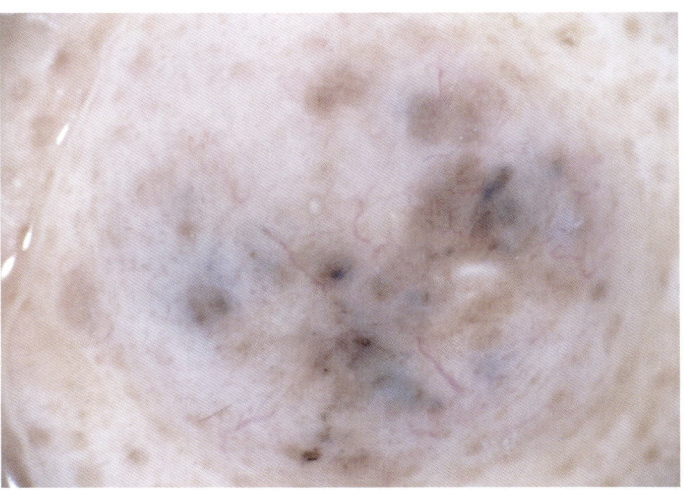

【臨床像】3 年前に自覚し，1 年前より増大．径 10 mm で
ドーム状に隆起し，表面に褐色〜黒色の点状色素斑を伴
う．

【ダーモスコピー所見】光沢を有する白色領域の中に樹枝
状血管，青灰色類円形大型胞巣がある．

症例 62

55 歳，女性

[部位] 鼻
[形状] 平坦
[病理] 微小結節型

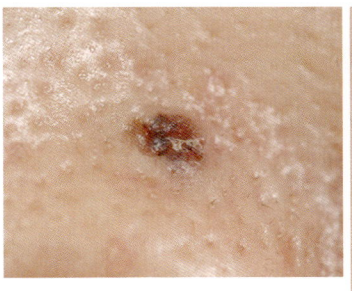

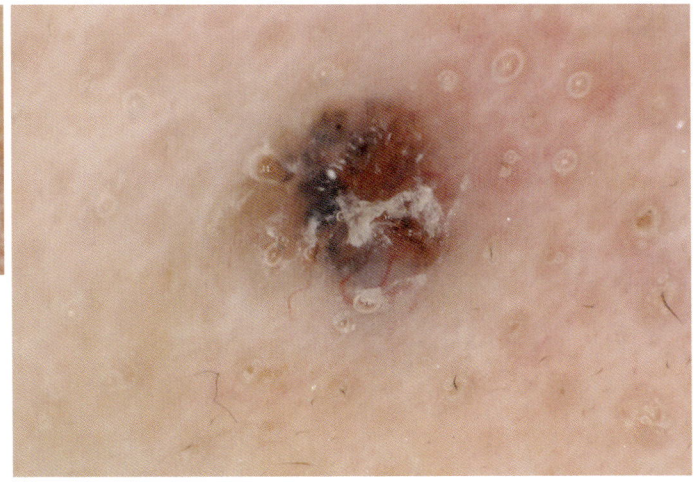

【臨床像】3 年前に出現．表面に痂皮が付着した境界明瞭
な不整形黒色斑．

【ダーモスコピー所見】青灰色の色素沈着はあるが構造は
不明瞭．樹枝状血管は定型的．

症例 63

80 歳，男性

[部位] 鼻
[形状] 平坦
[病理] 結節型

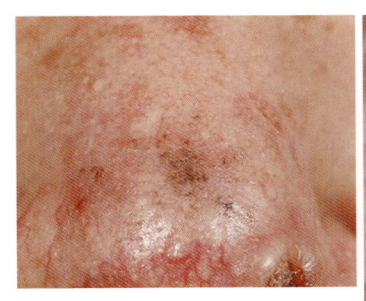

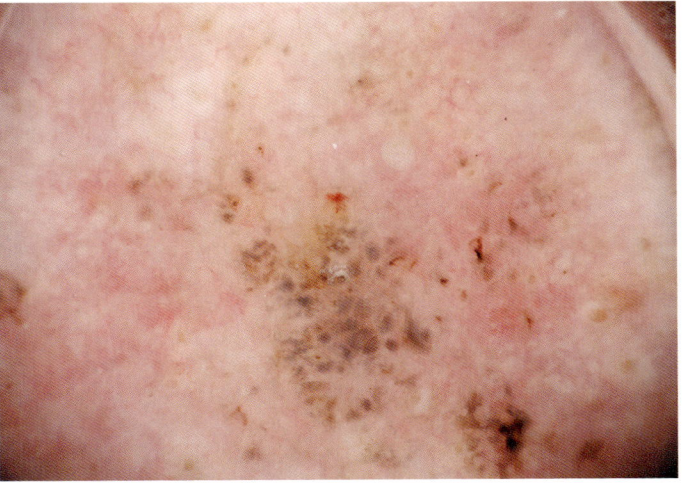

【臨床像】10 年以上前からある．境界不明瞭な浸潤を伴う
局面，内部に細かい黒色点が集簇．

【ダーモスコピー所見】青灰色よりは褐色に近い類円形胞
巣〜色素小球．辺縁寄りには未発達の葉状領域もみられ
る．

症例 64

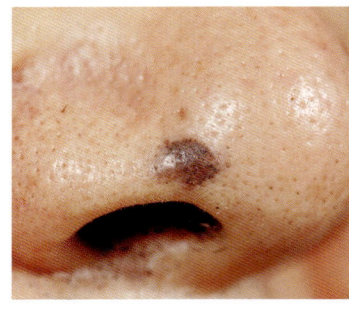

83歳，男性
部位 鼻
形状 平坦
病理 微小結節型

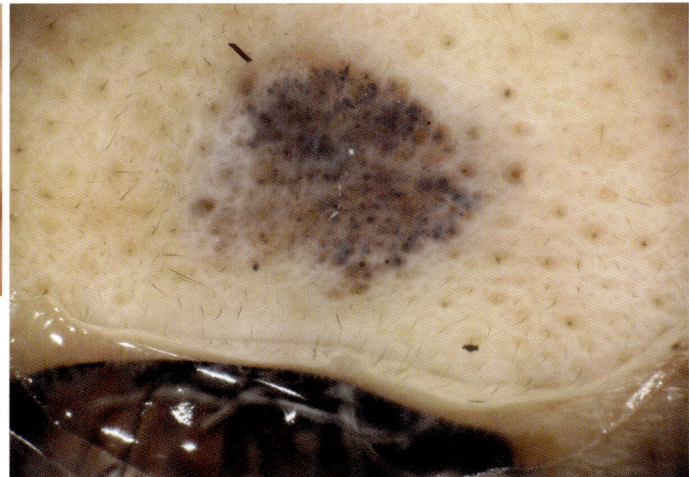

【臨床像】発症時期不明．徐々に拡大．境界明瞭で平坦な黒色斑．
【ダーモスコピー所見】多数の青灰色類円形胞巣が密に分布している．樹枝状血管もある．

症例 65

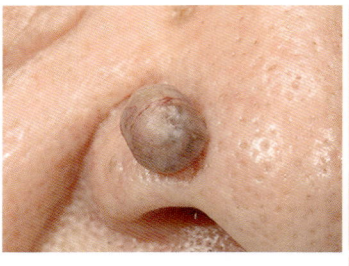

79歳，男性
部位 鼻
形状 隆起
病理 結節型

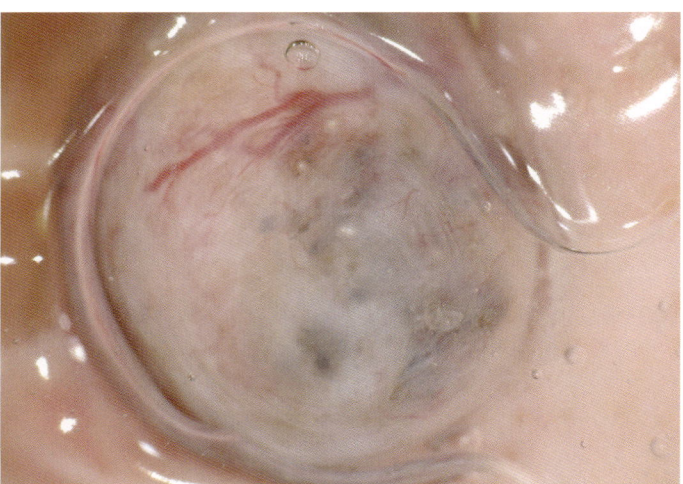

【臨床像】3年前から増大．径14×12mm，有茎性の灰白色～淡黒色の結節がみられる．
【ダーモスコピー所見】青灰色類円形胞巣や色素小球と拡張した樹枝状血管を伴う．

症例 66

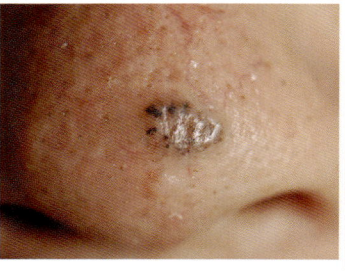

84歳，男性
部位 鼻
形状 隆起
病理 結節型

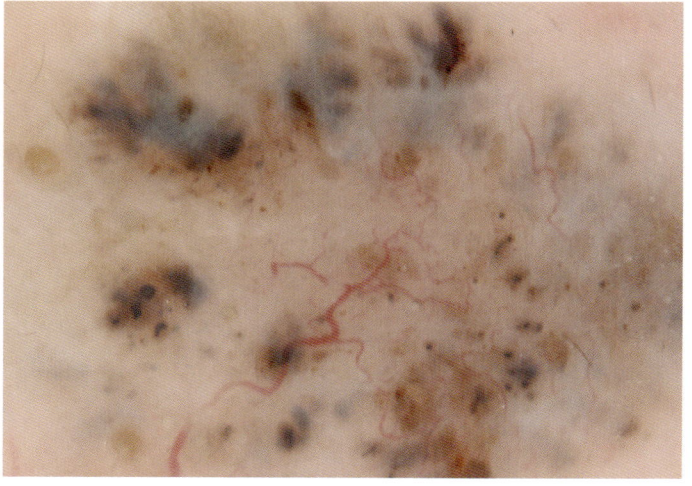

【臨床像】2年前に自覚．7×7mm，光沢を有し軽度隆起する淡褐色～褐色の結節．
【ダーモスコピー所見】青灰色類円形大型胞巣，多発性青灰色小球が多数みられ，種々の径の樹枝状血管を伴っている．

症例 67

74 歳，男性
部位 鼻
形状 隆起
病理 結節型

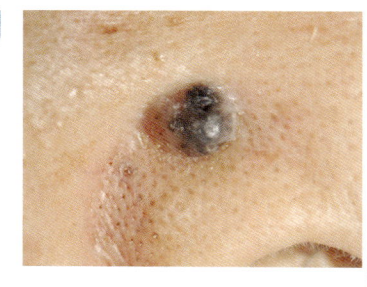
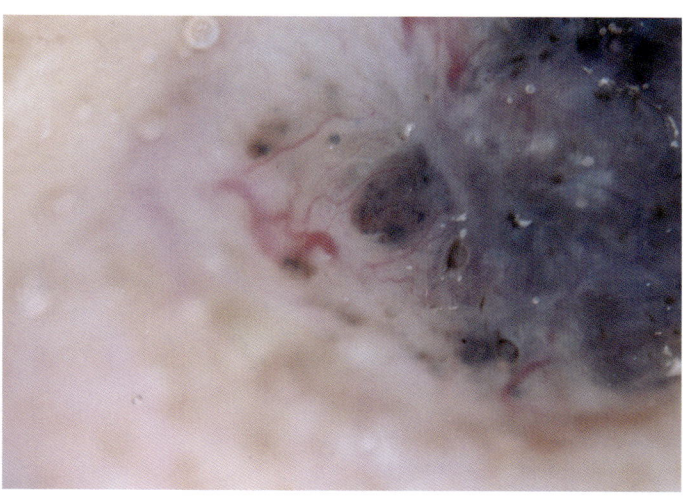

【臨床像】1 年前に自覚．右鼻翼に 8×7 mm，ドーム状に
隆起する黒青色，表面光沢ある結節．
【ダーモスコピー所見】隆起部には青灰色類円形大型胞巣
がある．辺縁にかけては樹枝状血管がみられる．

徹底網羅！ 結節型 BCC のバリエーション② 顔

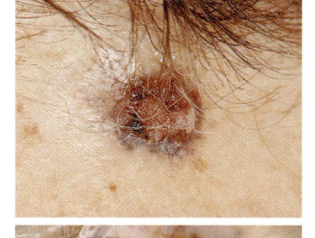
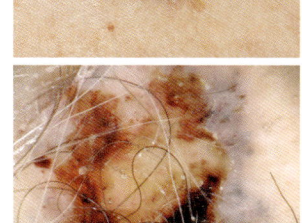

85 歳，女性，顔，陥凹

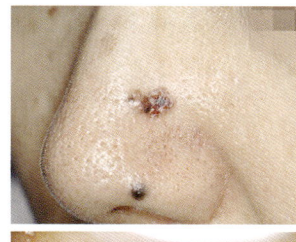
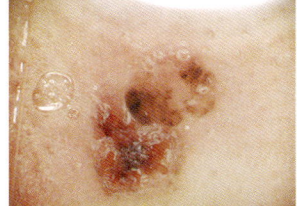

43 歳，女性，顔，隆起

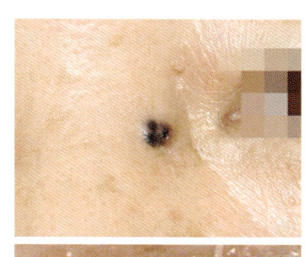
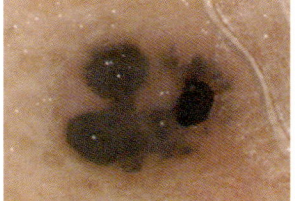

70 歳，女性，顔，隆起

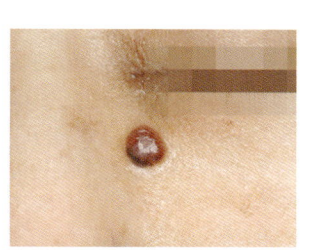
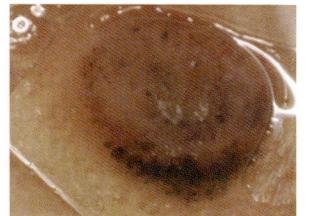

75 歳，女性，顔，隆起

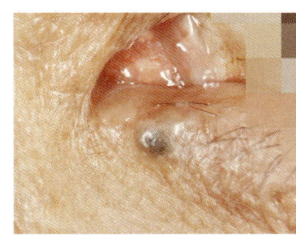
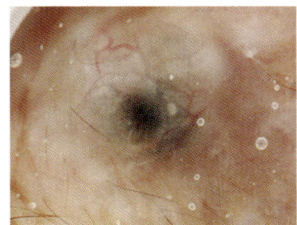

51 歳，男性，顔，隆起

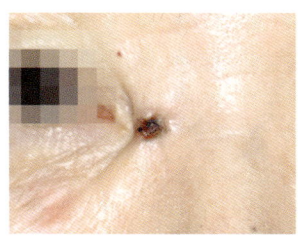
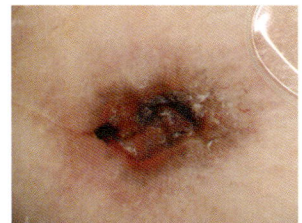

87 歳，女性，顔，潰瘍

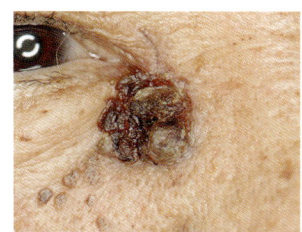
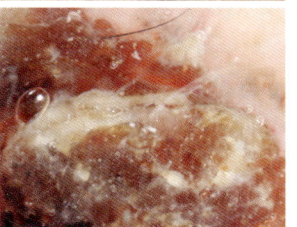

79 歳，女性，顔，潰瘍

症例 68

90歳，女性

[部位] 鼻
[形状] 隆起
[病理] 結節型

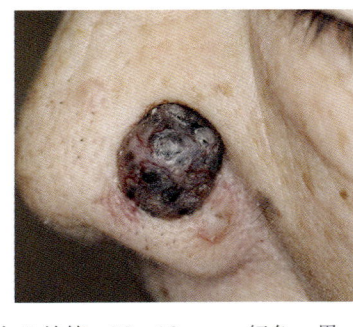

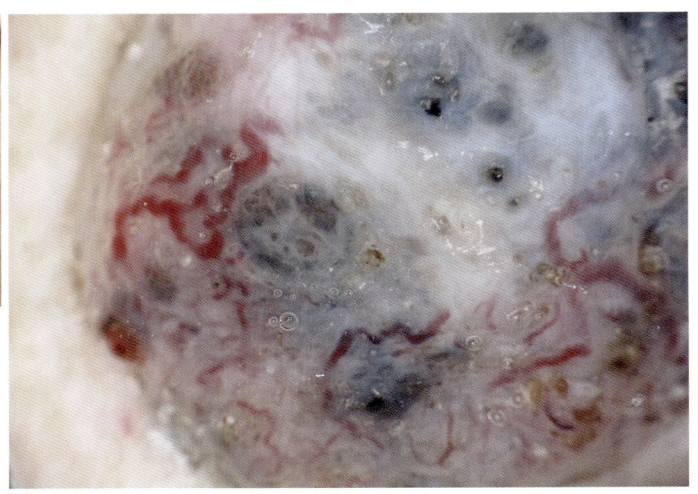

【臨床像】7か月前からある結節．18×16 mm，紅色～黒色調のドーム状結節で，血管拡張を伴う．
【ダーモスコピー所見】白色領域を挟んで青灰色類円形胞巣があり，辺縁部は樹枝状血管で覆われている．

症例 69

71歳，男性

[部位] 鼻
[形状] 平坦
[病理] 結節型

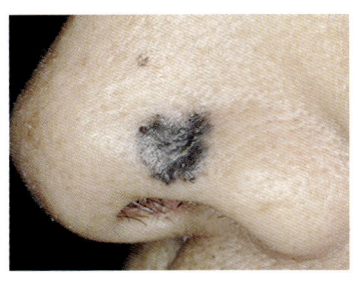

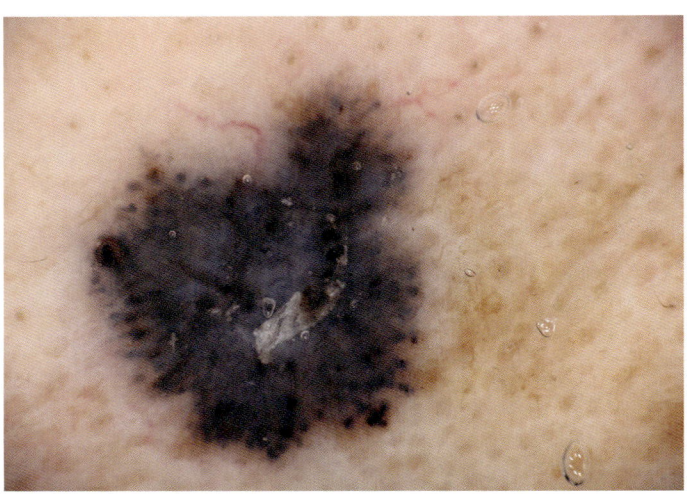

【臨床像】1年前から増大．9×6 mm，黒色の小局面．中央は軽度陥凹している．
【ダーモスコピー所見】多発性青灰色小球が集簇し，中央は融合して無構造領域となっている．周囲に樹枝状血管が存在する．

症例 70

52歳，男性

[部位] 鼻
[形状] 隆起
[病理] 結節型

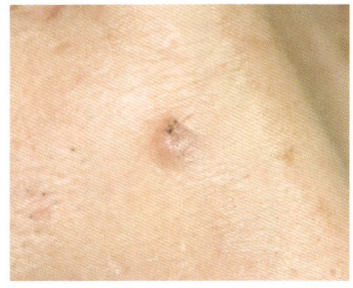

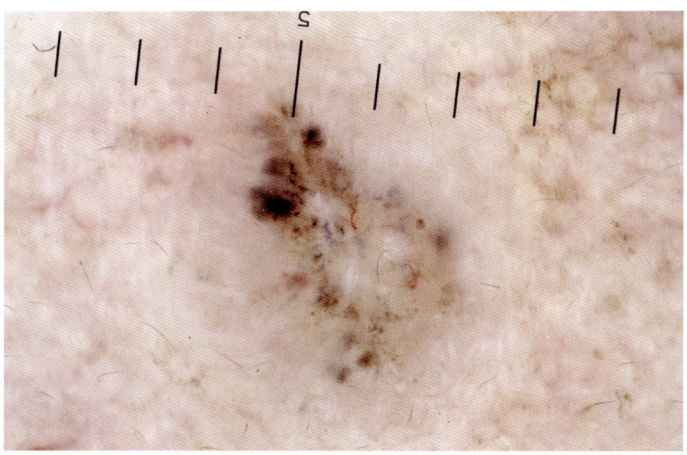

【臨床像】半年前に出現，出血あり．辺縁に点状の黒色斑を伴う小結節．
【ダーモスコピー所見】多発性青灰色小球，光沢白色領域，細く短い表在性の血管拡張がみられる．

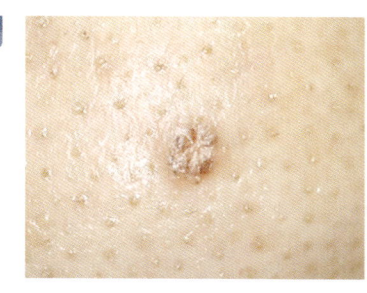

症例 71

63 歳，男性

部位 鼻

形状 隆起

病理 結節型

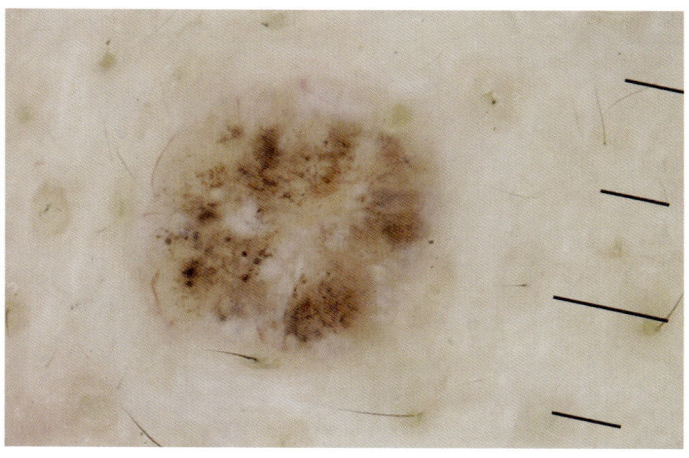

【臨床像】3 年前に自覚．中央がわずかに陥凹，微小な黒色斑の散在する小結節．

【ダーモスコピー所見】多発性青灰色小球，光沢白色領域および細く短い表在性の血管拡張がみられる．

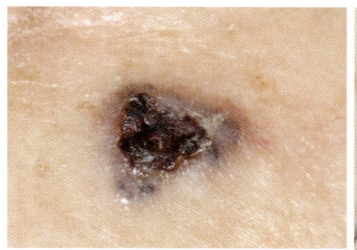

症例 72

75 歳，女性

部位 鼻

形状 隆起し，中央は陥凹している

病理 結節型

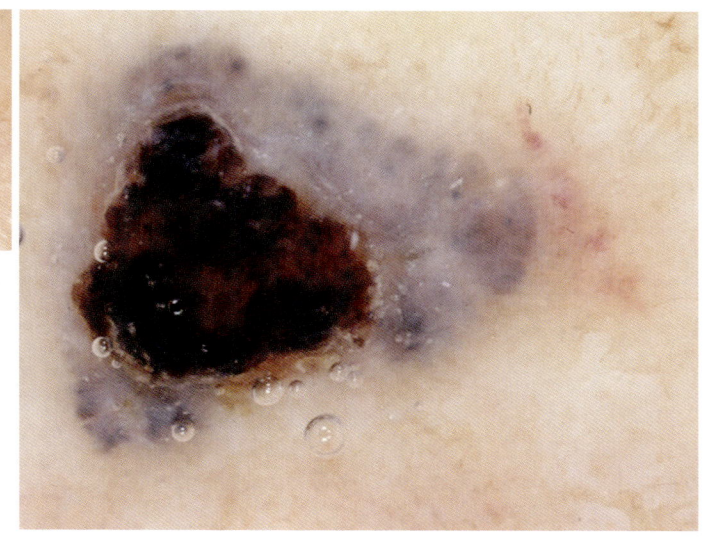

【臨床像】数年前よりある黒色斑．最近になって自潰．径 9 mm．

【ダーモスコピー所見】中央に大きな潰瘍．辺縁には類円形胞巣が並び，青黒色調の葉状領域を形成する．

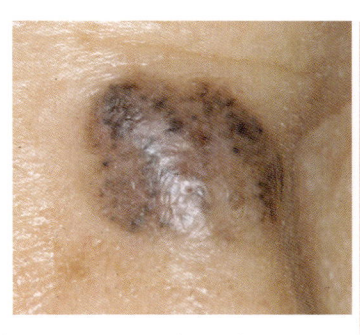

症例 73

61 歳，男性

部位 鼻

形状 隆起

病理 結節型

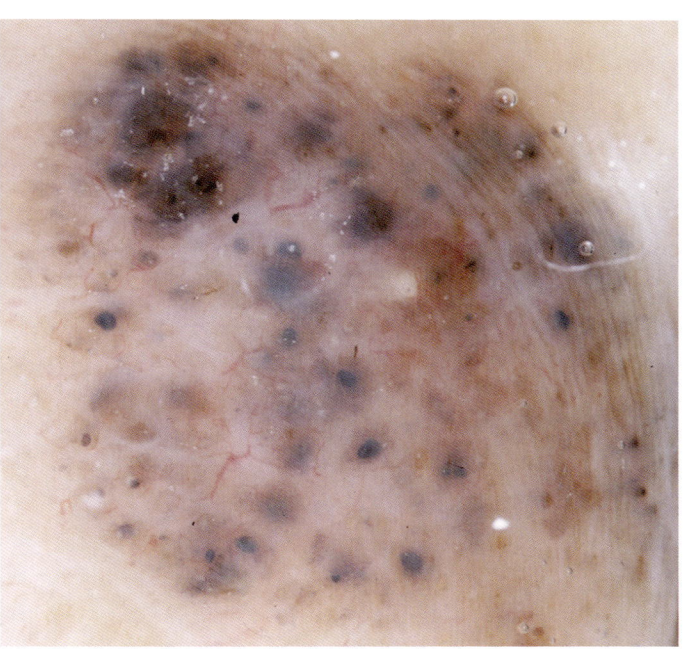

【臨床像】10 年前から増大．径 10 mm の淡い黒色斑．

【ダーモスコピー所見】青灰色類円形胞巣や色素小球が多数あり，間を縫うように樹枝状血管もみられる．中央に稗粒腫様嚢腫あり．

症例 74

78 歳, 女性

部位 鼻

形状 隆起

病理 結節型

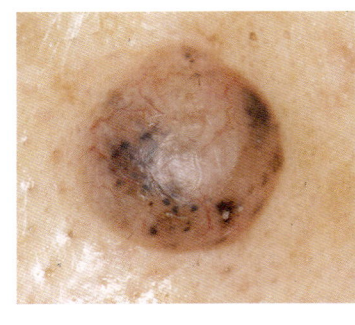
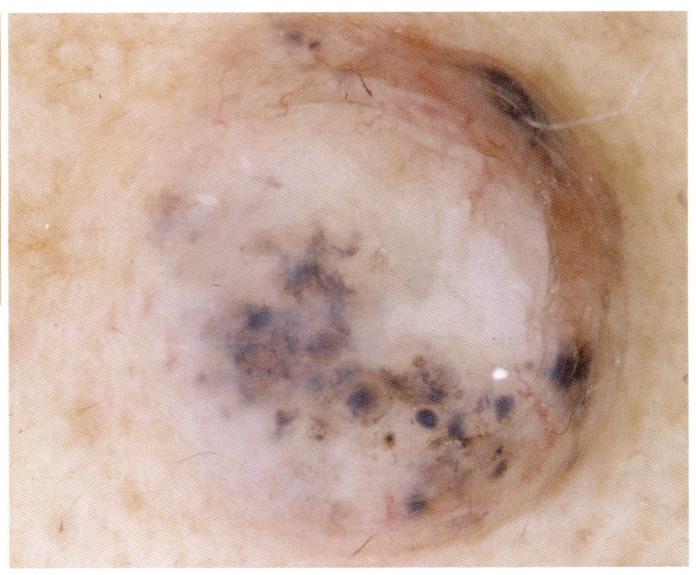

【臨床像】6 年前から増大. 径 8 mm のドーム状に隆起した淡紅色結節.

【ダーモスコピー所見】中央寄りに青灰色類円形大型胞巣がある. 辺縁には軽度拡張した樹枝状血管あり.

症例 75

78 歳, 女性

部位 鼻

形状 隆起

病理 ① 結節型
　　 ② 色素細胞母斑

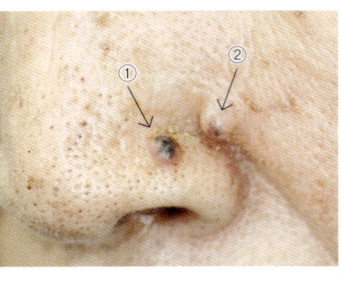
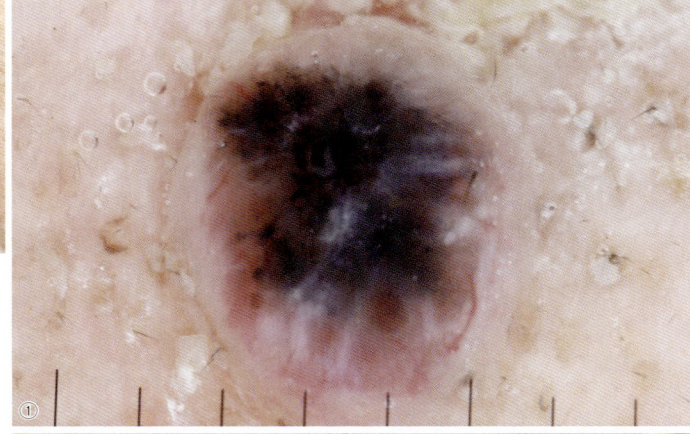

【臨床像】① 4 年前から増大. 粟粒大の黒色小結節. 中央部に光沢のある灰黒色斑を伴う表面平滑な小結節. ② 中央部に光沢のある灰黒色斑を伴う表面平滑な小結節.

【ダーモスコピー所見①】中央部に青灰色類円形大型胞巣, 多発性青灰色小球, 光沢白色領域, 辺縁に樹枝状血管がみられる.

【ダーモスコピー所見②】硬毛を有する黄白色の無構造領域, 正中やや下に黒褐色の clods があり, コンマ状血管もみられる.

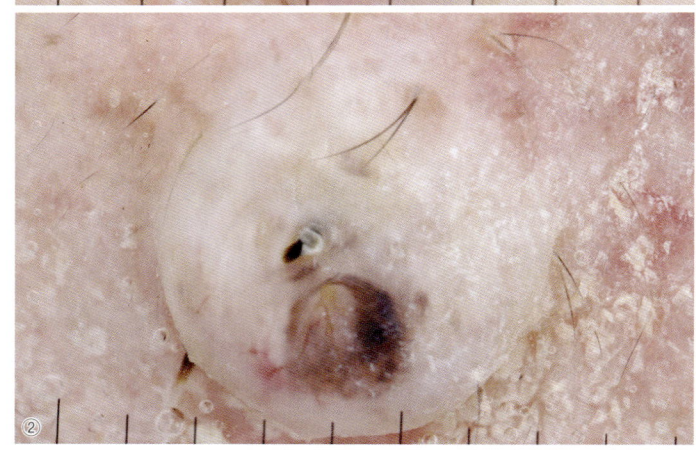

症例 76

87 歳，男性

[部位] 鼻
[形状] 隆起
[病理] 結節型

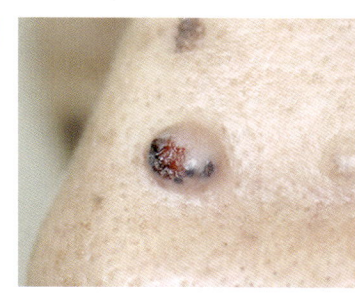

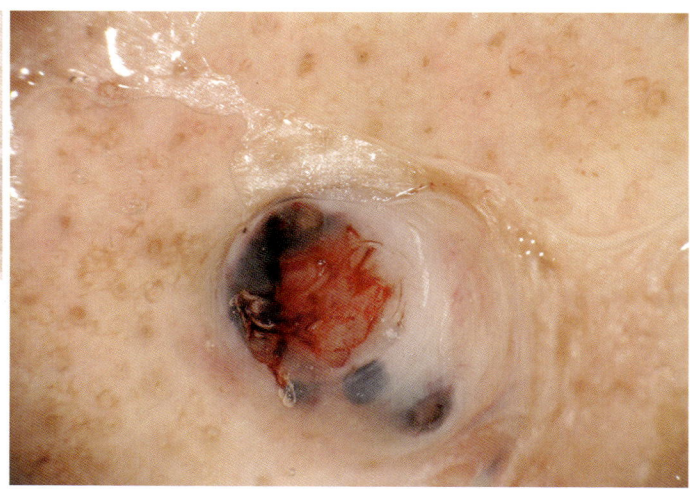

【臨床像】1 年前よりある．7 mm，常色で一部点状黒色部のあるドーム状に隆起した結節．中央に潰瘍を伴う．
【ダーモスコピー所見】乳白色調の病変で，中央に出血，潰瘍と辺縁に黒色〜青灰色類円形胞巣がある．

症例 77

77 歳，女性

[部位] 鼻
[形状] 潰瘍
[病理] 結節型

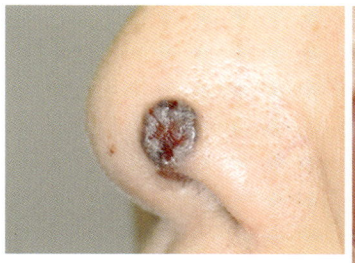

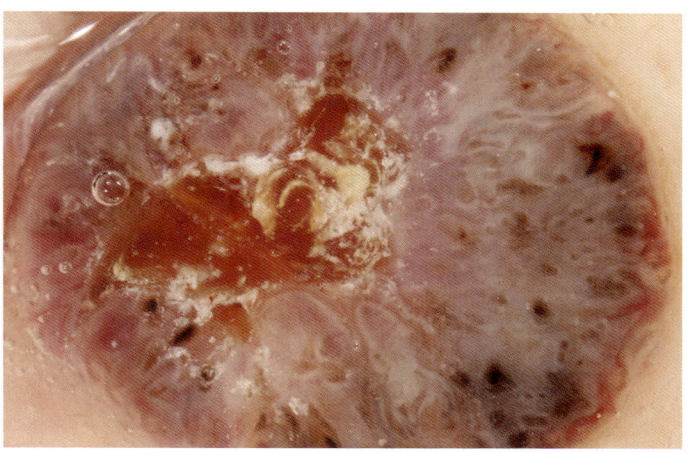

【臨床像】3 か月前に自覚した 10×10 mm の黒色結節．堤防状に隆起し，中央は陥凹し潰瘍化している．
【ダーモスコピー所見】中央部の潰瘍と右上方の樹枝状血管の所見で診断が可能だが，面皰様開孔の所見もみられる．

症例 78

64 歳，女性

[部位] 鼻
[形状] 潰瘍
[病理] 結節型

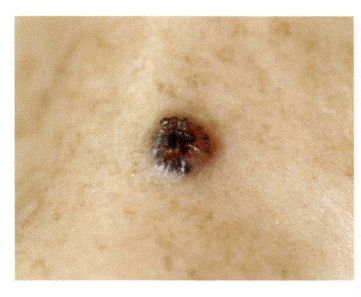

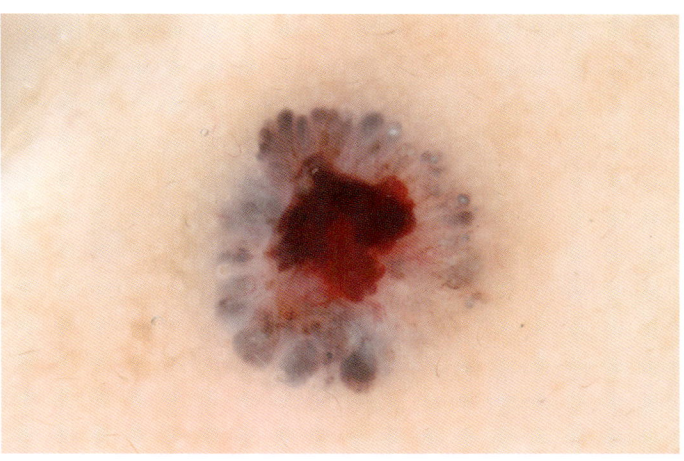

【臨床像】6 年前に自覚し，易出血性になった．4×4 mm の軽度隆起した黒色結節．
【ダーモスコピー所見】中央は出血斑で，花弁状に辺縁を青灰色類円形胞巣が縁取っており，樹枝状血管の所見も確認できる．

症例 79

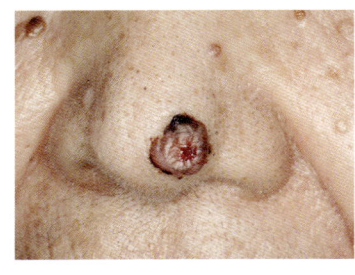

79 歳，女性
[部位] 鼻
[形状] 隆起＋中央潰瘍
[病理] 結節型

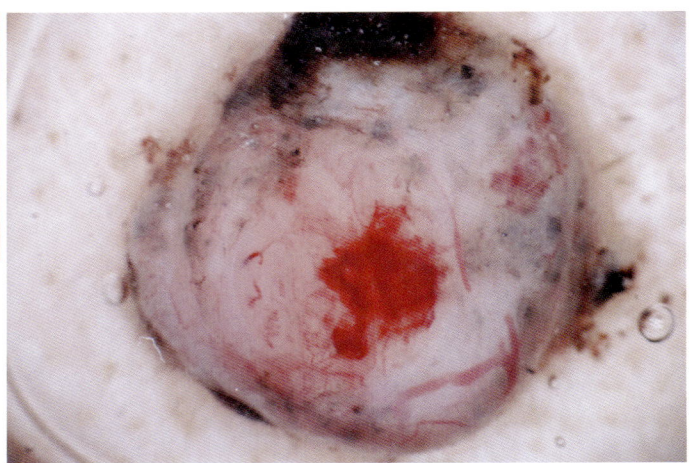

【臨床像】約 2 年前に出現し，3 か月前より増大．直径約 10 mm で，中央が潰瘍化した灰白色調の結節．
【ダーモスコピー所見】青灰色の背景の中に樹枝状血管，青灰色類円形大型胞巣，青灰色小球がある．

症例 80

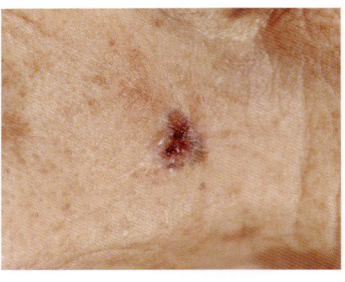

78 歳，女性
[部位] 鼻
[形状] 隆起
[病理] 結節型

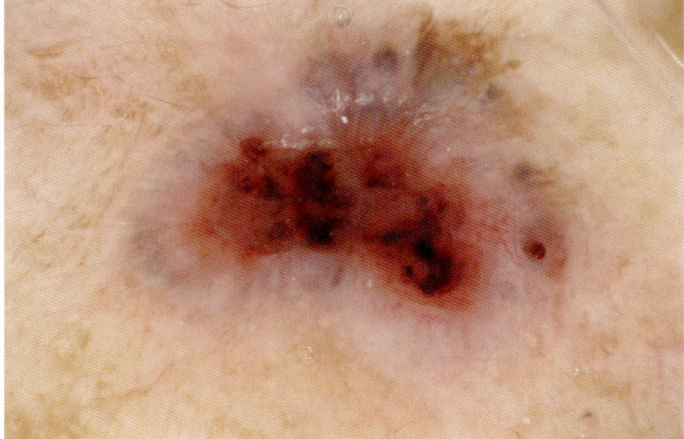

【臨床像】3 か月前に出現．中央が潰瘍化した表面に光沢のある紅色結節，周囲に点状灰色点がみられる．
【ダーモスコピー所見】中央には潰瘍，辺縁には青灰色類円形大型胞巣，葉状領域がある．

症例 81

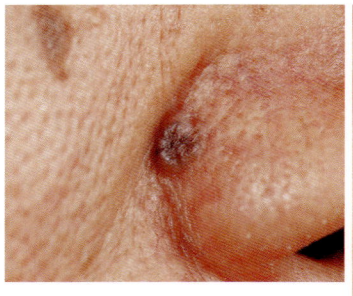

77 歳，男性
[部位] 鼻
[形状] 隆起
[病理] 結節型

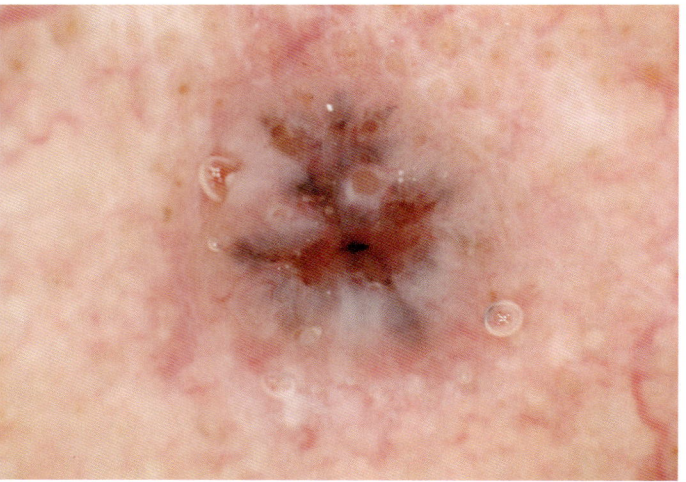

【臨床像】2〜3 年前から出現，最近出血する．中央が陥凹した紅色結節，結節内に黒色点がみられる．
【ダーモスコピー所見】形状は不明瞭ながら類円形胞巣がある．未発達であるが樹枝状血管もみられる．

症例 82

88 歳，女性

部位 鼻

形状 隆起

病理 結節型

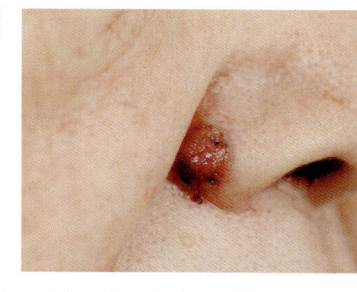
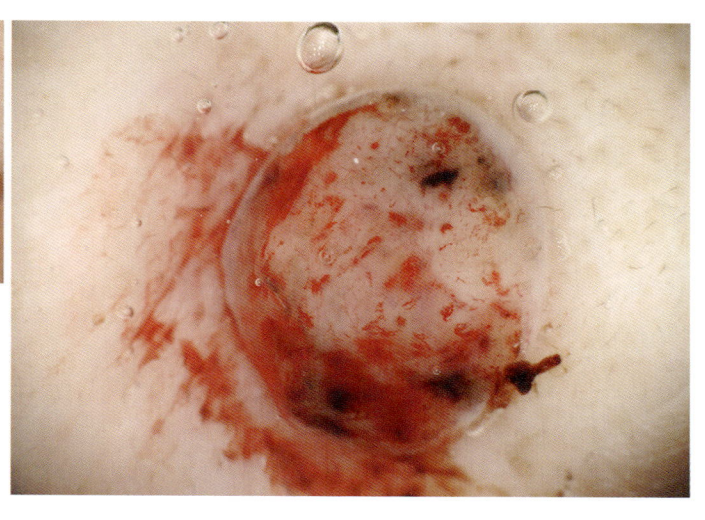

【臨床像】3 年前から増大．隆起し，紅色でびらん調となっている．

【ダーモスコピー所見】青灰色類円形大型胞巣がある．潰瘍底の血管像は線状不規則血管に近い．

症例 83

66 歳，男性

部位 鼻

形状 陥凹

病理 微小結節型

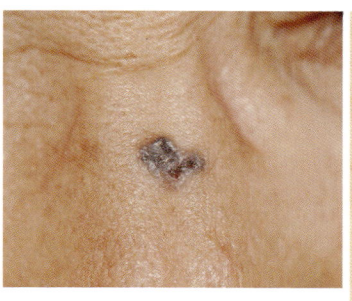
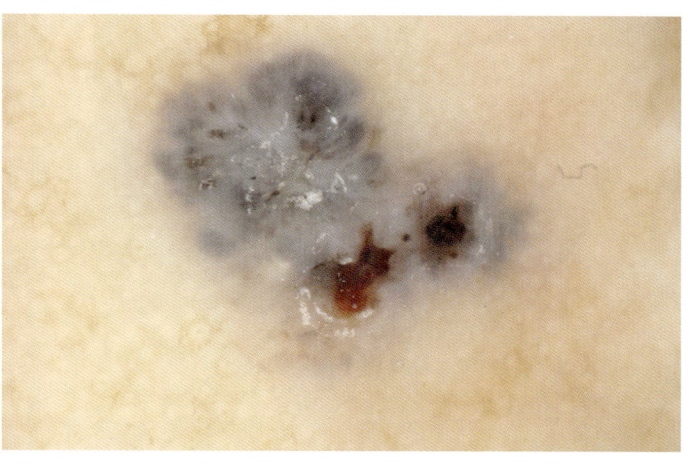

【臨床像】1 年前から増大．約 7 mm で中央に軽度の潰瘍を伴う黒色斑．

【ダーモスコピー所見】青灰色類円形大型胞巣が融合し，辺縁では葉状を呈する．

症例 84

89 歳，女性

部位 鼻

形状 隆起

病理 結節型＋光線角化症

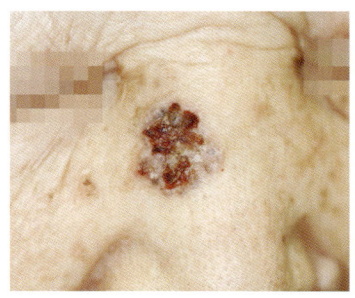
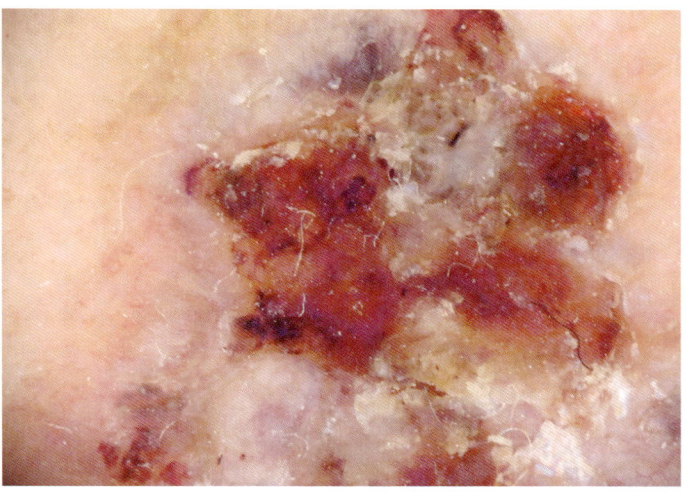

【臨床像】1 年前に自覚，時折出血し拡大．扁平灰褐色腫瘤上に 15×15 mm の潰瘍・痂皮を伴う黒褐色腫瘤．

【ダーモスコピー所見】中央は痂皮付着，辺縁は青灰色類円形大型胞巣，光沢白色領域あり．

症例 85

61 歳，男性
[部位] 左頬部
[形状] 隆起
[病理] 結節型

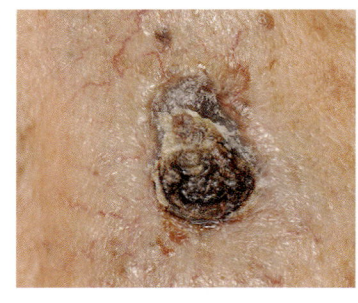

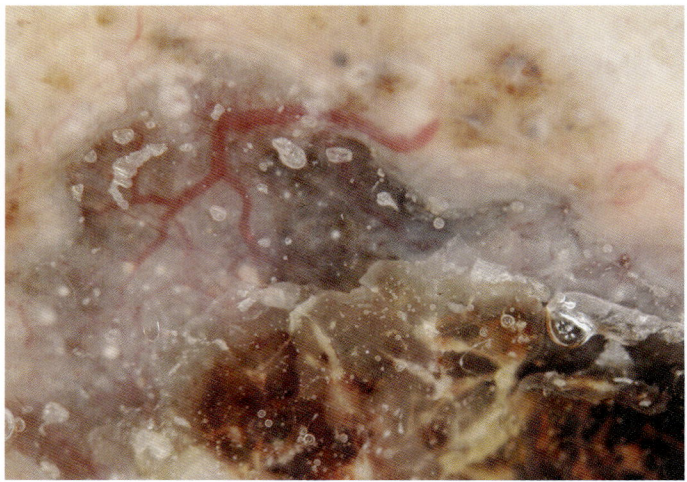

【臨床像】8 年前から増大．表面に痂皮を付着した青黒色調の結節．

【ダーモスコピー所見】一部に青灰色類円形大型胞巣がある．樹枝状血管もみられる．

症例 86

41 歳，女性
[部位] 右耳後部
[形状] 隆起
[病理] 結節型

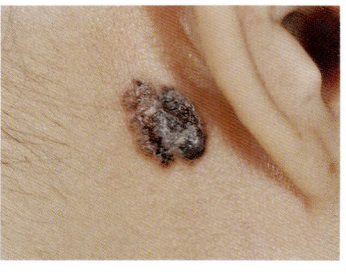

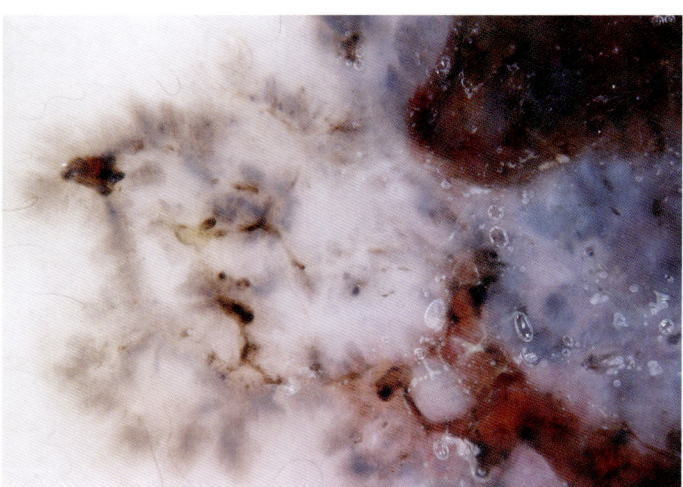

【臨床像】5 年前から増大．右耳後部に 14×10 mm，やや不整形の黒灰色調結節．

【ダーモスコピー所見】中央の隆起部は光沢白色領域と青灰色類円形大型胞巣を示す．辺縁では多数の車軸状構造がみられる．

症例 87

82 歳，男性
[部位] 左耳介（耳輪）
[形状] 平坦
[病理] 結節型＋モルフェア型

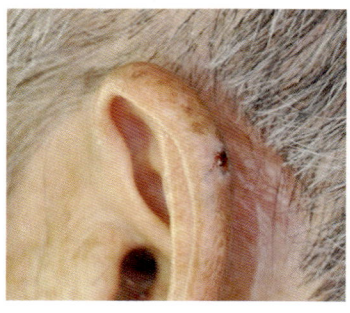

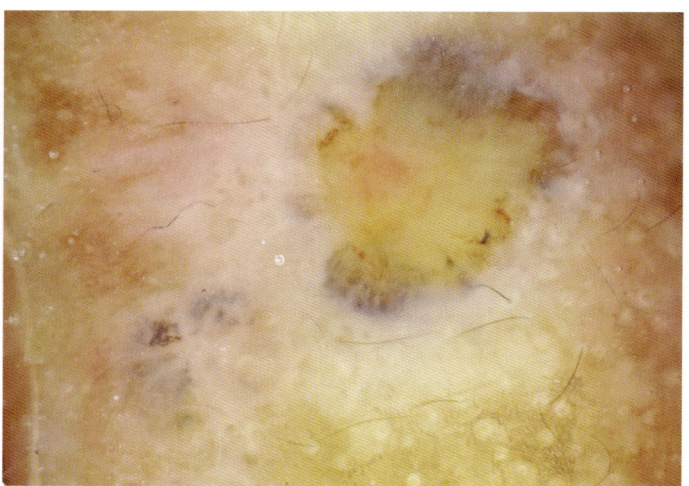

【臨床像】数年前に出現．辺縁が不鮮明な瘢痕様の黒色局面で，中心部には血痂が付着したびらんを伴っている．

【ダーモスコピー所見】辺縁に青灰色色素小球と葉状領域を，内部には不鮮明な樹枝状血管を伴う黄色領域が存在．周囲に白色の網状構造がみられる．

症例 88

82 歳, 女性

[部位] 右耳介後部

[形状] 平坦＋潰瘍

[病理] 結節型

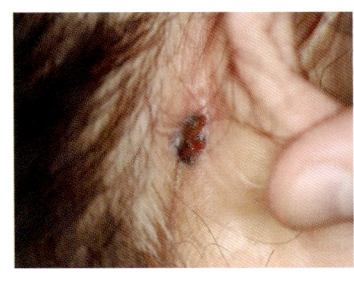
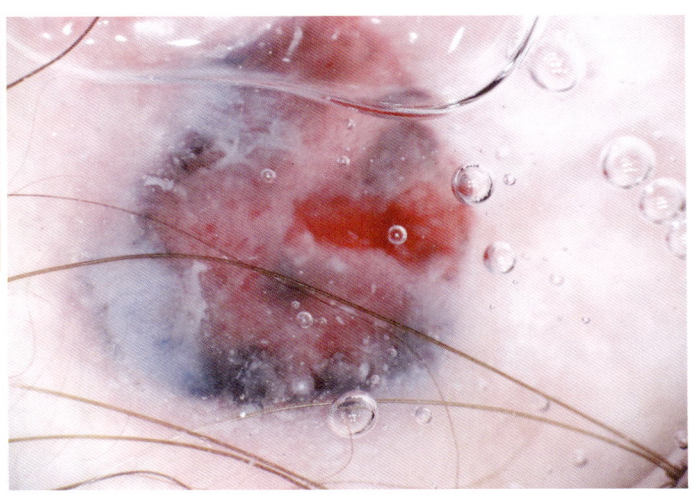

【臨床像】2〜3 週間前に自覚. 10 mm の黒色〜青灰色の潰瘍性病変.

【ダーモスコピー所見】中央に潰瘍のある病変で，辺縁を取り囲むように青灰色類円形大型胞巣や光沢白色領域がある.

徹底解剖!

症例 87 のダーモスコピーを詳しく見てみよう

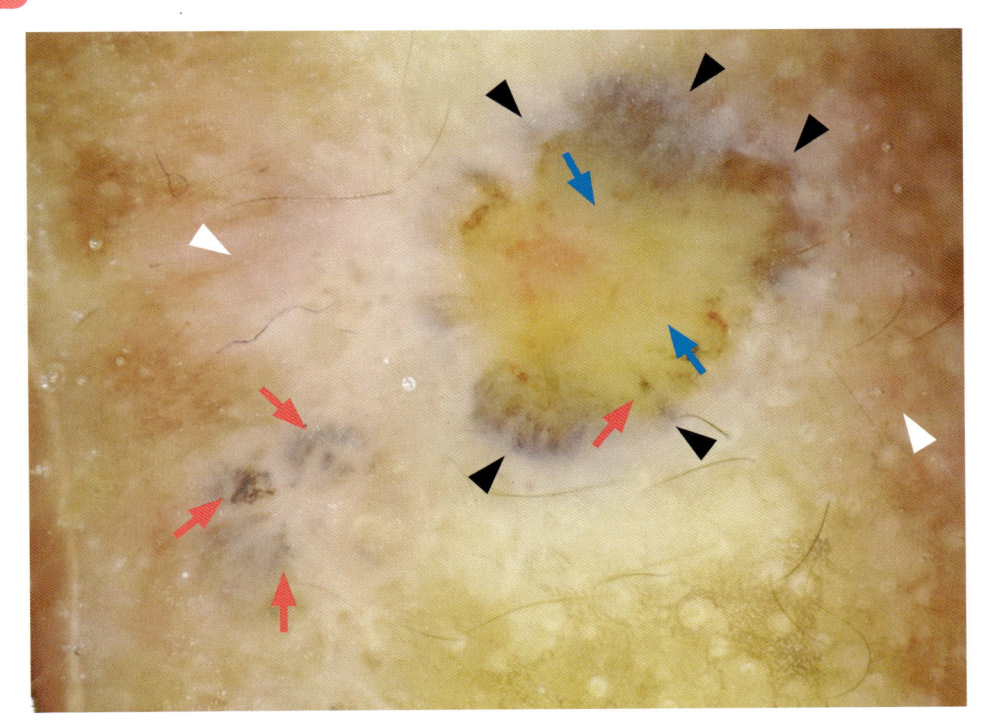

　臨床的に潰瘍を伴う耳介の結節で，光線角化症や有棘細胞癌のほかに，色素がみられることから基底細胞癌も疑われる臨床像である.

　ダーモスコピーにおいては，黄褐色〜淡紅色で均一な潰瘍（➡）を囲むように青灰色の構造が辺縁に放射状に配列し，第 1 に基底細胞癌が疑われる.

　黒色丘疹は青灰色から灰褐色の大小の構造物（▲）として容易に認識できる. 構造物の形は，葉状・類円形大型胞巣などと形容されるが，大事なのは，その形容よりも，色と配置である. 病変の背景は全体的に淡紅白色（△）であるが，中央は少し圧迫されて撮影されたため，赤みを欠く. 小型で，点状・小球状・不整形の青灰色構造（➡）はメラノファージが集簇する部分に対応する.

76 歳，男性
[部位] 右耳介
[形状] 潰瘍
[病理] 結節型

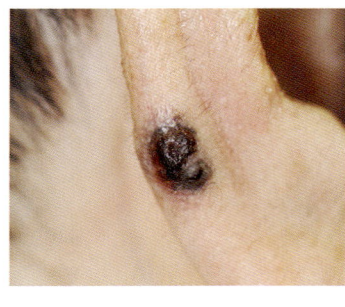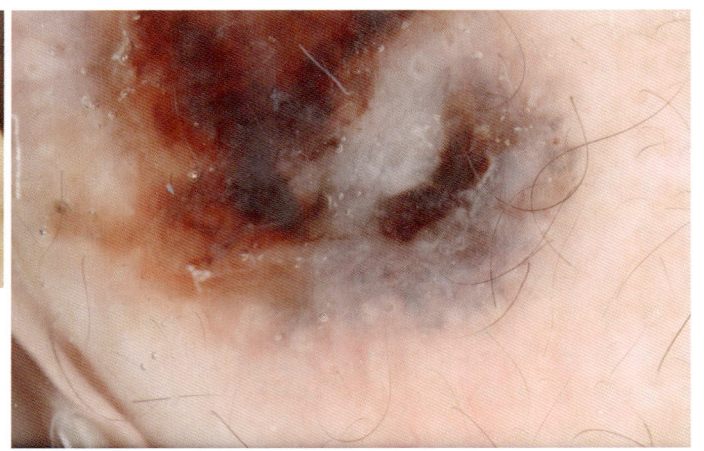

【臨床像】8×5 mm で血痂が付着する黒色結節.
【ダーモスコピー所見】血痂により所見を得にくいが，病変の下方では青灰色類円形大型胞巣と考えられる所見が得られる.

84 歳，女性
[部位] 右耳介後部
[形状] 隆起
[病理] 結節型

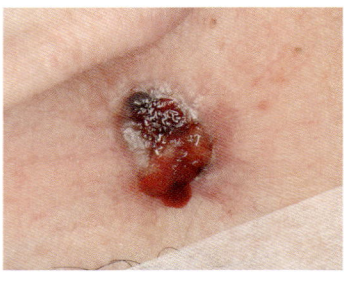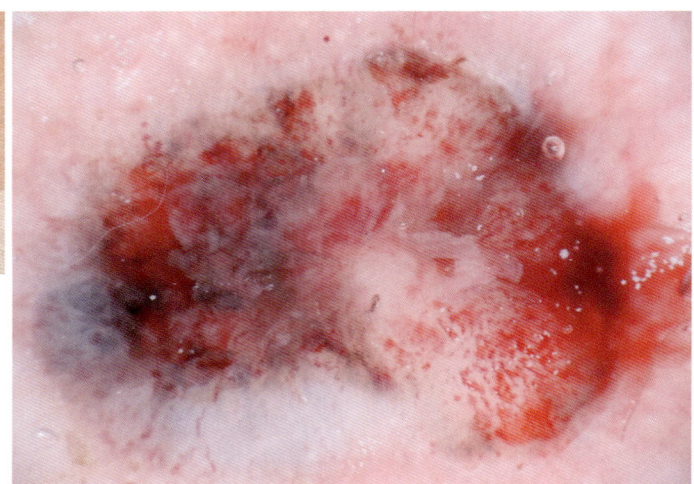

【臨床像】半年ほど前に瘙痒を感じ自覚．その後出血を繰り返す．径 10×13 mm でドーム状に隆起し，中央が潰瘍化した黒色～灰色調の皮膚腫瘍.
【ダーモスコピー所見】病変中央に白色領域があり，出血を伴っている．辺縁では樹枝状血管と青灰色類円形大型胞巣を認める.

65 歳，男性
[部位] 右耳輪
[形状] 隆起
[病理] 結節型
　　　（basosquamous）

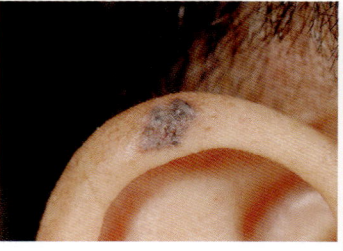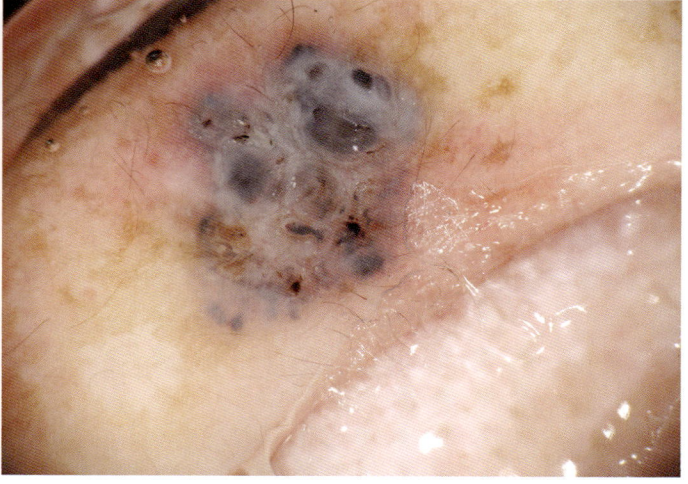

【臨床像】2～3 年前に自覚．中央が一部潰瘍化した境界明瞭な黒色局面，表面には光沢があり，凹凸がみられる.
【ダーモスコピー所見】青灰色類円形大型胞巣が多数ある．辺縁では小さめの類円形胞巣が並んで青黒色の葉状領域を呈している.

症例 92

76歳，女性
[部位] 左頬部
[形状] 隆起
[病理] 結節型

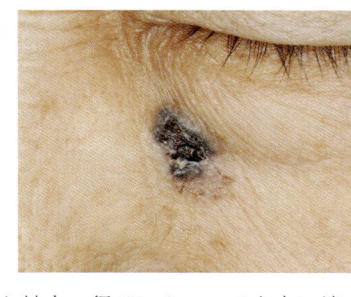

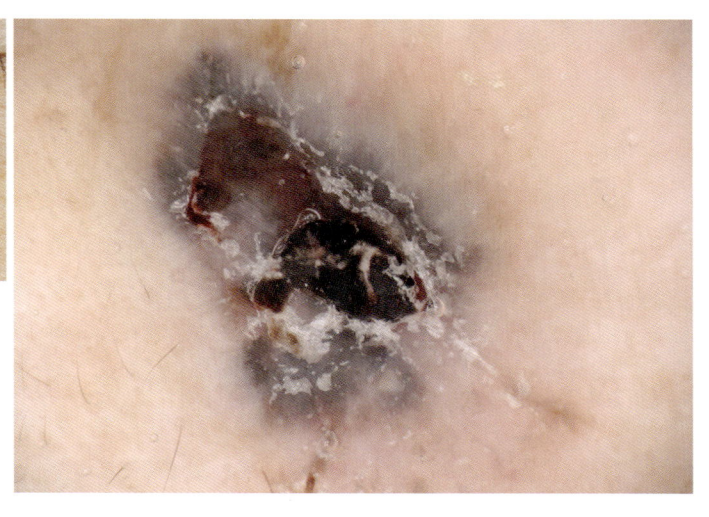

【臨床像】3年ほど前から拡大．径17×9mmで中央に潰瘍を伴い，辺縁にややひきつれを伴う黒色結節．
【ダーモスコピー所見】病変中央に潰瘍があり，辺縁に葉状領域がある．

症例 93

88歳，男性
[部位] 左頬部
[形状] 隆起
[病理] 結節型

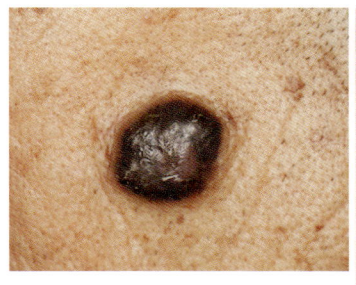

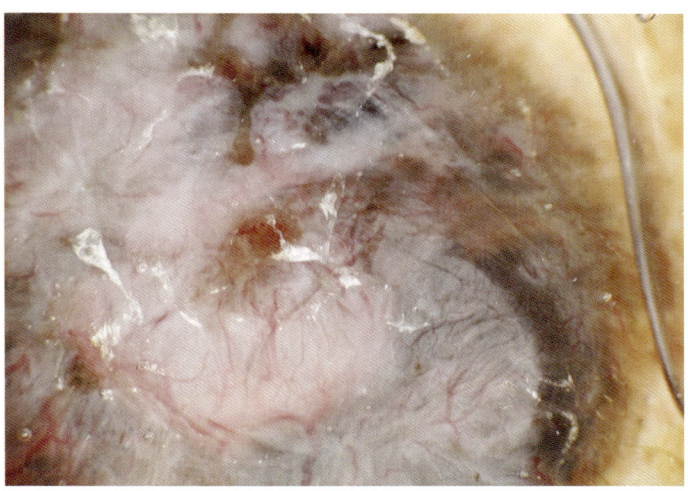

【臨床像】数十年前から拡大．16×13mmのドーム状に隆起した黒色結節．表面に光沢を有する．
【ダーモスコピー所見】紅色領域と青灰色の巣状構造を背景に，拡張した樹枝状血管が多数みられる．

症例 94

72歳，女性
[部位] 右頬部
[形状] 隆起
[病理] 結節型

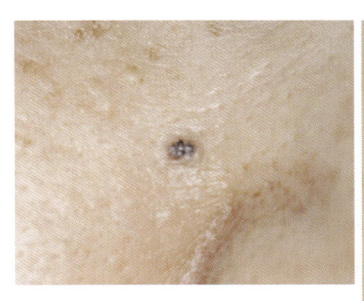

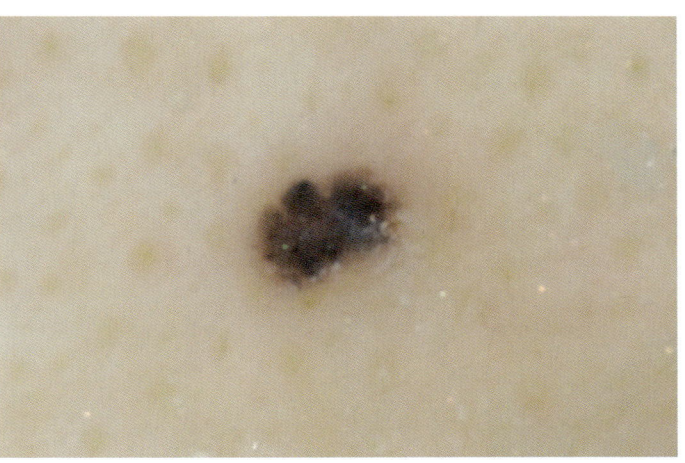

【臨床像】中学生頃より存在していたという色素斑．皮膚色の結節(4×2mm)の中に黒褐色の色素斑がみられる．
【ダーモスコピー所見】青灰色類円形大型胞巣がみられる．明らかな樹枝状血管はみられない．

症例 95

55 歳，男性
[部位] 右頬部
[形状] 隆起
[病理] 結節型

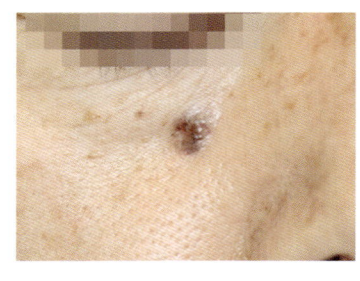

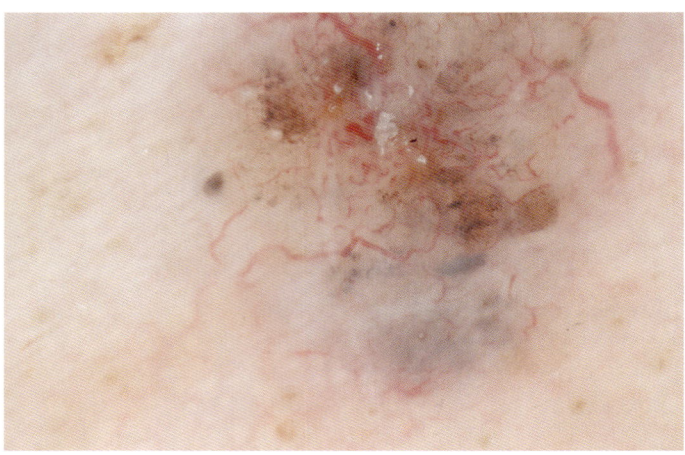

【臨床像】6 か月前に自覚した 9×7 mm の黒褐色結節．
【ダーモスコピー所見】太さを変えながら蛇行する樹枝状血管が中心の所見で，多発性青灰色小球，青灰色類円形大型胞巣も散見される．

症例 96

84 歳，男性
[部位] 左頬部
[形状] 隆起
[病理] 結節型

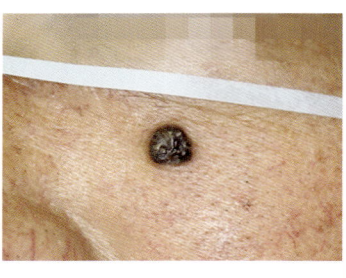

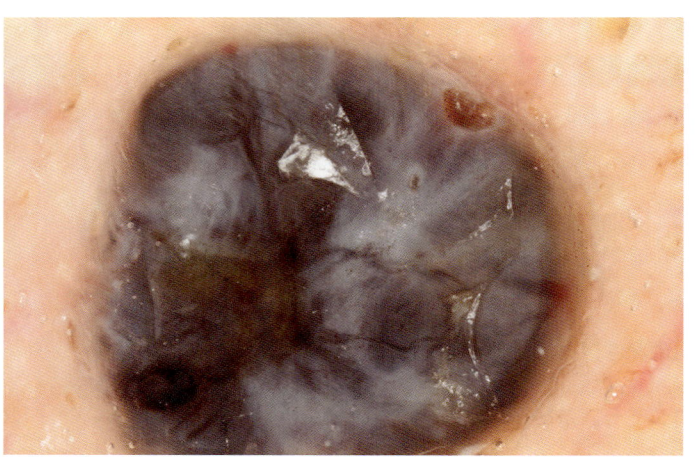

【臨床像】半年前から増大．7×7 mm の境界明瞭な黒色結節．
【ダーモスコピー所見】均一な黒色領域であるが，観察すると樹枝状血管と多発性青灰色色素小点の所見が確認できる．

症例 97

71 歳，女性
[部位] 右頬部
[形状] 隆起
[病理] 結節型

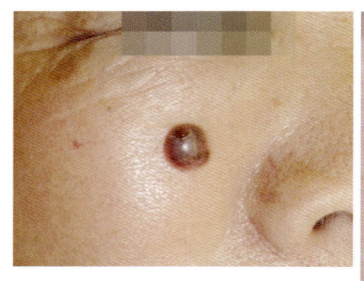

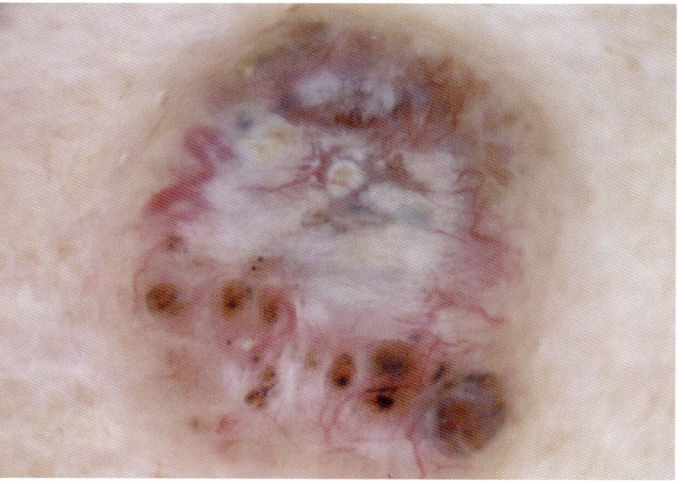

【臨床像】発症時期不明．9×8 mm の表面平滑で光沢を有する隆起した結節．
【ダーモスコピー所見】樹枝状血管，青灰色色素小点・小球が辺縁で観察され，中央に光沢白色領域がみられる．

症例 98

70 歳，女性

[部位] 左頬部
[形状] 局面
[病理] 結節型

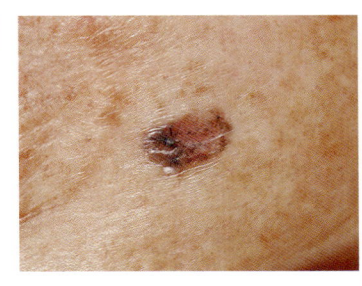

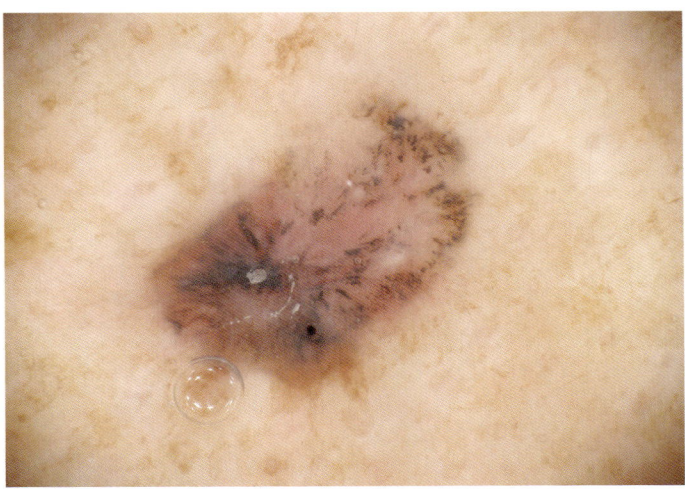

【臨床像】1 年前から増大．表面は蝋様光沢を伴う紅色局面，局面内に黒色点がみられる．
【ダーモスコピー所見】色素構造は不完全な葉状領域を呈している．病変全体が白みを帯びた淡紅色調を呈するのも基底細胞癌の特徴である．

症例 99

55 歳，男性

[部位] 右頬部
[形状] 隆起
[病理] 結節型

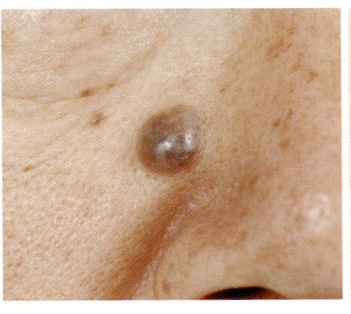

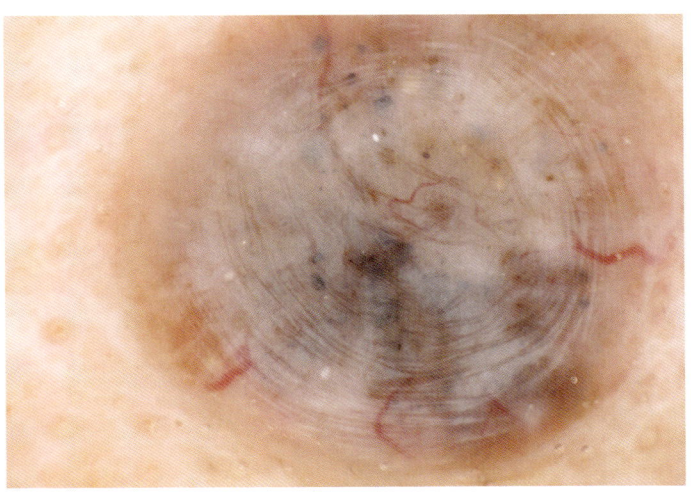

【臨床像】小児期からあり，この数年で増大．表面に光沢を伴う灰色腫瘍内に大小の黒色点と毛細血管の拡張がみられる．
【ダーモスコピー所見】大小の青灰色胞巣や色素小球と樹枝状血管がある．乳白色の稗粒腫様構造もみられる．

症例 100

78 歳，男性

[部位] 右頬部
[形状] 隆起
[病理] 結節型

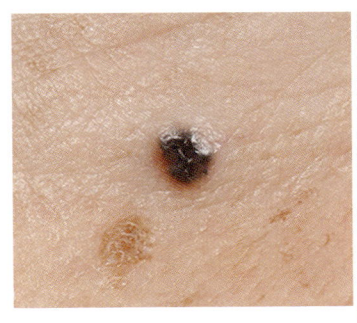

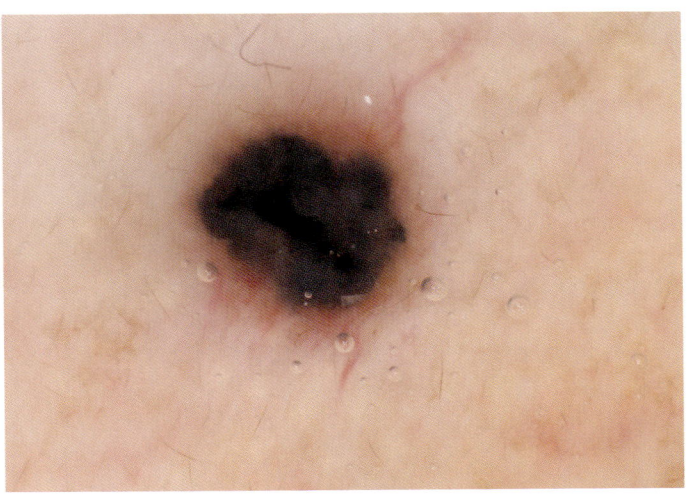

【臨床像】半年前より出現，2〜3 か月前より増大．境界明瞭な黒色結節，表面に光沢を伴う．
【ダーモスコピー所見】青灰色類円形大型胞巣が融合してびまん性の黒色斑（blotch）となっており，無構造．

症例 101

85 歳，男性
- [部位] 右頬部
- [形状] 陥凹
- [病理] 浸潤型

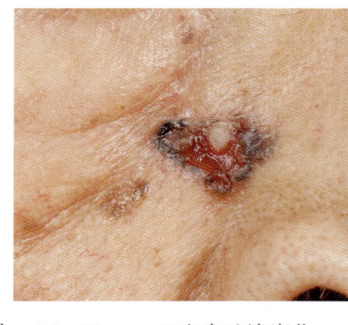

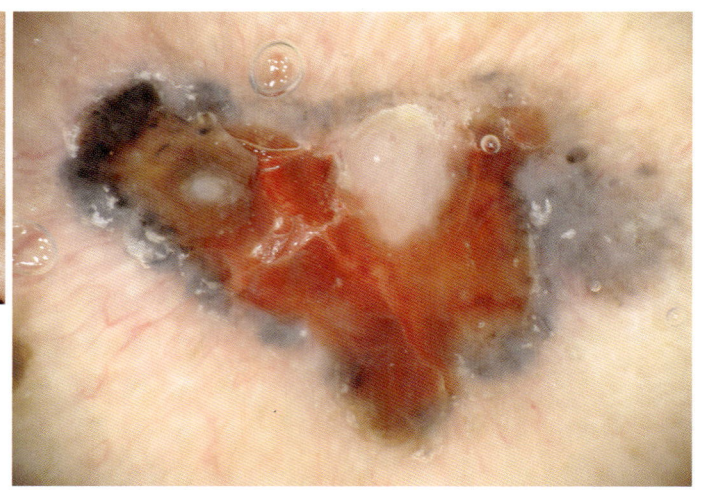

【臨床像】数年前から増大．15×10 mm で中央は潰瘍化．
【ダーモスコピー所見】中央には大きな潰瘍があり，それを取り囲むように青灰色類円形胞巣が並び，葉状領域様となる．

症例 102

38 歳，男性
- [部位] 左頬部
- [形状] 隆起
- [病理] 結節型

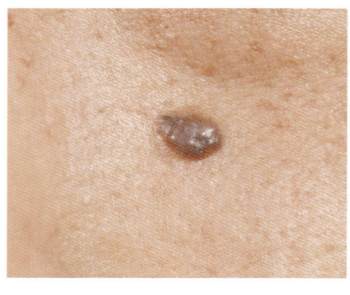

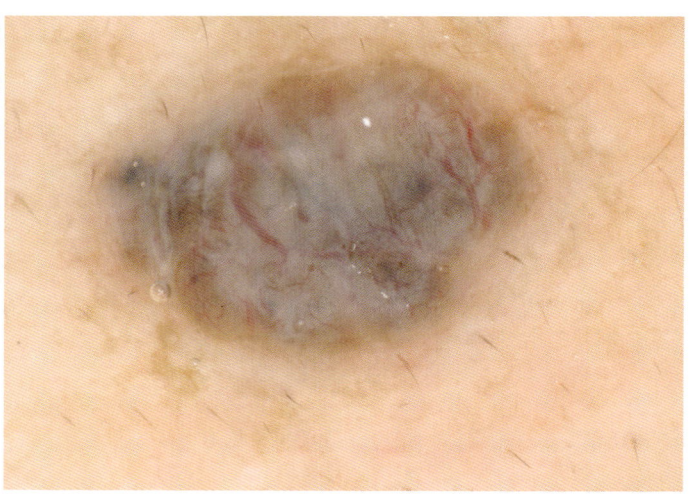

【臨床像】5〜6 年前から増大．表面に蝋様光沢を伴う黒色結節．内部に毛細血管の拡張がみられる．
【ダーモスコピー所見】若干不明瞭ながら類円形胞巣や色素小球はみられる．樹枝状血管は定型的．

症例 103

75 歳，女性
- [部位] 左頬部
- [形状] 隆起
- [病理] 結節型

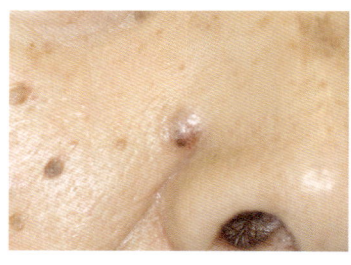

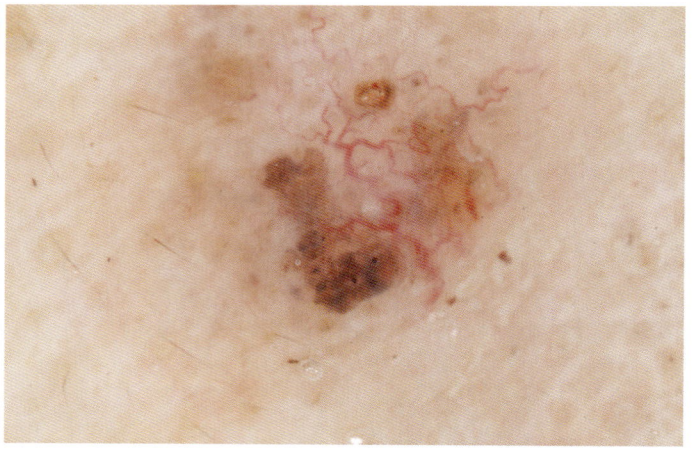

【臨床像】発症時期不明．2 か月前から増大．6×6 mm の褐色小結節．
【ダーモスコピー所見】樹枝状血管が全体を覆い，多発性青灰色小球と表在性の葉状領域様の所見が混在している．

62歳，女性
部位 右頬部
形状 隆起
病理 結節型

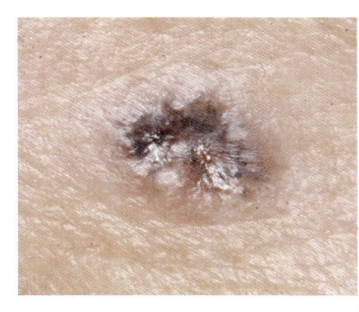

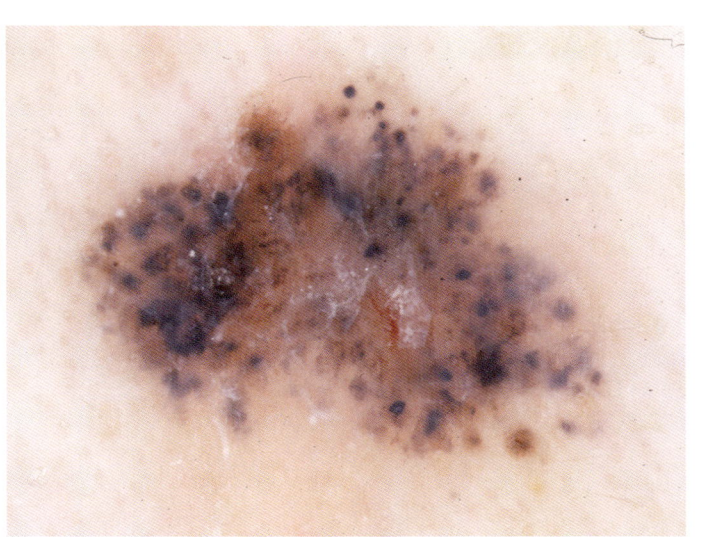

【臨床像】半年前から増大．境界明瞭な淡黒色斑．中央には潰瘍を伴う．径6mm．
【ダーモスコピー所見】青灰色類円形胞巣と色素小球が全体に分布する．一部に樹枝状血管あり．

徹底解剖!

症例101のダーモスコピーを詳しく見てみよう

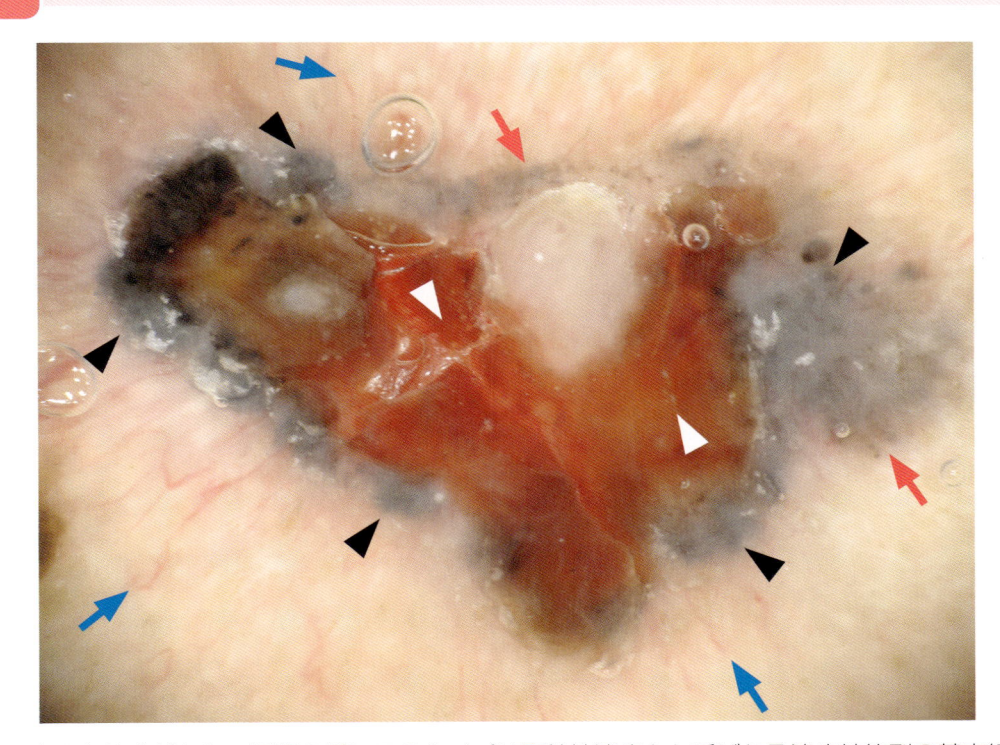

　臨床的に大きな潰瘍があり，辺縁の黒いこのタイプは蚕蝕性潰瘍とも呼ばれる潰瘍結節型の基底細胞癌の典型像である．

　ダーモスコピーでは中心の大部分が紅色無構造領域（△）であり出血性の潰瘍部に一致する．

　潰瘍の辺縁を全周性に取り囲むように放射状に配列する青灰色の大型類円形構造（▲）は，このタイプの基底細胞癌に特徴的なダーモスコピー所見であり，メラニンを多く含有する胞巣に対応する．

　一部では灰褐色のやや不明瞭な構造（➡）があり，葉状領域ともとれるが，輪郭が不明瞭であり，胞巣というよりも病変周囲真皮浅層のメラノファージに対応しているのかもしれない．

　典型的な樹枝状血管はないが，病変周囲には放射状に線状血管（➡）がみられる．

症例 105

66 歳，男性
部位 左頬部
形状 隆起
病理 微小結節型

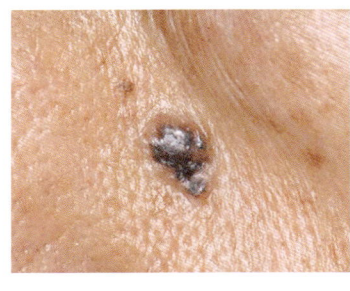

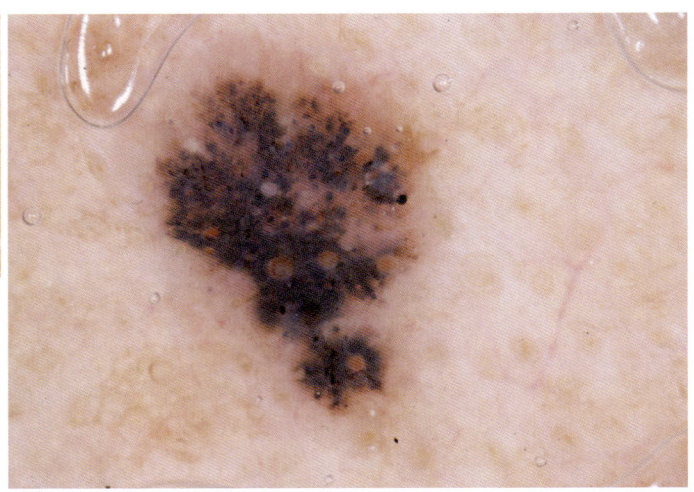

【臨床像】3 年前から増大．径 6×5 mm の境界明瞭な黒色結節．
【ダーモスコピー所見】青灰色類円形胞巣と色素小球が集簇し，一部は融合してびまん性の黒色斑となっている．

症例 106

23 歳，男性
部位 左頬部
形状 陥凹
病理 浸潤型

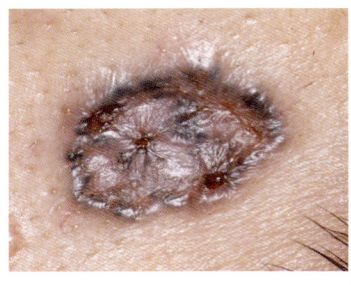

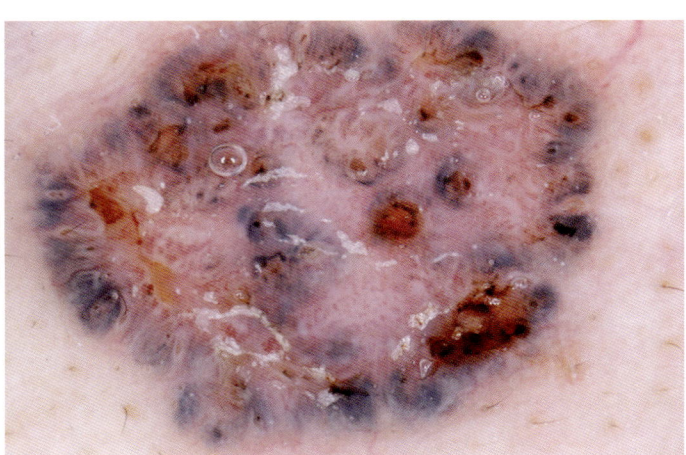

【臨床像】2 年前から増大し出血もみられる．8×6 mm で潰瘍を伴う淡黒色斑．
【ダーモスコピー所見】辺縁に青灰色類円形大型胞巣が並び，分葉状を呈する．小潰瘍が多発している．

症例 107

65 歳，男性
部位 右頬部
形状 陥凹
病理 結節型

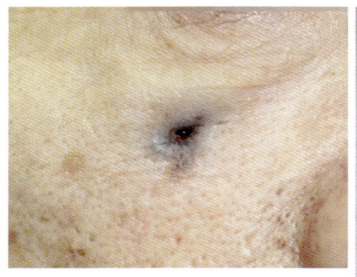

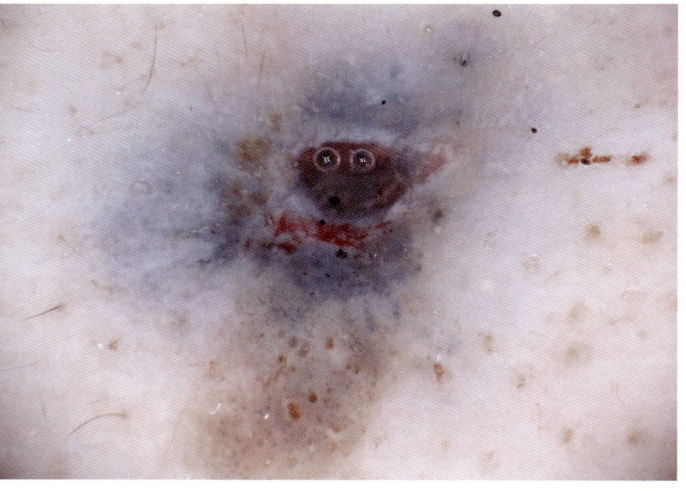

【臨床像】1 か月前に自覚．中央が潰瘍化した 10×7 mm の青灰色斑．皮下に 18×15 mm の硬結を触れる．
【ダーモスコピー所見】中央に潰瘍と出血を伴い，上部，左方はやや淡い青灰色の均一青色色素沈着と下方辺縁はやや不明瞭な線条や多発性青灰色小球がある．

症例 108

94 歳，女性
部位 左頬部
形状 隆起
病理 結節型

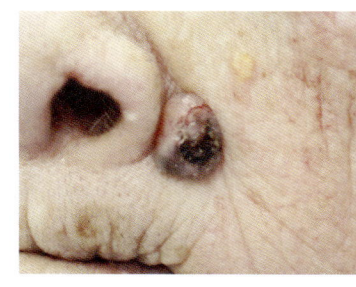

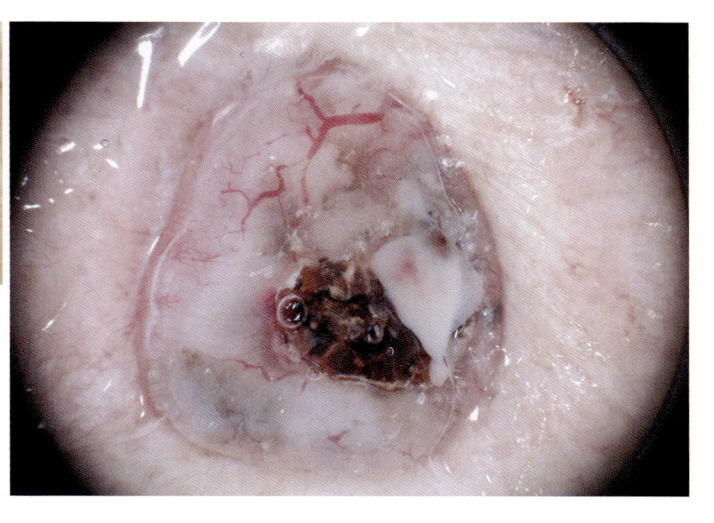

【臨床像】10 年前からあり，6 か月前から急に拡大．痒みもあり掻破にて易出血性．11×9 mm の灰色～淡紅色のドーム状の結節．表面には痂皮と毛細血管拡張を伴う．
【ダーモスコピー所見】中央は血痂を伴う淡紅色調の病変で，樹枝状血管が目立つ．一部，青灰色類円形大型胞巣と光沢白色領域がある．

症例 109

76 歳，女性
部位 右頬部
形状 潰瘍
病理 結節型

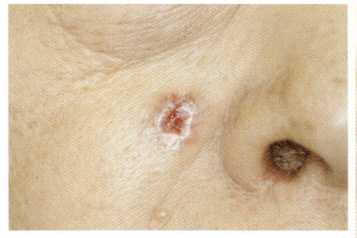

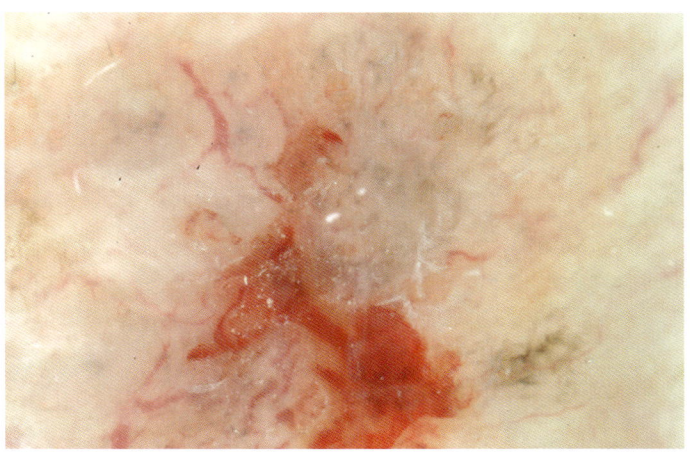

【臨床像】10 年前から結節が出現し，出血をきたすようになった．10×9 mm の中央に潰瘍を形成した境界不明瞭な紅色結節．
【ダーモスコピー所見】中央の潰瘍とそれを取り囲む樹枝状血管の所見が目立つ．わずかであるが放射状に葉状領域と考えられる所見もある．

症例 110

89 歳，男性
部位 左頬部
形状 潰瘍
病理 結節型

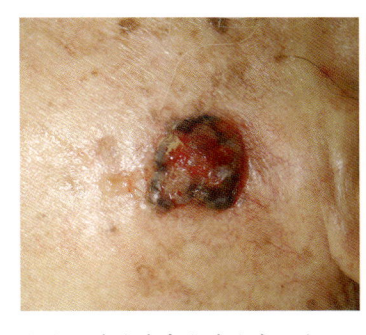

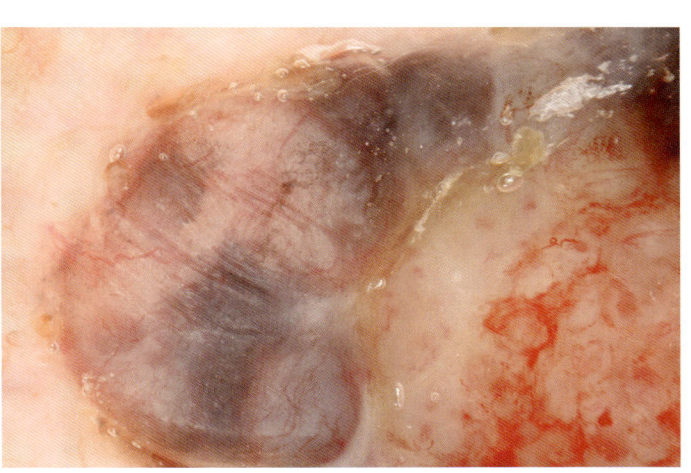

【臨床像】半年前にびらんからの出血をきたすようになった．21×17 mm の中央が潰瘍化した隆起性の黒色結節．
【ダーモスコピー所見】中央に潰瘍があり，辺縁の樹枝状血管と青灰色類円形胞巣，色素小球の所見が確認できる．

症例 111

93 歳，男性
[部位] 右頬部
[形状] 潰瘍
[病理] 結節型

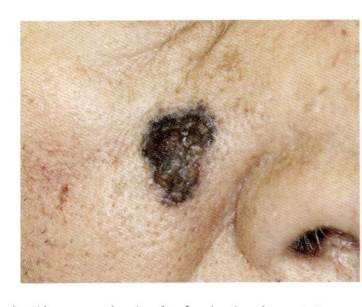

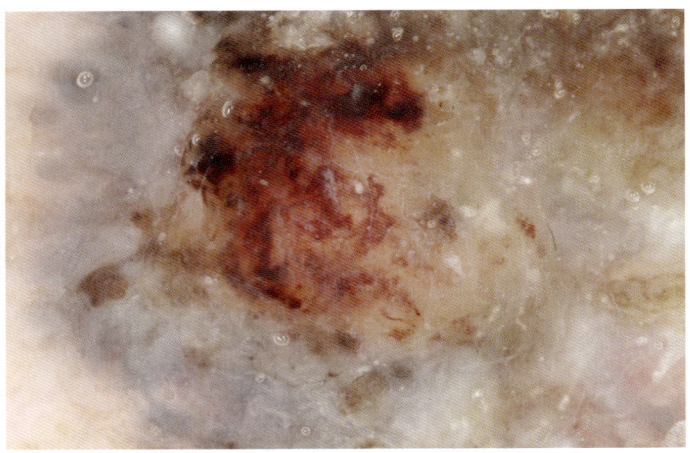

【臨床像】10 年前から自覚し，出血をきたした．17×11 mm の軽度隆起し，中央が潰瘍化した黒色結節．
【ダーモスコピー所見】潰瘍が大部分を占め，辺縁を青灰色類円形大型胞巣が縁取るような形で分布している．

症例 112

83 歳，女性
[部位] 右頬部
[形状] 潰瘍
[病理] 結節型

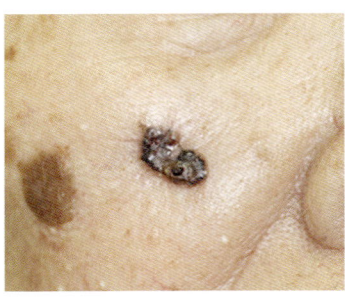

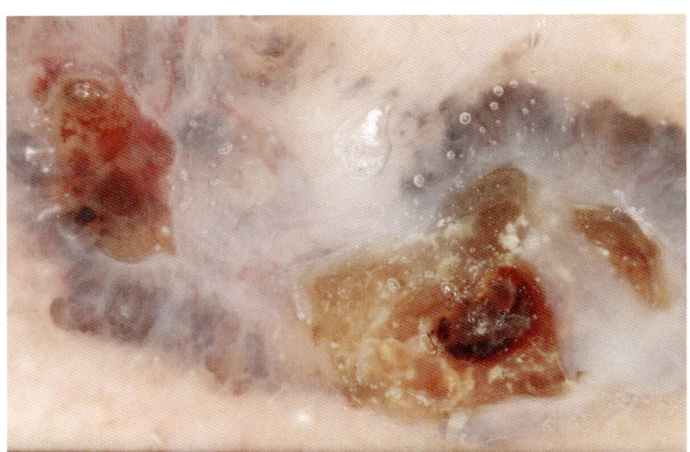

【臨床像】3 年前に自覚し隆起してきた．12×8 mm の辺縁が不整で中央が陥凹した黒色結節．
【ダーモスコピー所見】2 か所に潰瘍があり，病変を縁取るように青灰色類円形胞巣が存在し，中央には光沢白色領域がみられる．

症例 113

91 歳，女性
[部位] 左頬部
[形状] 隆起
[病理] 結節型

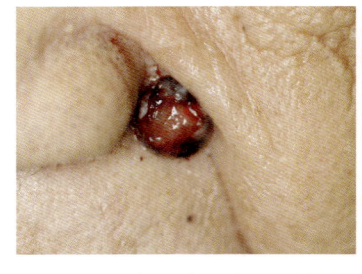

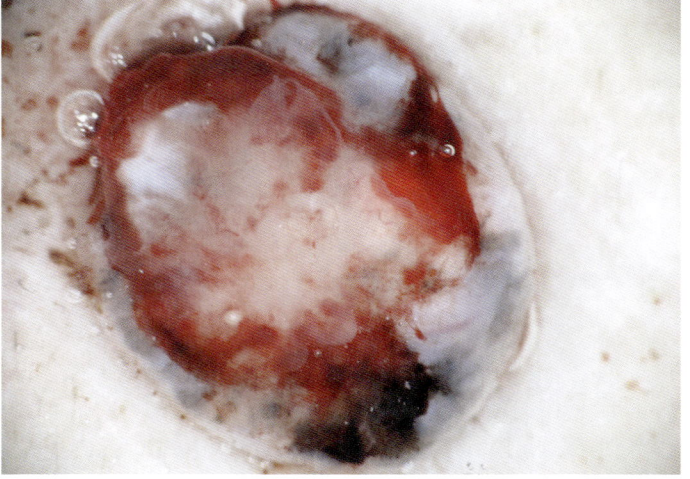

【臨床像】数年前から存在．次第に隆起し出血する．境界明瞭な 12×6×3 mm の黒色結節で表面に血痂あり．
【ダーモスコピー所見】中央部に出血を伴う潰瘍，樹枝状血管，周辺には青灰色類円形大型胞巣がみられる．

症例 114

75 歳，男性

部位 左頬部

形状 陥凹

病理 結節型

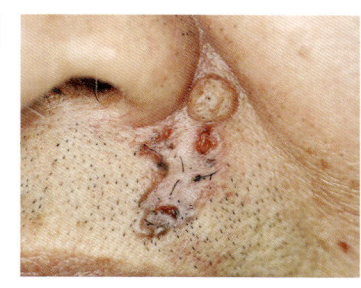

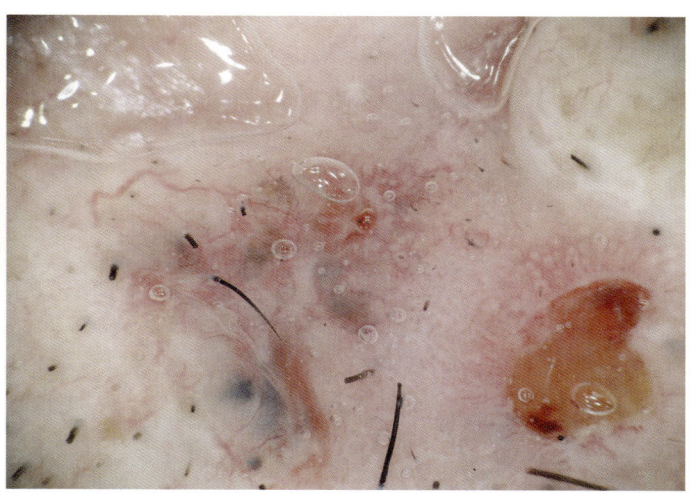

【臨床像】3 年ほど前にできた傷がだんだん深くなった．20×12 mm 紅色陥凹局面の周囲が堤防状に隆起．辺縁では潰瘍と暗青色丘疹．

【ダーモスコピー所見】全体的には紅色局面で内部に潰瘍，小点状血管，辺縁では青灰色類円形大型胞巣，樹枝状血管がみられる．

徹底網羅！ 結節型 BCC のバリエーション ③ 顔

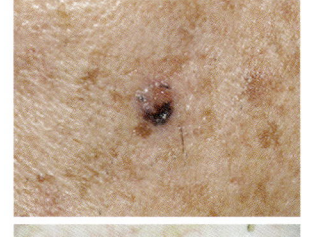
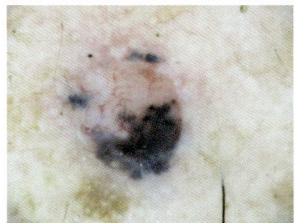

79 歳，男性，顔，隆起

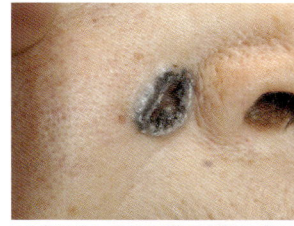
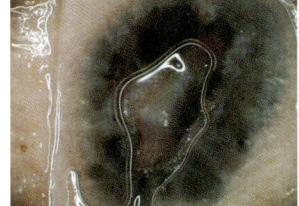

71 歳，女性，顔，隆起

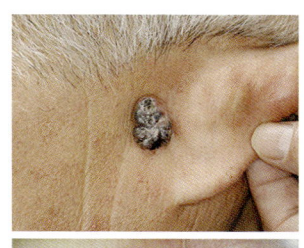
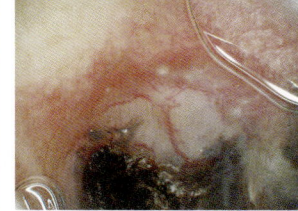

62 歳，男性，顔，隆起

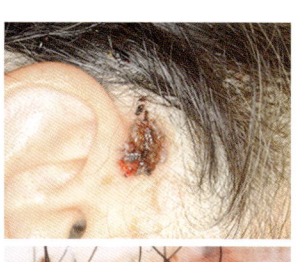
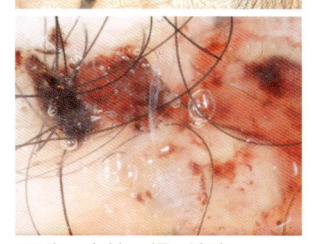

65 歳，女性，顔，潰瘍

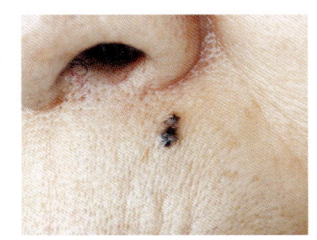
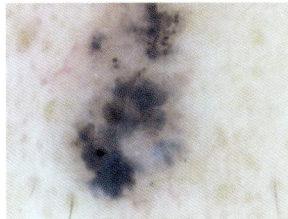

73 歳，女性，顔，隆起

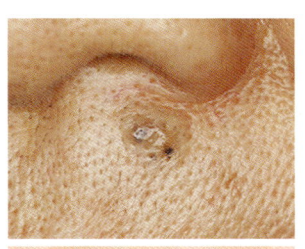
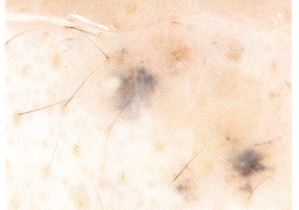

75 歳，女性，顔，隆起

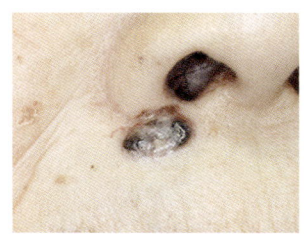
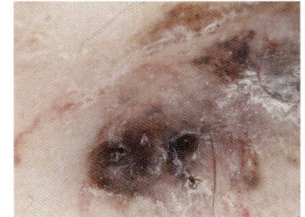

78 歳，女性，顔，隆起

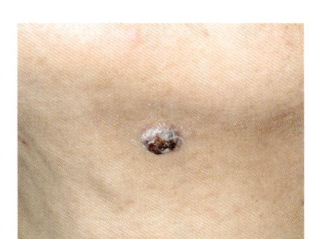
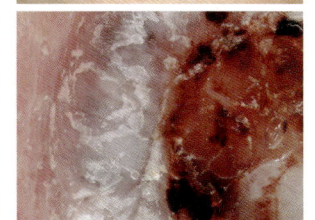

60 歳，男性，顔，隆起

症例 115

78 歳，女性

[部位] 左頬部
[形状] 隆起
[病理] 結節型

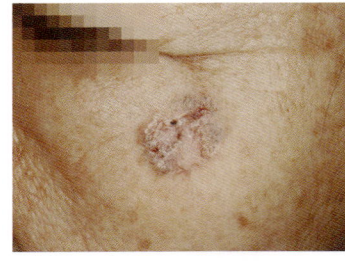
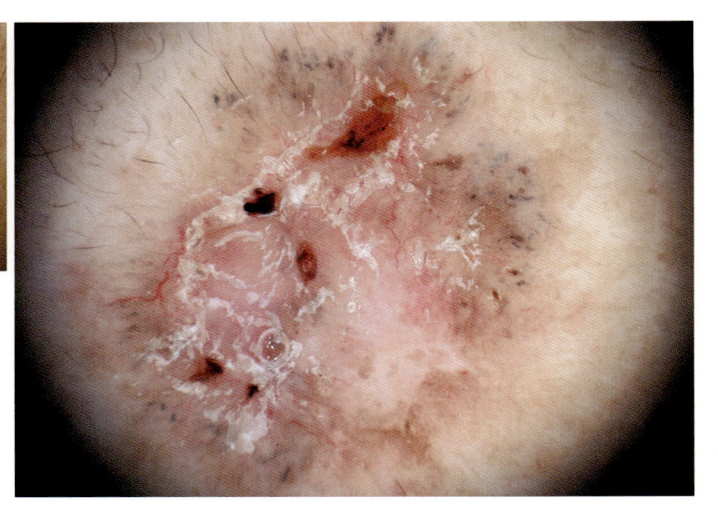

【臨床像】約 1 年前に負った傷が治らず，辺縁が隆起した．径 15×11 mm で辺縁がわずかに隆起する褐色調の皮膚腫瘍．

【ダーモスコピー所見】中央の白色領域を取り囲むように樹枝状血管，多発性青灰色小球を認める．

症例 116

73 歳，男性

[部位] 左頬部
[形状] 陥凹
[病理] 浸潤型

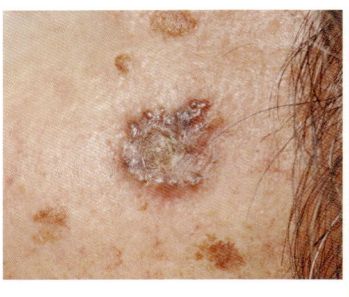
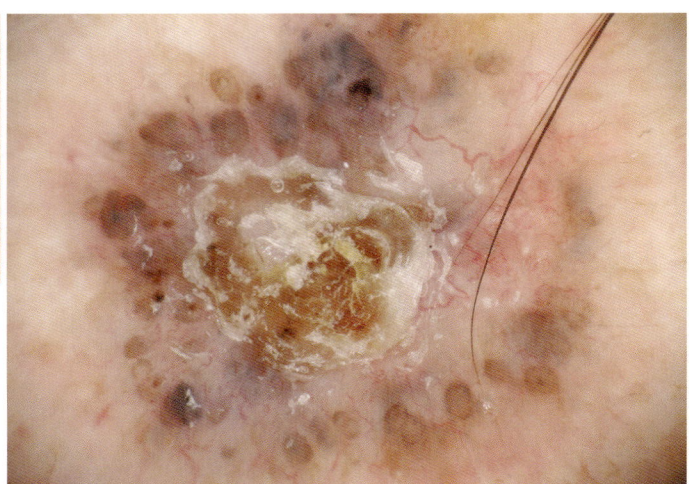

【臨床像】数年来あり，中央部が自潰．中央が痂皮を伴い陥凹した硬結，その辺縁を表面に光沢のある黒色小丘疹が取り囲んでいる．

【ダーモスコピー所見】中央に潰瘍，辺縁寄りには類円形胞巣が並び，定型的な樹枝状血管がある．

症例 117

71 歳，男性

[部位] 右頬部
[形状] 陥凹
[病理] 浸潤型

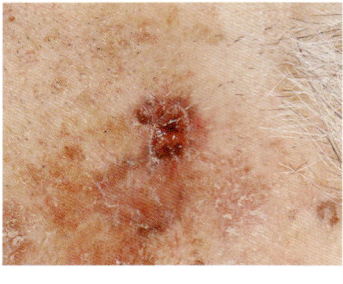
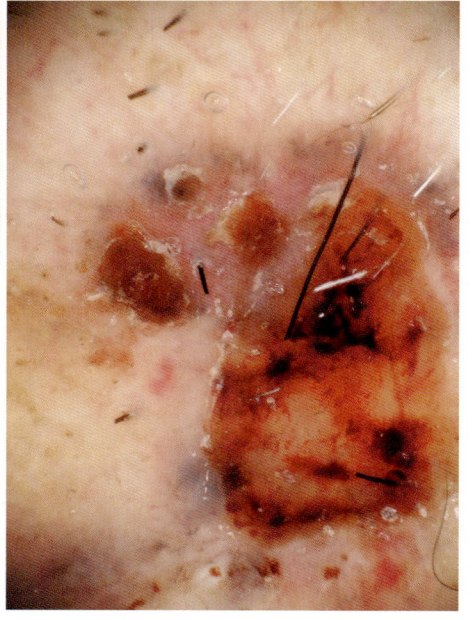

【臨床像】発症時期不明．中央に潰瘍を伴う境界不明瞭でいびつな紅色局面，その辺縁に黒色点がみられる．

【ダーモスコピー所見】大半が潰瘍化しているが，辺縁に淡い葉状領域がある．

症例 118

76 歳，男性
[部位] 左頰部
[形状] 平坦
[病理] 結節型

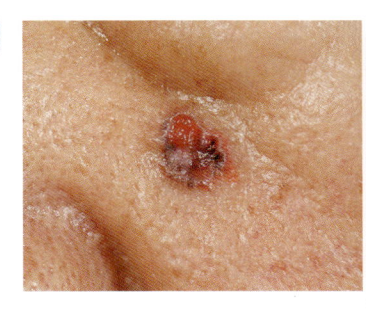
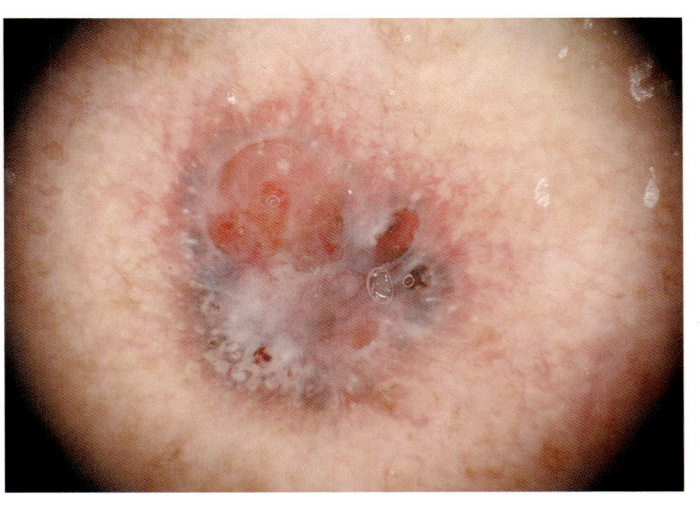

【臨床像】10 年前から増大．最近洗顔で出血．中央が潰瘍化した黒色結節，表面には光沢がある．
【ダーモスコピー所見】大きな潰瘍と，辺縁にはぼやけているが葉状領域がある．

症例 119

82 歳，男性
[部位] 左頰部
[形状] 隆起
[病理] 微小結節型

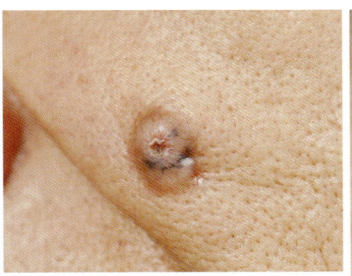
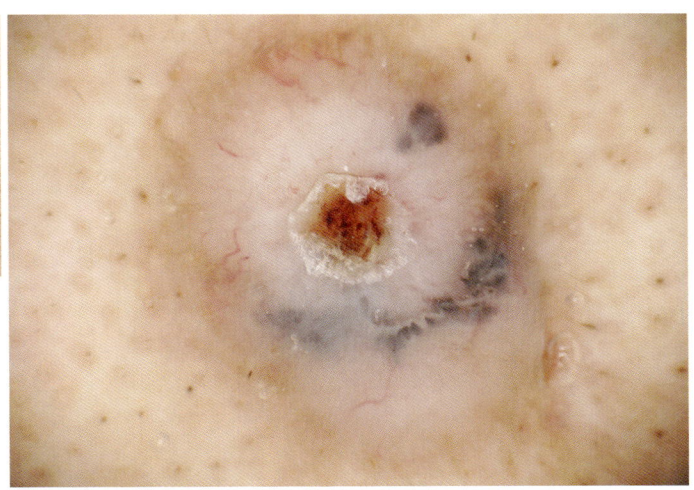

【臨床像】数年前に発症，CO_2 レーザー治療後に再発．中央が潰瘍化した，表面に光沢のある皮膚色のドーム状結節．内部に黒色点がみられる．
【ダーモスコピー所見】青灰色類円形大型胞巣と樹枝状血管がみられる．白色無構造領域はレーザー治療の影響と思われる．

症例 120

81 歳，男性
[部位] 左頰部
[形状] 隆起
[病理] 浸潤型

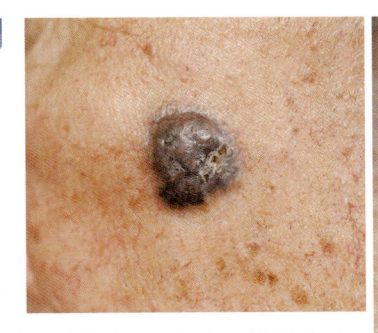
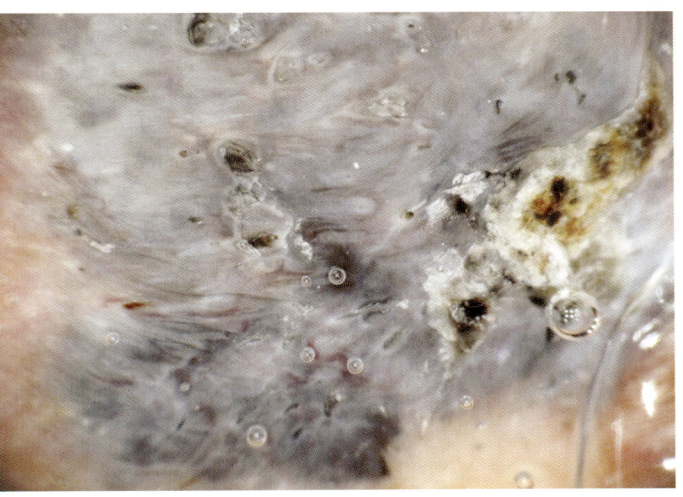

【臨床像】20 年前から増大し出血する．表面に光沢がある境界明瞭な黒色結節．中央に痂皮を伴い，毛細血管の拡張がみられる．
【ダーモスコピー所見】全体が白色の薄靄によって覆われており，色素構造の分布は明瞭でない．樹枝状血管が透見される．

症例 121

70 歳，女性

部位 左頬部
形状 隆起
病理 微小結節型

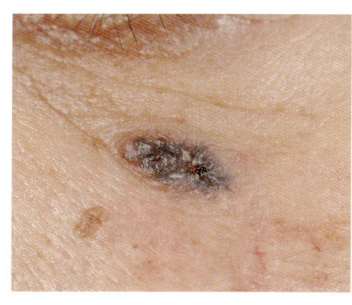
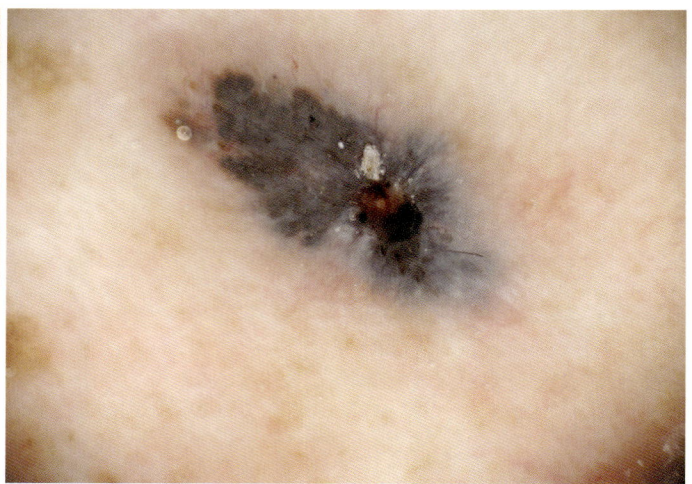

【臨床像】10 年前からあり，出血するようになった．7×4 mm の境界明瞭で潰瘍化を伴う黒色斑．
【ダーモスコピー所見】びまん性の色素沈着ではあるが，辺縁は分葉状になっている．潰瘍も伴う．

症例 122

57 歳，男性

部位 左頬部
形状 隆起，中央は陥凹している
病理 結節型

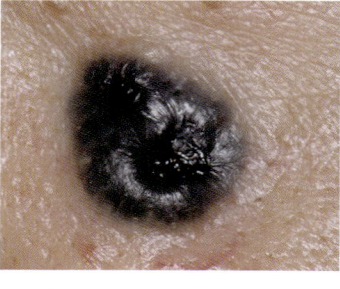
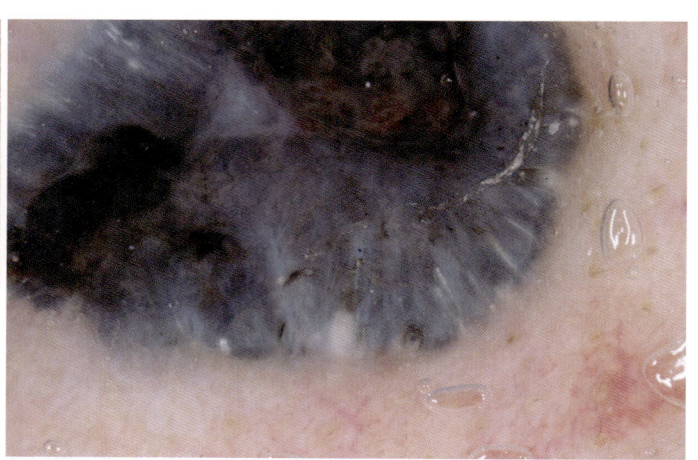

【臨床像】10 年以上前から増大．13×12 mm で境界明瞭な濃い黒色結節がみられ，潰瘍を伴う．
【ダーモスコピー所見】潰瘍があり，高度色素性のために独立した色素構造をもたない．結節型黒色腫との鑑別が難しい．

症例 123

73 歳，男性

部位 左頬部
形状 隆起
病理 結節型

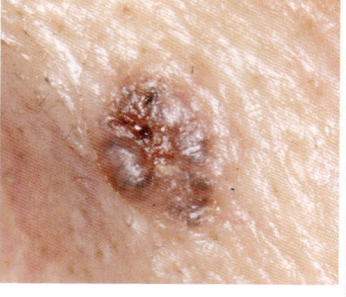
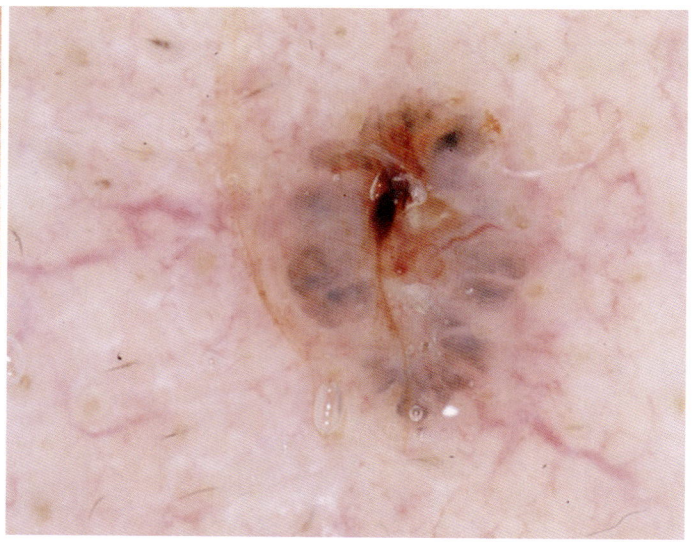

【臨床像】4 年前から増大．径 5×4 mm で淡黒色調に透見される結節．
【ダーモスコピー所見】中央に潰瘍，辺縁に葉状領域がある．色素構造の間に樹枝状血管もみられる．

症例 124

77 歳, 女性
[部位] 右頬部
[形状] 陥凹
[病理] 結節型

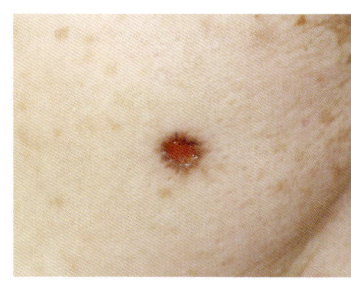
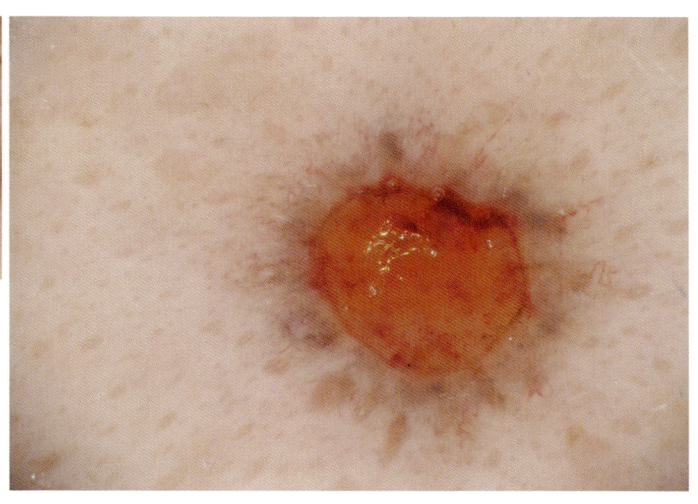

【臨床像】3 年前からあり, やがて自潰. 径 8 mm の黒褐色斑. 中央は 5 mm の潰瘍.

【ダーモスコピー所見】中央の潰瘍から周囲に, 樹枝状血管, 多発性青灰色小球, 葉状領域が放射状に広がっている.

徹底解剖! 症例 124 のダーモスコピーを詳しく見てみよう

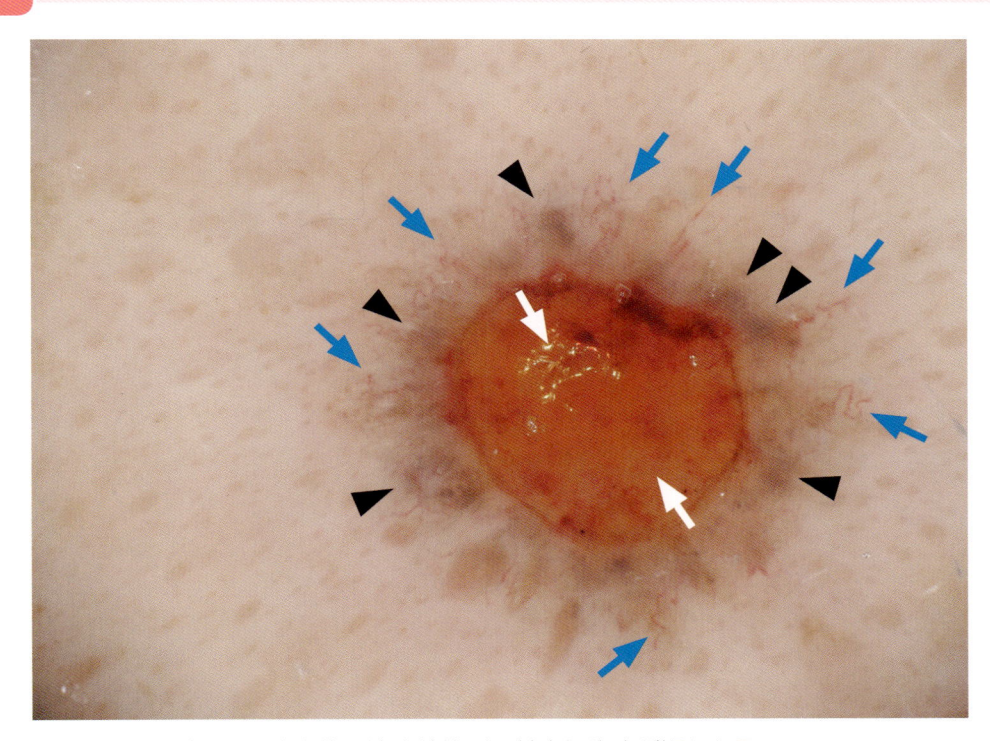

潰瘍を囲んで色素沈着があり, 臨床的に潰瘍結節型の基底細胞癌が疑われる.

ダーモスコピーにおいては, 紅色均一で大型の潰瘍(⇨)を囲むように青灰色構造(▲)が辺縁に放射状に配列し, 基底細胞癌の典型像である.

この症例では, 白色の薄靄(白色ベール)は目立たず, 青灰色構造だけがみられる.

青灰色構造の間を縫うように, 不規則線状血管や蛇行状血管(➡)がみられ, 放射状に配列している. 樹枝状血管とは異なるが, 真皮浅層を表皮と平行に走る血管という意味ではこれも基底細胞癌の特徴といえる.

症例 125

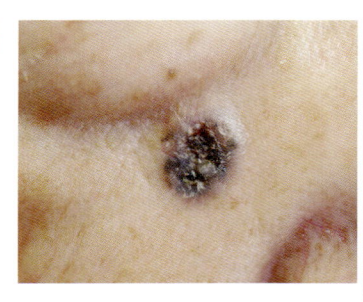

77 歳，男性
- 部位 右頬部
- 形状 隆起
- 病理 結節型

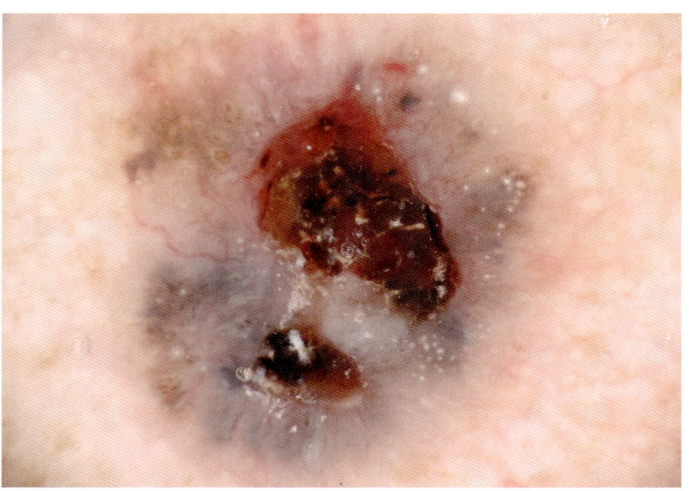

【臨床像】3 年前から増大．径 10 mm の扁平隆起性の黒色結節．中央はやや陥凹．
【ダーモスコピー所見】潰瘍が 2 つあり，白色領域が介在する．潰瘍を囲うように多発性青灰色小球，樹枝状血管がみられる．

症例 126

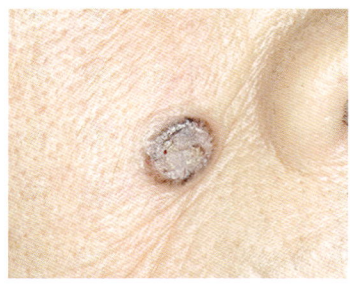

80 歳，女性
- 部位 右頬部
- 形状 隆起
- 病理 結節型

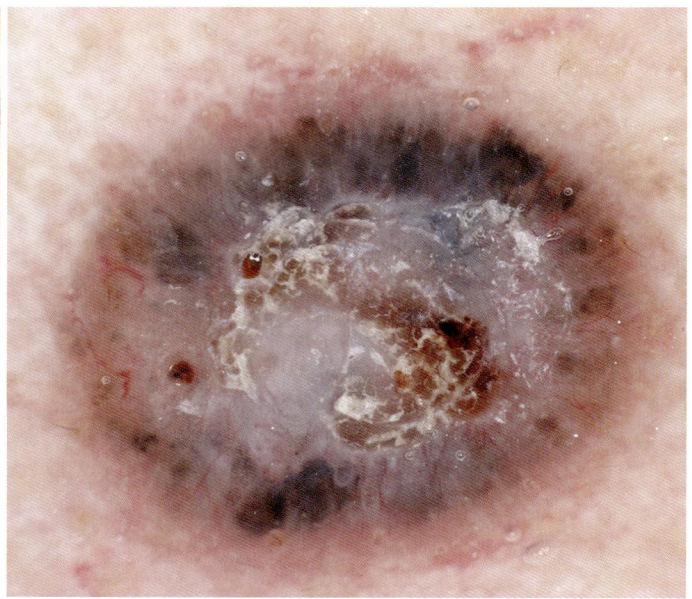

【臨床像】6 か月前から増大．9×6 mm，中央が陥凹した紅色〜黒色調の小結節．
【ダーモスコピー所見】中央は乳白紅色領域となり，それを囲むように，多発性青灰色小球，樹枝状血管が配列している．

症例 127

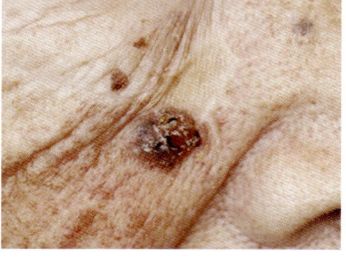

80 歳，女性
- 部位 右頬部
- 形状 隆起
- 病理 結節型

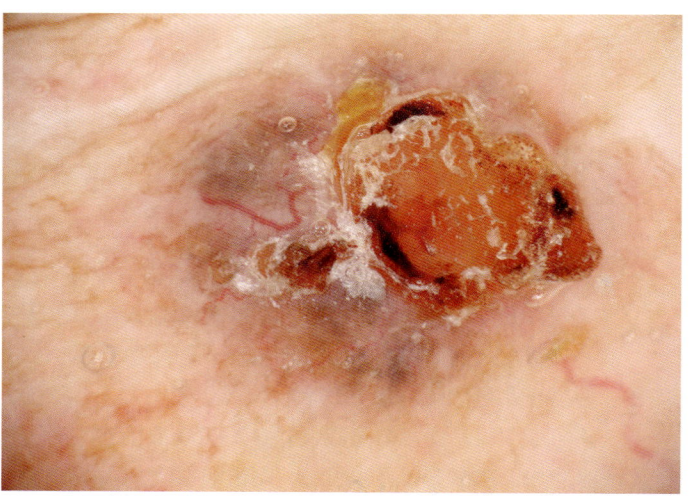

【臨床像】20 年以上前に基底細胞癌を手術．2 年前，植皮片近傍に出現．9×8 mm，紅色〜黒色調，びらんを伴う小結節．
【ダーモスコピー所見】痂皮に覆われた潰瘍があり，周囲には，多発性青灰色小球，樹枝状血管がみられる．

症例128

90歳，男性
[部位] 右頬部
[形状] 陥凹
[病理] 結節型

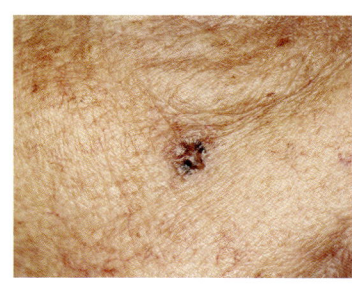

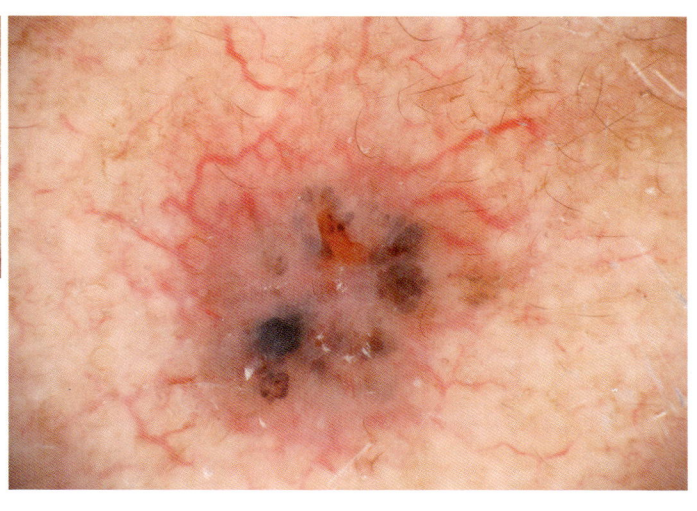

【臨床像】3か月前に自覚．径5mm，紅色，一部黒色調の小結節．中央は陥凹している．
【ダーモスコピー所見】中央に多発性青灰色小球ないし類円形胞巣があり，そこから樹枝状血管が放射状に広がる．

症例129

85歳，女性
[部位] 右頬部
[形状] 隆起
[病理] 結節型

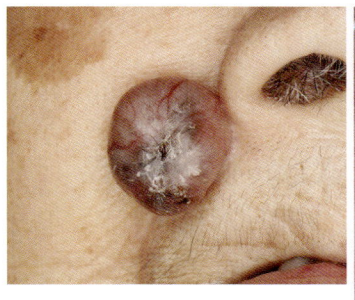

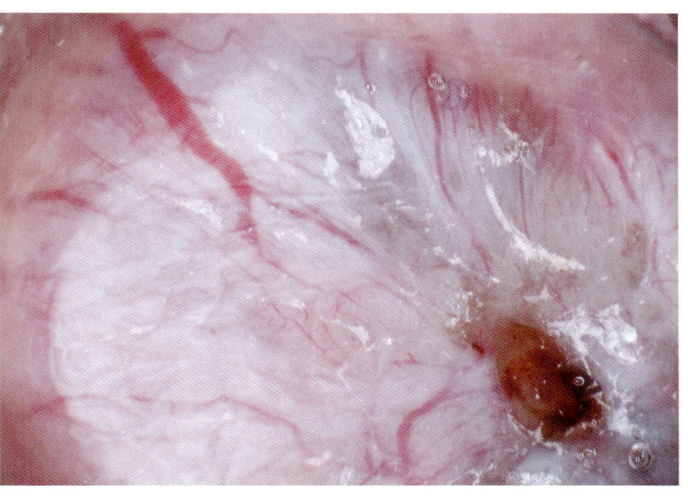

【臨床像】3年前から拡大．19×16mmの広基有茎性の紅色から褐色の結節．
【ダーモスコピー所見】紅色領域に多数の樹枝状血管と青灰色の巣状構造がある．また右下に痂皮が付着している．

症例130

76歳，女性
[部位] 上口唇
[形状] 隆起
[病理] 結節型

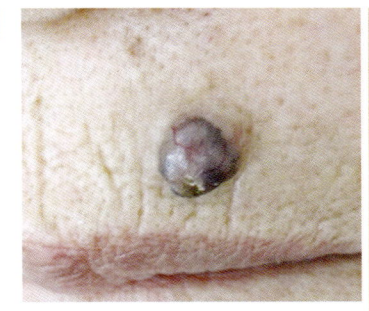

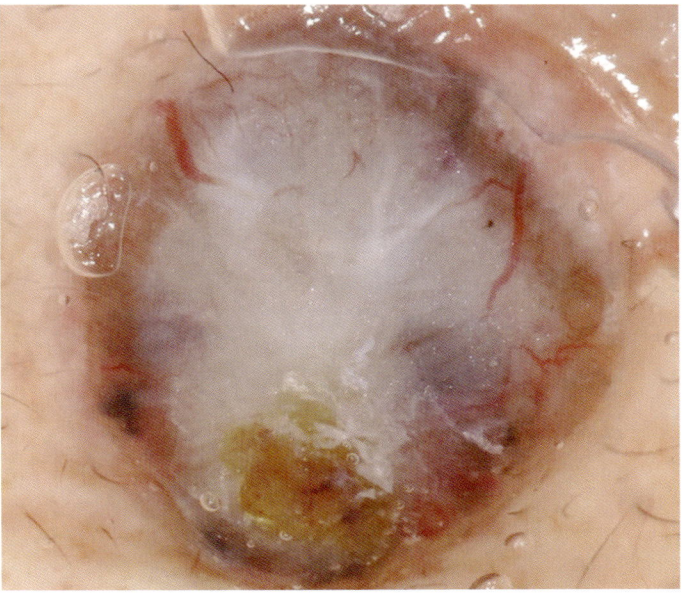

【臨床像】10年以上前から増大．灰黒色から黒色を呈するドーム状の腫瘍．放射状に伸びる数本の毛細血管を伴う．
【ダーモスコピー所見】辺縁に類円形大型胞巣と樹枝状血管が存在し，中心部は角化を反映した白色の薄靄がある．

症例 131

47歳，女性

［部位］上口唇

［形状］隆起

［病理］結節型

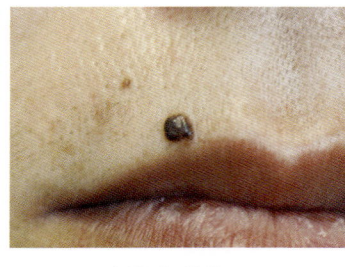

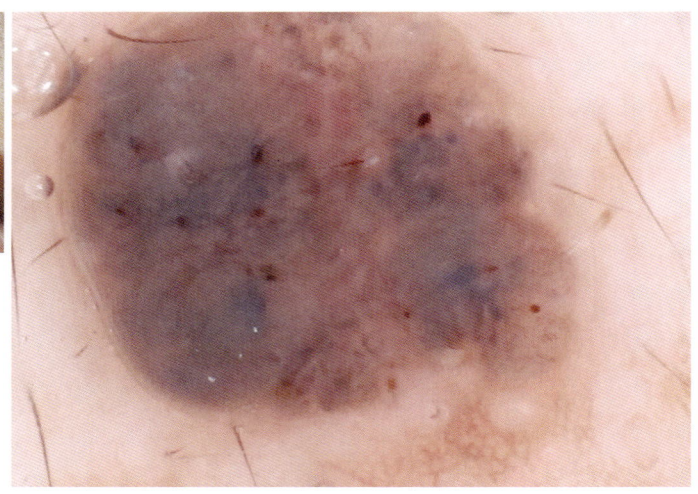

【臨床像】1年前より出現．4mmの黒褐色結節．
【ダーモスコピー所見】青灰色類円形大型胞巣があり，中央から左にかけて血管成分が見える．

症例 132

69歳，女性

［部位］鼻

［形状］隆起

［病理］結節型

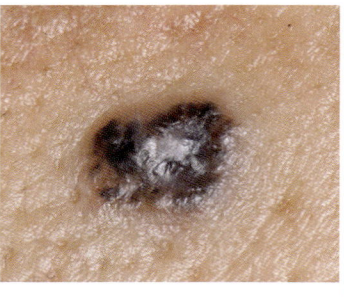

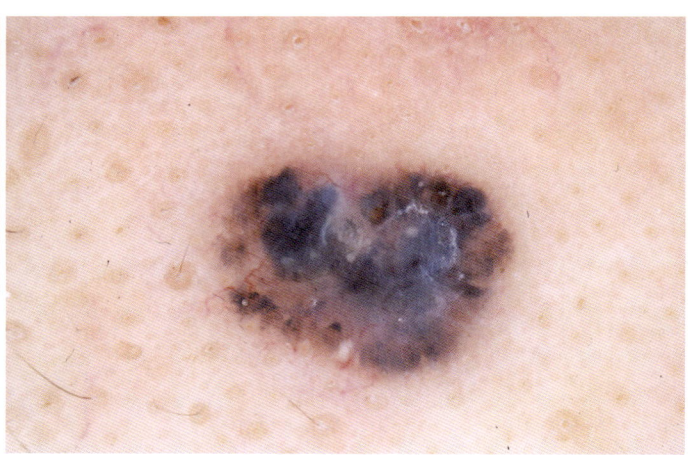

【臨床像】3年前から増大．5×4mm，境界明瞭であり，肉眼的にも小血管が視認できる．
【ダーモスコピー所見】青灰色類円形大型胞巣が辺縁に配列し，葉状領域を形成．樹枝状血管がある．

症例 133

77歳，男性

［部位］右口角部

［形状］隆起

［病理］結節型

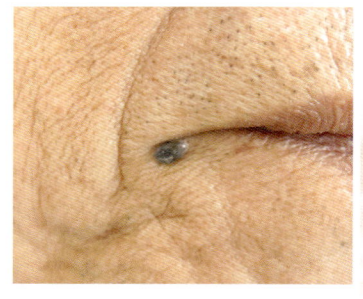

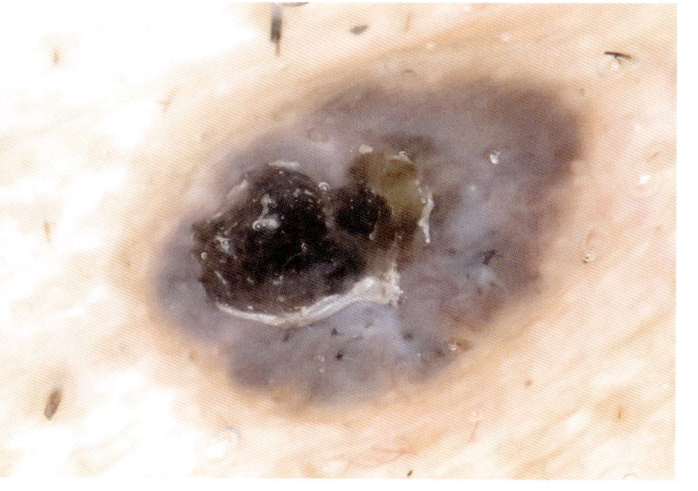

【臨床像】1年前から増大．半球状で中央に鱗痂皮を付着する淡黒色の結節．
【ダーモスコピー所見】病変全体が1つの大きな青灰色類円形大型胞巣を示し，径の細い樹枝状血管と潰瘍を伴う．

症例 134

92歳，女性

[部位] 上口唇

[形状] 隆起

[病理] 結節型

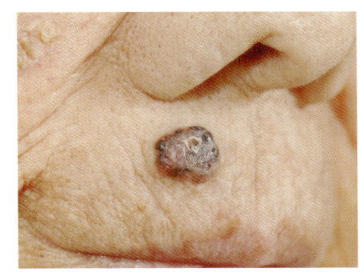
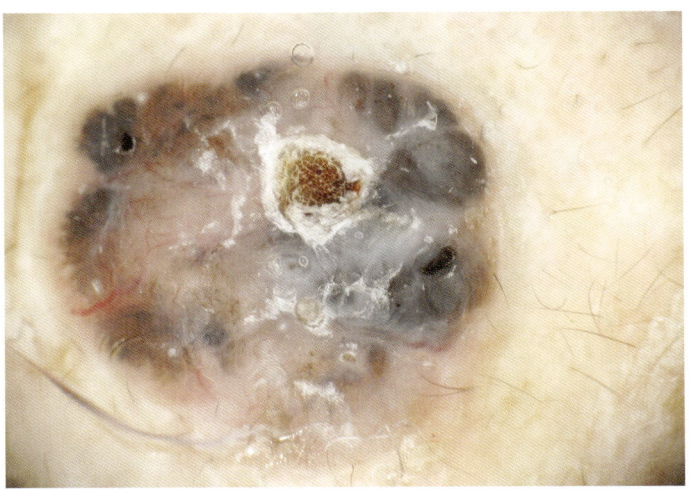

【臨床像】5年以上前から増大．10 mm で境界明瞭な黒色結節．

【ダーモスコピー所見】青灰色類円形大型胞巣と葉状領域がある．樹枝状血管も明瞭．

症例 135

60歳，女性

[部位] 上口唇

[形状] 隆起

[病理] 結節型

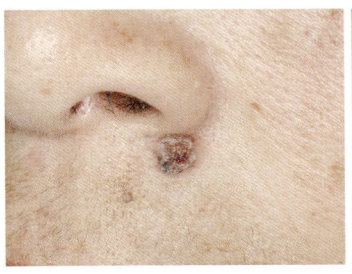
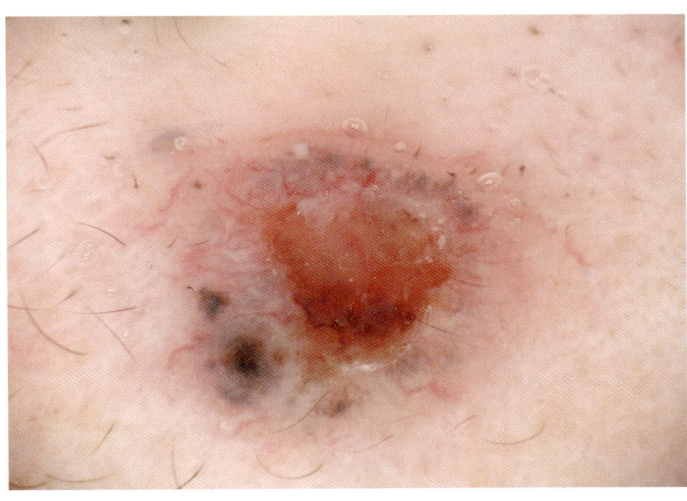

【臨床像】3年前からある．7 mm，中央潰瘍化した常色（一部黒色）の小結節で，潰瘍周囲は堤防状に隆起．

【ダーモスコピー所見】中央に潰瘍があり，その周りに多発性青灰色小球，樹枝状血管が放射状に配列している．

症例 136

57歳，女性

[部位] 右耳後部

[形状] 隆起

[病理] 結節型

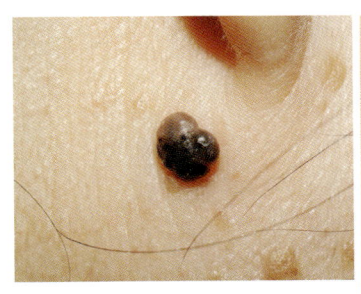
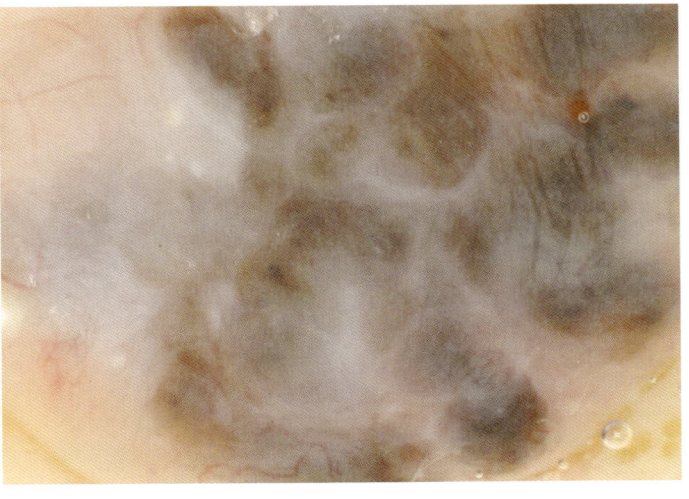

【臨床像】1年前から拡大．ひっかいて出血したことがある．7×6 mm の表面平滑な黒色結節．

【ダーモスコピー所見】青灰色類円形大型胞巣，拡張した血管構造がある．

症例137

78歳，男性

部位 頸部

形状 隆起

病理 結節型

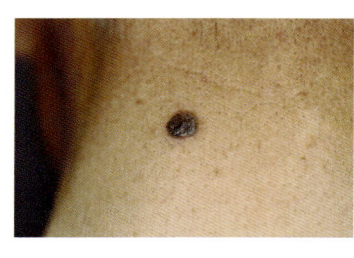

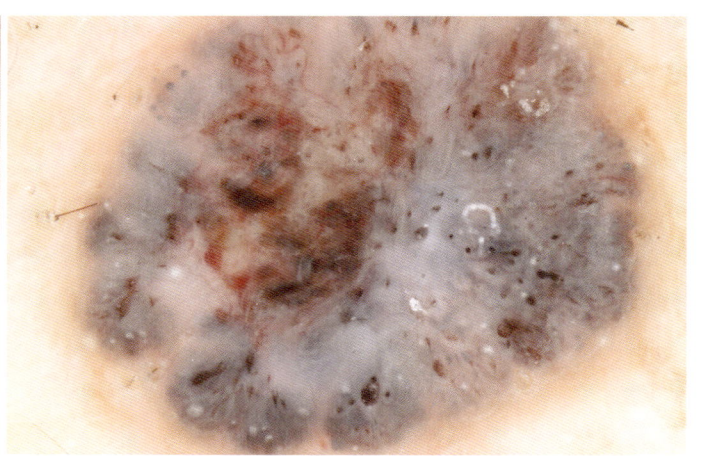

【臨床像】6年前から自覚している黒色結節で，8×6mmで扁平隆起している．

【ダーモスコピー所見】青灰色類円形大型胞巣・色素小球，樹枝状血管，光沢白色領域があり，面皰様開孔様の所見があるものの診断は可能である．

症例138

86歳，女性

部位 胸部

形状 隆起

病理 結節型

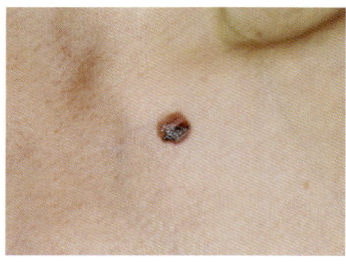

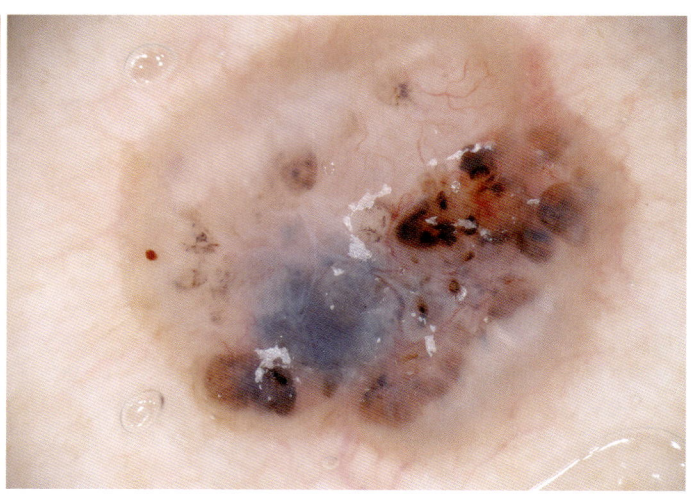

【臨床像】数年前から増大．半球状に隆起し一部色調の濃い褐色の結節．

【ダーモスコピー所見】病変の中央に青灰色類円形大型胞巣がみられ，周囲には多発性青灰色小球，大小様々な樹枝状血管がある．

症例139

78歳，女性

部位 胸部

形状 隆起

病理 結節型

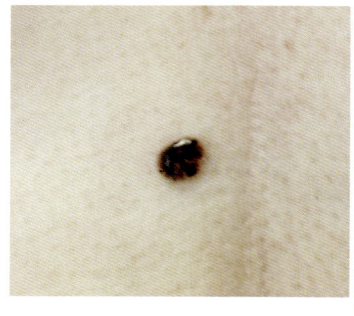

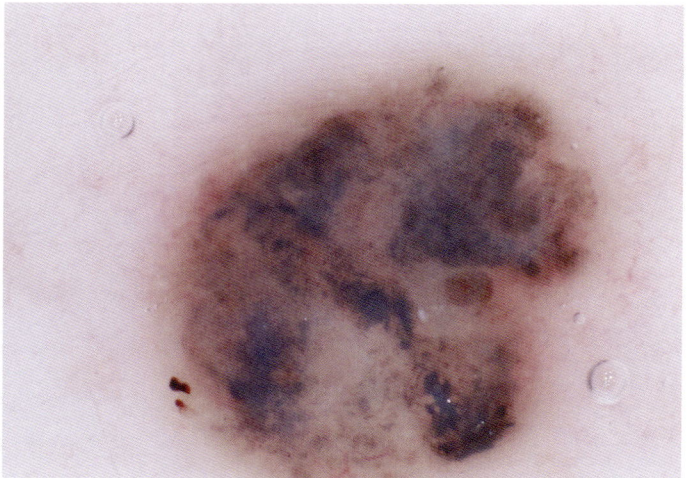

【臨床像】2年前から拡大．5×3mmの黒褐色の隆起性結節で表面にやや凹凸がある．

【ダーモスコピー所見】茶褐色〜灰褐色の葉状領域があり，中心部は青灰色類円形胞巣がある．中央には樹枝状血管が縦走している．

症例140

53歳，女性
部位 右乳頭
形状 平坦
病理 結節型

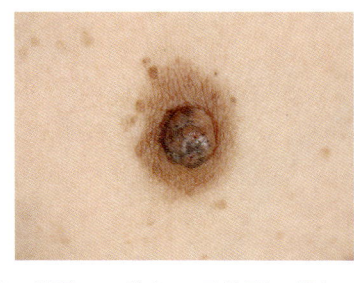

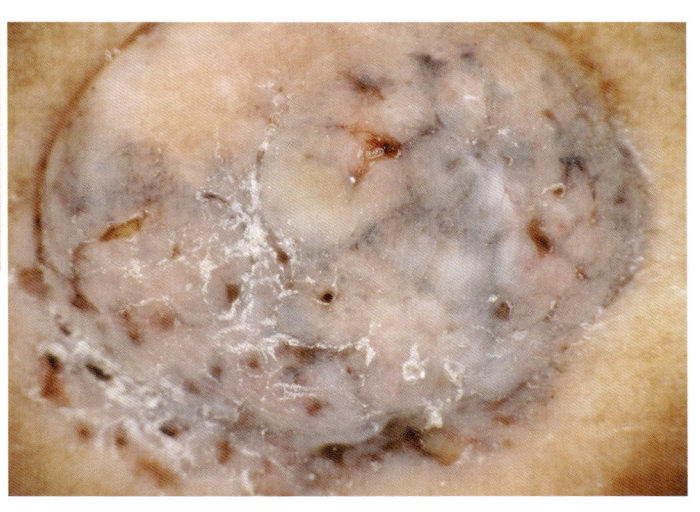

【臨床像】発症時期不明．乳頭に一致して不整形の黒色斑．一部，表面に光沢あり．
【ダーモスコピー所見】葉状領域と，一部に樹枝状血管がある．

徹底解剖！

症例138のダーモスコピーを詳しく見てみよう

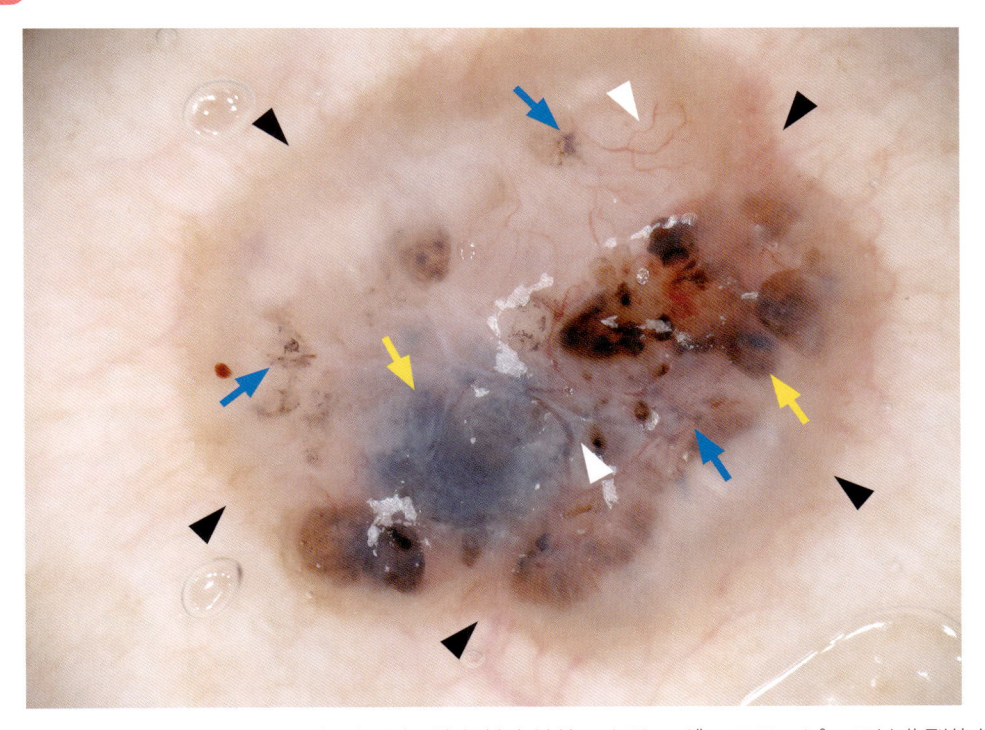

　臨床的には色素細胞母斑にもみえる小型円形の隆起性小結節である．ダーモスコピーでは典型的な結節型の基底細胞癌である．

　中心のやや左下方に偏在する大きな青灰色領域と灰褐色の類円形胞巣（➡）が，腫瘍胞巣の本体に対応している．1時方向と中心には，やや細いが樹枝状に枝分かれする血管が観察される（△）．

　病変を全周性に取り囲むように淡紅褐色の無構造領域（▲）があり，この色調はムチン沈着と全体的な血管増生を反映するものと考えられる．

　病変内には不規則に散在する青灰色で不整形の構造物（➡）もみられ，これらは胞巣周囲の間質に存在するメラノファージに対応する．

症例 141

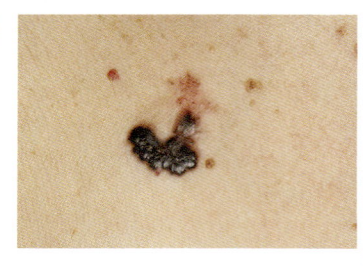

68 歳，男性
[部位] 胸部
[形状] 隆起
[病理] 結節型

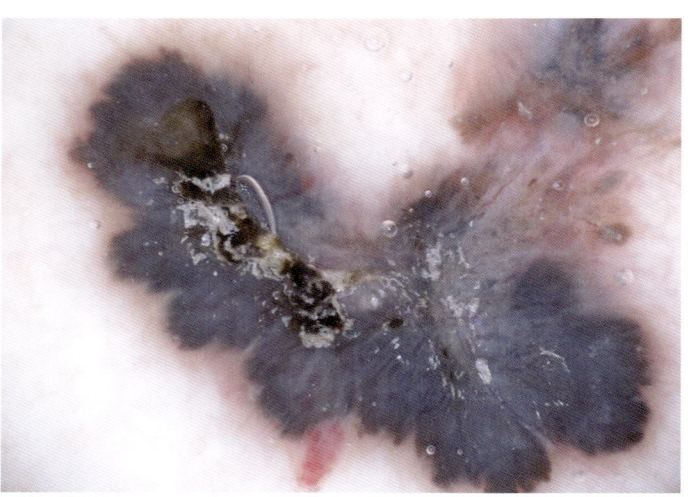

【臨床像】約 6 年前に出現し，凍結療法にて一時消失したが，約 1 年半前に再発・増大．径 14 mm，不整形で境界明瞭な軽度ドーム状に隆起する黒色局面．
【ダーモスコピー所見】病変中央に潰瘍があり，辺縁に葉状領域，樹枝状血管がある．

症例 142

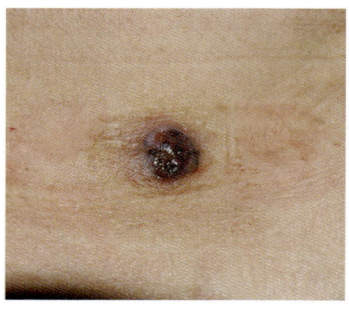

66 歳，女性
[部位] 腹部
[形状] 隆起
[病理] 結節型

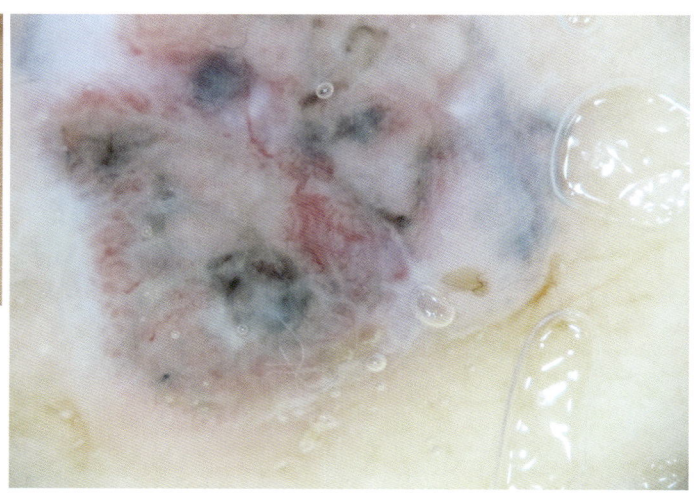

【臨床像】幼少期より存在した色素斑．10 日前に指でひっかき出血．15 mm，びらんを伴う暗赤色の結節．
【ダーモスコピー所見】全体の表面に乳白色〜青白色の薄靄がかかり，青灰色類円形大型胞巣がある．腫瘍をまたぐように数か所の樹枝状血管がみられる．

症例 143

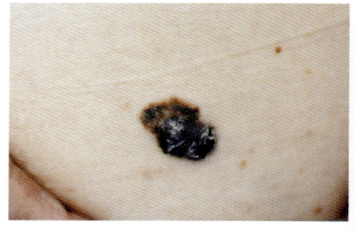

80 歳，女性
[部位] 腹部
[形状] 隆起
[病理] 結節型＋脂漏性角化症

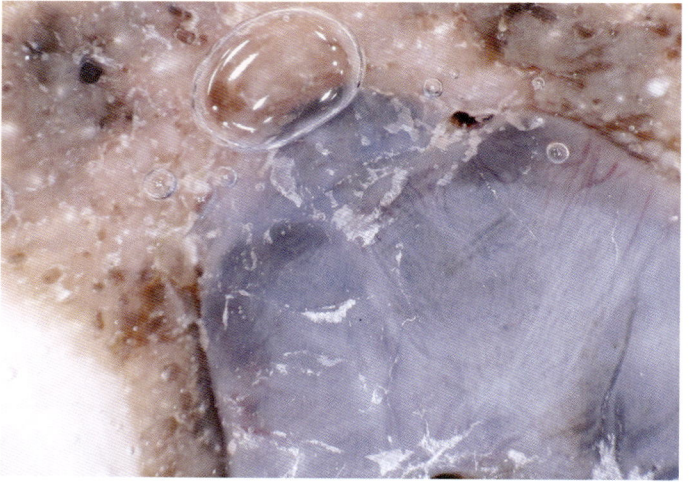

【臨床像】10 年以上前に出現．16×12 mm のやや隆起した黒色から黒褐色病変に 13×10 mm の黒色結節．
【ダーモスコピー所見】左上に褐色から茶褐色斑があり，稗粒腫様嚢腫を多数伴う．右下方は青灰色無構造の結節性病変で，一部表面に赤褐色の痂皮と太い樹枝状血管が多数みられる．

症例 144

65 歳，女性
[部位] 腹部
[形状] 隆起
[病理] 結節型

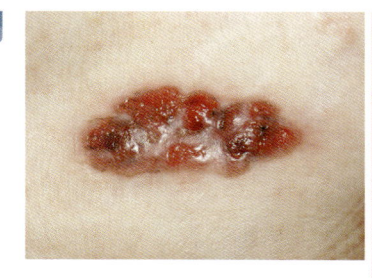

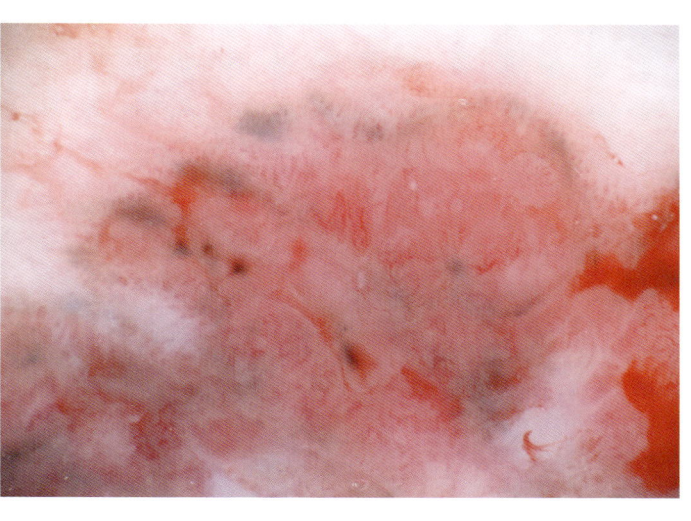

【臨床像】15 年前から拡大．34×14 mm の扁平隆起した
紅色局面で，部分的にびらんがある．
【ダーモスコピー所見】白色〜紅色領域で，樹枝状血管・
青灰色の球状構造・出血がある．

徹底解剖！　**症例 144 のダーモスコピーを詳しく見てみよう**

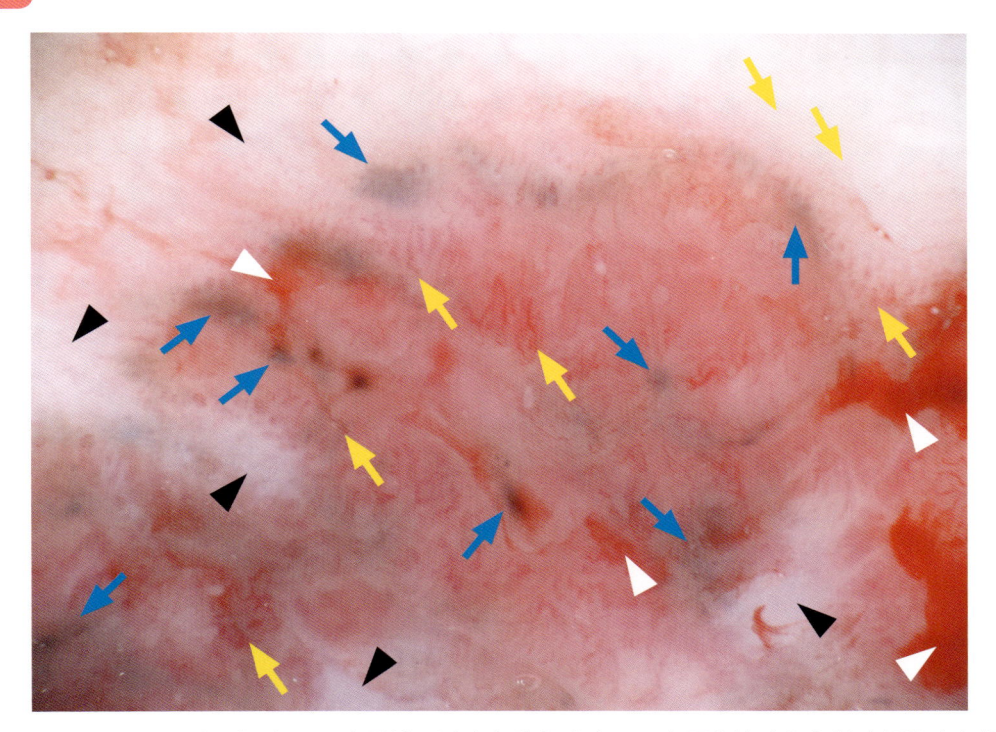

　臨床的に横長で紅色と黒色が混在し，多発性の潰瘍を伴う病変で，色調と潰瘍から基底細胞癌を疑う病変である．

　ダーモスコピーで一部を拡大して観察すると，淡紅白色の背景に青灰色の構造が多数あり（➡），小さな潰瘍（△）が多数みられることから，第 1 に基底細胞癌と考える病変であるが，典型的な樹枝状血管ではなく，多数の線状不規則血管に混じて，ヘアピン血管や点状血管もみられる（⇨）．

　多彩な血管がみられるが，悪性黒色腫でみられるような色素ネットワークを欠き，黒色〜茶色の無構造領域も乏しい．汗孔腫を思わせる上皮増生に対応するような白色ネットワークもみられない．

　淡紅白色の無構造領域を囲むように白色無構造領域（▲）がみられるが，これらは瘢痕治癒による線維化領域に対応すると考えられ，基底細胞癌の潰瘍辺縁にはしばしばみられる．

症例 145

90 歳，女性
- 部位 背部
- 形状 隆起
- 病理 結節型

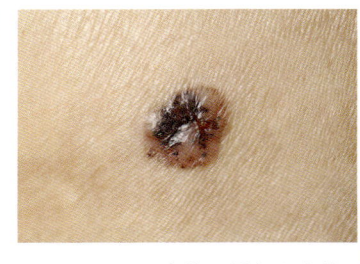
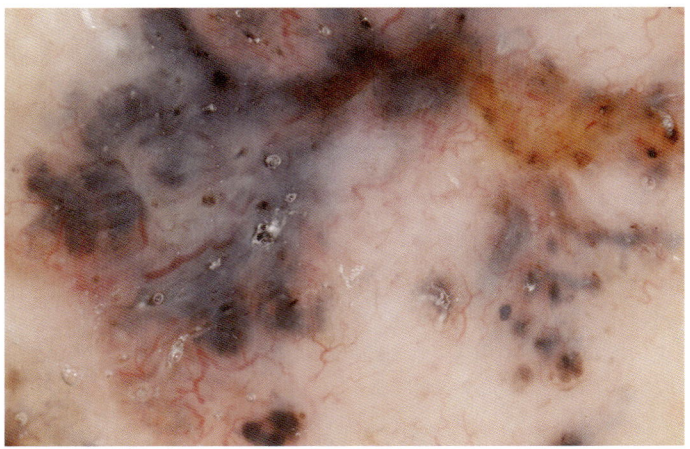

【臨床像】発症時期不明．14×12 mm の点状の黒色斑を伴う紅色の隆起性局面で表面に光沢を伴う．

【ダーモスコピー所見】びまん性に樹枝状血管が分布し，多発性青灰色小球や類円形胞巣の所見がある．

症例 146

80 歳，男性
- 部位 腹部
- 形状 隆起
- 病理 浸潤型

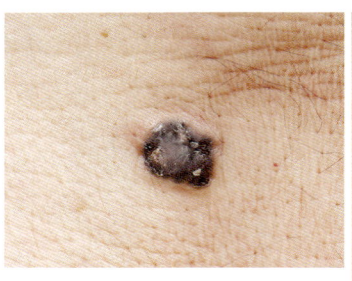
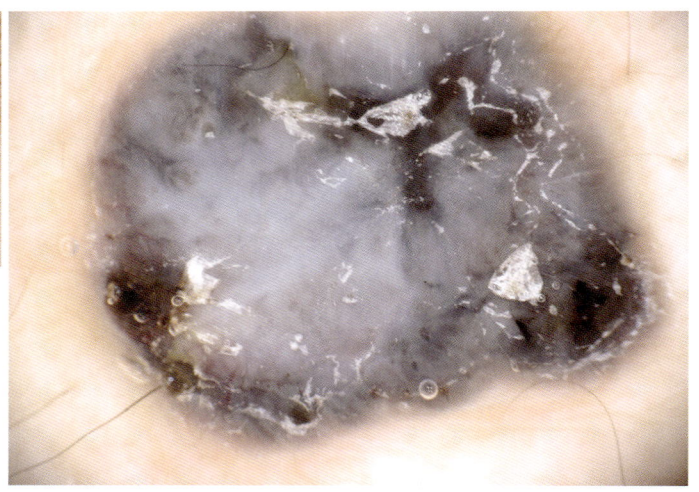

【臨床像】50 年前から増大．境界明瞭な黒色結節，表面は蝋様光沢を伴い痂皮が付着している．

【ダーモスコピー所見】びまん性の黒褐色を呈し，特定の構造を示さない．中央は乳白色調を帯びる（青白色の薄靄）．辺縁にはわずかに拡張血管がある．

症例 147

79 歳，女性
- 部位 左腋窩
- 形状 潰瘍
- 病理 結節型

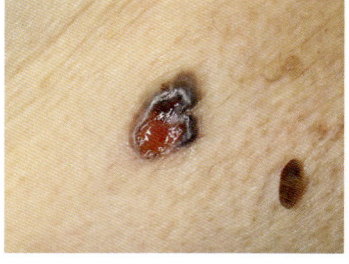
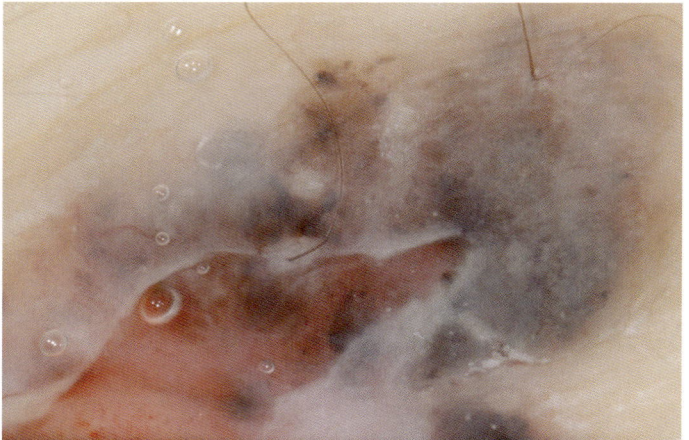

【臨床像】1 年前に自覚した結節が出血をきたした．15×10 mm の紅色のびらんを伴う黒色結節．

【ダーモスコピー所見】中央部に潰瘍があり，取り囲む青灰色小球とともに，細く短い表在性の血管拡張や光沢白色領域の所見も確認できる．

症例 148

70 歳，女性
[部位] 背部
[形状] 隆起
[病理] 病型不詳

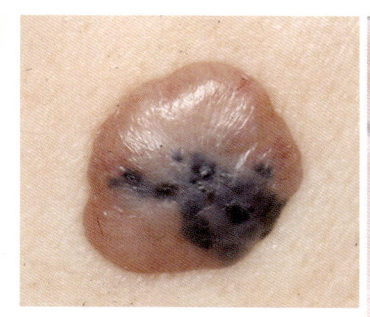
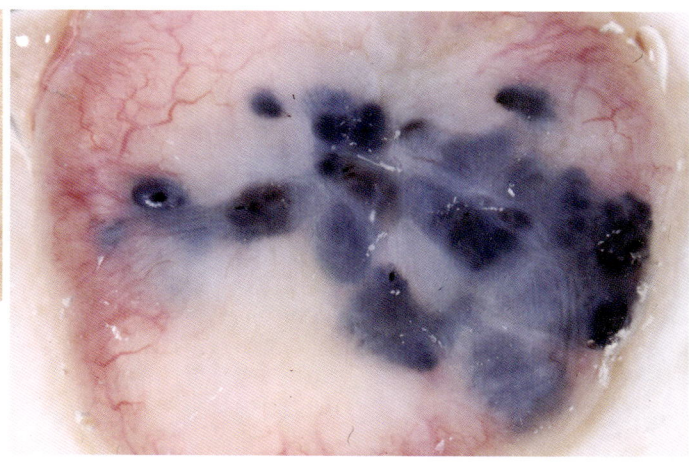

【臨床像】数年前から増大．13 mm の弾性硬紅色結節．中央に黒色調を伴う．
【ダーモスコピー所見】青灰色類円形大型胞巣が集簇してみられる．辺縁から立ち上がるように樹枝状血管がある．

症例 149

78 歳，女性
[部位] 右腋窩
[形状] 平坦
[病理] 結節型＋表在型

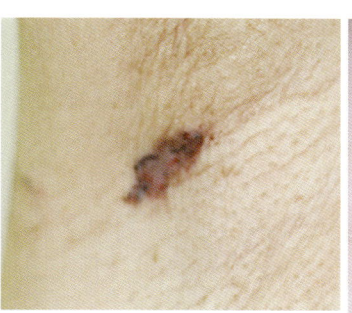
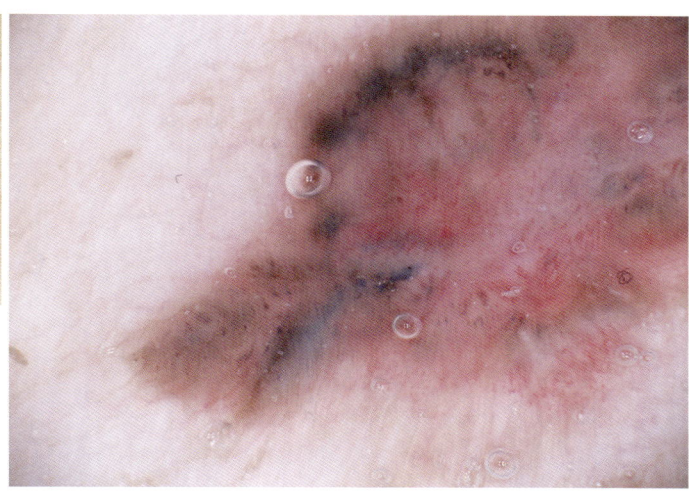

【臨床像】発症時期不明の色素斑．1 週間前から痛み，出血．16×6 mm の辺縁青灰色，中央やや淡紅色調の局面．
【ダーモスコピー所見】辺縁は葉状領域があり，中央は青灰色類円形大型胞巣と細い毛細血管が増加して淡紅色調に見える．

症例 150

70 歳，男性
[部位] 右腋窩
[形状] 隆起
[病理] 結節型

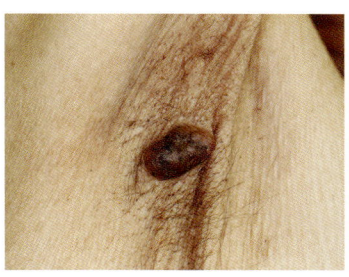
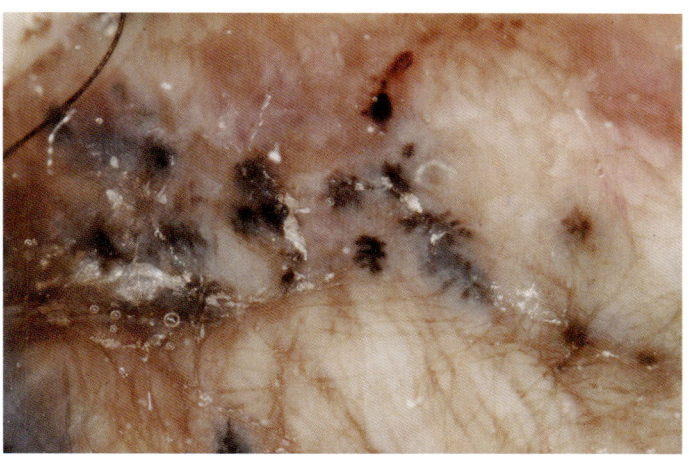

【臨床像】20×14 mm の弾性硬で，隆起性の黒褐色結節．
【ダーモスコピー所見】結節部に点在する車軸状領域と青灰色類円形大型胞巣が重なるような形で観察される．

症例 151

83歳，女性
- 部位 左腋窩
- 形状 隆起
- 病理 結節型

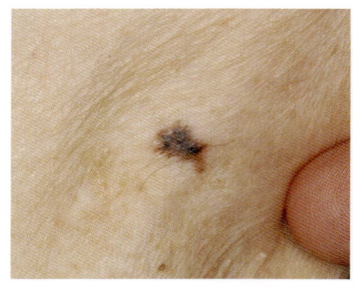
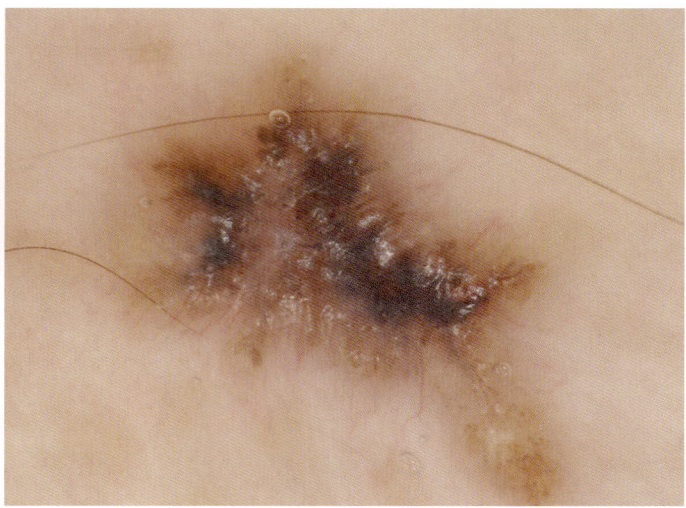

【臨床像】約3か月前から拡大．直径約5mm，不整形で辺縁がやや堤防状に隆起した黒色小結節．
【ダーモスコピー所見】葉状領域と白色の背景の中に樹枝状血管がある．

症例 152

71歳，女性
- 部位 外陰部
- 形状 隆起
- 病理 結節型

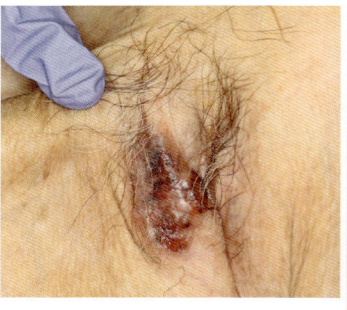
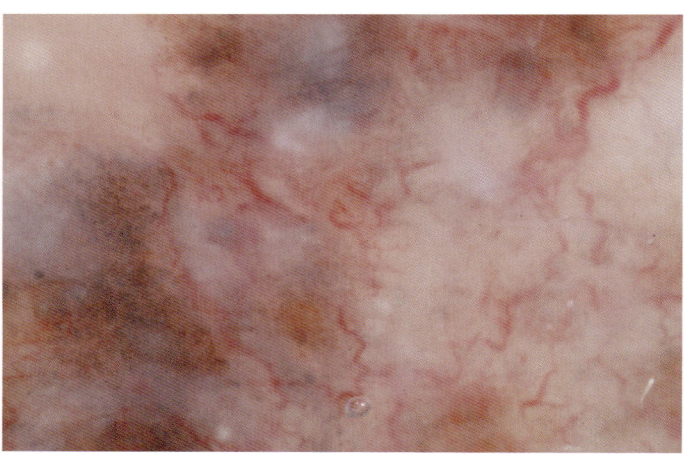

【臨床像】1か月前に下着に血液が付着して自覚．38×20mmの黒色〜淡紅色不整形腫瘍．一部びらんを伴う．
【ダーモスコピー所見】びまん性に蛇行する樹枝状血管と，真皮内の胞巣を反映した青灰色小球の所見が目立ち光沢白色領域もみられる．

症例 153

78歳，男性
- 部位 肛囲
- 形状 潰瘍
- 病理 結節型

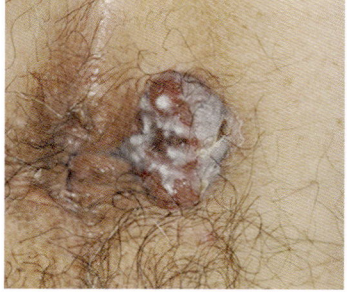
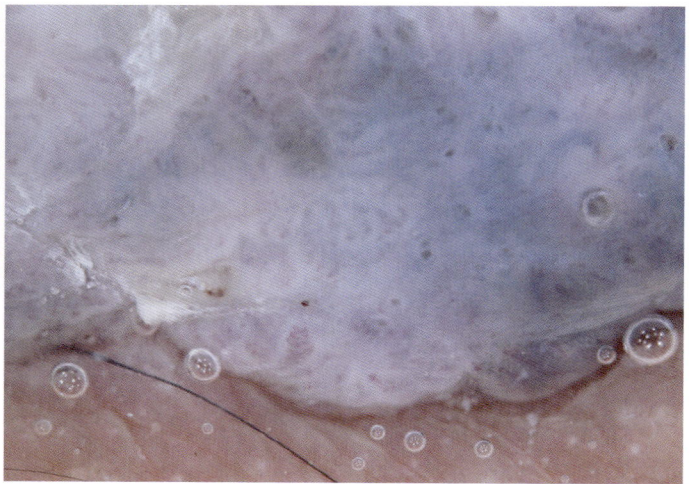

【臨床像】数年前からある無症候性結節．最近出血．29×21mmの灰黒色扁平隆起結節で表面は潰瘍化．
【ダーモスコピー所見】全体に光沢白色領域であり，一部にはヘアピン血管もある．

症例 154

90 歳，女性
部位 左鼠径部
形状 隆起
病理 結節型

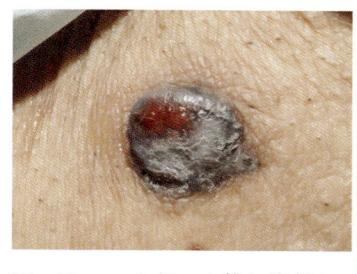
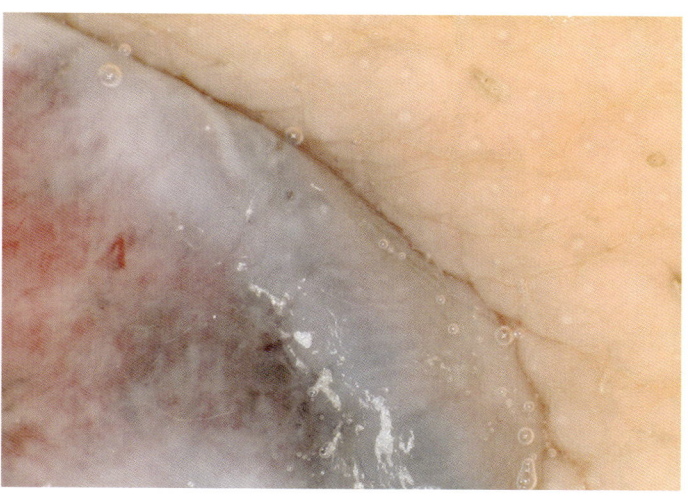

【臨床像】5 年前に自覚．17×15 mm のドーム状に隆起した黒色腫瘤，表面に鱗屑．一部が潰瘍化，易出血性．
【ダーモスコピー所見】潰瘍部は紅色〜白色の背景に拡張した血管．境界部は黒色の背景に白色の縞，白色の鱗屑．

徹底網羅！

結節型 BCC のバリエーション ④　体幹・下肢

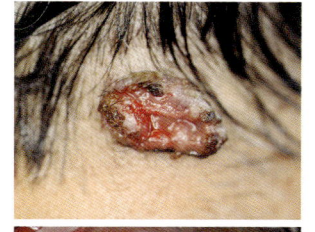
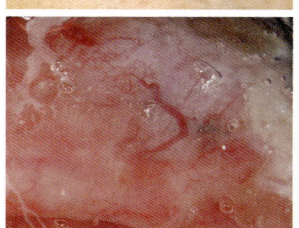

69 歳，男性，体幹，潰瘍

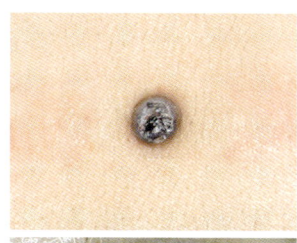
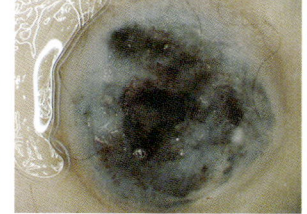

43 歳，男性，体幹，隆起

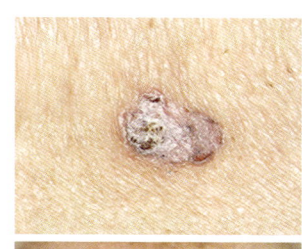
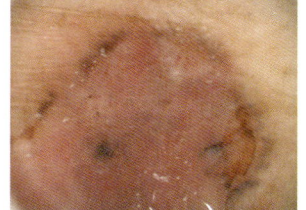
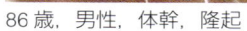

86 歳，男性，体幹，隆起

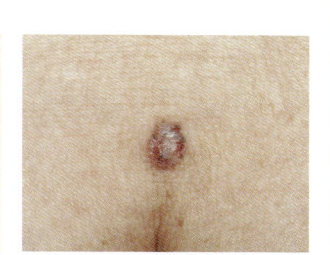
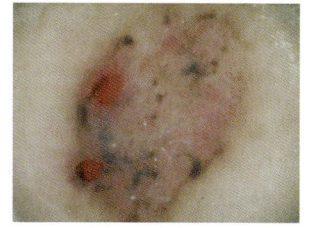

87 歳，女性，体幹，隆起

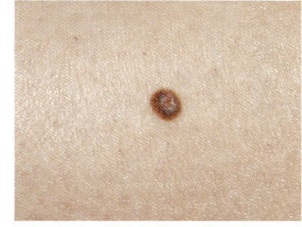
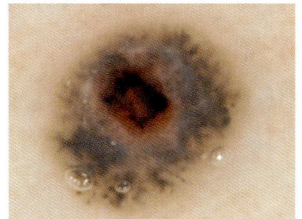

51 歳，女性，下肢，隆起

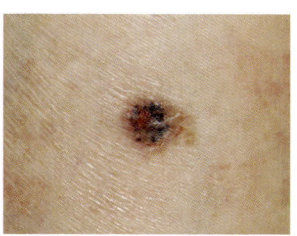
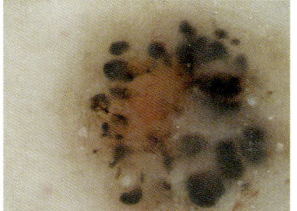

83 歳，女性，下肢，平坦

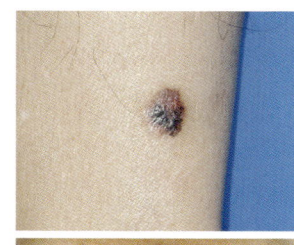
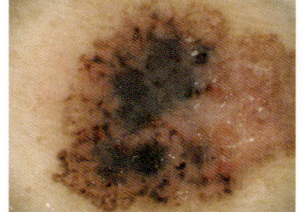

67 歳，男性，下肢，隆起

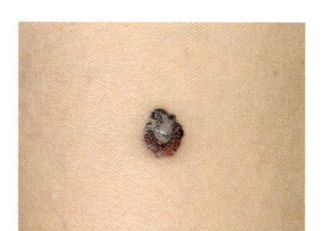
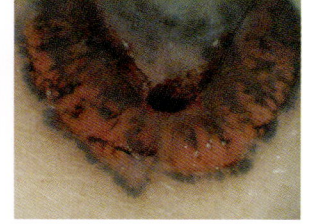

82 歳，女性，下肢，潰瘍

症例 155

85 歳，男性

部位 肛囲
形状 隆起
病理 結節型

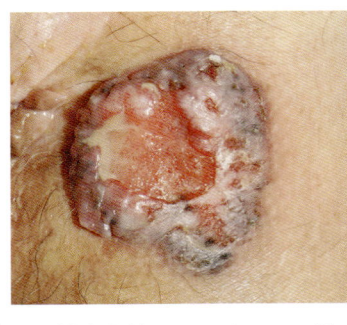

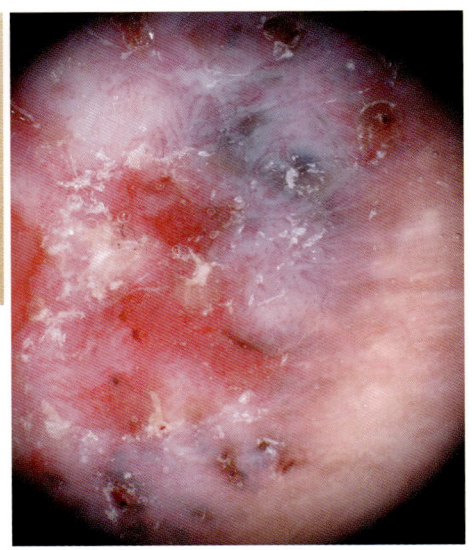

【臨床像】5 年前から拡大し，易出血性．41×40 mm の辺縁が堤防状隆起したクレーター状の結節．
【ダーモスコピー所見】紅色領域で，樹枝状血管・青灰色の球状構造・出血がある．

症例 156

66 歳，男性

部位 陰嚢
形状 隆起
病理 結節型

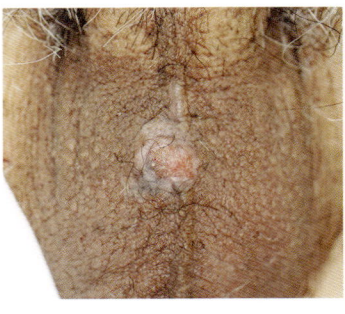

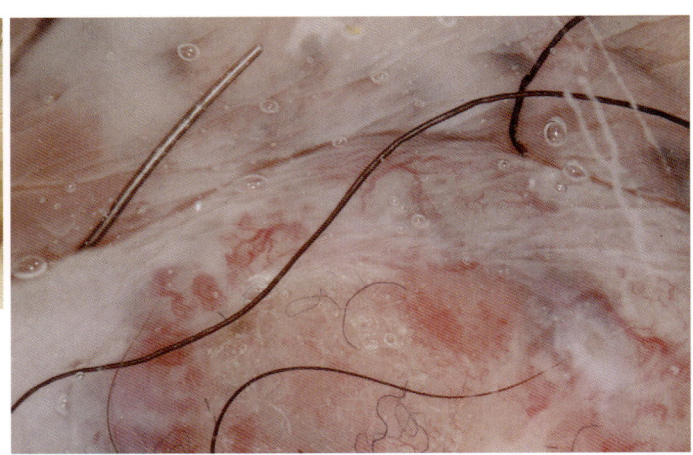

【臨床像】1 年前に米粒大のしこりを自覚．下着に血液が付着する．13×13 mm の表面がびらんした紅色結節．
【ダーモスコピー所見】光沢白色領域と樹枝状血管が目立ち，肥厚した表皮の下に青灰色類円形大型胞巣の所見もみられる．

症例 157

84 歳，女性

部位 外陰部
形状 潰瘍
病理 結節型

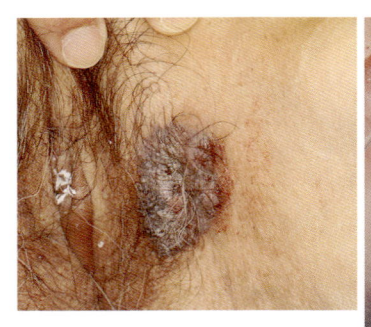

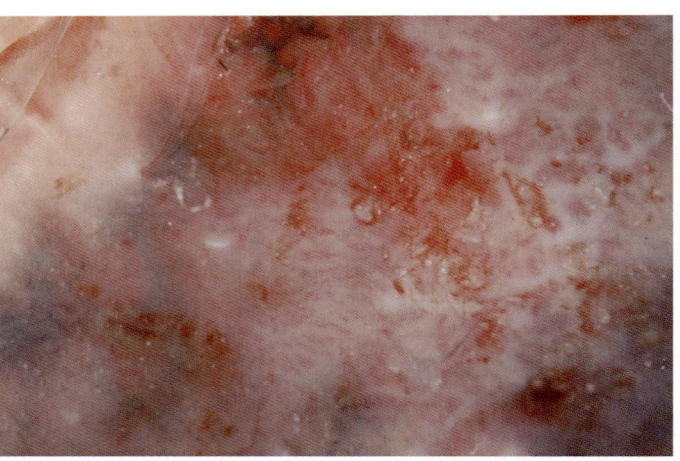

【臨床像】2 か月前に自覚し，痒みがある．35×25 mm の黒色局面で掻破による出血をきたしている．
【ダーモスコピー所見】一部に潰瘍があり，均一な青灰色類円形胞巣と考えられる所見が広がっている．

症例 158

82 歳，男性

部位	陰嚢
形状	潰瘍
病理	結節型

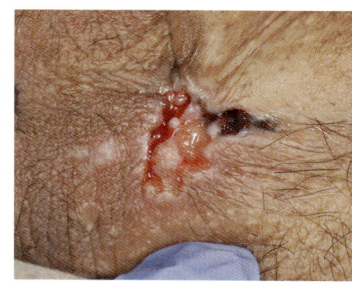

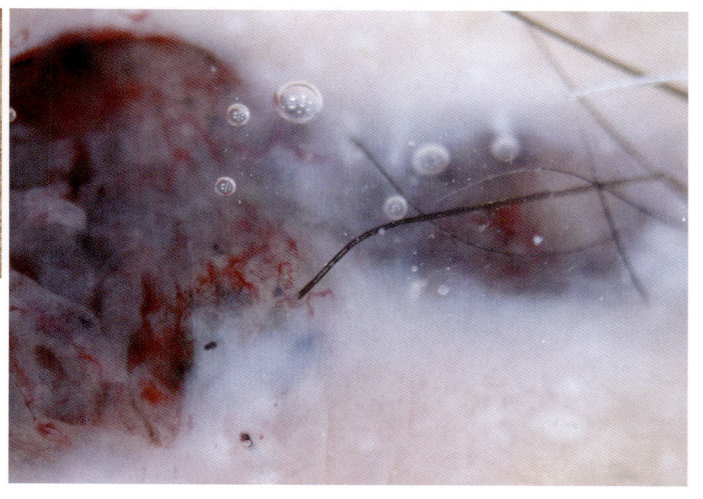

【臨床像】十数年前からある陰嚢の硬結と潰瘍．陰嚢左側に 29×25 mm の中央に潰瘍のある不整形で，常色〜一部青黒色調の結節．

【ダーモスコピー所見】青灰色類円形大型胞巣，樹枝状血管が一部にみられる．

症例 159

71 歳，男性

部位	右前腕
形状	隆起
病理	結節型＋光線角化症

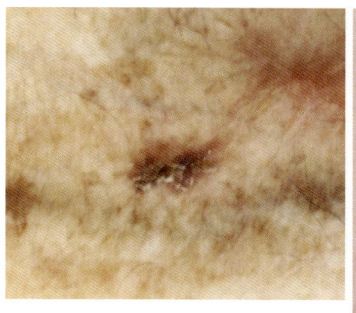

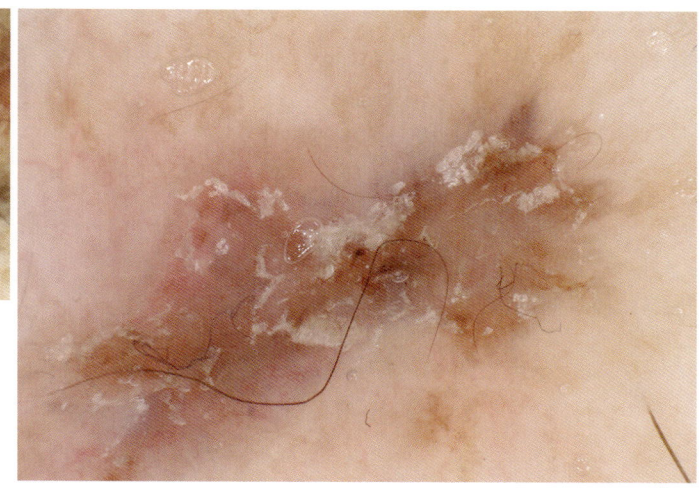

【臨床像】8 mm の角化性褐色結節．

【ダーモスコピー所見】角化を伴う病変で中央は褐色調，辺縁には青灰色類円形大型胞巣がある．

症例 160

70 歳，女性

部位	左上腕
形状	隆起
病理	結節型

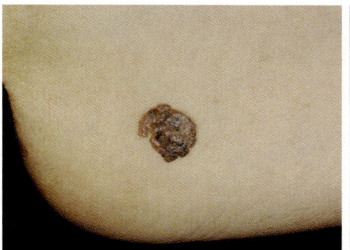

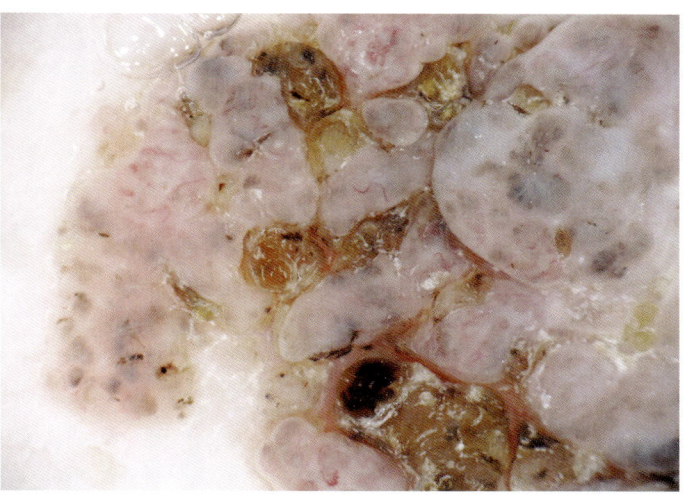

【臨床像】10 年前からある，17×12 mm，紅色〜黒褐色調，扁平隆起性，顆粒状の凹凸を有する結節．

【ダーモスコピー所見】多発性青灰色類円形胞巣や色素小球が散在している．細い樹枝状血管がみられる．

I

基底細胞癌（basal cell carcinoma）

1 結節型

外陰部／上肢

69

症例 161

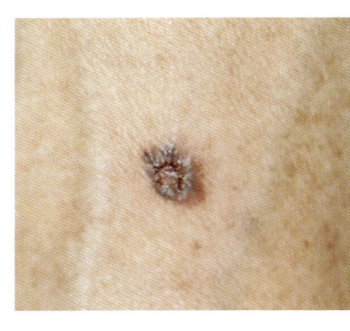

59 歳，男性
- 部位 右前腕
- 形状 潰瘍
- 病理 結節型

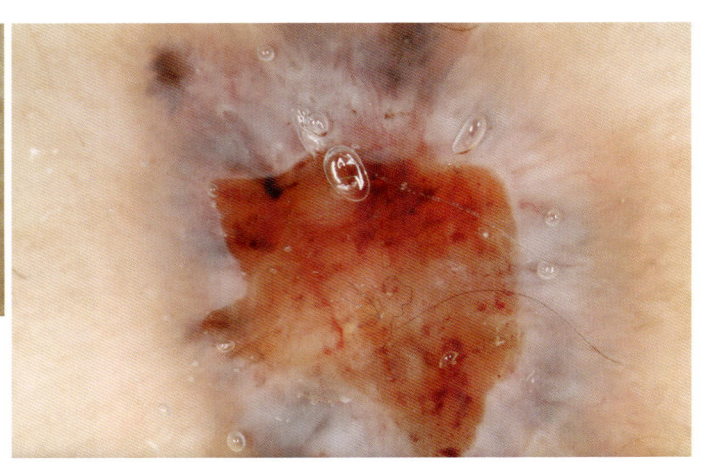

【臨床像】3 年前から増大し，出血をきたした．9×8 mm の中央が陥凹し，潰瘍形成した黒色結節．
【ダーモスコピー所見】潰瘍化したオレンジ色の無構造領域を樹枝状血管，光沢白色領域，類円形胞巣が取り囲んでいる．

症例 162

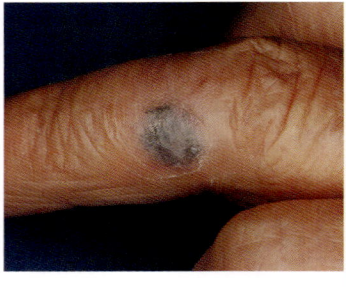

79 歳，男性
- 部位 左中指
- 形状 平坦
- 病理 結節型

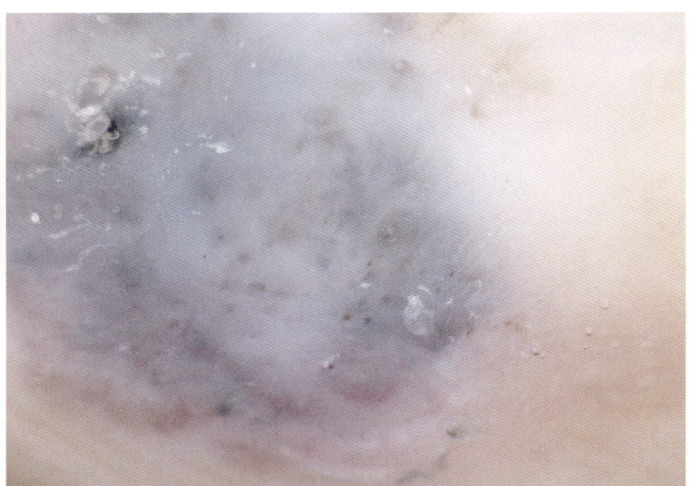

【臨床像】1 年前から拡大．やや隆起する黒色結節でしばしば潰瘍化する．
【ダーモスコピー所見】青灰色の巣状構造と白色の瘢痕様領域（右側）がある．

症例 163

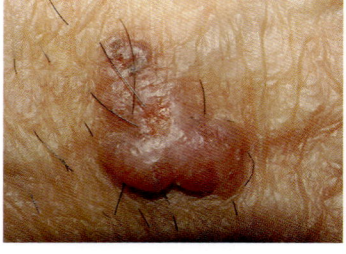

78 歳，男性
- 部位 右手背
- 形状 平坦
- 病理 結節型

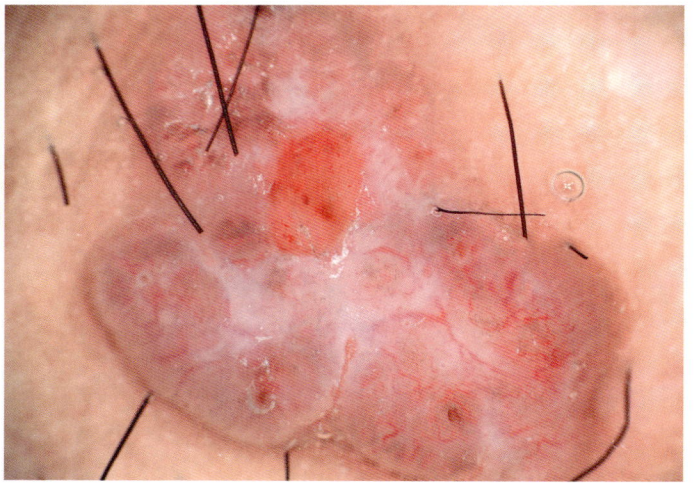

【臨床像】1 か月前に自覚．14×12 mm の紅色多房性結節で易出血性．中央に潰瘍あり．
【ダーモスコピー所見】樹枝状血管と潰瘍がある．またところどころに不定形の黒色構造が散在している．

症例164

79歳，男性
[部位] 左足首
[形状] 隆起
[病理] 結節型

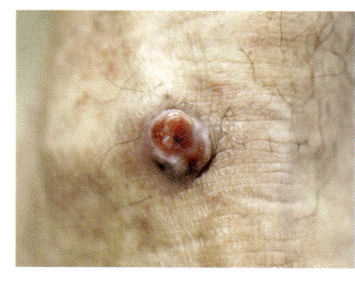

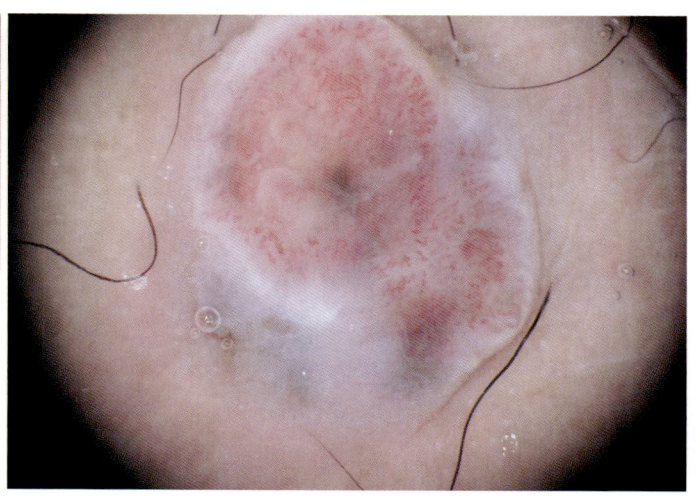

【臨床像】数年前から拡大．20mm の潰瘍を伴う淡紅色の隆起性結節．

【ダーモスコピー所見】中央は淡紅色でヘアピン血管や線状不規則血管がある．その辺縁と中央に青灰色類円形胞巣がある．

徹底解剖! 症例164のダーモスコピーを詳しく見てみよう

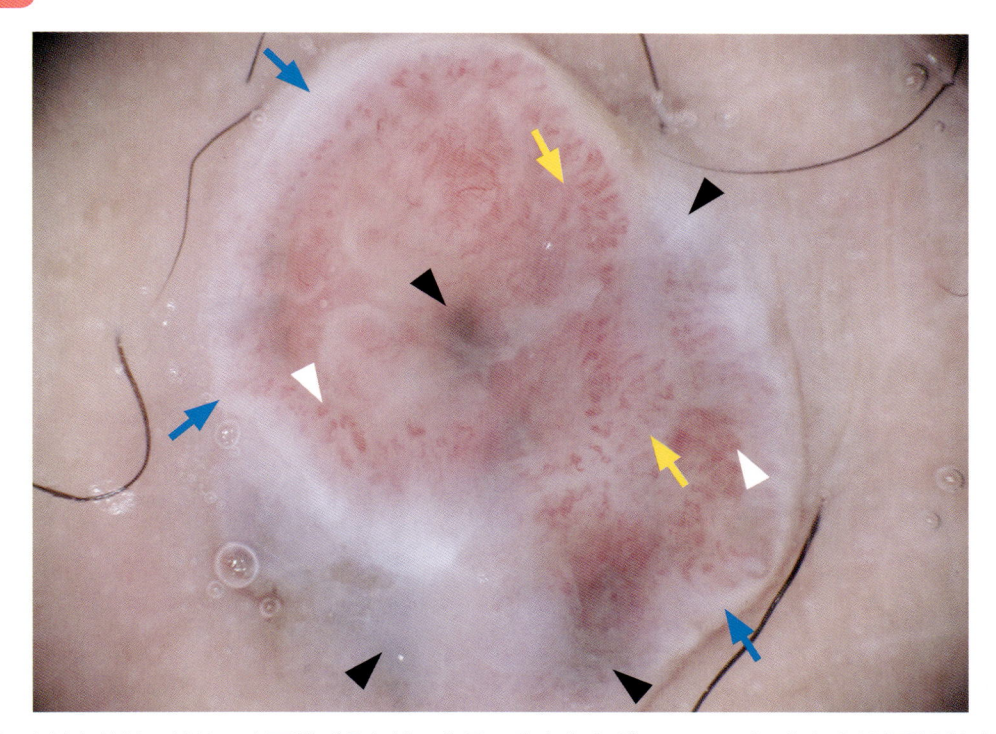

　臨床的に広基有茎性の結節で表面がびらん性である．臨床像とダーモスコピー像からは汗孔腫も疑われ，基底細胞癌としては非定型例である．

　周囲を白色の線状構造（➡）が囲み，これは表皮の偽癌性増殖に対応すると思われる．

　主として病変の辺縁に，境界がやや不明瞭な青白色〜青灰色の大型類円形構造（▲）がみられ，中央部の大部分を淡紅色領域である点は基底細胞癌の基本構造である．

　しかしながら，紅色領域を詳しく観察すると，やや不明瞭な白色ないし淡紅白色の脱色素ネットワーク（⇨）と糸球体状ないしヘアピン血管（△）で構成されており，汗孔腫を思わせる所見である．ただし，汗孔腫にしては，網も血管もやや不明瞭には思われる．

症例 165

78 歳，男性

[部位] 右大腿
[形状] 隆起
[病理] 結節型

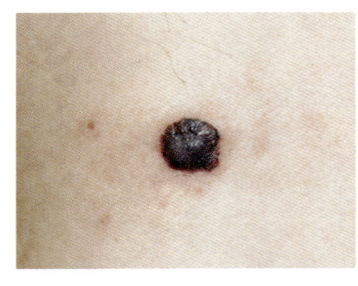

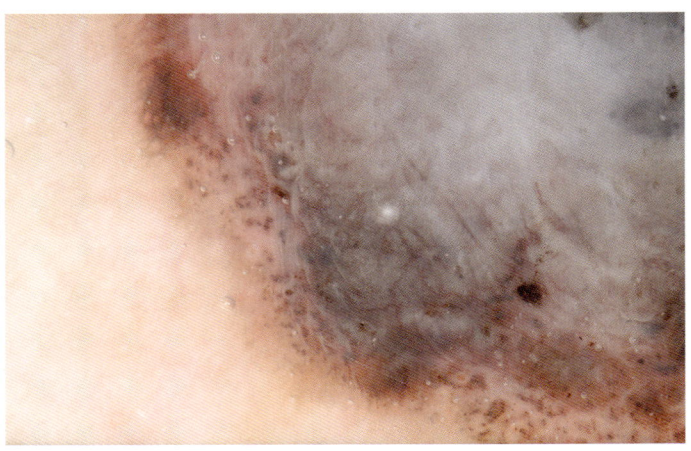

【臨床像】2 か月前から発赤を伴い増大．15×13 mm の辺縁に紅斑を伴う黒色結節．
【ダーモスコピー所見】結節の辺縁では樹枝状血管と青灰色の色素小点・小球があり，一部葉状領域の所見もみられる．

症例 166

77 歳，男性

[部位] 左下腿
[形状] 平坦
[病理] 結節型

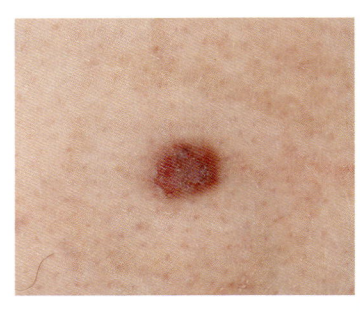

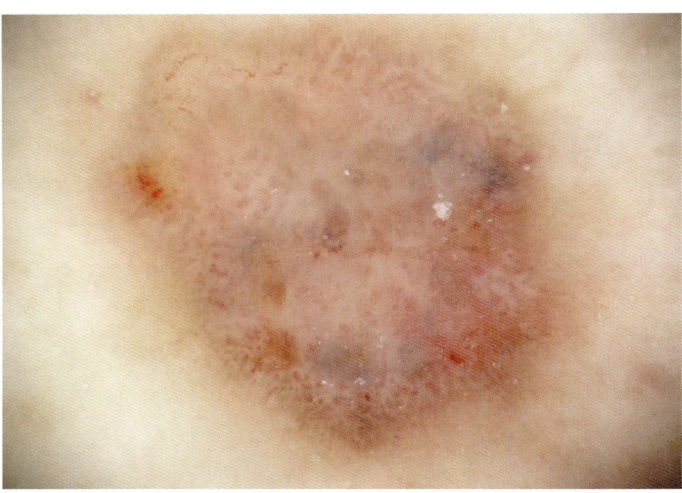

【臨床像】1 年前から増大．径 10 mm で境界明瞭な紅色斑．
【ダーモスコピー所見】乏色素性であるが，淡い類円形胞巣が複数ある．

症例 167

81 歳，女性

[部位] 右下腿
[形状] 隆起
[病理] 結節型

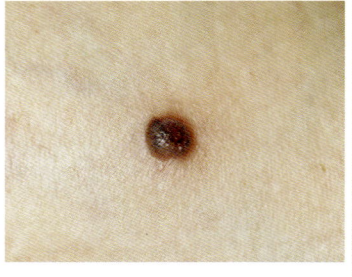

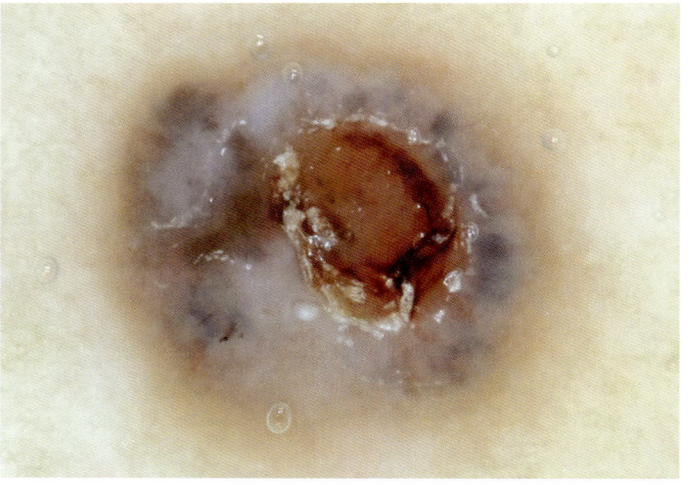

【臨床像】3 年前に自覚．5×5 mm，中央に痂皮を付着する，灰青色，ドーム状の結節．
【ダーモスコピー所見】病巣中央に部分的に血液を含む痂皮を付着した潰瘍があり，周囲は白色～青白色の薄霧の下に青灰色類円形大型胞巣がみられる．

症例 168

83 歳，女性

[部位] 左第 2 趾後爪郭
[形状] 平坦
[病理] 結節型

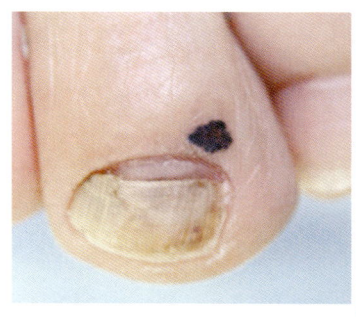
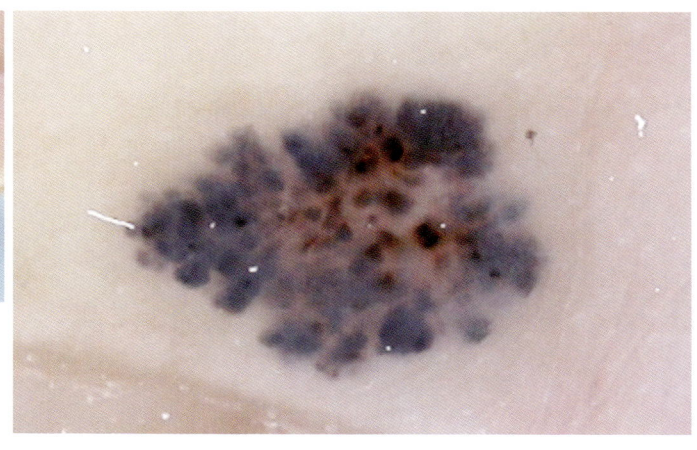

【臨床像】数年前に自覚．径 4×3 mm で辺縁が軽度ぎざぎざした青黒色の軽度隆起性腫瘤．
【ダーモスコピー所見】青灰色の類円形大型胞巣を認めるが，中心部では密度が低く，びらんと出血を伴っている．樹枝状血管はみられない．
（大橋苑子，他：指趾に生じた基底細胞癌の 2 例．皮膚科の臨床 54：890-893，2012 より）

症例 169

91 歳，女性

[部位] 右母趾
[形状] 隆起
[病理] 結節型

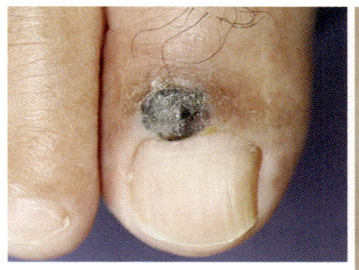
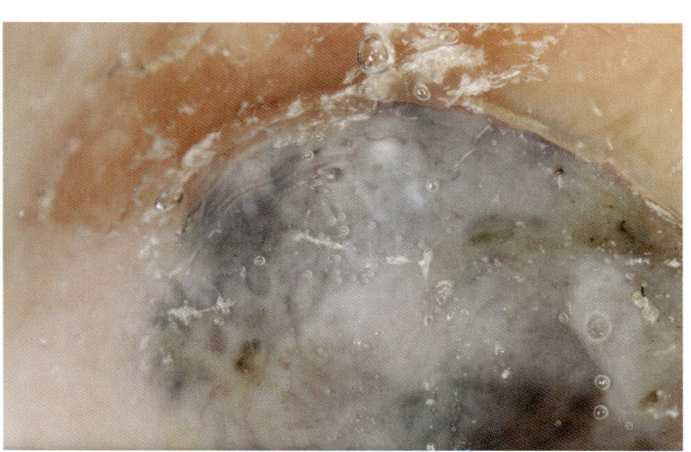

【臨床像】7 か月前に自覚し，出血をきたした．10×8 mm の光沢を有する黒色結節．
【ダーモスコピー所見】角質層の薄痂で覆われているが，樹枝状血管と青灰色類円形胞巣の所見が確認できる．
（宮野恭平，他：第 1 趾後爪郭部に生じた基底細胞癌の 1 例．皮膚科の臨床 57：1102-1103，2015 より）

症例 170

54 歳，男性

[部位] 右下腿
[形状] 隆起
[病理] 結節型

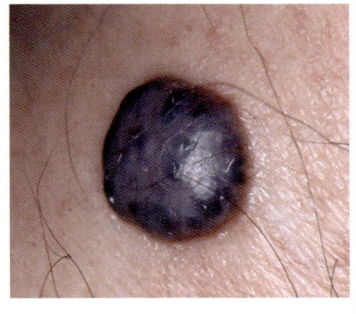
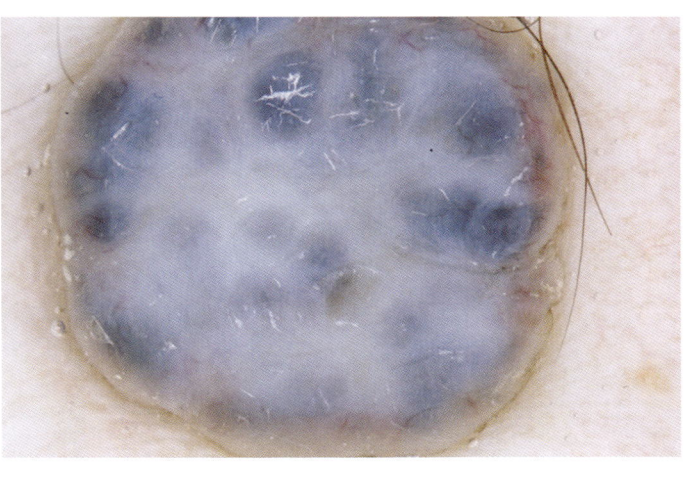

【臨床像】1 か月前から増大．境界明瞭，白色の薄痂がかかった黒色調を呈する病変．径 10 mm.
【ダーモスコピー所見】青白色の薄痂によってぼやけているが，多数の青灰色類円形大型胞巣がある．

症例 1

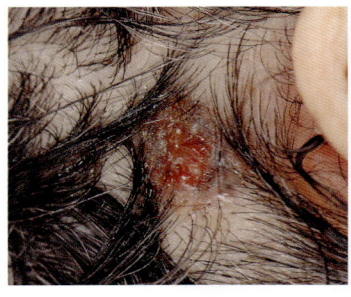

83 歳，女性

[部位] 右側頭部
[形状] 陥凹
[病理] モルフェア型

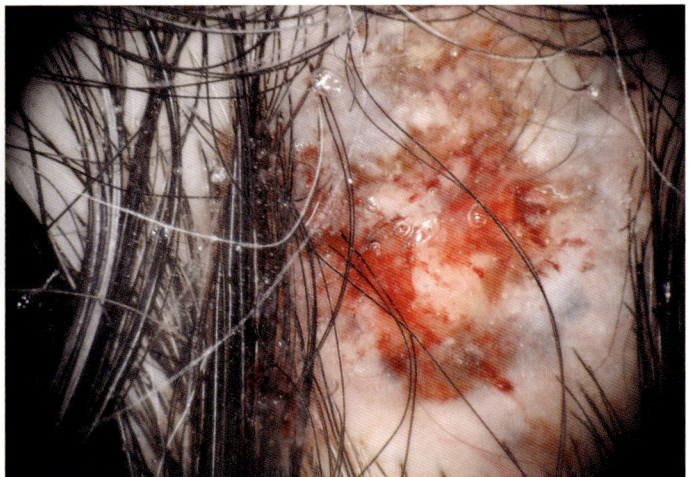

【臨床像】2 か月前に出現．中央に潰瘍を伴う境界不明瞭な紅色硬結．その辺縁に灰色点がみられる．
【ダーモスコピー所見】潰瘍底に血管像がみられるが，樹枝状血管とは異なる．周囲に淡い青灰色類円形大型胞巣がある．

症例 2

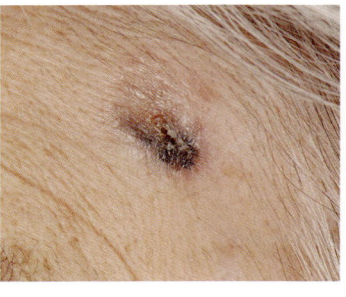

78 歳，女性

[部位] 前額部
[形状] 平坦
[病理] モルフェア型

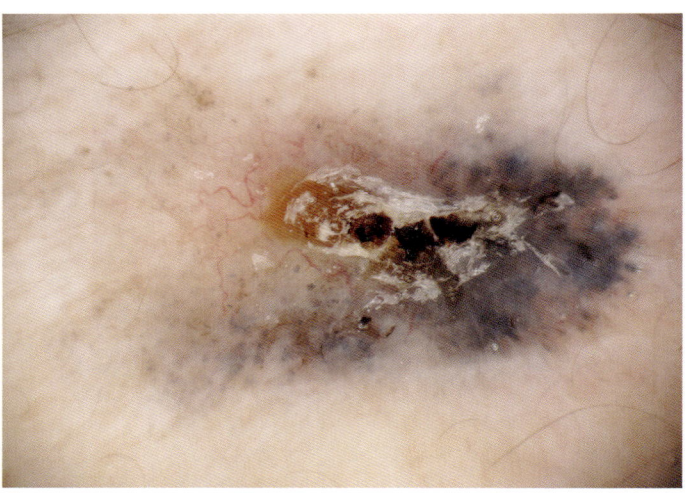

【臨床像】4～5 年前に出現．中央に血痂を伴う境界不明瞭な黒色局面．
【ダーモスコピー所見】中央には潰瘍，辺縁には葉状領域がある．多発性青灰色小球が散在している．

症例 3

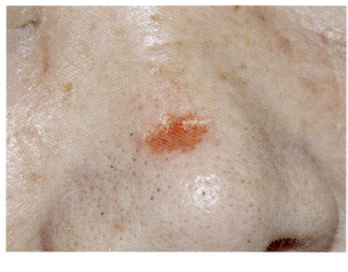

76 歳，女性

[部位] 鼻
[形状] 陥凹
[病理] モルフェア型

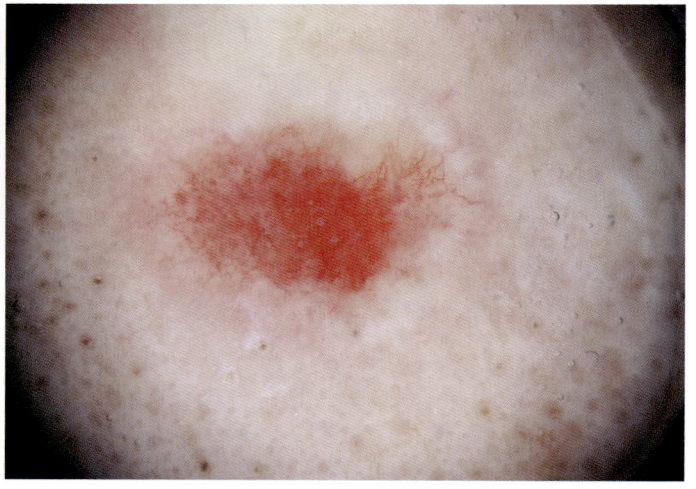

【臨床像】3 か月前に鼻背に傷ができた．痂皮形成と脱落・出血を繰り返す．12×7 mm，陥凹した紅色局面．
【ダーモスコピー所見】中央には紅色調領域があり，その周囲では多数の樹枝状血管が散在している．

症例 4

98 歳, 女性

部位 鼻

形状 隆起

病理 モルフェア型＋
結節型

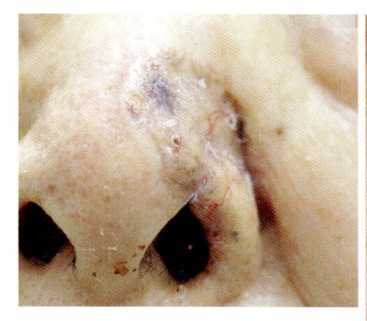
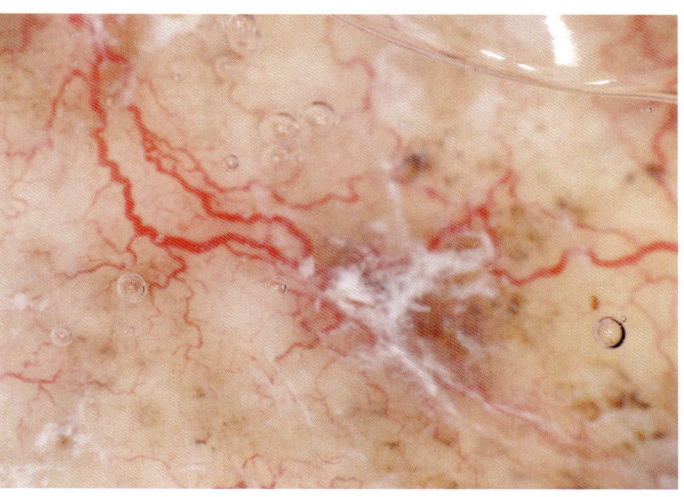

【臨床像】発症時期不明. 7×3 mm, 常色～茶褐色斑. 毛細血管拡張が目立つ.

【ダーモスコピー所見】病変は樹枝状血管, 青灰色類円形大型胞巣, 多発性青灰色小球が目立ち, 一部血痂がある.

徹底解剖! 症例 3 のダーモスコピーを詳しく見てみよう

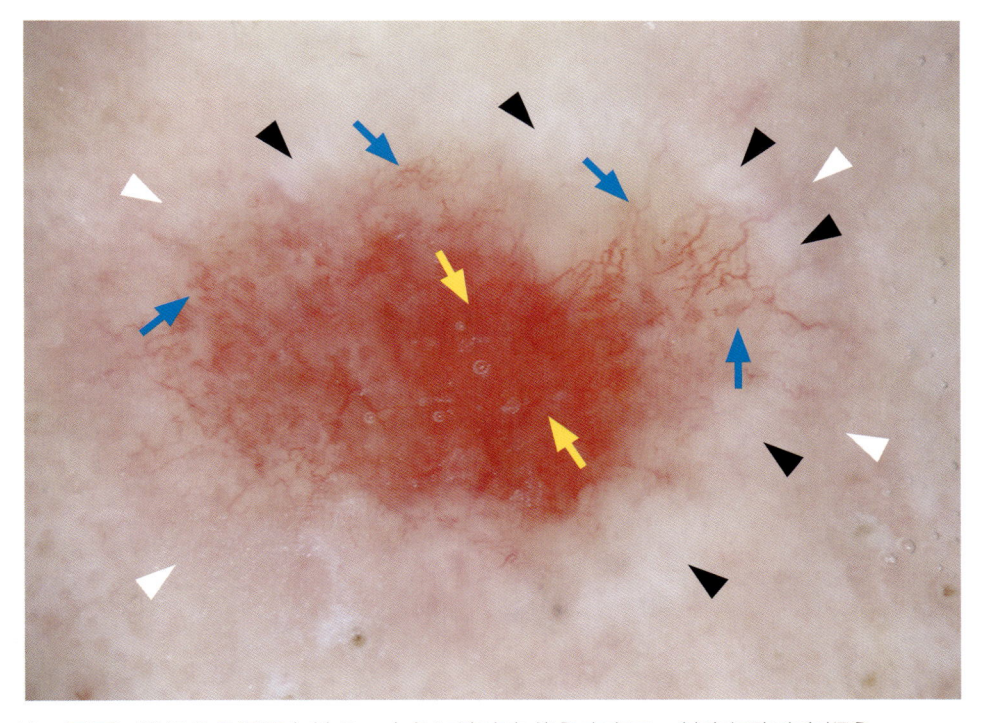

　臨床的には, 周囲に淡紅色の浸潤を触れ, 中心に潰瘍を伴う病変で, 基底細胞癌を疑う.

　ダーモスコピーで観察すると, 最外周にみられる淡紅白色の背景(△)に白色の不明瞭な類円形の構造(▲)が辺縁部に放射状に配列し, 中心部に紅色の無構造領域からなる潰瘍(⇨)がある.

　やや多彩な血管がみられるが, 最も目立つのは, 蛇行し枝分かれする, やや細い樹枝状血管(➡)である.

　以上から, 無色素性の基底細胞癌と考える病変である. 潰瘍が大きい場合, 腫瘍細胞の深部への浸潤を疑うべきである.

症例 5

87 歳，男性

[部位] 鼻
[形状] 陥凹
[病理] 汗管分化を伴う
モルフェア型

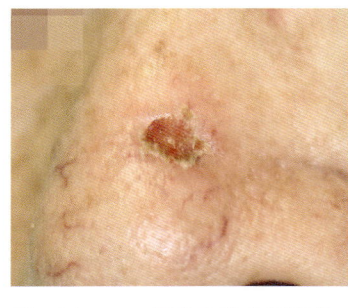
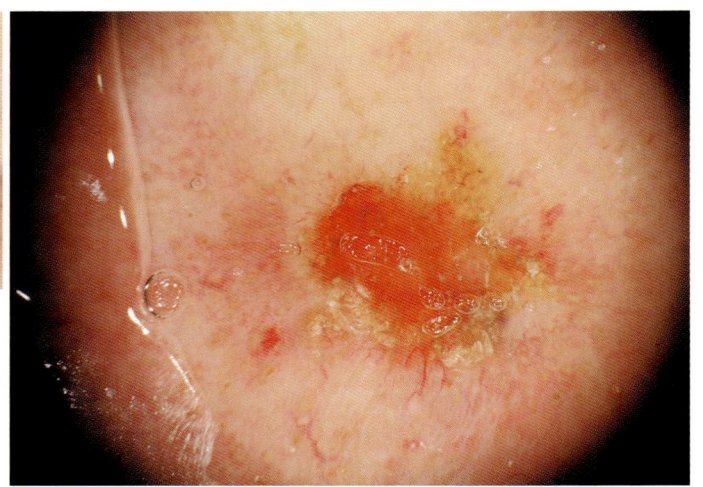

【臨床像】1 年前に出現．16×14 mm，痂皮を伴う淡紅色の病変で中央に潰瘍がある．
【ダーモスコピー所見】中央には潰瘍があり，辺縁には黄色痂皮と樹枝状血管がある．右下方に青灰色類円形胞巣がある．

症例 6

66 歳，女性

[部位] 鼻
[形状] 潰瘍
[病理] モルフェア型

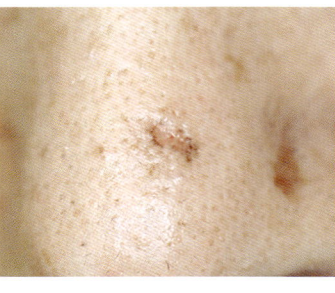
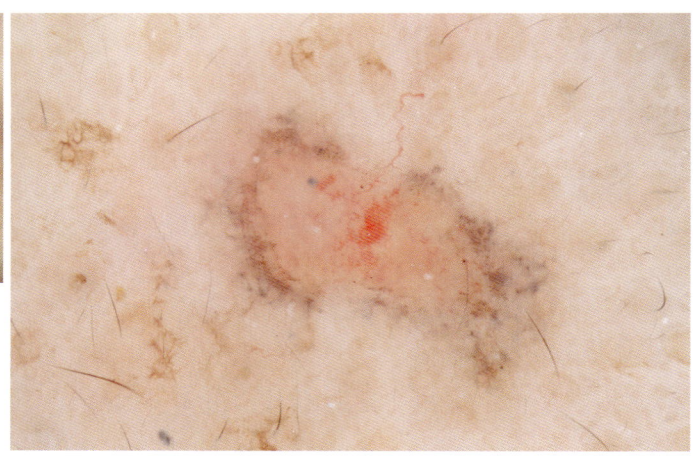

【臨床像】1 か月前から潰瘍が治癒しない．5×2 mm の潰瘍化した病変の辺縁を縁取る形で色素が沈着している．
【ダーモスコピー所見】中央部は潰瘍化し，上方には樹枝状血管がみられる．一見すると辺縁の色素沈着と区別がつきにくいが，潰瘍の辺縁を多発性青灰色小球が取り囲んでいる．

症例 7

82 歳，女性

[部位] 鼻
[形状] 陥凹
[病理] 浸潤型

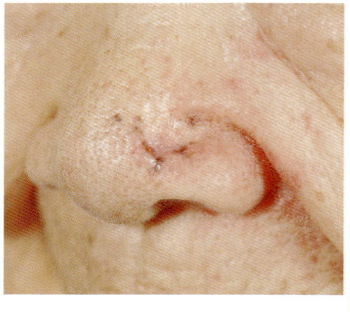
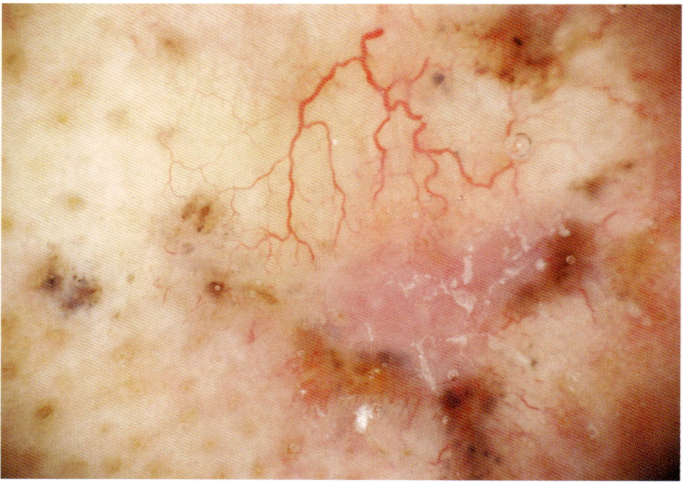

【臨床像】発症時期不明．中心が陥凹した紅色浸潤性局面，辺縁に黒色点がみられる．
【ダーモスコピー所見】明瞭な樹枝状血管と辺縁の葉状領域がある．線維化を反映した淡紅色無構造領域（光沢白色領域）もみられる．

症例 8

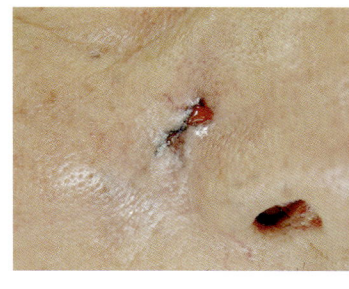

75 歳，男性
[部位] 右鼻唇溝
[形状] 潰瘍形成を伴う
瘢痕様
[病理] モルフェア型＋
結節浸潤型

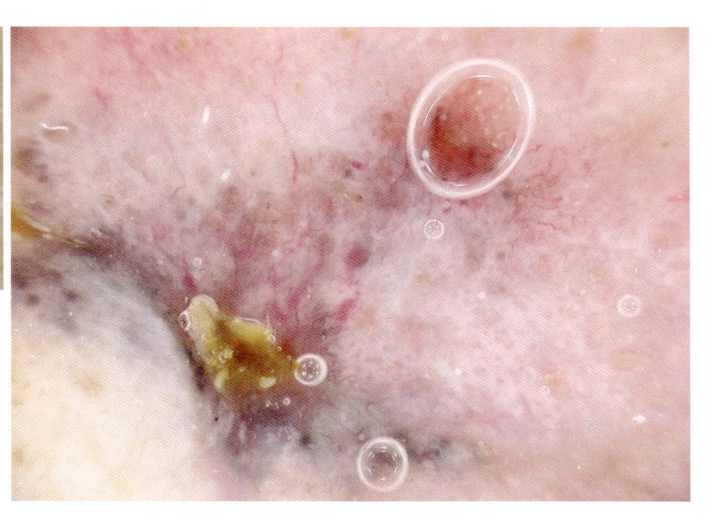

【臨床像】数年前から存在する色素斑が，1 年前から潰瘍化．境界不明で平滑な硬化性局面の中心に，辺縁が黒色の不整形潰瘍．
【ダーモスコピー所見】痂皮を中心に類円形大型胞巣と樹枝状血管，不規則血管が存在し，辺縁に多発性青灰色小球と網状の白色ネットワークを伴っている．

症例 9

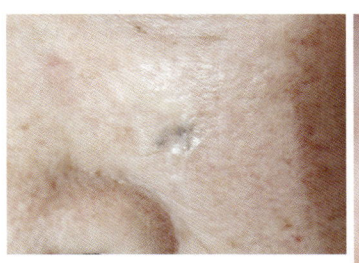

81 歳，女性
[部位] 左頬部
[形状] 隆起
[病理] モルフェア型

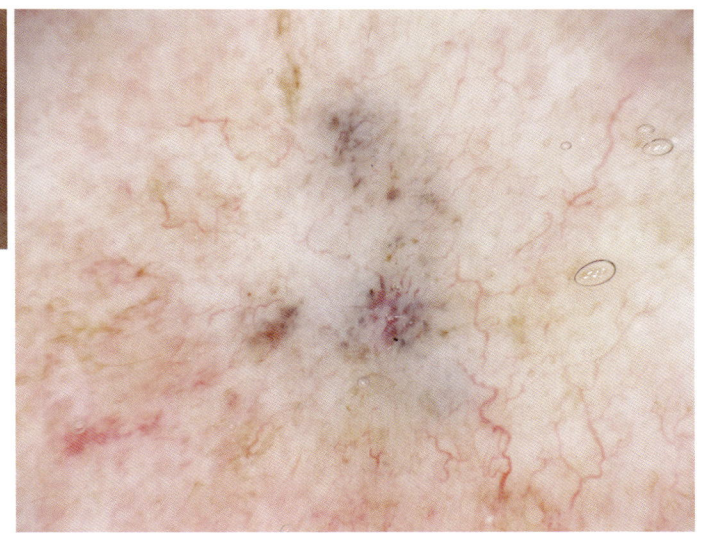

【臨床像】4 か月前に自覚．淡黒色でわずかに隆起する病変を認める．
【ダーモスコピー所見】樹枝状血管が目立ち，多発性青灰色小球もある．

徹底網羅！ **モルフェア型 BCC のバリエーション**

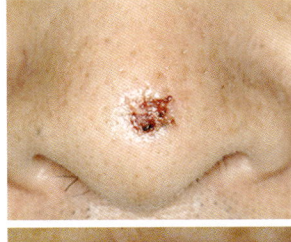
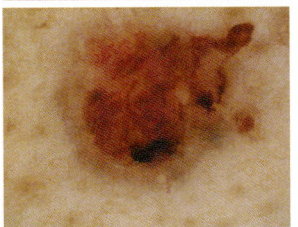

57 歳，男性，顔，潰瘍

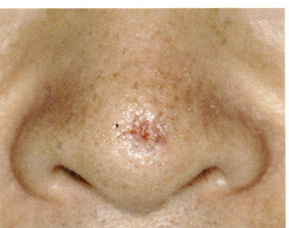
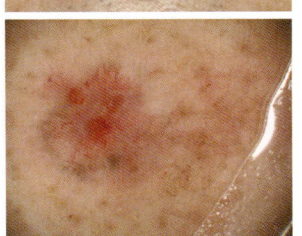

57 歳，男性，顔，潰瘍

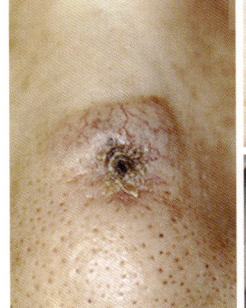
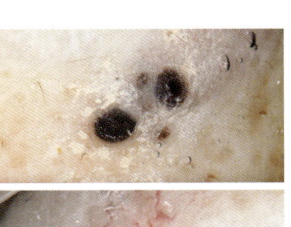
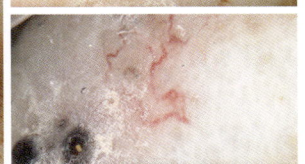

53 歳，女性，顔，隆起

症例 10

74 歳，女性

[部位] 左頬部
[形状] 潰瘍
[病理] モルフェア型

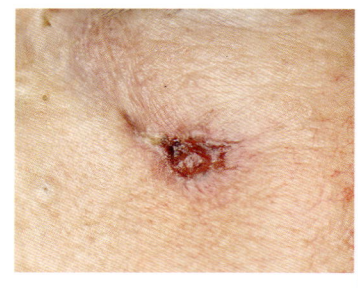

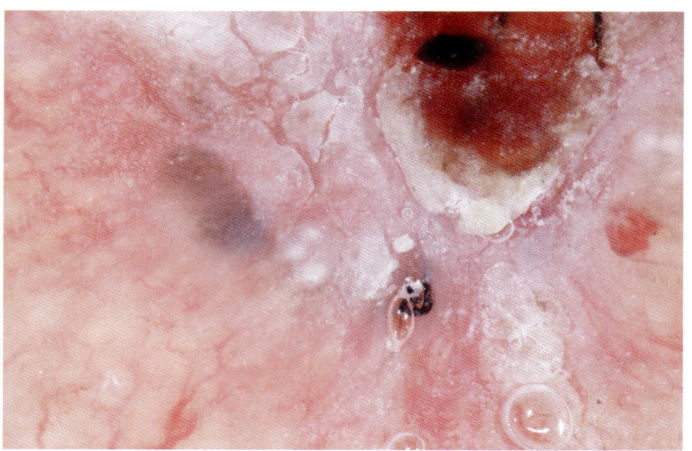

【臨床像】2 か月前から瘙痒を伴う紅斑を自覚．6×5 mm の紅斑を伴う浅い潰瘍があり，皮膚がややひきつれている．

【ダーモスコピー所見】潰瘍の辺縁に鱗屑が付着しており，左下には青灰色類円形大型胞巣の所見がみられる．

症例 11

67 歳，男性

[部位] 鼻
[形状] 隆起
[病理] モルフェア型

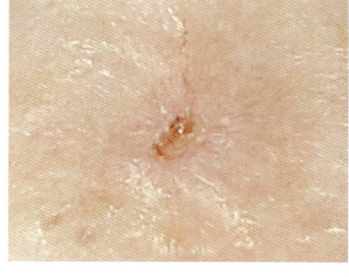

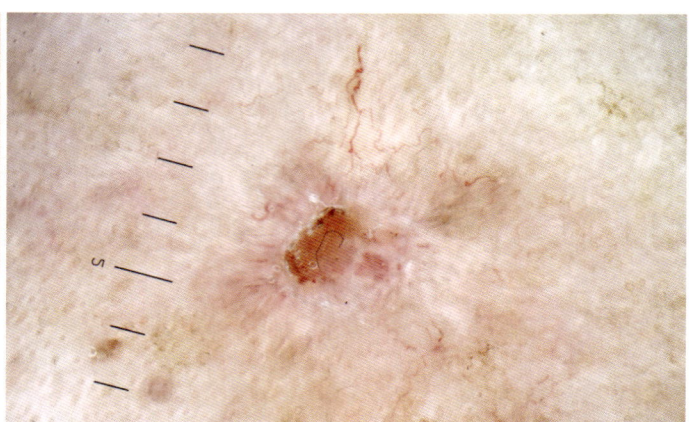

【臨床像】1 年前に出現．難治性の小潰瘍．中央に潰瘍形成を伴う皮膚色の小結節．

【ダーモスコピー所見】中央潰瘍化(黄色の clods)，光沢白色領域，樹枝状血管がみられる．

(外川八英：基底細胞癌の基本的ダーモスコピー所見．日皮会誌 125：1895-1901, 2015 より)

症例 12

94 歳，男性

[部位] 左上腕
[形状] 隆起
[病理] モルフェア型

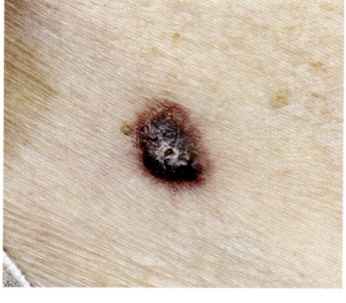

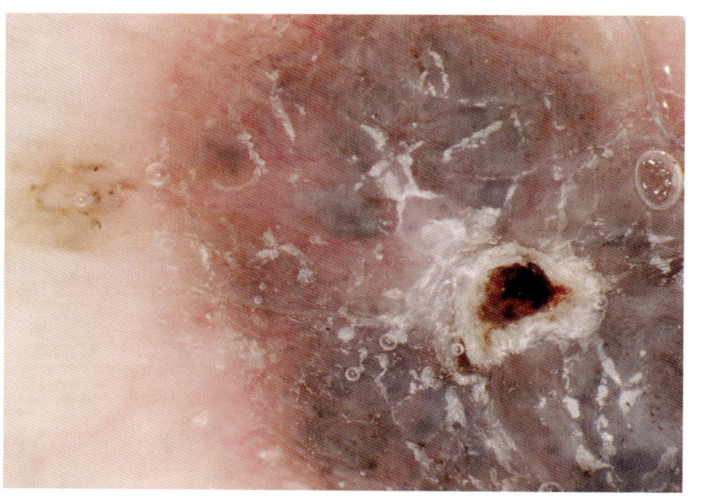

【臨床像】半年前に出現．13×10 mm，鱗屑，痂皮のある黒褐色結節で，その周囲はやや赤みがある．

【ダーモスコピー所見】中央に血痂と鱗屑と，青灰色類円形大型胞巣があり，辺縁には多発性青灰色小球がある．樹枝状血管もある．

症例 1

67 歳，女性
[部位] 頭部
[形状] 隆起
[病理] 表在型

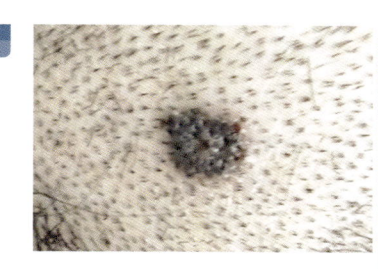

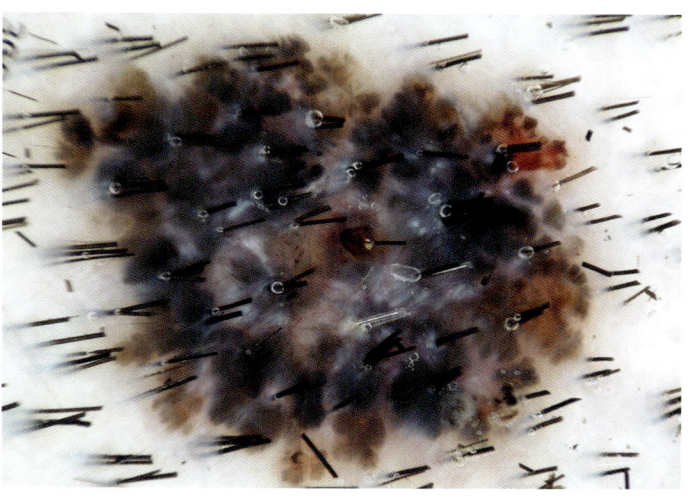

【臨床像】1 か月前に自覚．10×6 mm の痂皮を付着した黒色斑．

【ダーモスコピー所見】葉状領域と多発性青灰色小球の集簇からなり，間隙に細く短い表在性の血管拡張がある．

症例 2

68 歳，女性
[部位] 左こめかみ
[形状] 平坦
[病理] 表在型

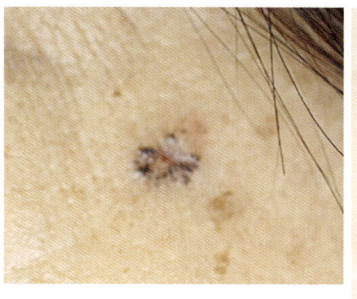

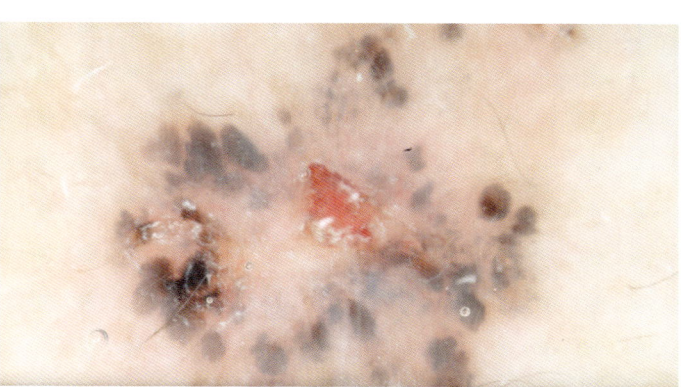

【臨床像】5 年前から拡大．7×5 mm．堤防状に隆起した黒色斑．

【ダーモスコピー所見】中央に潰瘍があり，辺縁に多発性青灰色小球が分布する．一部に光沢白色領域と考えられる所見もみられる．

症例 3

71 歳，男性
[部位] 左耳前部
[形状] 平坦
[病理] 表在型

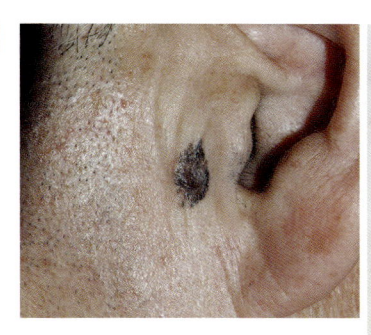

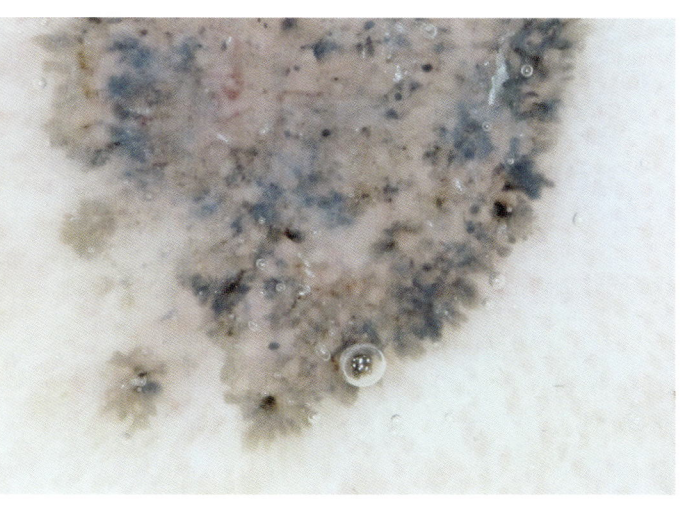

【臨床像】3 年前から増大．12×7 mm，内部に褐色斑が混じる黒色色素斑．

【ダーモスコピー所見】病巣辺縁で葉状領域がみられ，内部では青灰色類円形大型胞巣や青灰色小球があり，一部に樹枝状血管，車軸状領域も存在する．

症例4

61歳，女性
部位 右頬部
形状 隆起
病理 表在型

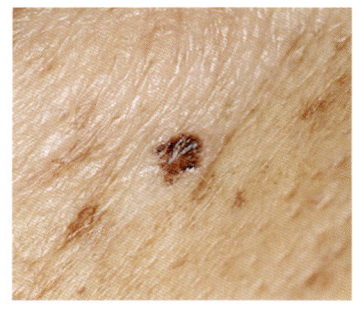

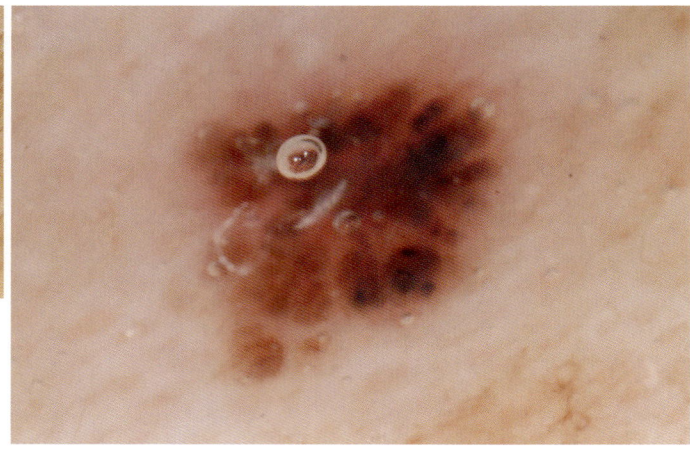

【臨床像】6か月前に自覚．2mmの境界明瞭な黒色斑．
【ダーモスコピー所見】青灰色小球が放射状に配列している．血管所見は明らかでない．

症例5

69歳，男性
部位 下顎部
形状 平坦
病理 表在型

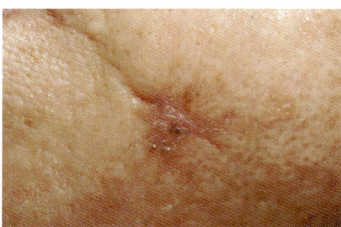

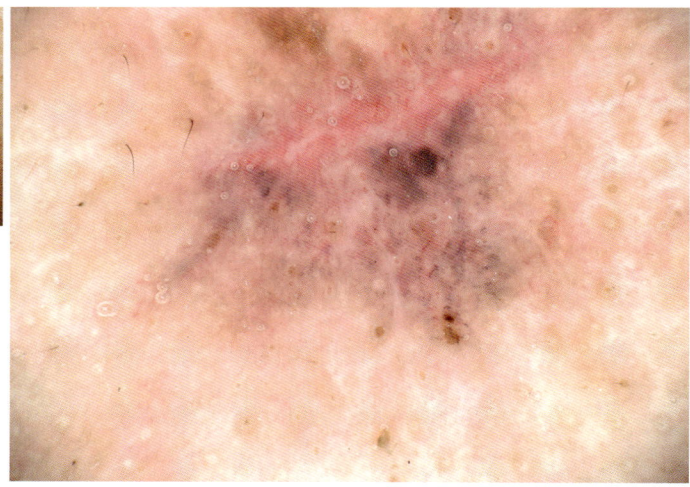

【臨床像】半年前に出現した境界部が黒色調の淡褐色斑．
【ダーモスコピー所見】黒色の葉状領域あり．横に直線上にみられる白色部は生検創部．

症例6

72歳，男性
部位 右肩甲部
形状 隆起
病理 表在型

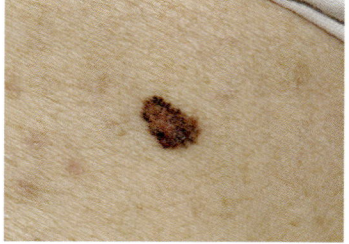

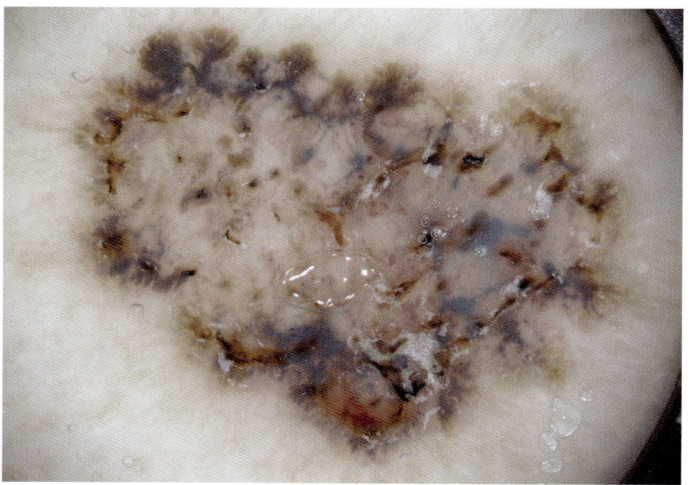

【臨床像】発症時期不明．14×9mm，淡紅色斑の中に点状の小黒色斑，その周囲に黒色斑がある．
【ダーモスコピー所見】病巣全体に乳白色の薄靄がかかり，辺縁では葉状領域，その内部では，車軸状領域，多発性青灰色小球がみられる．また樹枝状血管がある．

症例7

68歳，男性
[部位] 胸部
[形状] 平坦
[病理] 表在型

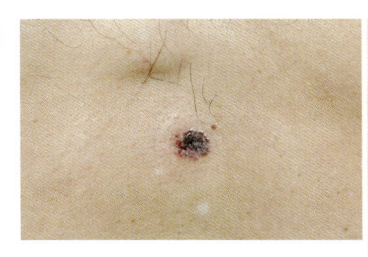

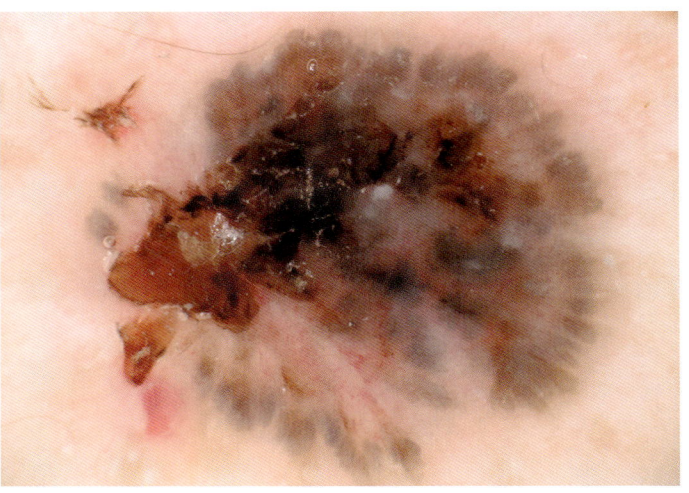

【臨床像】4年前から黒色調の皮膚病変が拡大．8×5 mm の黒色小局面で，辺縁の一部は堤防状に隆起している．
【ダーモスコピー所見】病変中央に，潰瘍と多発性青灰色小球が存在する．病変辺縁は，放射状に葉状領域が広がっている．

徹底解剖！

症例6のダーモスコピーを詳しく見てみよう

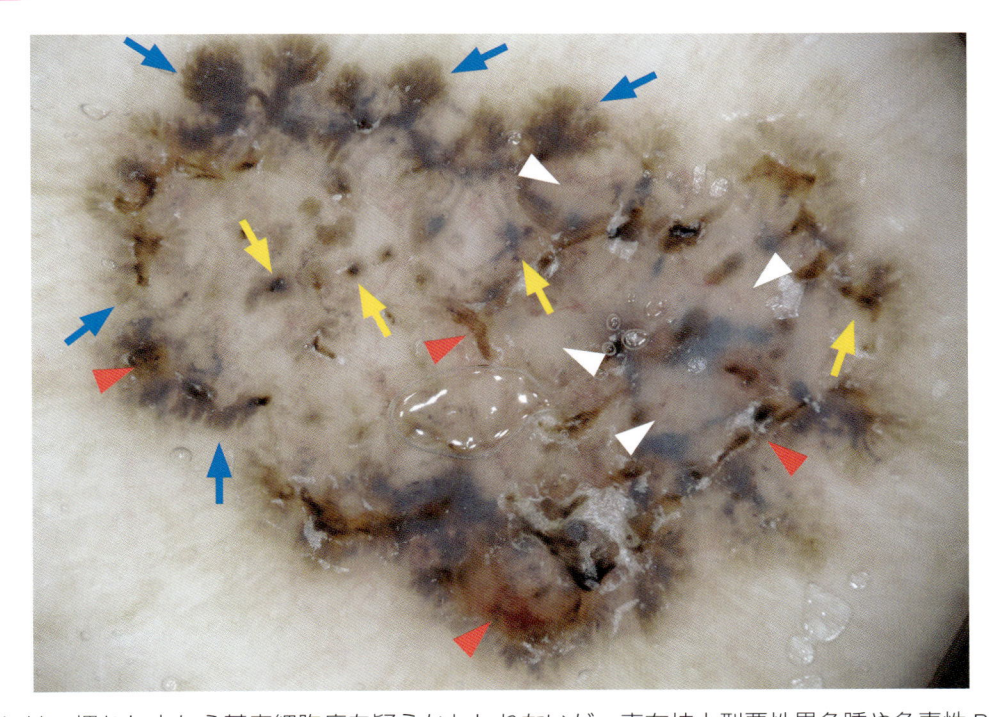

　臨床的には，慣れた人なら基底細胞癌を疑うかもしれないが，表在拡大型悪性黒色腫や色素性 Bowen 病との鑑別に悩むかもしれない．

　ダーモスコピーでは典型的な表在型基底細胞癌である．

　表在型基底細胞癌では，灰褐色〜青灰色でさまざまな形の構造がレース状に連なってみられることが多い．中心部が濃く，その周囲に淡い褐色領域が取り囲む，小型の同心円状構造（⇨）が多数みられる．辺縁部では放射状に配列する灰褐色の葉状構造（➡）が目立つ．

　表在型は，基本的に血管構造に乏しく，わずかに淡紅白色を帯びる瘢痕様領域（△）がみられる程度である．小さな潰瘍が多発性にみられることが多く（▲），この症例にはないが，もしもこのタイプの基底細胞癌に大型の潰瘍を伴うことがあれば，その部分で深部への浸潤が始まっていると考えるべきである．

症例 8

88 歳，男性

部位 腹部
形状 平坦
病理 表在型＋結節型

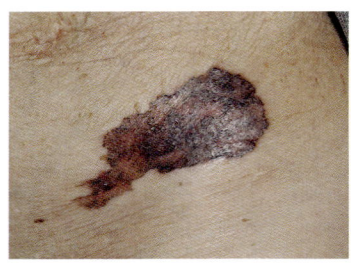

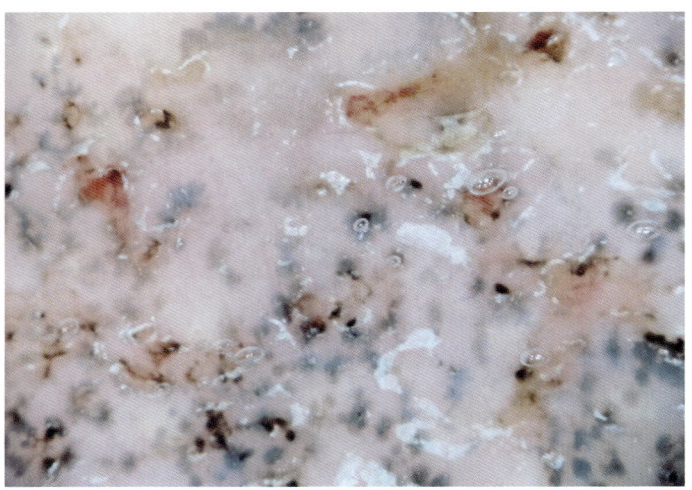

【臨床像】約40年前から拡大．80×38 mm，一部に鱗屑を付着，不整形，淡紅色色素斑の内部に黒色色素斑．
【ダーモスコピー所見】病巣辺縁で褐色から黒褐色の突起の細い葉状構造を示し，内部では白色の薄靄の下に，車軸状領域が多数散在している．

症例 9

71 歳，男性

部位 臍部
形状 平坦
病理 表在型

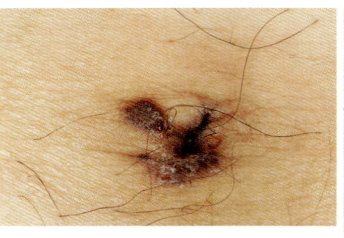

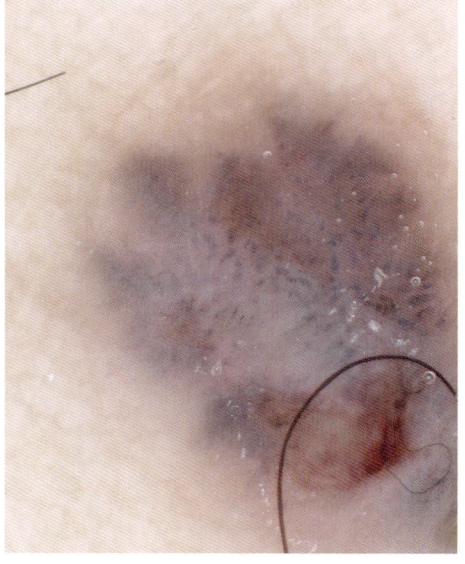

【臨床像】3年前から拡大し易出血性．臍窩の上下にまたがる 12×9 mm の放射状の黒色結節．
【ダーモスコピー所見】中央部は白色の背景に青灰色の小球，辺縁は葉状領域．下部に潰瘍あり．

症例 10

85 歳，女性

部位 背部
形状 隆起
病理 表在型

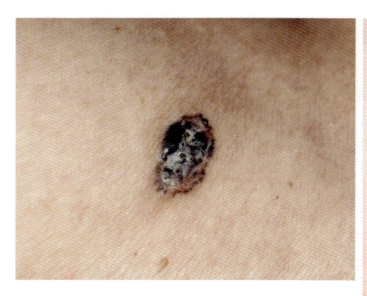

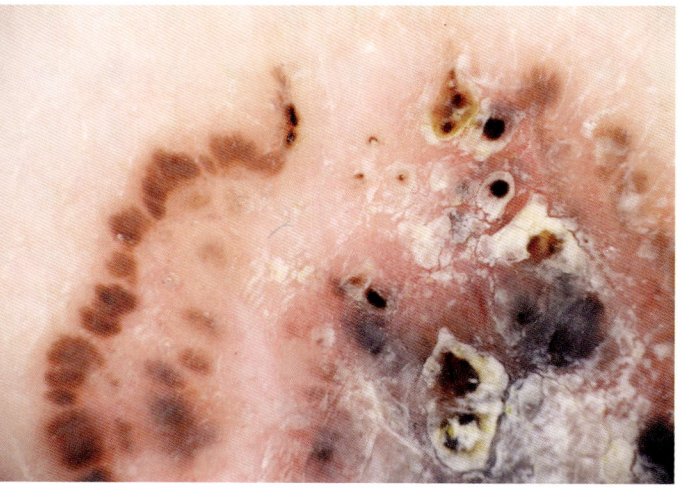

【臨床像】数年前からある．23×13 mm，楕円形，ドーム状に隆起した黒色結節．
【ダーモスコピー所見】右には多発性青灰色類円形胞巣がみられる．乳白紅色の領域を挟んで，葉状領域が連圏状に配列．

症例 11

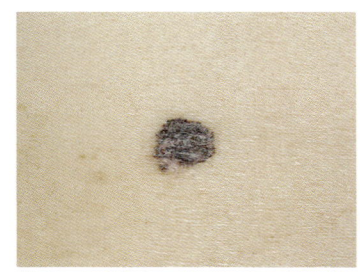

54 歳, 男性
[部位] 腰部
[形状] 平坦
[病理] 表在型

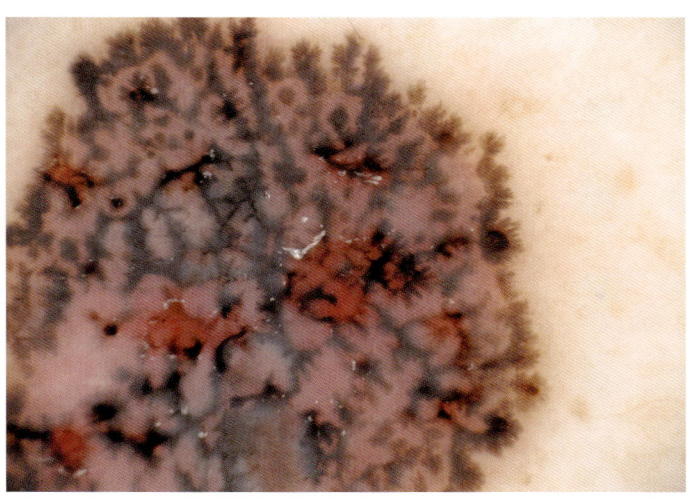

【臨床像】5 年前から拡大. 15×12 mm, 紅色と黒色が混在した小局面で, びらんを伴う.

【ダーモスコピー所見】乳白紅色領域の中にびらんが散在している. 病変全体に, 多数の車軸状領域, 葉状領域がみられる.

症例 12

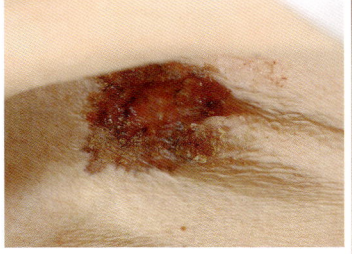

86 歳, 女性
[部位] 右腋窩
[形状] 平坦
[病理] 表在型

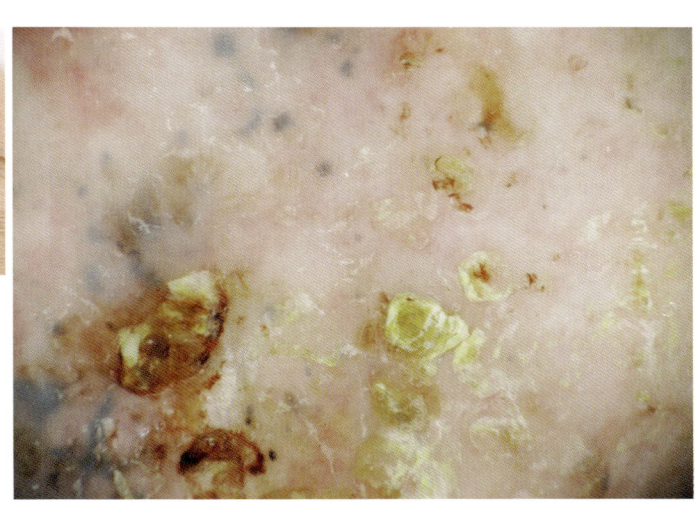

【臨床像】10 年以上前より皮疹があり, 時々自潰していた. 中央に潰瘍を伴う紅色局面, その辺縁から正常皮膚にかけて黒色点が伸びて見える.

【ダーモスコピー所見】多発する小潰瘍と, 多発性青灰色小球がある. 病変全体が白色～淡紅色を呈する.

徹底網羅! 　**表在型 BCC のバリエーション**

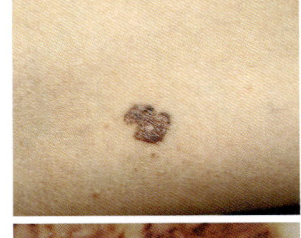
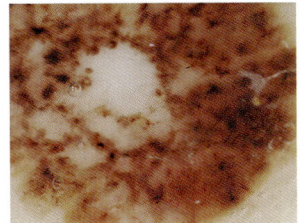
68 歳, 女性, 体幹, 平坦

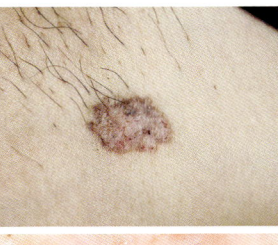
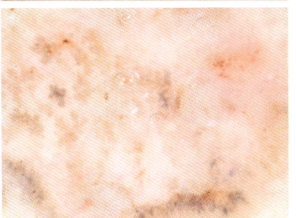
64 歳, 男性, 体幹, 平坦

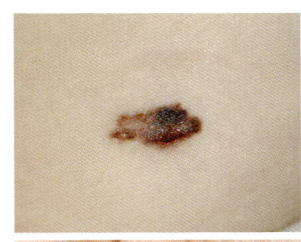
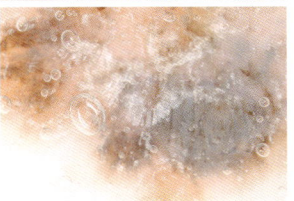
82 歳, 女性, 体幹, 隆起

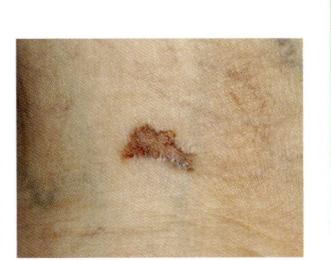
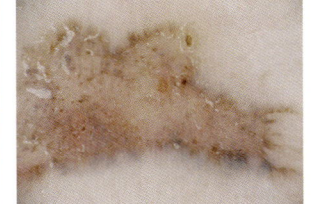
74 歳, 女性, 下肢, 平坦

症例13

53歳，女性
[部位] 左上腕
[形状] 平坦
[病理] 表在型

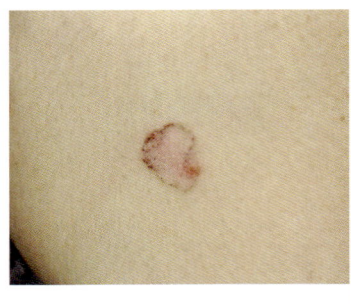

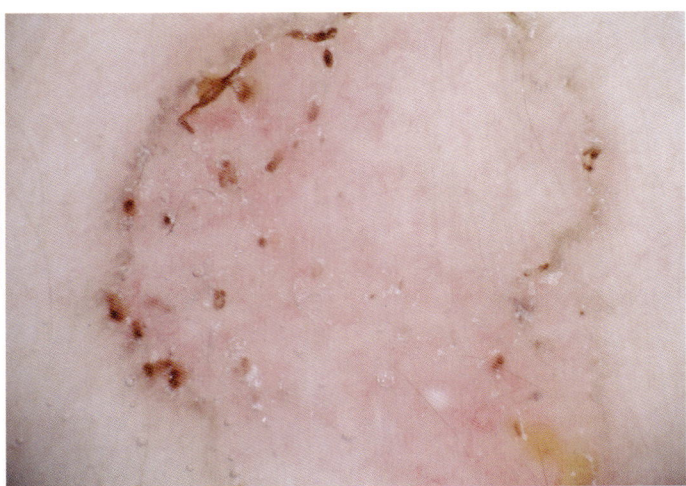

【臨床像】3～4年前からある．数日前から痒みが出現．15 mm で中央は紅斑鱗屑があり，辺縁は環状に痂皮と黒色斑がある．
【ダーモスコピー所見】中央は淡紅色調で，辺縁に血痂と淡褐色調の葉状領域がある．

症例14

74歳，女性
[部位] 右上腕
[形状] 平坦
[病理] 表在型

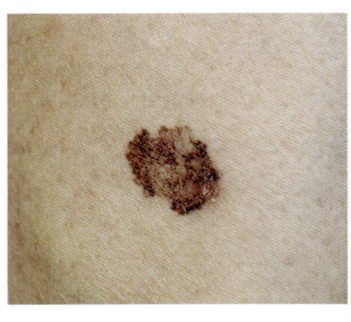

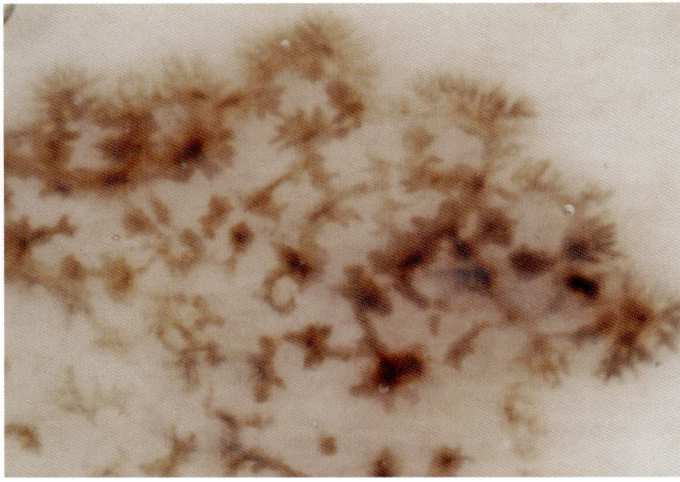

【臨床像】1年前に自覚．17×13 mm で，濃淡差があり，辺縁は不整形である．
【ダーモスコピー所見】辺縁には葉状領域が並び，放射状に突起を出す，典型的な車軸状領域が病変全体に分布している．

症例 1

89 歳，女性

部位 額部

形状 潰瘍

病理 結節型

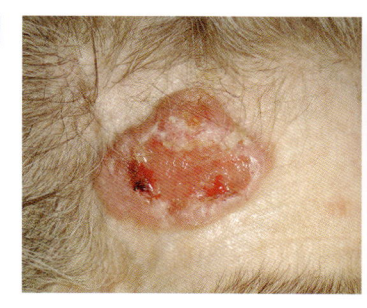

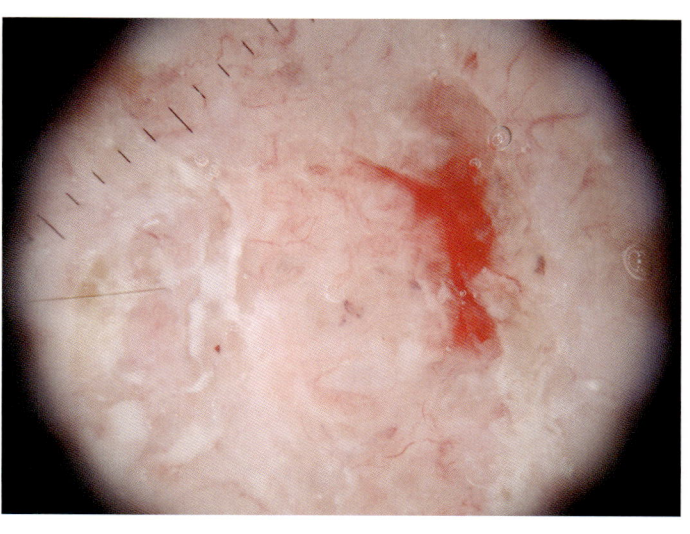

【臨床像】5 年前に自覚．出血を伴う．35×29 mm の扁平
隆起した紅色腫瘍で中央部は広い範囲で潰瘍化．

【ダーモスコピー所見】非色素性であり潰瘍の辺縁を取り
囲む樹枝状血管が診断の根拠となる．潰瘍部には非特異
的な出血がある．

症例 2

70 歳，女性

部位 左こめかみ

形状 隆起

病理 結節型

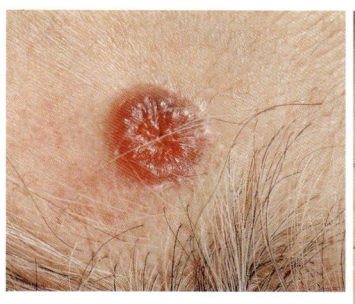

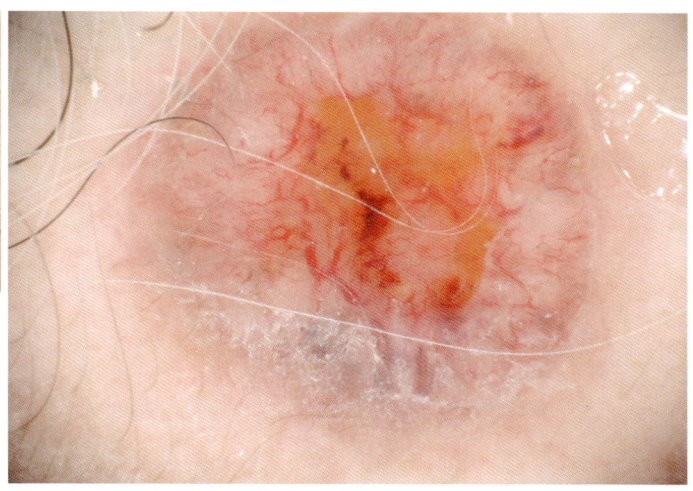

【臨床像】約 10 年前に発症．1 年前より潰瘍，痂皮を繰り
返す．中央が陥凹する紅色結節．

【ダーモスコピー所見】中央は潰瘍化し，不規則に拡張し
た樹枝状血管，淡黒色の胞巣や色素小球がある．

症例 3

72 歳，女性

部位 右下眼瞼

形状 隆起

病理 結節型

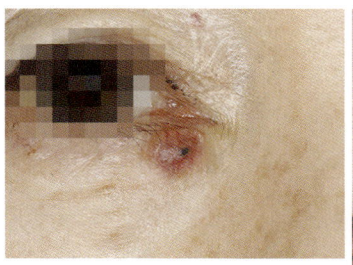

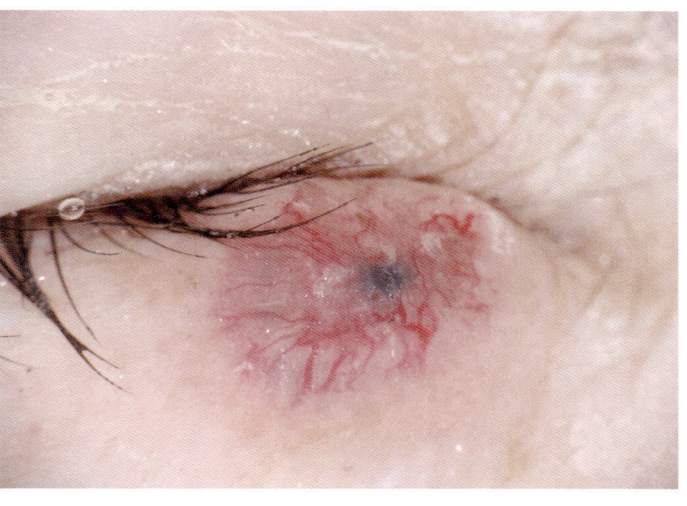

【臨床像】3 年前からある結節．径 8 mm，ドーム状の小
結節．全体に紅色であるが，中央の一部は黒色調が強
い．

【ダーモスコピー所見】中央に単発する青灰色類円形胞巣
から周囲に向け，多数の樹枝状血管が放射状に広がって
いる．

症例 4

62 歳，女性
[部位] 右頬部
[形状] 隆起
[病理] 結節型

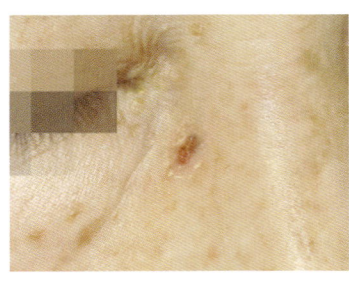
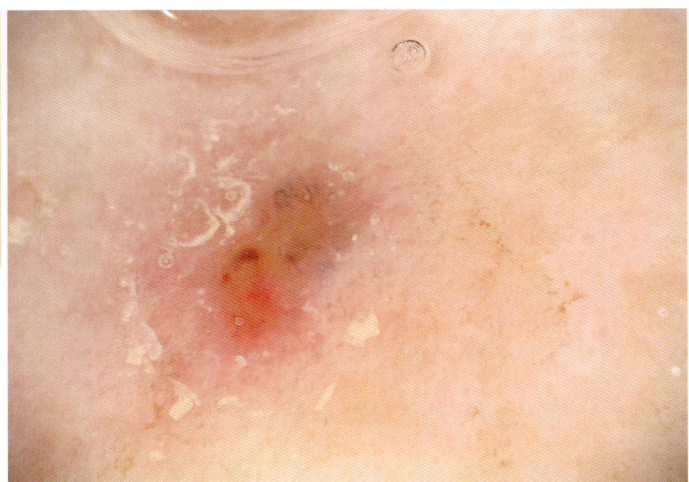

【臨床像】3 年前に出現．数か月前から痛みが出現．6×4 mm の潰瘍で周囲はやや隆起性．
【ダーモスコピー所見】中央に赤色調の潰瘍部があり，上部には青灰色の色素小球がある．

症例 5

83 歳，女性
[部位] 左頬部
[形状] 隆起
[病理] 結節型

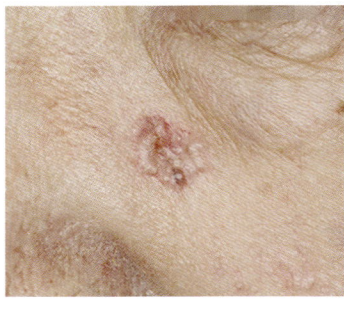
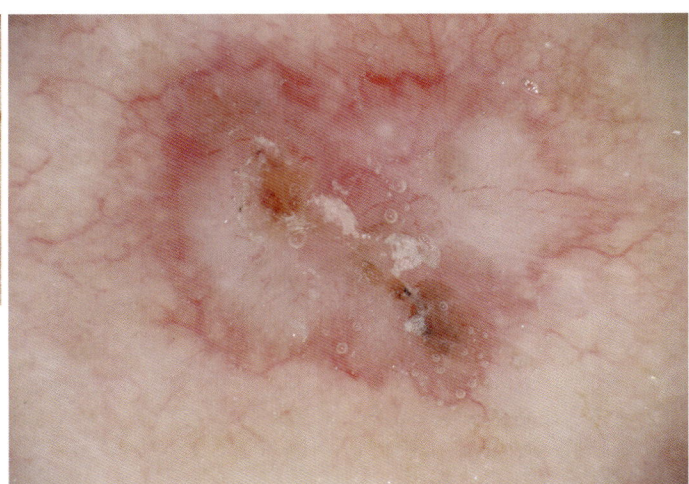

【臨床像】2 年前からある．10×8 mm，常色〜紅色の扁平隆起性の結節．中央が陥凹．
【ダーモスコピー所見】乳白紅色領域を囲み，また一部を覆うように，樹枝状血管が広がっている．乳白紅色領域内部に痂皮もみられる．

症例 6

85 歳，男性
[部位] 左頬部
[形状] 平坦
[病理] 表在型

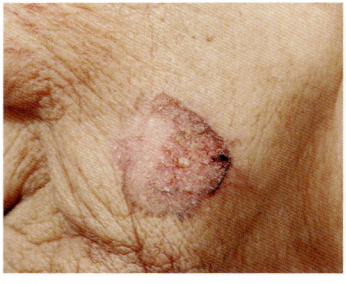
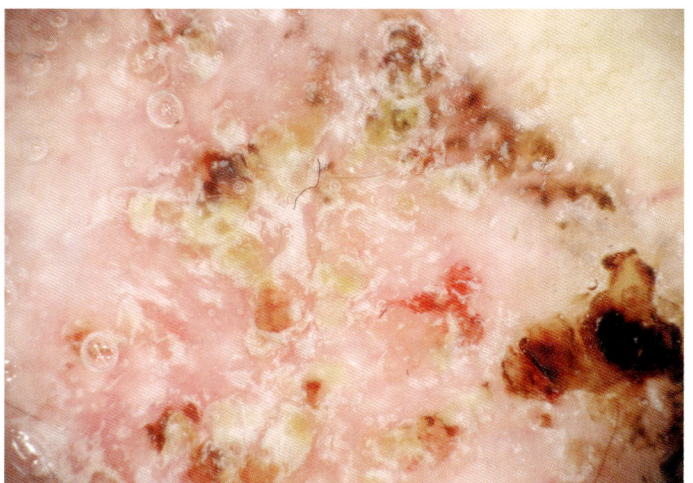

【臨床像】20 年前から増大．鱗屑，痂皮を伴う紅色局面，辺縁に黒色点．
【ダーモスコピー所見】病巣の辺縁に葉状領域があり，全体に白みがかった紅色調を呈する．

56歳，男性
[部位] 右頰部
[形状] 隆起
[病理] 結節型

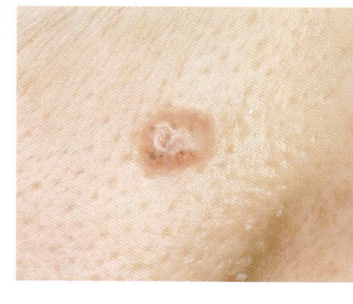

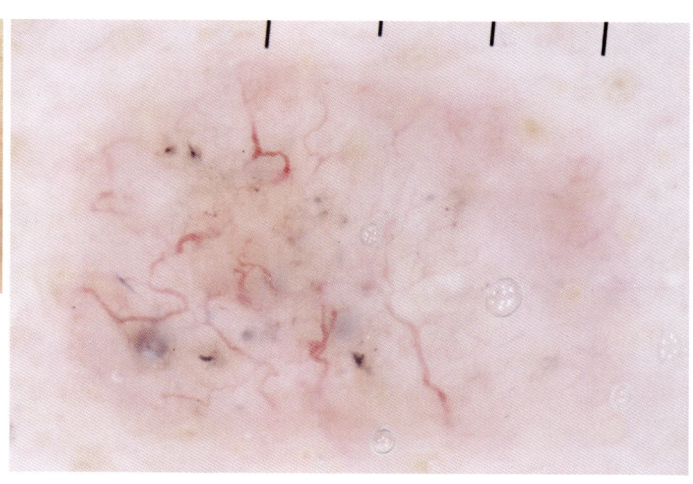

【臨床像】半年前から拡大し，時折出血．淡紅白色調でわずかに点状黒色斑を伴う小結節．

【ダーモスコピー所見】多発性青灰色小球と顕著な樹枝状血管がみられる．

〔外川八英：ダーモスコピー（メラノサイト系以外）．Derma 216：171-183, 2014 より〕

徹底解剖！ 症例5のダーモスコピーを詳しく見てみよう

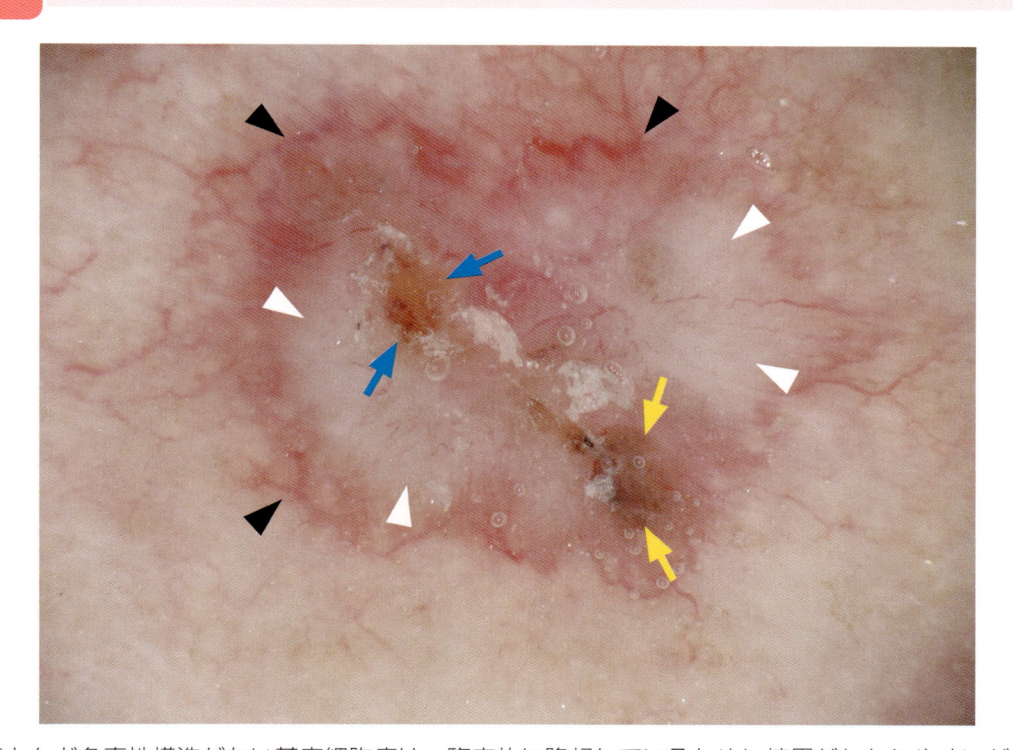

　このほとんど色素性構造がない基底細胞癌は，臨床的に隆起しているために境界がわかりやすいが，ダーモスコピーでははっきりしない．

　ダーモスコピーでは血管構造がみられる範囲（▲）が病変の境界と考えられる．血管は表在性に走る線状，蛇行状血管で，一部で分岐している．褐色ないし青灰色の領域（⇨）はごく一部にわずかにみられるのみで，範囲が小さいために出血や潰瘍との区別も難しい．病変の中央には，わずかに出血を伴う小さな潰瘍（➡）がある．腫瘍胞巣に対応すると考えられるのは白色無構造領域（△）である．

症例 8

67 歳，女性

[部位] 額部
[形状] 潰瘍
[病理] 結節型

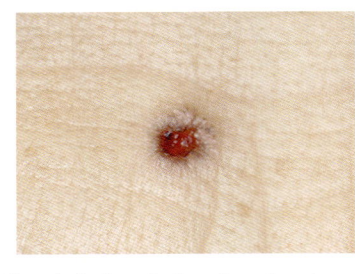

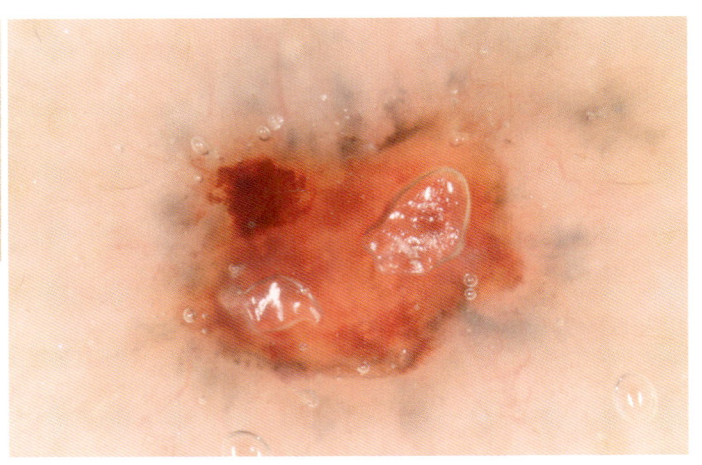

【臨床像】2 か月前に自覚，出血するようになった．3×3 mm の円形で境界明瞭な紅色潰瘍を呈している．
【ダーモスコピー所見】潰瘍部がオレンジ色の無構造領域として観察され，周辺を葉状領域と細く短い表在性の拡張血管が取り囲んでいる．

症例 9

78 歳，男性

[部位] 右下眼瞼外側
[形状] 潰瘍
[病理] 結節型

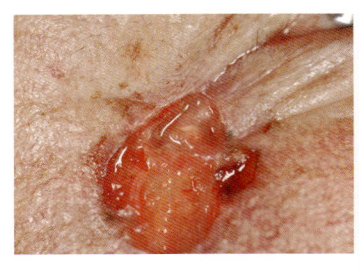

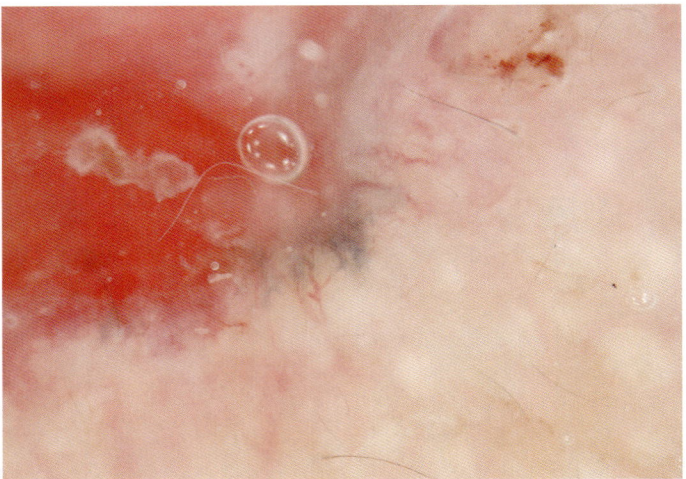

【臨床像】2 年前から痂皮をつける皮疹．増大を続け，表面潰瘍化した 18 mm の結節．
【ダーモスコピー所見】中央部は潰瘍を示す．その周囲では毛細血管が放射状に伸び，枝分かれもしている．

症例 10

69 歳，男性

[部位] 鼻
[形状] 隆起
[病理] 結節型

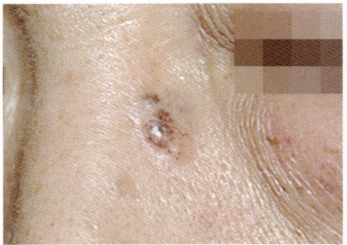

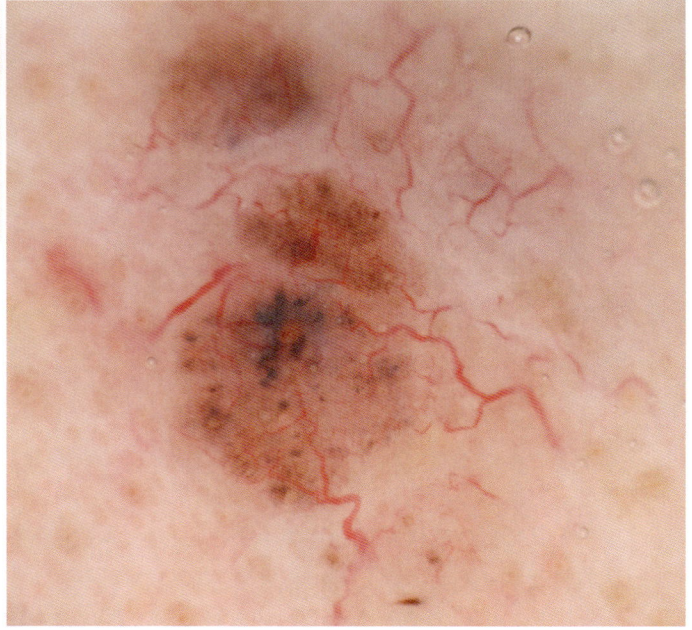

【臨床像】2 年前に出現．10×6 mm，常色(一部褐色調)の扁平隆起性小結節．
【ダーモスコピー所見】多発性青灰色小球が集簇，融合している．小結節全体に，樹枝状血管が覆うように広がっている．

症例 11

83 歳，女性

部位 左頬部

形状 隆起

病理 結節型

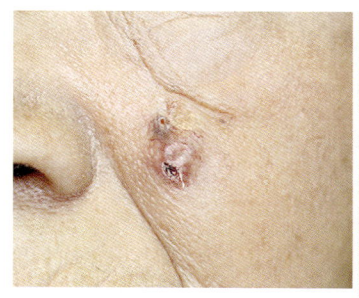
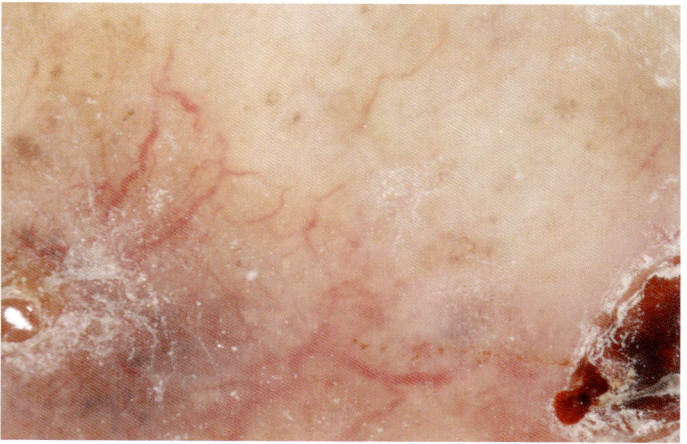

【臨床像】20 年前から自覚していたが，出血をきたした．辺縁の不整な 18×15 mm の淡紅色結節で 2 か所に面皰様開孔がある．

【ダーモスコピー所見】樹枝状血管が目立ち，左上に多発性青灰色小球を，下方には潰瘍がみられる．

徹底解剖！ 症例 10 のダーモスコピーを詳しく見てみよう

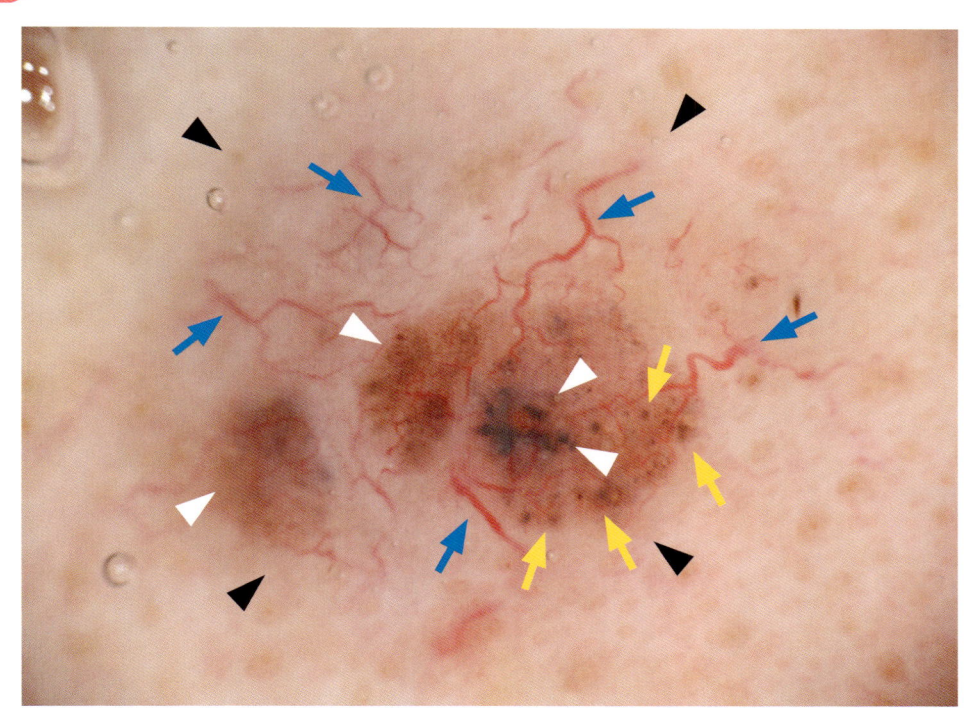

　低色素性の基底細胞癌では，臨床的な境界がダーモスコピーではっきりしなくなることもある．

　したがって，腫瘍の範囲は臨床的に隆起している部分，ダーモスコピーで血管構造がみられる範囲，わずかに淡褐色や灰色がかってみえる領域（▲）も含めて病変と考え，切除マージンをやや大きめに設定する必要がある．

　褐色〜青灰色領域（△）も明瞭な類円形ではなく，不整な形の領域に見える．多発性青灰色小球（⇨）も病変全体ではなく，ごく一部に限局してみられる．

　低色素領域には，明瞭な青灰色の構造はなく，樹枝状血管（➡）とわずかな色調の変化（▲）のみが観察される．このわずかな色調変化の理由の一部は色素のない腫瘍胞巣であり，一部は胞巣周囲の粘液沈着である．

症例 12

76 歳,女性
[部位] 左頰部
[形状] 隆起
[病理] 結節型

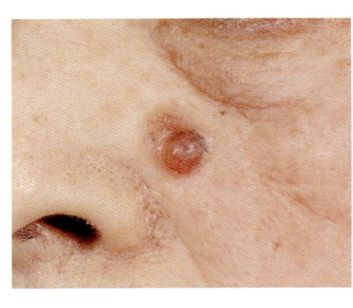

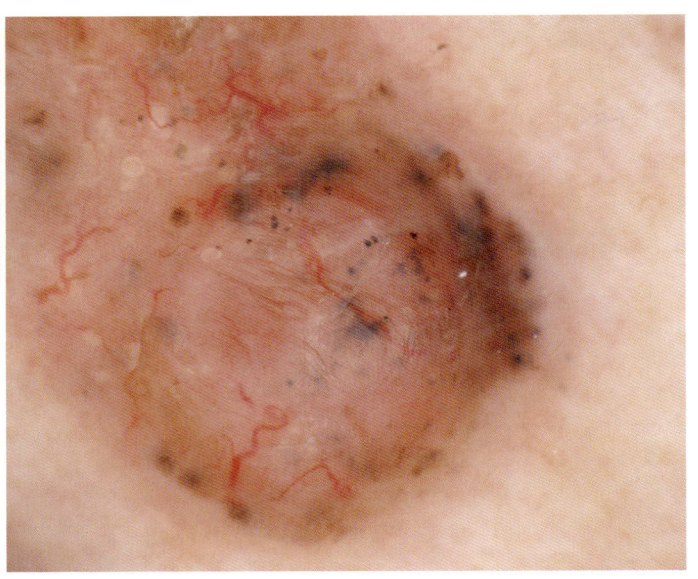

【臨床像】10 年前より紅色局面があり,6 か月前より隆起.表面に光沢のある紅色腫瘍内に黒色点と毛細血管の拡張がみられる.
【ダーモスコピー所見】大小の色素構造(青灰色類円形大型胞巣,多発性青灰色小球)と樹枝状血管がある.

症例 13

72 歳,男性
[部位] 左頰部
[形状] 隆起
[病理] 結節型

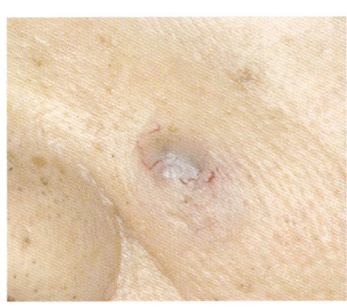

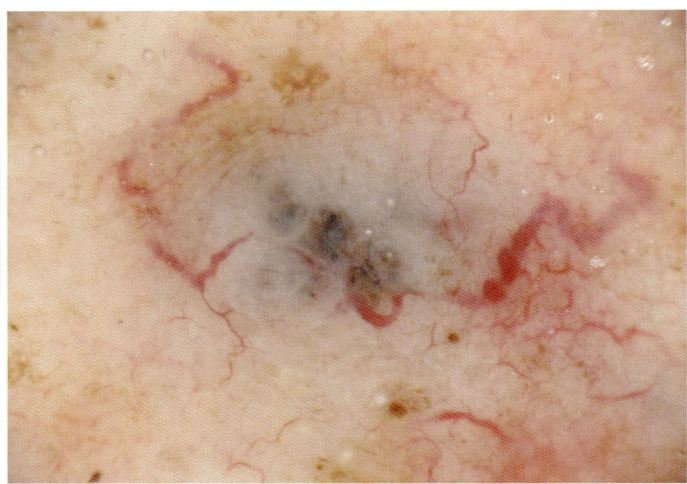

【臨床像】10 年前から増大.9×5 mm,灰黒色調の小結節.血管拡張が著明.
【ダーモスコピー所見】中央に青灰色類円形胞巣がみられる.多数の樹枝状血管がみられ,特に太い血管が結節をまたいでいる.

症例 14

66 歳,女性
[部位] 左頰部
[形状] 隆起
[病理] 結節型

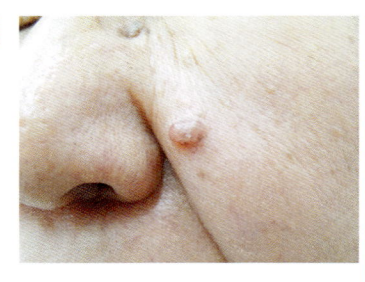

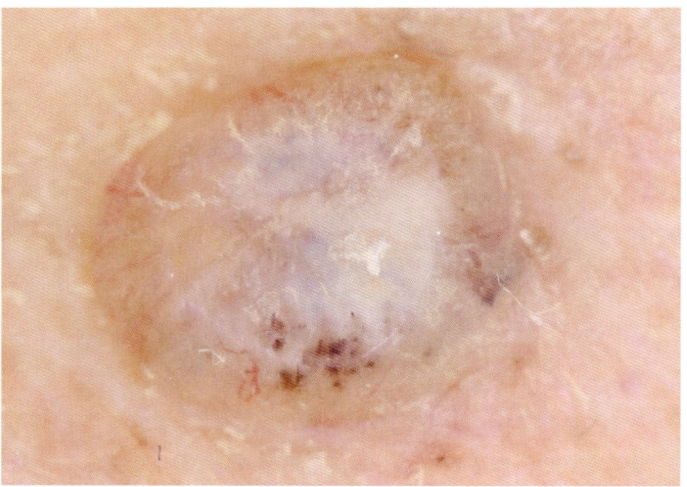

【臨床像】2 年前から増大.6×5 mm,淡紅色ドーム状皮膚結節.
【ダーモスコピー所見】樹枝状血管,光沢白色領域,青灰色色素小球がある.

症例 15

87 歳，女性
[部位] 頸部
[形状] 平坦
[病理] 表在型

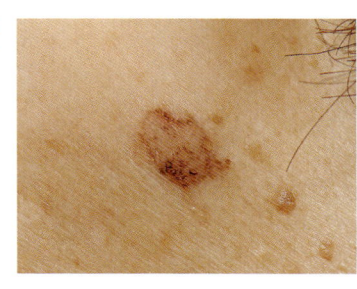
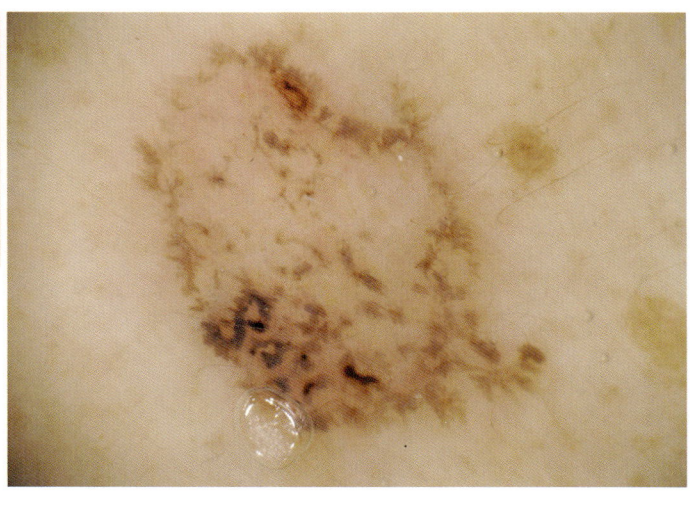

【臨床像】最近自覚．境界明瞭な淡褐色斑，辺縁を黒色点が縁取りしている．

【ダーモスコピー所見】辺縁には葉状領域が並び，中央寄りには車軸状領域がある．

症例 16

74 歳，男性
[部位] 左鎖骨部
[形状] 陥凹
[病理] 結節型

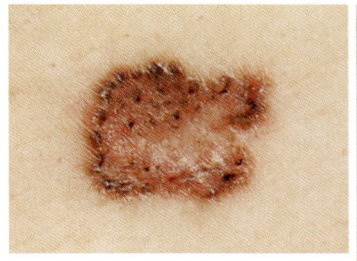
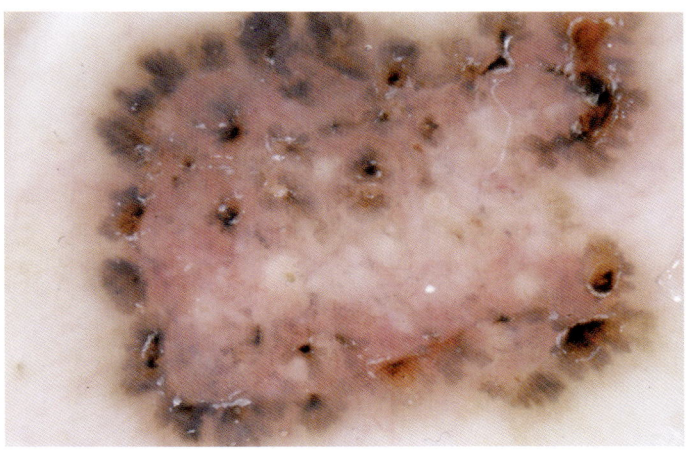

【臨床像】8 年前から増大．径 15×12 mm の紅色〜淡黒色斑．

【ダーモスコピー所見】辺縁に葉状領域が並び，中央は淡紅色の無構造領域を伴う．

症例 17

73 歳，男性
[部位] 胸部
[形状] 隆起
[病理] 結節型

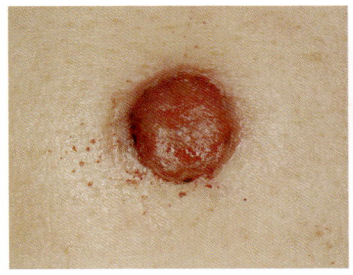
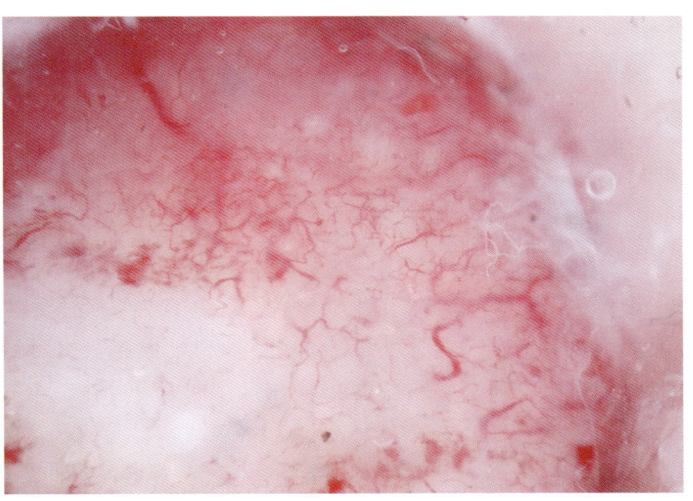

【臨床像】約 5 年前から拡大．数週間前より出血する．径 15 mm，広基有茎性で充実性の紅色結節．

【ダーモスコピー所見】光沢を有する乳白色調領域の中に樹枝状血管がある．

症例 18

86 歳，女性

[部位] 胸部
[形状] 平坦
[病理] 表在型

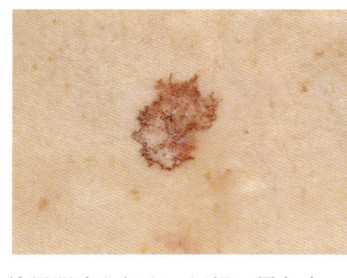

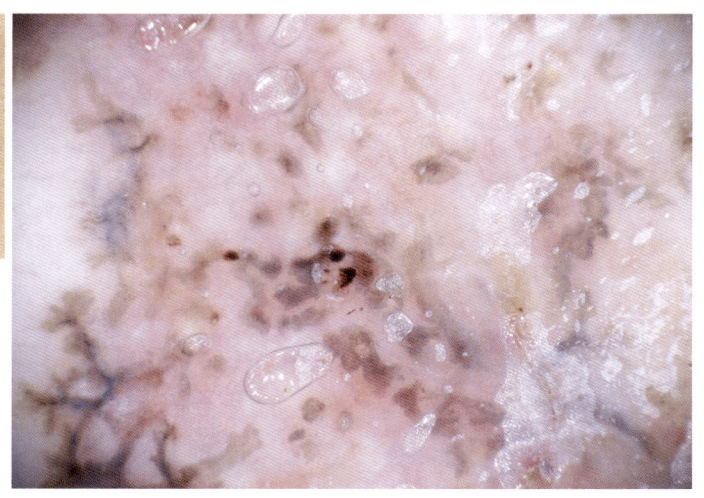

【臨床像】4 年前に出現．境界明瞭な紅斑，辺縁に黒色点．
【ダーモスコピー所見】辺縁では発達した葉状領域がみられ，中央ではその未発達形がある．

症例 19

84 歳，男性

[部位] 胸部
[形状] 平坦
[病理] 表在型

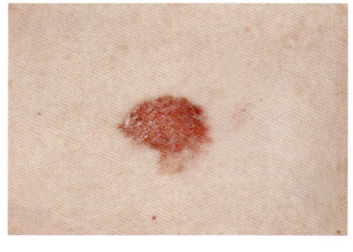

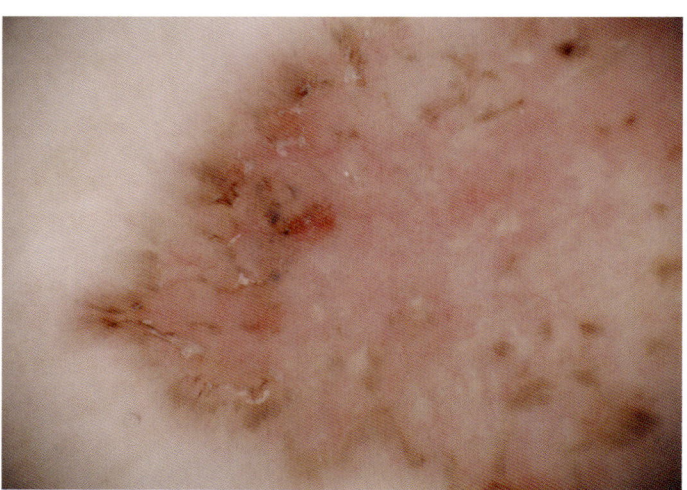

【臨床像】5 年前から増大．辺縁に点状色素斑を伴う境界明瞭な紅色局面．表面は粗糙で細かい鱗屑を伴う．
【ダーモスコピー所見】全体に紅色調を帯び，辺縁に並ぶ葉状領域，小潰瘍(multiple small erosions)がある．

症例 20

85 歳，男性

[部位] 腹部
[形状] 平坦
[病理] 表在型

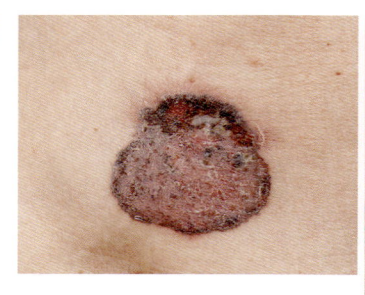

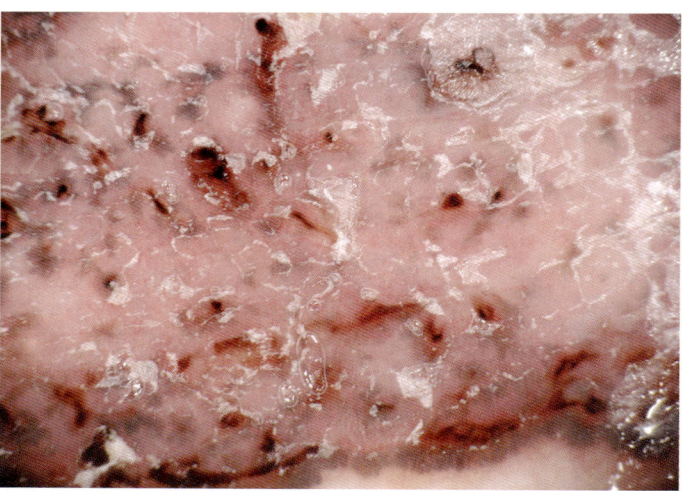

【臨床像】発症時期不明．境界明瞭な環状紅色局面，辺縁は黒色調で，一部潰瘍がみられる．
【ダーモスコピー所見】病巣は一様に淡紅色を帯び，辺縁にはフリル状の葉状領域がある．

症例 21

54 歳，男性
部位 腹部
形状 平坦
病理 表在型

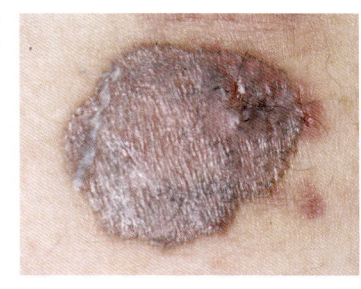

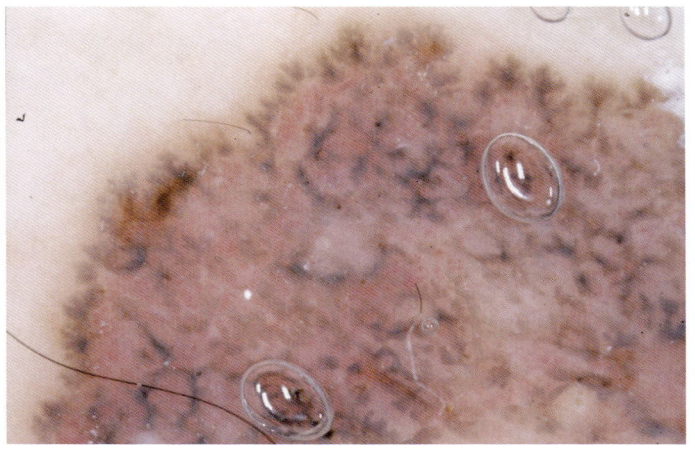

【臨床像】3 年前から拡大．径 30×25 mm の紅色～淡黒色調の局面．一部に潰瘍を伴う．
【ダーモスコピー所見】病変全体に紅色調を帯び，分葉する色素構造(葉状領域と車軸状領域)がある．

症例 22

77 歳，男性
部位 背部
形状 平坦
病理 表在型

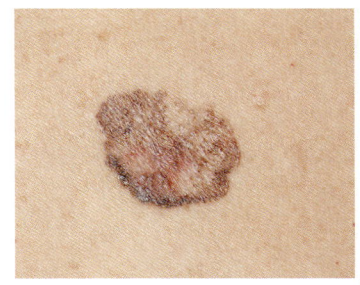

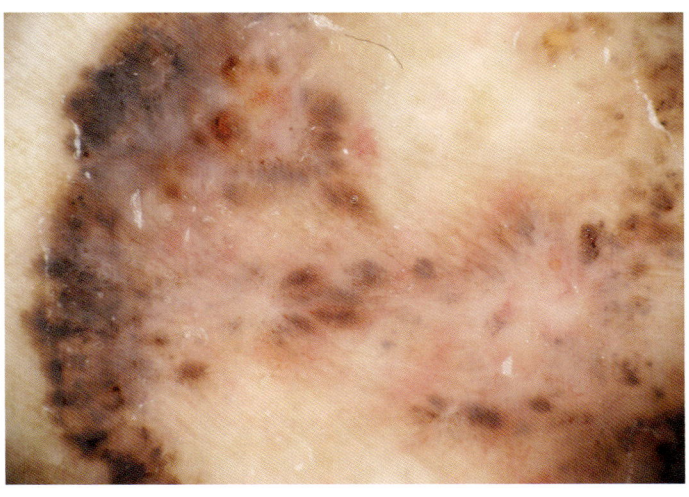

【臨床像】5～6 年くらい前に出現．左右非対称な紅色局面，その辺縁に光沢のある黒色点がみられる．
【ダーモスコピー所見】葉状領域を認める．細く短い拡張血管も表在型でみられる所見である．

症例 23

62 歳，男性
部位 腰背部
形状 平坦
病理 表在型

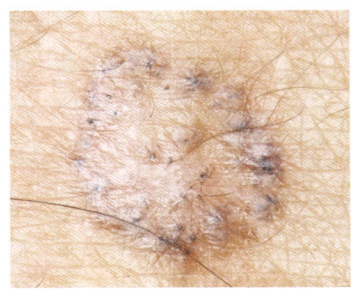

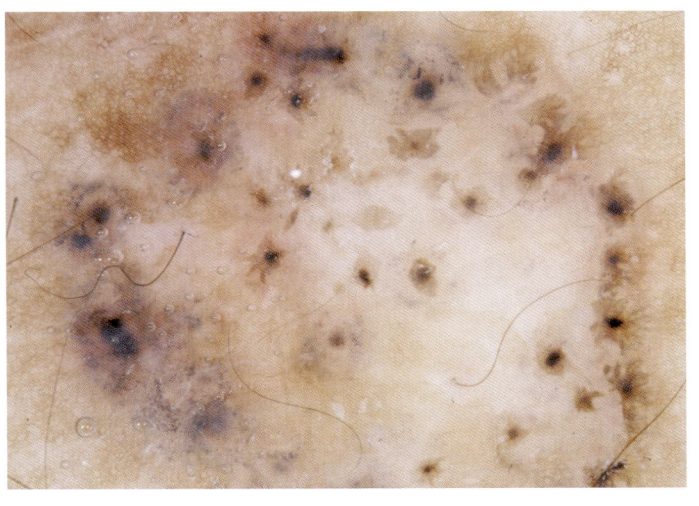

【臨床像】発症時期不明．径 10 mm の茶褐色斑．黒色点が点在している．
【ダーモスコピー所見】中央に濃い軸の明瞭な車軸状領域がある．このような定型例はかなり少ない．

症例 24

62 歳，男性

[部位] 背部
[形状] 平坦
[病理] 表在型

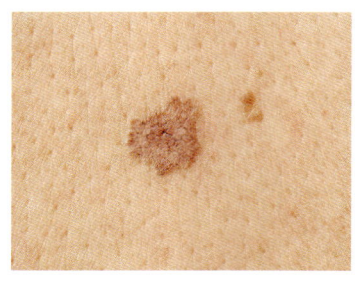

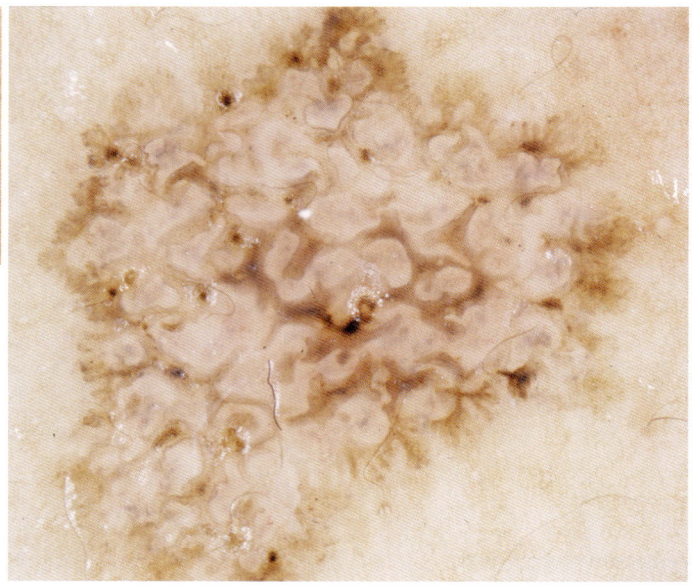

【臨床像】発症時期不明．10 mm の褐色斑.
【ダーモスコピー所見】褐色線条がつながって珊瑚のような形状を呈している．辺縁では葉状領域を形成.

症例 25

75 歳，女性

[部位] 外陰部
[形状] 平坦
[病理] 表在型

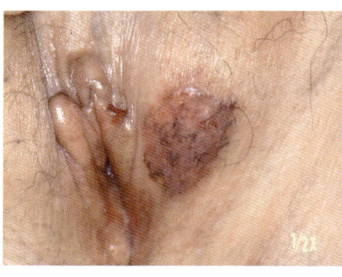

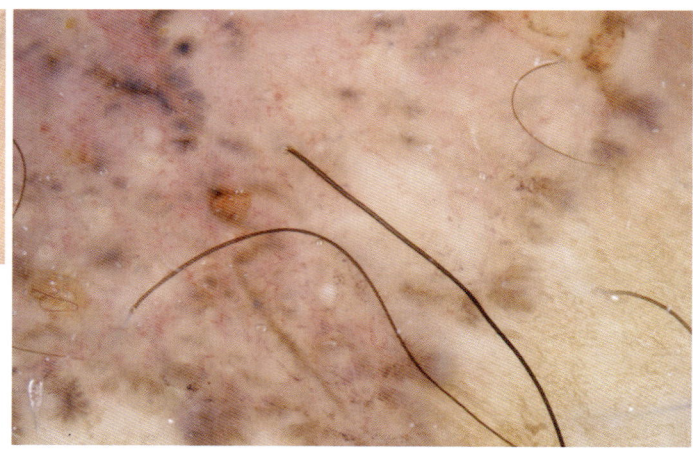

【臨床像】1 年前に自覚．境界明瞭な 20 mm の紅斑があり，内部には黒色斑もみられる.
【ダーモスコピー所見】全体に淡紅色調で，細く短い表在性の毛細血管拡張を伴う．葉状領域もみられる.

症例 26

88 歳，男性

[部位] 右上腕
[形状] 平坦
[病理] 表在型

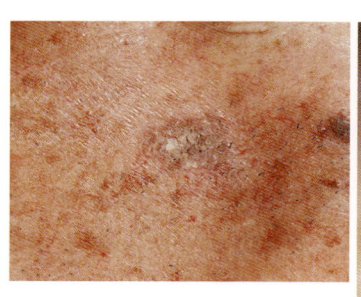

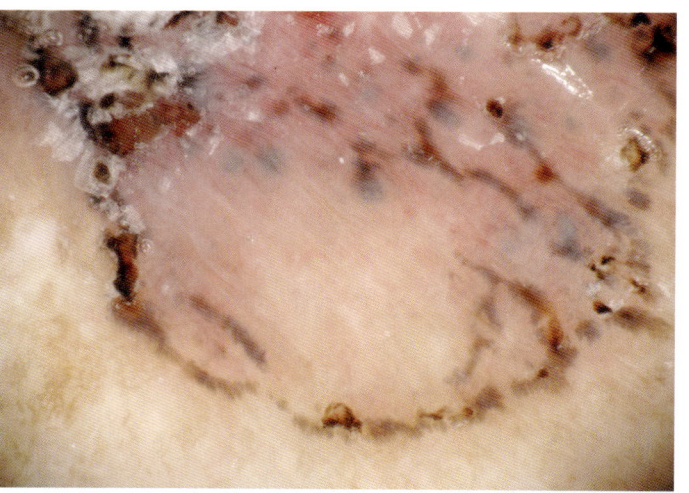

【臨床像】5 年前から徐々に隆起．全体が菲薄した皮膚の過角化性病変.
【ダーモスコピー所見】褐色の突起構造が辺縁にきれいに配列しており，葉状領域を形成している．その一部は同心円状の突起をもつ（車軸状領域）.

症例 27

65 歳，女性
[部位] 右前腕
[形状] 平坦
[病理] 表在型

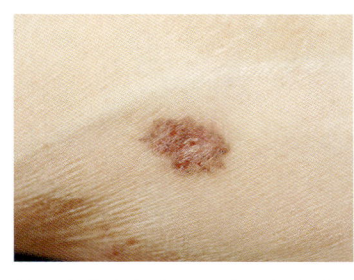
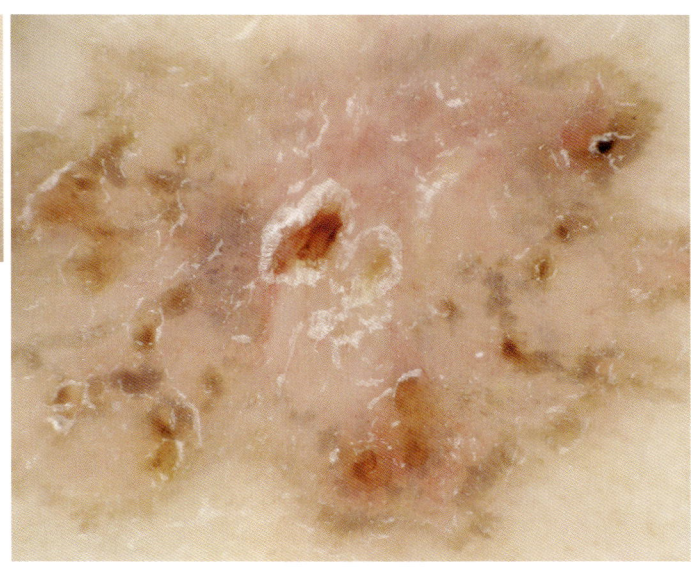

【臨床像】5 年前に出現．鱗屑を伴う紅色局面内に黒色点が散在．

【ダーモスコピー所見】辺縁に葉状領域，一部は車軸状領域様を呈する．多発する小びらんも表在型の特徴である．

徹底網羅！　非色素性，低色素性 BCC のバリエーション

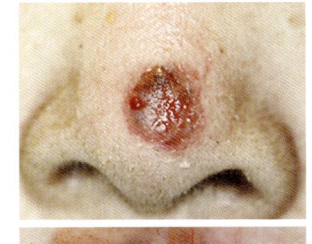
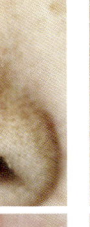
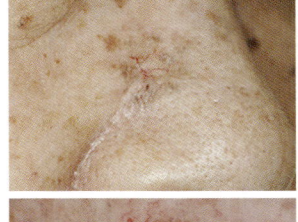
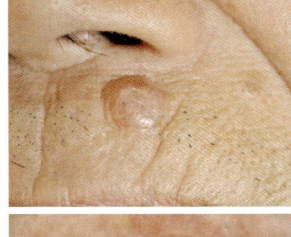
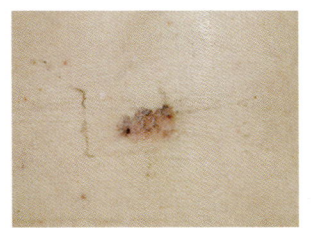
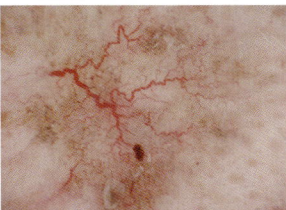
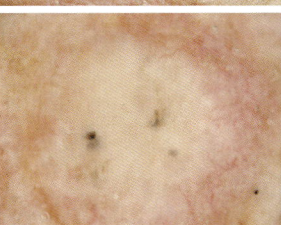
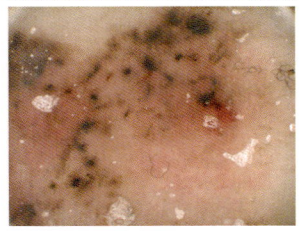

65 歳，女性，顔，隆起　　78 歳，女性，顔，平坦　　62 歳，男性，顔，隆起　　59 歳，男性，体幹，隆起

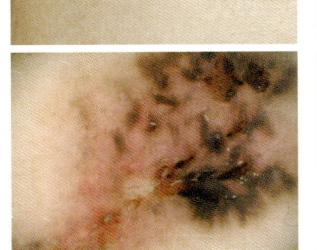

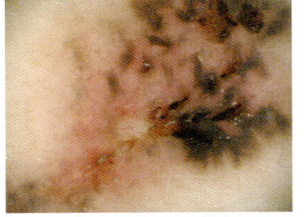

78 歳，女性，体幹，平坦　　74 歳，男性，下肢，平坦

症例 28

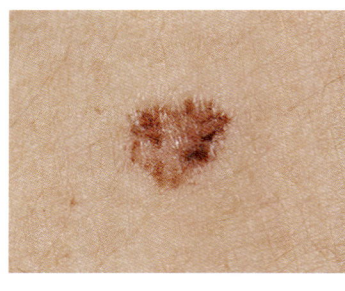

55歳，女性
[部位] 左前腕
[形状] 平坦
[病理] 表在型

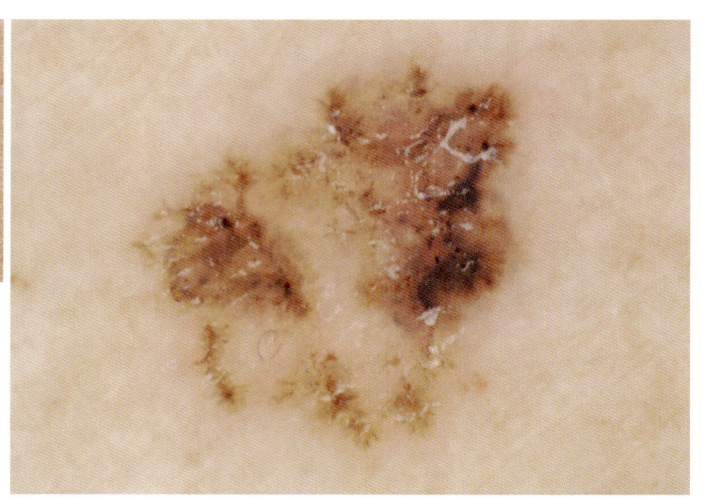

【臨床像】4〜5年前に発症．表面平坦な紅色斑，その辺縁に褐色斑がみられる．
【ダーモスコピー所見】松葉様の葉状領域がみられ，その一部は軸をもって車軸様領域に見える部分もある．

症例 29

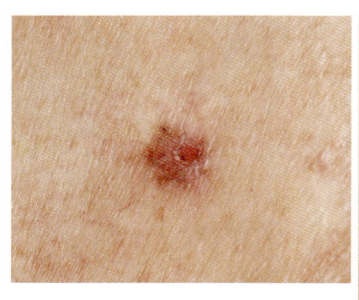

71歳，男性
[部位] 左上腕
[形状] 平坦
[病理] 表在型

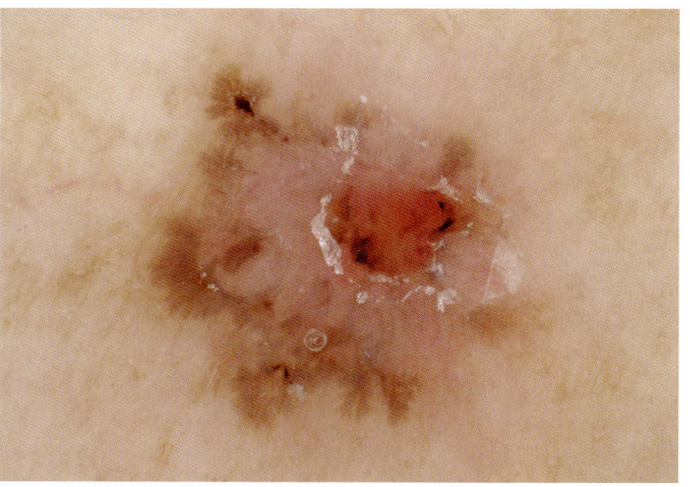

【臨床像】発症時期不明，最近自覚．中央が潰瘍化した境界不明瞭な紅色局面，辺縁に黒色点，縁取りがみられる．
【ダーモスコピー所見】中央に潰瘍，辺縁には葉状領域がみられる．

II

有棘細胞癌および その類症

squamous cell carcinoma

臨床像と病理組織像のポイント

■ 疾患の定義

　表皮あるいは付属器上皮より発生する上皮性悪性腫瘍で，核異型性のある表皮角化細胞に分化した腫瘍細胞が不規則に増加するものをいう．通常，皮膚科あるいは皮膚外科，皮膚病理学の領域では，光線角化症〔solar（actinic）keratosis〕や，Bowen病（Bowen's disease）などの上皮内有棘細胞癌（squamous cell carcinoma in situ；SCC in situ）は，それぞれの病名で呼ばれ，単に有棘細胞癌（squamous cell carcinoma；SCC）といえば，腫瘍細胞が真皮網状層以下に浸潤する浸潤癌のみを指す．

　SCC in situ と浸潤性SCCの鑑別は，病理学総論的には腫瘍細胞が上皮基底膜を破った浸潤をしているかどうかで決定される．しかしながら，通常のHE染色標本ではその判断が極めて困難であることや，時に腫瘍細胞が基底膜を形成しながら浸潤することがあるとされていることから，実際は，腫瘍細胞が真皮網状層に進展しているかどうかで判断する．

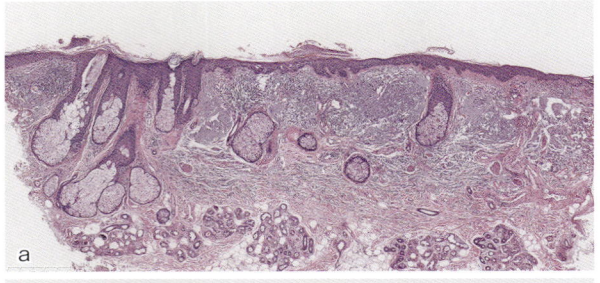
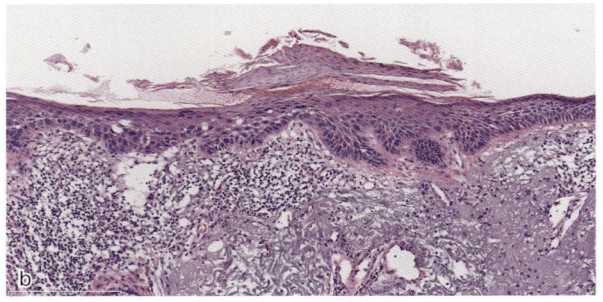

図1｜光線角化症

大型で異型性のある核をもつ角化細胞に分化する腫瘍細胞が，表皮下層を中心に核の重なり合いを伴って不規則に増殖する（b）．腫瘍細胞は表皮の下端から蕾状に増殖する（budding）（a）．また，表皮内に裂隙を形成している（b）．角層には錯角化を伴い（b），真皮網状層には光線性弾力線維症もある（a）．

上皮内有棘細胞癌
（squamous cell carcinoma in situ）

光線（日光）角化症〔actinic（solar）keratosis〕

■ 臨床所見

　高齢者の露光部に生じる鱗屑あるいは痂皮を伴う不整形境界不明瞭な紅斑性局面あるいは角化性結節として生じる．時に皮角を形成する．しばしば多発する．顔面，禿頭部，手背から前腕に生じ，それ以外の部位に生じることは稀．口唇に生じると日光口唇炎（actinic cheilitis）と呼ばれる．

■ 病理組織学的所見（図1）

　時に核分裂像を伴い，大型で異型性のある核をもつ角化細胞に分化する腫瘍細胞が，表皮下層を中心に核の重なり合いを伴って不規則に増殖する．腫瘍細胞はしばしば表皮の下端から蕾状に増殖する（budding）．また，正常と思われる有棘層の角化細胞との間に裂隙を形成することも多い．毛包間表皮の角層は，通常錯角化を伴い好酸性に染色される．毛包漏斗部上皮では錯角化を伴わないことが多く，好塩基性に染色され

る．そうすると，角層に好酸性の部と好塩基性の部が交互に出現する．これが pink & blue sign である．

　腫瘍細胞は，毛包や汗管上皮の主に基底層に沿って進展していくことが多い．病変が進行すると，腫瘍細胞が表皮の全層を占めるようになり，Bowen病に類似する．これを Bowen 様型（Bowenoid type）と呼ぶ（図2）．そのような場合であっても，病変のどこかに通常型の光線角化症を伴うことが多い．

　錯角化あるいは蕾状増加が目立たない場合，表皮下層の角化細胞に核の大型化や異型性，配列の不規則性がみられても，病理組織学的には光線角化症の診断をつけることは困難である．しかし，臨床的に光線角化症であれば，光線角化症の早期病変と診断することは可能である．臨床的に疣贅状あるいは皮角を形成する場合，病理組織学的にも疣贅と同様の全体構築を伴うことがある．真皮には光線性弾力線維症を伴うことは光線角化症の病理診断においてほぼ必須の条件である．

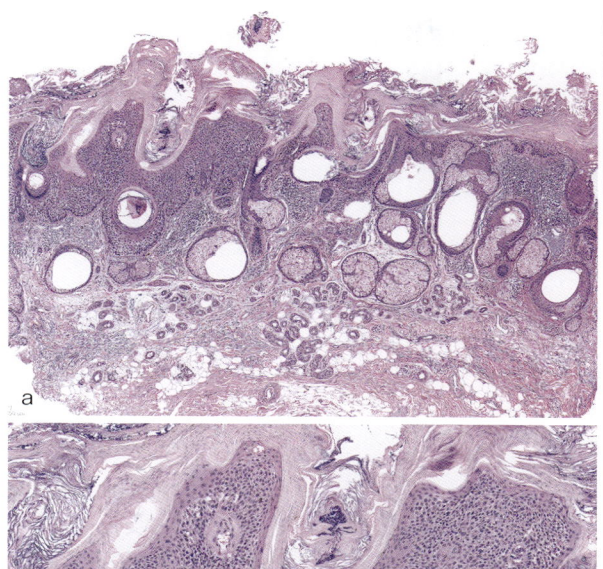

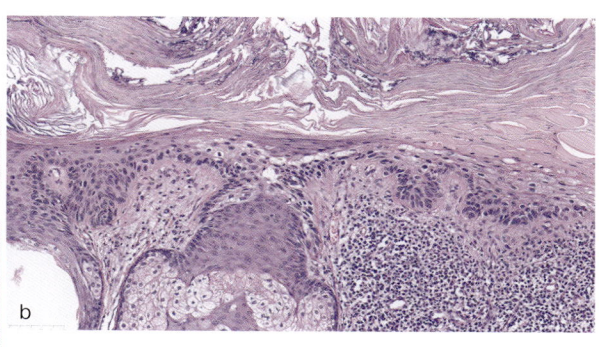

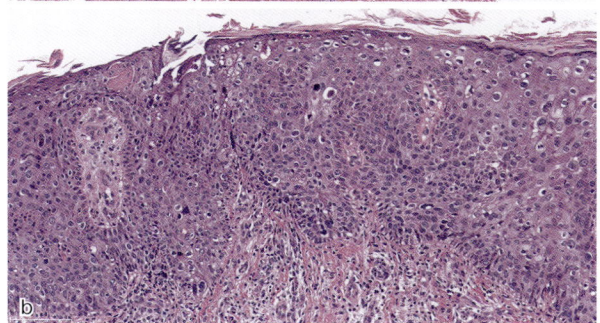

図2 ｜ Bowen 様型光線角化症

光線性弾力線維症を伴う病変で(a)，通常型の光線角化症部分(b)と腫瘍細胞が表皮全層に及ぶ Bowen 病類似の部分(c)が混在する．（札幌皮膚病理診断科症例）

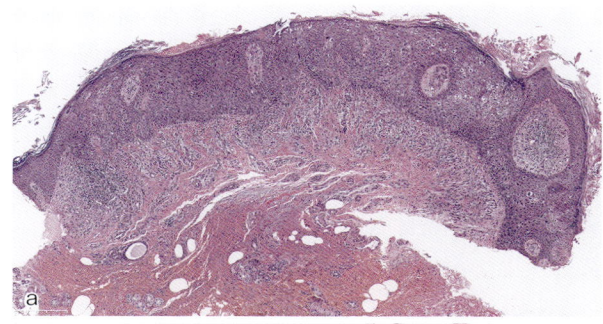

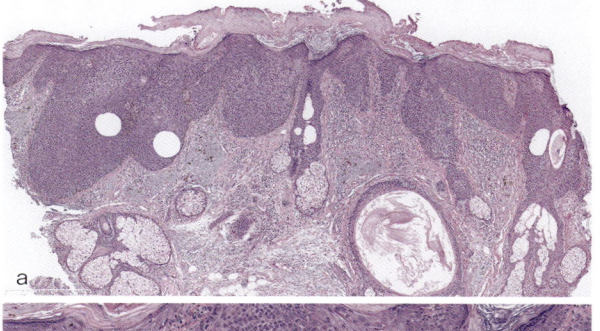

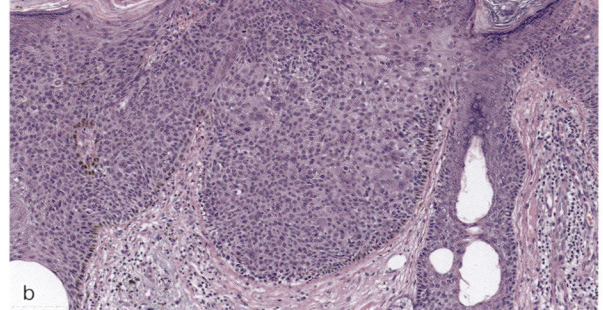

図3 ｜ 非露光部の Bowen 病

大型の異型性のある核をもつ角化細胞に分化した腫瘍細胞が表皮全層あるいは，表皮内で散在性に不規則に増加している(a, b)．核分裂像や dyskeratotic cells もみられる(b)．

図4 ｜ 露光部の Bowen 病

真皮に日光性弾力線維症があり(a)，大型の異型性のある核をもつ角化細胞に分化した腫瘍細胞が表皮全層 で増加している(b)．表皮の最下層に小型の一様な核をもつ角化細胞が一列残っている(b)．

Bowen 病 (Bowen' s disease)

■ 臨床所見

比較的境界明瞭な紅褐色〜黒褐色局面を形成する．

露光部にも非露光部にも発生する．時に皮角や疣贅状の外観を呈することもある．外陰の皮膚粘膜移行部に生じると Queyrat 紅色肥厚症（Queyrat erythroplasia）と呼ばれる．

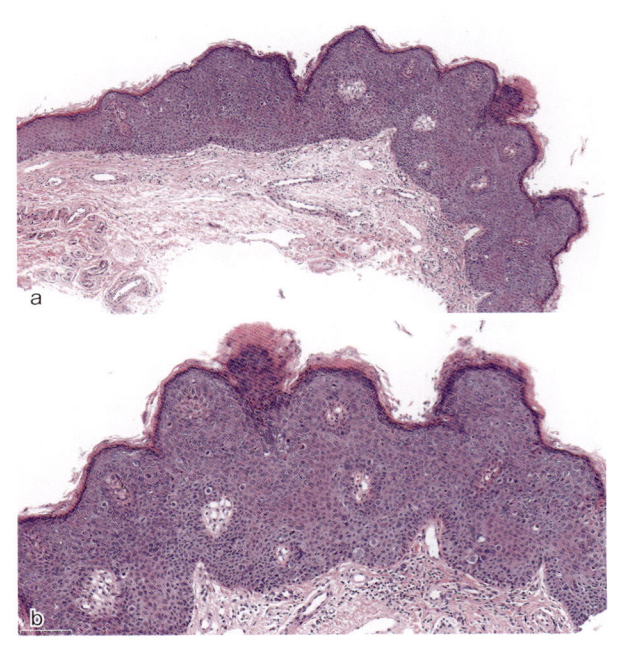

図5 │ Bowen 様丘疹症

病理組織学的には，Bowen 病と区別はつかない．（札幌皮膚病理診断科症例）

■ 病理組織学的所見（図3，4）

　大型の異型性のある核をもつ角化細胞に分化した腫瘍細胞が表皮全層あるいは，表皮内で散在性に不規則に増加する．多数の異型なものを含む核分裂像を伴い，しばしば，個細胞壊死した，いわゆる dyskeratotic cells もみられる．時に，多核巨細胞のように見える clumping cell を伴うこともある．表皮の最下層に小型の一様な核をもつ角化細胞が一列残っていることがあるが，これは残存した正常の角化細胞であるとされている．毛包上皮や汗管にしばしば腫瘍細胞の進展がみられる．疣贅状あるいはクレーター状の全体構築を伴うことがある．真皮の光線性弾力線維症はあってもなくてもよい．

その他

　尖圭コンジローマ（condyloma acuminatum）と同様の臨床像を呈し，Bowen 病と同様の病理像を示すものを Bowen 様丘疹症と呼ぶ（図5）．瘢痕部に生じる SCC *in situ* は瘢痕角化症とも呼ばれるが，その病理組織像は光線角化症に類似することが多い．慢性放射線皮膚炎状に発生する放射線角化症（radiation keratosis），慢性砒素中毒患者に生じる砒素角化症（arsenical keratosis）などが知られている．

有棘細胞癌，浸潤性病変
（squamous cell carcinoma, invasive lesion）

■ 臨床病理学的病型分類

　種々の分類が提唱されているが，近年，上皮内病変をもとにした分類が提唱されている．

1）光線角化症型

　上皮内病変として光線角化症があるもの．時にクレーター状を呈することがあり，この場合，ケラトアカントーマとの鑑別が必要となる．このような病変をクレーター状有棘細胞癌（crateriform squamous cell carcinoma）と呼び区別することがある．

2）Bowen 病型

　上皮内病変として Bowen 病があるもの．

3）ケラトアカントーマ型

　ケラトアカントーマ内に SCC の変化が生じた病変である．keratoacanthoma with conventional SCC components と同義．

4）囊腫型

　真皮から皮下脂肪組織にかけての角化性囊腫の壁から生じた病変．いわゆる表皮囊腫から発生した SCC といわれるものがこれにあたる．

5）疣状型

　疣状癌（verrucous carcinoma；VC）ともいわれ，口腔内に生じる oral florid papillomatosis（OFP），外陰部に生じる giant condyloma acuminatum（Buschke-Löwenstein tumor；BLT），足底に生じる epithelioma cuniculatum（EC）と同様の臨床・病理組織像を示し，足底以外に発生するいわゆる VC が含まれる．局所破壊性はみられるが，所属リンパ節などの遠隔転移は稀とされる．臨床像として，OFP は，口腔内の白色局面としてみられ，BLT は外陰部のカリフラワー状腫瘍としてみられる．EC や VC は鶏眼あるいは疣贅状の大型の病変を形成する．

6）外陰部型

　外陰部に生じた病変で，3），4），7）〜9）に該当する症例を除いたもの．Bowen 病から発生したのか，Bowen 様丘疹症から進展した病変なのかの判断が困難なことと，この部位に生じた SCC は，比較的予後が悪いことから，この型を独立させた．

7）瘢痕型

　臨床的あるいは問診上外傷あるいは熱傷瘢痕上に生じた病変．

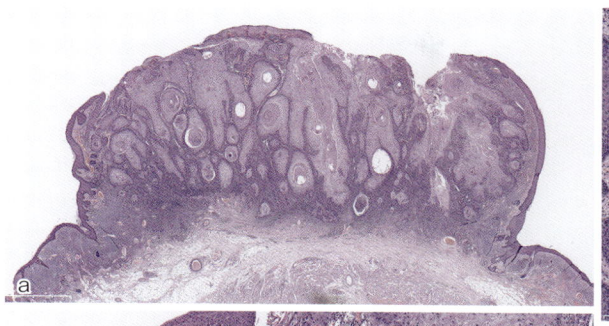

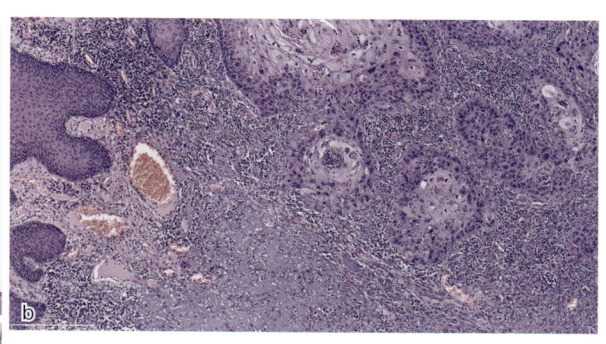

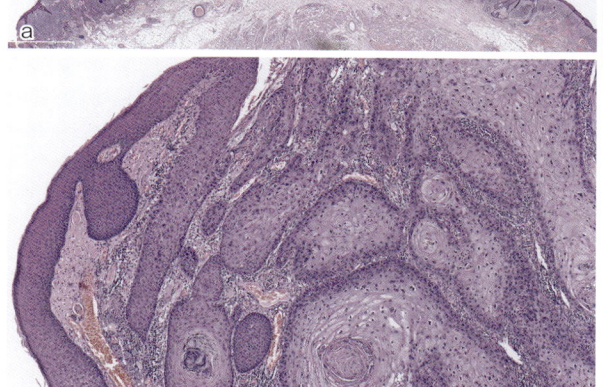

図6 | 光線角化症型の有棘細胞癌

著明な光線性弾力線維症を伴う部位の隆起性病変（a）で，真皮網状層に至る核異型性のある角化細胞の不規則な浸潤性増殖がみられる（b）．病変辺縁の表皮には，光線角化症と診断できる上皮内有棘細胞癌を伴う（c）.

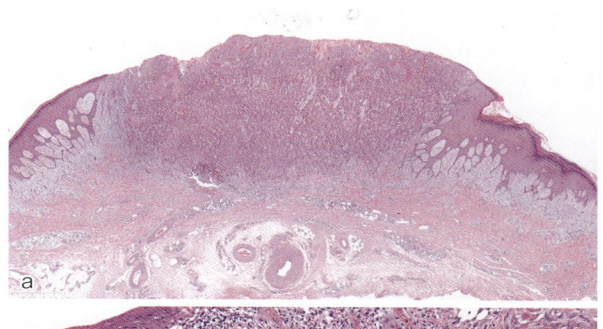

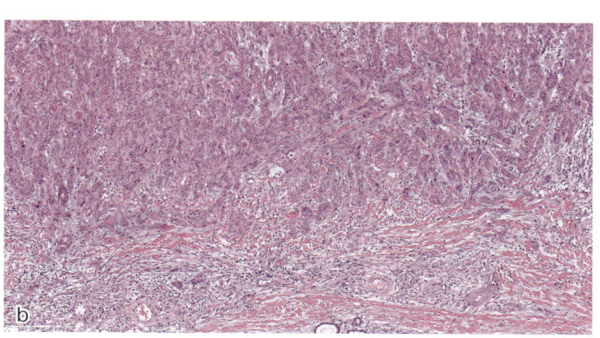

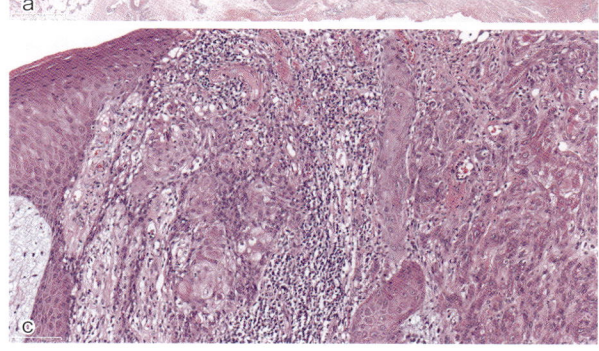

図7 | Bowen 病型の有棘細胞癌

非露光部に隆起性病変があり（a），真皮網状層に至る核異型性を伴う角化細胞の不規則な増生がみられる（b）．病変辺縁には，Bowen 病と診断可能な上皮内有棘細胞癌を伴う（c）.（札幌皮膚病理診断科症例）

8）放射線皮膚炎型

臨床的あるいは問診上慢性放射線皮膚炎上に生じた病変.

9）色素性乾皮症型

色素性乾皮症と診断された患者に生じた病変.

■ 定型的臨床所見

通常は隆起性の病変を形成することが多いが，時に皮内から皮下の硬結のみを示す場合もある．多くの場合，皮膚潰瘍を伴う．臨床的に角化が目立つ場合もあ

るが，全く角化（あるいは角質形成）が確認できない場合もある．腫瘍性病変の周囲には，しばしばもとになった SCC *in situ* に対応する紅斑性局面を伴う.

■ 病理組織学的所見

1 有棘細胞癌に共通した病理組織学的所見

核異型性のある角化細胞分化した腫瘍細胞が不規則に増加し，表皮あるいは付属器上皮内の上皮内有棘細胞癌から連続して真皮網状層以下へ浸潤する．腫瘍胞巣の辺縁は不明瞭なこともあるが，時に明瞭な境界を

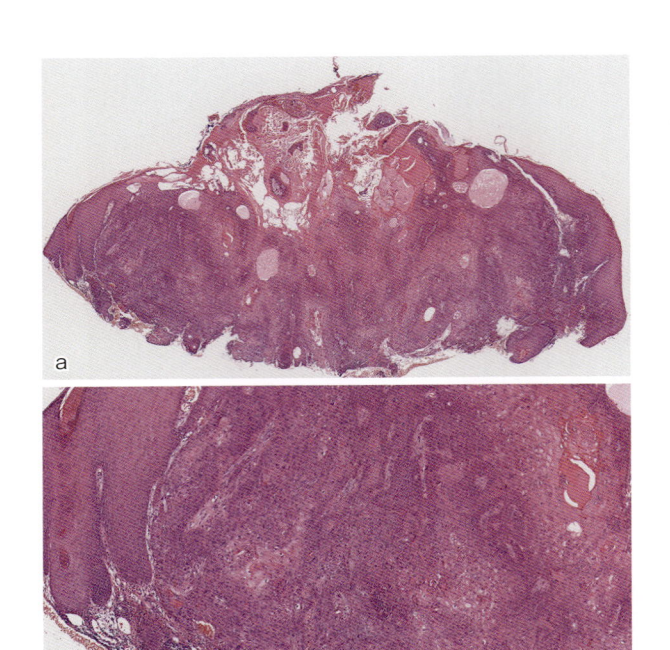

図 8 | ケラトアカントーマ型の有棘細胞癌（ケラトアカントーマ様有棘細胞癌）

基本構築として，外向および内向性の増殖をし，病変中央部はクレーター状の全体構築をもつ．全層性に核異型性のある角化細胞の不規則な増加がみられる．

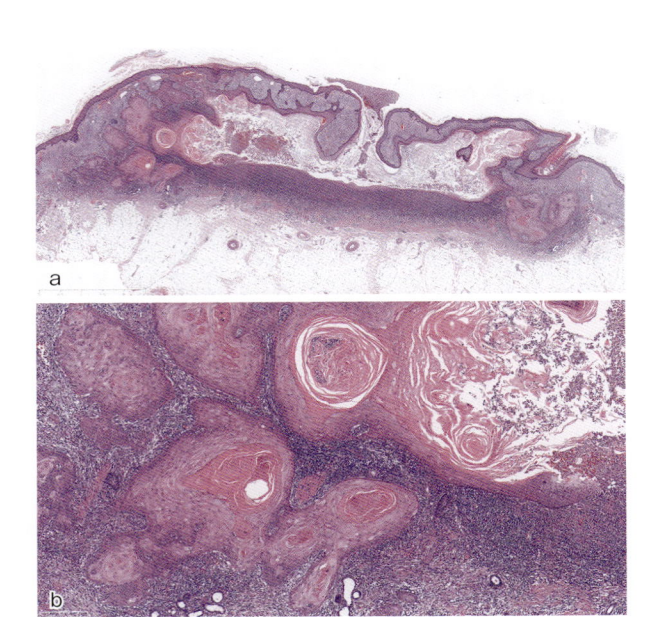

図 9 | 囊腫型の有棘細胞癌

角化性囊腫の壁に連続して(a)，核異型性のある角化細胞が不規則に増加している(b)．（札幌皮膚病理診断科症例）

示すこともある．腫瘍細胞の角化傾向は，癌真珠の形成で確認することができるが，低分化な場合には癌真珠が目立たず，個細胞角化のみしか確認できないこともある．個細胞角化は，細胞質の特に核周囲が HE 染色で好酸性に染色されることによって確認できるが，核の変性を伴う個細胞壊死との鑑別をしっかり行う必要がある．

2　各臨床病理学的病型別の定型的病理組織所見

1）光線角化症型（図 6）

浸潤性病変部の周囲あるいは被覆表皮に明らかな光線角化症を伴う．時に棘融解像を伴うことがある．また，真皮内病変が明らかな胞巣を形成せず，紡錘形の細胞が増加する紡錘形細胞有棘細胞癌の形態をとることもある．

2）Bowen 病型（図 7）

浸潤性病変部の周囲あるいは被覆表皮に明らかな Bowen 病を伴う．

3）ケラトアカントーマ型（図 8）

基本構築として，外向および内向性に増殖し，病変中央部はクレーター状となり，角質を入れているような病変で，腫瘍周辺の表皮は腫瘍に移行する部位で折り返すように弯曲する（epithelial lip）全体構築をもつ．病変の一部には，明らかにケラトアカントーマと診断

可能な部位を伴っている．つまり，核異型性のない，好酸性で豊富な細胞質をもつ細胞の塊状の増加を伴う部位がある病変の一部で，全層性に核異型性のある角化細胞の不規則な増加がみられる部位がある．

4）囊腫型（図 9）

角化性囊腫から連続して核異型性のある角化細胞の不規則な増加がある病変．

5）疣状型（図 10）

角化細胞の核異型性や核分裂像は目立たず，よく分化した表皮索が，外向あるいは内向性に増加し，疣贅状の外観を呈する．病変は大型であるが，疣贅の鑑別に苦慮することが多い．病変の一部で核異型性や核分裂像の目立つ部位がみられることもある．

6）外陰部型

SCC *in situ* として Queyrat 紅色肥厚症を含む Bowen 病や Bowen 様丘疹症をもつが，その両者の鑑別は困難である．

7）瘢痕型

病変部あるいはその周囲に明らかな瘢痕を伴う．上皮内病変は，表皮下層から出現することが多く，光線角化症に類似する．

8）放射線皮膚炎型

病変あるいはその周囲の真皮に奇怪な核をもつ線維

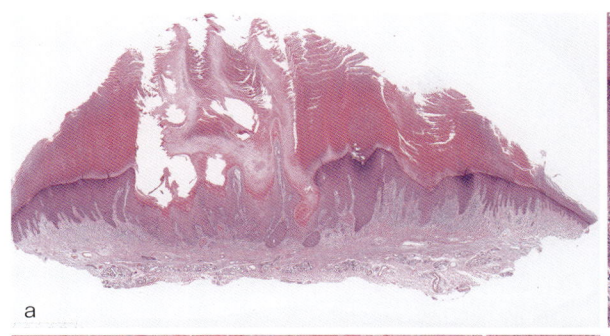
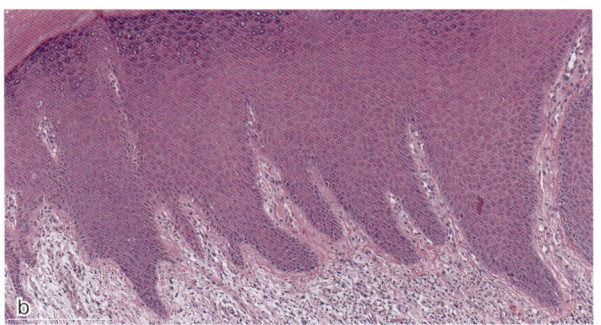
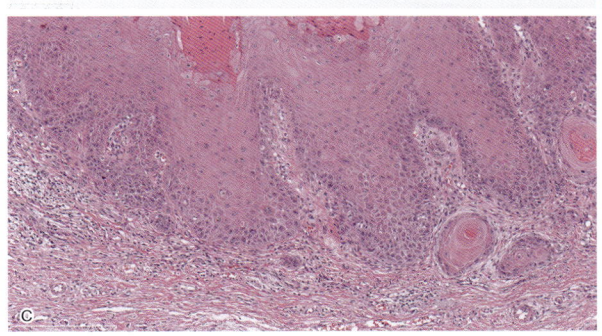

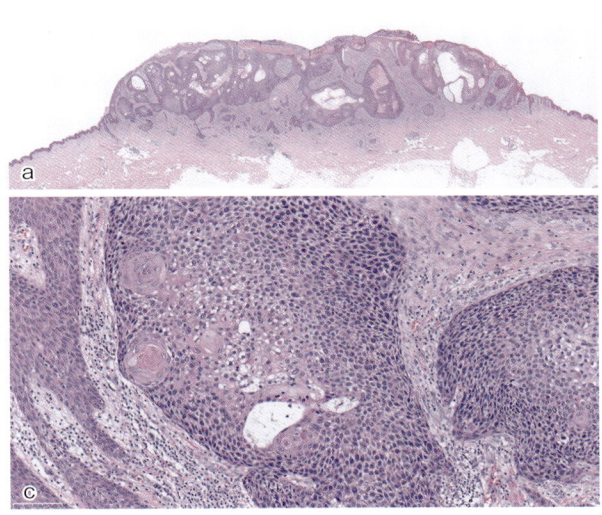
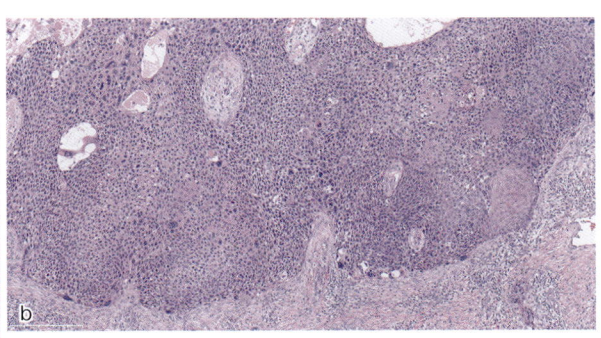

図10｜疣状型有棘細胞癌（疣状癌）

大型の病変で（a），病変の多くの部分は核異型性のない角化細胞で構成されている（b）が，一部では，核異型性を伴い，軽度浸潤性の増殖態度を示している（c）．（札幌皮膚病理診断科症例）

図11｜汗孔癌

比較的大型の隆起性病変（a）で，ともに核異型性を伴う基底細胞様細胞と有棘細胞様細胞で構成され（b），有棘細胞様細胞は管腔様構造を形成する（c）．（札幌皮膚病理診断科症例）

芽細胞の増加がみられれば比較的特異的に診断が可能である．しかし，それが目立たない場合は瘢痕型との鑑別は困難である．

3 免疫組織学的所見

多くの場合，CK1，CK10が陽性となる．AE1/AE3やCK5/6もほとんどの例で陽性となる．CK19はしばしば陽性となるが，CK7はごく一部の例を除いて陰性である．EMAも多くの例が陽性である．Ber-EP4は基本的に陰性である．

4 病理組織学的鑑別疾患

1）基底細胞癌（basal cell carcinoma；BCC）

時に腫瘍細胞が基底細胞様になった有棘細胞癌との鑑別が問題になることがある．また，しばしば顔で有棘細胞癌と衝突腫瘍を形成することがある．BCCで

は，胞巣辺縁で核の柵状配列があること，腫瘍胞巣周囲にムチン（粘液）の貯留があることが鑑別点であるが，最も重要なのは，SCCが上皮（表皮あるいは付属器上皮）内病変を形成するのに対し，BCCは上皮と連続はするが，上皮内病変は形成しないということである（▶5頁，**図9**参照）．免疫組織化学染色では，BCCはBer-EP4（＋），EMA（－）であるのに対し，SCCでは，Ber-EP4（－），EMA（＋）である．

2）汗孔癌〔porocarcinoma（**図11**）〕

汗孔癌では，核異型性のある有棘細胞様細胞〔小皮縁・クチクラ細胞；cuticular cell）〕が管腔を形成する（汗管分化する）所見が重要である．SCCにおいて，しばしば棘融解や汗管上皮内の腫瘍細胞の増加により，汗孔癌類似の組織像を呈することがあるが，汗孔

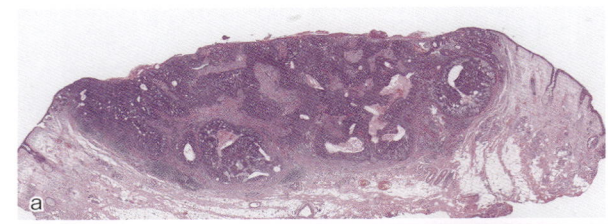
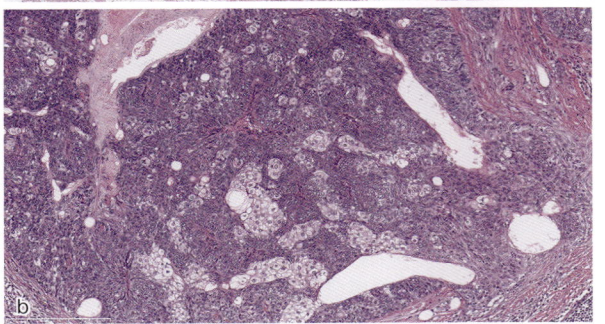

図12｜脂腺癌
真皮から皮下脂肪組織にかけて結節状の病変があり（a），脂腺細胞分化を伴い，核異型性のある上皮細胞が増加している（b）．（札幌皮膚病理診断科症例）

癌と診断するためには，腫瘍細胞が確実に汗管分化しているということを証明する必要がある．免疫組織化学染色ではCEA，CA19-9そして，近年CD117が有用であるという報告もある．

3）脂腺癌〔sebaceous carcinoma（図12）〕

脂腺癌の診断には，脂腺分化細胞の存在が必要不可欠である．HE染色上で泡沫状の細胞質とホタテの貝殻状の核をもつ細胞として認識される．脂腺分化細胞が少ないとしばしばSCCとの鑑別が問題となる．免疫組織化学染色では，adipophilinが最も有用である．

4）扁平上皮癌皮膚転移

最終的には，原発巣の有無で決定するしかないが，病変の病理組織像として一番重要なのは，SCC *in situ* の有無である．

5）ケラトアカントーマ

次項参照．

ケラトアカントーマ
（keratoacanthoma；KA）

■ 臨床所見

高齢者の露光部に好発する病変で，小紅斑で始まり，まもなくその頂点に細かい鱗屑をもった丘疹となる．この丘疹は2〜8週で急速に成長する．はじめは半球状，ドーム状に隆起した皮膚色ないし淡紅色の結節が，やがて中央がクレーター状に陥凹し，角質で満たされる．角栓は硬く埋没している．通常直径5〜20mm前後となり，周囲の正常皮膚は緩い傾斜をもって腫瘍表面に移行する．しばしば紅暈をめぐらし，毛細血管が辺縁から腫瘍表面に走る．この時期が2〜8週続き，次いで2〜8週の経過で自然退縮し，あとに瘢痕を残す．

■ 病理組織学的所見

定型的な単発性KAは，生検された時期によって異なる組織像を呈する．KAは以下のような4病期に分類することができる．
(1) 早期・増殖期
(2) 成熟期
(3) 消退期
(4) 消失期

KAの基本構築としてクレーター状の構築をもち，外向・内向性に角化細胞が増殖する病変で，中央に角栓と病変辺縁に口唇状構築を伴う．さらに，毛包漏斗部および毛包峡部に分化する細胞（好酸性の明るい豊富な細胞質をもつ細胞）の増殖による多房性病変であることが重要である．KA病変の辺縁部では，角化細胞の核異型や核分裂像がよくみられ，腫瘍細胞の軽度の浸潤がある．通常多形性が無秩序に起こるSCCに対し，早期・増殖期から成熟期のKAでは，深部の腫瘍胞巣辺縁に最も多形性が強く，細胞多形性の勾配（極性をもった多形性の勾配）がみられる．

1）早期・増殖期（図13）

角質の充満した表皮または毛包漏斗部構造がいくつか弯入した病変で，層状角化パターンを示し，しばしばたくさんのケラトヒアリン顆粒を伴う．そして，病変の深部にのみ，スリガラス様の薄桃色の角化細胞がある．病変深部は周辺間質との境界が不明瞭になることがある．

2）成熟期（図14）

連続して拡大した毛包漏斗部から毛包峡部へと分化した病変で，中央に大きな角栓を伴う．また，正常被覆表皮から連続して，覆いかぶさるような口唇様構造を伴う．病変は主に毛包峡部分化，つまりスリガラス様の薄桃色の大型の角化細胞が増加し，緻密な角化を伴う．さらに，時に細かいケラトヒアリン顆粒や部分的錯角化を伴う．

3）消退期（図15）

病変はクレーター状の構築を残すが，1つか2つの角質を充満した薄いクレーター構造になる．再び層状

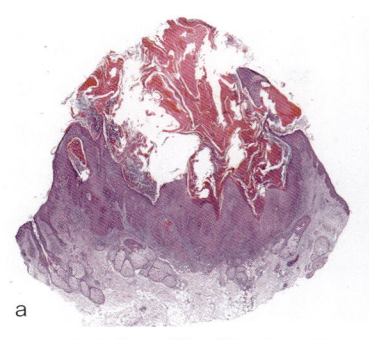
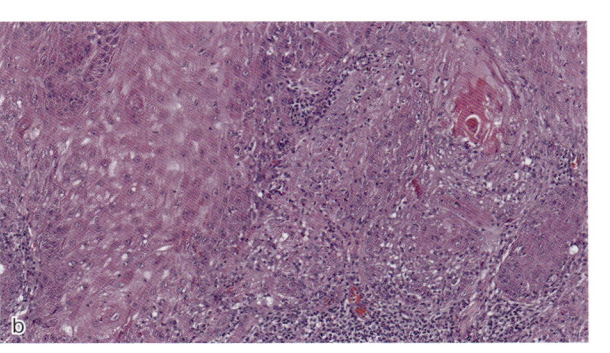

図13 | 早期・増殖期のケラトアカントーマ

クレーター状の構築をもち，外向・内向性に角化細胞が増殖する病変で(a)，病変の深部にのみ，スリガラス様の薄桃色の角化細胞がある(b)． 腫瘍下層の角化細胞は比較的浸潤性の増殖傾向を示す(b)．

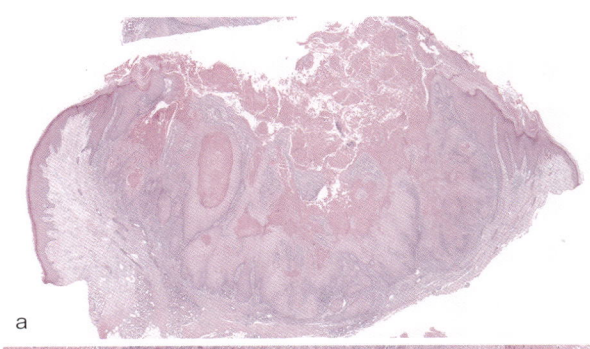
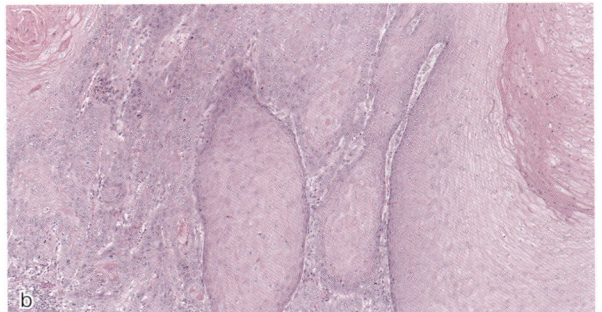

図14 | 成熟期のケラトアカントーマ

KAの基本構築をもち(a)，病変では主に毛包峡部分化，つまりスリガラス様の薄桃色の大型の角化細胞が増加し，緻密な角化を伴う(b)．

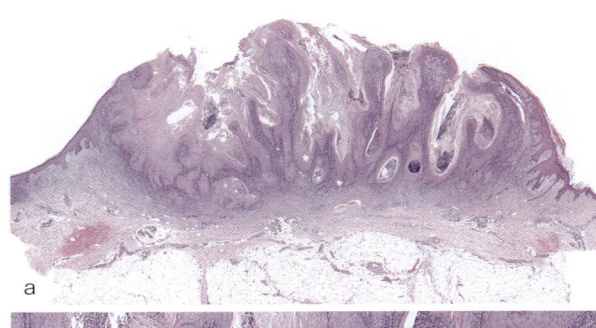
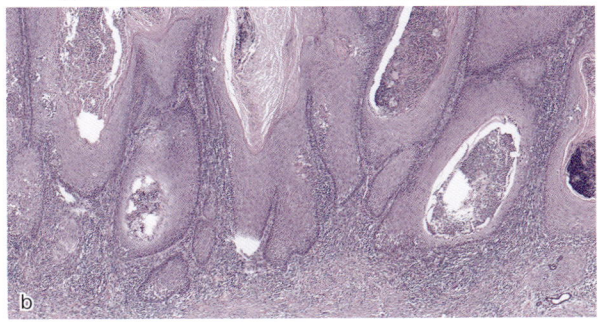

図15 | 消退期のケラトアカントーマ

KAとしての全体構築は残っているが(a)，特に病変の右半分では，層状の毛包漏斗部様角化となり，スリガラス様の薄桃色の大型の角化細胞は消失し，真皮の線維化，炎症細胞浸潤を伴っている(b)．

の毛包漏斗部様角化となり，スリガラス様の薄桃色の大型の角化細胞は消失傾向となる．真皮の線維化，炎症細胞浸潤を伴う．

4) 消失期（図16）

　覆いかぶさるまたは挙上した辺縁をもつ菲薄化した表皮病変であり，表皮は，表皮稜が消失して平坦化し萎縮性となる．

5) 通常型の有棘細胞癌を伴うケラトアカントーマ（図9）

　KAでは，時にその一部にKAとは異なる核異型性と配列の不規則性を伴う有棘細胞癌を発生することが

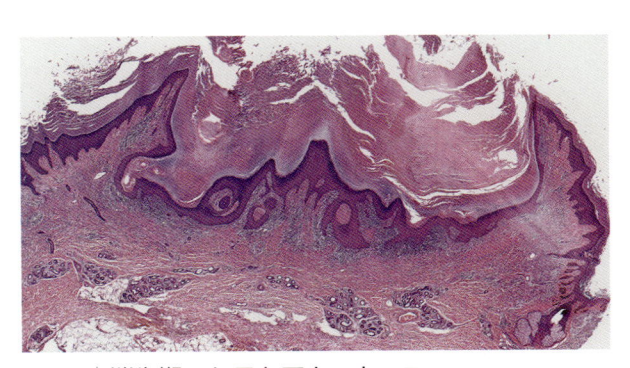

図16 | 消失期のケラトアカントーマ

挙上した辺縁をもつ菲薄化した表皮病変であり，表皮は，表皮稜が消失して平坦化し萎縮性となっている．

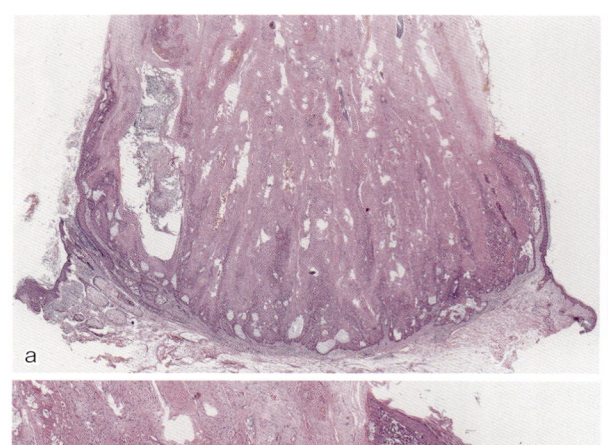

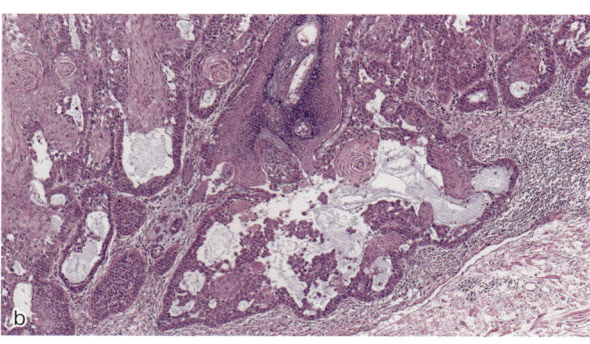

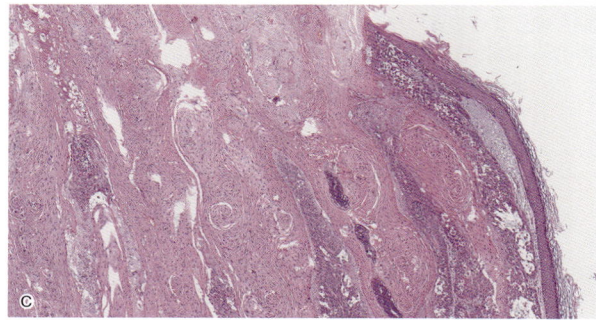

図 18 | クレーター状有棘細胞癌

クレーター状の全体構築を伴う(a)が，病変を構成する細胞は
すべて核異型性のある角化細胞で，スリガラス様の薄桃色の大
型の角化細胞はない(b)．病変辺縁は，明らかな光線角化症を
伴っている(c)．

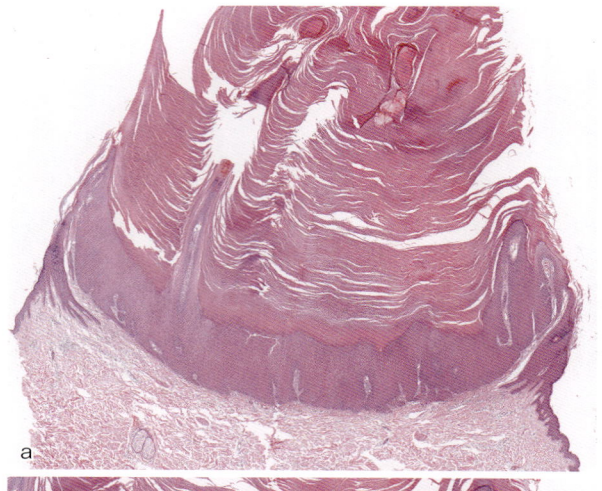

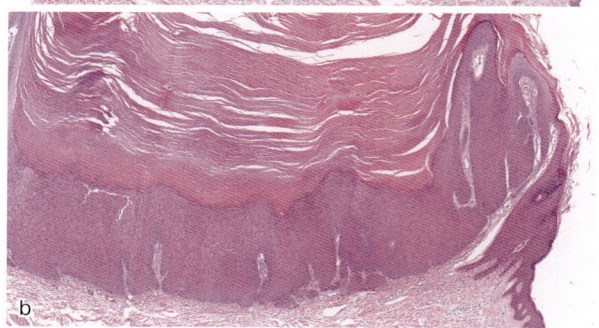

図 17 | クレーター状疣贅

クレータ状の全体構築を伴い(a)，病変下面は辺縁表皮とほぼ
同じ高さで一線となり，胞巣の辺縁は平滑である(b)．

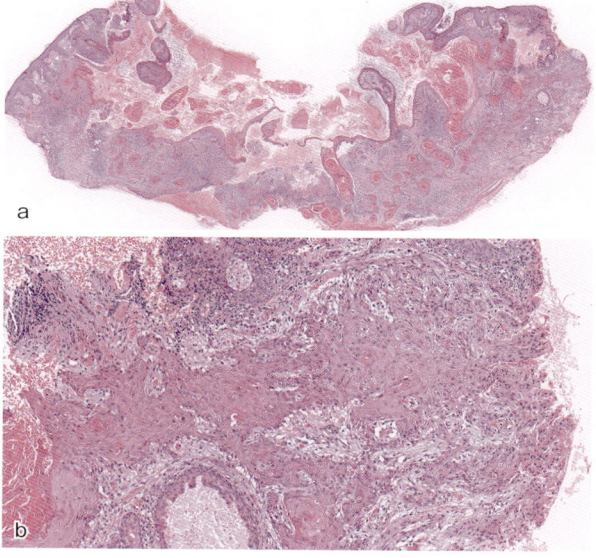

図 19 | 毛包漏斗部型有棘細胞癌

クレーター状の病変であるが，毛包漏斗部から連続して放射状
に腫瘍細胞巣が増加している(a)．病変は，核異型性のある
角化細胞の不規則な増加で構成されている(b)．

ある．keratoacanthoma with malignant transforma-
tion あるいは，keratoacanthoma-like SCC として報
告されている例である．先に述べた SCC の分類上，
ケラトアカントーマ型に分類される病変である．

■ 鑑別疾患

臨床的，病理組織学的にクレーター状を示す病変が

鑑別の対象となる.

1) クレーター状疣贅（図 17）

クレーター状の全体構築をもつ尋常性疣贅であり，KA はしばしば臨床像が類似する．KA と異なり，病変下面は辺縁表皮と同じ高さで一線となり，胞巣の辺縁は平滑である．内方発育が目立たない．また，しばしば表皮稜の集中像があり，細胞異型は基底層を含め基本的にないか，あっても軽度である点が異なる.

2) クレーター状脂漏性角化症（▶270 頁，図 10 参照）

時に外方への手指状突出を伴うクレーター状の全体構築をもち，基底細胞様細胞の増加による過角化と表皮肥厚がある．しばしば偽角質嚢腫を伴う．つまり，脂漏性角化症を構成成分とするクレーター状の腫瘍である.

3) クレーター状有棘細胞癌（図 18）

多房性や口唇様構築を伴うこともあるクレーター状病変で，KA とは違い，Bowen 様異型角化細胞が全層性にクレーター底部にみられ，毛包峡部でみられる

ような，スリガラス様の薄桃色の大型の角化細胞はない．しばしば光線角化症が病変辺縁や口唇様構築にみられる.

4) 毛包漏斗部型有棘細胞癌（図 19）

通常の SCC が毛包漏斗部から連続して放射状に増加したものである．KA とは違い，病変の全体に核異型性がある．KA 要素はみられない．真皮深層に浸潤した広範囲な腫瘍細胞の浸潤を伴うクレーター状の病変で，病変中央には少量〜中等量の角質塊がある．病変辺縁では異型角化細胞増殖を伴ういくつかの連続した毛包漏斗部様構造が特徴である．クレーター底では腫瘍細胞で構成される毛包漏斗部様構築や異型角化細胞胞巣がある．KA の毛包漏斗部様構築は層状角化で異型性がみられないのに対し，毛包漏斗部様構築を構成する細胞は，錯角化を伴う Bowen 様の異型角化細胞である.

（安齋眞一）

症例 1

86 歳，男性

部位 頭頂部
形状 隆起
病理 SCC

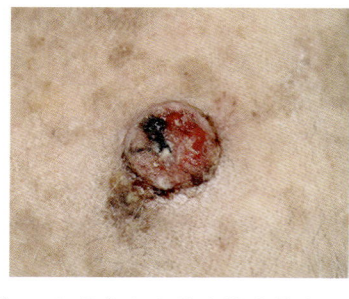

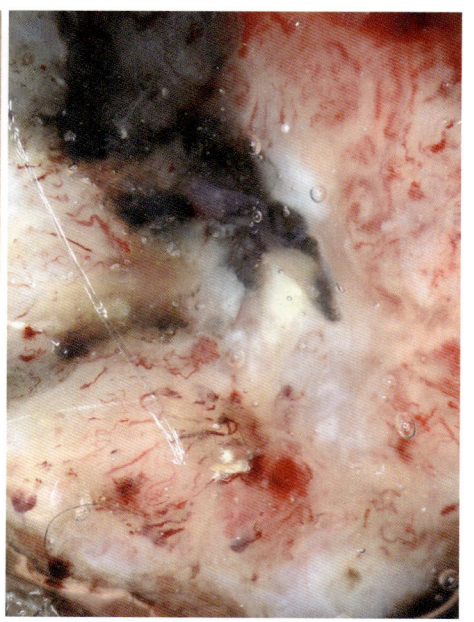

【臨床像】数年前に自覚．2 か月前から滲出液を伴う．20 mm，潰瘍を伴う扁平隆起性結節．

【ダーモスコピー所見】線状不規則血管，不規則ヘアピン血管，小点状血管など多彩な多形状所見があり，痂皮や出血，びらんも伴う．

症例 2

82 歳，女性

部位 頭部
形状 隆起
病理 SCC

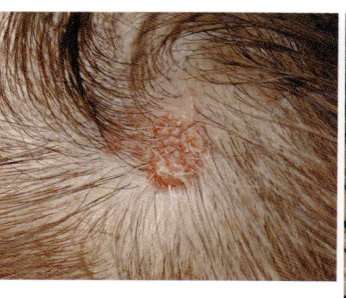

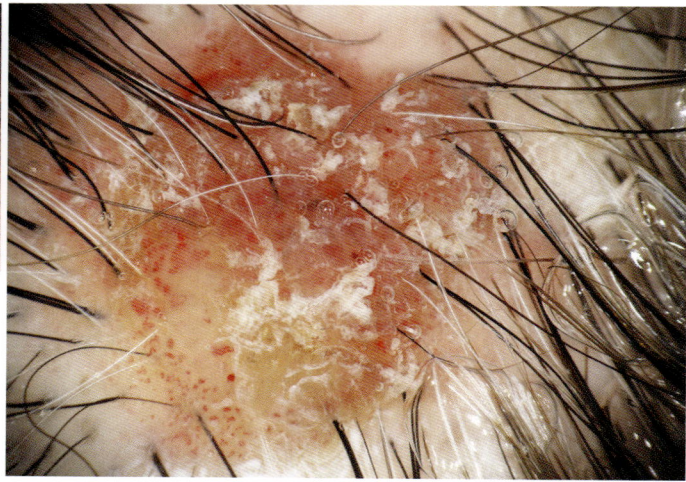

【臨床像】3 年前から紅色結節が徐々に増大．軽度のびらんと不規則な隆起がみられる．

【ダーモスコピー所見】不規則なヘアピン・点状・糸球体状の血管がある．角化部は白色を呈する．

症例 3

90 歳，女性

部位 右眉
形状 隆起
病理 SCC

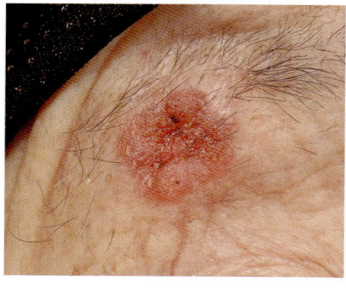

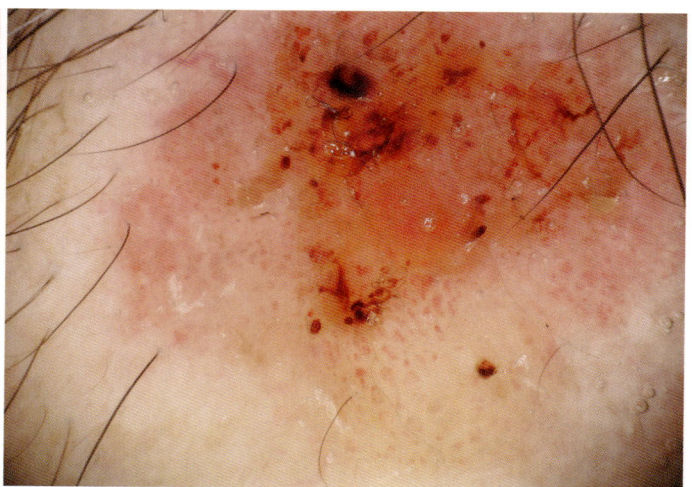

【臨床像】1 年前に出現し次第に隆起．12 mm の中央に潰瘍を伴う紅色局面がみられる．

【ダーモスコピー所見】不整なヘアピン・点状・糸球体状の血管がある．

症例 4

93 歳，男性
部位 右こめかみ
形状 隆起
病理 SCC

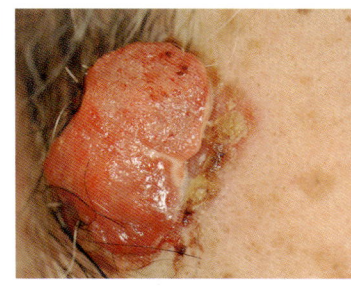

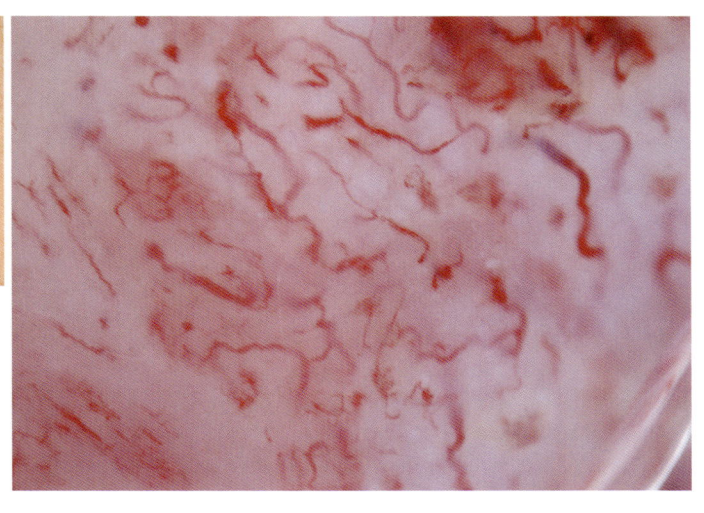

【臨床像】3 か月前からある結節. 9×8 mm の中央潰瘍化する青灰色の扁平隆起性結節.
【ダーモスコピー所見】色素性 SCC であり，角質増生により青白色の薄靄を示す. 毛細血管は不規則ヘアピン血管あるいは蛇行血管を示している.

症例 5

84 歳，男性
部位 右上眼瞼
形状 隆起
病理 SCC

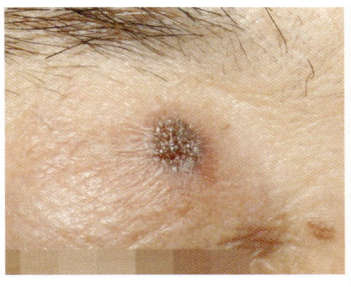

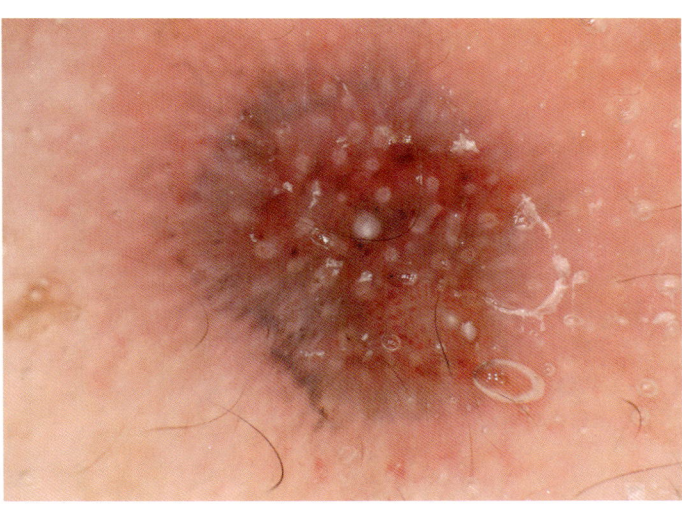

【臨床像】4 か月前に出現，6×5 mm の痂皮が付着した灰褐色の結節，周囲に紅斑を伴う.
【ダーモスコピー所見】中央に痂皮のある青灰色の放射状構造，それを取り巻くように褐色の網状構造. 明らかな樹枝状血管はない.

症例 6

74 歳，女性
部位 右外眼角
形状 潰瘍
病理 結節型 SCC

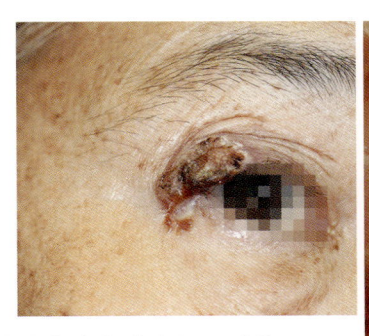

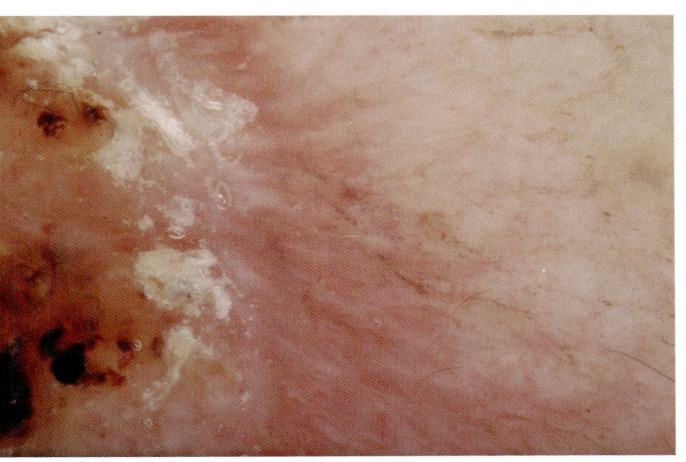

【臨床像】4 か月前に凍結療法を受けたが再発. 19×11 mm，角化を伴う紅色結節.
【ダーモスコピー所見】結節部は痂皮が付着し，辺縁は白色の線条構造が放射状に並んでいる.

症例7

86歳，女性

部位 右こめかみ

形状 隆起

病理 SCC

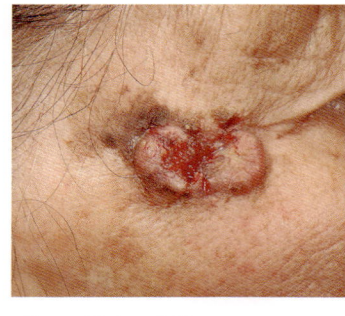

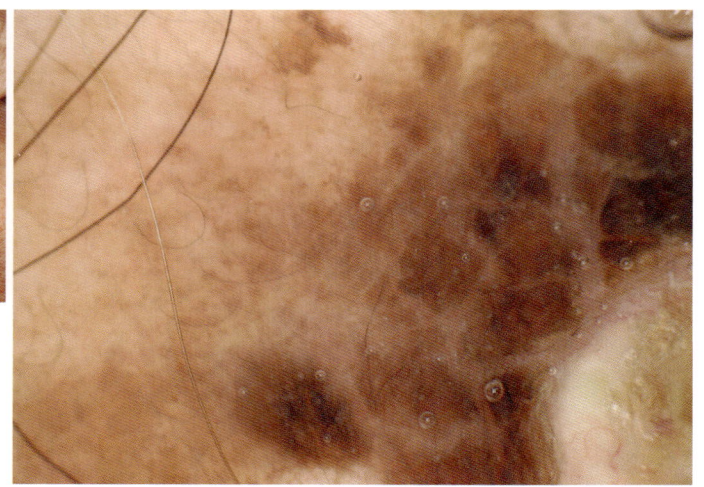

【臨床像】7か月前に自覚．徐々に増大し自潰．20×10 mm，中央は出血しクレーター状である．

【ダーモスコピー所見】結節辺縁では角化を反映して白色を呈し，線状不規則血管を伴う．

症例8

81歳，男性

部位 鼻

形状 隆起（中央は陥凹）

病理 SCC

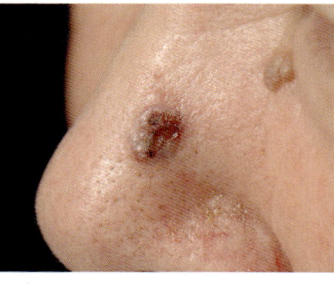

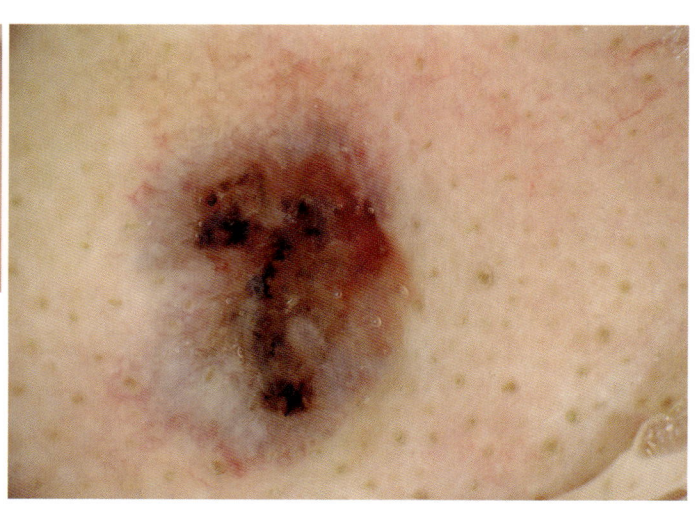

【臨床像】5年前より結節を生じ，徐々に拡大．径8×6 mmで中央に潰瘍を伴う．

【ダーモスコピー所見】中央には痂皮が付着．辺縁には線状不規則血管がある．

症例9

87歳，女性

部位 鼻

形状 隆起

病理 SCC

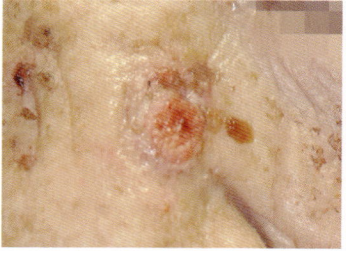

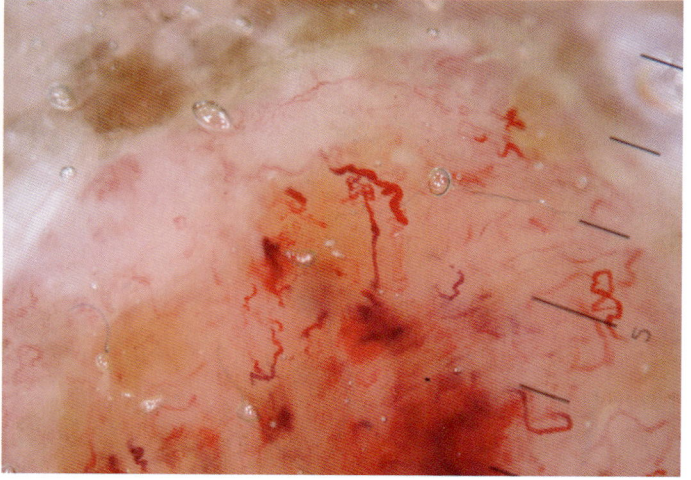

【臨床像】3か月前に自覚．増大して潰瘍形成があり，痛みを伴う．黄色の痂皮を伴う淡紅色結節．

【ダーモスコピー所見】淡紅白色の無構造領域の内部に線状不規則血管を中心とした多形血管がみられる．

症例 10

91 歳，男性
[部位] 右耳後部
[形状] 隆起
[病理] SCC

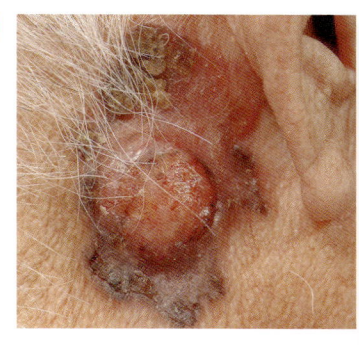

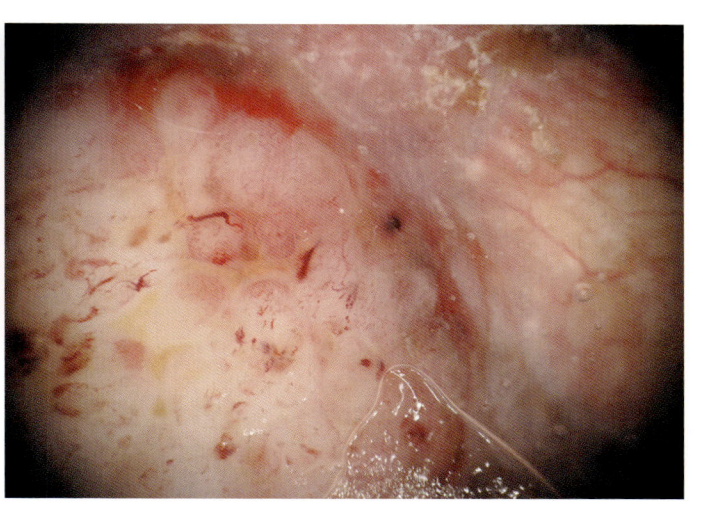

【臨床像】10 年前に出現し 1 年前より中央が隆起，出血．
紅色〜黒色局面内に 20 mm の紅色結節がみられる．
【ダーモスコピー所見】線状不規則・不規則ヘアピン・コ
ンマ状など多彩な血管所見がみられる．

症例 11

92 歳，女性
[部位] 右頬部
[形状] 隆起
[病理] SCC

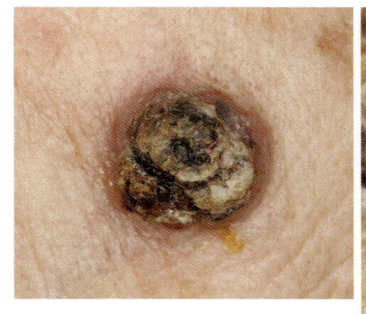

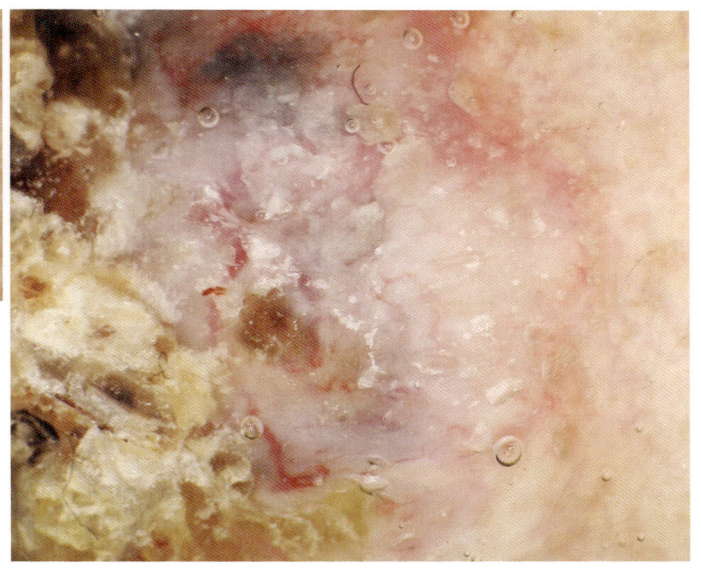

【臨床像】3 年前に出現．14×13×8 mm の半球状に隆起
した上部は表面黒色で角化性，基部は紅色．
【ダーモスコピー所見】腫瘍上部は白色〜黄色〜黒色の角
化物，基部はピンク色の背景に，拡張した血管．

徹底網羅！ 有棘細胞癌のバリエーション ① 顔

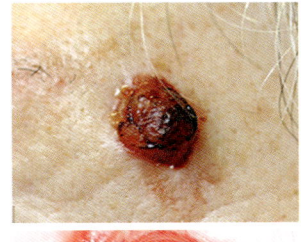

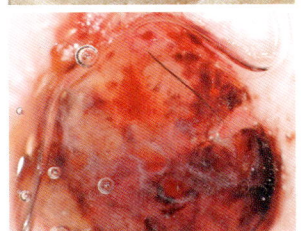

78 歳，女性，顔，隆起

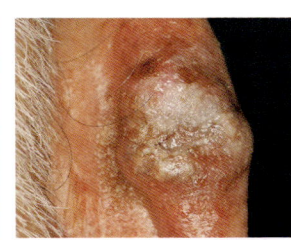

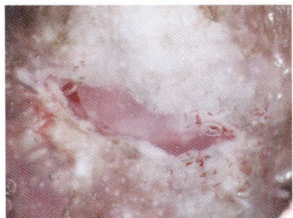

83 歳，男性，顔，隆起

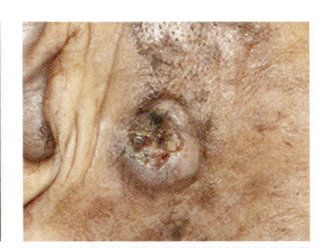

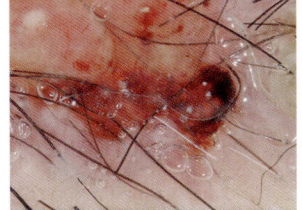

94 歳，男性，顔，潰瘍

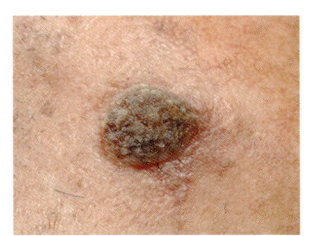

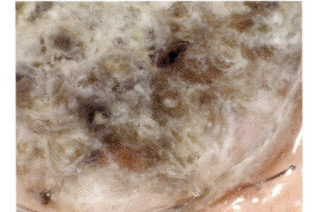

85 歳，男性，顔，隆起

症例 12

90 歳，女性
[部位] 左頬部
[形状] 隆起
[病理] SCC

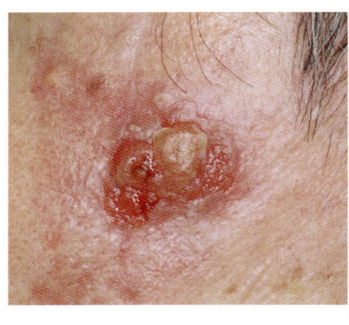
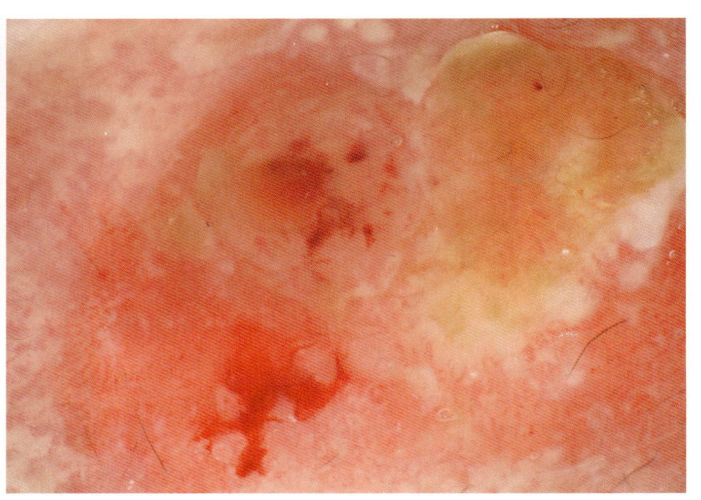

【臨床像】1 年半前に出現，徐々に増大．16×15 mm の紅色結節で，中央部に角化物が付着．
【ダーモスコピー所見】淡紅色の背景に，小点状血管，出血あり．中央部から右側にかけて黄色の角化物あり．

症例 13

88 歳，女性
[部位] 右頬部
[形状] 隆起
[病理] SCC

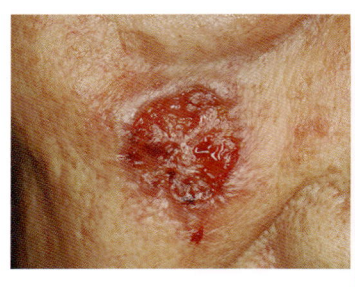
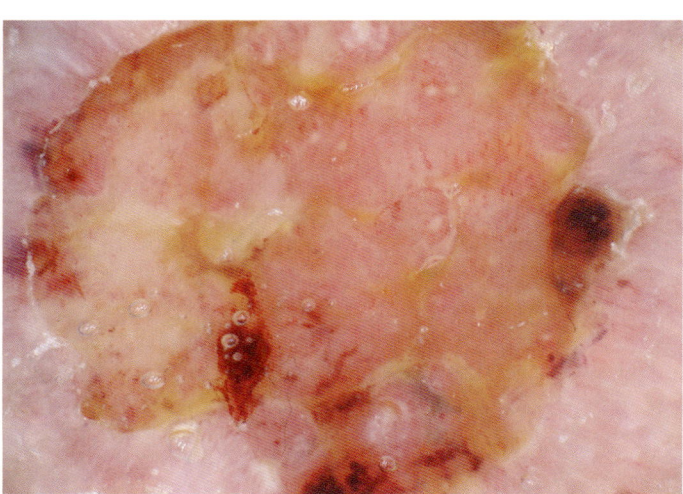

【臨床像】5 年前に出現，徐々に拡大．18×17 mm の円形の紅斑局面で，表面に出血・小痂皮あり．
【ダーモスコピー所見】紅色多房性の背景に，線状の血管，小点状血管，角化物，痂皮あり．上部に稗粒腫様囊腫あり．

症例 14

94 歳，男性
[部位] 右耳前部
[形状] 隆起
[病理] 潰瘍型 SCC

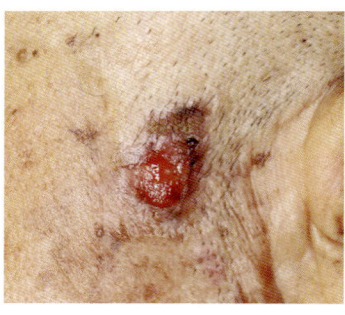
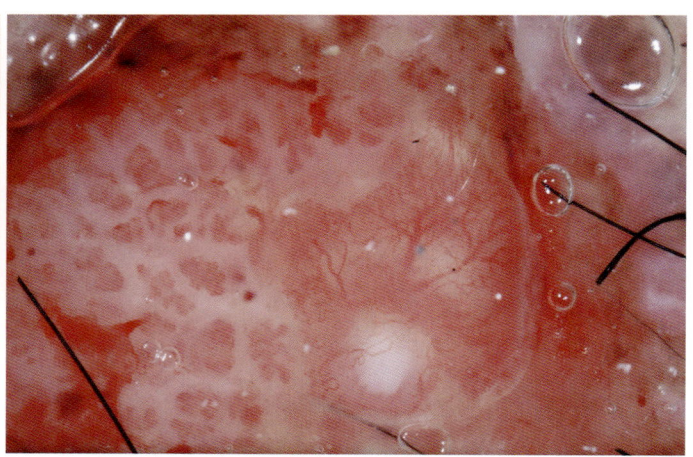

【臨床像】2 年前に出現し，CO_2 レーザー治療後に再発．15×12 mm の辺縁も軽度隆起した紅色結節．
【ダーモスコピー所見】角化を反映する白暈の間に糸球体状・線状不規則血管など多形血管のパターンを呈している．

症例15

84歳，女性
部位 右頬部
形状 隆起
病理 SCC

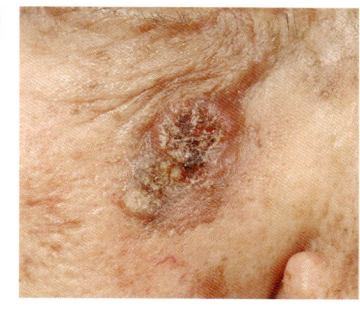

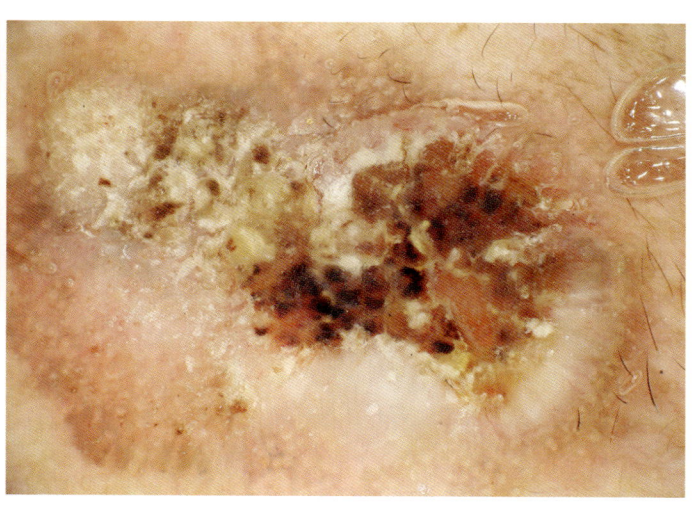

【臨床像】8年前に出現．近医にて凍結療法後．17×10 mm，褐色，扁平隆起した病変．

【ダーモスコピー所見】角化を反映して白色調を帯び，その周囲に偽ネットワークもみられる．

徹底解剖！ 症例15のダーモスコピーを詳しく見てみよう

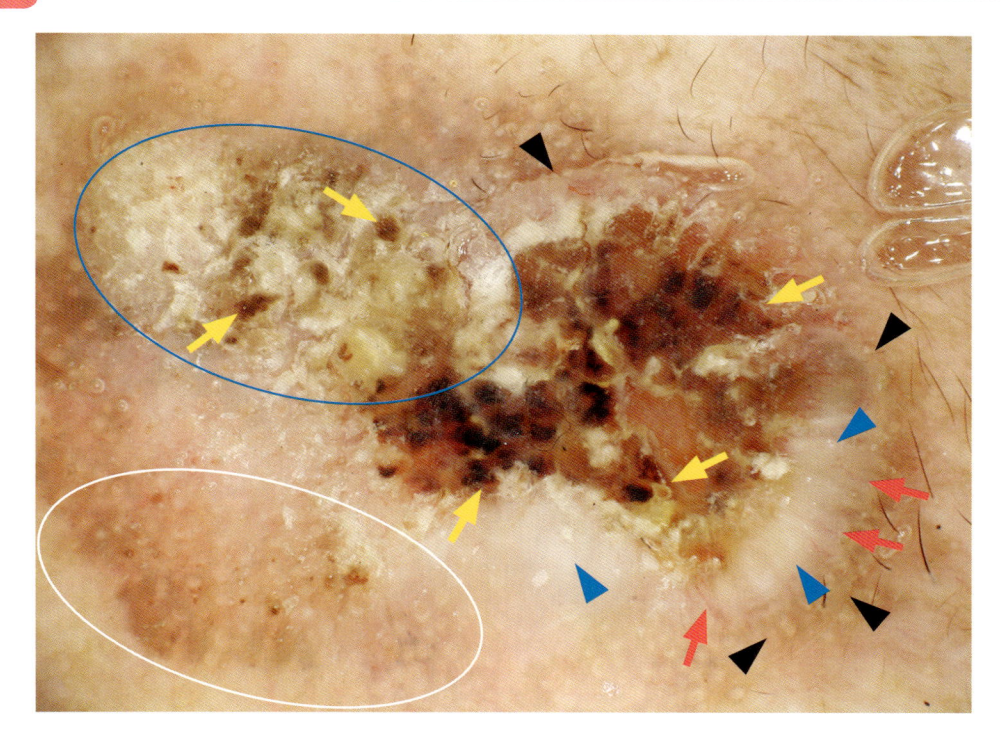

　顔面の有棘細胞癌（SCC）は，多くの場合，光線角化症（AK）またはBowen様型のAKからの移行であり，辺縁の所見が手がかりになることが多い．

　すなわち，AKまたはBowen病の所見を探すことが重要である．この症例では左下の辺縁にAKでみられる苺状パターンがある（白囲み）．軽度の色素沈着を伴い，背景は灰色調を帯びている．

　病変中央部は顕著な角化を呈するか，または潰瘍化がみられる．黄白色の角化構造（青囲み）は疣贅や脂漏性角化症のように規則的ではなく，乱雑さが目立つ．角質内には点状・塊状の血痂や痂皮が混在する（➡）．

　臨床的に隆起している右下（臨床像では上部に相当）には，ダーモスコピーでは，淡褐色の領域（▲）に包まれた均質な黄白色構造（▲）がみられる．高分化型SCCに特徴的な所見である．この症例では目立たないが，黄白色構造を横断するように線状血管（➡）やヘアピン血管もみられる．

症例 16

94 歳，男性

[部位] 左頬部
[形状] 潰瘍
[病理] 光線角化型 SCC

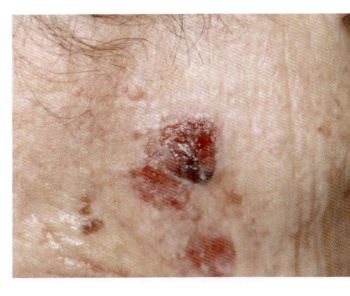

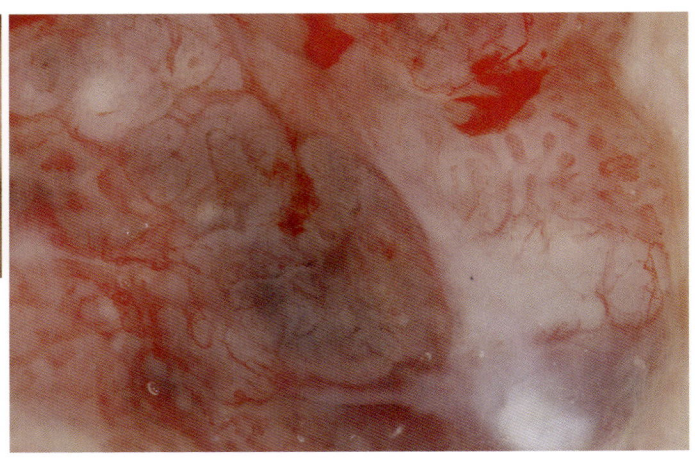

【臨床像】1 年前に自覚し増大．20×14 mm の境界不明瞭な紅斑で中央に 13 mm の隆起性結節．

【ダーモスコピー所見】青灰色色素小点・小球のように見えるが，血管が無秩序に走行し多形血管の所見を呈している．

症例 17

85 歳，男性

[部位] 右頬部
[形状] 隆起
[病理] 結節型 SCC

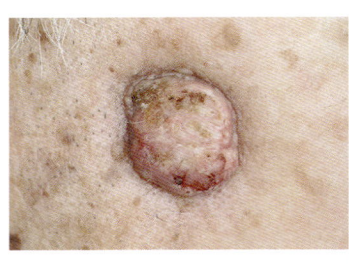

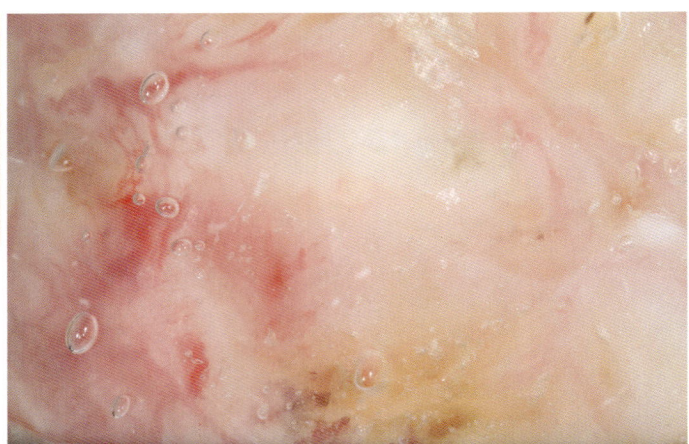

【臨床像】6 か月前から徐々に隆起．21×20 mm の広基性隆起する淡紅色の腫瘍．

【ダーモスコピー所見】結節部は表皮肥厚を反映する淡黄色無構造領域と無秩序に走行する線状不規則血管の所見からなる．

症例 18

93 歳，女性

[部位] 右頬部
[形状] 隆起
[病理] SCC

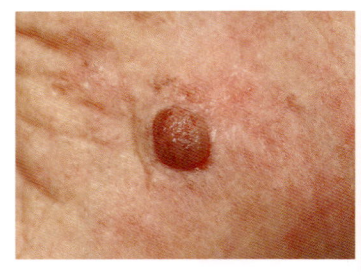

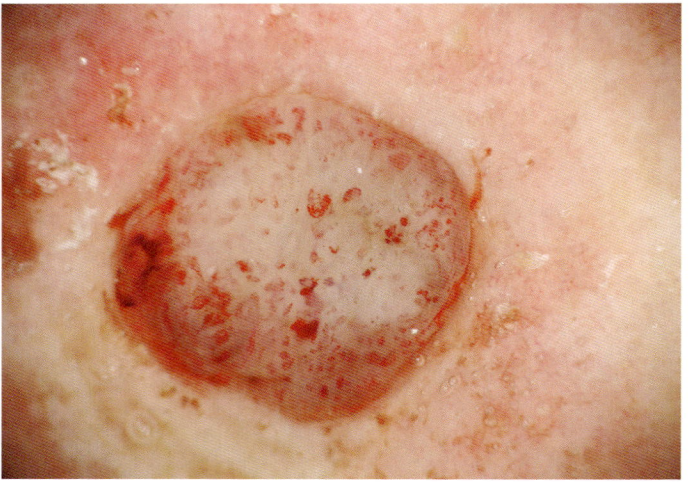

【臨床像】1 か月前に出現．徐々に増大．径 6 mm の紅色結節．

【ダーモスコピー所見】全体に多彩な血管像が分布している（多形血管）．

症例 19

95 歳，女性

[部位] 右頬部
[形状] 隆起
[病理] SCC

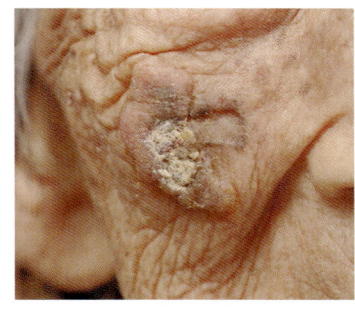

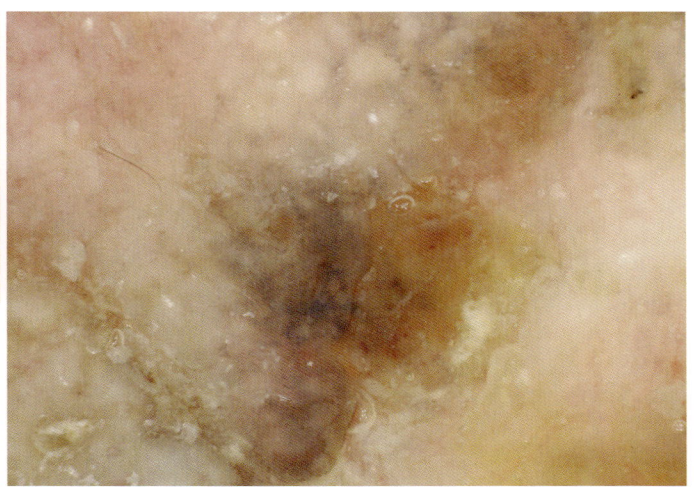

【臨床像】1 年前に近医で凍結療法を受けたが増大．32×28 mm の淡紅色腫瘤．中央に角化を伴う．
【ダーモスコピー所見】色素沈着部は不規則，不整な形状となっており，中央に線状不規則血管がある．

症例 20

72 歳，女性

[部位] 右頬部
[形状] 隆起
[病理] SCC

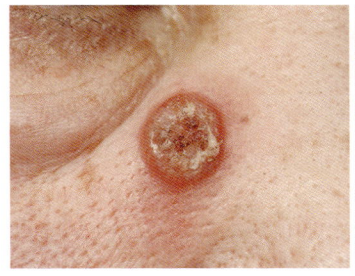

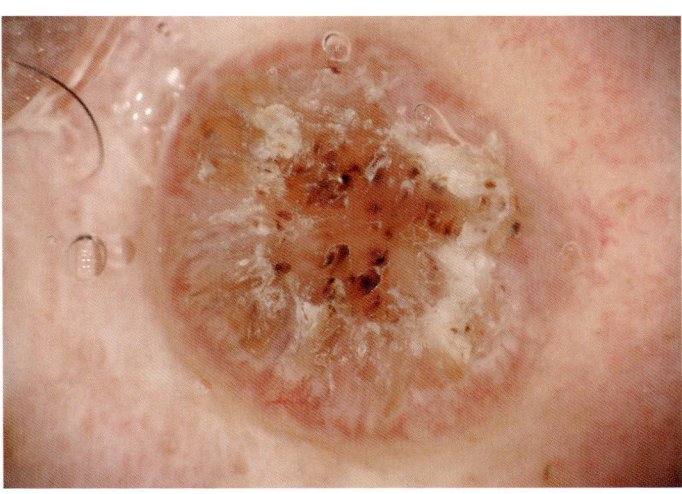

【臨床像】2 年前に出現し，徐々に増大．10×8×3 mm の隆起性紅色結節．中央は角化，陥凹を伴う．
【ダーモスコピー所見】中央には角質があり，辺縁からは不規則なヘアピン血管が立ち上がっている．

症例 21

60 歳，女性

[部位] 左頸部
[形状] 隆起
[病理] SCC

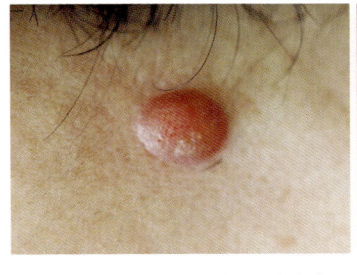

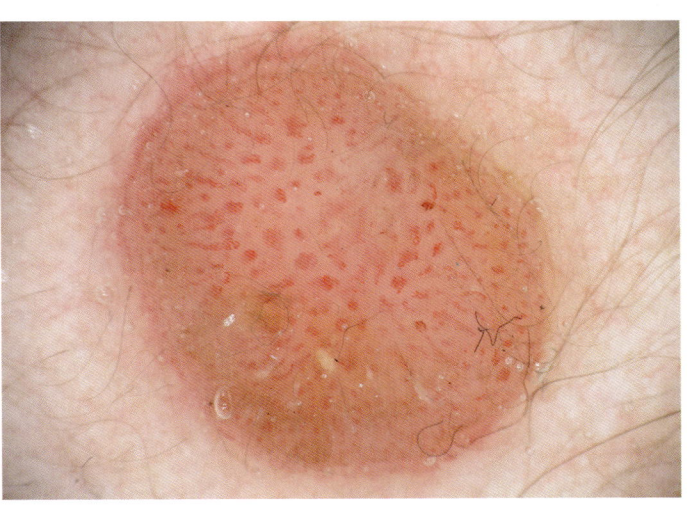

【臨床像】10 か月前に出現．7×8 mm の淡紅色軽度隆起した結節．自覚症状なし．
【ダーモスコピー所見】淡桃色の網状構造がある．網穴部には血管所見が目立ち，ヘアピン血管や糸球体状血管，線状不規則血管など多彩である．

症例 22

74 歳，女性
部位 左胸部
形状 隆起
病理 SCC

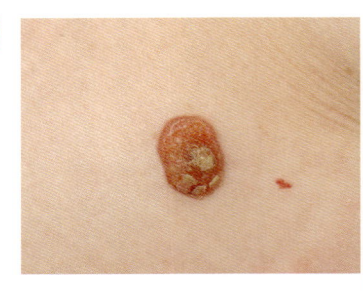
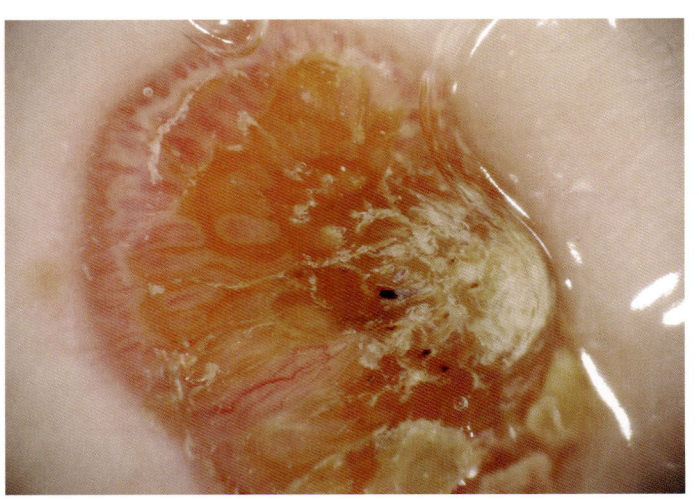

【臨床像】6 か月前に出現．約 2 か月前より急速に増大．
15×10 mm の紅色結節．角化もみられる．
【ダーモスコピー所見】中央に黄色の角質塊があり，辺縁
からは線状不規則血管，ヘアピン血管が立ち上がる．

症例 23

73 歳，男性
部位 陰嚢
形状 潰瘍
病理 SCC

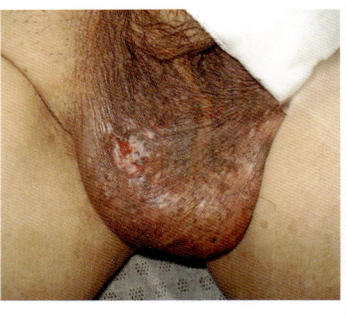
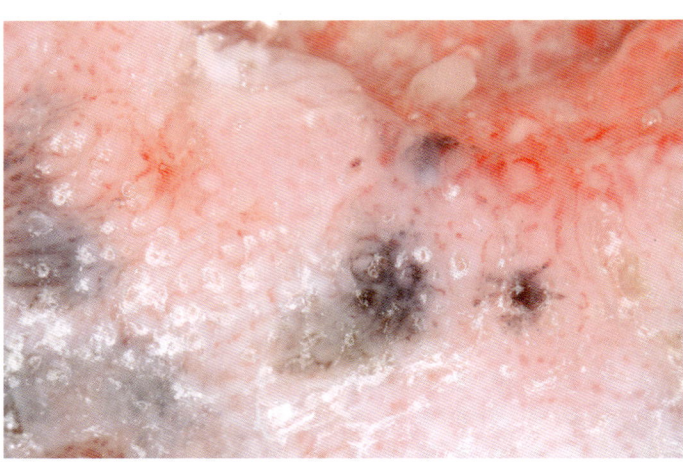

【臨床像】1 年前に脱色素斑が出現し潰瘍化．20×15 mm
の扁平隆起し，潰瘍を形成した結節．
【ダーモスコピー所見】乳頭状に増殖した白色無構造領域
に小点状血管が分布する．部分的に色素小点・小球が存
在している．

症例 24

71 歳，女性
部位 右前腕
形状 隆起
病理 SCC

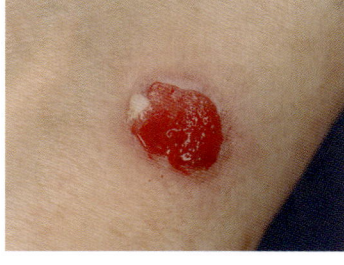
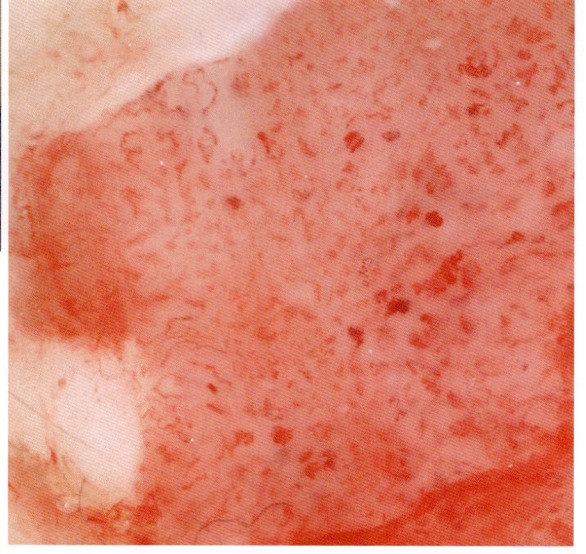

【臨床像】2 年前に出現し徐々に拡大，12×11 mm のドー
ム状に隆起した紅色腫瘤，易出血性．
【ダーモスコピー所見】紅色〜白色の背景に，拡張した血
管と小点状血管あり．

症例 25

78 歳，男性
部位 右前腕
形状 隆起
病理 SCC

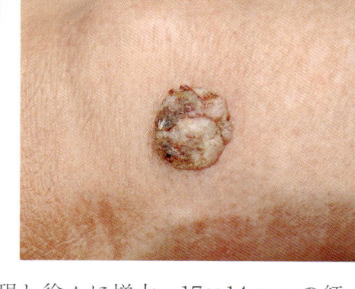

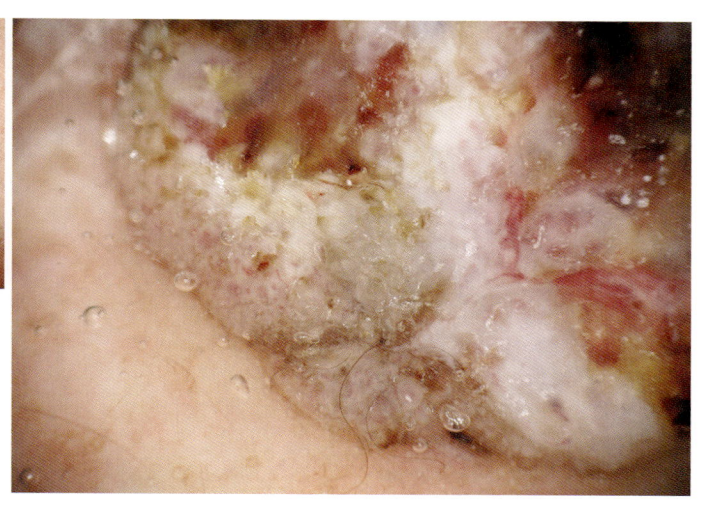

【臨床像】3 か月前に出現し徐々に増大．17×14 mm の紅色隆起性結節．

【ダーモスコピー所見】角化を反映して白色を呈した結節で，種々の血管像を伴う（多形血管）．

症例 26

81 歳，女性
部位 左手背
形状 隆起
病理 SCC

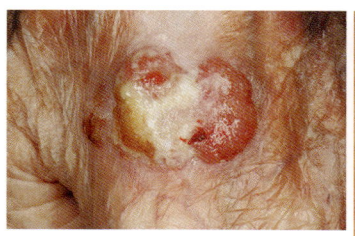

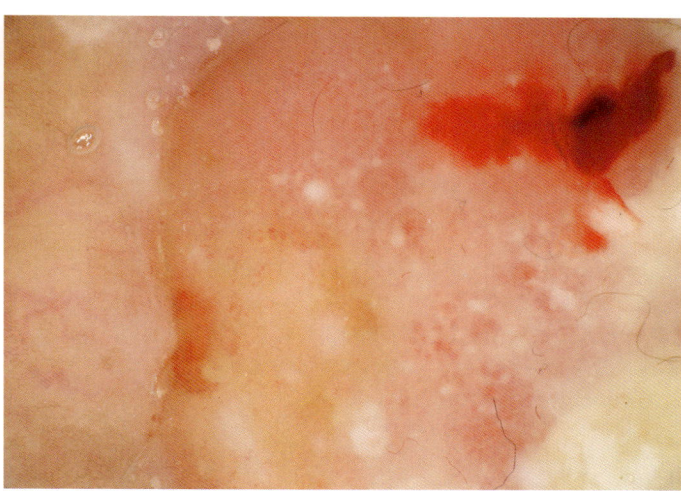

【臨床像】1 年前に出現．24×22 mm のだるま型の表面平滑，ドーム状に隆起した紅色腫瘤．中央部は陥凹し白色の壊死組織が付着．

【ダーモスコピー所見】ピンク色〜紅色の背景に，小点状血管，出血，黄褐色の固着した滲出液．

症例 27

86 歳，女性
部位 右前腕
形状 隆起
病理 SCC

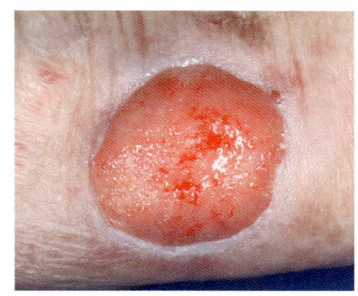

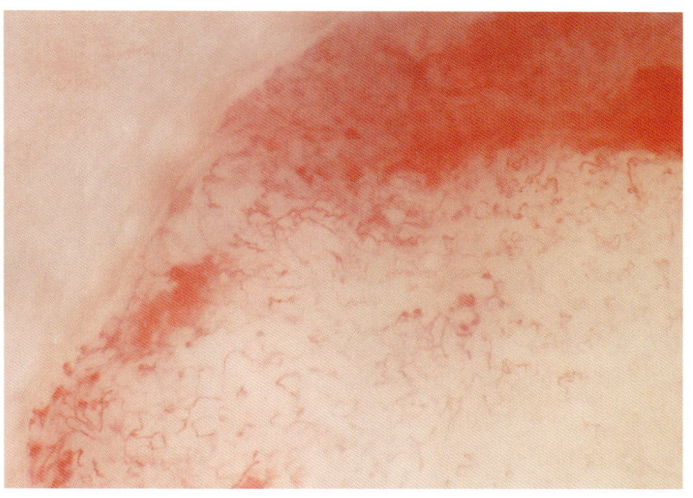

【臨床像】3 か月前に出現，凍結療法に反応せず拡大．20×19 mm の半球状に隆起した紅色腫瘤．

【ダーモスコピー所見】白色の背景に，多数の拡張した血管とコンマ状血管．上部は出血あり．

症例 28

86歳，女性
[部位] 左手背
[形状] 隆起
[病理] 結節型 SCC

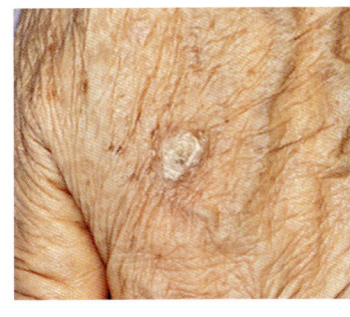

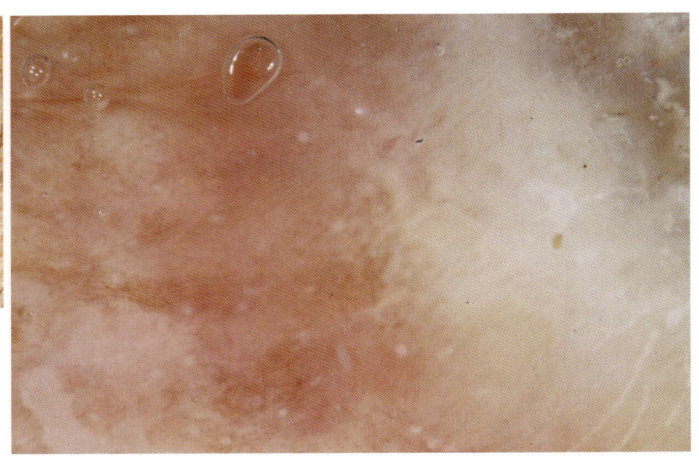

【臨床像】1年前に自覚し，近医で切除．3か月後に再発．
12×10 mm の角化傾向の強い紅色結節．
【ダーモスコピー所見】著明な角化を反映した白色無構造
領域と，辺縁に淡い色素沈着の所見がみられる．

症例 29

93歳，男性
[部位] 左手背
[形状] 隆起
[病理] SCC

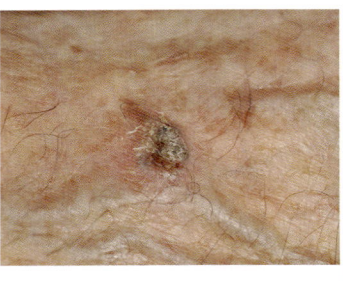

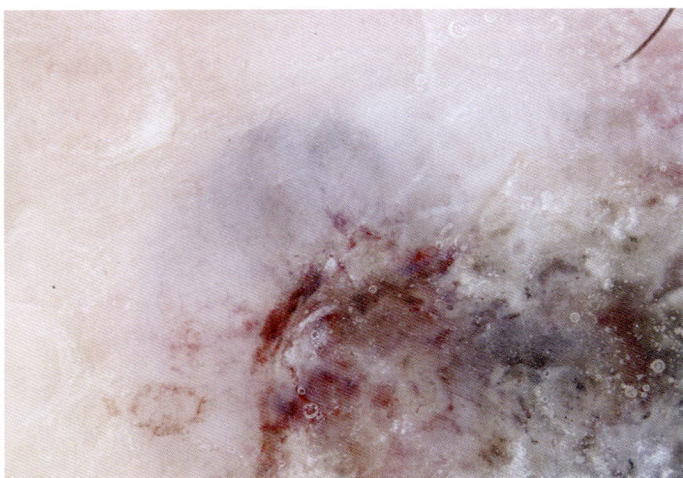

【臨床像】3か月前からある 9×8 mm の中央潰瘍化する青
灰色の扁平隆起性結節．
【ダーモスコピー所見】色素性SCCであり，角質増生に
より青白色の薄霧を示す．毛細血管は不規則ヘアピン血
管あるいはコンマ状血管を示している．

症例 30

83歳，女性
[部位] 右示指
[形状] 隆起
[病理] SCC

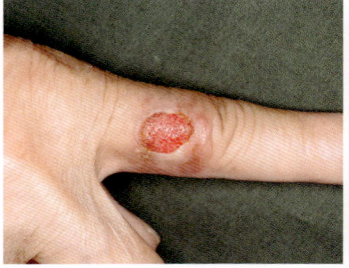

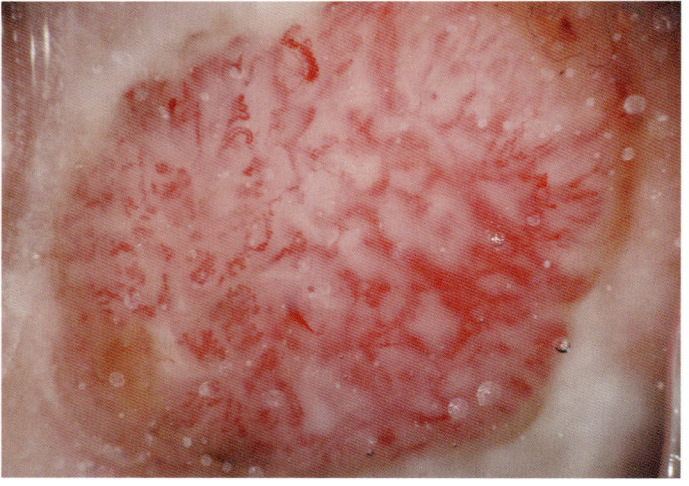

【臨床像】3か月前に出現．15×10 mm，ドーム状に隆起
する紅色結節．表面はびらん．
【ダーモスコピー所見】乳白紅色の病変（milky red areas）
内に，線状不規則血管，ヘアピン血管，小点状血管がみ
られる

症例 31

78歳，男性
[部位] 左足縁
[形状] 隆起
[病理] SCC

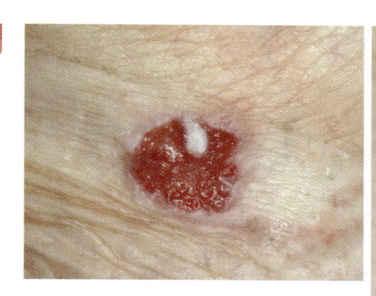
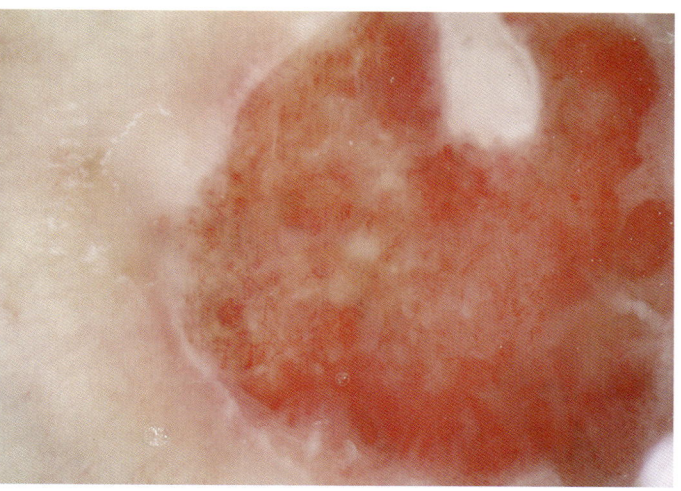

【臨床像】3年前に出現，12×12 mmのほぼ円形で扁平隆起性結節．表面は顆粒状のびらん．

【ダーモスコピー所見】白色領域と紅色領域が混在，紅色領域には血管拡張多数．

徹底解剖！ 症例31のダーモスコピーを詳しく見てみよう

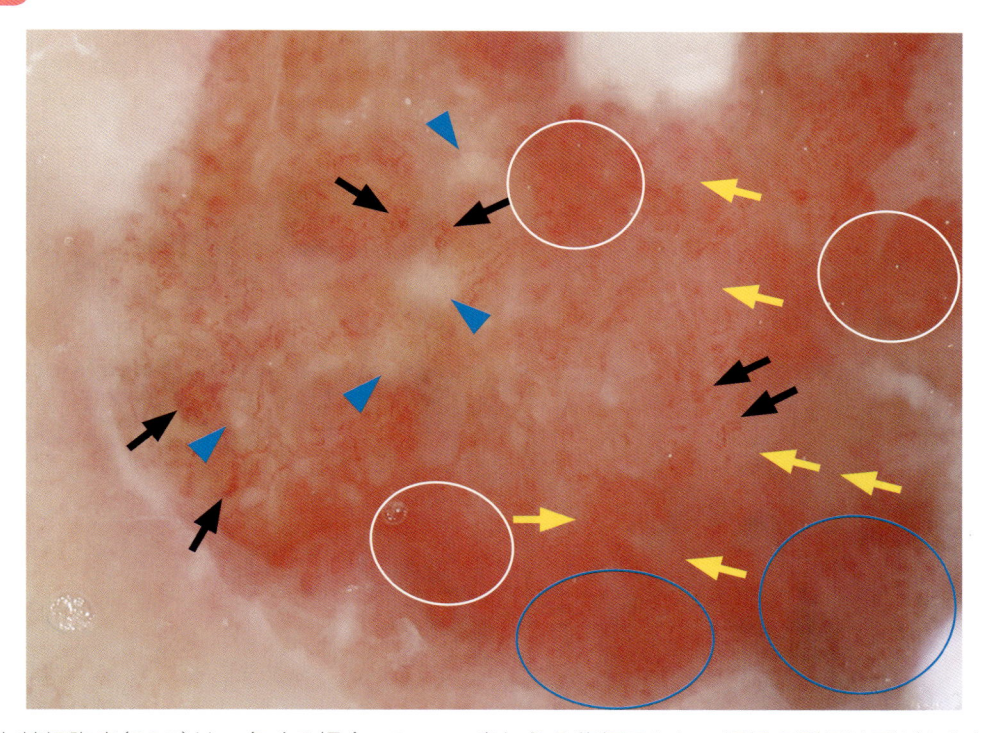

　体幹の有棘細胞癌（SCC）は，多くの場合，Bowen病からの移行であり，辺縁の所見は手がかりになる．紅色は血管成分，淡紅白色は上皮に対応すると考え，上皮の中に角化があれば黄白色へ変化すると考える．

　病変全体にみられる紅色の背景の中に，淡紅白色の網目と糸球体状血管の組み合わせ（青囲み）があればBowen病の部分であり，不規則な淡紅白色の構造（➡）は浸潤性の上皮性増殖に対応し，黄白色の構造（▲）が目立つ部分では，角化が強く，高分化型SCCに対応すると考えられる．

　間質の血管増生は目立ち，無構造な紅色領域（白囲み）に加えて，線状・蛇行状・点状など，様々なタイプの血管が混在する多形血管がみられる（➡）．

症例 32

75歳，女性
[部位] 右下腿
[形状] 隆起
[病理] SCC

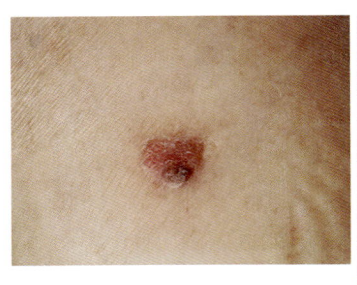
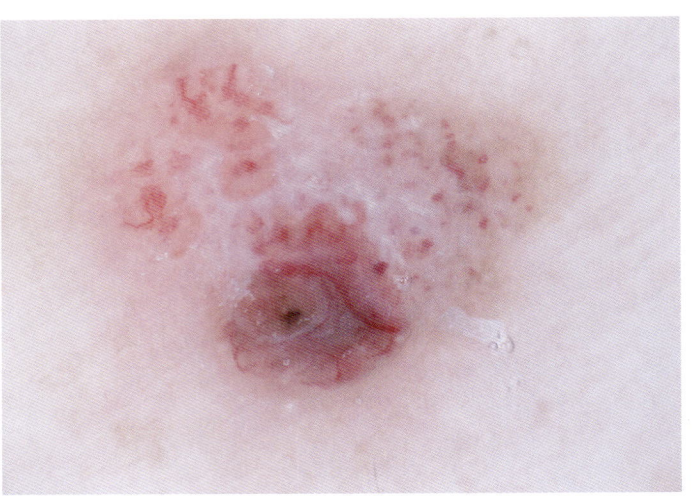

【臨床像】2年ほど前に自覚．最近になり出血と結痂を繰り返す．径8×6mmで軽度ドーム状に隆起し，表面にびらんを伴う紅色小結節．
【ダーモスコピー所見】病変全体に糸球体状血管と不整な血管拡張がある．

症例 33

68歳，男性
[部位] 右足縁
[形状] 隆起
[病理] SCC

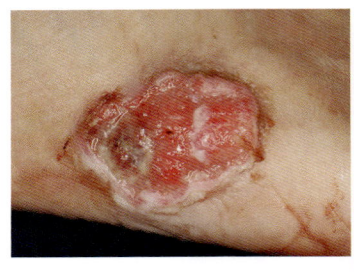
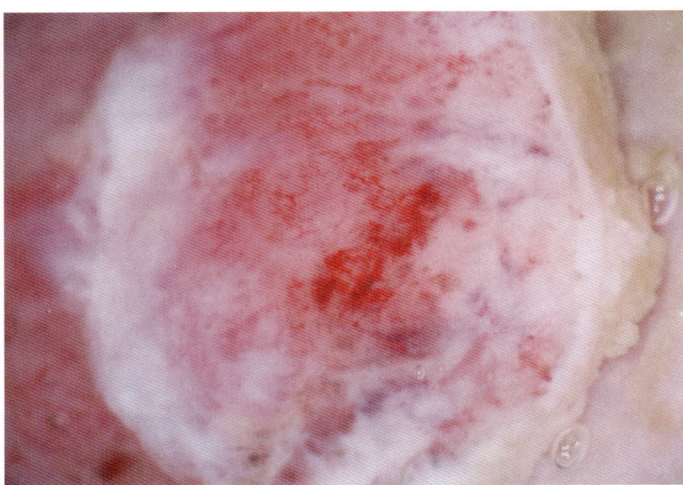

【臨床像】4か月前に出現し，拡大．35×30mmの円形で辺縁が隆起する皮膚潰瘍．画像左側に壊死組織あり，易出血性．
【ダーモスコピー所見】紅色領域と白色領域が混在．中央部に血管拡張と出血あり．

症例 34

81歳，男性
[部位] 左第4〜5趾間背側
[形状] 隆起
[病理] SCC

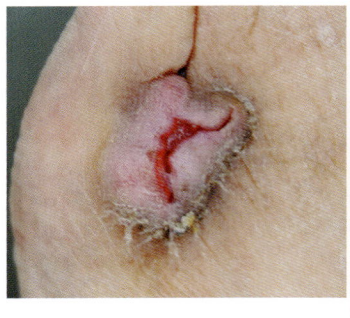
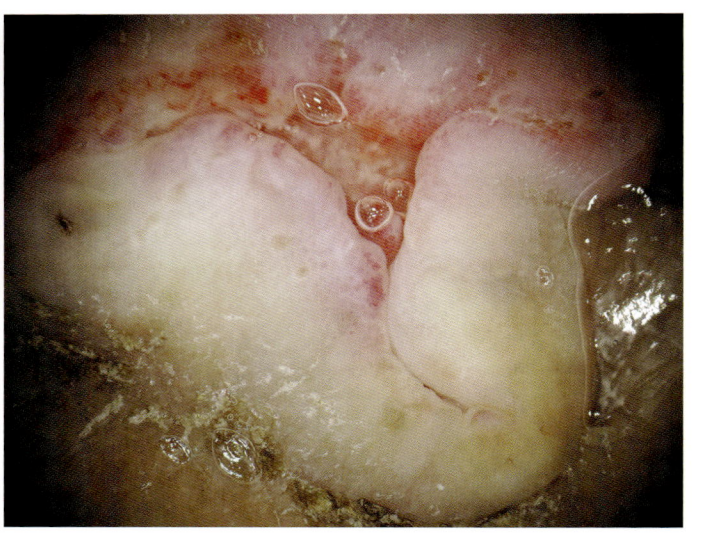

【臨床像】20×10mmの淡紅色の扁平隆起性腫瘤．内部に赤色の肉芽様組織亀裂様の潰瘍を伴う．靴で圧迫され，表面は平坦化．
【ダーモスコピー所見】中央に潰瘍を伴う白色〜淡紅色の均一領域からなる環状腫瘤で，潰瘍側では点状・糸球体状・線状不規則血管がみられる．

症例 35

82歳, 女性
部位 右足関節部
形状 隆起
病理 潰瘍型 SCC

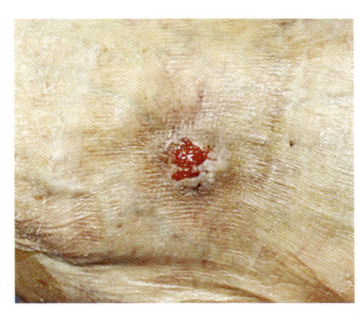

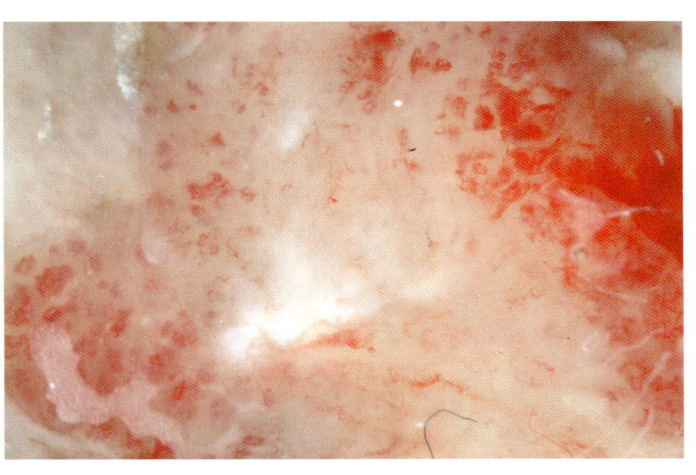

【臨床像】1年前に隆起. はさみで切ったが再発. 15×15 mm の紅色結節で, 辺縁も軽度隆起.
【ダーモスコピー所見】中央に白暈があり, 糸球体状血管やヘアピン血管が島状に分布し多形血管のパターンを呈している.

症例 36

80歳, 女性
部位 右足背
形状 隆起
病理 SCC

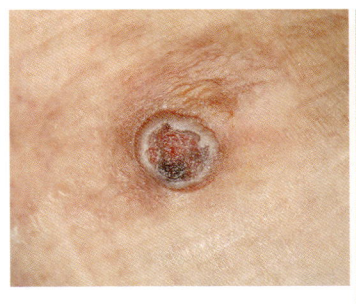

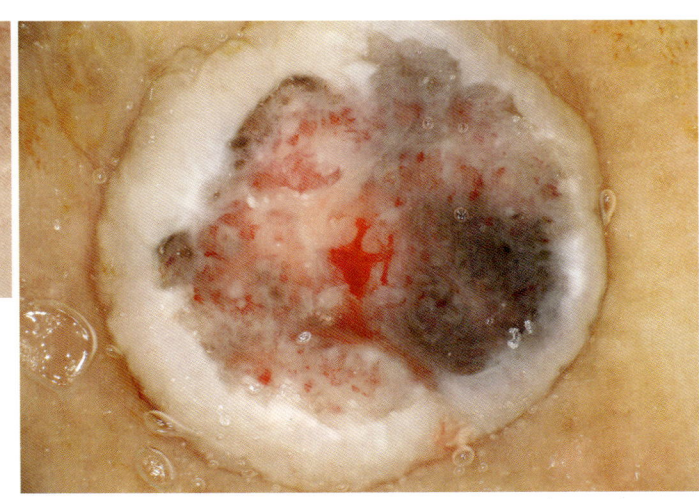

【臨床像】半年前に出現し, 近医で切除されたが再発. 12 mm の隆起性紅色結節. 中央に潰瘍化.
【ダーモスコピー所見】中央には種々の形状の異常血管像がみられ(多形血管), 辺縁は角化を反映して白色を呈する.

徹底網羅！ 有棘細胞癌のバリエーション ② 体幹・上肢・下肢

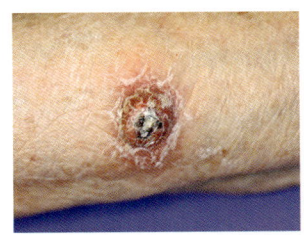

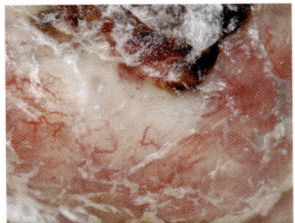

85歳, 女性, 体幹, 隆起

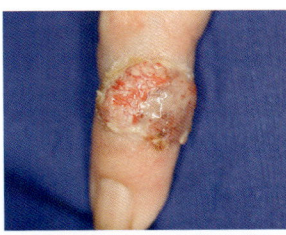

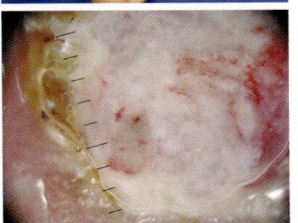

90歳, 女性, 上肢, 隆起

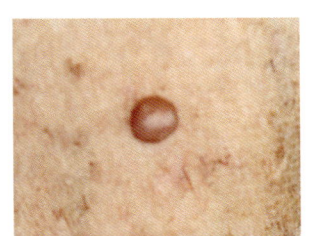

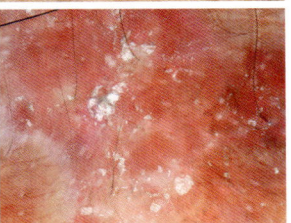

73歳, 男性, 下肢, 隆起

症例 37

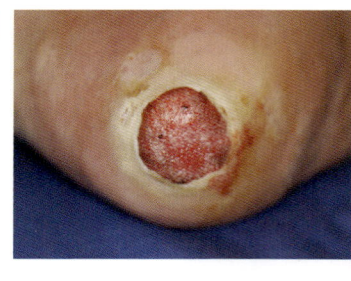

70 歳，男性
- 部位 左踵部
- 形状 隆起
- 病理 SCC

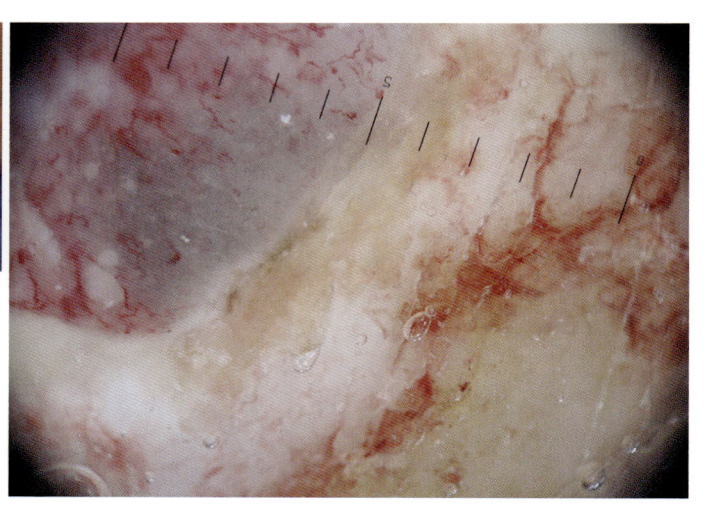

【臨床像】3 年前に自覚．3 か月前から増大．疼痛を伴う．左踵部後端部の表面にびらんを伴った 25 mm の広基結節性病変．

【ダーモスコピー所見】中央は青白色調であり，線状不規則血管，不規則ヘアピン血管，コンマ状血管が放射状にあり，辺縁には角質増生がみられる．

症例 38

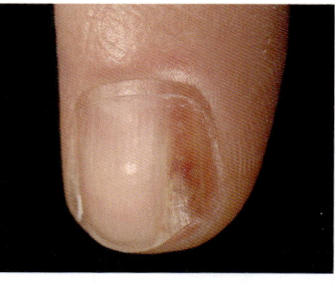

54 歳，男性
- 部位 右示指爪
- 形状 平坦
- 病理 SCC

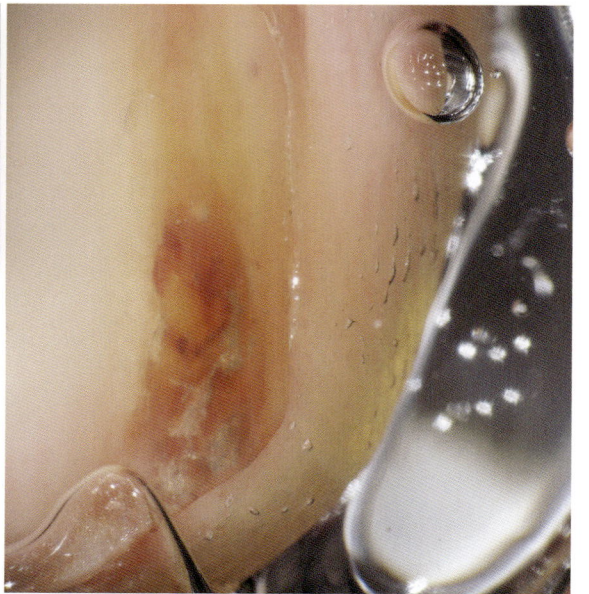

【臨床像】3 年前にエビの髭が刺さり，腫脹，排膿を繰り返した．1 か月前から爪甲変形あり．爪下に紅色結節を触知した．

【ダーモスコピー所見】やや不規則な赤黒色領域がある．

症例 39

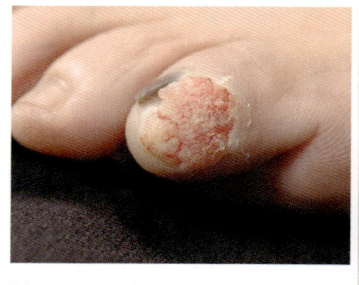

63 歳，女性
- 部位 左小趾爪
- 形状 隆起
- 病理 SCC

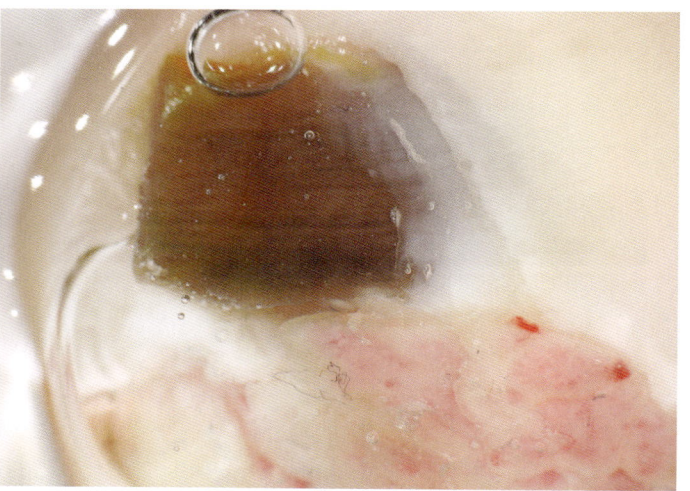

【臨床像】4 か月前に左小趾爪甲の黒色変化あり．周囲に疣状結節が出現し増大．20 mm，隆起性の紅色腫瘤．

【ダーモスコピー所見】乳頭腫状の腫瘤となっており，不整なヘアピン血管，小点状血管を伴う．

症例1

92歳，男性

部位 左頬部

形状 隆起

病理 ケラトアカントーマ様SCC

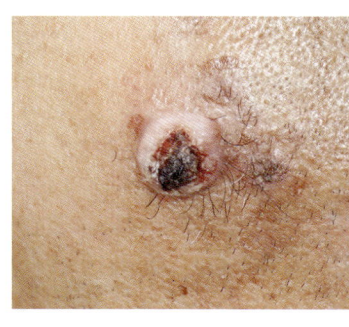
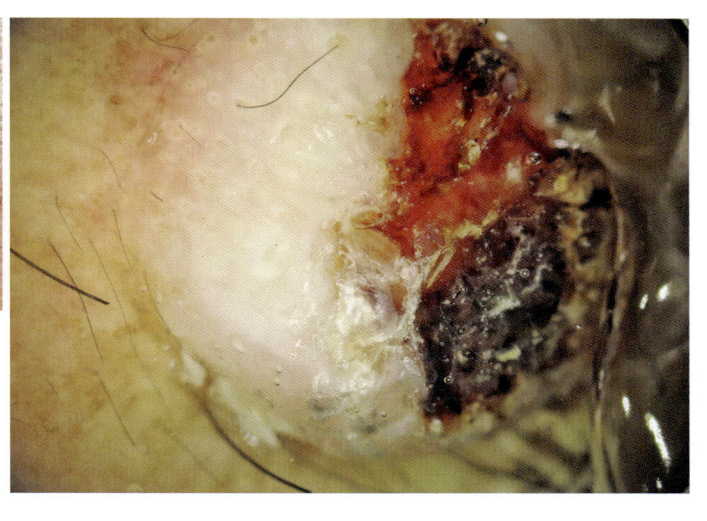

【臨床像】2年前に丘疹を生じる．1年前より徐々に増大．半球状に隆起し，中央に角化物・血痂を伴う淡紅色結節．

【ダーモスコピー所見】中央は角化物・血痂で覆われ，周囲には多数の白色環状構造がある．

症例2

91歳，男性

部位 左こめかみ

形状 隆起

病理 ケラトアカントーマ様SCC

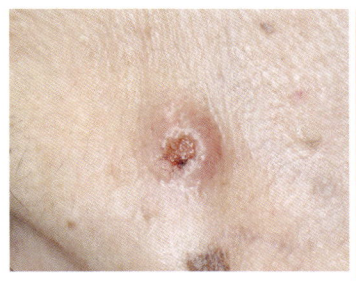
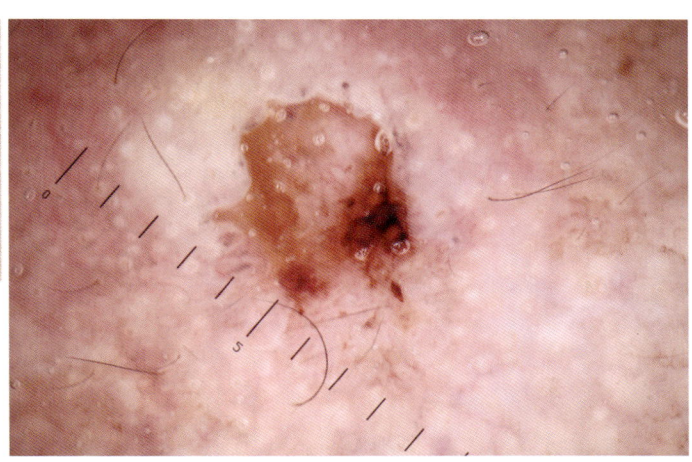

【臨床像】3か月前から増大，中央に潰瘍形成を伴う淡紅色小結節．

【ダーモスコピー所見】中央に潰瘍化（橙色のclods），周囲に標的状毛包がみられる．

徹底網羅！ ケラトアカントーマ様有棘細胞癌のバリエーション

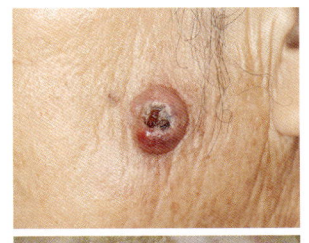
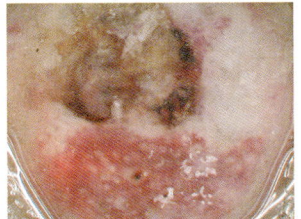

80歳，女性，顔，隆起

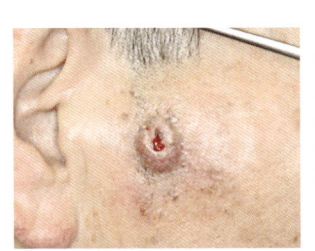
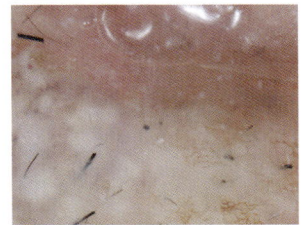

84歳，男性，顔，潰瘍

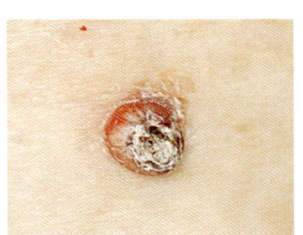
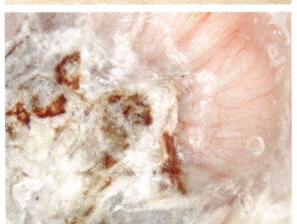

88歳，男性，体幹，隆起

症例 3

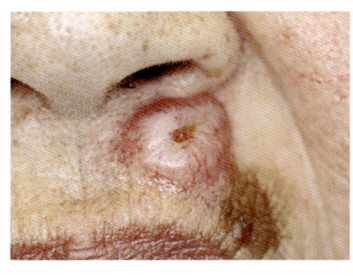

74 歳，女性

部位 上口唇

形状 隆起

病理 ケラトアカン
トーマ様 SCC

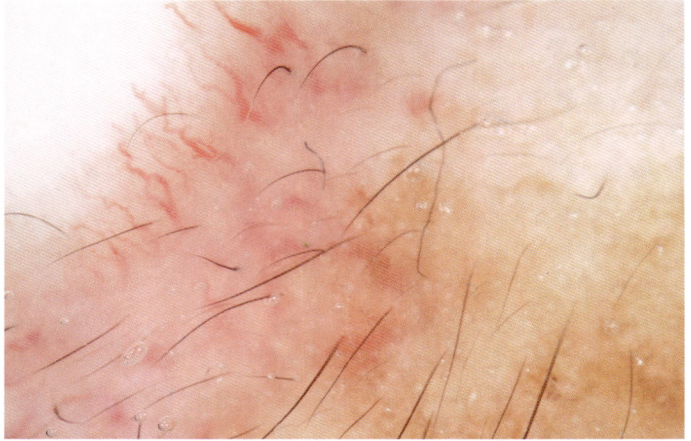

【臨床像】2 年前に自覚し，急速に増大．17×14 mm の台形状に隆起した紅色結節で中央に痂皮を有する．

【ダーモスコピー所見】結節部辺縁に線状不規則血管が走行し，結節部は白色無構造領域として観察される．

症例 1

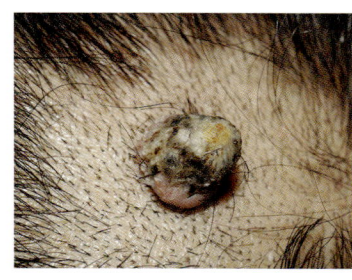

53 歳，男性

部位 後頭部

形状 隆起

病理 ケラトアカントーマ

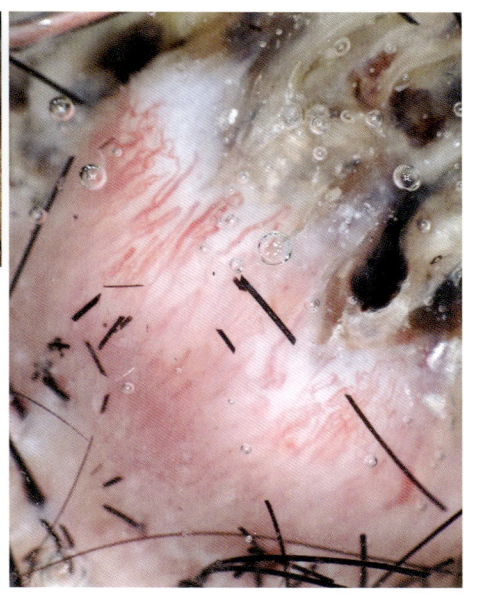

【臨床像】5 か月前に出現．凍結療法に反応せず．12×11 mm の中央に過角化物が付着した紅色結節，境界は堤防状．

【ダーモスコピー所見】堤防状の部分は，白色の背景に多数のヘアピン血管．過角化物の部分は，褐色・黒色・白色が混じる．

症例 2

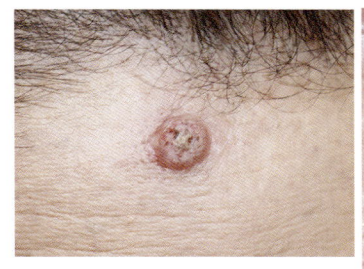

63 歳，女性

部位 前額部

形状 隆起

病理 ケラトアカントーマ

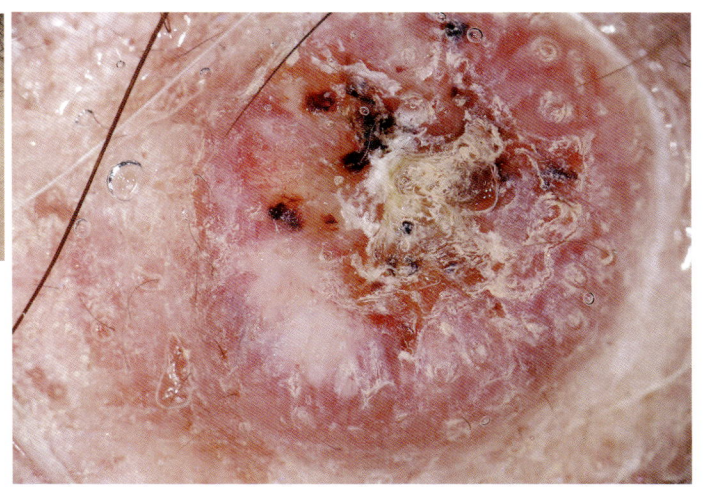

【臨床像】1 年半前に自覚．10 日前より急速に増大．中央に角栓をいれ，半球状に隆起し，境界明瞭な淡紅色結節．

【ダーモスコピー所見】中央に角質塊が存在し，辺縁は紅白色調を呈する．中央に向かうヘアピン血管，白色環状構造もみられる．

症例 3

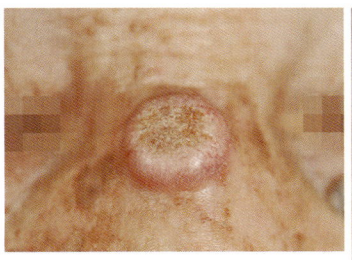

80 歳，女性

部位 鼻

形状 隆起

病理 ケラトアカントーマ

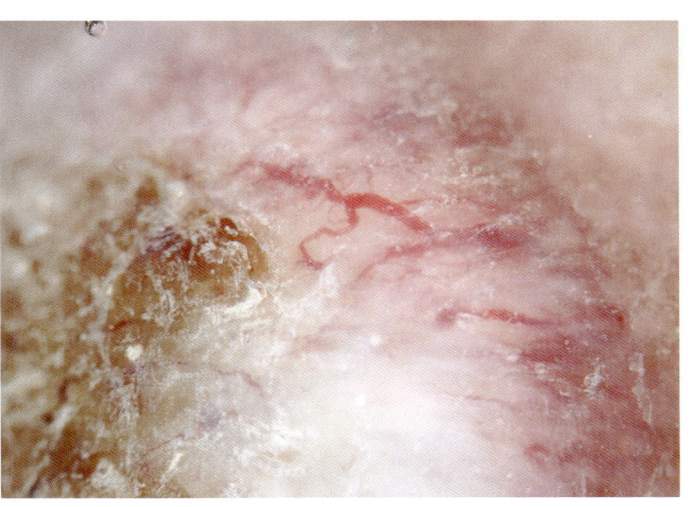

【臨床像】3 週間前に 3 mm の有痛性結節が生じ，急速に増大．13×11 mm の境界明瞭，ドーム状に隆起し中心に角栓を有する赤色結節．

【ダーモスコピー所見】中央の角栓部は黄色無構造領域．辺縁ではやや太いヘアピン血管が白色調を背景に存在する．

症例 4

62 歳，男性

部位 左頬部

形状 隆起

病理 ケラトアカン
トーマ

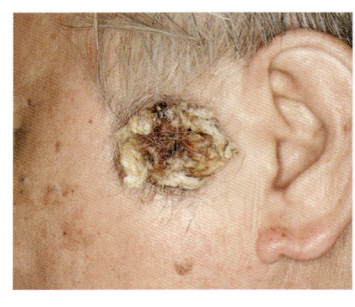

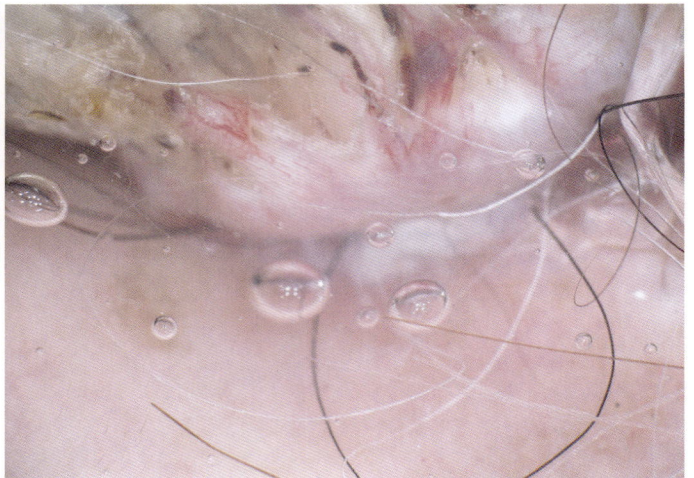

【臨床像】4 か月前に出現．38×28 mm の隆起した腫瘤あ
り．表面はカリフラワー状．

【ダーモスコピー所見】腫瘍辺縁には，紅色の背景に瘢痕
様の白色領域，線状不規則血管，角化物，細かい痂皮あ
り．

症例 5

56 歳，男性

部位 右外眼角

形状 隆起

病理 ケラトアカン
トーマ

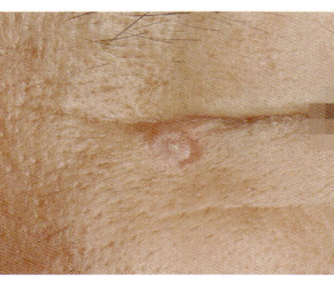

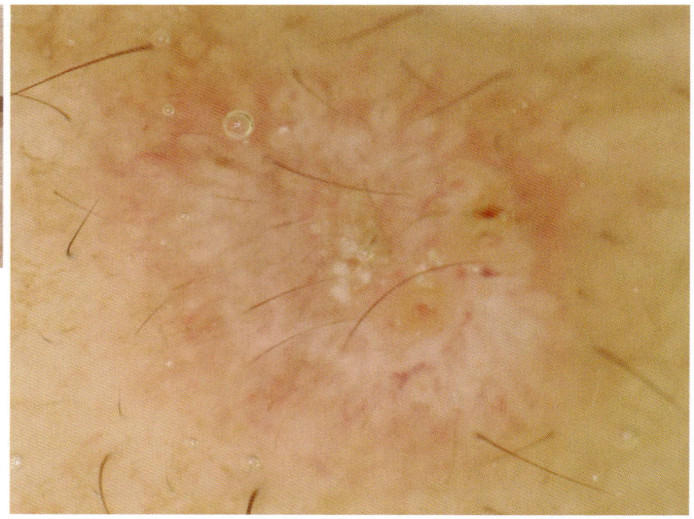

【臨床像】2〜3 週間前に皮疹を自覚．6×5 mm の辺縁が
堤防状隆起した紅色局面．中央部はやや白色．

【ダーモスコピー所見】紅色〜白色の領域．褐色の点状構
造が散見される．中央部右下に小点状血管あり．

症例 6

76 歳，女性

部位 右頬部

形状 隆起

病理 ケラトアカン
トーマ

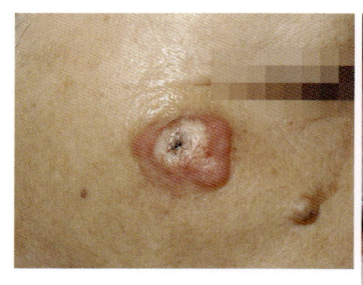

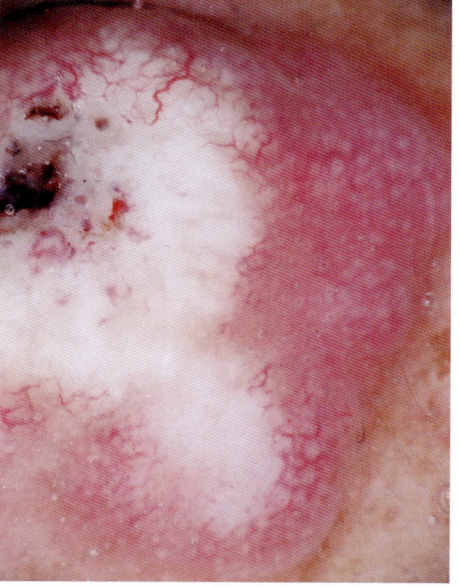

【臨床像】1 か月前に出現．20×14 mm の多房性の紅色結
節．中心部は白色調で臍窩を有し，その中に痂皮が付
着．

【ダーモスコピー所見】紅色の部分は，紅色の背景に白色
の球状構造．白色の部分は，びまん性白色領域の一部に
樹枝状血管と出血．

症例7

75歳，男性
部位 右頬部
形状 隆起
病理 ケラトアカン
トーマ

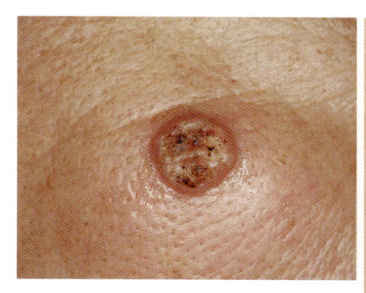

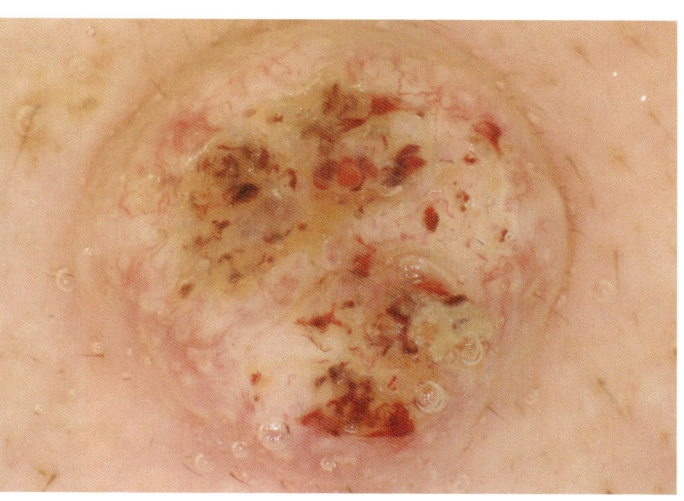

【臨床像】2週間前に出現，徐々に拡大．径9mmのドーム状に隆起し中央がクレーター状に陥凹した紅色の腫瘤．点状の痂皮あり．

【ダーモスコピー所見】紅色背景に，多数の樹枝状・コンマ状・線状の血管あり，中央部には角化物，痂皮あり．

徹底解剖！ 症例7のダーモスコピーを詳しく見てみよう

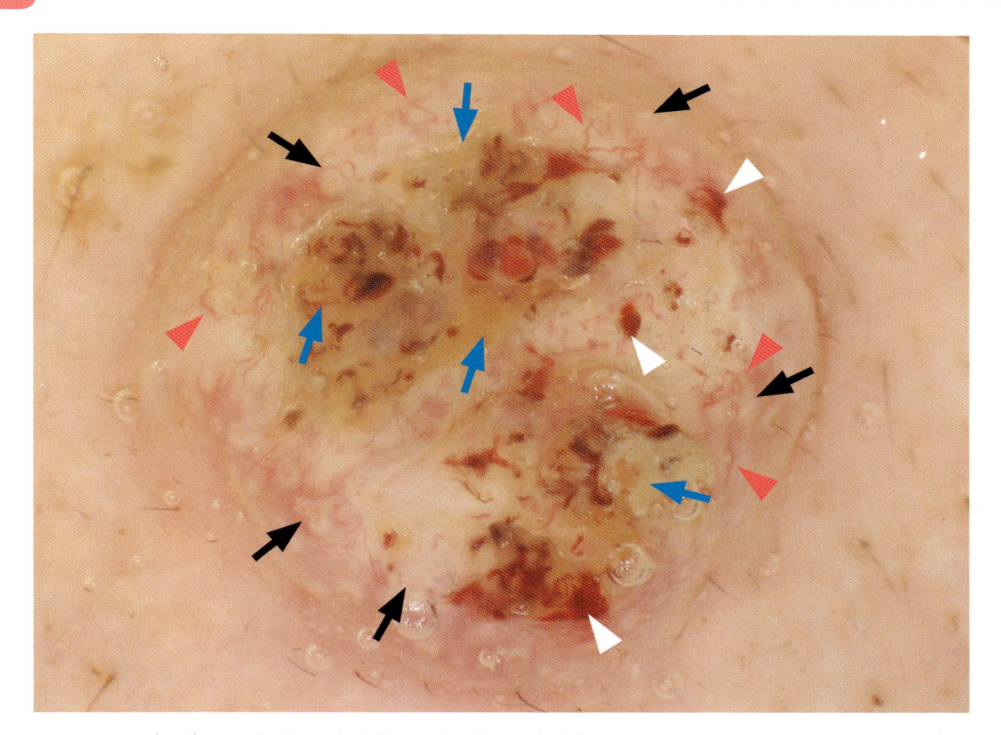

　ケラトアカントーマ（KA）は，初期，完成期，消退期と連続性に移行し，中央部の角栓構造が次第に増大し，周囲の堤防状の隆起は次第に縮小する．

　中央部では基本的に，ケラチン塊からなる角栓に点状出血（△），痂皮（➡）が混在してみられる．

　後半に進むにつれて病変中央部は顕著な角化を呈する．この症例にはみられないが，角化が進むと乱反射する不整形の白色構造が増える．

　黄白色の角化構造（➡）は周辺では類円形で，中央に近づくにつれて不規則に融合しながら，角栓構造や痂皮につながる．

　黄白色構造を横切るように，線状・蛇行状・ヘアピンなどの血管構造（▲）が辺縁部に放射状に配列するのが特徴である．有棘細胞癌（SCC）と異なり，全周性に同様の血管構造がみられる傾向がある．

症例 8

85歳，女性

部位 左頬部

形状 隆起

病理 ケラトアカン
トーマ

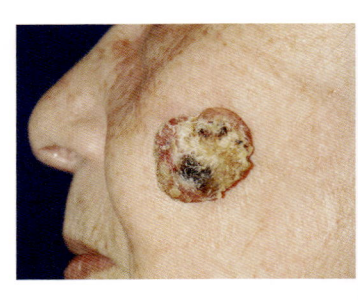

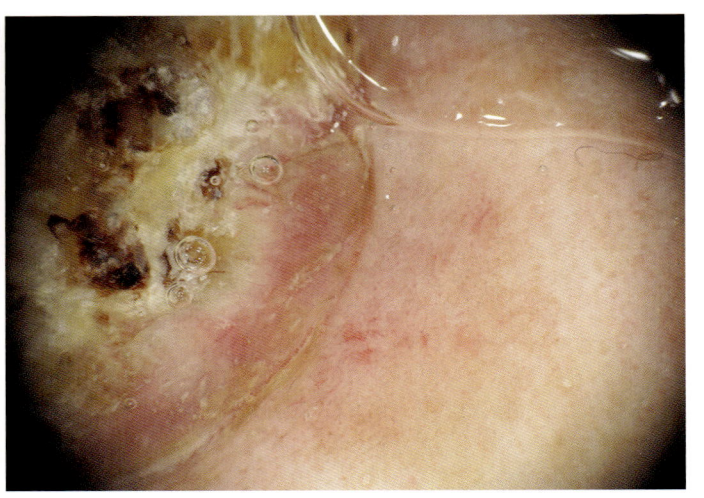

【臨床像】4か月前に出現，徐々に拡大．17×15 mm の広
基有茎性の淡紅色結節，中央部は黄色の過角化物と黒色
の痂皮が付着．

【ダーモスコピー所見】辺縁部は，びまん性の紅色領域と
拡張した血管を含む白色領域．過角化物の部分は，不整
形の褐色・黒色・白色領域．

症例 9

63歳，男性

部位 右頬部

形状 隆起

病理 ケラトアカン
トーマ

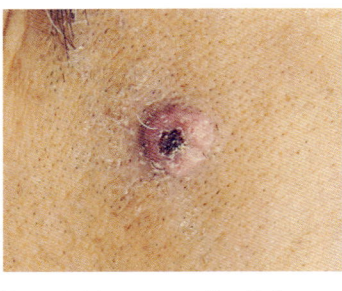

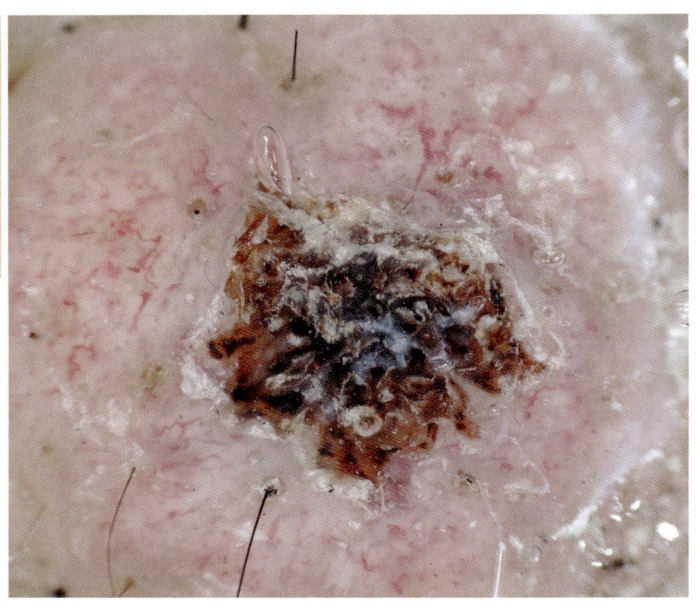

【臨床像】1年前に自覚．徐々に増大．ドーム状に隆起し，
中央に角栓をいれる淡紅色結節．

【ダーモスコピー所見】中央には角質塊が存在し，その周
囲は紅白色調を帯び，線状不規則血管，白色環状構造が
みられる．

症例 10

64歳，男性

部位 右こめかみ

形状 隆起

病理 ケラトアカン
トーマ

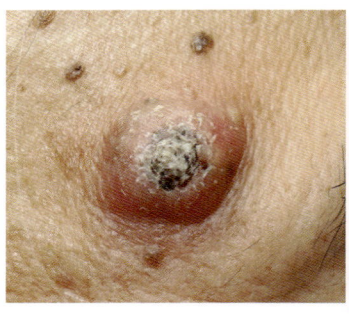

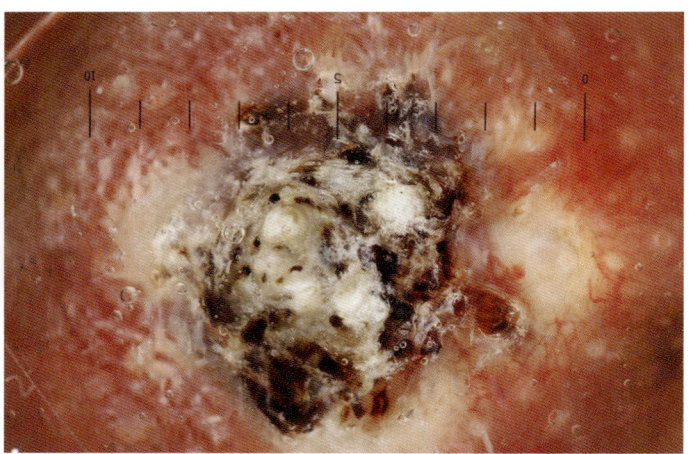

【臨床像】2か月前に出現し急速に増大．中心に大型の痂
皮を付す，淡紅色の結節．

【ダーモスコピー所見】中央部に血痂を含んだ黄色から赤
黒色の角質塊，辺縁部に黄白色で毛孔一致性の標的状毛
包と線状不規則血管がみられる．

症例 11

58歳，男性

[部位] 下顎部
[形状] 隆起
[病理] ケラトアカン
トーマ

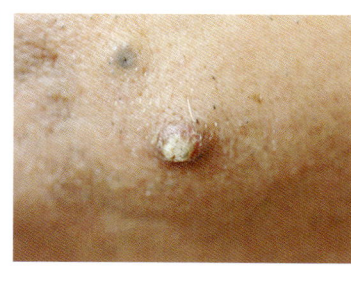

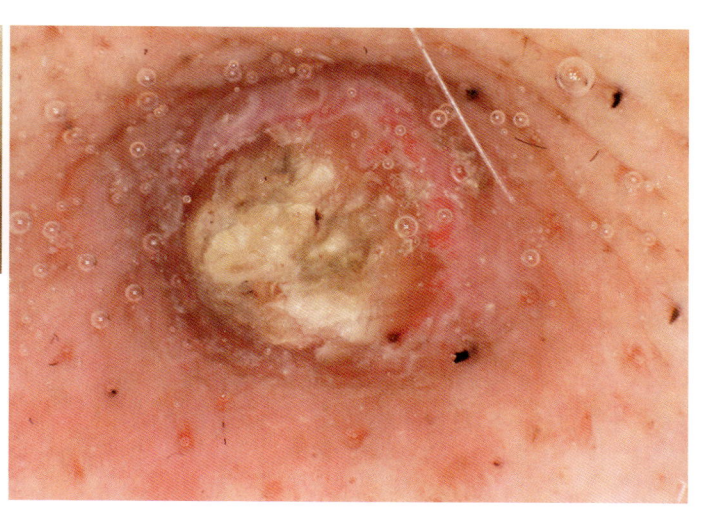

【臨床像】3か月前に出現し徐々に拡大．直径8mm大で
中央に角栓を伴う辺縁が紅色調の隆起性結節．
【ダーモスコピー所見】中央は黄白色の角栓があり，それ
を取り囲むように淡紅白色の皮膚で覆われている．

症例 12

70歳，男性

[部位] 左側頸部
[形状] 隆起
[病理] ケラトアカン
トーマ

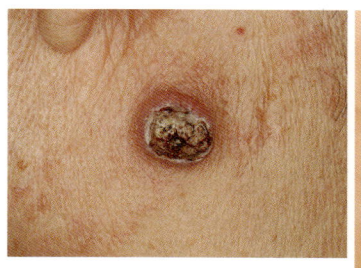

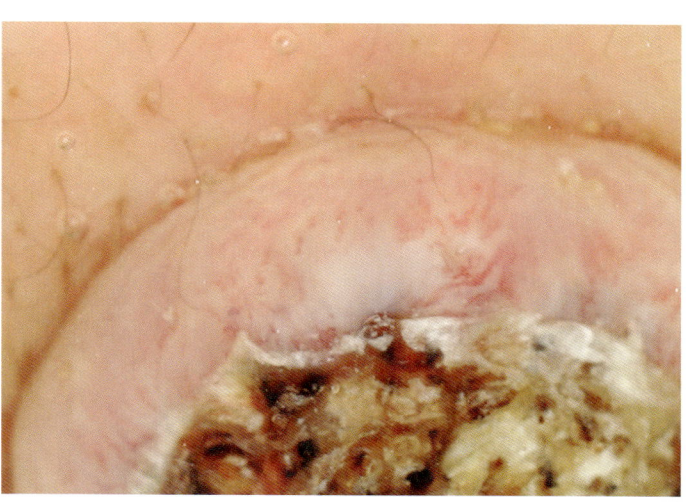

【臨床像】3か月前に出現，徐々に増大．12×8mmの紅
色結節で，中央は陥凹した中に白色，黒色の部分あり．
【ダーモスコピー所見】腫瘍辺縁は，紅色～白色の背景に
線状の不規則な血管あり．中央部（右下）は黄白色の角化
物と細かい痂皮．

徹底網羅！ ケラトアカントーマのバリエーション

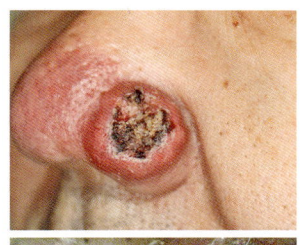

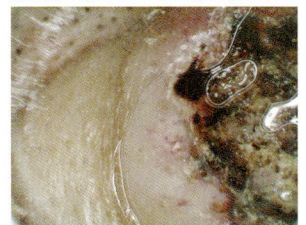

55歳，男性，顔，隆起

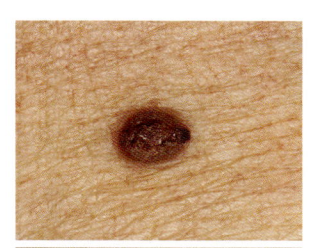

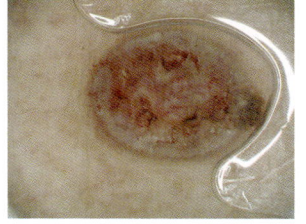

80歳，女性，体幹，隆起

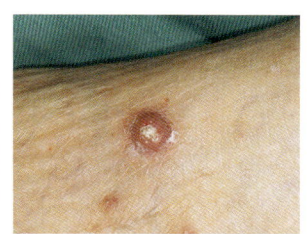

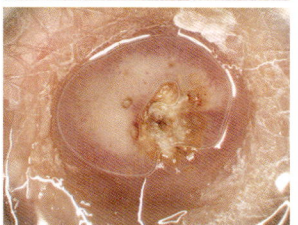

74歳，女性，下肢，隆起

症例 13

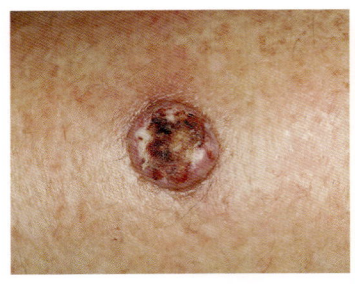

65歳，男性
部位 左前腕
形状 隆起
病理 ケラトアカン
トーマ

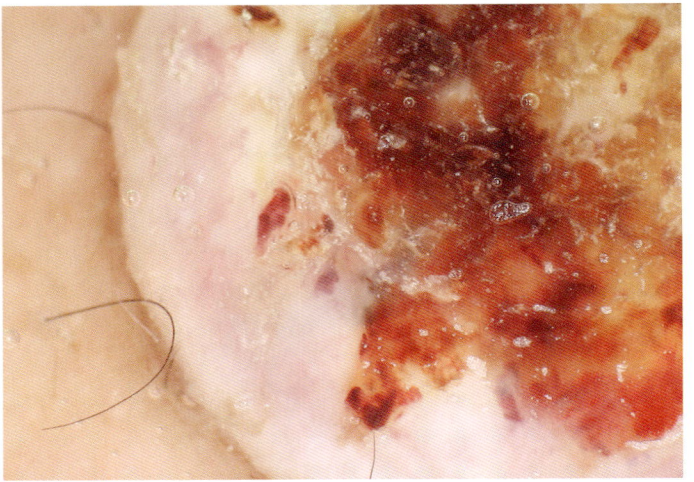

【臨床像】2か月前に出現．径13×12mm，高さ5mmの紅色の広基有茎性の腫瘍，中心は潰瘍化し痂皮が付着している．

【ダーモスコピー所見】辺縁部は白色〜ピンク色の背景に，拡張した血管．中心部は褐色の痂皮．

症例 14

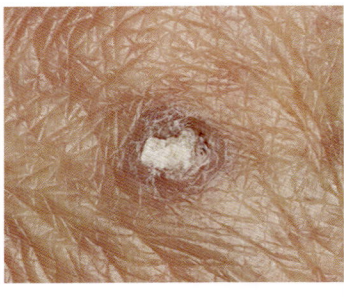

78歳，男性
部位 左手背
形状 隆起
病理 ケラトアカン
トーマ消退期

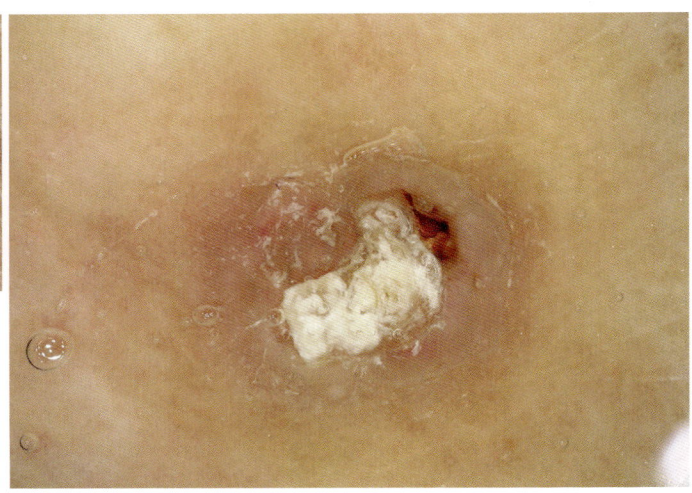

【臨床像】2か月前に出現．8×7mmのドーム状に隆起した紅色結節で，中央はクレーター状に陥凹し角質で満たされている．

【ダーモスコピー所見】外縁の堤防状隆起部は白色がかった紅色で一部褐色，中央の陥凹部は白色の角化物と血痂．

症例 15

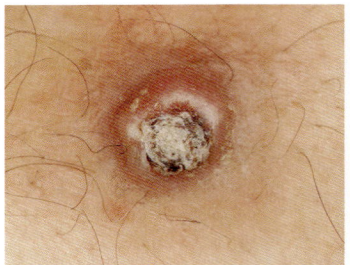

87歳，女性
部位 左下腿
形状 隆起
病理 ケラトアカン
トーマ

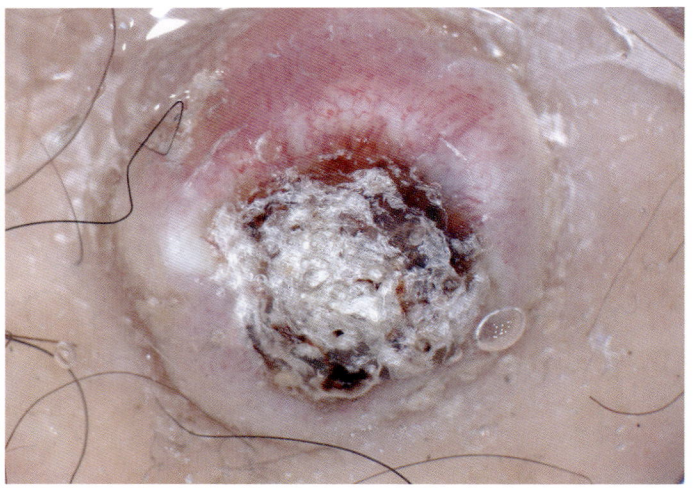

【臨床像】3か月前に気づき，急速に増大．径10×11mm大，ドーム状に隆起した皮膚常色の腫瘍．中央に角化物を伴う．

【ダーモスコピー所見】中央に白色および褐色の鱗屑があり，それを取り囲むように白色から淡紅色調の無構造領域があり，線状不規則血管，ヘアピン血管を伴う．

症例1

45歳，女性

[部位] 外陰部

[形状] 隆起

[病理] 疣状癌

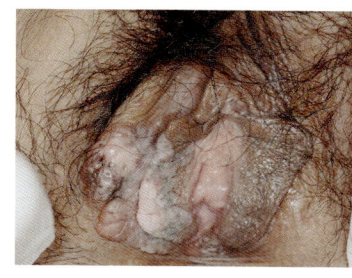

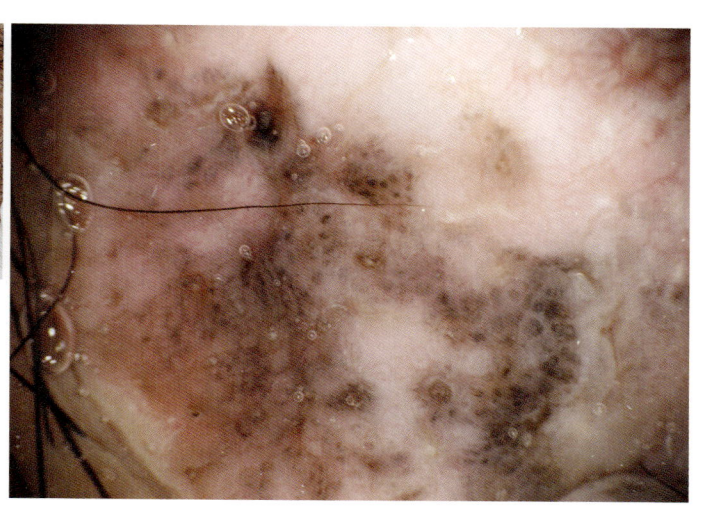

【臨床像】1年前から増大．15×13 mm，7×7 mmの弾性硬，色調は白色〜褐色調で濃淡不整な結節．

【ダーモスコピー所見】辺縁不整で左右非対称であり，内部には外方増殖性乳頭構造，青灰色類円形胞巣，稗粒腫様嚢腫がみられる．

症例2

74歳，男性

[部位] 肛門

[形状] 隆起

[病理] 疣状癌

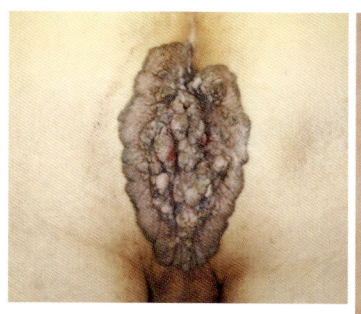

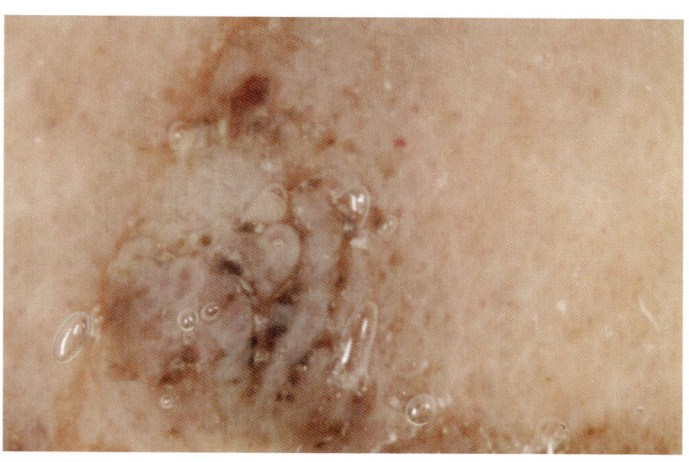

【臨床像】10年ほど前に自覚．出血を伴う．120×80 mmの範囲に同心円状に広がる，黒褐色の乳頭状増殖を示す腫瘍．

【ダーモスコピー所見】隆起部分は外方増殖性乳頭構造を示し，乳頭頂部に小点状血管の所見がみられる（frog spawn）．また乳頭陥凹部には色素を有していることがわかる．

症例3

36歳，男性

[部位] 右踵部

[形状] 陥凹

[病理] 疣状癌

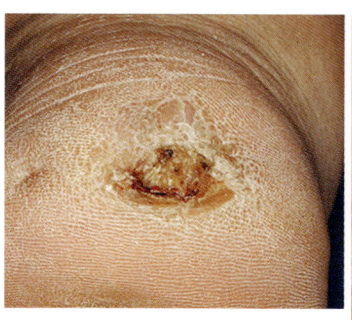

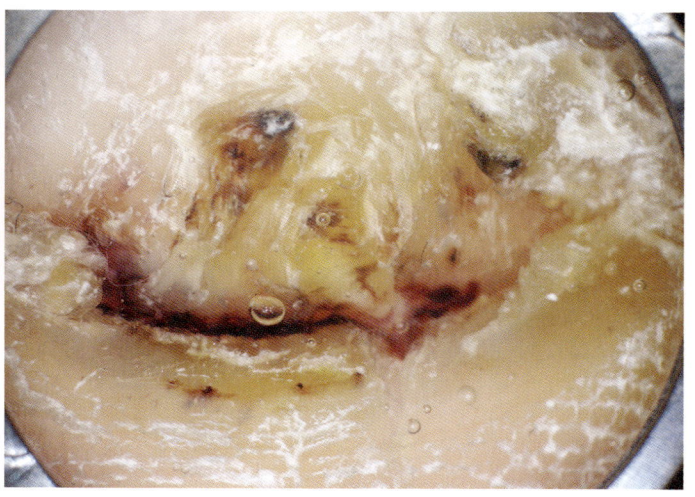

【臨床像】10年前に出現，26×16 mmの表面に角化物や血痂が付着した陥凹部位，境界には堤防状に角化物が付着．

【ダーモスコピー所見】紅色の背景に，白色の鱗屑と黄色〜褐色〜黒色の角化物．

症例 4

65 歳，女性

部位 左足底

形状 隆起

病理 疣状癌

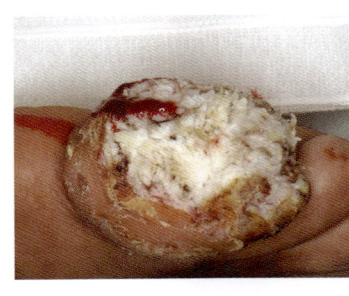

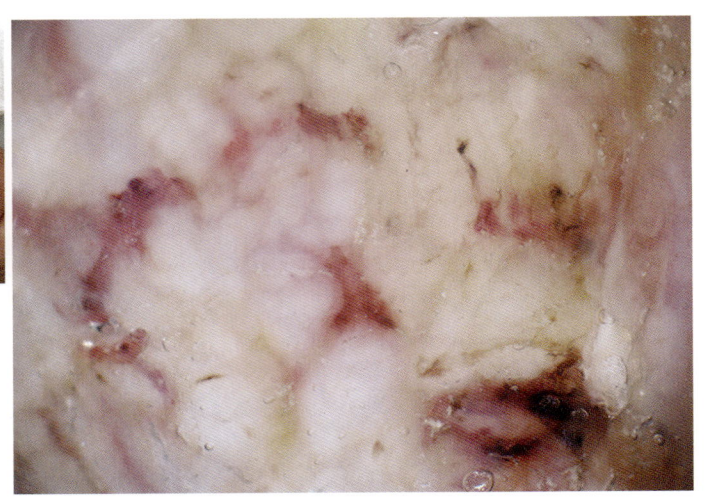

【臨床像】1 年前に出現，凍結療法などに反応せず拡大．48×41 mm の半球状の腫瘤で，易出血性，表面に白色の角化物あり．

【ダーモスコピー所見】紅色多房性の背景に，線状の血管，小点状血管，角化物，痂皮あり．上部に稗粒腫様囊腫あり．

症例 5

75 歳，男性

部位 右母指爪

形状 隆起

病理 疣状癌

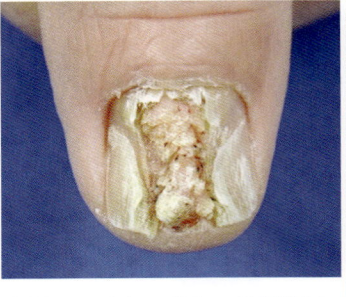

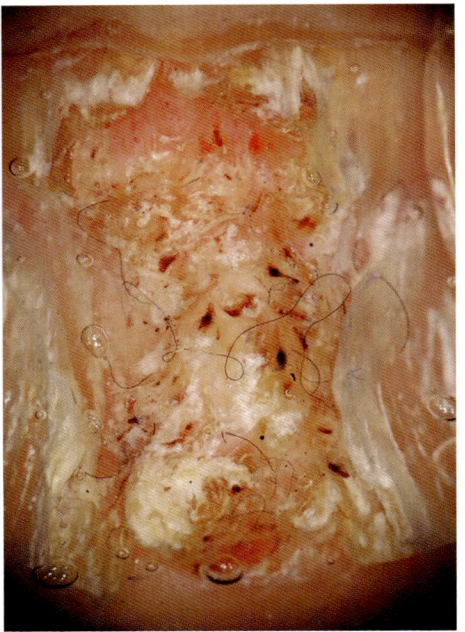

【臨床像】爪甲の中央部が欠損し，爪床に常色の乳頭腫様腫瘤が帯状に存在．残存する爪甲は 2 段爪を呈している．

【ダーモスコピー所見】頂点に小点状血管や不規則線状血管と出血を伴う，白色～黄褐色や淡紅色で大小様々な乳頭腫様構造がある．

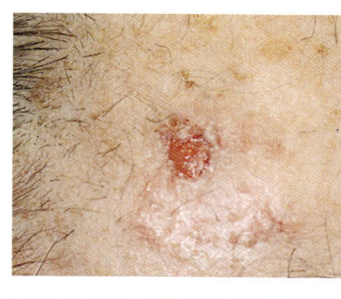

79 歳，男性

[部位] 頭部

[形状] 隆起

[病理] 光線角化症

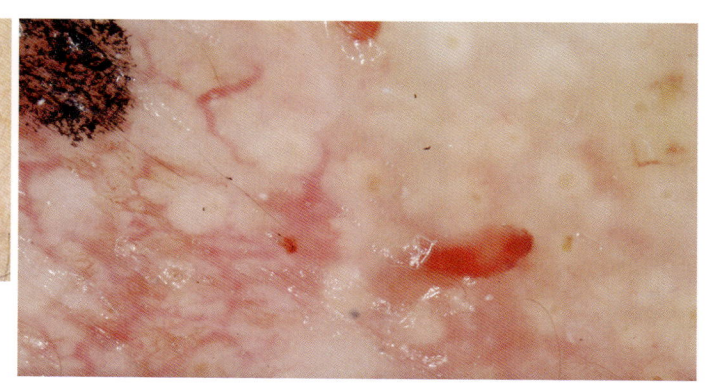

【臨床像】12×10 mm のびらんを伴う紅色結節．周囲に 27×22 mm の紅褐色斑.

【ダーモスコピー所見】毛孔部の黄白色構造の間を拡張した網状の毛細血管が走り紅色偽ネットワークを形成している.

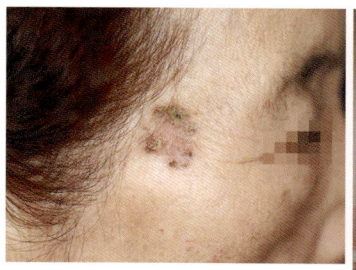

91 歳，女性

[部位] 右眼外側

[形状] 隆起

[病理] 光線角化症

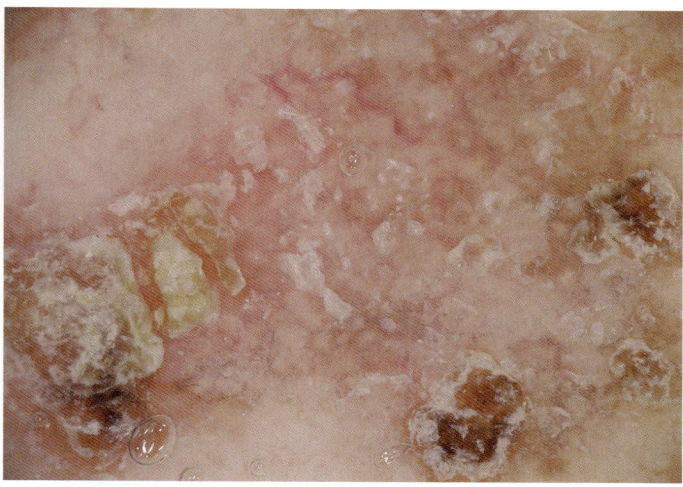

【臨床像】半年前に自覚．徐々に拡大．境界は比較的明瞭で，一部に厚い鱗屑と痂皮を付着する淡紅色斑.

【ダーモスコピー所見】病変の中央では苺状パターン，病変の外側では厚い鱗屑と痂皮を付着する.

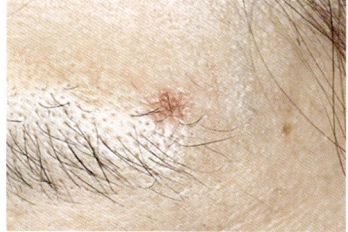

61 歳，女性

[部位] 左こめかみ

[形状] 平坦

[病理] 光線角化症

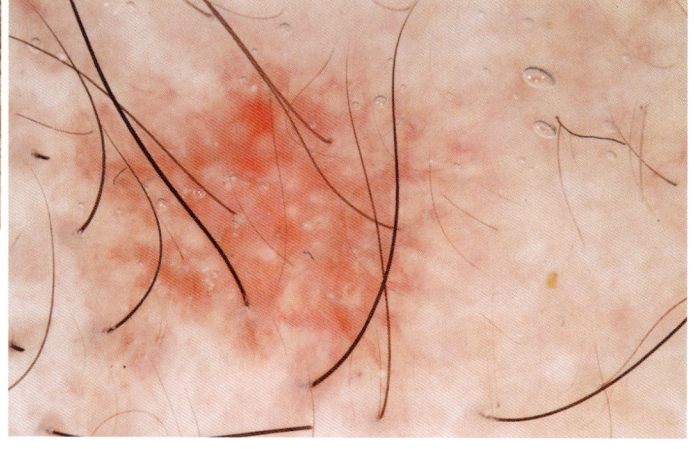

【臨床像】2 年前に自覚．外用で改善しない．5×3 mm の淡紅色斑で表面はやや粗糙.

【ダーモスコピー所見】紅色の粗大な網目状構造が存在し，苺状パターンを呈し，辺縁の境界は不明瞭になっている.

症例 4

74 歳，男性

[部位] 右こめかみ
[形状] 平坦
[病理] 光線角化症

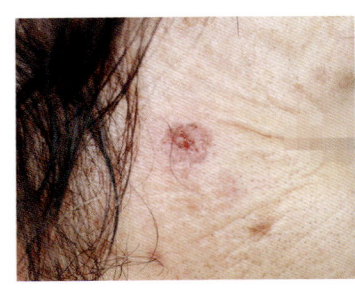
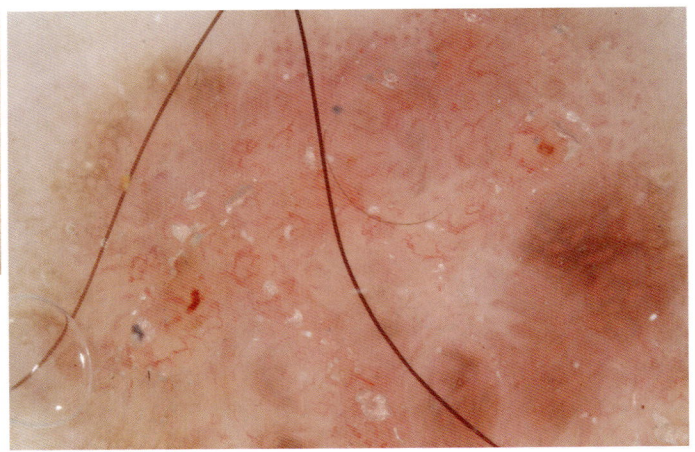

【臨床像】10 年前に自覚．瘙痒を伴う．10×8 mm の一部びらんを呈した円形の紅斑が存在する．
【ダーモスコピー所見】点状に鱗屑がみられ，びらん部分は線状不規則であるが，辺縁には糸球体状血管の所見がある．

症例 5

85 歳，女性

[部位] 左こめかみ
[形状] 平坦
[病理] 光線角化症

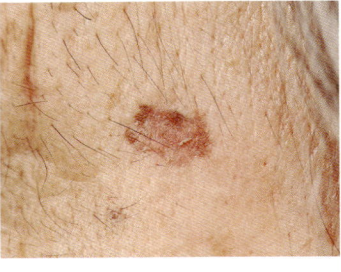
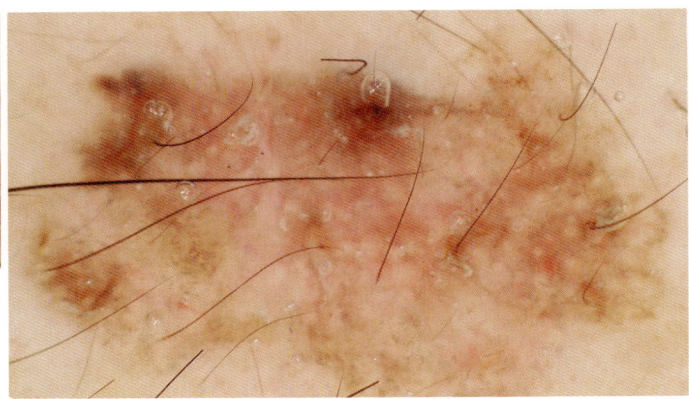

【臨床像】半年前に自覚．9×7 mm で角化を伴う紅斑．
【ダーモスコピー所見】毛孔周囲は色素沈着が網目状を呈し，辺縁では途絶している．

症例 6

78 歳，女性

[部位] 鼻
[形状] 平坦
[病理] 光線角化症，
Bowen 様型

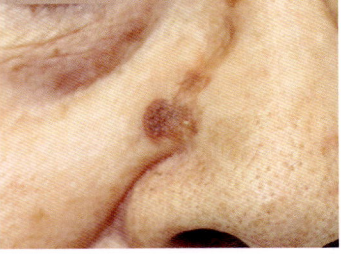
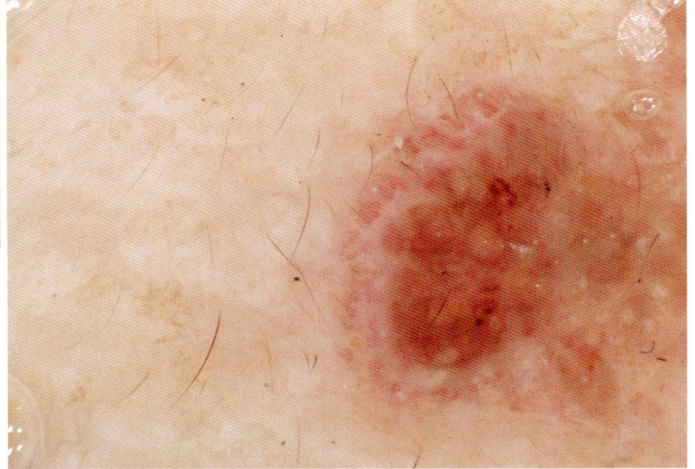

【臨床像】瘙痒あり，痂皮化を繰り返していた．表面鱗屑を伴う約 10 mm 大の褐色斑．
【ダーモスコピー所見】中央は濃褐色の網目構造があり，辺縁は乳白色の粗大な網目構造，網穴部には紅色小球がある．

症例 7

75 歳，女性

部位 鼻

形状 平坦

病理 光線角化症

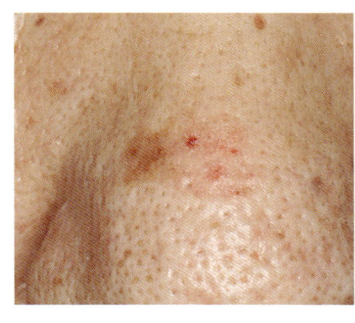

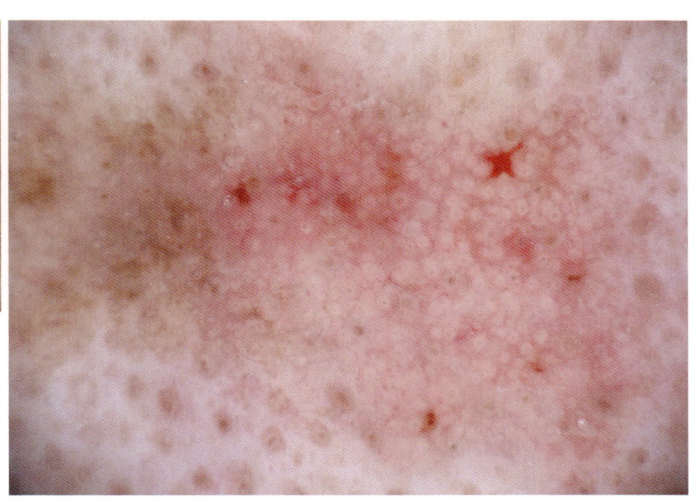

【臨床像】2 年前に自覚，こすれると少し出血する．径 8×10 mm で左右非対称性，不整形で紅色調．

【ダーモスコピー所見】全体として苺状パターンを呈する不整な血管拡張像．

徹底網羅！ 光線角化症のバリエーション ① 顔

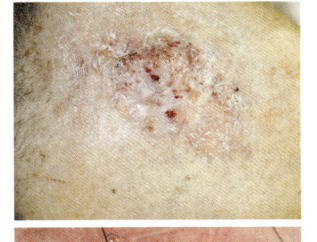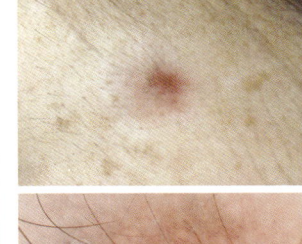

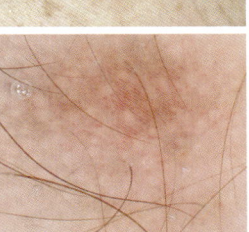

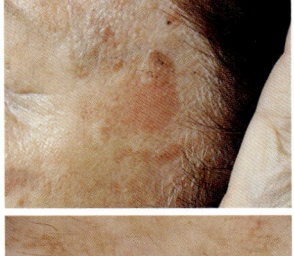

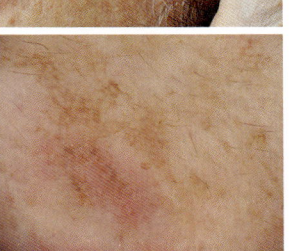

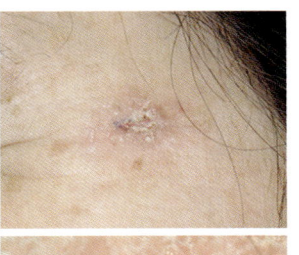

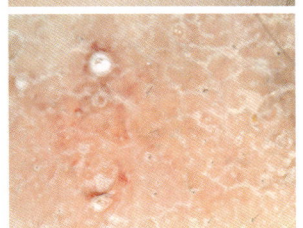

95 歳，女性，顔，潰瘍　　60 歳，女性，顔，平坦　　80 歳，女性，顔，軽度隆起　　77 歳，女性，顔，平坦

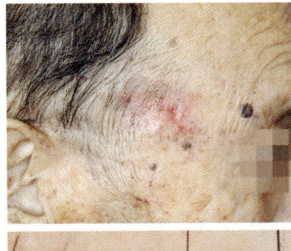

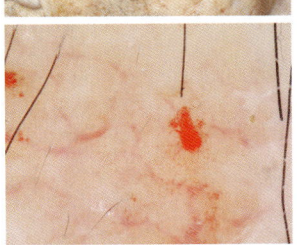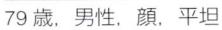

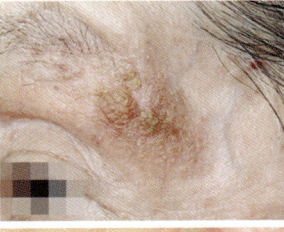

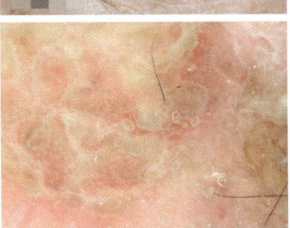

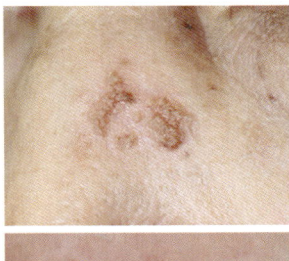

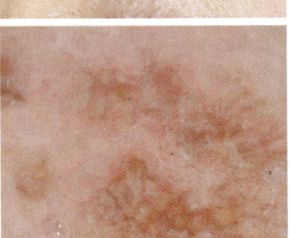

79 歳，男性，顔，平坦　　89 歳，女性，顔，平坦　　77 歳，女性，顔，隆起

症例 8

80 歳，女性

部位 鼻
形状 平坦
病理 光線角化症

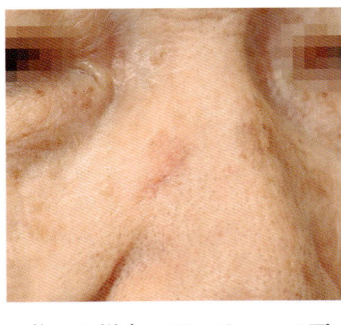

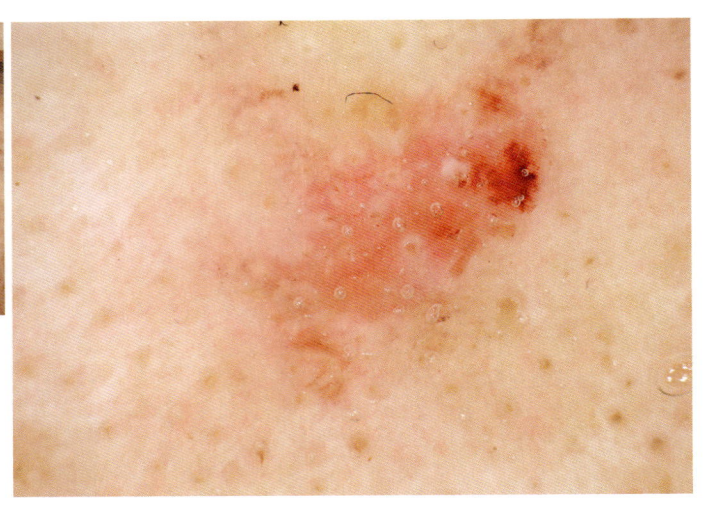

【臨床像】2 年前に出現し，徐々に増大．12×10 mm の不整形紅斑．

【ダーモスコピー所見】毛孔周囲は白色調でその周囲が紅色を呈するために網目状構造となっている（紅色偽ネットワーク）．

症例 9

73 歳，男性

部位 鼻
形状 陥凹
病理 光線角化症

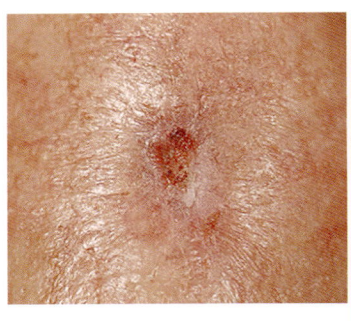

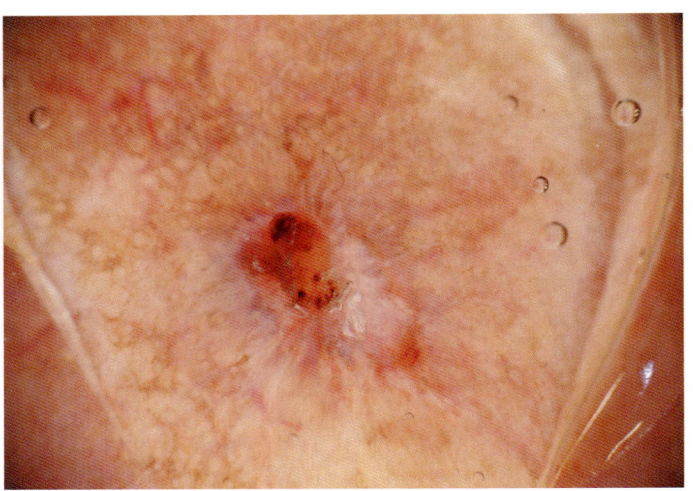

【臨床像】1～2 年前に自覚．径 5 mm の紅斑がみられ，中央には潰瘍を伴う．

【ダーモスコピー所見】中央は潰瘍化し，周囲は角化して白色調を呈する．

症例 10

80 歳，男性

部位 鼻
形状 平坦
病理 光線角化症

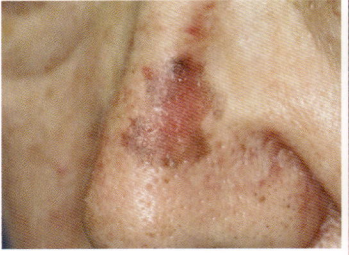

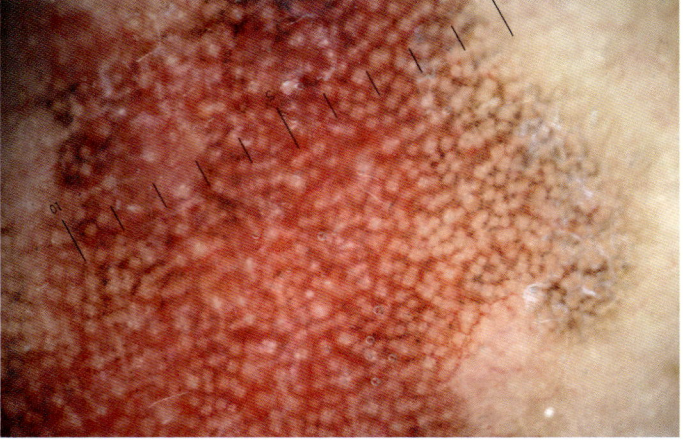

【臨床像】6 年ほど前より褐色斑あり，徐々に拡大．辺縁に褐色斑を伴う紅斑．

【ダーモスコピー所見】苺状パターン．四つ葉のクローバー様徴候も多数みられる．

症例11

77歳，男性
[部位] 鼻
[形状] 平坦
[病理] 光線角化症

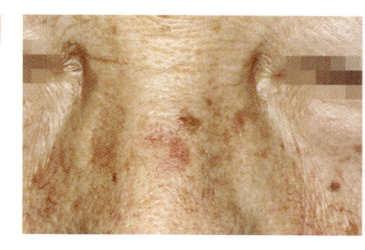

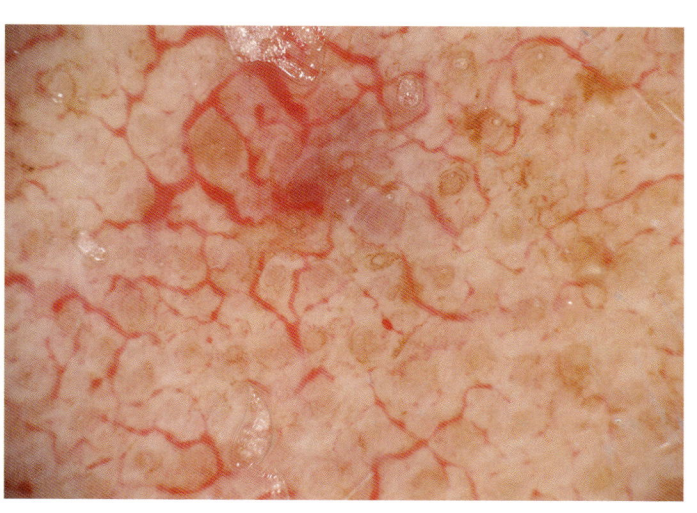

【臨床像】5か月前からある紅斑．径5 mm，不整形，境界不明瞭な紅斑で，毛細血管の拡張を伴う．
【ダーモスコピー所見】白色調の病変を，様々な太さに拡張した毛細血管が覆い，粗大な網状（紅色偽ネットワーク）を呈する．

徹底解剖！ ## 症例10のダーモスコピーを詳しく見てみよう

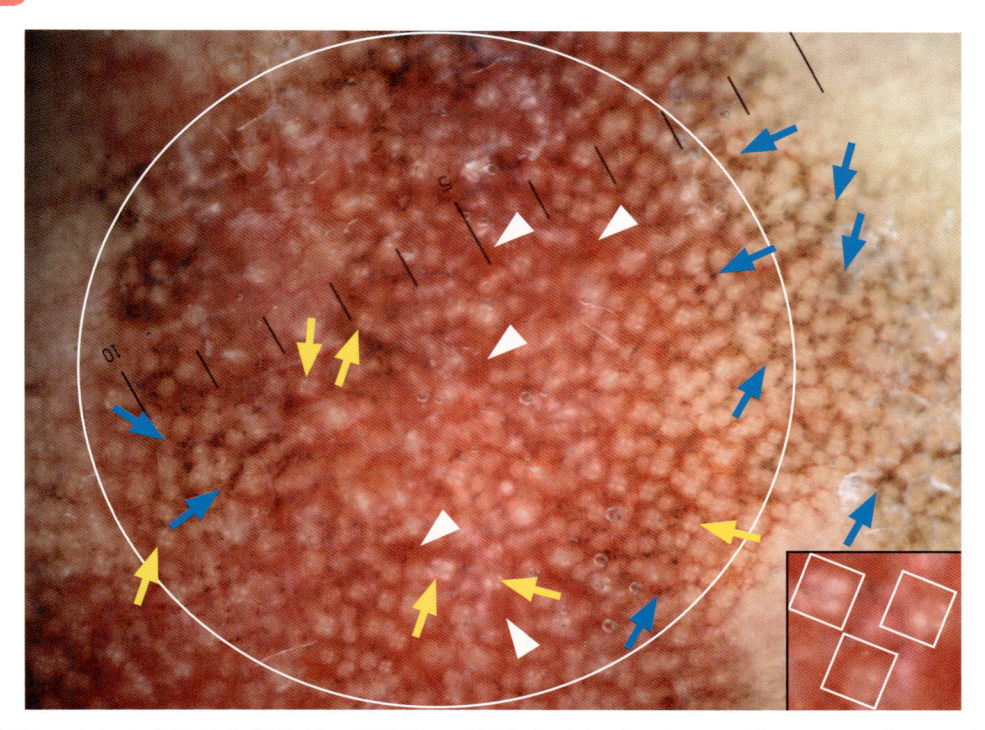

　この症例は，少し色素沈着を伴うが，通常型の光線角化症（AK）である．ダーモスコピーでは紅色の背景（△）の上に規則的に白い点状の毛包（➡）が観察され，典型的な苺状パターン（白囲み）を呈する．

　左右に色素沈着があり，褐色の背景と青灰色の点状構造（➡）としてみられ，基底層のメラニン沈着および真皮上層のメラノファージが主な所見と思われる．

　苺状パターンは組織学的には umbrella sign に対応し，毛包部に正常な上皮が残存しやすいことを反映している．

　毛包部を拡大して観察すると四つ葉のクローバーのような rosette を形成していることがわかる（右下図）．これは偏光タイプのダーモスコープを用いた場合にのみ観察され，直交する偏光フィルターによるアーチファクトと考えられる．

症例12

70歳，女性

[部位] 右頬部

[形状] 平坦

[病理] 光線角化症，
Bowen 様型

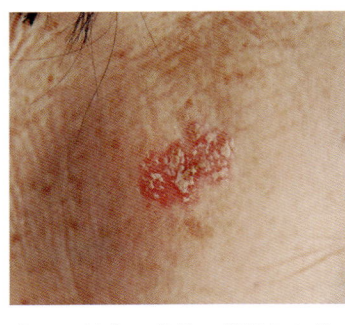
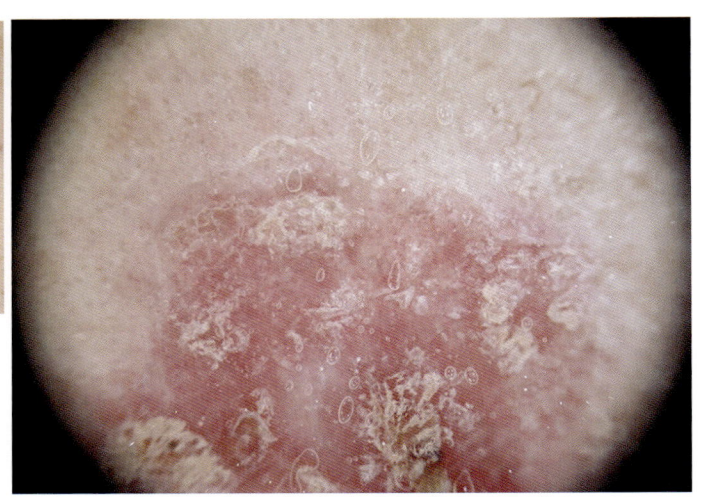

【臨床像】数年前に出現し徐々に拡大．多数の微細な角化
物が付着する不整形の紅色局面．
【ダーモスコピー所見】小点状血管を伴う白色ネットワー
ク，多数の不整形の白色鱗屑領域，紅色ないし白色無構
造領域が混在．

症例13

74歳，女性

[部位] 右頬部

[形状] 平坦

[病理] 光線角化症

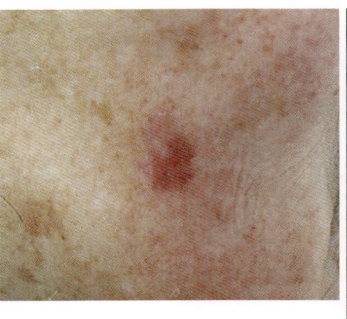
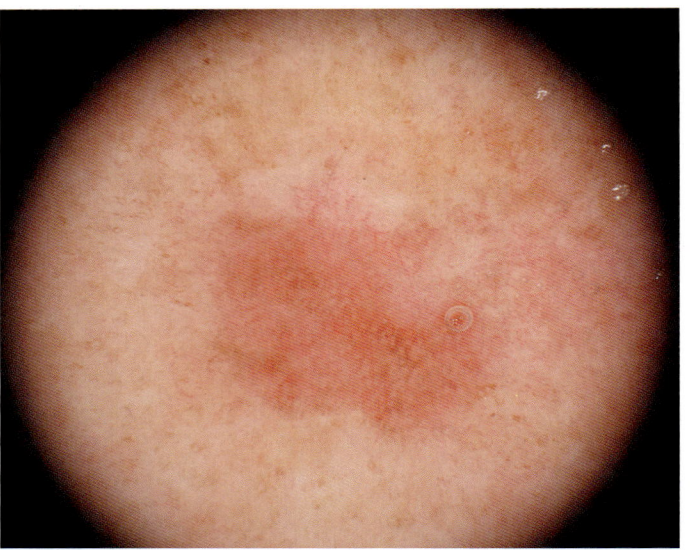

【臨床像】半年前に出現．約15mmの鱗屑を伴う淡紅色
斑．
【ダーモスコピー所見】苺状パターンを呈し辺縁には毛細
血管拡張が目立つ．

症例14

86歳，女性

[部位] 左頬部

[形状] 平坦

[病理] 光線角化症

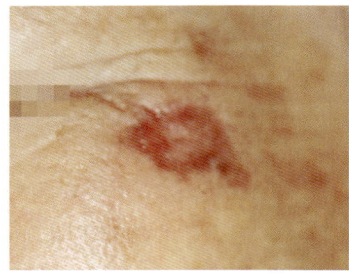
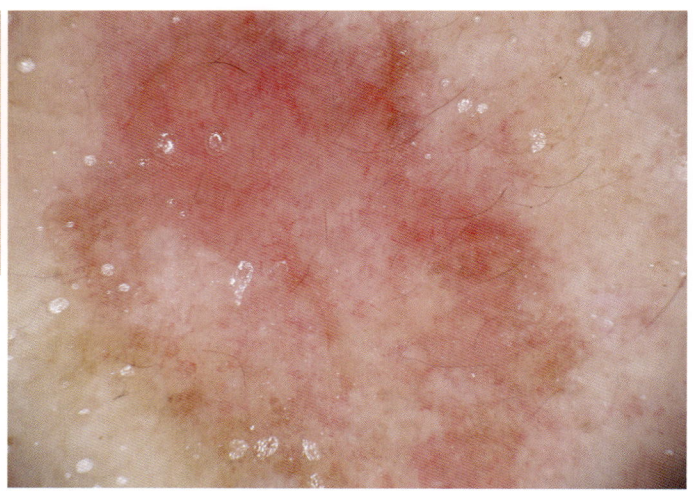

【臨床像】2年前に出現．約10mm，辺縁が一部隆起し，
びらんを伴う紅色病変でヒリヒリ感がある．
【ダーモスコピー所見】乳白色〜薄桃色の病変で，一部で
毛細血管が網状に分布した紅色偽ネットワーク所見があ
る．

症例 15

79 歳，女性

[部位] 左頬部

[形状] 平坦

[病理] 光線角化症

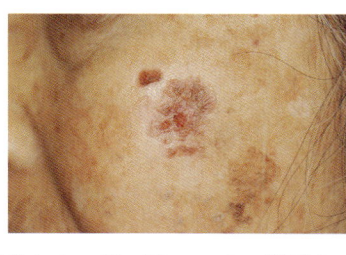

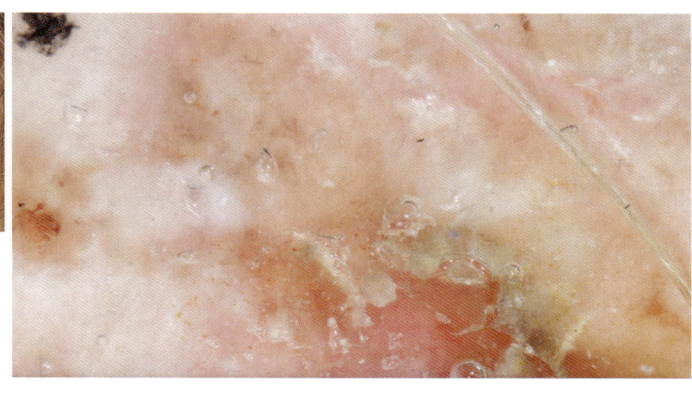

【臨床像】1 か月前に痂皮化した．20×20 mm の一部びらんを伴う角化性紅斑．病変がスキップしている．

【ダーモスコピー所見】表面に付着した鱗屑が目立つが，角化を反映した白暈と下方の一部に小点状血管の所見がある．

症例 16

73 歳，女性

[部位] 右頬部

[形状] 平坦

[病理] 光線角化症

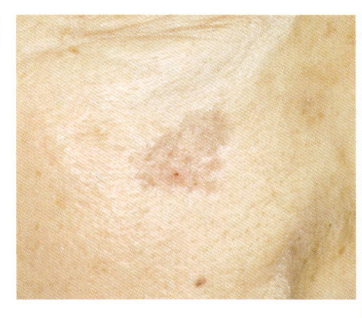

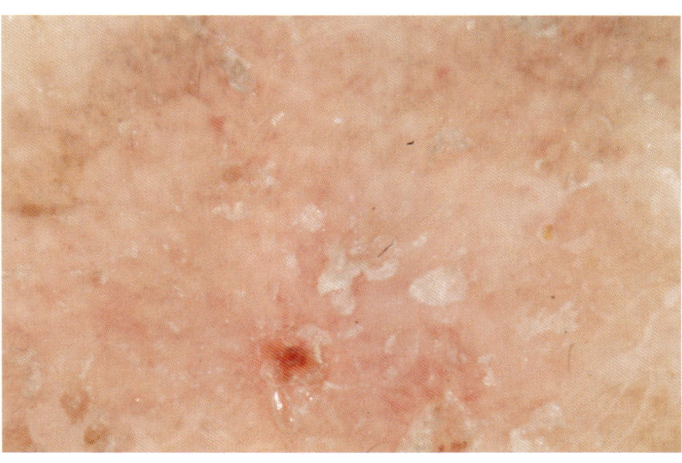

【臨床像】1 年前に自覚．12×11 mm の紅褐色斑．

【ダーモスコピー所見】表面に鱗屑が散在し，網目状は呈していないが，紅斑と白暈が混在．

症例 17

91 歳，女性

[部位] 右頬部

[形状] 隆起

[病理] 光線角化症

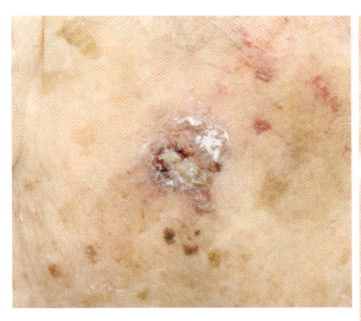

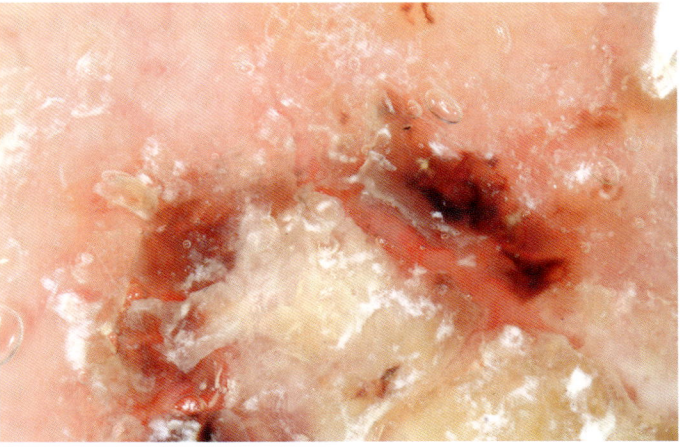

【臨床像】半年前から前医で湿疹として治療．15×12 mm の著明な角化を伴う境界不明瞭な紅斑．

【ダーモスコピー所見】角質を付した潰瘍と潰瘍辺縁の鱗屑があり，外側は淡い紅斑と白暈が混在．

症例 18

79 歳，女性
[部位] 右頬部
[形状] 隆起
[病理] 光線角化症

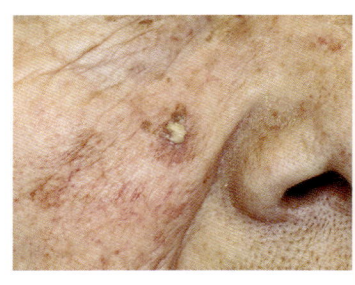

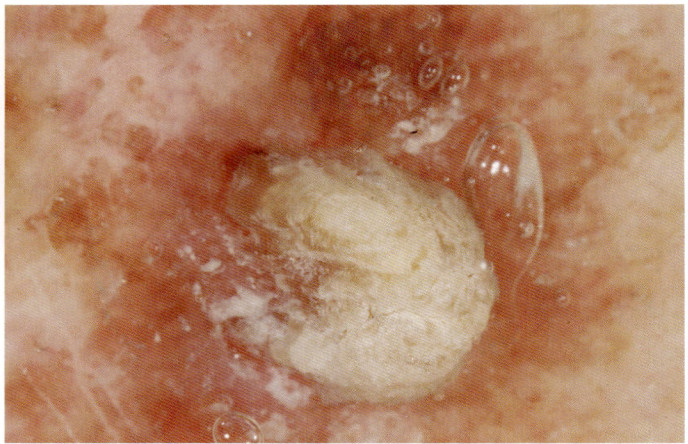

【臨床像】2 年前に自覚し，近医で凍結療法を受けたが再発．8×6 mm の境界不明瞭な紅斑で中央に痂皮が固着．
【ダーモスコピー所見】角質が層状に重なった白色無構造物が中央にあり，左上にはわずかに苺状パターンが確認できる．

症例 19

79 歳，男性
[部位] 右頬部
[形状] 隆起
[病理] 光線角化症

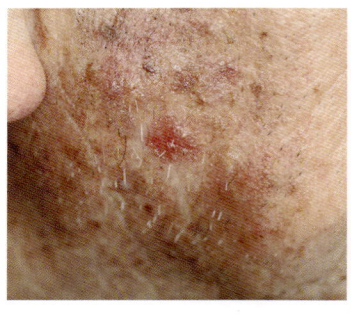

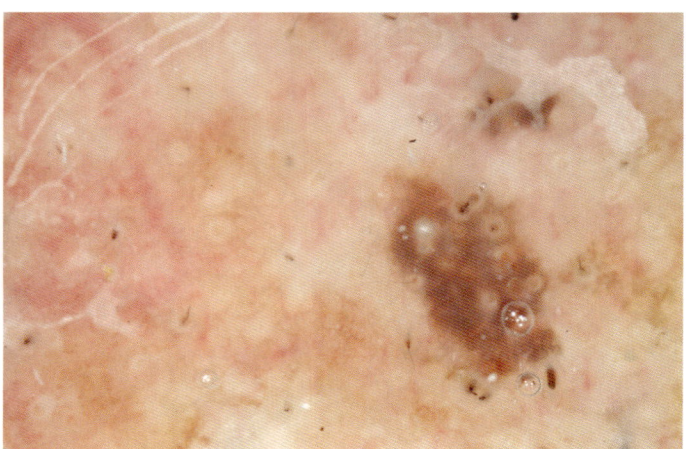

【臨床像】6 年前に自覚．近医での治療で改善しない．辺縁に不鮮明な紅斑が存在し，中央に 15×13 mm の軽度隆起した結節．
【ダーモスコピー所見】全体的に苺状パターンが中心で，一部偽ネットワークの所見もみられる．

症例 20

61 歳，女性
[部位] 左頬部
[形状] 平坦
[病理] 光線角化症

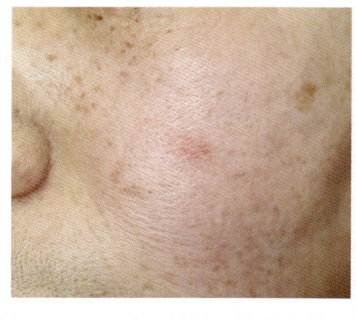

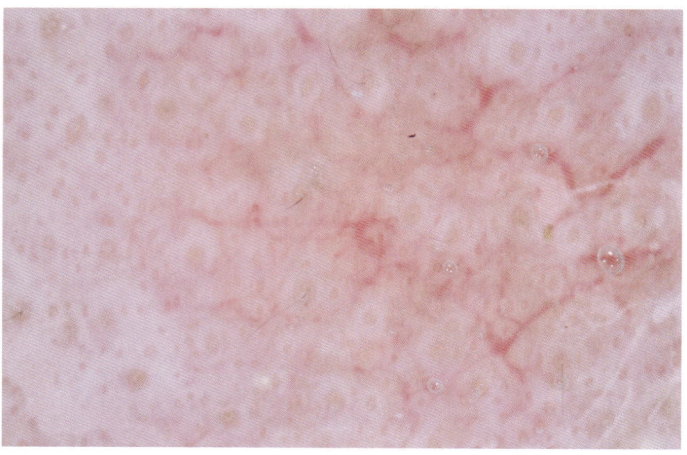

【臨床像】3 か月前に自覚し，ステロイド外用で改善せず．10×8 mm の淡紅色紅斑があり，浸潤は触れない．
【ダーモスコピー所見】毛孔に一致した黄色調の角化と，その間隙を走る拡張した毛細血管が紅色偽ネットワークを構成し，苺状パターンを呈する．

症例 21

60歳，女性
部位 右頬部
形状 隆起
病理 光線角化症

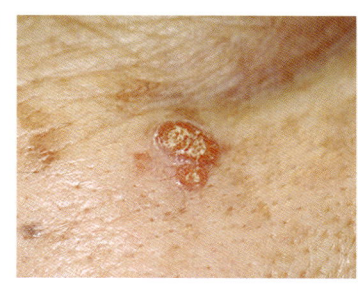
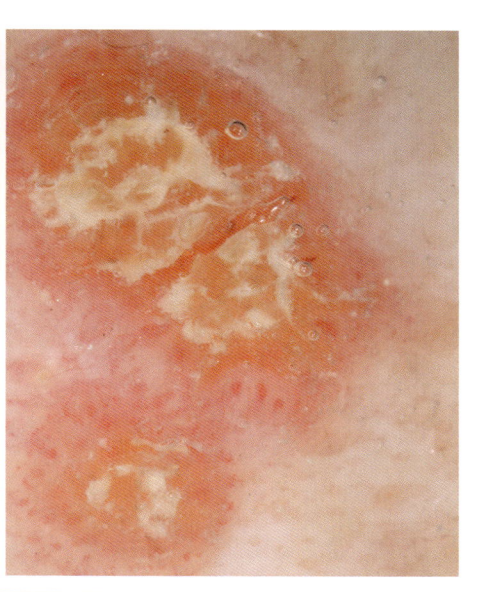

【臨床像】8か月前に自覚し，凍結療法を行うが繰り返し再発．6×5 mm の痂皮を付着した紅色丘疹．
【ダーモスコピー所見】黄色い角質の辺縁を小点状・ヘアピン血管などの多形血管が取り囲む．

徹底解剖！ **症例 21 のダーモスコピーを詳しく見てみよう**

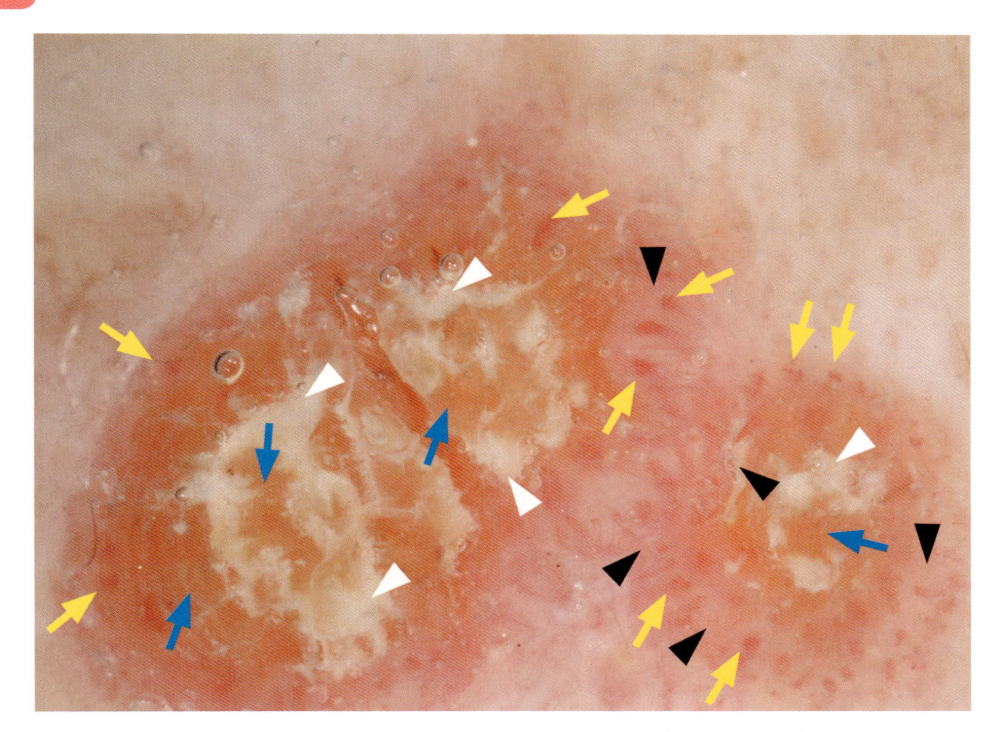

　光線角化症（AK）には，通常型と Bowen 様型がある．通常型はダーモスコピーで苺状パターンを呈し，Bowen 様型は Bowen 病と同様の所見を呈する．

　この症例は Bowen 様型である．中央部では角化が強く，ケラチン塊からなる白色構造（△）と均一な黄白色領域（➡）が混在してみられる．

　周辺部では，Bowen 病と同様に特徴的な淡紅白色の脱色素ネットワーク（▲）と糸球体状血管（⇨）の組み合わせがみられる．

　なお，角化が強いと，いずれのタイプにおいても，本症例の中央部でみられる所見に覆われ，特徴的な血管構造が観察されないこともある．

　病変の増大傾向を考慮すると，中央は進行期，辺縁は初期像と考えられ，辺縁のみに特徴的な所見がみられることは注目すべき大切なポイントである．

症例 22

74 歳，女性
[部位] 左頰部
[形状] 平坦
[病理] 光線角化症

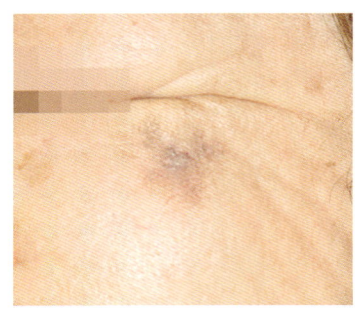

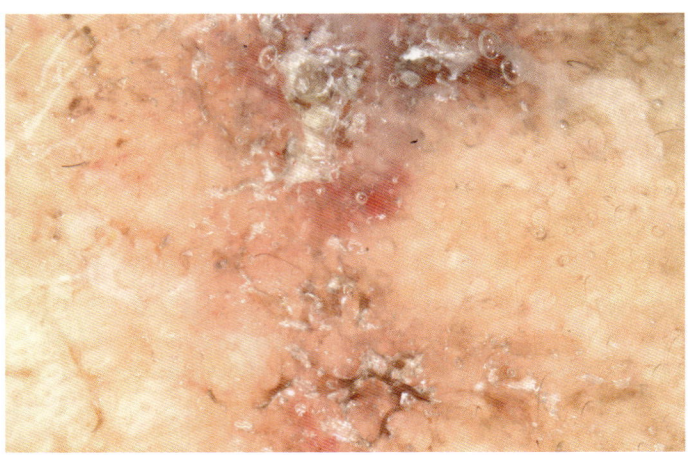

【臨床像】1 年前に自覚．10×10 mm の淡紅褐色斑で，中央に鱗屑を伴う．
【ダーモスコピー所見】病変の主体は鱗屑と苺状パターンであるが，日光黒子の所見である虫食い状徴候もみられる．

症例 23

68 歳，男性
[部位] 左頰部
[形状] 隆起
[病理] 光線角化症

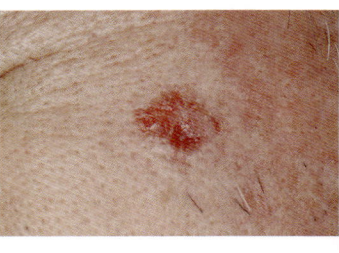

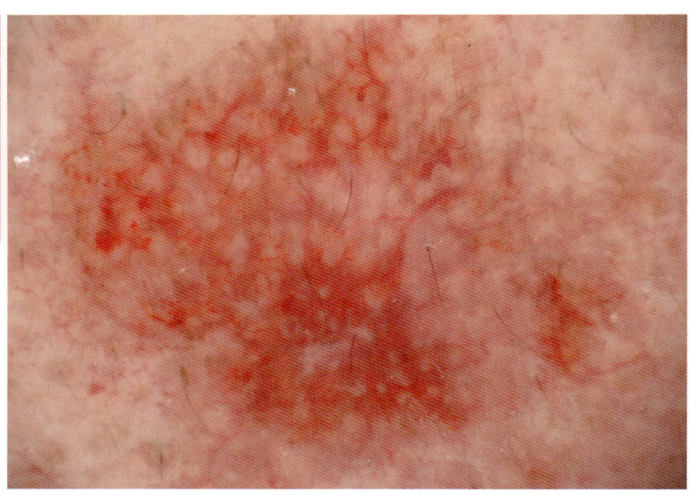

【臨床像】1 年ほど前に自覚し，少しずつ拡大．最近出血があった．径 8×7 mm で中央に厚い鱗屑を付す紅斑．
【ダーモスコピー所見】全体として苺状パターンを呈する不整な血管拡張像．

症例 24

79 歳，男性
[部位] 右頰部
[形状] 平坦
[病理] 色素性光線角化症

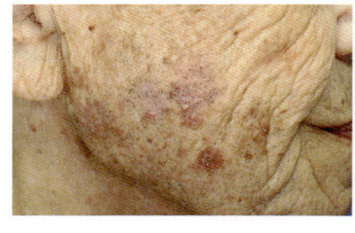

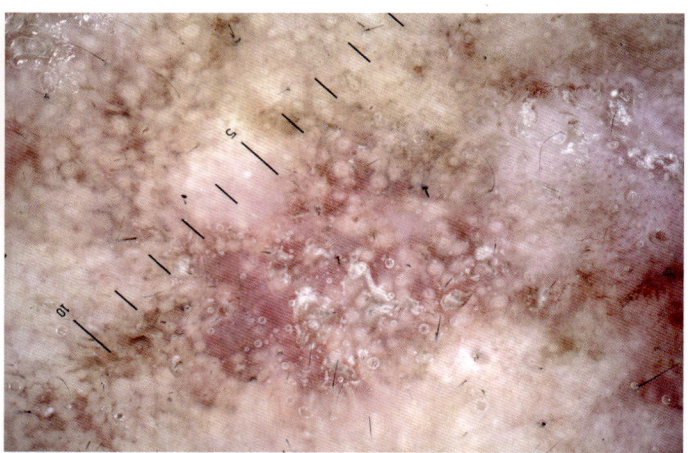

【臨床像】色素沈着を伴う角化性紅斑．
【ダーモスコピー所見】標的状毛包を伴う苺状パターンと連続性に存在する褐色の偽ネットワークがある．

症例 25

85 歳，女性

[部位] 右頬部

[形状] 平坦

[病理] 光線角化症

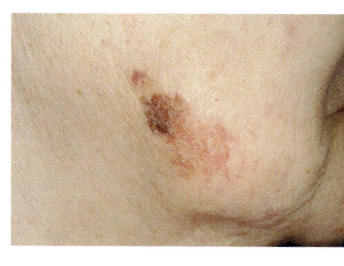

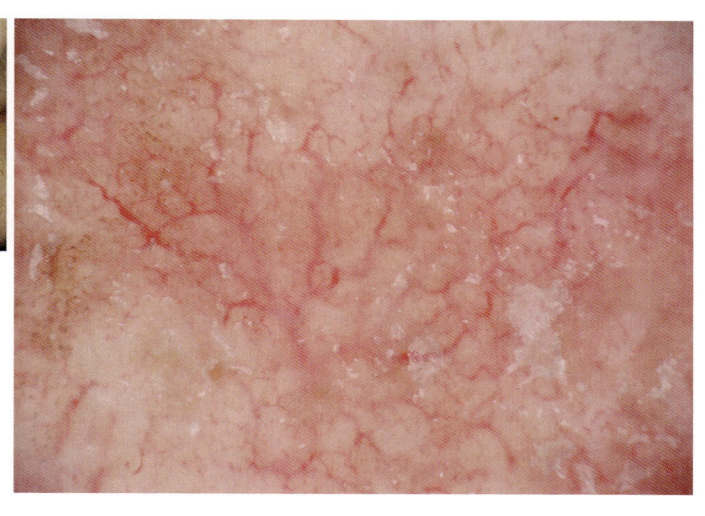

【臨床像】2 年前からある．30×15 mm，不整形，境界不明瞭な紅斑で，鱗屑を伴い，一部暗赤色の結節．

【ダーモスコピー所見】白色調の病変内に，拡張した毛細血管が粗大網状に広がり，紅色偽ネットワークの所見を呈している．

症例 26

78 歳，女性

[部位] 右頬部

[形状] 隆起

[病理] 光線角化症

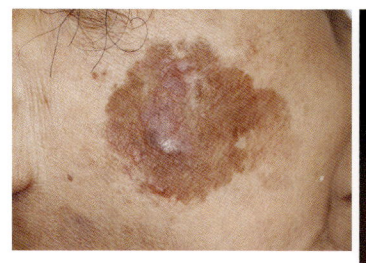

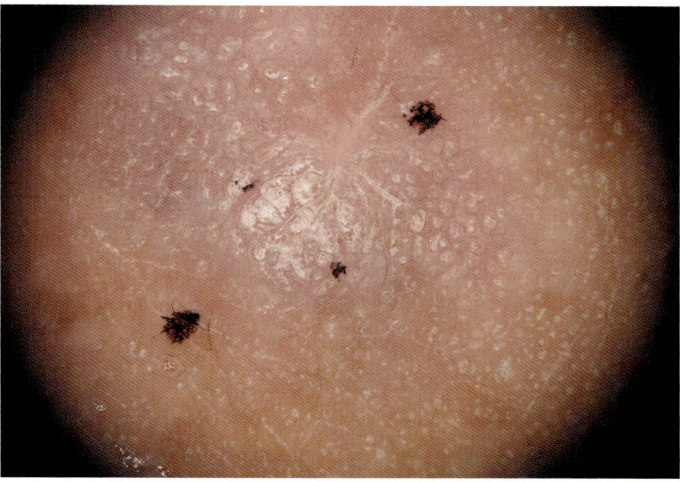

【臨床像】30 年来徐々に拡大．55×45 mm，一部毛細血管拡張を伴う淡褐色斑とその内部の隆起性病変．

【ダーモスコピー所見】乳頭状の淡紅色で角化を伴う隆起病変があり，全体に淡い苺状パターン．

症例 27

86 歳，女性

[部位] 下口唇

[形状] 陥凹

[病理] 光線角化症
　　　（SCC *in situ*）

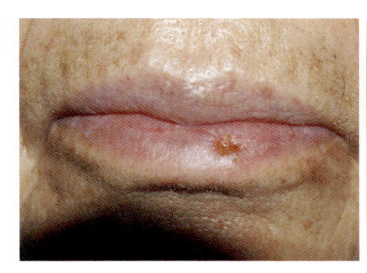

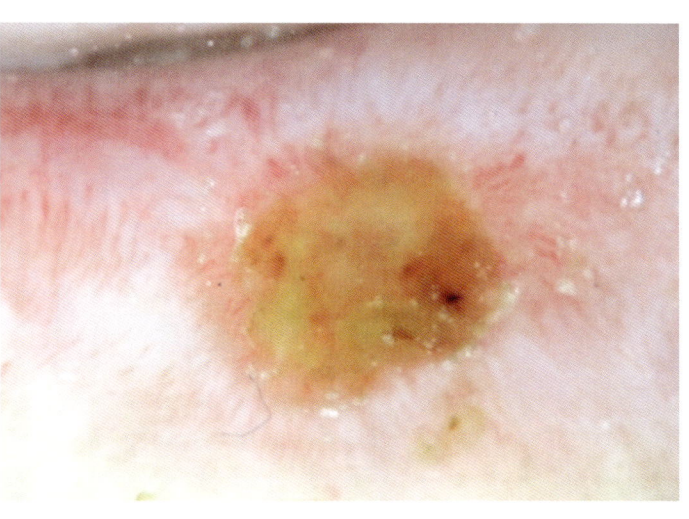

【臨床像】1 か月前より痂皮化を繰り返す．黄色痂皮を付着する陥凹する局面．

【ダーモスコピー所見】中央に黄色調で一部に淡い点状紅色の病巣，その周囲では乳白色の薄靄に放射状血管がみられる．

症例 28

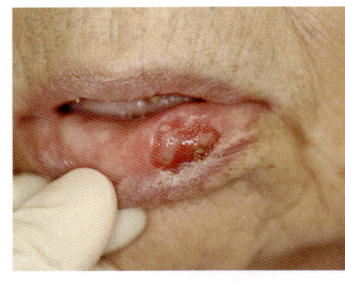

84歳，女性
部位 下口唇
形状 平坦
病理 光線角化症（日光口唇炎）

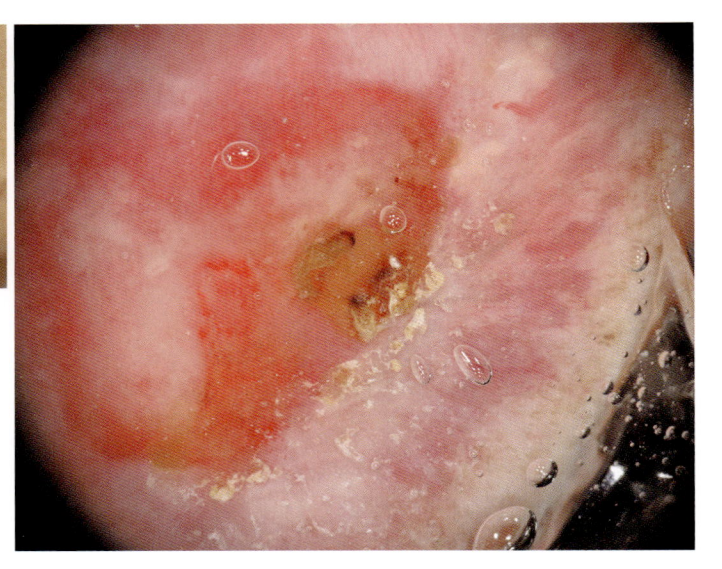

【臨床像】2か月前に自覚．外用薬による治療で拡大傾向．下口唇の粘膜部から赤唇縁にかけての表面にびらんを伴った結節性病変．
【ダーモスコピー所見】全体に紅白色調であり，線状不規則血管，不規則ヘアピン血管があり，中央には角質増生がみられる．

症例 29

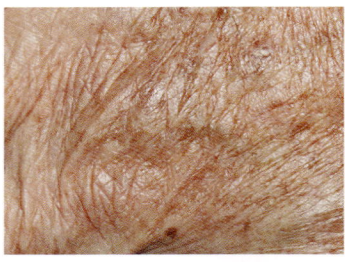

73歳，男性
部位 右手背
形状 平坦
病理 光線角化症

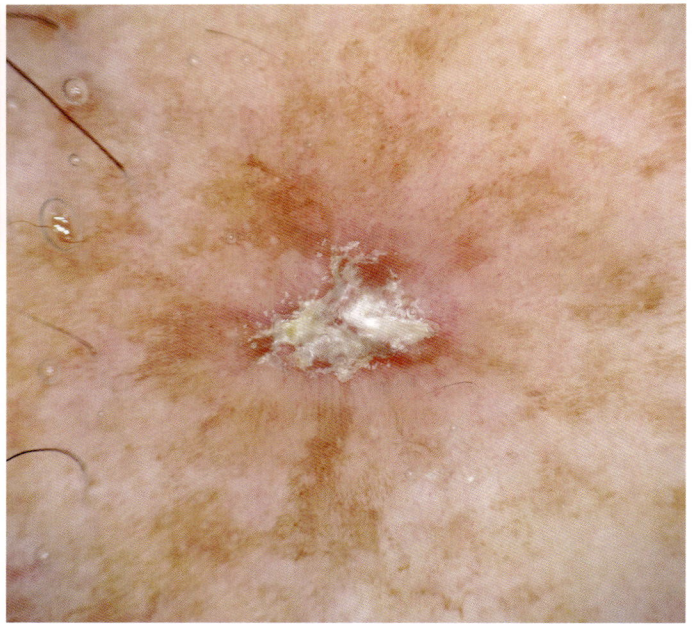

【臨床像】数年前に自覚．中央にわずかに角化を伴う，小さな淡紅色局面．
【ダーモスコピー所見】表面にやや厚い鱗屑が付着し，周囲では小点状血管がみられる．

症例 30

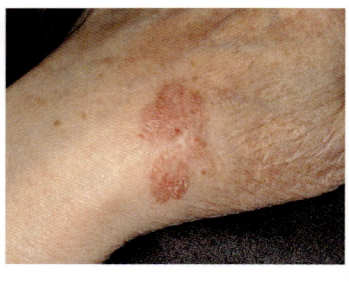

88歳，男性
部位 左手背
形状 平坦
病理 光線角化症

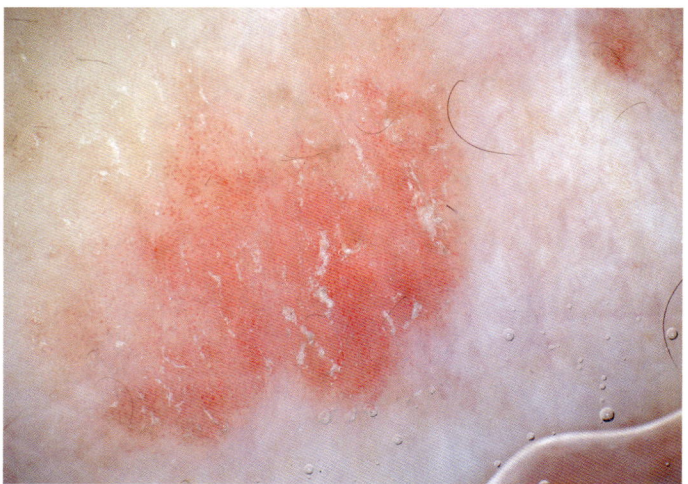

【臨床像】20年ほど前に生じ，徐々に拡大．25×15 mmの浸潤を触れる不整形の紅斑．
【ダーモスコピー所見】銀白色の鱗屑，小点状もしくは拡張血管，点状に痂皮がある．

光線角化症のバリエーション② 顔・上肢

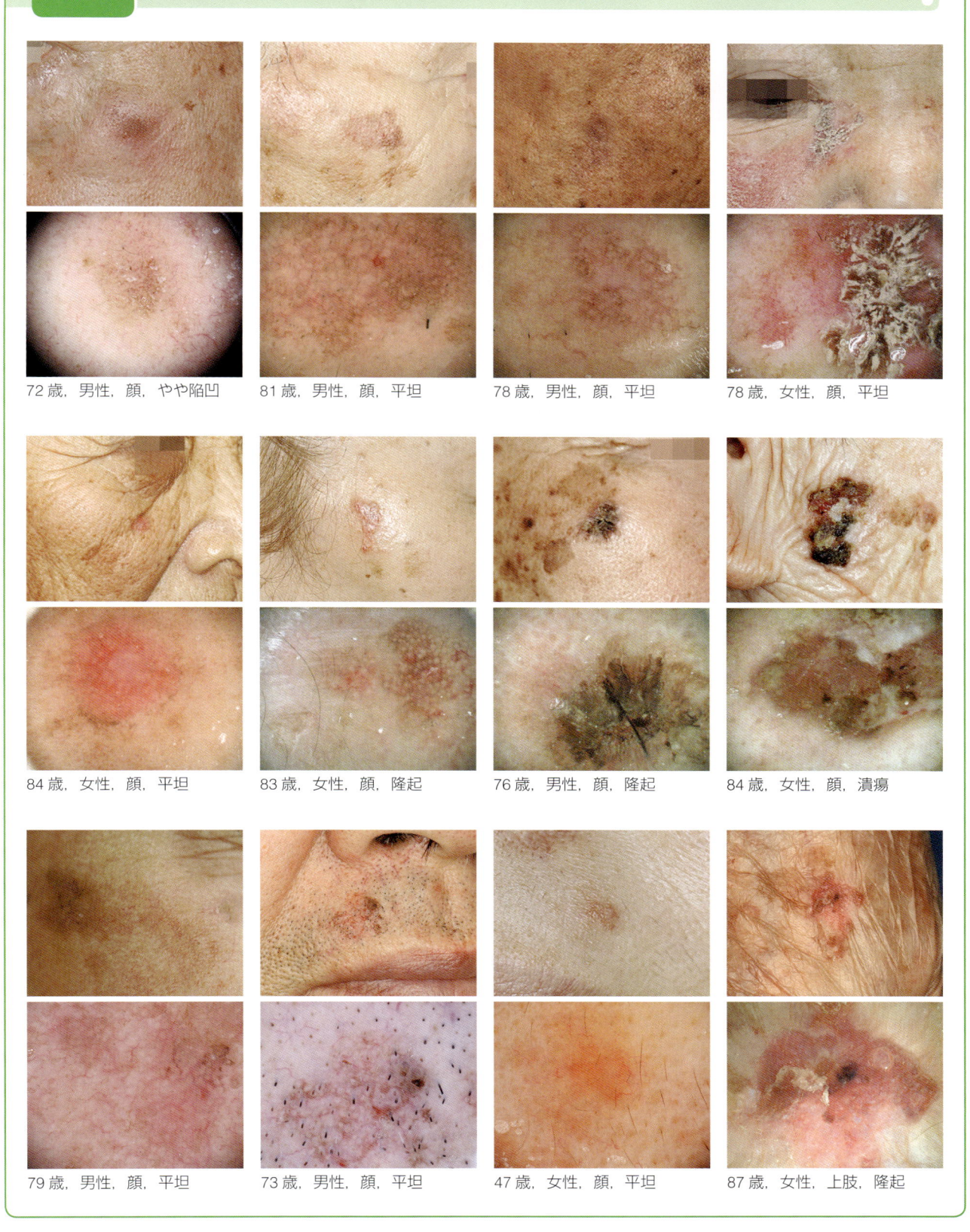

72歳，男性，顔，やや陥凹　　81歳，男性，顔，平坦　　78歳，男性，顔，平坦　　78歳，女性，顔，平坦

84歳，女性，顔，平坦　　83歳，女性，顔，隆起　　76歳，男性，顔，隆起　　84歳，女性，顔，潰瘍

79歳，男性，顔，平坦　　73歳，男性，顔，平坦　　47歳，女性，顔，平坦　　87歳，女性，上肢，隆起

84 歳，女性
部位 頭部
形状 隆起
病理 Bowen 病

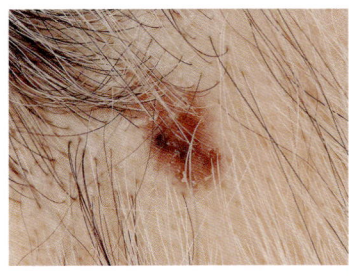
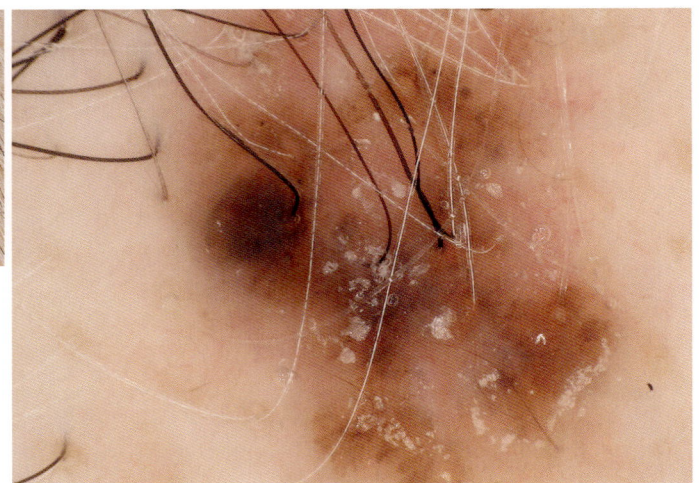

【臨床像】5 年前に角化性紅斑を自覚．徐々に拡大．14×10 mm の茶褐色斑．
【ダーモスコピー所見】淡褐色の色素沈着，色素小点・小球が不規則に分布．

症例 2

87 歳，女性
部位 左頬部
形状 隆起
病理 Bowen 病

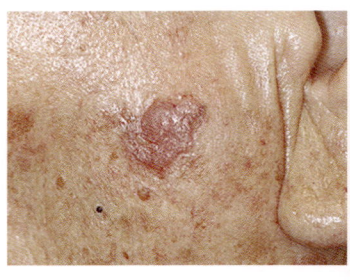
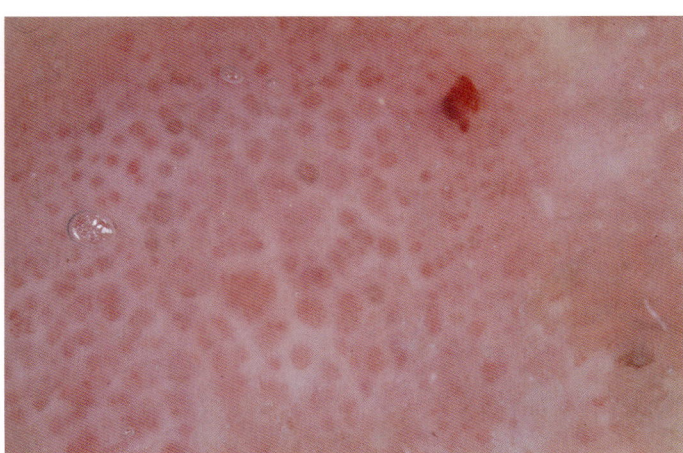

【臨床像】2 年前に自覚．13×12 mm の辺縁不整で扁平に隆起した紅色結節．
【ダーモスコピー所見】大小様々な白色網目状構造とその間隙に存在する糸球体状血管がみられる．

症例 3

59 歳，女性
部位 前胸部
形状 平坦
病理 Bowen 病

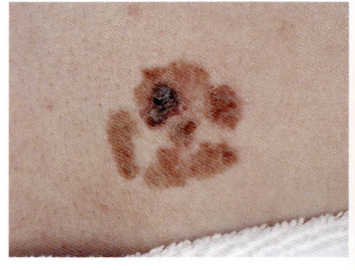
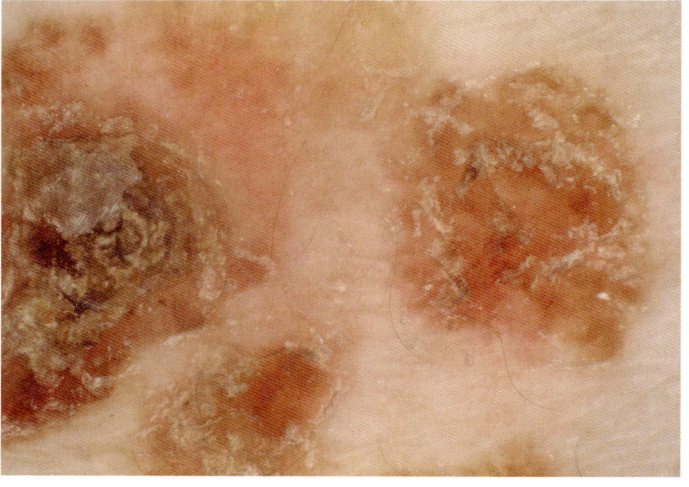

【臨床像】5 年前に米粒大の皮疹に気づいた．凍結療法で治癒せず拡大．27×22 mm の褐色の局面あり，一部に角化物が付着．
【ダーモスコピー所見】中央部に紅色領域がある．それを取り囲むように痂皮・鱗屑がみられる．

症例 4

85歳，女性

[部位] 胸部

[形状] 平坦

[病理] Bowen 病

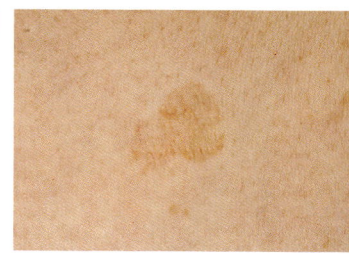

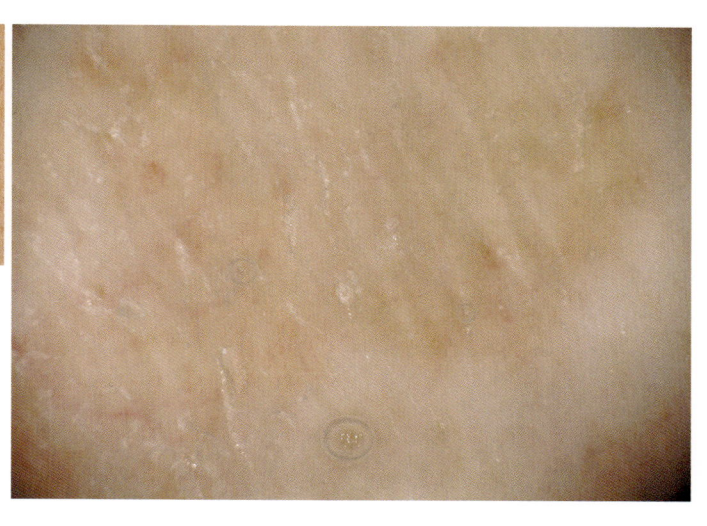

【臨床像】2年前に出現．褐色へ色調が変化し徐々に拡大．17×16 mm で角化を伴う褐色局面．

【ダーモスコピー所見】非常に淡い色素斑が境界不明瞭に分布し，軽度の血管拡張像を伴う．

症例 5

83歳，男性

[部位] 腰部

[形状] 隆起

[病理] Bowen 病

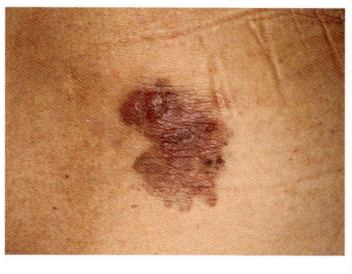

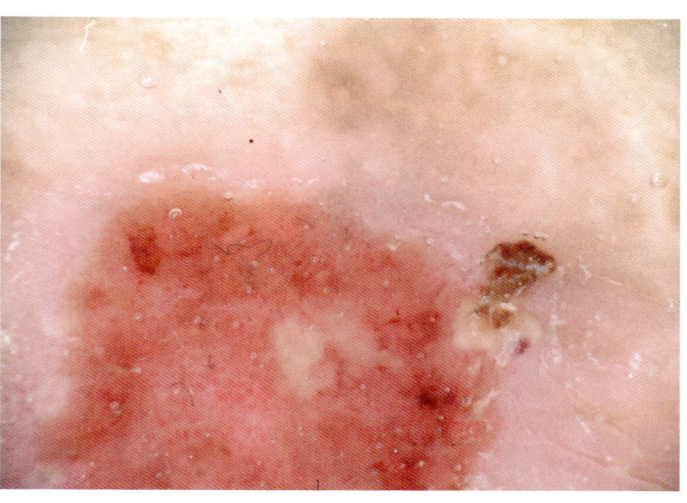

【臨床像】6年前からピリピリした違和感．52×39 mm の部分的に隆起した境界明瞭な不整形の褐色局面．

【ダーモスコピー所見】隆起した部位では，紅色の背景に小点状血管．平坦な部位では網目状の色素沈着と鱗屑．

症例 6

70歳，女性

[部位] 腹部

[形状] 平坦

[病理] Bowen 病

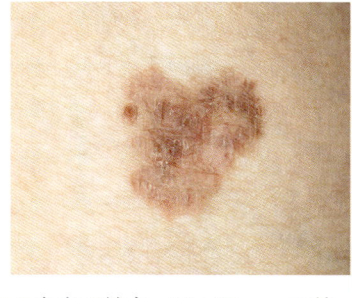

【臨床像】4年前から紅色の皮疹が拡大．30×25 mm の境界明瞭だが不整形の紅褐色斑．

【ダーモスコピー所見】全体に鱗屑が観察され，小点状血管が視野全体に分布．

症例 7

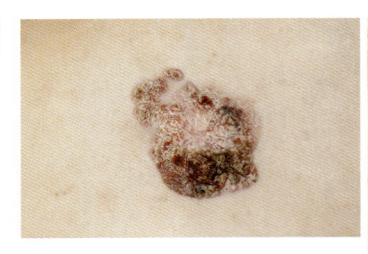

70歳，女性

部位 腹部
形状 隆起
病理 Bowen病

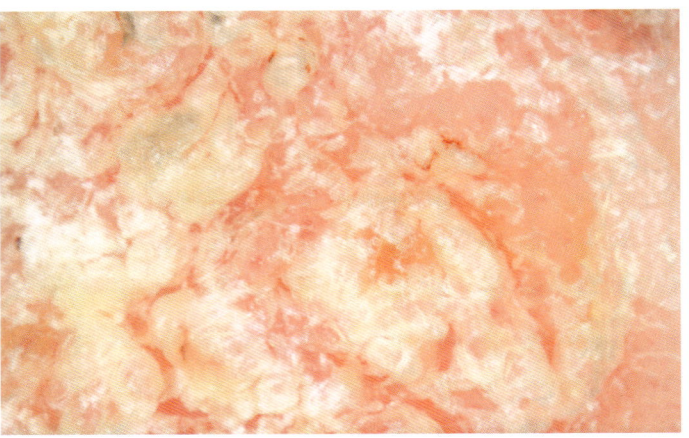

【臨床像】4年前に出現し凍結療法で改善せず．50×30 mmの痂皮と鱗屑を付した境界明瞭な紅斑局面．

【ダーモスコピー所見】厚く肥厚した角層が黄白色無構造物として存在し，全体が淡紅色領域．

症例 8

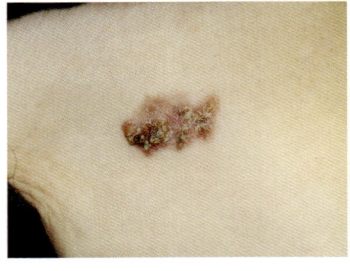

72歳，男性

部位 背部
形状 平坦
病理 Bowen病

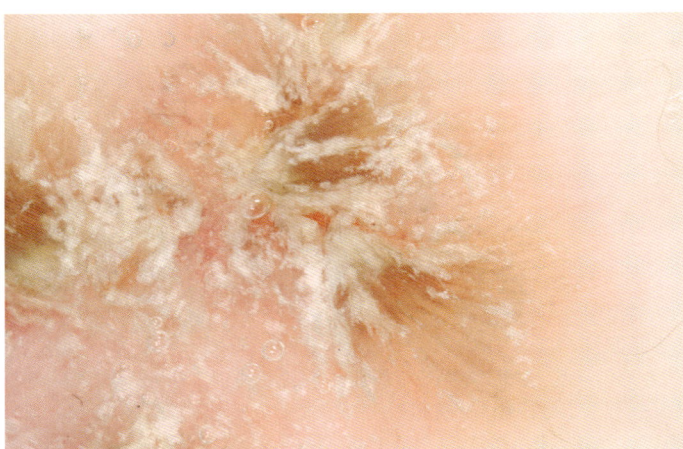

【臨床像】5年前に自覚．徐々に隆起．22×13 mmの角化を伴う表面粗糙な紅褐色斑．

【ダーモスコピー所見】全体が淡紅色領域で，鱗屑が目立ち，角化の方向に向かう褐色線条が確認できる．

症例 9

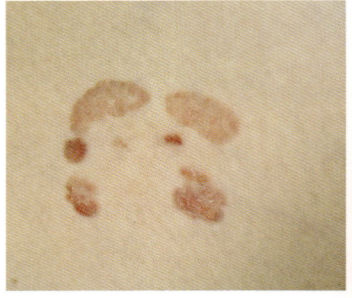

73歳，女性

部位 腹部
形状 平坦
病理 Bowen病

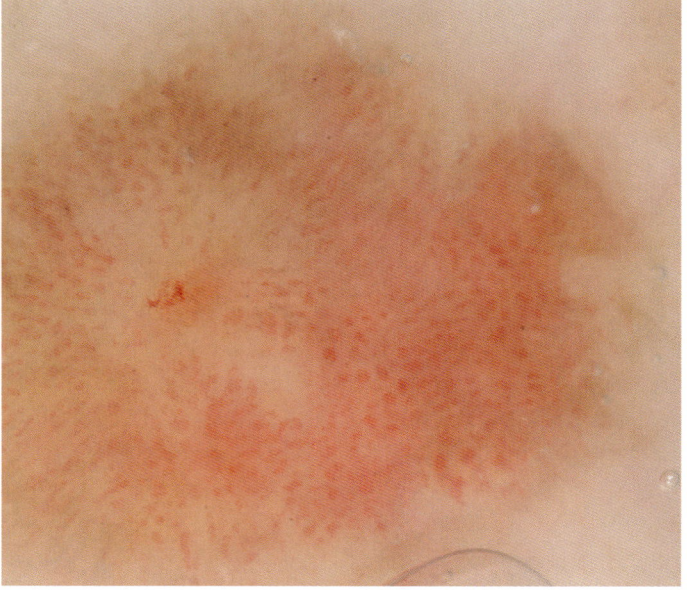

【臨床像】7年前に自覚．環状に配列する境界明瞭な紅斑で軽度浸潤を触れる．

【ダーモスコピー所見】白色網目状構造と糸球体状血管が規則的に分布しており，典型的な所見といえる．

症例 10

83歳，男性

部位	背部
形状	隆起
病理	Bowen病

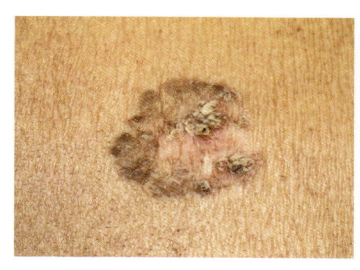

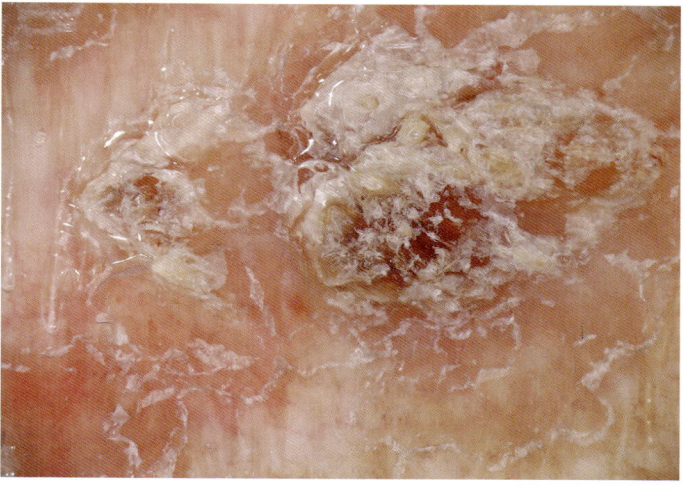

【臨床像】発症時期不明．境界は明瞭で一部に厚い鱗屑と痂皮を付着する淡紅褐色局面．

【ダーモスコピー所見】表面に鱗屑と痂皮が付着．病変の一部で糸球体状血管がみられる．

症例 11

63歳，女性

部位	背部
形状	平坦
病理	Bowen病

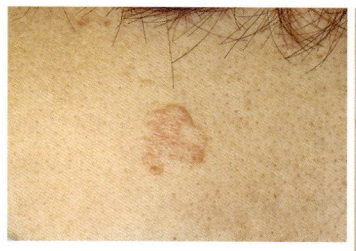

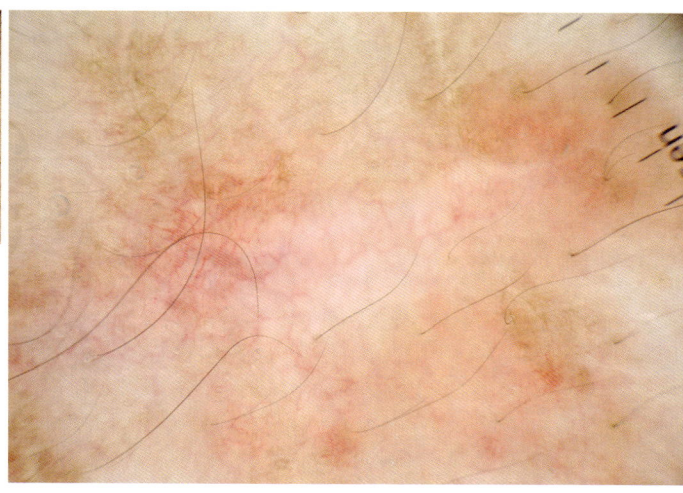

【臨床像】5年前に自覚．14×13mmのわずかに隆起した紅色局面．

【ダーモスコピー所見】連続性のある毛細血管が不規則に走行し，中央に白色領域がみられる．辺縁には淡い色素ネットワークもみられる．

症例 12

70歳，女性

部位	背部
形状	隆起
病理	Bowen病

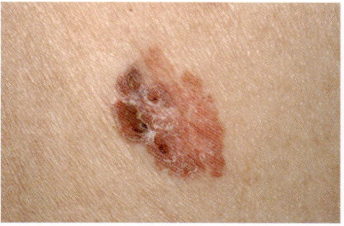

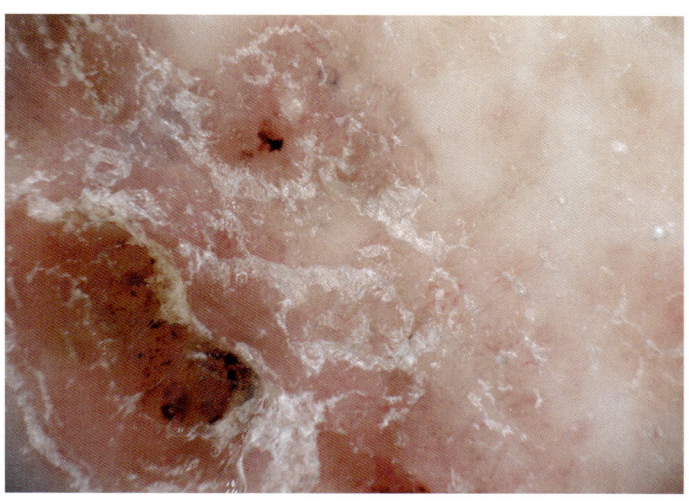

【臨床像】約4年前に自覚．徐々に増大．径16×21mm，不整形で表面角化性の紅褐色局面．

【ダーモスコピー所見】銀白色の鱗屑と小点状もしくは拡張血管，点状の痂皮がある．

症例 13

64 歳，女性
部位 背部
形状 隆起
病理 Bowen 病

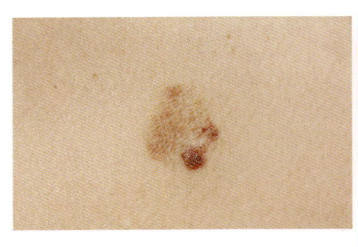
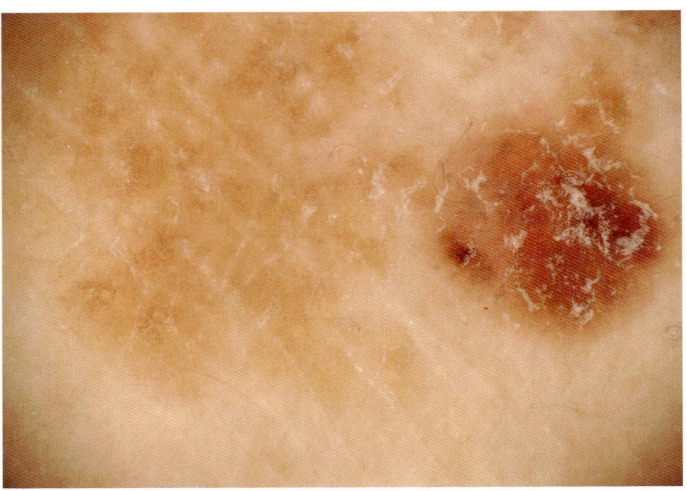

【臨床像】10 年前に出現．徐々に拡大．20×20 mm で軽度角化を伴う褐色斑で，一部隆起．
【ダーモスコピー所見】表面の鱗屑と，不規則な褐色斑．

症例 14

67 歳，男性
部位 腰部
形状 隆起
病理 Bowen 病

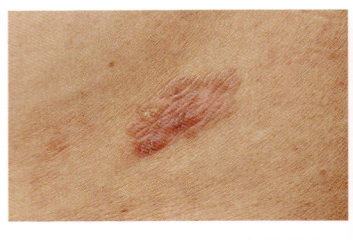
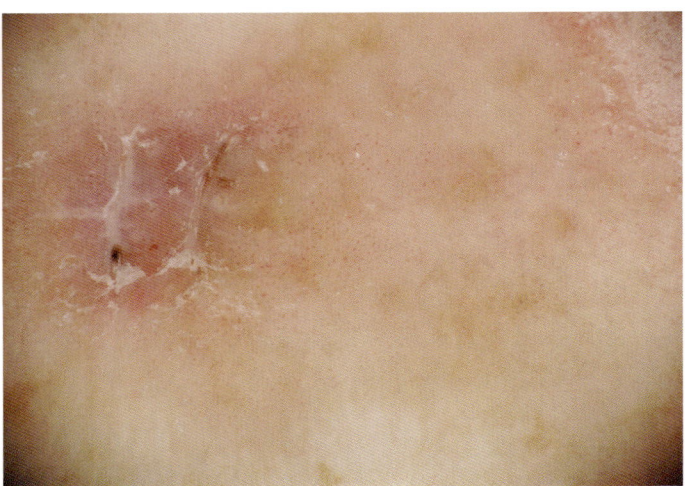

【臨床像】5 年前からある紅斑で，35×20 mm の角化性局面．
【ダーモスコピー所見】中央は鱗屑を付着し，病変全体に小点状血管が密に分布．

症例 15

75 歳，女性
部位 臀部
形状 平坦
病理 Bowen 病

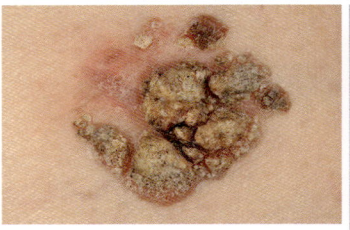
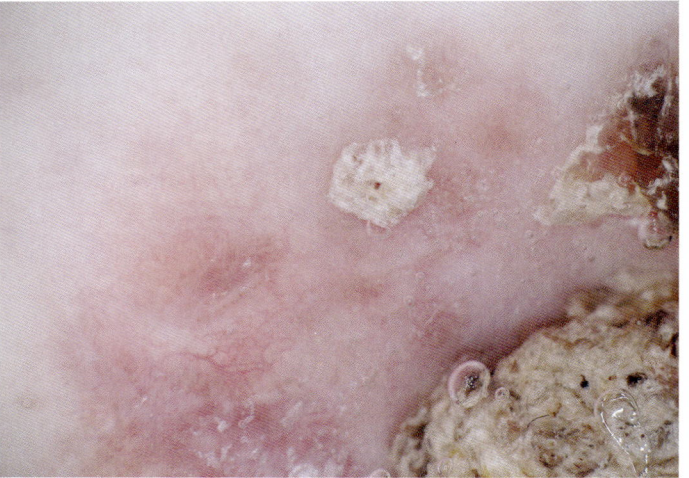

【臨床像】10 年前に出現，徐々に拡大する 31×26 mm の角化物が厚く敷石状に付着した紅斑．
【ダーモスコピー所見】紅斑部は血管拡張と点状血管があり，中心部は角化物が付着している．

症例 16

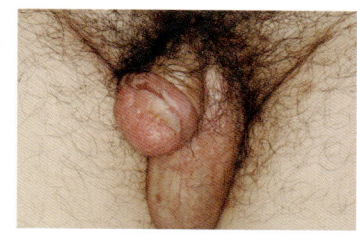

74 歳，男性

部位 陰茎

形状 隆起

病理 Bowen 病（SCC に進展）

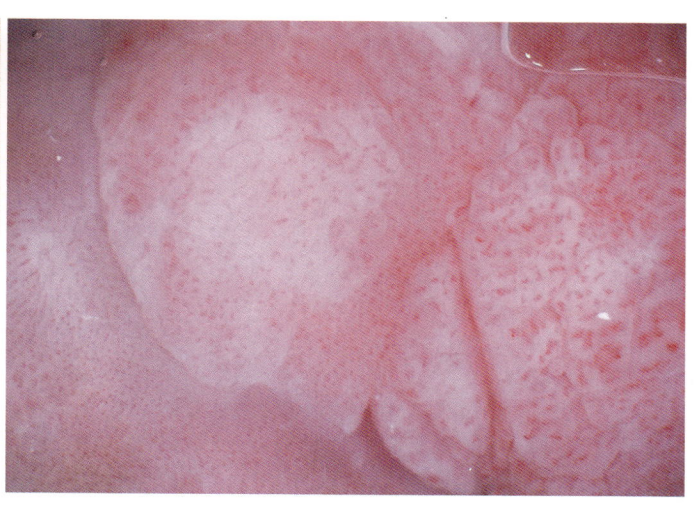

【臨床像】1 年前に出現，拡大．亀頭全体が凹凸のある腫瘤．辺縁に厚い鱗屑が付着．

【ダーモスコピー所見】白色〜ピンク色の背景，ところどころ疣状に隆起．コンマ状血管，小点状血管が散在．

症例 17

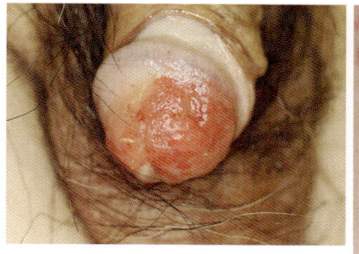

55 歳，男性

部位 陰茎

形状 潰瘍

病理 Bowen 病

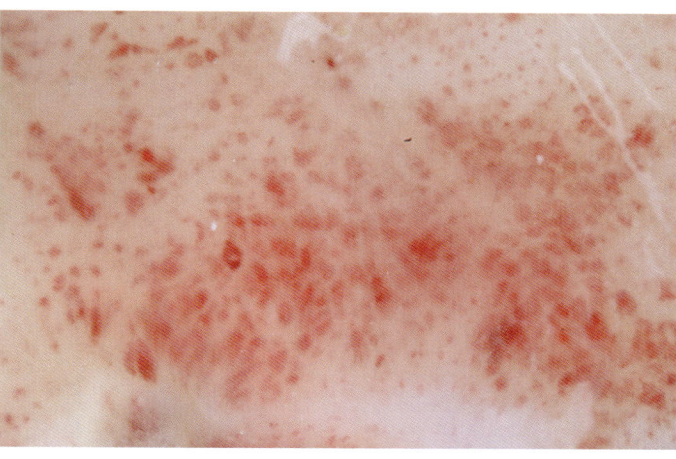

【臨床像】亀頭部全周性にびらんを伴う，扁平隆起した紅色結節．

【ダーモスコピー所見】白色網状構造とその網穴部に分布する小点状血管や糸球体状血管が特徴である．

症例 18

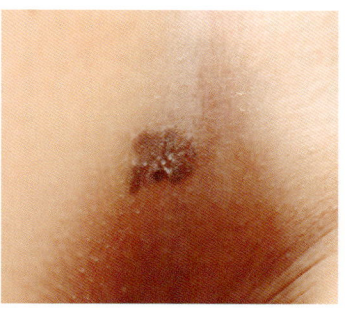

36 歳，女性

部位 肛囲

形状 隆起

病理 Bowen 病

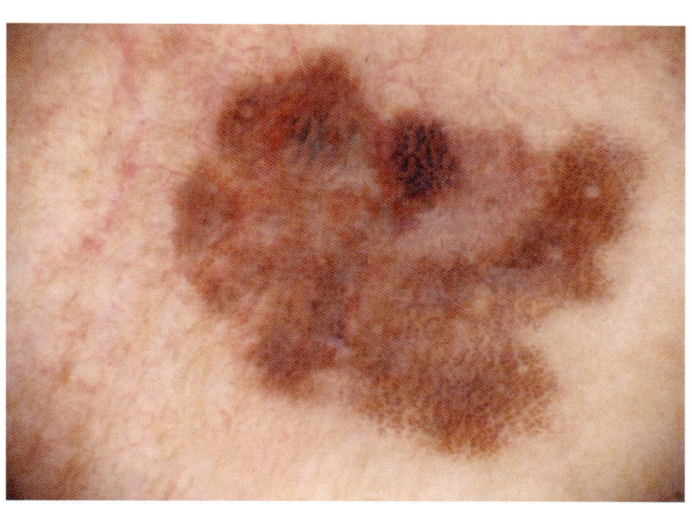

【臨床像】1 か月前に自覚．10 mm の色調不整な淡黒色斑．

【ダーモスコピー所見】黒褐色の色素斑が線状〜敷石状に不規則に分布し，全体の形状も非対称．

症例 19

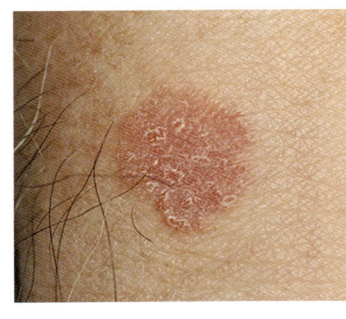
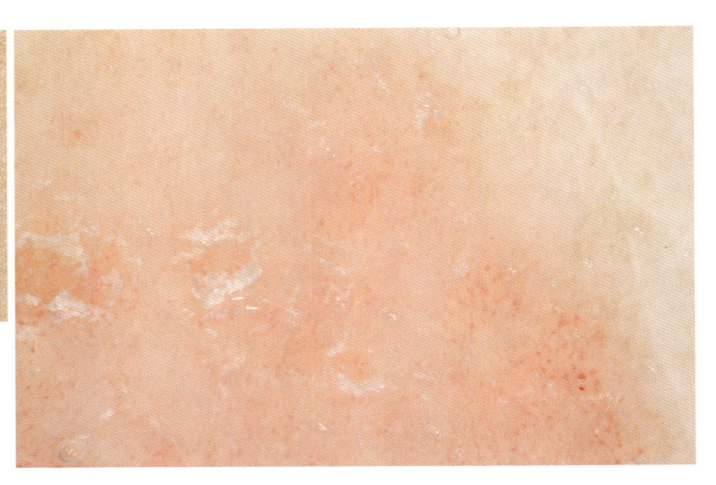

66歳，男性

[部位] 右前腕
[形状] 平坦
[病理] Bowen 病

【臨床像】発症時期不明．12×11 mm の鱗屑を有する円形で境界明瞭な紅斑．

【ダーモスコピー所見】鱗屑が散在し，淡紅色の肥厚した角層の間に小点状・糸球体状血管が比較的均一に観察できる．

症例 20

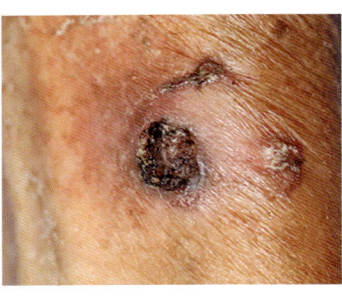
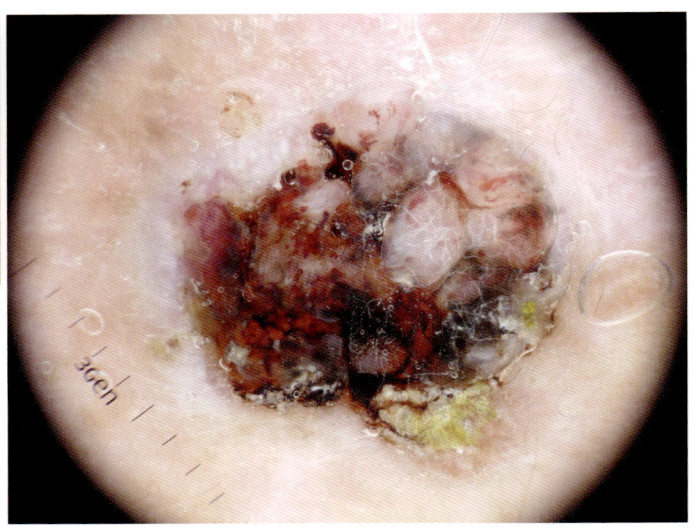

87歳，男性

[部位] 左前腕
[形状] 隆起
[病理] Bowen 病

【臨床像】2年前に自覚し，出血を伴う．全体は 30 mm 程度の病変で，12×11 mm の黒色痂皮を有する結節．

【ダーモスコピー所見】結節部は乳頭状に増殖し，厚い痂皮の付着した部分と線状不規則血管の所見がみられる．

症例 21

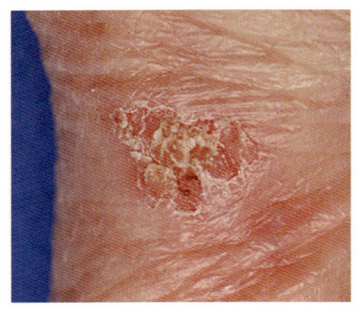
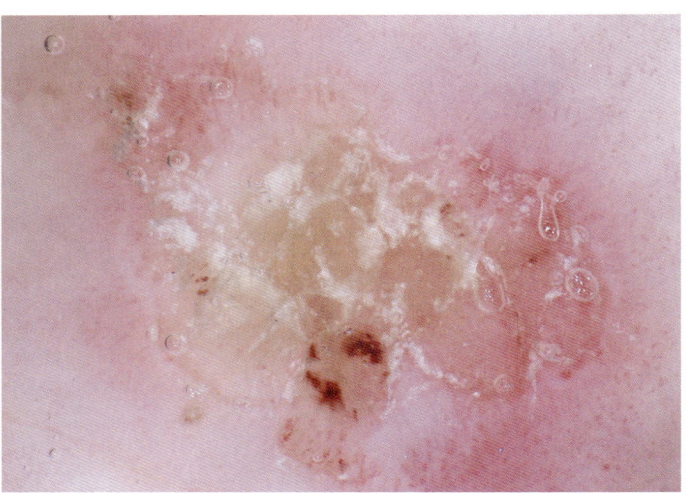

79歳，女性

[部位] 左母指
[形状] 平坦
[病理] Bowen 病
pagetoid

【臨床像】2年前に出現，9×8 mm のクローバー型の過角化を伴う紅斑．

【ダーモスコピー所見】紅色領域と鱗屑・角化を伴う白色領域が混在，小点状血管が不明瞭にやや偏って分布．

症例 22

79 歳，男性
[部位] 右手背
[形状] 隆起
[病理] Bowen 病

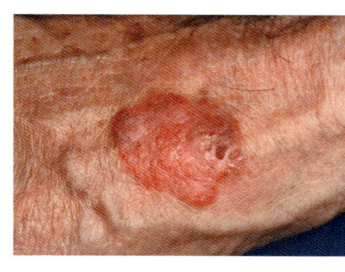
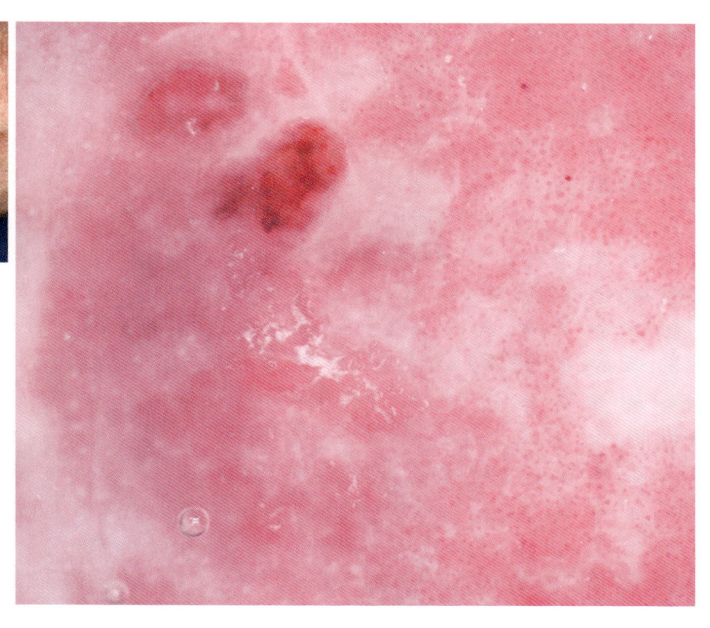

【臨床像】10 年前に出現，26×20 mm の境界明瞭な紅斑局面，一部黒色調，一部に鱗屑・痂皮.
【ダーモスコピー所見】紅色・白色領域が入り組んでおり，その中に小点状血管あり．一部に血痂.

症例 23

77 歳，男性
[部位] 左母指
[形状] 平坦
[病理] Bowen 病

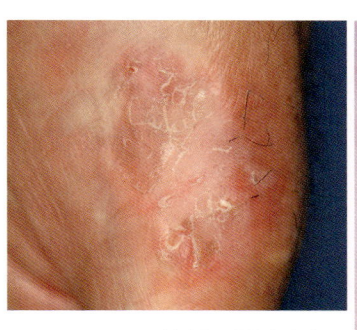
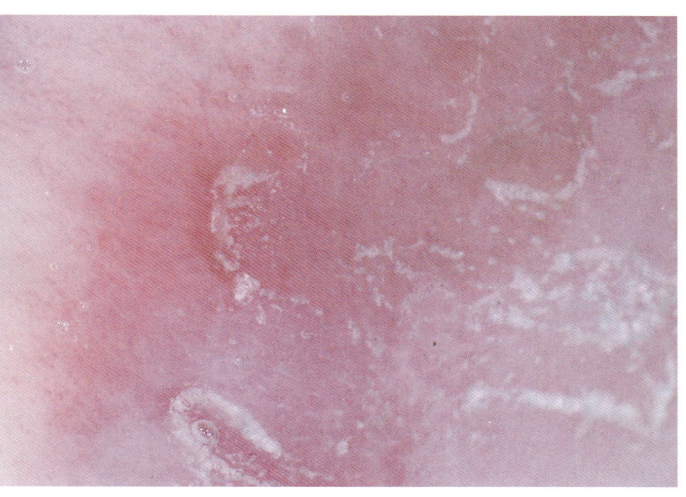

【臨床像】6 年前に出現，28×16 mm の境界不明瞭な紅斑，表面に鱗屑と痂皮あり.
【ダーモスコピー所見】びまん性のピンク色の領域，小点状血管，曲線状に配列する鱗屑.

症例 24

79 歳，男性
[部位] 右手背
[形状] 潰瘍
[病理] Bowen 病

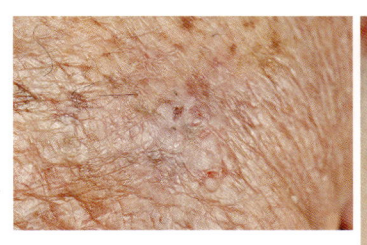
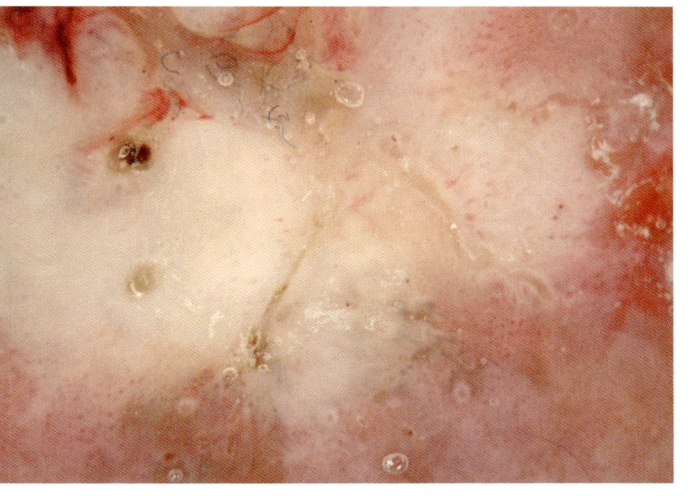

【臨床像】数か月前からある，一部に痂皮を付着する淡紅色〜紅色の扁平隆起性局面.
【ダーモスコピー所見】右下方に小点状血管，右上方に少数の糸球体状血管がみられる．右端には白色鱗屑もある.

症例 25

80歳，女性

[部位] 左母指

[形状] 平坦

[病理] Bowen病

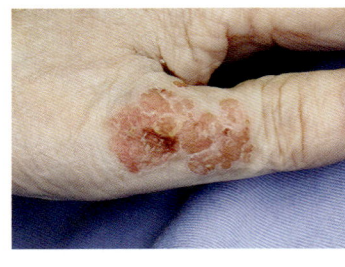

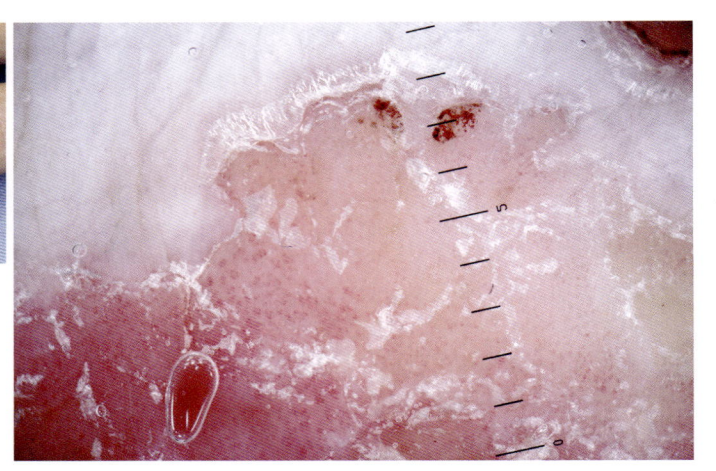

【臨床像】数年前から増大．痂皮を付す花弁状の角化性紅斑．

【ダーモスコピー所見】白色鱗屑が目立ち，淡紅白色の無構造領域を背景に規則的に並ぶ糸球体状血管がみられる．

〔外川八英：ダーモスコピー（メラノサイト系以外）．Derma 216：171-183，2014 より〕

症例 26

87歳，女性

[部位] 左大腿

[形状] 平坦

[病理] Bowen病

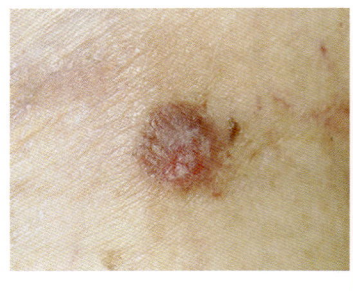

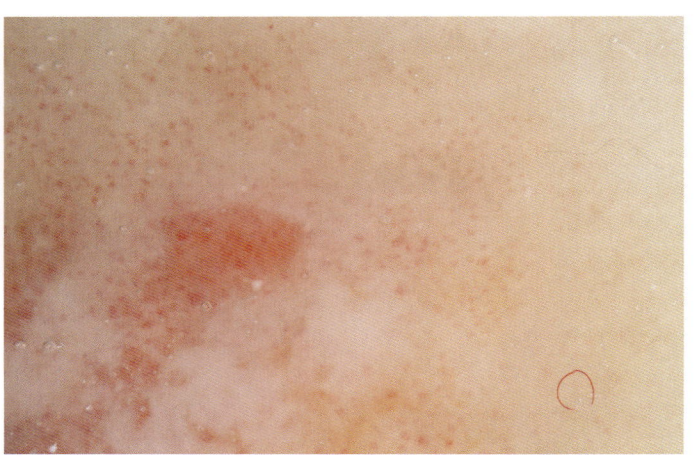

【臨床像】1年前から滲出液を伴う．10×10 mm の軽度隆起した円形の紅色隆起性局面．

【ダーモスコピー所見】小点状・糸球体状血管が比較的均一に観察できるが，表皮肥厚が強い部分は白色無構造領域である．

症例 27

91歳，女性

[部位] 右下腿

[形状] 平坦

[病理] Bowen病

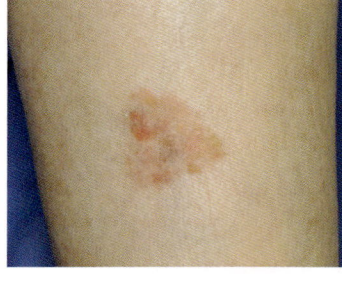

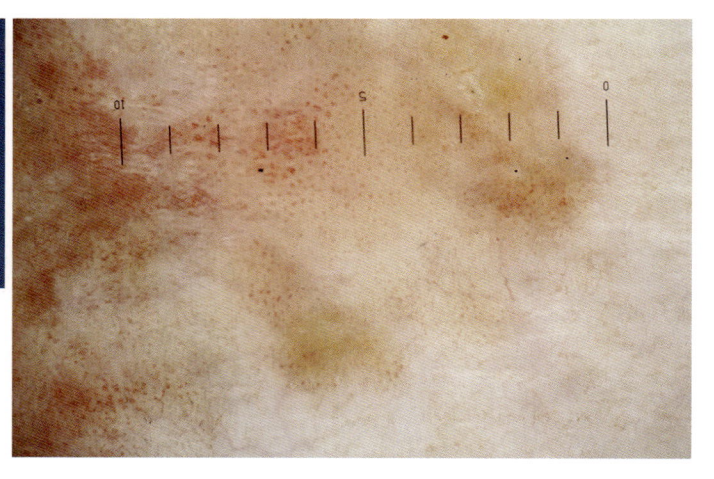

【臨床像】1年前に自覚．境界明瞭で花弁状の不整形紅斑．

【ダーモスコピー所見】皮膚色〜淡紅色，一部褐色調の無構造領域がみられ，内部には糸球体状血管が規則的に配列する．

症例 28

81歳，男性

部位 右下腿
形状 隆起
病理 Bowen病

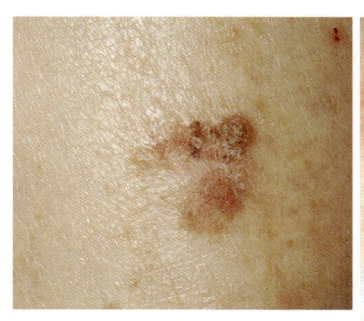
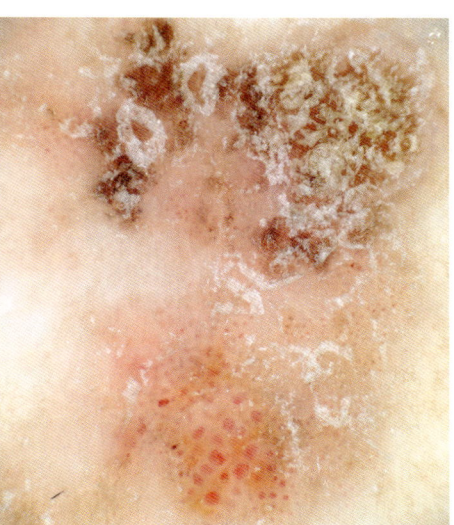

【臨床像】5年前から拡大．16×15 mm の一部隆起した褐色〜紅色の結節，表面粗糙．

【ダーモスコピー所見】紅色の背景に糸球体状血管，一部白色の鱗屑と褐色の角化物・痂皮がみられる．

徹底解剖！ **症例 28 のダーモスコピーを詳しく見てみよう**

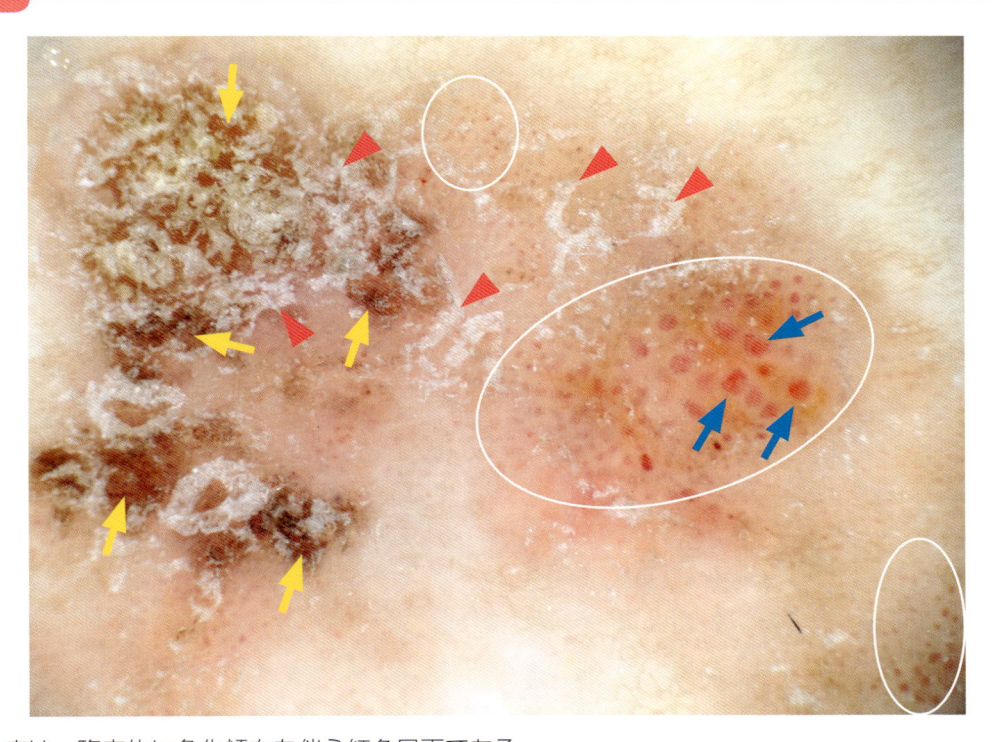

　Bowen病は，臨床的に角化傾向を伴う紅色局面である．

　ダーモスコピーでは，角化の強いところでは特徴的な所見を欠き，不整形で乱反射する白色鱗屑構造（▲）が病理組織学的には不全角化に対応すると考えられる．鱗屑が目立つ部分に痂皮または色素沈着（⇨）を混じる．

　Bowen病に特徴的なダーモスコピー所見は紅色領域で観察されやすく，淡紅白色の脱色素ネットワーク（白囲み）と糸球体状血管（➡）の組み合わせが特徴的である．糸球体状血管は部分的に集簇性にみられるが，疎な領域もあり，散在する群を形成するという特徴がある．

症例 29

64 歳，男性
[部位] 右大腿
[形状] 平坦
[病理] Bowen 病

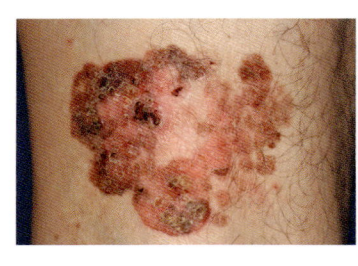
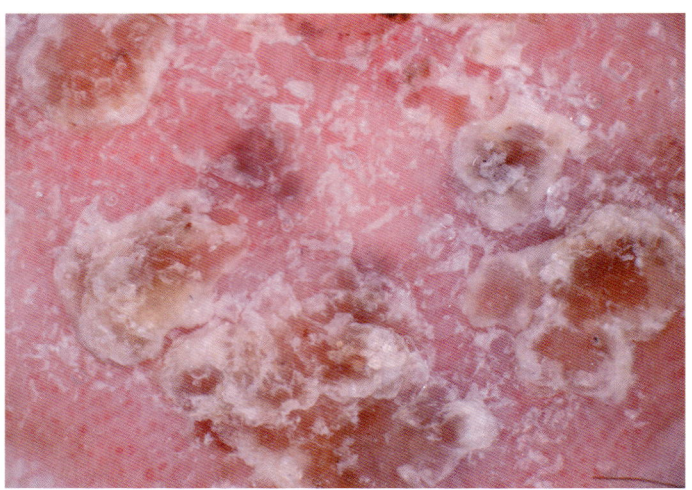

【臨床像】10 年前から拡大．77×68 mm の境界明瞭な紅色〜褐色の局面，痂皮が付着．

【ダーモスコピー所見】紅色領域の中に，痂皮と鱗屑がみられる．左下部には小点状血管がある．

症例 30

78 歳，女性
[部位] 左下腿
[形状] 平坦
[病理] Bowen 病

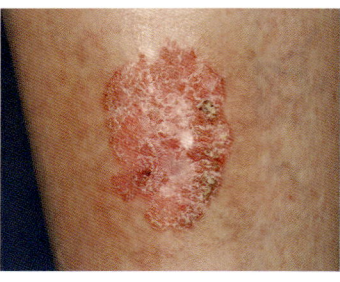
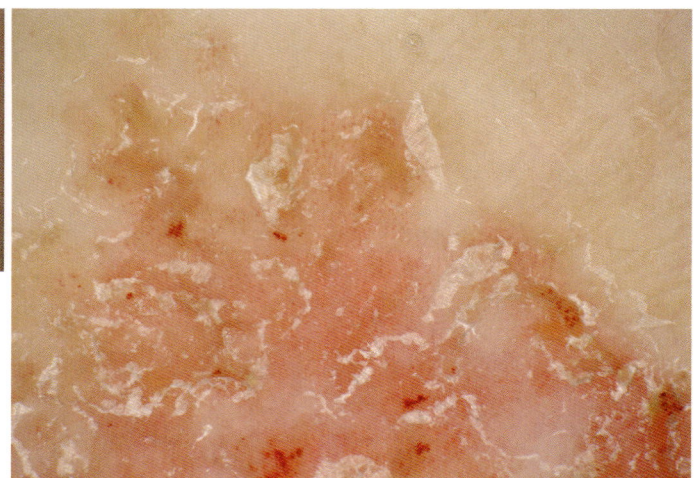

【臨床像】9 年前から拡大．40×25 mm の境界明瞭で鱗屑と痂皮が付着した紅色局面．

【ダーモスコピー所見】紅色・淡紅色領域で，多数の小点状血管が集簇している．ところどころに痂皮あり．

症例 31

62 歳，女性
[部位] 右外果
[形状] 平坦
[病理] Bowen 病

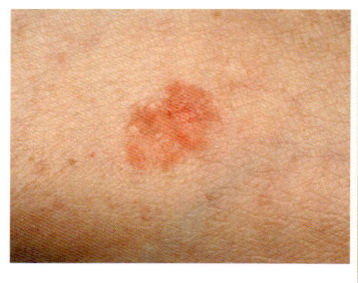
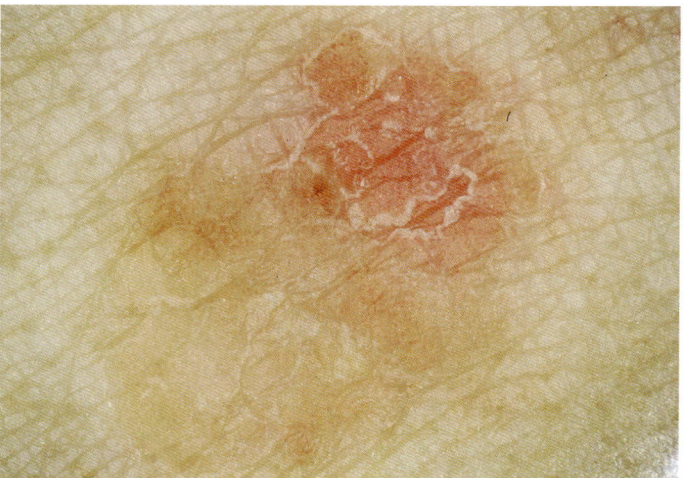

【臨床像】3 年前に自覚，12×7 mm の境界明瞭，不整形の淡紅色局面，鱗屑が付着．

【ダーモスコピー所見】びまん性の淡褐色〜淡紅色領域，赤みの強い部分に鱗屑．

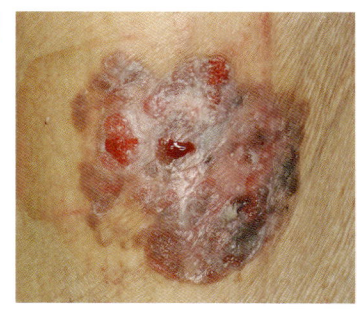

73 歳，男性

部位 右大腿
形状 平坦
病理 Bowen 病

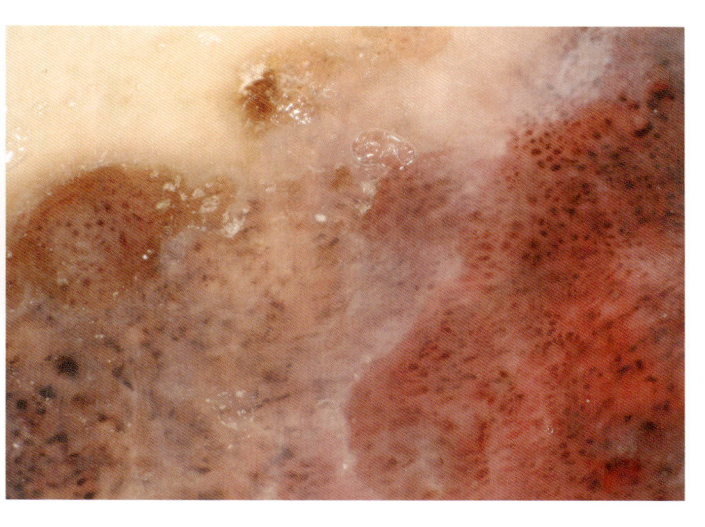

【臨床像】数年前から拡大．径 38 mm，一部疣状の紅色局面．

【ダーモスコピー所見】紅色領域の中に多数の青灰色の球状構造．右下には小点状血管あり．

徹底解剖！ 症例 32 のダーモスコピーを詳しく見てみよう

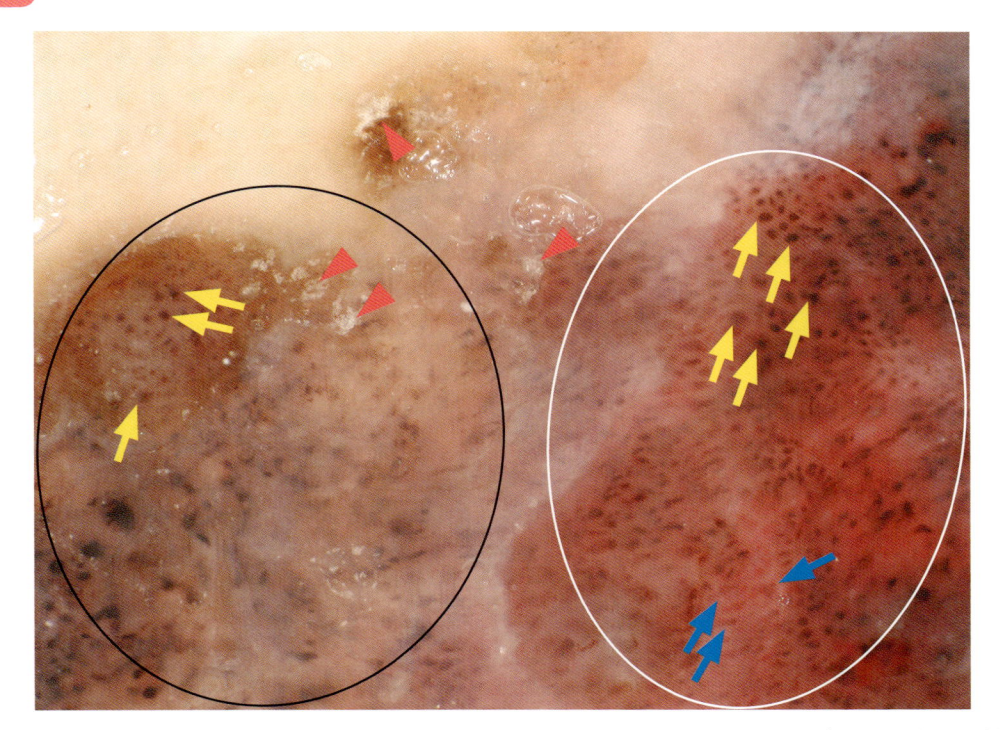

　この臨床的にも紅褐色の局面を呈する症例は色素性 Bowen 病である．病変のほぼ半分以上の領域で色素沈着が目立つ．

　ダーモスコピーでは，左側（黒囲み）でも，右側（白囲み）でも，明らかな糸球体状血管はみられず，代わりに青灰色の色素小球（黄矢印）が多数みられる．しかし，これらの色素小球の大きさと分布は糸球体状血管のそれとほぼ同じであり，これらはメラノファージのために血管構造がマスクされた真皮乳頭部に相当する．一部には色素が少なく，かろうじて糸球体状血管（青矢印）に見えるところもある．

　不全角化に対応すると考えられる不整形で乱反射する白色鱗屑構造（赤三角）も散在性にみられる．

　紅色領域で観察される淡紅白色の脱色素ネットワーク（白囲み）は Bowen 病に特徴的なダーモスコピー所見であり，色素性 Bowen 病では，これが淡青白色の脱色素ネットワーク（黒囲み）に見える．

症例 33

89歳，女性
[部位] 左下腿
[形状] 隆起
[病理] Bowen病

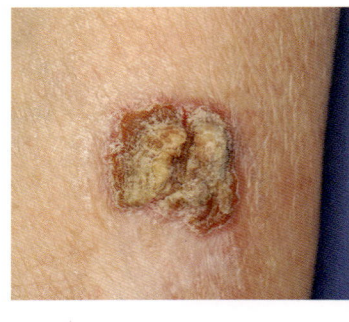

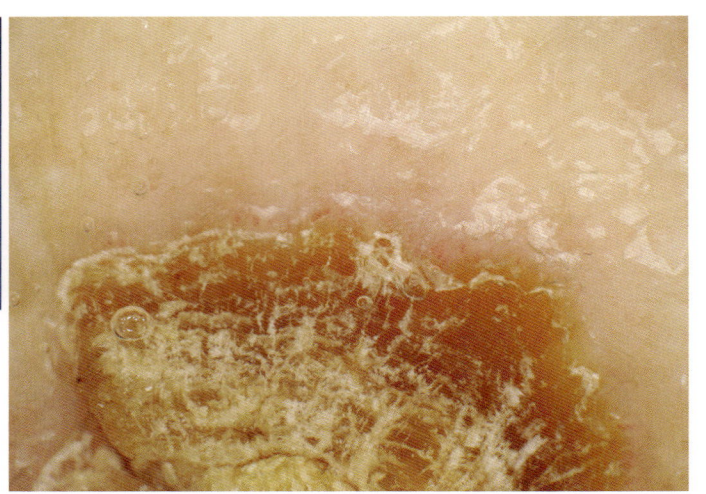

【臨床像】10年前に出現，18×16mmの厚い痂皮が付着する不整形の紅斑．
【ダーモスコピー所見】褐色～黄色～白色の角化物，辺縁部はピンク色の背景にわずかに血管拡張，ところどころに鱗屑．

症例 34

76歳，男性
[部位] 左大腿
[形状] 平坦
[病理] Bowen病

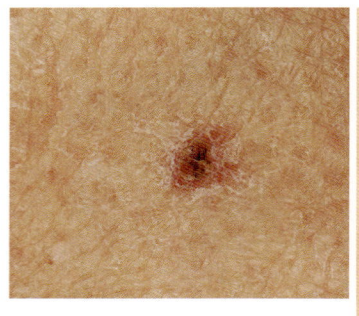

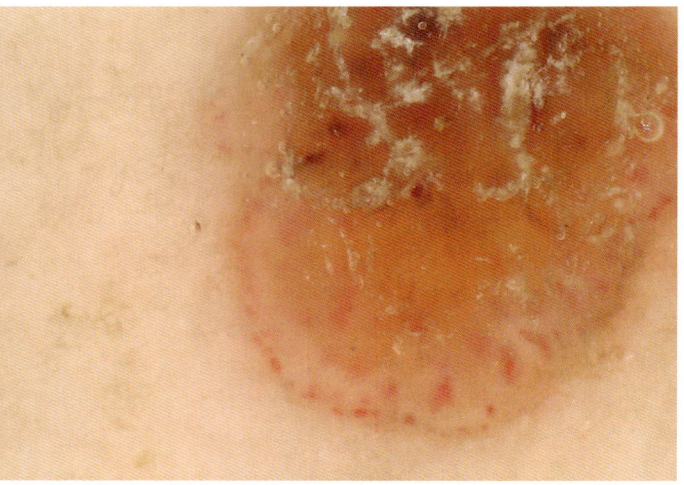

【臨床像】3か月前に出現．5×4mmの境界不明瞭な紅斑，中央部に角化物が付着．
【ダーモスコピー所見】びまん性の黄褐色の領域，中央部は褐色～黒色の過角化と鱗屑．辺縁は白色の背景に拡張した血管，紅色の小球がみられる．

症例 35

86歳，女性
[部位] 左下腿
[形状] 隆起
[病理] Bowen病

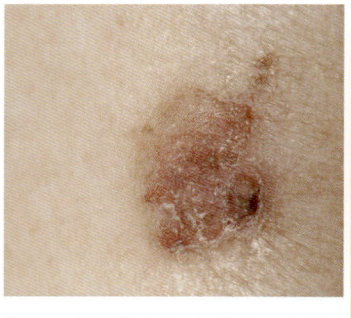

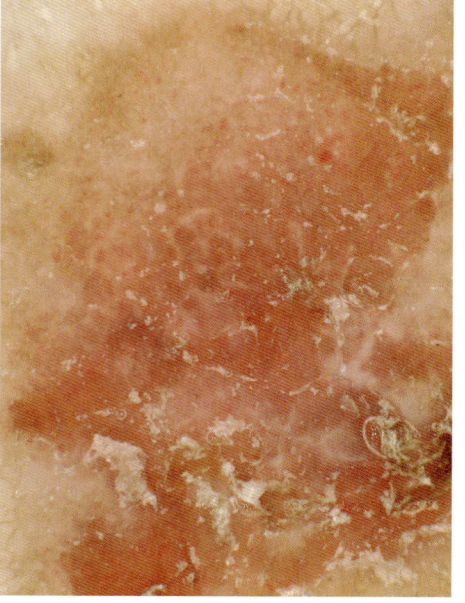

【臨床像】11×9mmの淡褐色の扁平隆起した結節，表面は疣状．
【ダーモスコピー所見】紅色～褐色の背景に，小点状血管，鱗屑，血痂がみられる．

症例 36

88歳, 女性

部位 右大腿

形状 隆起

病理 Bowen病

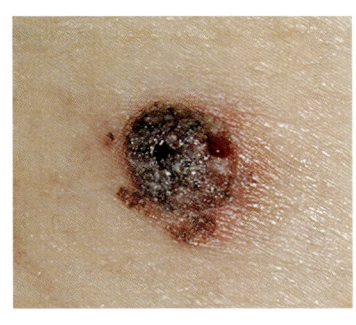

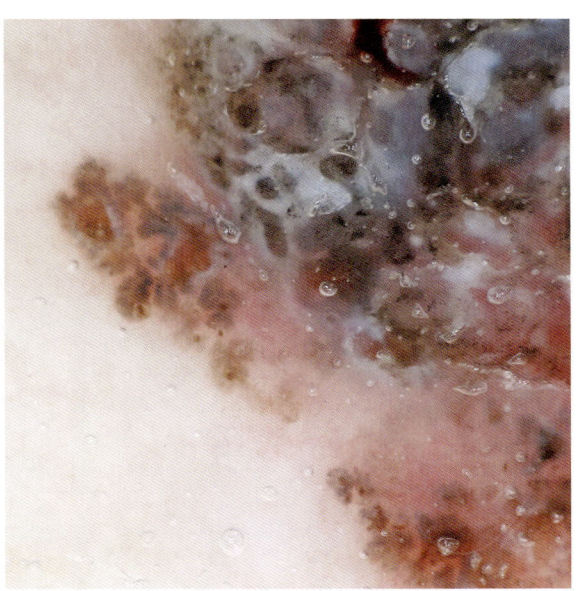

【臨床像】11×9 mm の扁平隆起した黒褐色の結節, 表面粗糙.

【ダーモスコピー所見】腫瘍部では, 紅色の背景に痂皮と鱗屑が目立つ. 境界部では褐色の小球状構造あり.

症例 37

84歳, 男性

部位 左下腿

形状 隆起

病理 Bowen病

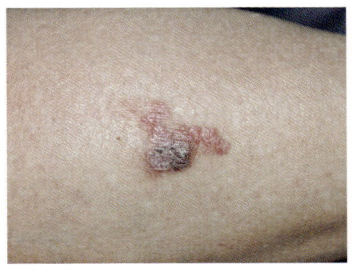

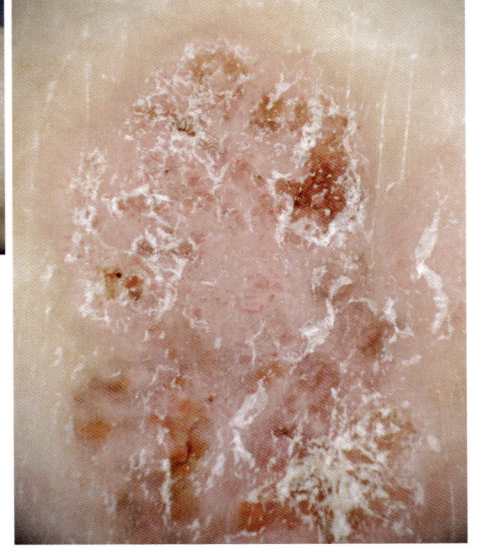

【臨床像】14年前から増大. 不整形で赤褐色, 扁平に隆起し, 一部に鱗屑と痂皮を付着する結節.

【ダーモスコピー所見】表面に鱗屑と痂皮を付着し, ところどころに糸球体状血管がみられる.

症例 38

81歳, 女性

部位 右大腿

形状 平坦

病理 Bowen病

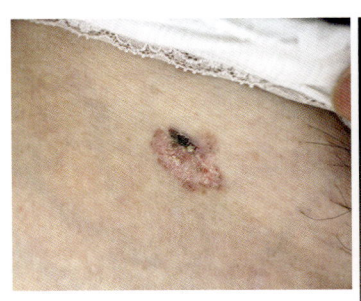

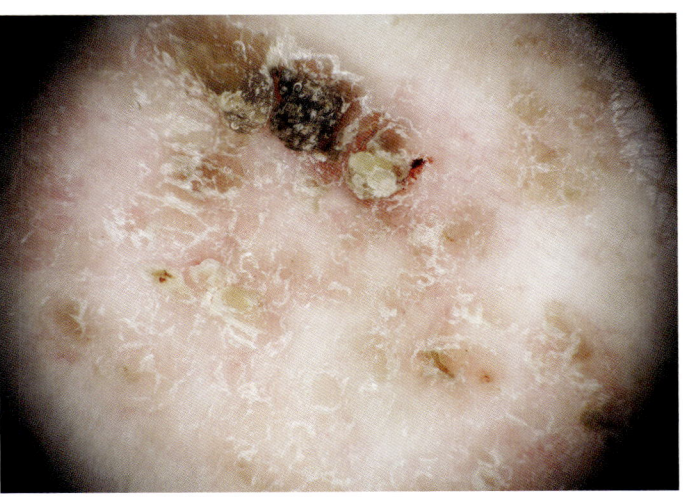

【臨床像】約10か月前から拡大. 30 mm の境界明瞭な褐色～紅褐色調局面で, 表面は鱗屑と一部痂皮が付着.

【ダーモスコピー所見】淡紅色調局面に, 白色の鱗屑と黄白色～褐色の痂皮を付着している. 淡紅色調局面部には網目状の血管がみられる.

症例 39

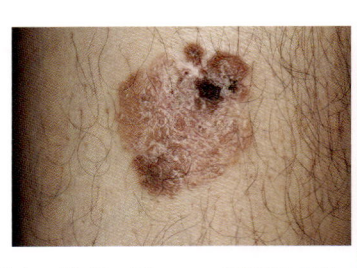

57歳，男性

部位 右大腿
形状 隆起
病理 Bowen病

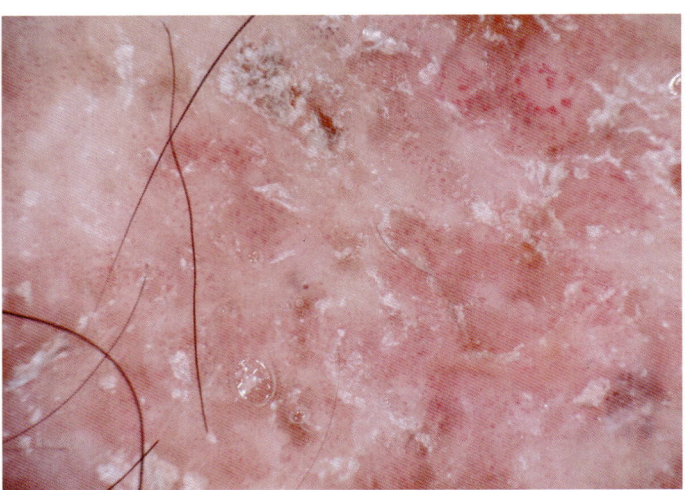

【臨床像】約3年前から増大．径38×32 mm，不整形で表面角化性の紅色調，一部褐色調の皮膚腫瘍．
【ダーモスコピー所見】糸球体状血管と小点状血管が集簇性，局所性に分布し，ところどころに銀白色の鱗屑を伴う．

症例 40

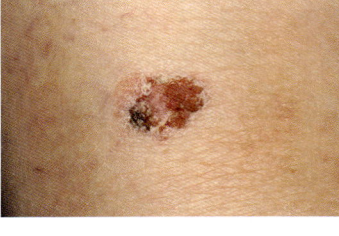

81歳，女性

部位 右大腿
形状 隆起
病理 Bowen病

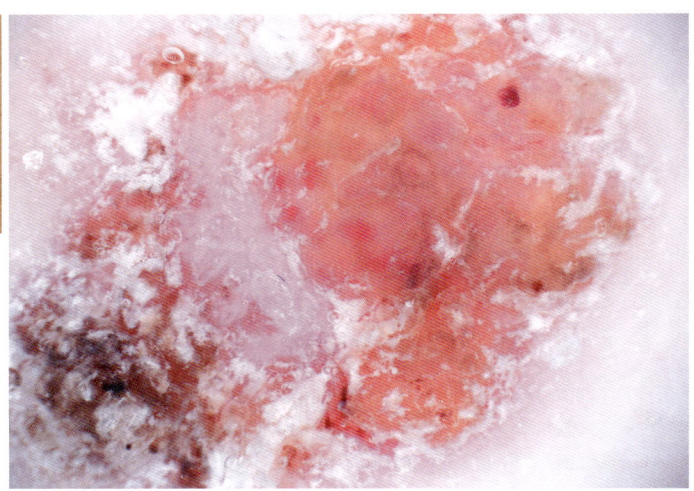

【臨床像】約1年で拡大．径15×12 mmの不整形で，淡紅色〜紅色調，一部褐色調の角化性局面．
【ダーモスコピー所見】銀白色の鱗屑と不規則な糸球体状血管がある．

症例 41

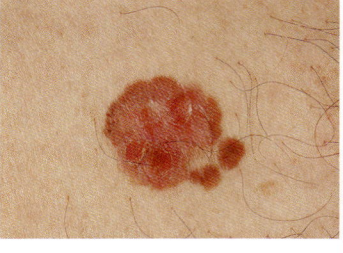

64歳，男性

部位 右大腿
形状 隆起
病理 Bowen病

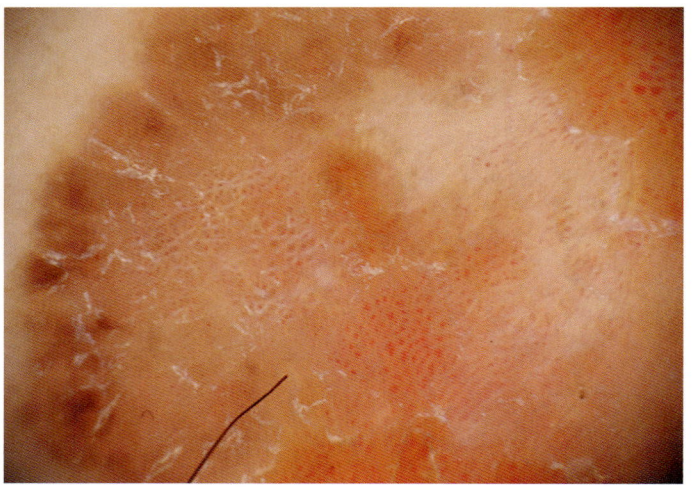

【臨床像】5年前に自覚し近医の凍結療法で消退したが，再発．30 mmで角化性の紅色〜茶褐色斑．
【ダーモスコピー所見】辺縁は色素斑が取り囲み，中央にはコイル状の糸球体状血管や小点状血管がある．

症例 42

67 歳，女性

[部位] 左下腿

[形状] 隆起

[病理] Bowen 病

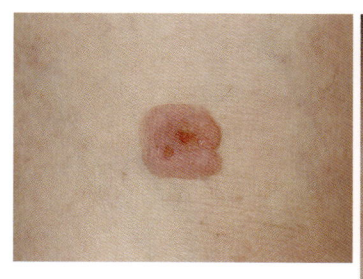
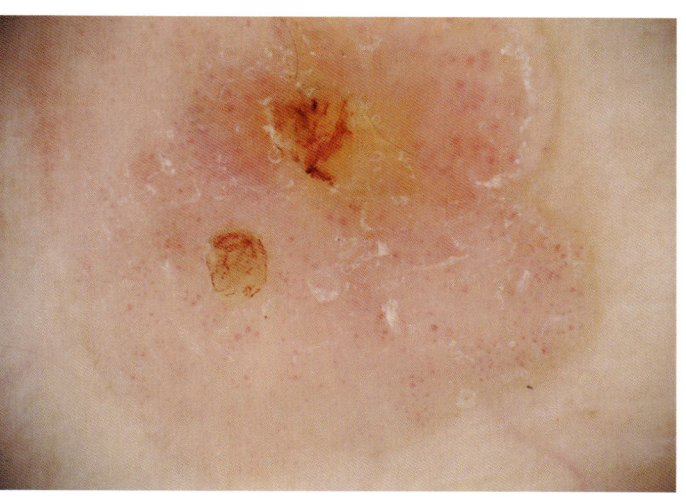

【臨床像】1 年前から増大．境界明瞭な扁平隆起性の紅色結節で，一部に角化を伴う．

【ダーモスコピー所見】比較的均一な淡紅色調を呈し，小点状血管が主であるが一部はコイル状となっている．

徹底解剖！

症例 41 のダーモスコピーを詳しく見てみよう

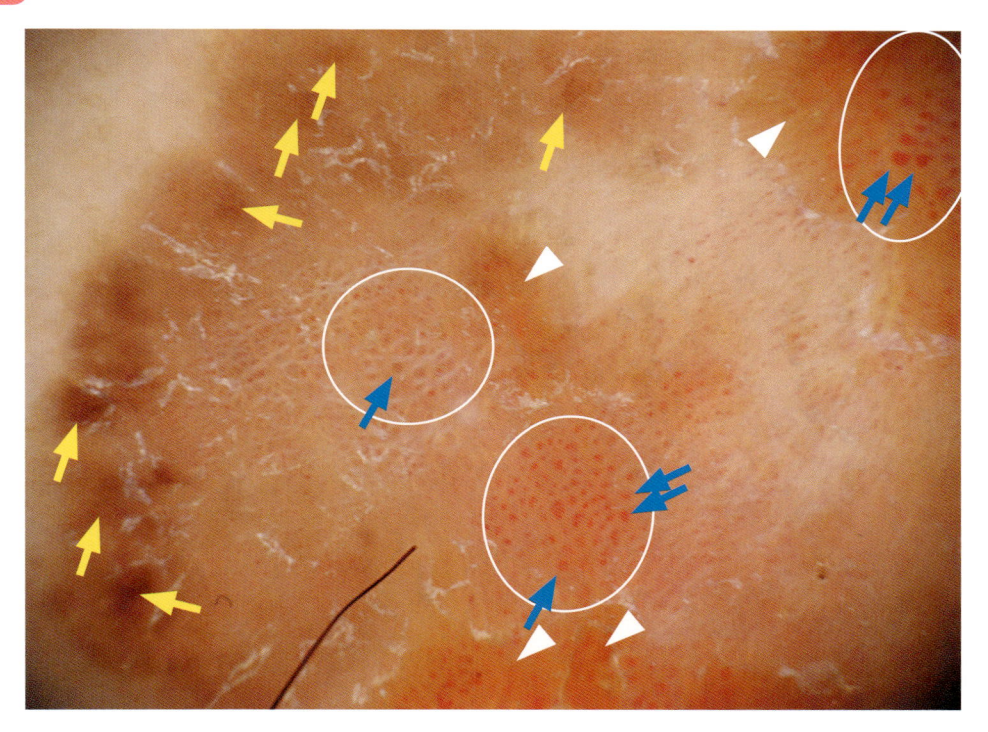

　典型的な Bowen 病の臨床像で，紅褐色の局面を呈する．軽度の角化と痂皮があり，辺縁に色素沈着を伴う．

　ダーモスコピーでは，淡紅白色の脱色素ネットワーク（白囲み）と糸球体状血管（➡）が散在性にいくつかの群を形成しており，Bowen 病の典型的ダーモスコピー所見である．

　辺縁部の一部には色素沈着があり，ダーモスコピーでも多発性の褐色色素沈着（⇨）がみられる．

　臨床像の痂皮に対応して，オレンジ色の無構造領域（△）が多発性にみられる．色素沈着の割合は 20％程度であり，色素性 Bowen 病というほどではない．

　不全角化性の乱反射する白色鱗屑構造も散在している．

症例 43

68 歳，男性
[部位] 左大腿
[形状] 隆起
[病理] Bowen 病

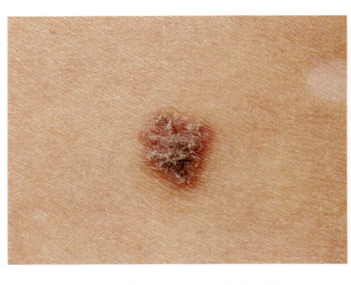
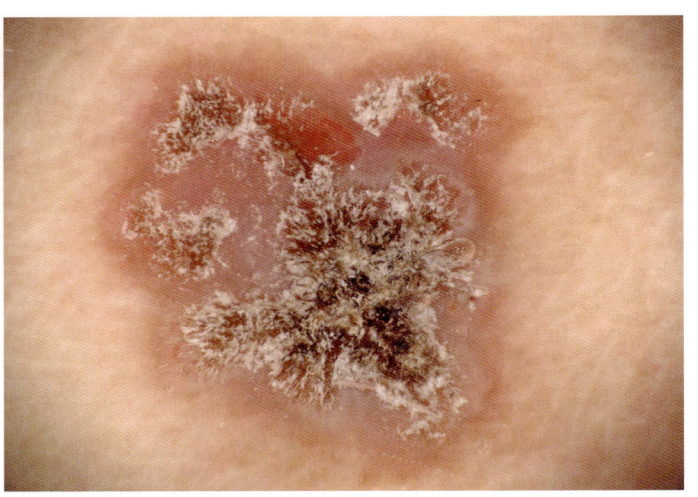

【臨床像】9 年前から増大．角化を伴う紅色〜茶褐色調の境界明瞭な結節．
【ダーモスコピー所見】不規則に分布する角質塊がある．血管所見は明瞭でない．

症例 44

83 歳，女性
[部位] 左下腿
[形状] 隆起
[病理] Bowen 病

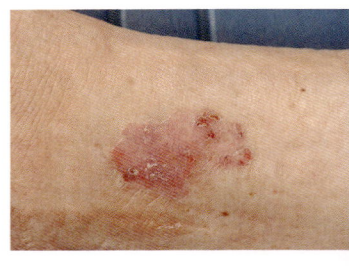
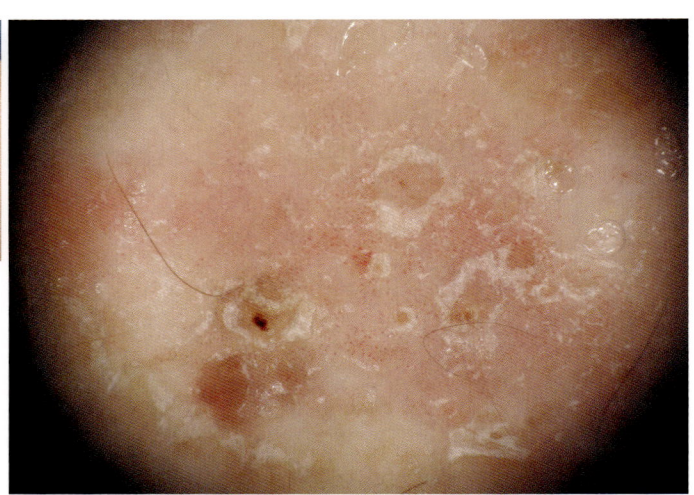

【臨床像】2 年前から増大．35×25 mm の角化を伴う不整形紅色局面．
【ダーモスコピー所見】白色の鱗屑に混じり，多数の点状血管がある．一部は糸球体状血管である．

症例 45

84 歳，男性
[部位] 左膝
[形状] 隆起
[病理] Bowen 病

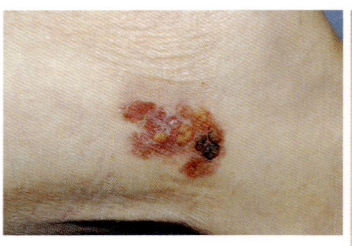
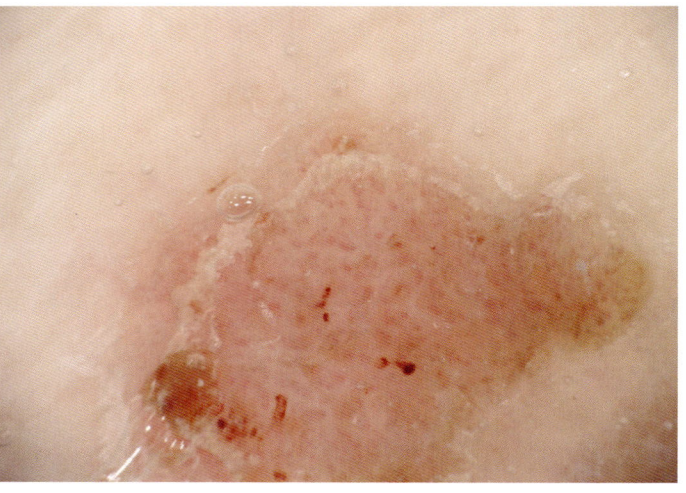

【臨床像】3 か月前からある，左膝に角化の強い紅色局面．32×31 mm，不整形の紅色結節で，表面に硬い鱗屑が付着．
【ダーモスコピー所見】表面に白色の鱗屑を付着する．乳白紅色の網目内に，小点状血管ないし糸球体状血管がみられる．

84歳，女性
部位 右足関節
形状 隆起
病理 Bowen病

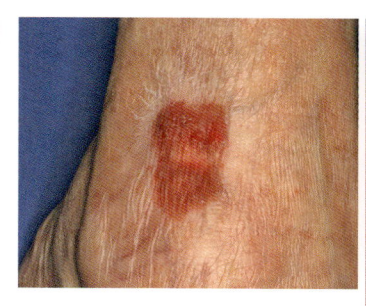
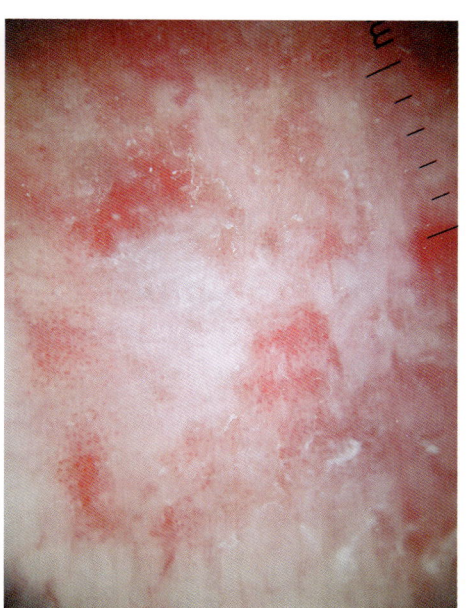

【臨床像】半年前に出現．26×17 mmの境界明瞭な暗赤色調の扁平隆起した紅斑局面．
【ダーモスコピー所見】紅色・ピンク色・白色領域が入り組んでおり，その中に小点状血管あり．一部に鱗屑．

徹底網羅！ Bowen病のバリエーション

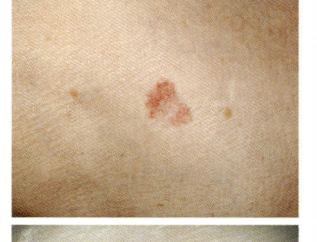
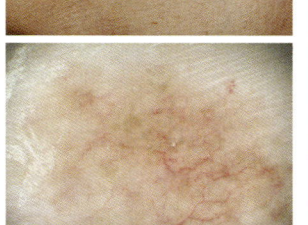
79歳，女性，体幹，平坦

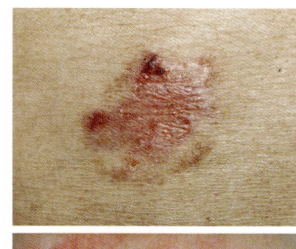
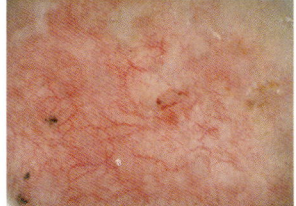
77歳，女性，体幹，平坦

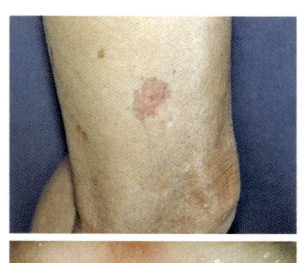
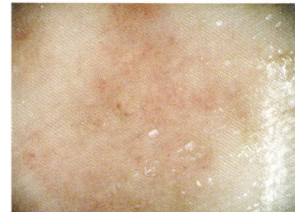
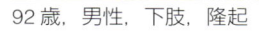
92歳，男性，下肢，隆起

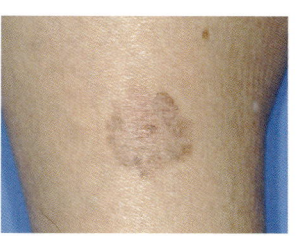
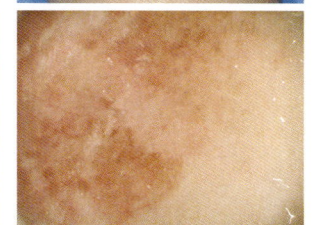
70歳，男性，下肢，平坦

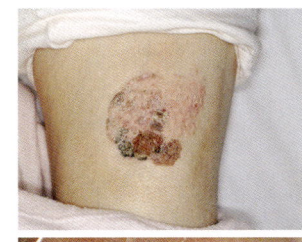
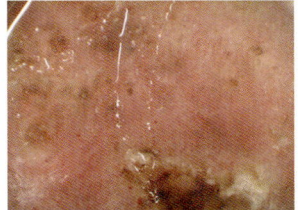
81歳，女性，下肢，隆起

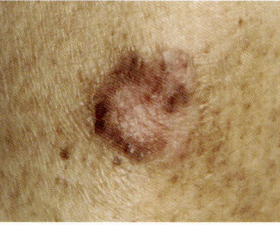
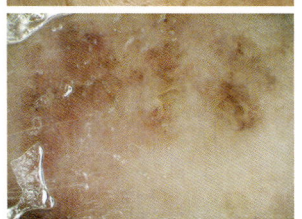
87歳，男性，下肢，平坦

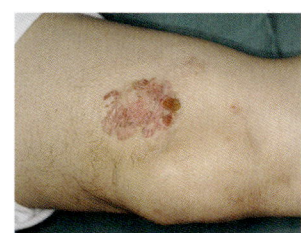
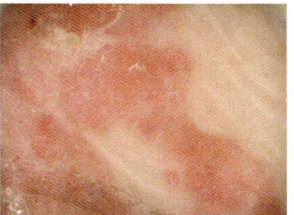
61歳，男性，下肢，隆起

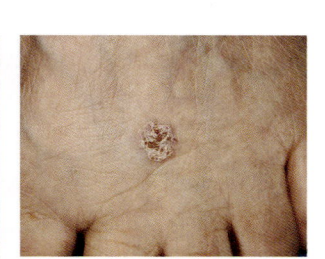
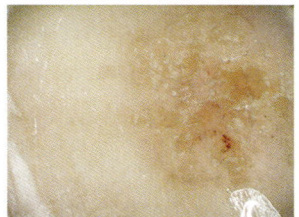
80歳，女性，下肢，隆起

症例 47

70歳，女性

部位 右内果
形状 扁平隆起
病理 Bowen病

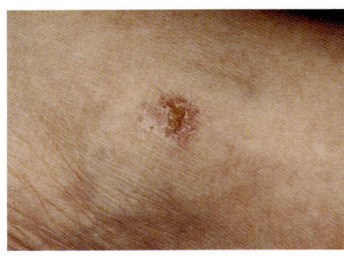

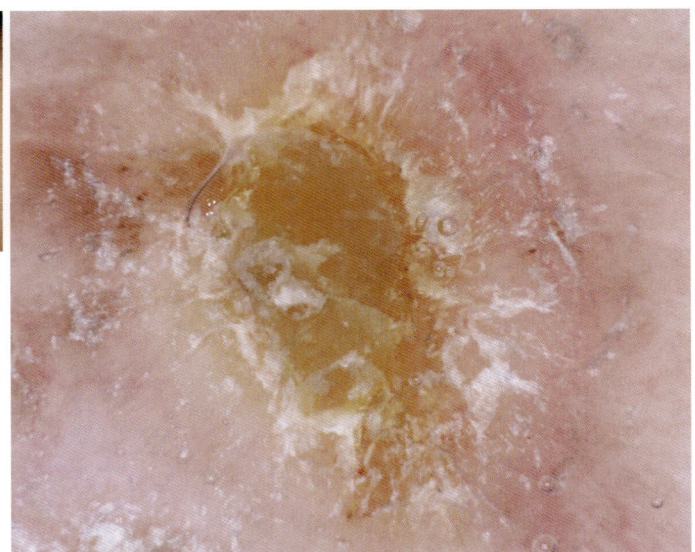

【臨床像】4か月前に出現．8×7mmの不整形の紅斑．表面は角化物が付着しており，中央部は皮角となっている．

【ダーモスコピー所見】びまん性にピンク色〜白色で，鱗屑あり，画像上方には小点状血管．中央には黄色の角化物．

症例 48

92歳，男性

部位 右足背
形状 隆起
病理 Bowen病

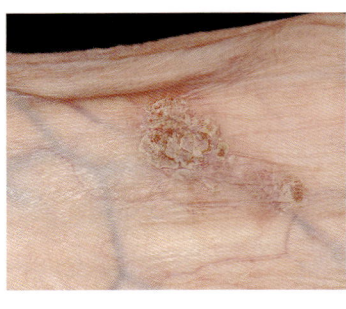

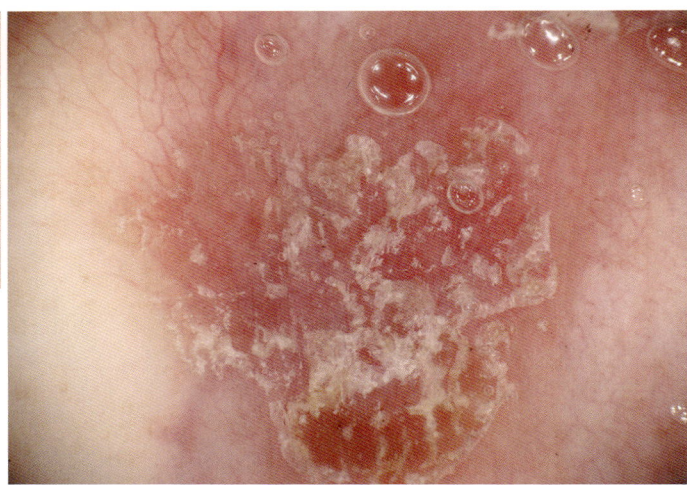

【臨床像】1年前から増大．不整形の角化性の淡紅斑．

【ダーモスコピー所見】全体に紅色調を呈し，鱗屑の隙間から小点状血管が見える．

症例 49

72歳，女性

部位 右第2趾間
形状 隆起
病理 Bowen病

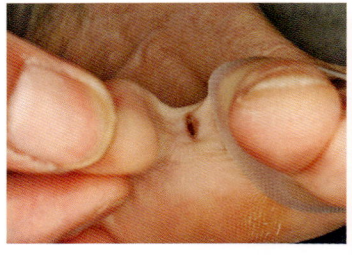

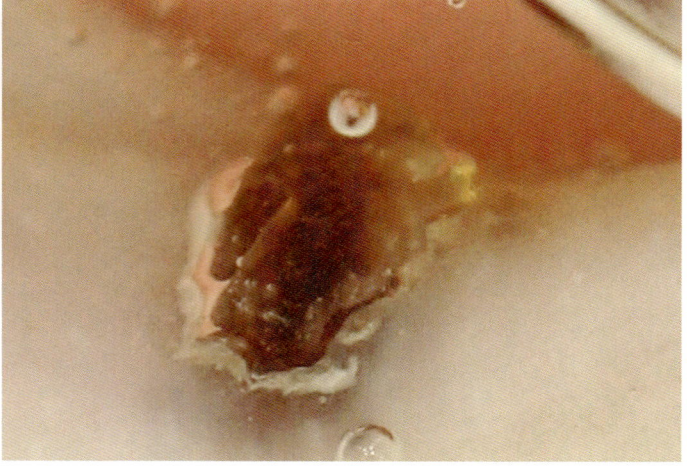

【臨床像】9か月前に自覚．5×3mmの褐色斑．その大部分に黒色の角化物が付着．

【ダーモスコピー所見】角化物は皮表を破って突出している．基部の褐色斑部は淡い褐色領域で汗孔を取り巻いている．

症例 50

57歳，男性
[部位] 右示指爪
[形状] 爪変形
[病理] Bowen病

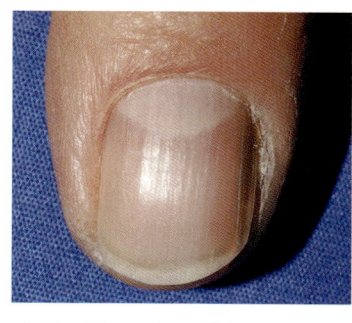

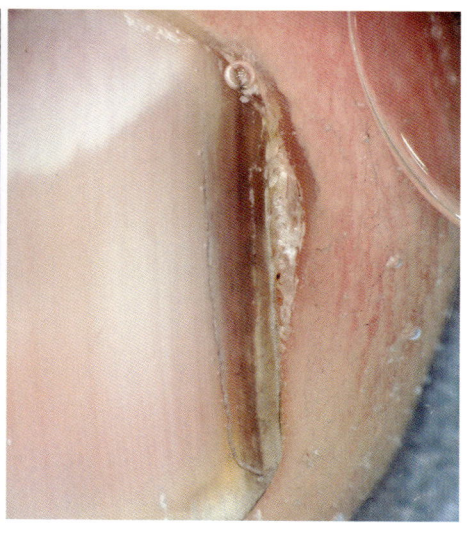

【臨床像】爪甲の向かって右側，褐色の色素線条を伴い爪が粗糙化．また側爪郭に白色角化性領域．

【ダーモスコピー所見】爪には褐色の色素線条帯．側爪郭には過角化．

症例 51

72歳，男性
[部位] 右母指爪
[形状] 隆起
[病理] Bowen病

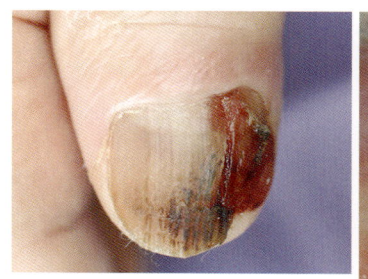

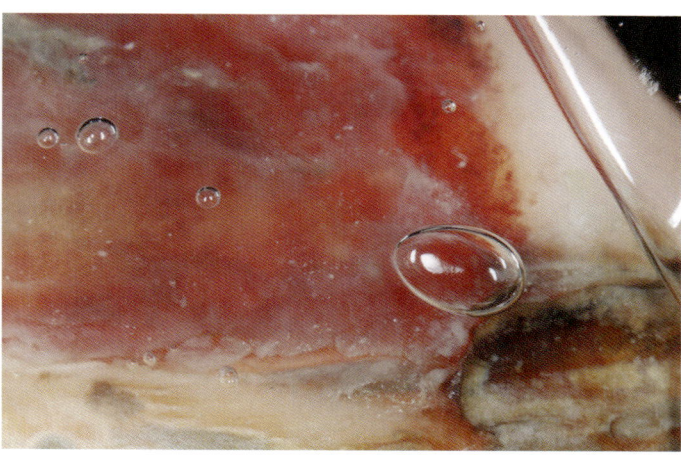

【臨床像】1年半前から自覚し，爪甲が割れ出血する．側爪郭に沿った隆起性病変で，出血斑を伴う．

【ダーモスコピー所見】結節部は紅色の無構造領域として観察される．側爪郭には色素の存在を示す茶褐色の線条がみられる．

症例 52

78歳，女性
[部位] 左環指爪
[形状] 平坦
[病理] Bowen病

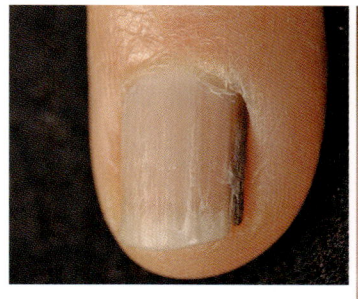

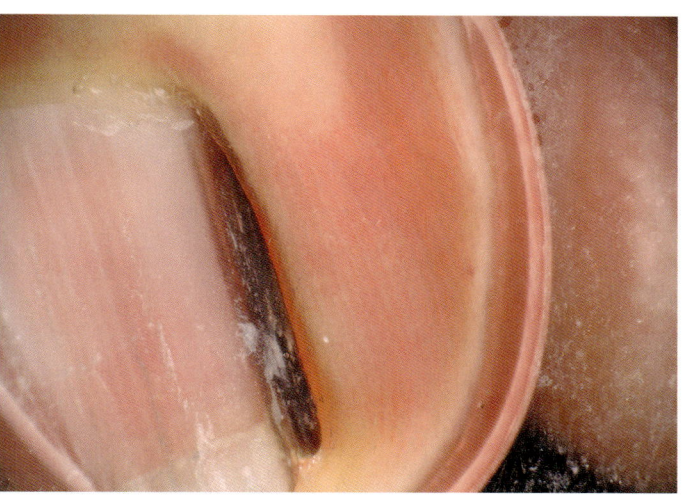

【臨床像】1年以上前より左環指爪甲に色素線条を自覚し，濃くなった．幅2mmの黒色色素線条．Hutchinson徴候なし．

【ダーモスコピー所見】爪甲の側縁に均一な黒褐色線条帯．表面は粗糙で先端部では縦裂している．

症例 1

77 歳，男性

[部位] 陰茎基部

[形状] 隆起

[病理] Bowen 様丘疹症

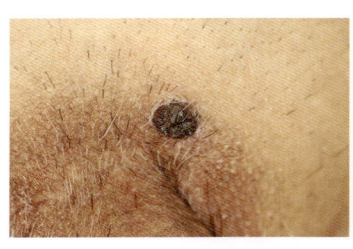

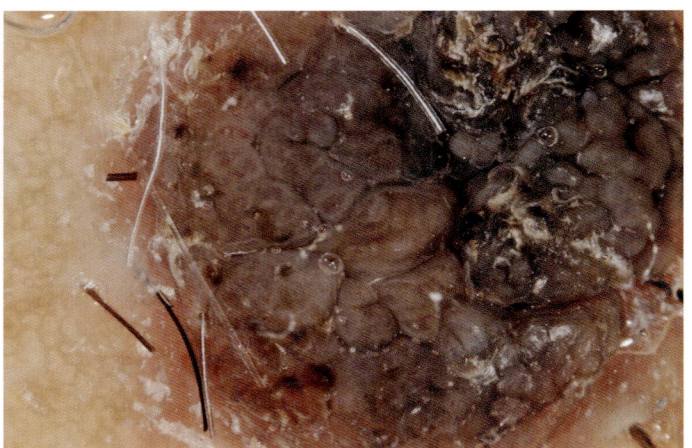

【臨床像】発症時期不明．10×10 mm の境界明瞭な黒色結節．

【ダーモスコピー所見】色素が豊富で外向性乳頭状構造の所見があるが，明るくして観察すると糸球体状血管もみられる．

症例 2

35 歳，男性

[部位] 恥骨部

[形状] 平坦

[病理] Bowen 様丘疹症

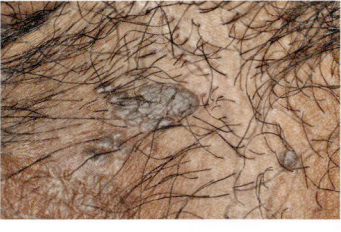

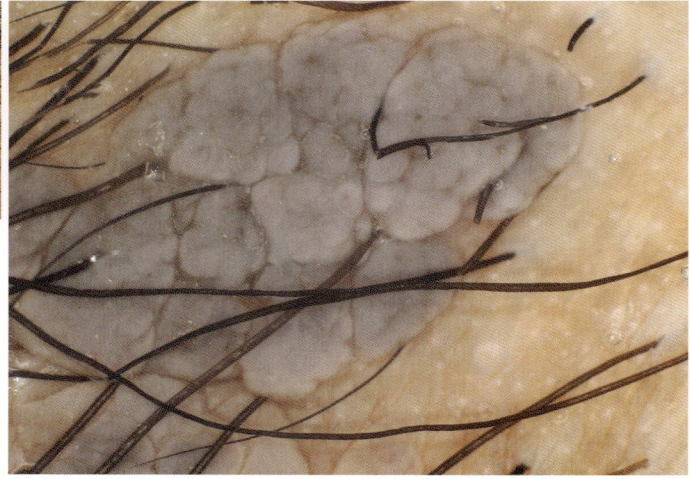

【臨床像】1 か月前に出現．米粒大までの紫色調，光沢のある小丘疹が散在．

【ダーモスコピー所見】青灰色の疣状〜球状の構造が敷石状に配列する楕円形の領域．

徹底解剖！ 症例1のダーモスコピーを詳しく見てみよう

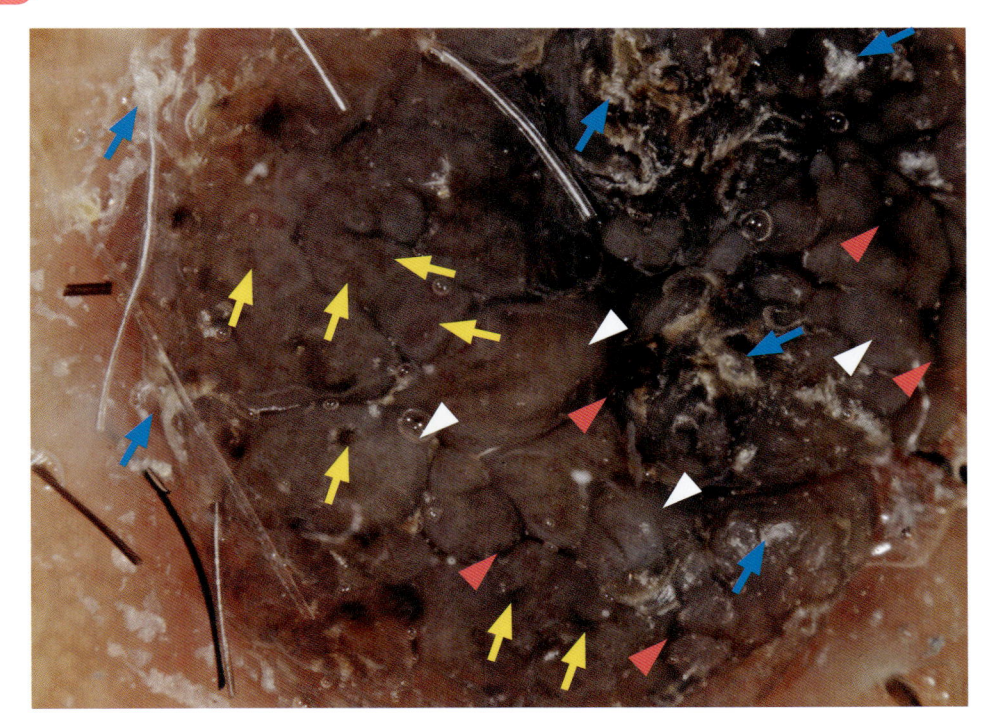

　臨床的には脂漏性角化症と区別できない黒色小結節で表面が乳頭状の外向性発育を示す．

　ダーモスコピーでも脂漏性角化症を思わせる黒色の溝（▲）と青灰色の隆起（△）があり，境界は明瞭である．

　部位的には陰茎基部であり，Bowen 様丘疹症の可能性も考慮するべきである．

　目立たない所見ではあるが，青灰色の隆起の中央には，やや色調が濃い小球状の構造（⇨）があり，真皮乳頭に相当すると考えられる．本来なら糸球体状血管が見えるのかもしれないが，色素が邪魔をしている．全体に青灰色となる理由は，脂漏性角化症と同様に，高度の乳頭腫症と基底層メラニン沈着による．不全角化性の乱反射する白色鱗屑構造はわずかに散在する（➡）．

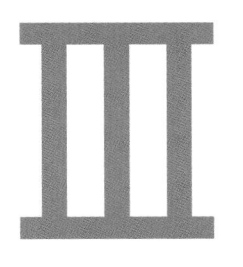

Ⅲ

悪性黒色腫

malignant melanoma

臨床像と病理組織像のポイント

■ 疾患の定義

　悪性黒色腫(malignant melanoma；MM)は，腫瘍細胞が色素細胞へと分化している悪性腫瘍．進行期になると極めて予後が悪い腫瘍である．

■ 臨床病理学病型的分類(Clark分類)

　基本的に悪性黒色腫は上皮内病変〔上皮内悪性黒色腫(malignant melanoma *in situ*)〕で始まり，次第に真皮内に浸潤性病変を形成すると考えられている．Clark分類は，病理組織像をもとにした分類であり，真皮内への結節状浸潤部周囲の表皮における腫瘍細胞

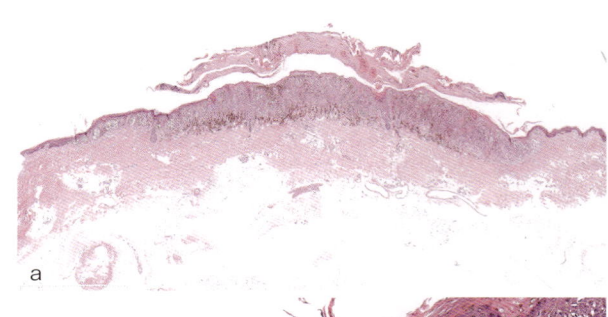
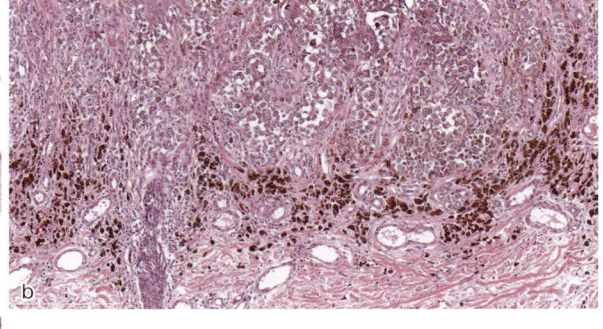
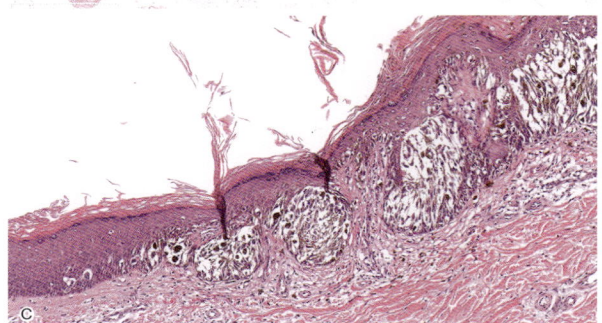

図1 ｜ 表在拡大型悪性黒色腫

大型で，表皮内病変の分布が左右非対称な病変である(a)．真皮内および汗管上皮内に核異型性のある色素細胞様細胞が増殖している(b)．表皮内では大型の色素細胞様細胞が胞巣を形成したり，散在性に分布している(c)．(札幌皮膚病理診断科症例)

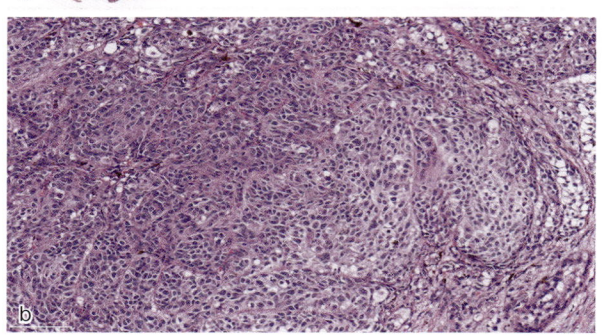

図2 ｜ 結節型悪性黒色腫

真皮深層に至るまで核異型性のある色素細胞様細胞の増加があるが(a, b)，真皮内病変を越えた表皮内病変は伴わない(b)．(札幌皮膚病理診断科症例)

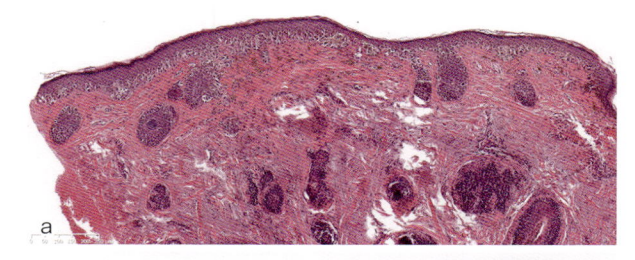
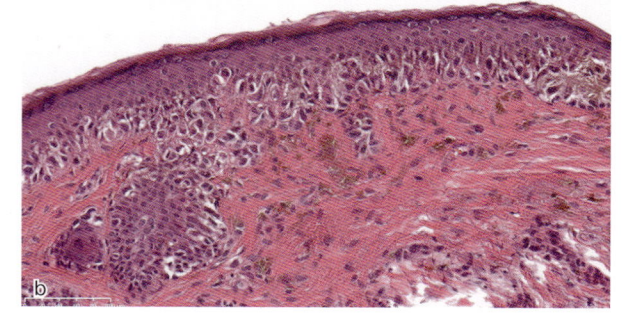

図3 ｜ 悪性黒子

真皮網状層に日光性弾力線維症のある病変で(a)，表皮および付属器上皮内に短紡錘型の核をもつ色素細胞様細胞が不規則に増加している(b)．(札幌皮膚病理診断科症例)

の増殖の程度とパターン，つまり上皮内悪性黒色腫の状態によって分類される．

1）表在拡大型（superficial spreading type）（図1）

周辺表皮で，多少の表皮肥厚を伴って表皮全層性に類上皮型の腫瘍細胞がみられるもの．

2）結節型（nodular type）（図2）

周囲表皮への進展がないか極めて少ないもの（表皮突起3個以内）．

3）悪性黒子型（lentigo maligna type）（図3，4）

周辺表皮は萎縮し，その下層を中心に短紡錘形の腫瘍細胞が増殖する（悪性黒子：図3）．真皮網状層には光線性弾力線維症を伴う．

4）末端黒子型（acral lentiginous type）（図5，6）

周辺表皮は肥厚し，その下層を中心に紡錘形の腫瘍細胞が増加する．

＊

一方，Bastianらは，分子遺伝学所見から，① 非慢性的日光曝露部皮膚に生じるメラノーマ（melanoma on non-chronically sun-damaged skin；non-CSD melanoma），② 慢性的日光曝露部皮膚に生じるメラノーマ（melanoma on chronically sun-damaged skin；CSD melanoma），③ 日光紫外線の影響をほとんど受けない掌蹠・爪部に生じる肢端メラノーマ（acral melanoma），④ 日光紫外線の影響を全く受けない粘膜上皮に生じる粘膜メラノーマ（mucosal melanoma）に分類している．この分類は，今後分子標的薬を利用した治療などで有用性が増すと考えられる．

■定型的臨床所見

基本的には，濃い褐色調の色素斑あるいは腫瘍を呈することが多い．そのうえで，大きさ，形状・色調，境界を総合して診断する．つまり，① 7mm あるいは 10mm を超える大型の皮疹であること，② 左右非対称性の形状を呈し，③ 時に鋭角上の嵌入（notching）を伴う，④ 淡褐色から濃黒色までの種々の色調が無秩序に分布する，⑤ 時に灰白色・紅色・灰青色などの色調を混じる，⑥ 境界が一様ではなく明瞭な部位

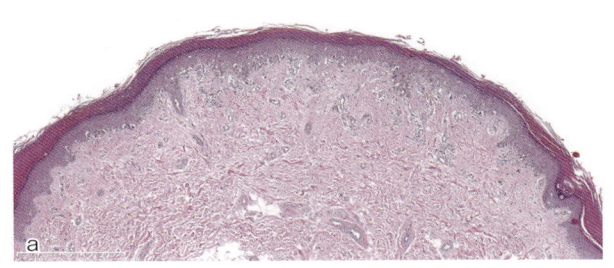
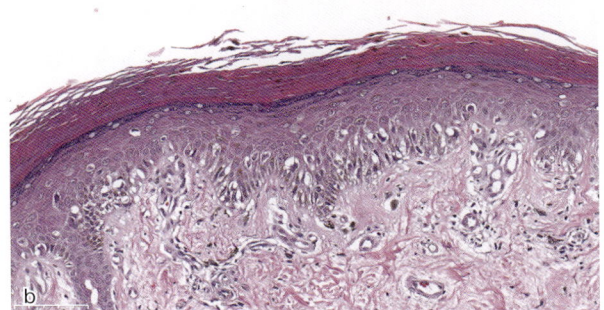

図5｜末端黒子型上皮内悪性黒色腫

毛包のない皮膚に生じた病変で（a），紡錘形の異型性を伴う核をもつ色素細胞様細胞が，表皮および付属器上皮内で不規則に増加している（b）．（札幌皮膚病理診断科症例）

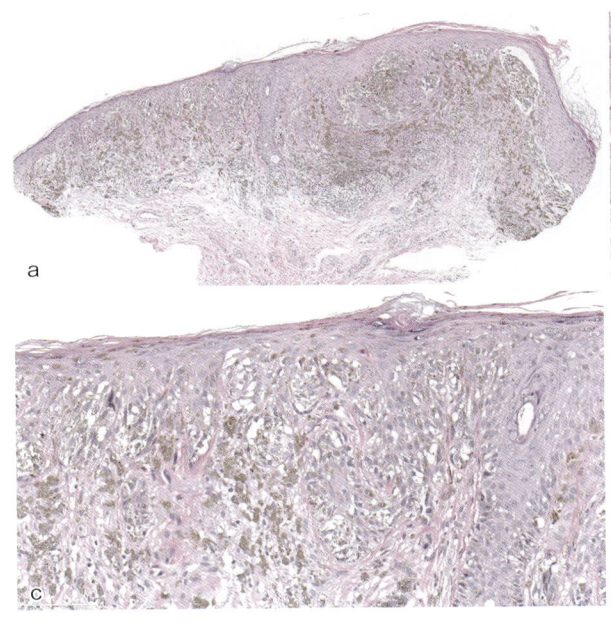
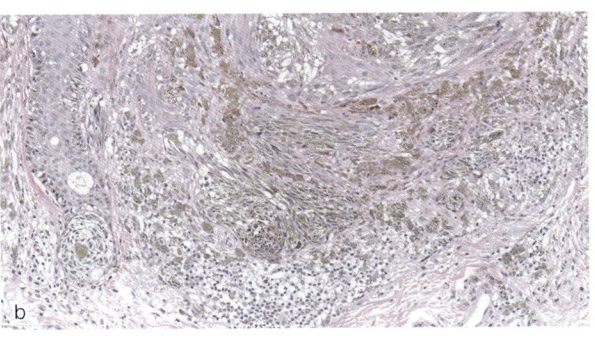

図4｜悪性黒子型悪性黒色腫

表皮内病変から連続して真皮内に核異型性のある色素細胞様細胞の増加がある（a, b）．病変周辺の表皮はやや薄く，核異型性のある色素細胞様細胞が胞巣を形成したり，散在性に増加したりしている（c）．真皮網状層には光線性弾力線維症がみられる（a〜c）．（札幌皮膚病理診断科症例）

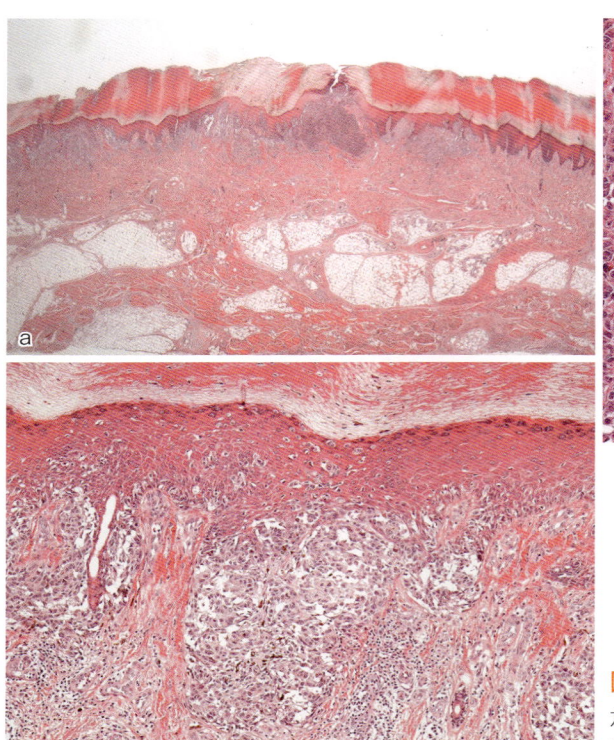

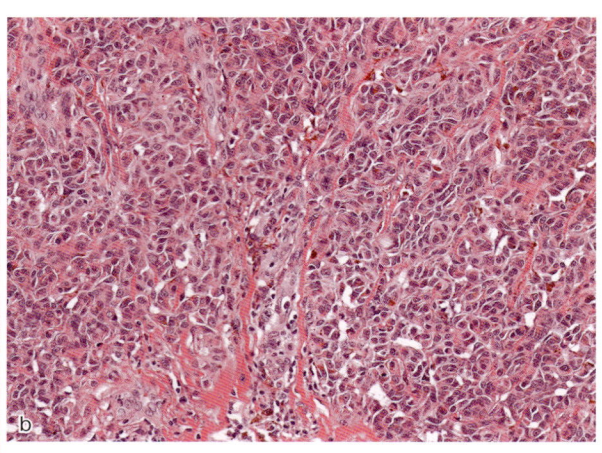

図 6 | 末端黒子型悪性黒色腫

左右非対称性の大型の病変で(a)，真皮内には核異型性のある色素細胞様細胞がシート状に増生し(b)，表皮内では胞巣を形成したり，孤立散在性に表皮の上層にまで増殖している(c).

と不明瞭な部位が混在する，という臨床所見を総合して判断する．経過も重要であり，通常，成人以降に隆起しない色素斑として生じ，次第に拡大，隆起して結節状病変を形成，さらに進行するとびらん，潰瘍化するという経過をたどることが多い．

　臨床的な亜型としては，無（低）色素性悪性黒色腫〔melanotic（hypomelanotic）malignant melanoma〕がある．この場合，病変の黒褐色調は失われ，紅色調の病変を形成する．病変のほとんどが紅色調であっても，一部にのみ黒褐色調が残存することもある．

　線維形成性悪性黒色腫（desmoplastic malignant melanoma）は，頭部に好発するが，四肢末端や体幹にもみられる．皮膚色から淡褐色調の硬い皮内結節のことが多く，皮膚線維腫や瘢痕に類似する．時に黒褐色の部位を伴うこともある．

　疣状型悪性黒色腫（verrucous malignant melanoma）は，病変の被覆表皮に表皮肥厚と著明な角化を伴い脂漏性角化症や尋常性疣贅と類似する臨床像を呈するので注意が必要である．腫瘍周囲に不規則，不整な黒褐色斑を伴うことから疑う．

　巨大型の先天性色素細胞母斑の病変内に悪性黒色腫を生じることがある．その頻度は5%程度と考えられている．病変内に，通常の悪性黒色腫と類似する結節性病変が形成される．

■ 病理組織学的所見

1　悪性黒色腫に共通した病理組織学的所見

　悪性黒色腫と色素細胞母斑の病理所見を対比したものを**表1**に示す．

1）全体構築上の特徴（図1〜6）

a　左右非対称性

　悪性黒色腫では，弱拡大で，病変の中心軸に対して左右の構築が非対称である．これは，病変全体の構築もそうであるし，病変境界の明瞭性，表皮内での色素細胞様細胞の分布，腫瘍細胞内のメラニン顆粒の分布などの要素もすべて左右非対称性の評価の対象となる．メラニン顆粒は，病変深部でもみられることがある．

b　表皮の中層以上に及ぶ色素細胞様細胞の個別性増殖

　悪性黒色腫では，色素細胞様細胞が個別性に表皮の中層以上で増殖することが多い．pagetoid spread や ascent などと呼ばれる所見である．この所見は表皮稜内で評価せず，真皮乳頭の一番上を結んだ線より上に色素細胞様細胞が分布するかどうかで判断する（**図7**）．表皮稜内では，表皮基底層にあっても，切れ方により表皮稜の中央に分布しているように見えるためである．

表1 | 色素細胞母斑と悪性黒色腫の病理組織学的鑑別点

悪性黒色腫	色素細胞母斑
・非対称性	・対称性
・境界不明瞭	・境界明瞭
・maturation なし	・maturation あり
・表皮内細胞胞巣あるいは散在性の腫瘍細胞の間隔が不均一	・表皮内細胞胞巣あるいは散在性の母斑細胞が等間隔
・胞巣の大きさが不均一	・胞巣の大きさが一定
・腫瘍細胞は，表皮上層に散在性に分布することがある	・母斑細胞は，表皮下層に限局
・腫瘍細胞の増加は付属器上皮の深部にもみられる	・母斑細胞の増加は付属器上皮に及ばない
・メラニン顆粒の分布が非対称性	・メラニン顆粒の分布が対称性
・メラニン顆粒の分布は不規則	・メラニン顆粒は上皮周辺のみに分布
・腫瘍細胞に核異型性がある	・母斑細胞に核異型性がない
・腫瘍細胞に核分裂像がある	・母斑細胞に核分裂像はない
・壊死に陥った腫瘍細胞がある	・壊死に陥った母斑細胞はない

表2 | 各部位での後天性色素細胞母斑の特徴と悪性黒色腫を考えるべき病変

顔	体幹・四肢近位部	四肢遠位部(特に掌蹠)
・ほとんどが Miescher 型 ・一部に境界型色素細胞性母斑と単純性黒子 　○ほとんどが Clark 型，ごく稀に Spitz 型 　○口唇(赤唇から粘膜)には単純性黒子しか生じない ・悪性黒色腫を考慮すべき場合 　○高齢者(sun damaged skin)の単純性黒子あるいは境界部型病変 　○口唇部の単純性黒子以外の病変(粘膜上皮内に胞巣を形成する病変) 　○顔の Unna 型病変 　○Clark 型以外での明らかな shoulder lesion の形成	・ほとんどが Unna 型と Clark 型，稀に Spitz 型 　○Unna 型 　　―複合型と真皮型のみ 　　―毛包周囲に母斑細胞が集簇する 　○Clark 型 　　―真皮型はほとんどない 　　―球形や有茎性に隆起することはない ・悪性黒色腫を考慮すべき場合 　○高齢者(特に 60 歳以上)の Spitz 型 　○Miescher 型の臨床像をとる例 　○Clark 型以外での明らかな shoulder lesion の形成	・ほとんどが Clark 型 　○単純性黒子と境界型そして複合型のみ 　○真皮型は(ほとんど)ない 　○隆起性の病変はない ・悪性黒色腫を考慮すべき場合 　○腫瘤形成性(Miescher 型あるいは Unna 型)の病変

c 表皮内での色素細胞様細胞の形成する胞巣が不規則，不整である

悪性黒色腫では，色素細胞様細胞の形成する表皮内での胞巣が表皮内でランダムに分布し，その大きさや形状が不整である．また，胞巣内での細胞の分布も不整であることが多い．

d 付属器上皮の比較的深部に及ぶ色素細胞様細胞の増殖

悪性黒色腫では，真皮内汗管や毛包峡部にまで及ぶ色素細胞様細胞の増加がみられることが多い．多くは個別性であるが，時に胞巣を形成することもある．

e 真皮内での色素細胞様細胞の増殖パターンが無秩序である

悪性黒色腫では，真皮内で形成される胞巣の形状がしばしば不規則であり，時に間質の介在しないシート状の増殖パターンがみられることもある．色素細胞母斑でみられる，いわゆる"maturation"(▶ 269 頁，「色素細胞母斑」項参照)もみられない．

2) 細胞学的特徴(図 1〜6)

悪性黒色腫は，細胞学的には，多彩な形態をもつ細胞で構成されることがある．類上皮細胞様の形態はしばしばみられるが，紡錘形の細胞や，長い樹枝状突起をもつ細胞がみられることもある．もちろん核の大型化や多形性，核小体が明瞭になった核，濃染核などの核異型性を伴うことが多いが，絶対的なものではない．また，核分裂像，特に病変深部でみられるものや異常核分裂像は重要な所見であるが，Spitz 母斑でもみられることがあり，これも絶対的なものではない．悪性黒色腫では，孤立性の壊死や塊状壊死もしばしばみられる．

2 悪性黒色腫と色素細胞母斑の鑑別に関するもう1つの考え方

前項では，悪性黒色腫に特徴的な病理組織学的所見を述べた．これらの所見と後天性色素細胞母斑の病理所見(▶ 267 頁)を参照することにより，それぞれの病理組織学的診断基準を適用して診断するという方法が，一般的に行われている．しかし，もう1つの方法

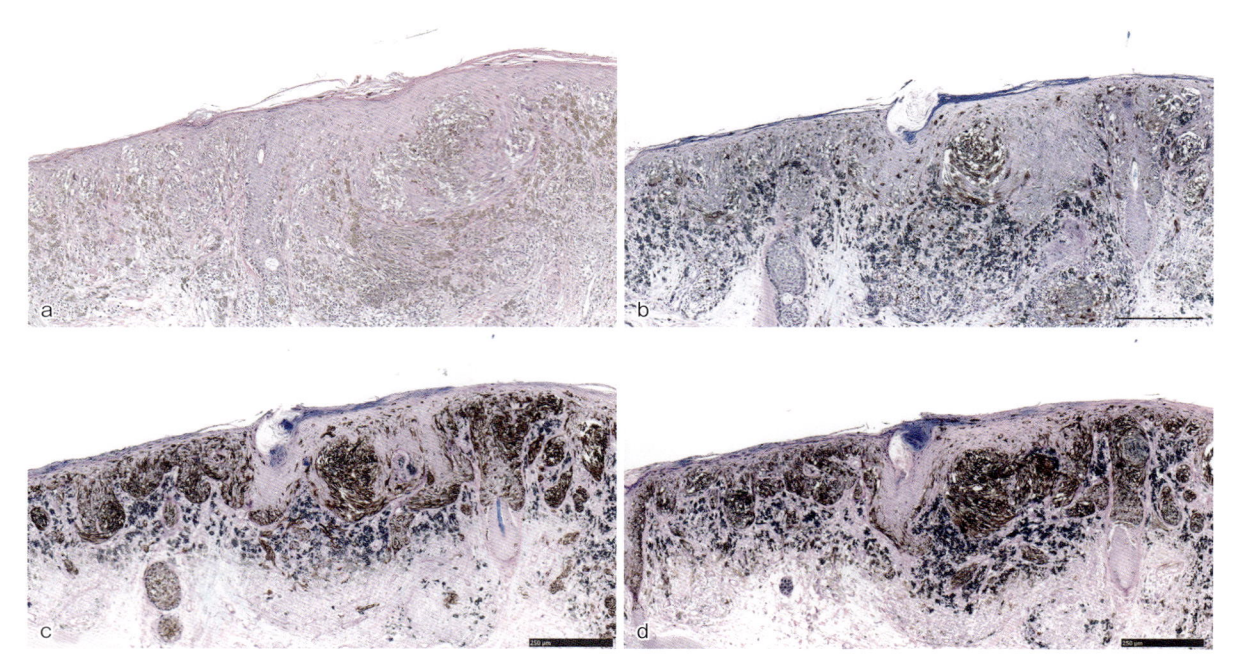

図8 │ 悪性黒子型黒色腫の免疫組織化学染色像

S-100蛋白（b），Melan A（c），HMB45（d）が腫瘍細胞で陽性である．メラニン顆粒は，ギムザ染色で濃紺色に染色されている．（札幌皮膚病理診断科症例）

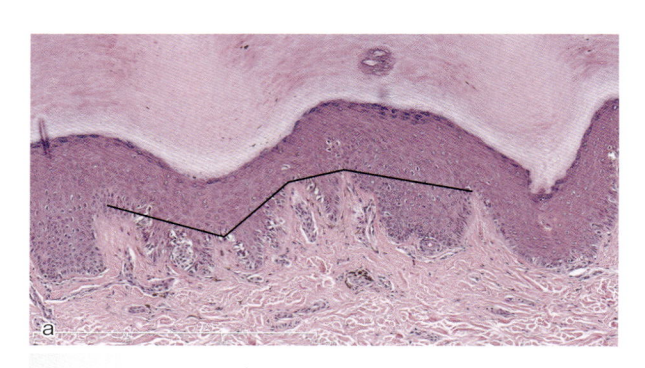

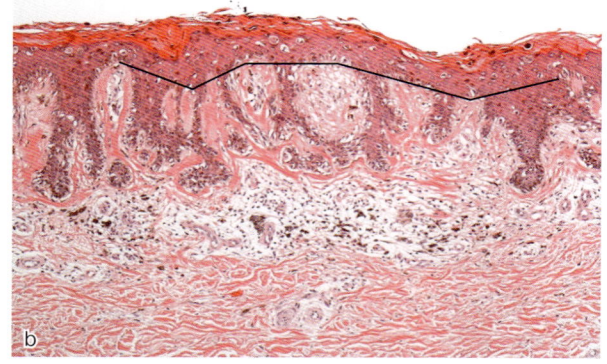

図7 │ 表皮内における色素細胞様細胞の個別性増殖の所見のとり方

色素細胞母斑では，表皮内に色素細胞様細胞が散在性に分布していても，乳頭部を結ぶ線より上方に分布することは少ない（a）．一方，悪性黒色腫では，その線より上方に色素細胞様細胞の増加がみられる（b）．

として，確実に後天性色素細胞母斑を診断し，後天性色素細胞母斑として説明できない色素細胞性腫瘍を悪性黒色腫と考える（あるいは診断する）という考え方がある．つまり，発生部位や年齢と臨床病理学的な病変の形態が，後天性色素細胞母斑として合致すれば，色素細胞母斑と診断し，合致しなければ悪性黒色腫を考えるという方法である．**表2**に，各部位での後天性色素細胞母斑の特徴とそれに合致しない病変（悪性黒色腫を考えるべき病変）の特徴を示す．ここで再度注意が必要なのは，先天性色素細胞母斑は，しばしば後天性色素細胞母斑の基準には当てはまらないということである．後天性色素細胞母斑の法則に合わない場合，常に，先生性病変の可能性を考慮するべきである．

3 特殊染色および免疫組織学的所見

診断に有用な特殊染色については，「色素細胞母斑」項（▶272頁）を参照されたい．

色素細胞分化を証明する抗原についても，色素細胞母斑と同様 S-100蛋白，Melan A（MART-1），HMB45が用いられる．HMB45に関しては，病変全体に染まった場合に悪性黒色腫を考慮する1つの手がかりとなる（**図8**）．

一方，色素細胞母斑と悪性黒色腫を確実に鑑別する抗原は知られていないが，分裂細胞マーカである Ki-67の染色で，明らかに陽性細胞の率が高い（10

数%以上)場合も，悪性黒色腫と診断する1つの根拠となる．

なお，色素細胞病変での免疫組織化学染色は，メラニン顆粒と陽性所見の鑑別が困難なため，ギムザ染色あるいはメチル緑染色でメラニン顆粒を異染させる必要がある．

4　病理組織学的鑑別疾患

最も重要なのは，色素細胞母斑であるが，これについては，すでに述べたとおりである．

そのほか悪性黒色腫の病理組織学的特徴から，いくつかの疾患が鑑別の対象となる．まず，いわゆるpagetoid spread からは，Paget 病とBowen 病が，鑑別となる．鑑別には，発生部位が重要であるが，さらに免疫組織化学染色では，S-100 蛋白，CK7(あるいはBer-EP4)を用いる．悪性黒色腫はS-100 蛋白(＋)，CK7(−)，Ber-EP4(−)であり，Paget 病はS-100 蛋白(−)，CK7(＋)，Ber-EP4(＋)，Bowen 病はS-100 蛋白(−)，CK7(おおよそ−，稀に＋)，Ber-EP4(−)で鑑別する．

表皮内で色素細胞様細胞が個別性に増殖することからメラノアカントーマ(melanoacanthoma)との鑑別が必要になる場合がある．角化細胞の増加を伴うかどうかが，鑑別の鍵になる．

（安齋眞一）

症例 1

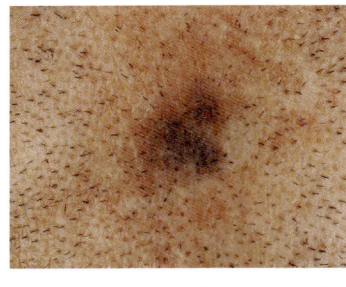

66 歳，女性

部位 頭頂部

形状 平坦

病理 悪性黒子型

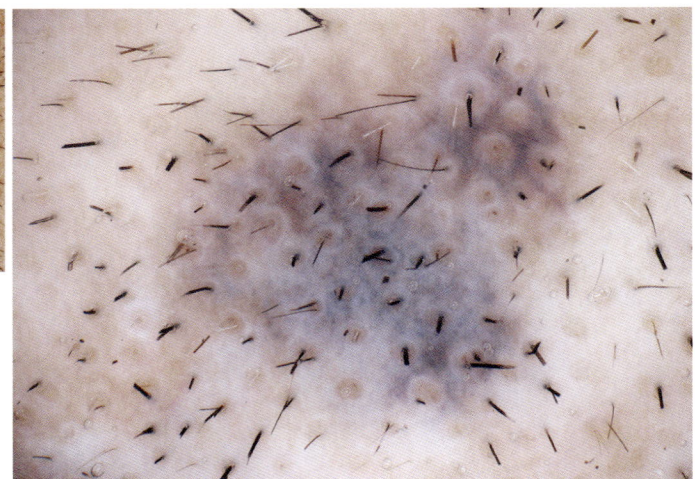

【臨床像】11×10 mm の境界やや不明瞭な不整形の青黒色斑，有毛性.

【ダーモスコピー所見】青灰色の網目状構造，一部白色の細かい網目状構造が重なる.

症例 2

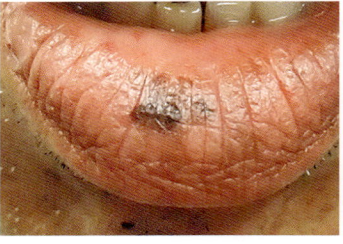

62 歳，男性

部位 下口唇

形状 平坦

病理 悪性黒子型

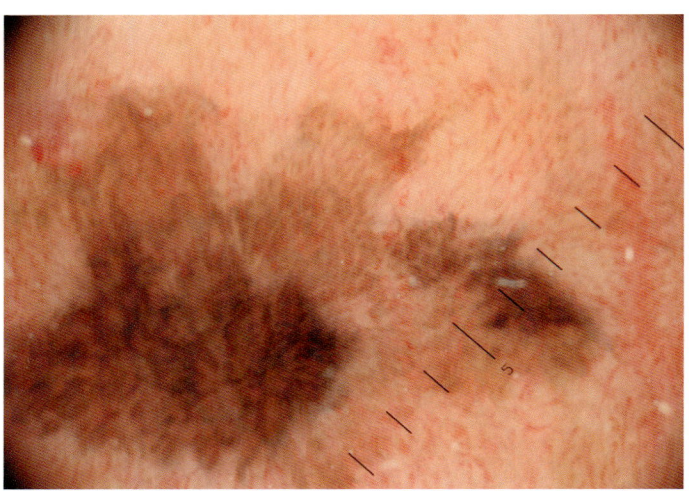

【臨床像】4 か月前に出現．痂皮を付し，染み出しのある不整形の黒色斑.

【ダーモスコピー所見】一部辺縁が濃く，濃淡のある黒色の網状ないしは無構造の領域．粘膜側は平行な曲線，口唇側は線条様の構造がみられる.

症例 3

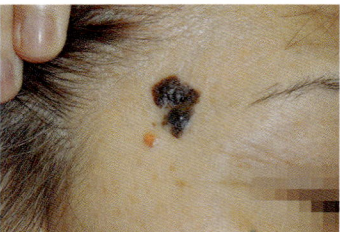

63 歳，女性

部位 右こめかみ

形状 扁平隆起

病理 悪性黒子型

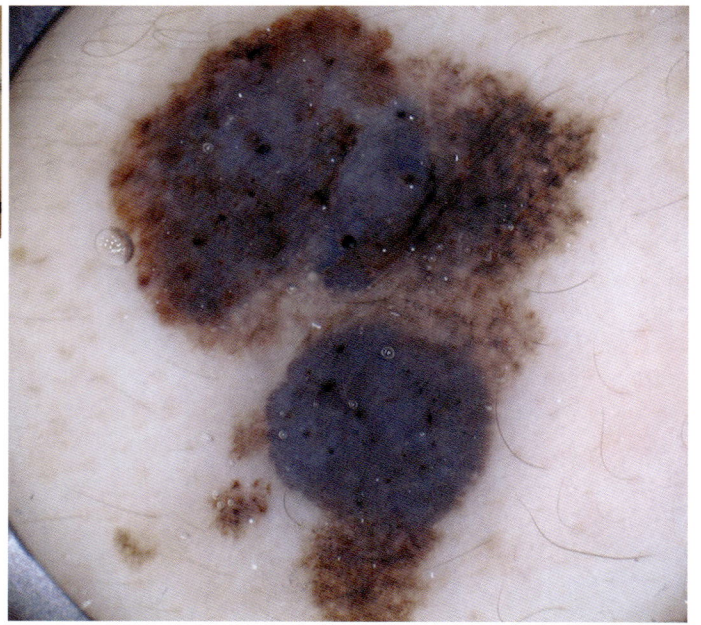

【臨床像】高校生の頃（15 歳）から，約 50 年かけて大きさが 3 倍（16×12 mm）に増大．形は左右非対称で，色調に濃淡がある.

【ダーモスコピー所見】非定型偽ネットワークがみられ，毛包開口部に一致して青白色構造が結節状にみられる.

症例4

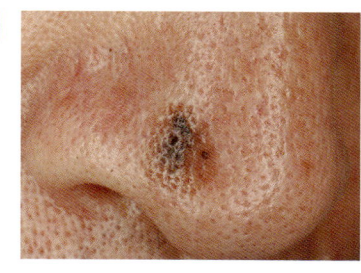

70歳，男性

[部位] 鼻
[形状] 平坦
[病理] 悪性黒子型

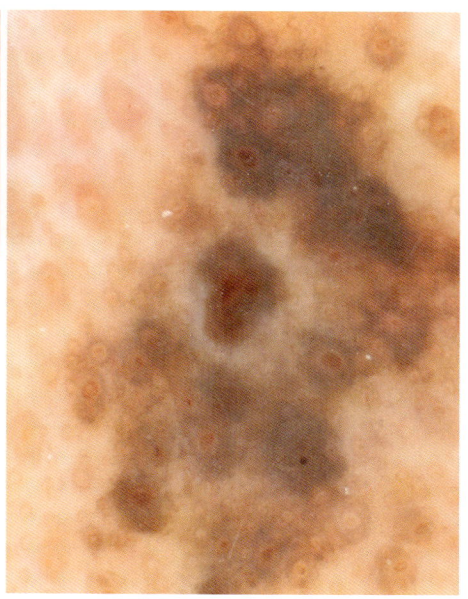

【臨床像】50年前から拡大．径8mmの不整形で境界比較的明瞭な色調に濃淡のある色素斑．

【ダーモスコピー所見】黒色・褐色の様々な濃さの色素斑が，主に毛孔を取り巻くように不規則に分布，面皰様開孔あり．

症例5

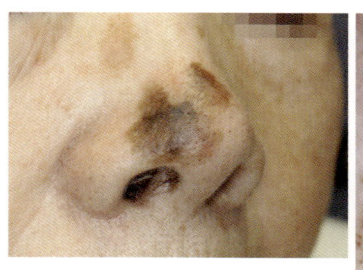

87歳，女性

[部位] 鼻
[形状] 平坦
[病理] 悪性黒子型

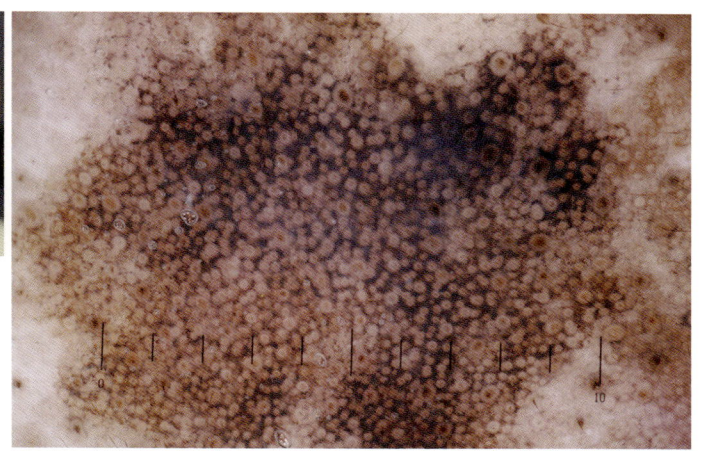

【臨床像】2年前に出現し，半年前より急速に拡大．濃淡，染み出しのある不整形黒褐色斑．

【ダーモスコピー所見】やや灰色調を帯びる黒褐色の非定型偽ネットワークがみられる．

症例6

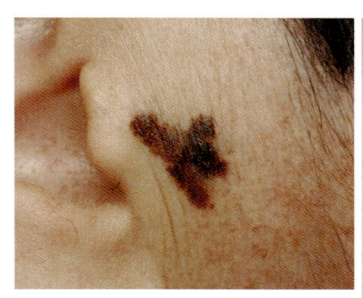

51歳，男性

[部位] 右耳前部
[形状] 平坦
[病理] 悪性黒子型

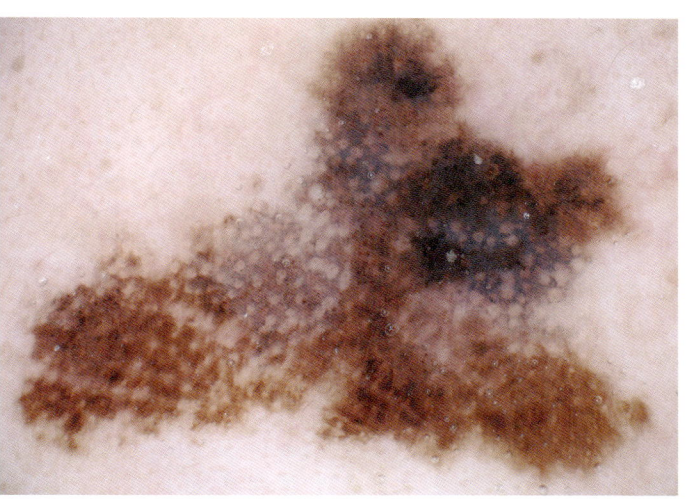

【臨床像】10年前に自覚．14×6mmの境界明瞭な不整形の黒色斑．

【ダーモスコピー所見】非対称性の黒色・褐色の偽ネットワーク，非対称色素性毛孔や菱形構造がある．

症例7

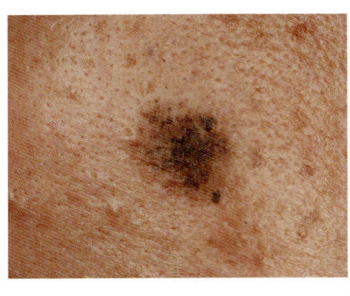

54歳，男性
部位 左頬部
形状 平坦
病理 悪性黒子型

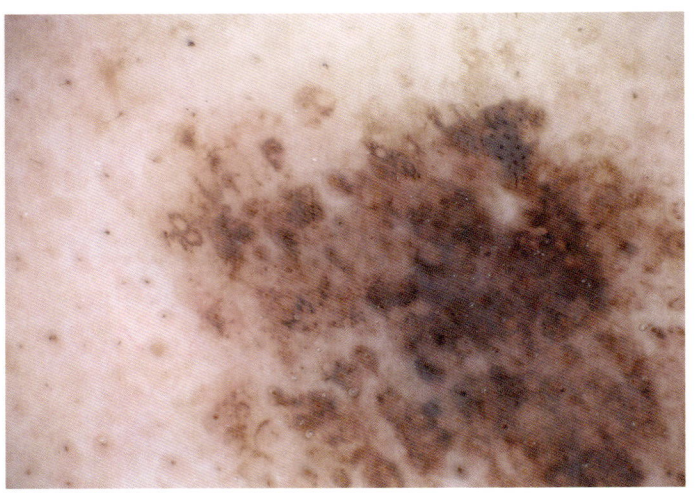

【臨床像】10年前からある黒色斑が徐々に拡大．15×11 mmの不整形で濃淡がある．右下部の少し離れた部位にも黒色斑．

【ダーモスコピー所見】大きさ・形状が一定でない黒色〜淡褐色の様々な濃さの色素沈着あり．一部毛孔を囲んでいる．

症例8

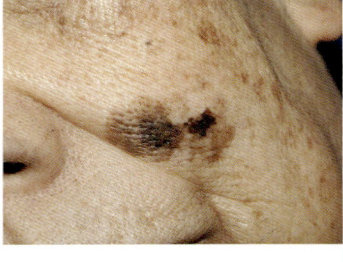

77歳，女性
部位 左頬部
形状 平坦
病理 悪性黒子型

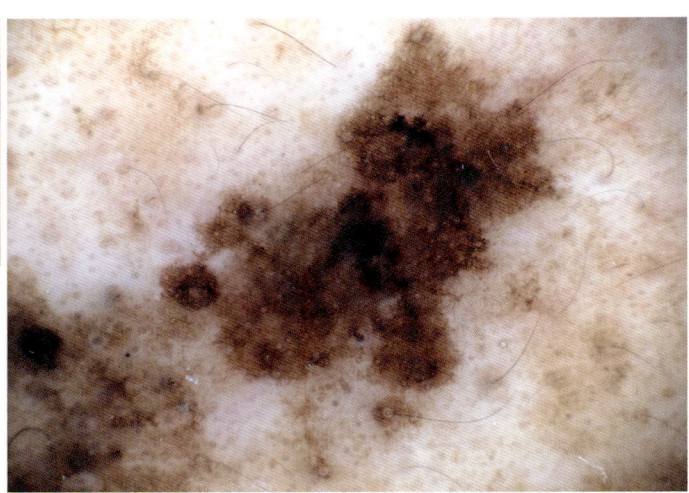

【臨床像】6年前に自覚．14×14 mmの境界やや不明瞭，褐色〜黒色で色調に濃淡のある不整形の色素斑．

【ダーモスコピー所見】非対称性の黒色・褐色の偽ネットワーク．毛孔に一致した球状構造がある部位とない部位がある．

症例9

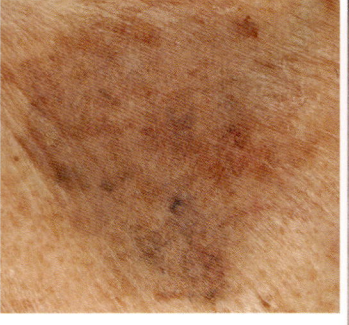

76歳，女性
部位 左頬部
形状 平坦
病理 悪性黒子型

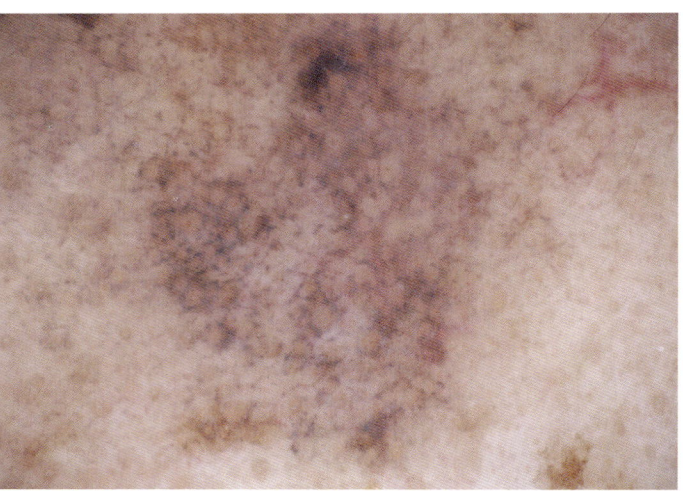

【臨床像】3年前から拡大．他院でのレーザー治療に反応しない，黒色〜灰色調の色素斑．境界は不明瞭で色調に濃淡あり．

【ダーモスコピー所見】褐色の背景に，非対称性に黒色の網目状の色素あり．大部分の毛孔には黒色色素がないが，一部の毛孔は黒色で構造がわからない．

症例 10

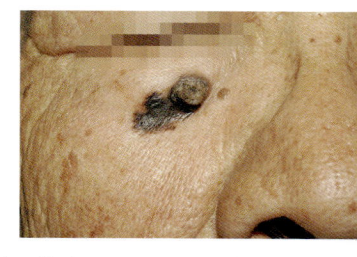

85歳，男性
[部位] 右頬部
[形状] 扁平隆起
[病理] 悪性黒子型

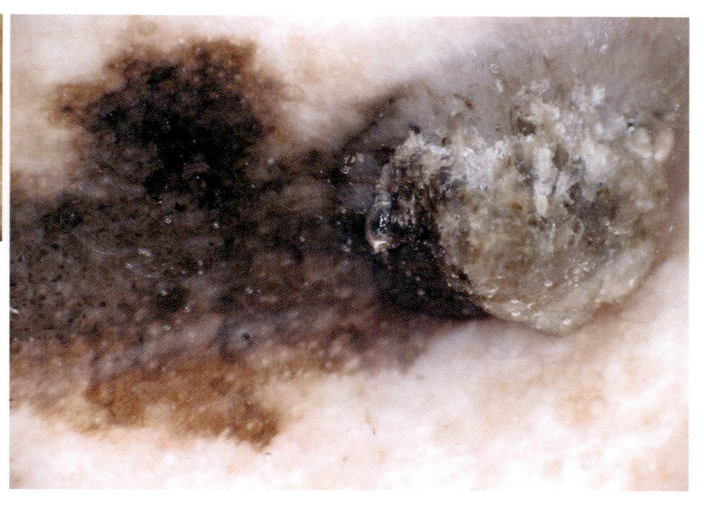

【臨床像】5年前から拡大・隆起．8×6mmの角化性の結節と，それに隣接する11×8mmの光沢のある黒褐色斑．

【ダーモスコピー所見】結節部は黒色〜黄色〜白色の角化物で，基部は灰色調．黒褐色斑部は黒色〜褐色の色素斑，濃淡あり，一部の毛孔は色調が薄い．

症例 11

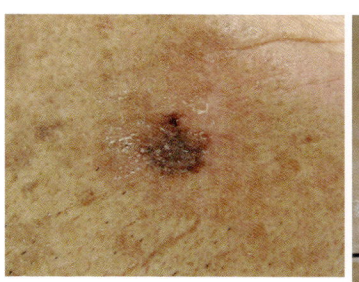

81歳，男性
[部位] 右頬部
[形状] 平坦
[病理] 悪性黒子型

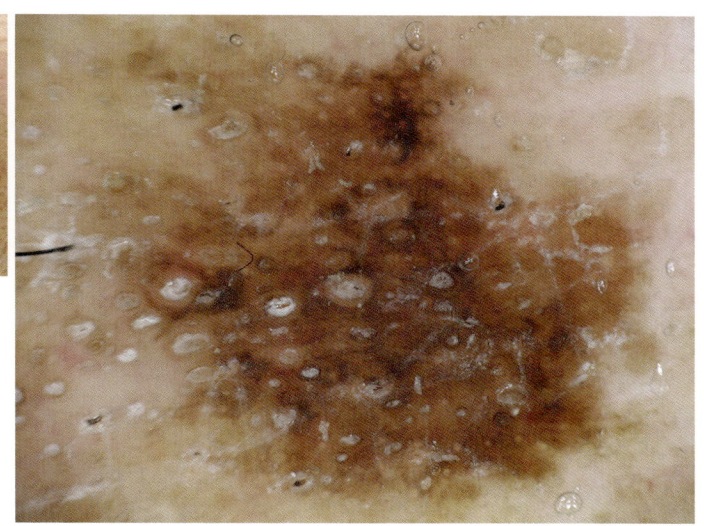

【臨床像】20年前からあり．何度か凍結療法を受けたが再燃．境界はやや不明瞭で，色調の濃淡にややむらのある色素斑．

【ダーモスコピー所見】非定型偽ネットワーク，非対称色素性毛孔開孔の所見を呈している．

症例 12

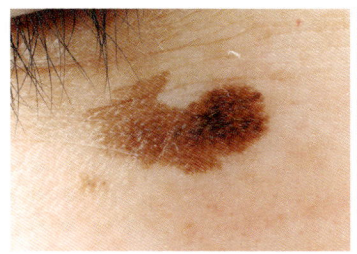

79歳，女性
[部位] 右頬部
[形状] 平坦
[病理] 悪性黒子型

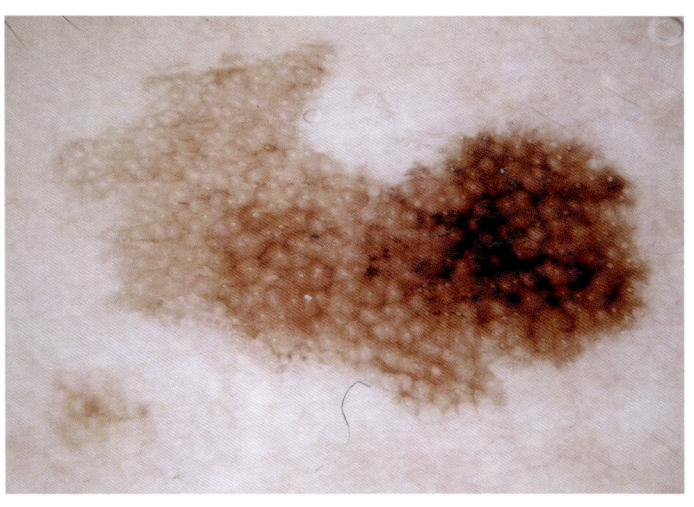

【臨床像】約30年前から増大し，不整形となった．径12×7mm，左右非対称，濃淡不整で不整形の黒褐色斑．

【ダーモスコピー所見】非対称色素性毛孔開孔と菱形構造，全体として非定型偽ネットワークを形成．

症例 13

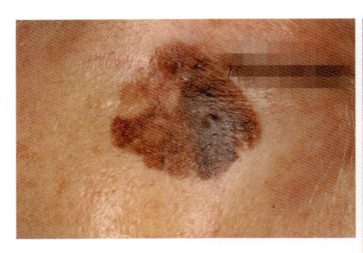

71歳，女性
[部位] 右頬部
[形状] 隆起
[病理] 悪性黒子型

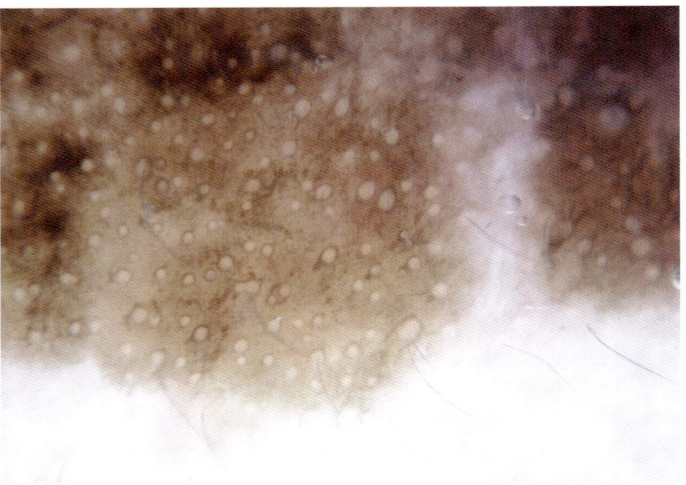

【臨床像】約1年前から増大．21×20mm，ほぼ円形，濃淡不整な黒褐色斑．中央部は14×7mmの大きさで扁平隆起している．
【ダーモスコピー所見】非対称色素性毛孔開孔が主体で，一部に菱形構造がある．全体として非定型偽ネットワークを形成．

症例 14

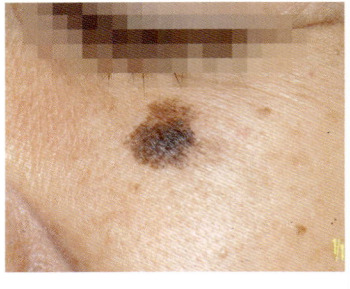

54歳，女性
[部位] 左頬部
[形状] 平坦
[病理] 悪性黒子型

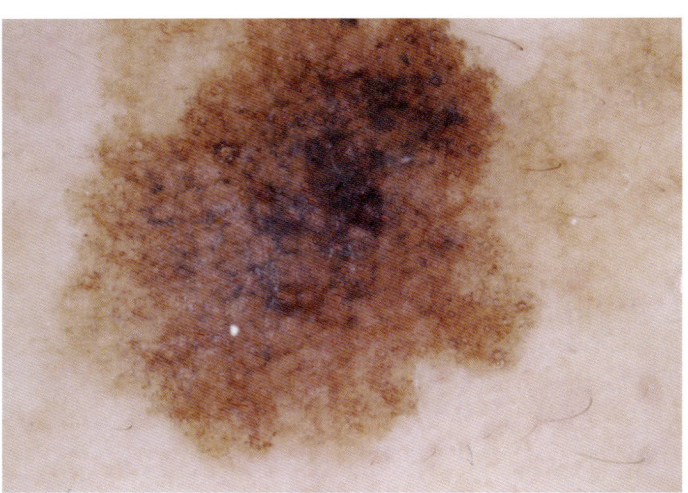

【臨床像】約10年前から増大．左右非対称，辺縁不整な中央の色調が強い褐色～黒色斑．
【ダーモスコピー所見】不規則な偽ネットワークと，毛孔周囲の不均一で非対称な色素沈着がある．

症例 15

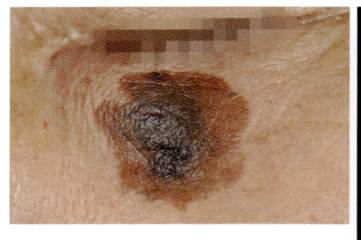

76歳，男性
[部位] 左頬部
[形状] 平坦
[病理] 悪性黒子型

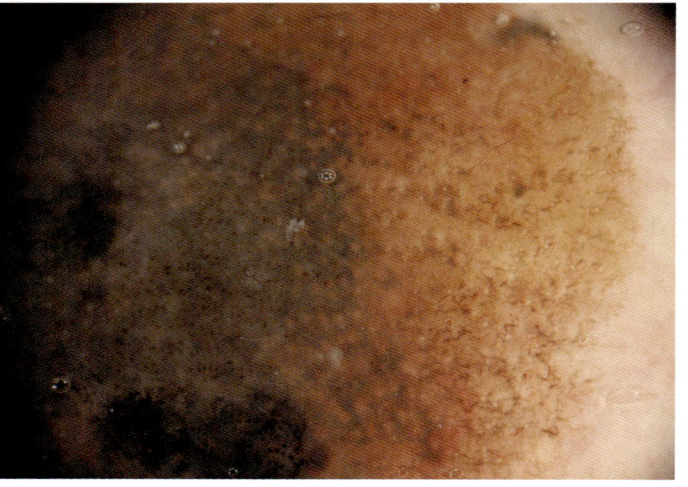

【臨床像】小学生の頃から拡大．20×15mm，濃淡不均一，不整形の黒色～褐色斑．
【ダーモスコピー所見】中央部寄りでは非定型偽ネットワークがある．辺縁寄りでは菱形構造がみられる．

症例 16

70歳，女性
[部位] 左頬部
[形状] 隆起
[病理] 悪性黒子型

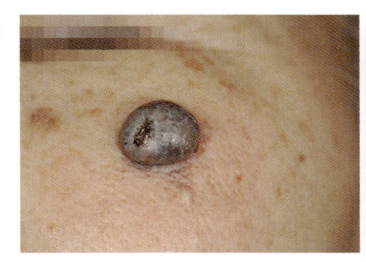
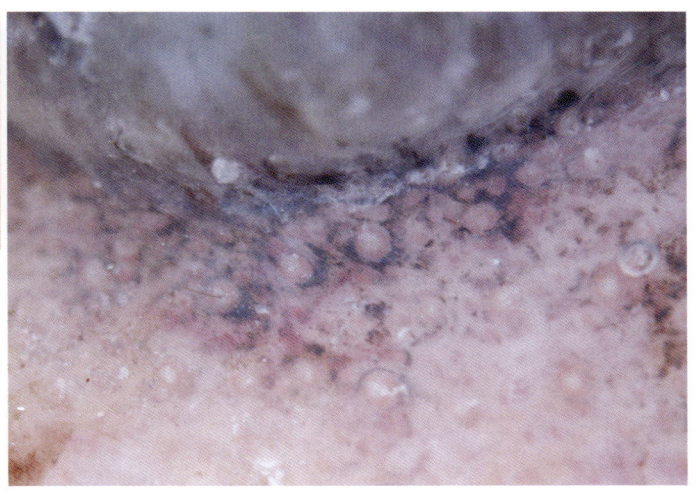

【臨床像】50歳頃からある淡褐色斑．徐々に黒色化し2年前からやや隆起．半球状の灰黒色結節と周囲の褐色斑．
【ダーモスコピー所見】隆起部は青白色の薄霧．辺縁の色素斑では環状顆粒構造，菱形構造がみられる．

徹底解剖！ 症例14のダーモスコピーを詳しく見てみよう

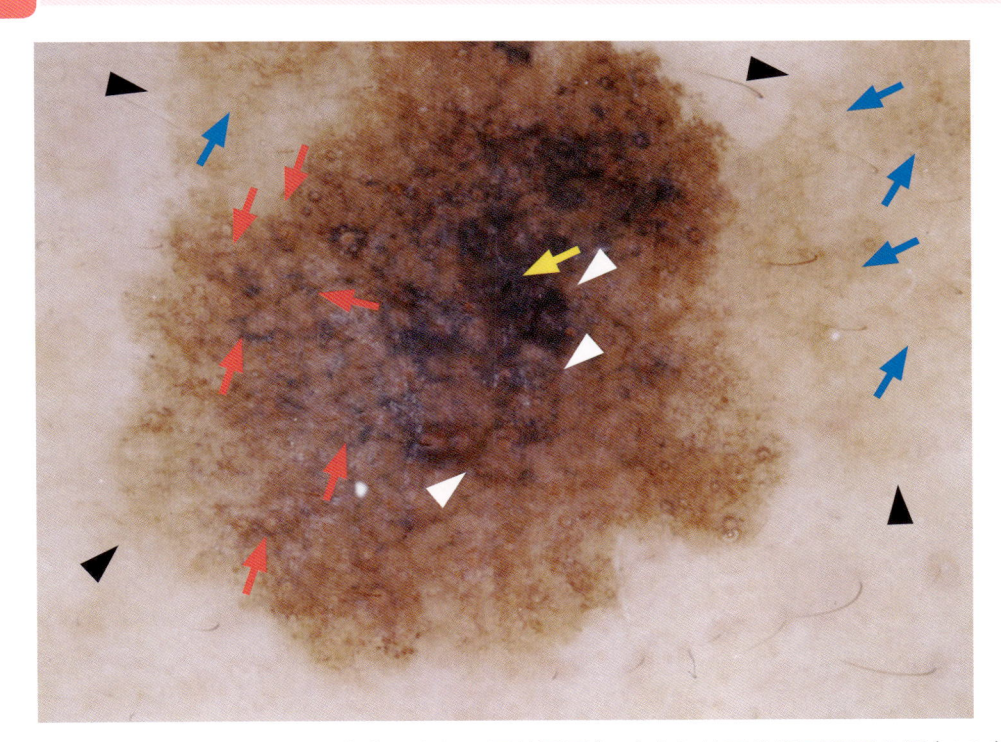

　臨床的にも濃淡差が目立つ平坦な色素斑であり，悪性黒子（LM）または悪性黒子型黒色腫（LMM）が疑われる．

　ダーモスコピーでも濃淡の目立つ構造が不規則にみられる．日光黒子（SL）に比べると辺縁の境界は不明瞭でぼやける傾向がある（▲）．

　最も色の濃い部分では毛包が色素で閉塞（⇨）する傾向があり，黒色～青灰色の菱形構造（△）がある．毛包を取り囲むように色素沈着が不規則に分布しており，非対称色素性毛孔（➡）である．菱形構造と非対称色素性毛孔の2つはLMやLMMに特異性の高い所見である．

　色の薄い部分ではSLとの明らかな違いを見いだすことは難しい（➡）が，辺縁がぼやけている．

症例 17

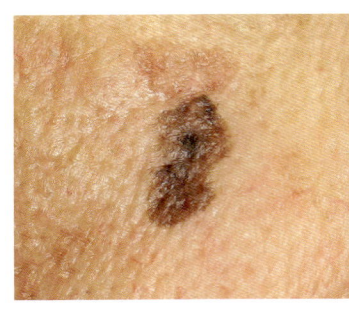

73 歳，男性
[部位] 右頬部
[形状] 隆起
[病理] 悪性黒子型

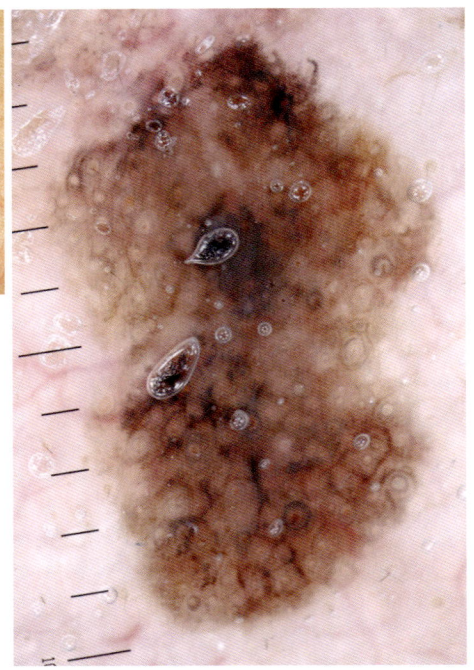

【臨床像】2 年前から増大．境界明瞭であるが，中央，上端に色調が濃い黒色斑．

【ダーモスコピー所見】非対称色素性毛孔開孔，灰色環状構造を伴う非定型偽ネットワークがみられる．

症例 18

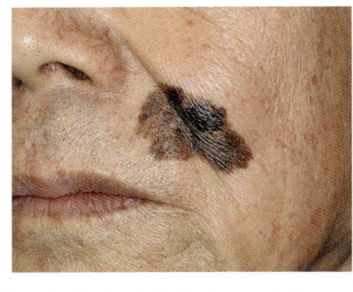

86 歳，男性
[部位] 左頬部
[形状] 平坦
[病理] 悪性黒子型

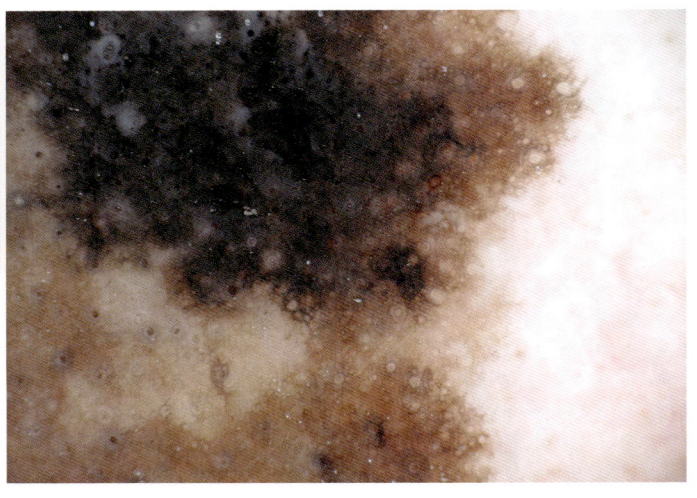

【臨床像】20 年前から拡大．左頬部の鼻唇溝をまたぐように，34×22 mm，濃淡のある黒色斑が広がっている．

【ダーモスコピー所見】濃淡不整な非定型色素ネットワークが広がっており，青白色の薄靄と自然消退構造がみられる．

徹底網羅! 悪性黒子型黒色腫のバリエーション

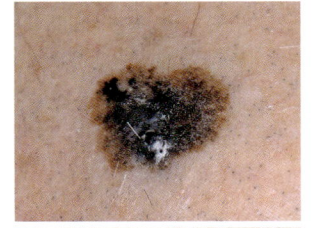
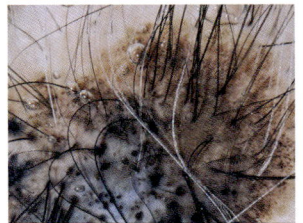

72歳，男性，頭部，平坦

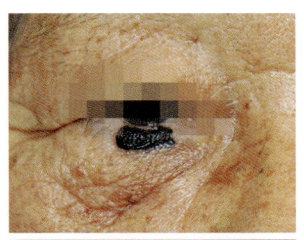
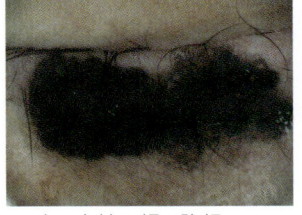

83歳，女性，顔，隆起

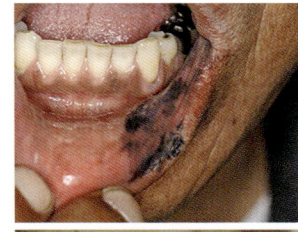
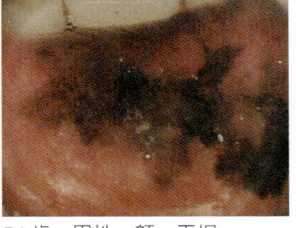

54歳，男性，顔，平坦

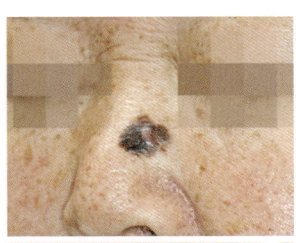
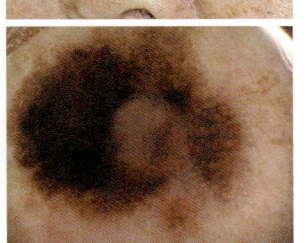

69歳，女性，顔，隆起

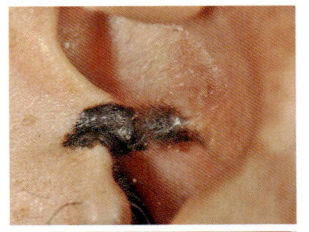
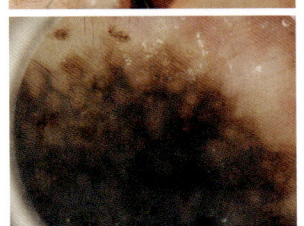

68歳，男性，顔，平坦

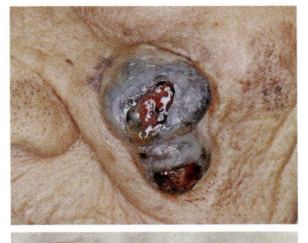
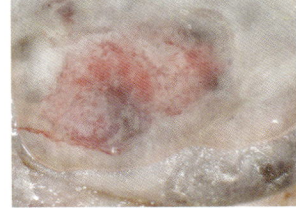

99歳，女性，顔，隆起

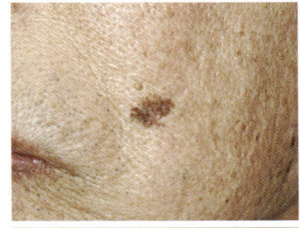
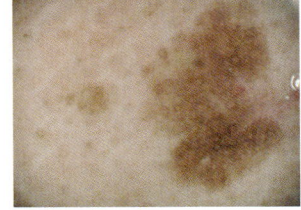
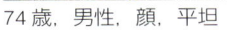

74歳，男性，顔，平坦

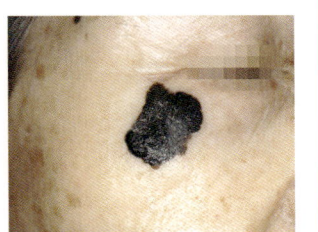
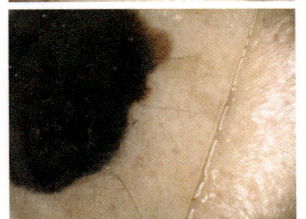

95歳，女性，顔，隆起

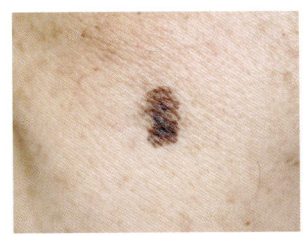
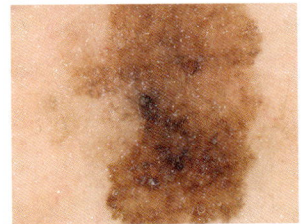

62歳，女性，顔，平坦

症例 1

74歳，男性
[部位] 左側頭部
[形状] 平坦
[病理] 表在拡大型

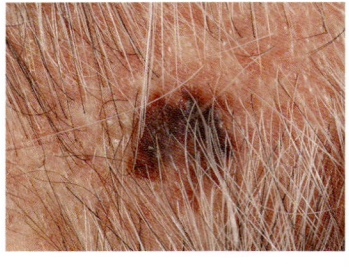

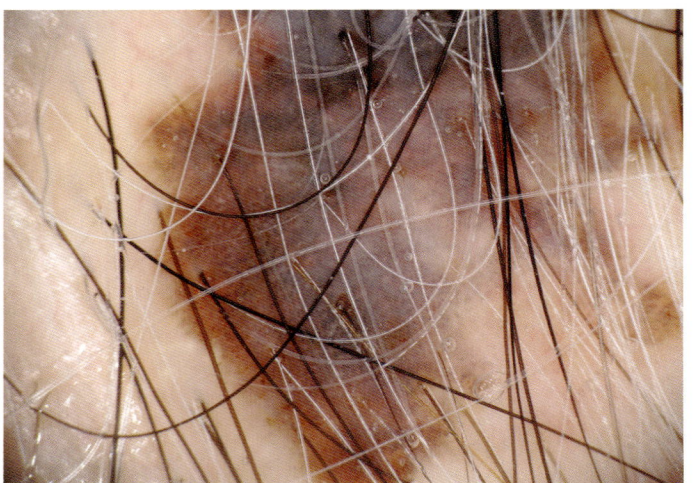

【臨床像】最近自覚．辺縁不整な濃淡のある，馬蹄形の褐色～黒色斑がみられる

【ダーモスコピー所見】辺縁で不規則線条と色素小点が，中央側には青白色の薄靄がみられる．

症例 2

54歳，男性
[部位] 右耳介後部
[形状] 隆起
[病理] 表在拡大型

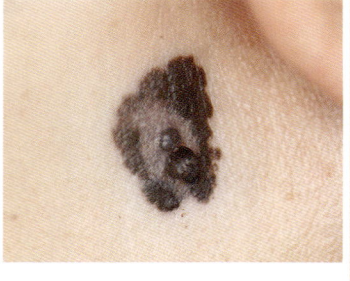

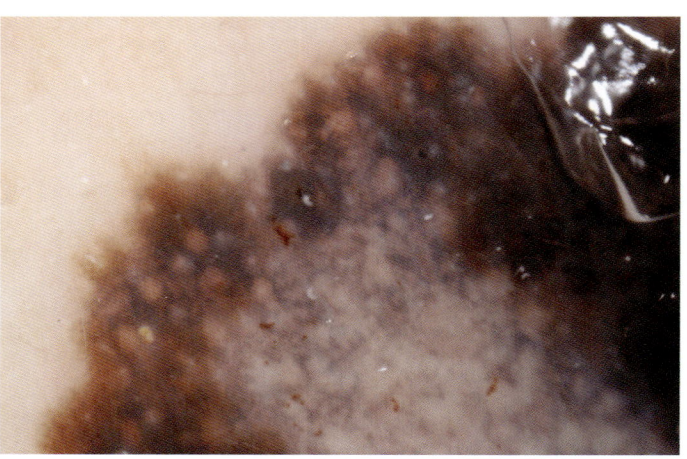

【臨床像】幼少期から存在した色素斑が1年前から隆起してきた17×14mmの黒色斑．一部色素脱失を伴い，2個の結節が存在する．

【ダーモスコピー所見】非定型色素ネットワーク，不規則線条，色素小点からなる多構築パターンを呈し，自然消退構造を伴う．

症例 3

48歳，男性
[部位] 左耳介
[形状] 隆起
[病理] 表在拡大型

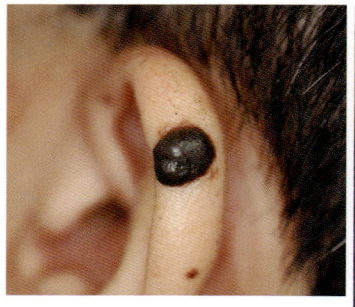

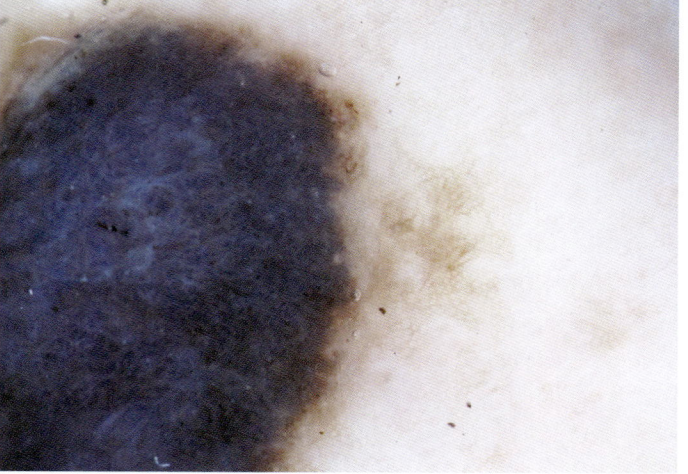

【臨床像】発症時期不明だが，3年前に自覚．耳輪上部の11mmの黒色から灰青色の結節．

【ダーモスコピー所見】中央部には青白色の薄靄があり，辺縁には非定型色素ネットワークがみられる．

症例 4

55 歳，女性
[部位] 右頸部
[形状] 隆起
[病理] 表在拡大型

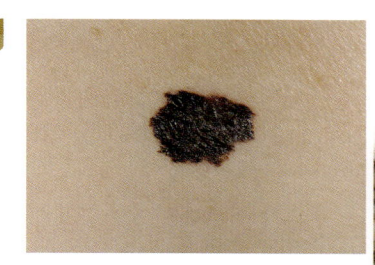

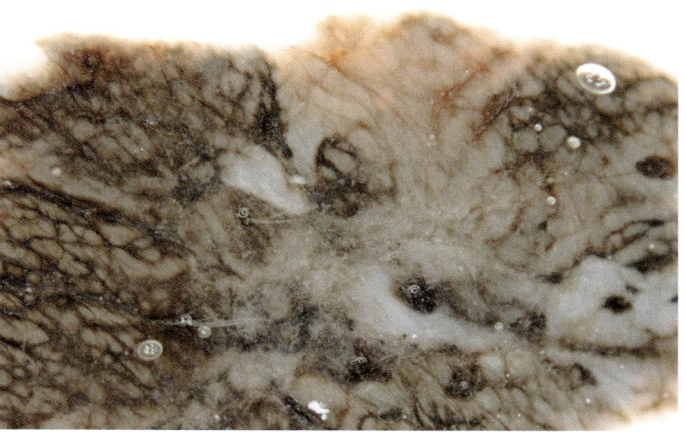

【臨床像】数年前から増大．9×7 mm，黒褐色，不整形の軽度隆起する斑．

【ダーモスコピー所見】中心部では青白色の薄靄がある．辺縁の輪郭は不規則で辺縁途絶もみられる．

徹底解剖！ 症例 3 のダーモスコピーを詳しく見てみよう

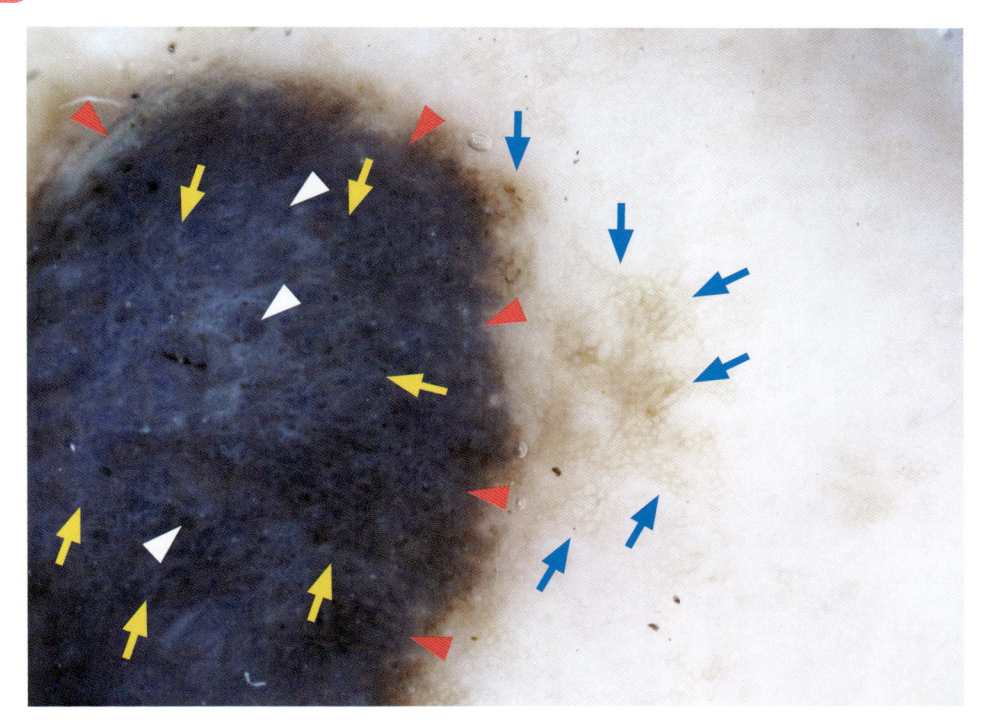

臨床的には脂漏性角化症（SK）にも見える耳介部の黒色結節である．

ダーモスコピーでは明らかに SK とは異なり，面皰様開孔も稗粒腫様嚢腫もない．

結節部は全体に青灰色（▲）であるが，よくみると，青白色の網ひも（⇨）と青灰色の色素小球（△）である．

網ひもが青白色であることは，結節部の表皮内にはほとんどメラニンがなく，真皮内に多量のメラニンが存在することを意味する．

本症例は結節型に近い臨床像であるため，ダーモスコピーでも特徴に乏しいが，辺縁部に注目すると褐色の不明瞭な非定型色素ネットワーク（➡）がみられる．辺縁部のみにわずかに *in situ* 病変が存在する可能性が示唆される．

症例 5

45 歳，男性

部位 頸部

形状 隆起

病理 表在拡大型

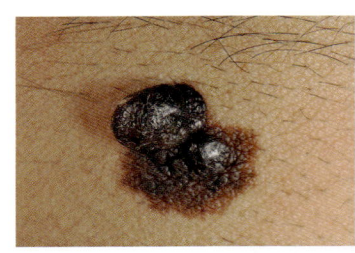

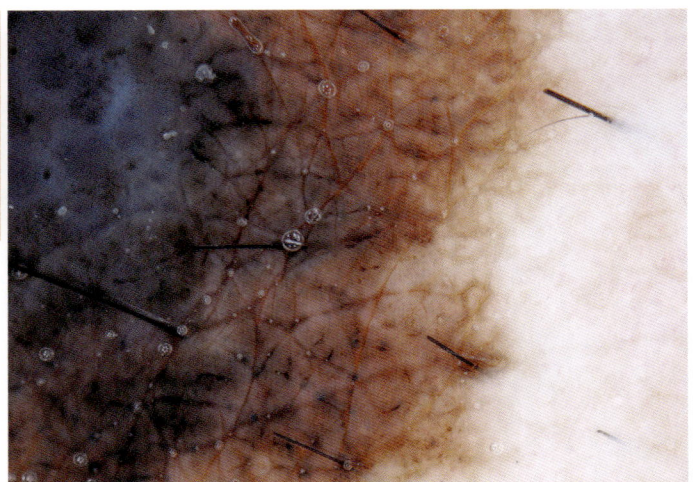

【臨床像】20 年前に自覚．1 年前から隆起．13×11 mm の褐色斑があり，9×9×6 mm の半球状の黒褐色結節が接する．

【ダーモスコピー所見】隆起部は青白色の薄靄がある．辺縁の色素斑部では不規則な色素ネットワークがみられる．

症例 6

77 歳，女性

部位 右肩

形状 隆起

病理 表在拡大型

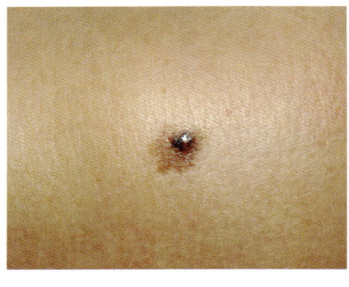

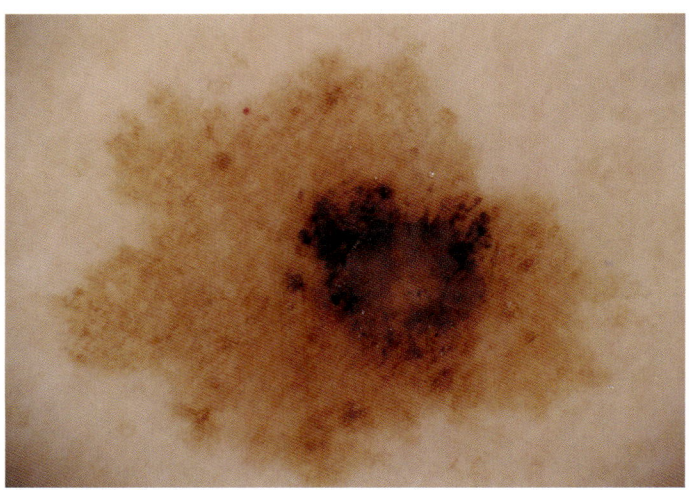

【臨床像】4 か月前に自覚．12×9 mm の褐色斑の一部が隆起した，ドーム状，黒褐色の小結節．

【ダーモスコピー所見】色調の非対称性，不規則な色素ネットワークを呈する．病変の下方では，褐色斑の一部の色が抜けている(regression)．

症例 7

44 歳，男性

部位 胸部

形状 隆起

病理 表在拡大型

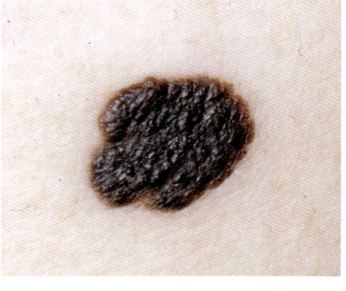

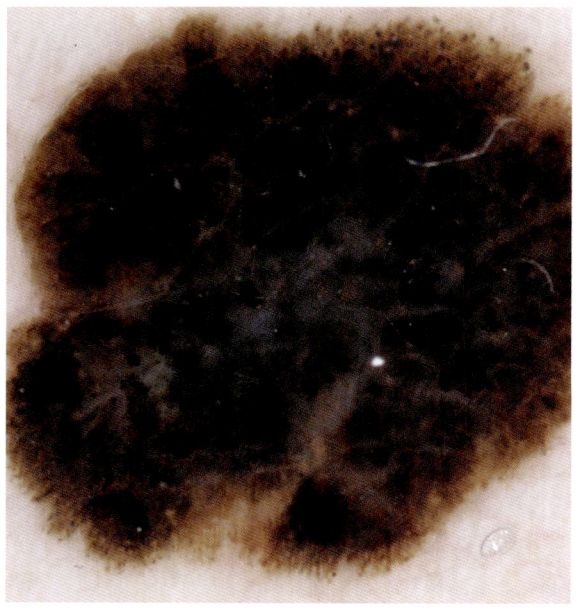

【臨床像】最近自覚．左右非対称性の黒色局面，表面は凸凹し光沢がみられる．

【ダーモスコピー所見】辺縁で不規則に分布，途絶する線状構造(不規則線条)と，大小不同で無秩序に分布する小球構造(不規則色素小点・小球)がある．

症例 8

53 歳，男性
[部位] 胸部
[形状] 扁平隆起
[病理] 表在拡大型

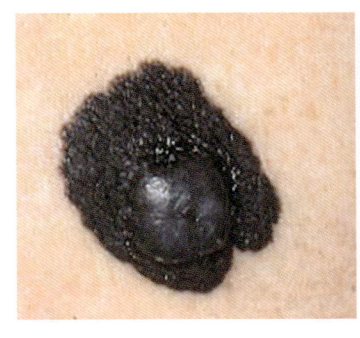

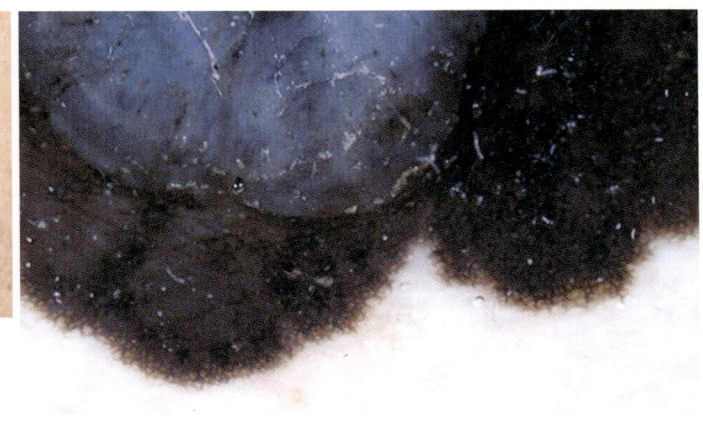

【臨床像】3～4 年前からあり，1 年前より一部隆起．表面が粗糙な黒色斑上に上方隆起した黒色結節がみられる．
【ダーモスコピー所見】辺縁は色素ネットワークからなるが，グリッドが不整で，途絶している．中央の結節には青白色の薄靄を伴う．

症例 9

24 歳，男性
[部位] 胸部
[形状] 隆起
[病理] 表在拡大型

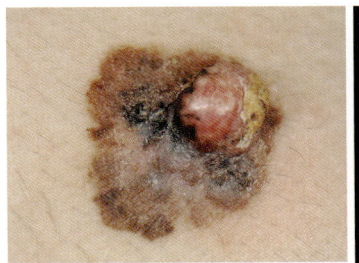

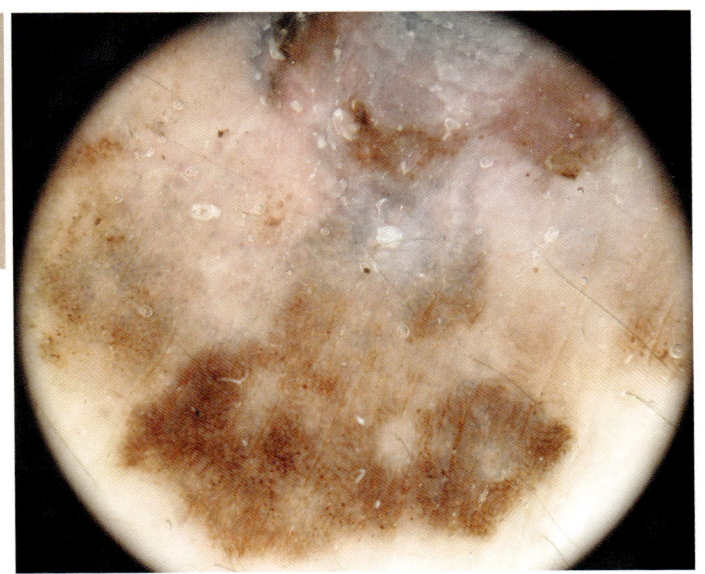

【臨床像】幼少期よりある色素斑で，半年前から紅色の結節が内部に隆起．径 25 mm の褐色～黒色斑で，鮮紅色結節を伴う．
【ダーモスコピー所見】非定型色素ネットワークと多発性茶色小点がある．上寄りの部分には瘢痕様色素脱失もある．

症例 10

68 歳，男性
[部位] 背部
[形状] 隆起
[病理] 表在拡大型

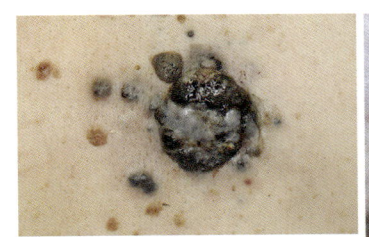

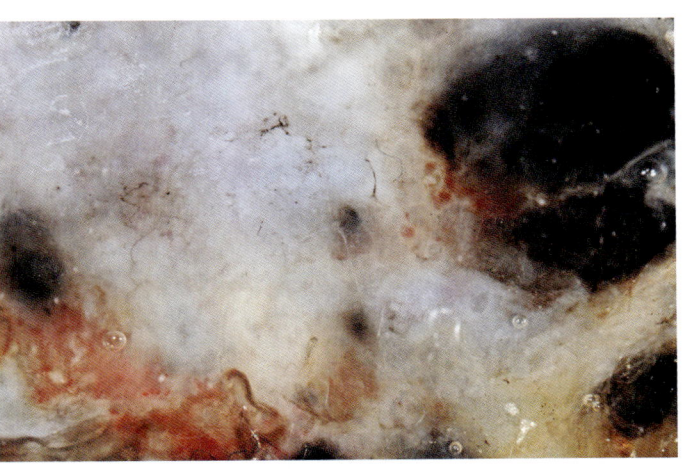

【臨床像】半年前に腫瘤を自覚．42×34 mm の潰瘍化した黒色結節の周辺には既に衛星病変が多発．
【ダーモスコピー所見】大部分が青白色の薄靄で覆われ，右上方は均一領域の所見がみられる．灰色・黒色・青色・赤色と多色の所見もあると判断した．

症例 11

45 歳，男性
[部位] 胸部
[形状] 潰瘍
[病理] 表在拡大型

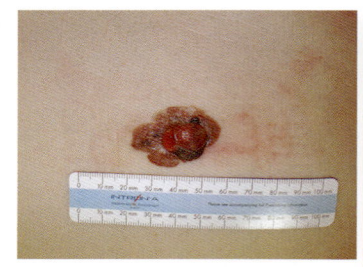

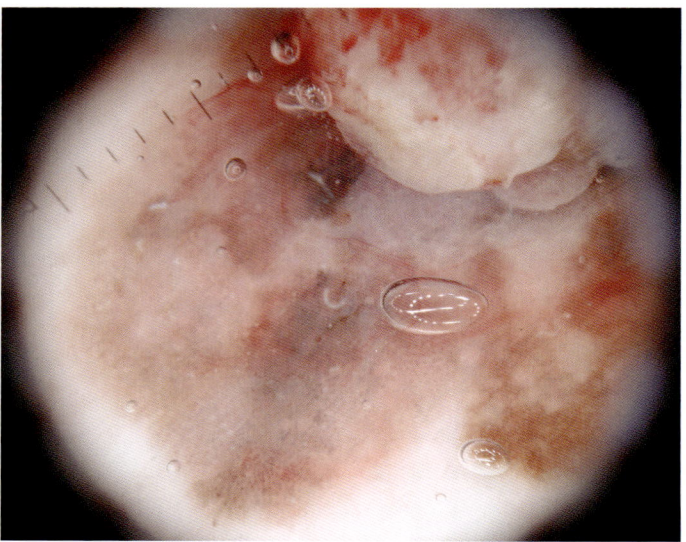

【臨床像】1 年半前に自覚した斑が徐々に隆起．33×25 mm
の褐色斑で，中央に 15 mm の紅色～黒色結節を伴う．
結節部は一部びらんを呈している．

【ダーモスコピー所見】中央部の不規則色素小点，右下に
非定型色素ネットワークがあり，自然消退構造も観察さ
れる．結節部は無色素性である．

症例 12

85 歳，女性
[部位] 腹部
[形状] 平坦
[病理] 表在拡大型

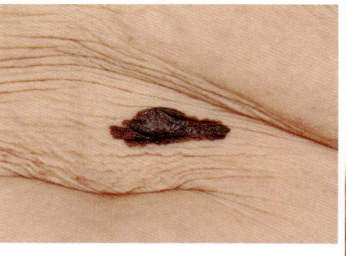

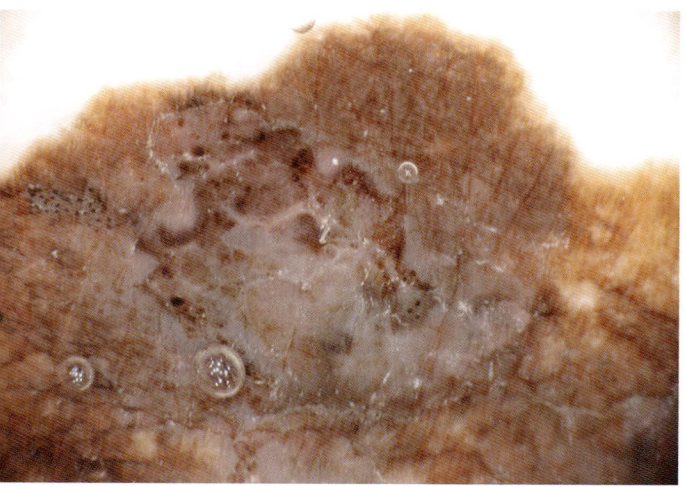

【臨床像】3～4 年前に出現，1 か月前より中央が隆起．辺
縁不整，左右非対称な黒褐色斑，中央が隆起して見え
る．

【ダーモスコピー所見】中央寄りには青白色の薄靄を認
め，不規則な辺縁では不規則線条がみられる．

症例 13

69 歳，男性
[部位] 臍部
[形状] 平坦
[病理] 表在拡大型

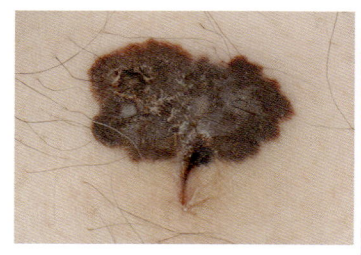

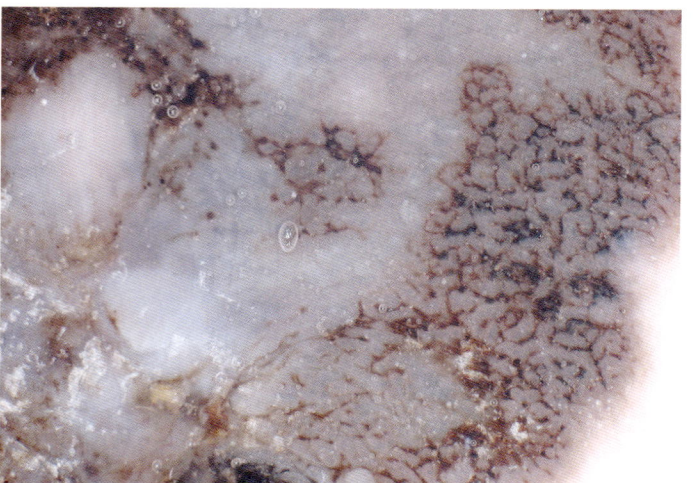

【臨床像】1 年前に出現，臍とその上方に 29×15 mm の境
界明瞭な過角化を伴う黒褐色斑，色素斑は臍窩の奥まで
連続．

【ダーモスコピー所見】黒色・褐色の背景に青白色の薄靄，
周囲には非定型ネットワークと黒色の点．

症例 14

35 歳，女性

[部位] 腰部
[形状] 隆起
[病理] 表在拡大型

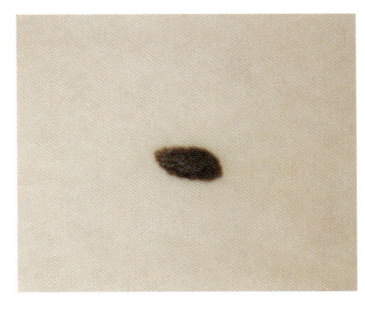

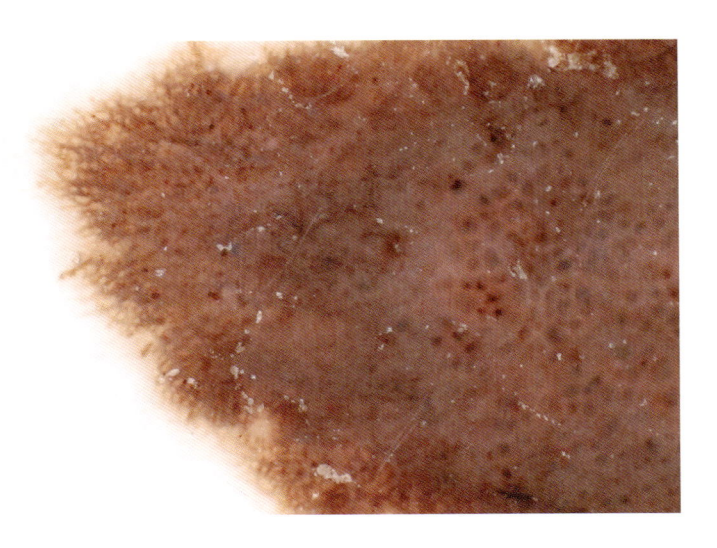

【臨床像】発症時期不明だが 10 年くらい前から病変はあった．右腰部の 12×6 mm の軽度隆起性した黒褐色斑．

【ダーモスコピー所見】辺縁に非定型色素ネットワークと不規則線条があり，辺縁途絶している．中央には青灰色の色素小球，黒褐色の小点，脱色素ネットワークがある．

症例 15

42 歳，女性

[部位] 臀部
[形状] 隆起
[病理] 表在拡大型

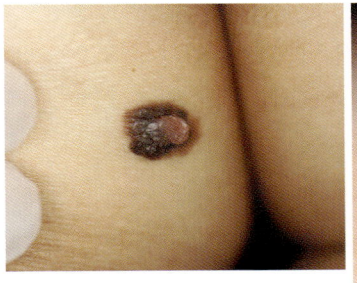

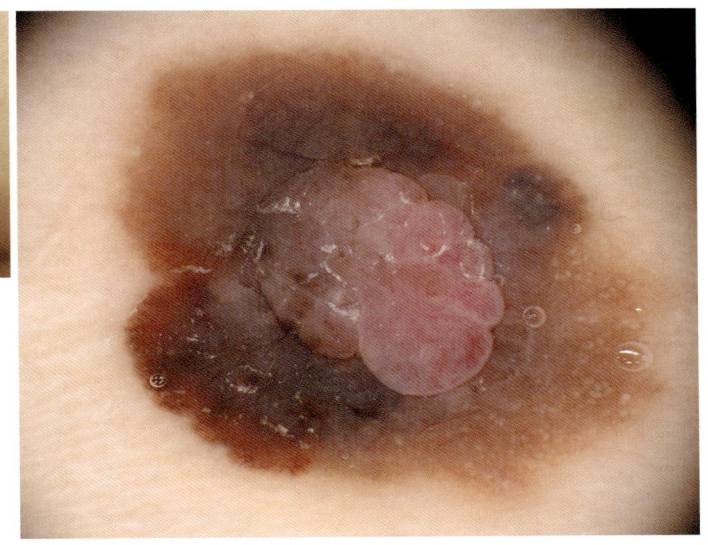

【臨床像】半年前にしこりを自覚．13×10 mm の境界やや不明瞭な軽度隆起した黒褐色斑で，中央は 6 mm の淡紅色有茎性結節．

【ダーモスコピー所見】色調，構造が非対称性な多構築パターンで淡褐色・濃褐色・黒色・淡紅色の多彩な色調をもつ．辺縁は不規則線条，非定型色素ネットワークがあり，中央部の隆起部は青白色の薄靄である．

症例 16

44 歳，男性

[部位] 背部
[形状] 平坦
[病理] 表在拡大型

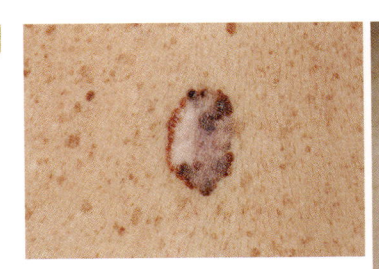

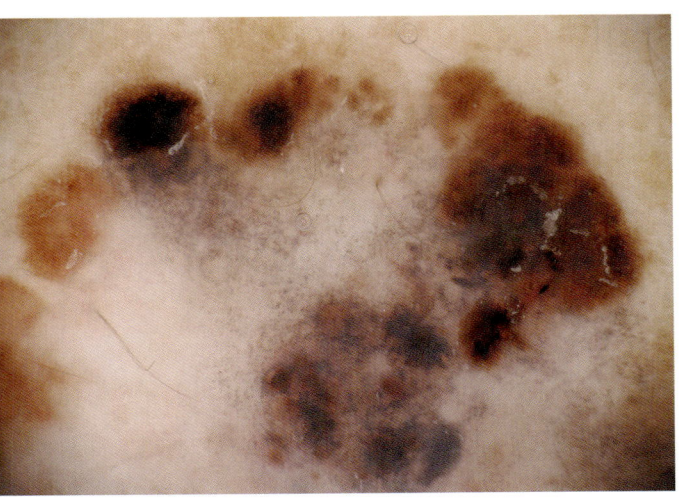

【臨床像】以前から黒色斑があり，1 年半前より増大．不整形，濃淡のある黒色〜褐色斑，中央に脱色素斑．

【ダーモスコピー所見】構築は多構築パターンで，黒色〜褐色〜紅色の多彩な色調を呈する．非定型色素ネットワークがある．

症例 17

60 歳，女性
- [部位] 背部
- [形状] 平坦
- [病理] 表在拡大型

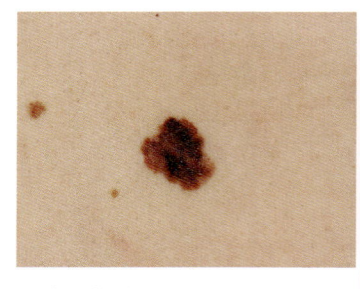

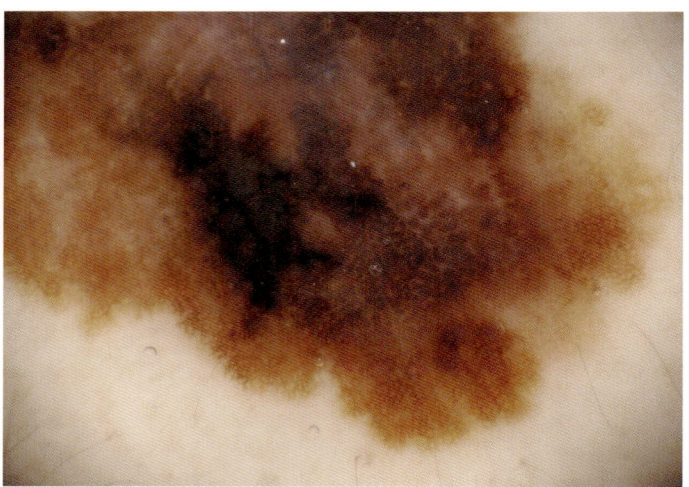

【臨床像】約 20 年前から増大を指摘された．辺縁不整，濃淡のある左右非対称の黒色斑．

【ダーモスコピー所見】色素ネットワークの網目の太さや色調の濃さが不整形であり，辺縁では途絶している部分もある．

症例 18

42 歳，女性
- [部位] 背部
- [形状] 平坦
- [病理] 表在拡大型

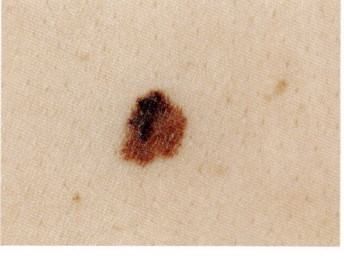

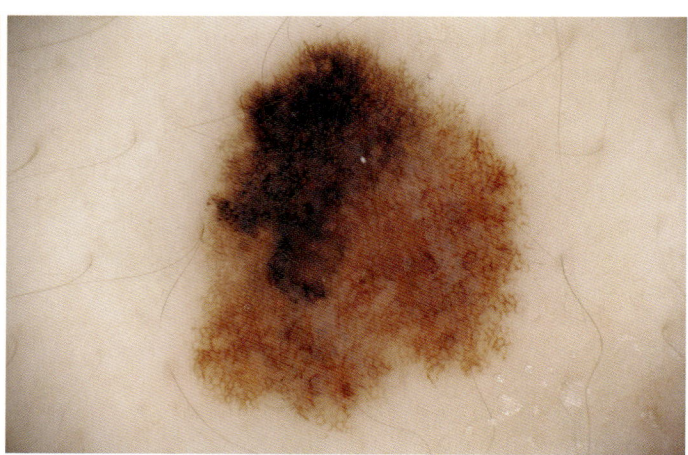

【臨床像】1 年前に自覚．非対称性，辺縁不整，濃淡のある褐色斑．

【ダーモスコピー所見】非定型色素ネットワークは全体的に顕著にみられる．辺縁に不規則色素小点・小球もある．

症例 19

70 歳，男性
- [部位] 背部
- [形状] 扁平隆起
- [病理] 表在拡大型

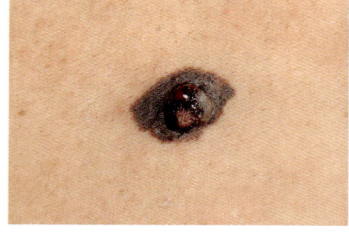

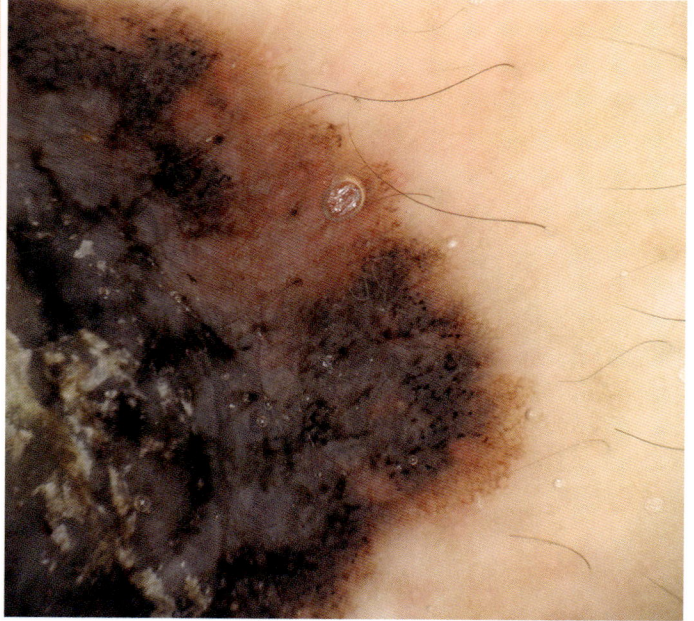

【臨床像】全盲．出生時から右背部に黒色斑があり，1 か月ほど前に同部中央に腫瘍を生じ受診．境界明瞭な黒色腫斑上にびらん，出血を伴う黒色結節．

【ダーモスコピー所見】黒色〜紅色と色調が多様で，非定型色素ネットワーク，不規則色素小点・小球を伴う．

症例 20

51 歳，男性
[部位] 背部
[形状] 扁平隆起
[病理] 表在拡大型

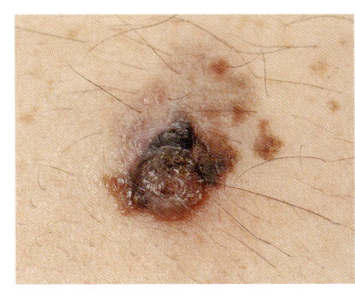
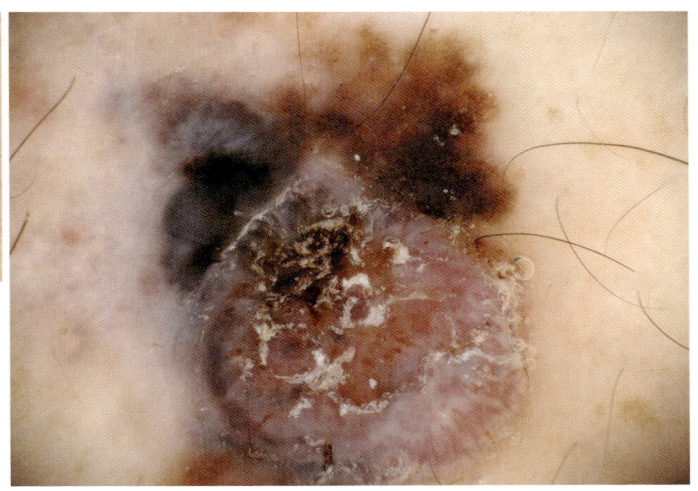

【臨床像】3 か月前に自覚．境界不明瞭な淡色～褐色斑上の中央に潰瘍を伴う紅色～黒色局面．左右非対称．
【ダーモスコピー所見】色素斑は非定型色素ネットワークと非対称な無構造領域からなり，結節部には線状不規則血管を伴う．

症例 21

75 歳，男性
[部位] 背部
[形状] 隆起
[病理] 表在拡大型

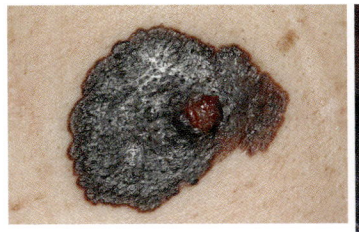
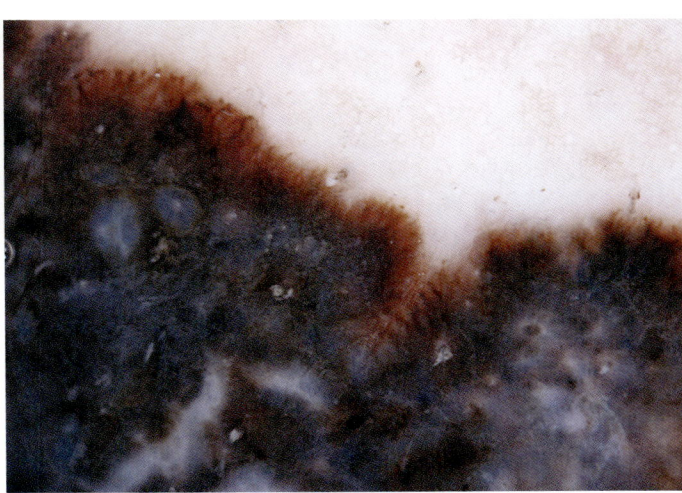

【臨床像】数年前に自覚．39×33 mm の境界明瞭な黒色斑で，中心部に潰瘍化した結節がある．
【ダーモスコピー所見】隆起部は青白色の薄靄を示す．色素斑の辺縁には不規則に外方に向かう線条がみられる．

症例 22

59 歳，男性
[部位] 背部
[形状] 平坦
[病理] 表在拡大型

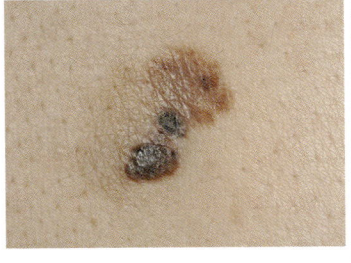
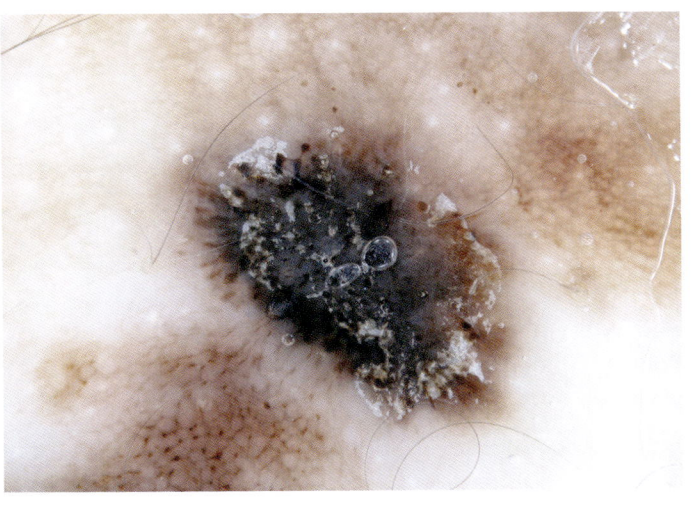

【臨床像】発症時期不明．23×15 mm，不整形で濃淡不整の局面で，一部にわずかに浸潤を触れる．
【ダーモスコピー所見】周辺部には不規則な色素ネットワークがみられる．中心部は青白色の薄靄と一部に線条がある．

症例 23

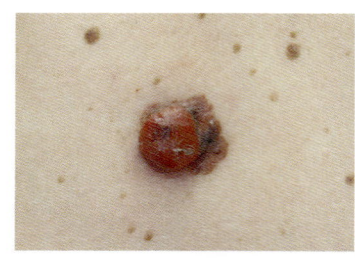

84 歳，女性
[部位] 背部
[形状] 隆起
[病理] 表在拡大型

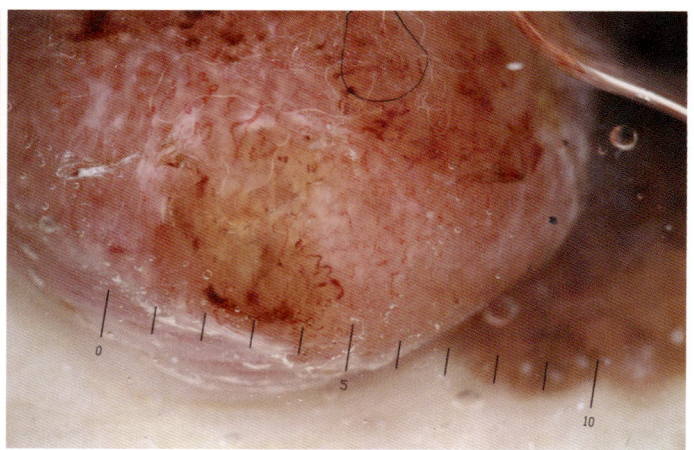

【臨床像】以前からほくろがあり，2 か月前から結節が出現．内部に紅色腫瘤の形成を伴う濃淡のある黒褐色斑．
【ダーモスコピー所見】淡紅白色の無構造領域を背景に，線状不規則血管，不規則ヘアピン血管がみられる．

症例 24

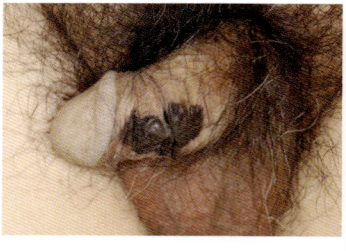

65 歳，男性
[部位] 陰茎
[形状] 隆起
[病理] 表在拡大型

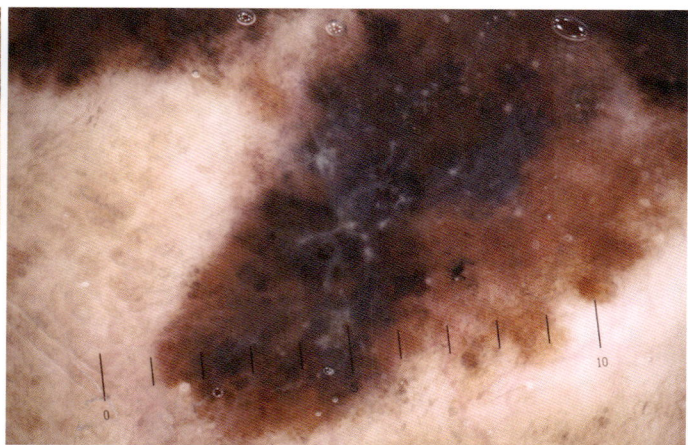

【臨床像】25 年前に自覚．3 年前から一部隆起し，最近になり増大．一部に結節を有する不整形黒色斑．
【ダーモスコピー所見】青白色の薄靄を伴う濃淡のある黒褐色の無構造領域がみられる．

症例 25

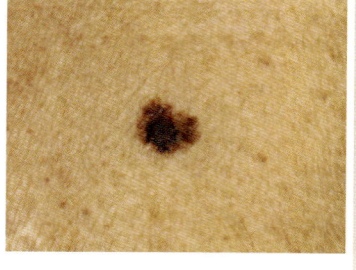

82 歳，女性
[部位] 左前腕
[形状] 平坦
[病理] 表在拡大型

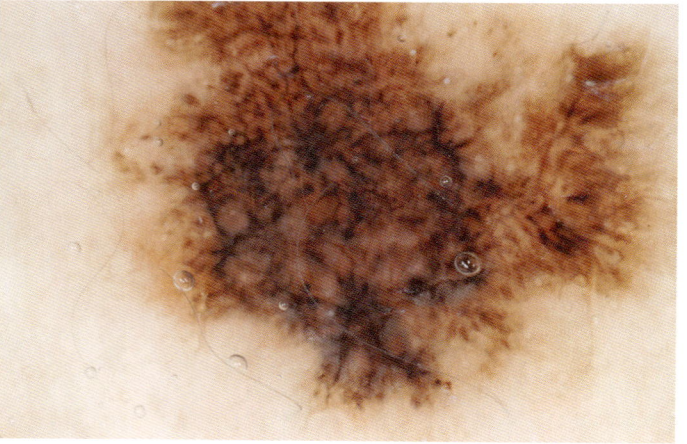

【臨床像】3 年前から拡大した 7×6 mm の境界明瞭な色素斑．
【ダーモスコピー所見】全体として左右非対称・不規則な構造をとり，非定型色素ネットワーク，不規則線条などの所見がみられる．

症例 26

36 歳，女性

部位 左上腕

形状 隆起

病理 表在拡大型

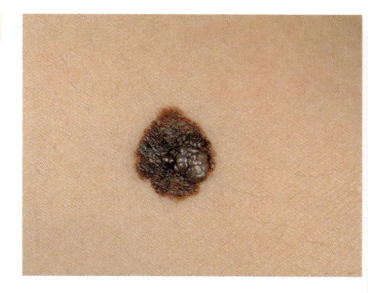
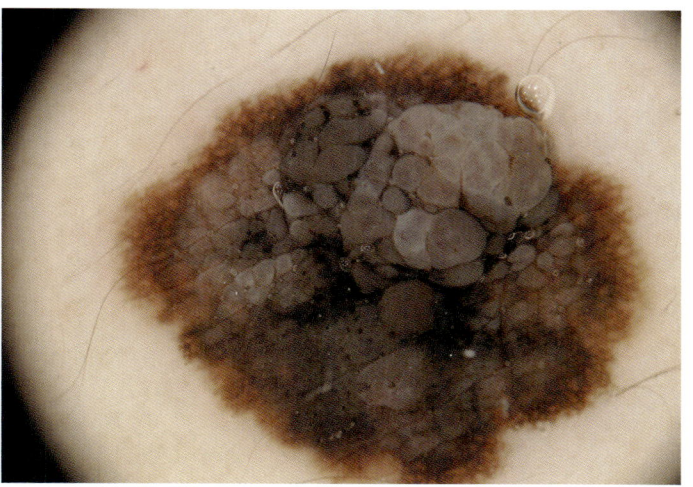

【臨床像】5 年前に左上腕に点状の黒色斑が出現し増大．11×8 mm 大の黒褐色斑で，隆起する部分がある．
【ダーモスコピー所見】多構築パターンであり，辺縁部には不規則ネットワークがある．中央を外れて存在する隆起部は外向性乳頭状構造の所見を呈する．

徹底解剖! 症例 26 のダーモスコピーを詳しく見てみよう

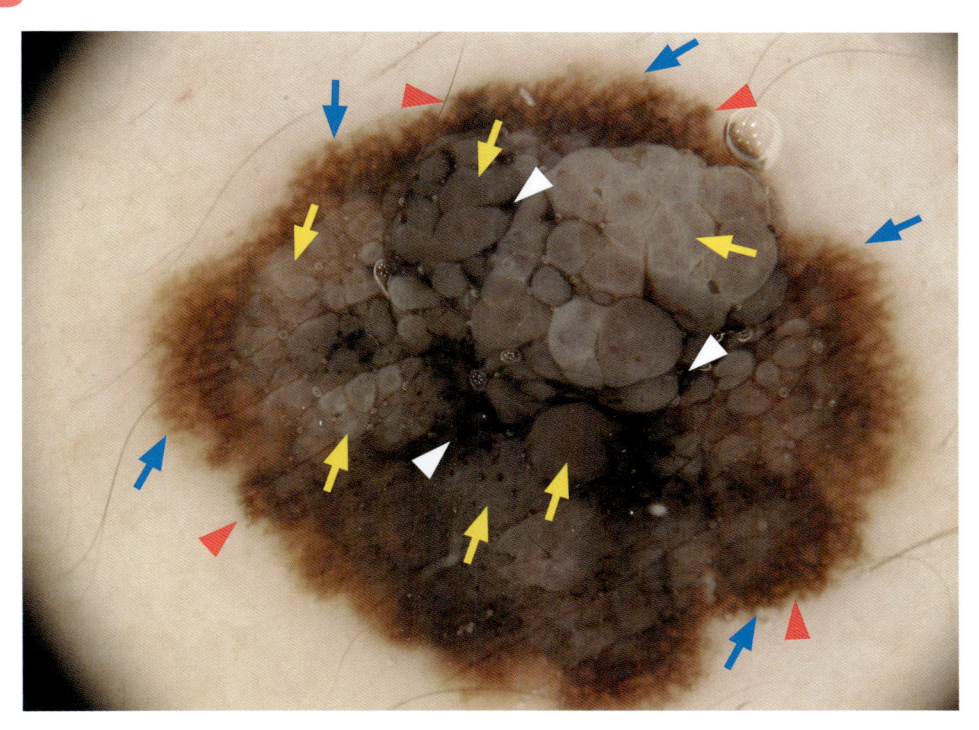

　臨床的に比較的小型の色素性局面であり，Unna 型色素細胞母斑と Clark 型色素細胞母斑の合併にも似るが，色の分布が不規則であることから表在拡大型悪性黒色腫(SSM)が疑われる．

　ダーモスコピーでは，色素ネットワークが全周性にみられるが，辺縁部まで色の濃いところがあり(▲)，網が太く，目が小さい(➡)非定型色素ネットワークである．

　病変中央には主として青灰色の大小不規則な色素小球(⇨)が密集して外向性乳頭状構造を呈し，溝の部分には黒色の角栓様構造(△)もみられる．

49 歳，女性

[部位] 右上腕

[形状] 平坦

[病理] 表在拡大型

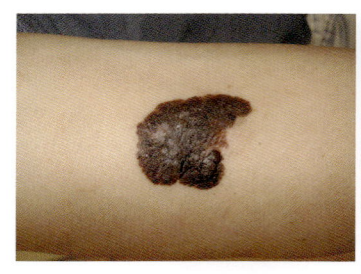

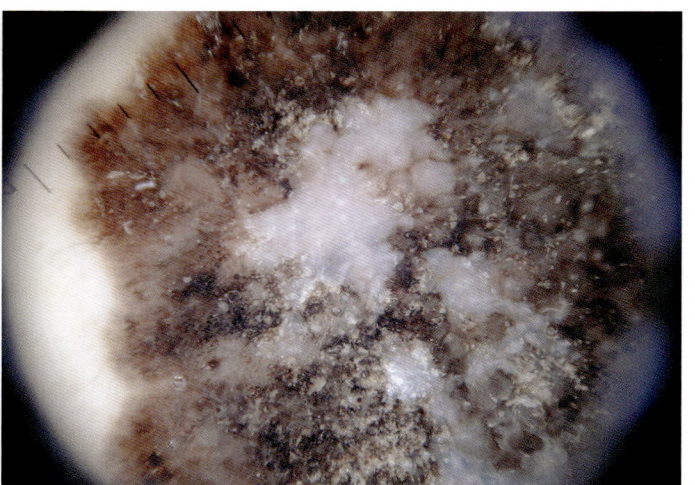

【臨床像】45×35 mm の不整形な黒色斑で，斑の内部には小豆大の小結節と一部色調の薄い部分を伴う.

【ダーモスコピー所見】中央に青白色の薄靄があり，鱗屑により所見がわかりにくいが，色素小点・小球が集簇している.

症例 28

34 歳，男性

[部位] 右上腕

[形状] 隆起

[病理] 表在拡大型

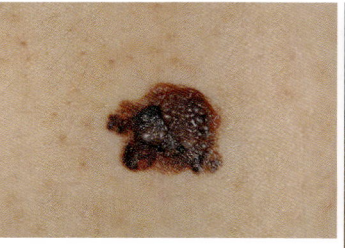

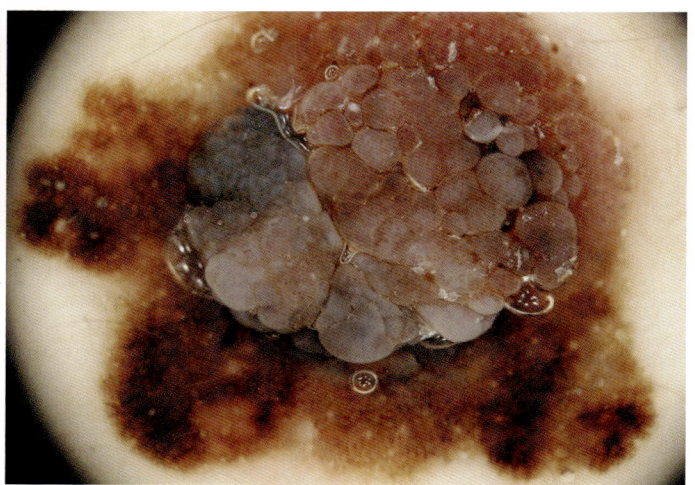

【臨床像】10 年来ある 13 mm の不整形黒褐色斑で，平坦な部は色調の濃淡不整あり．隆起部はやや偏在し，全体にいびつな形状.

【ダーモスコピー所見】辺縁は非定型色素ネットワークと一部に線条がある．隆起部は外向性乳頭状構造で，一部青白色の薄靄もある.

症例 29

65 歳，女性

[部位] 右上腕

[形状] 隆起

[病理] 表在拡大型

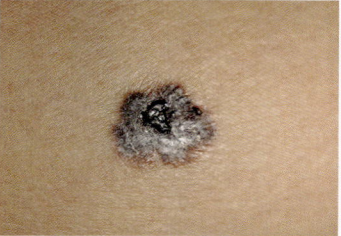

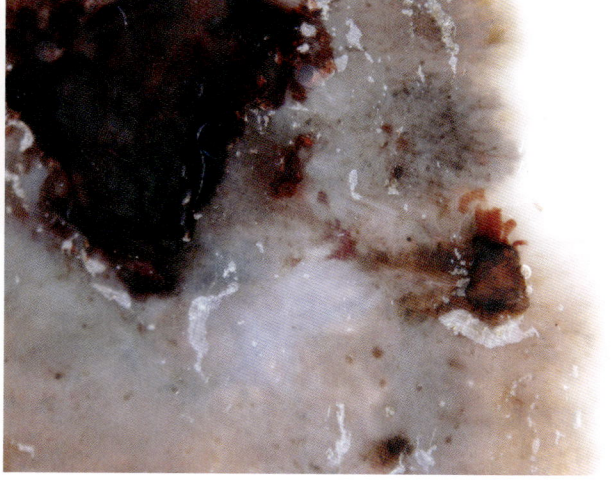

【臨床像】1 年半前に自覚．11×9 mm の黒色～黒褐色斑．全体として非対称性.

【ダーモスコピー所見】中心部は血痂で，その外に青白色の薄靄がある．辺縁の色素斑部で一部に線条がある.

症例 30

40 歳，男性

[部位] 右上腕
[形状] 隆起
[病理] 表在拡大型

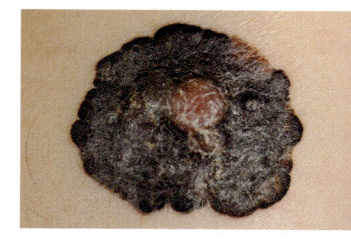

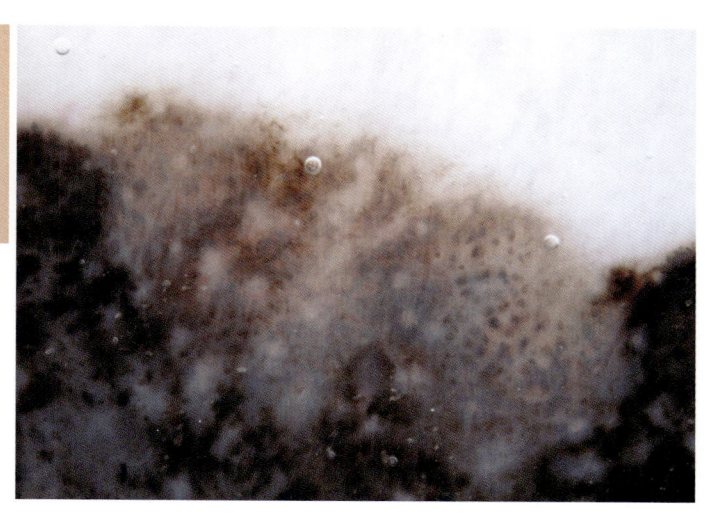

【臨床像】3 年前に 10 mm 弱の黒色斑に気づき，その後増大．最近中央が隆起．23 mm の黒色局面内に 8 mm の赤色結節．

【ダーモスコピー所見】不規則色素小点・小球がみられる．左端には脱色素ネットワークもある．

症例 31

22 歳，女性

[部位] 右上腕
[形状] 平坦
[病理] 表在拡大型

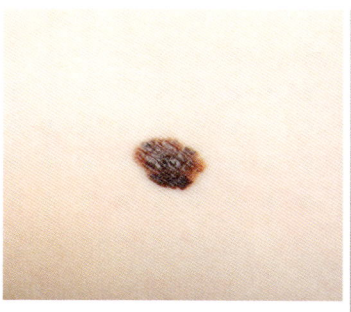

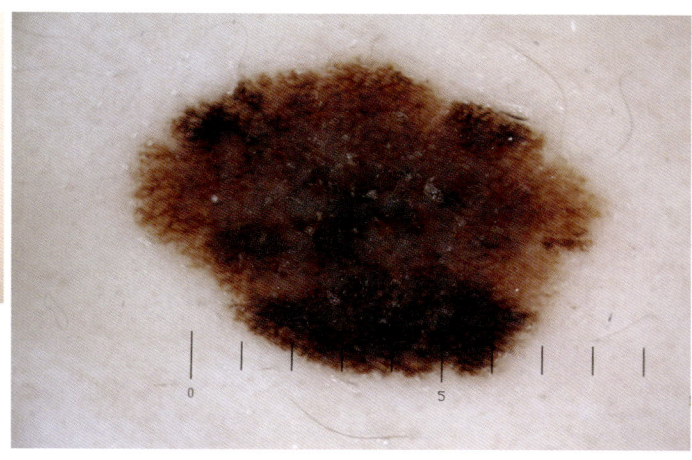

【臨床像】1 年半前から増大．濃淡のある不整形な黒褐色斑．

【ダーモスコピー所見】2・4・6 時方向辺縁に色調が濃く太い網目を有する非定型色素ネットワークがみられる．

症例 32

36 歳，女性

[部位] 左上腕屈側
[形状] 隆起
[病理] 表在拡大型

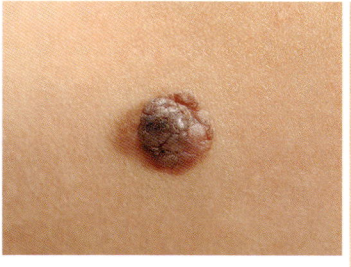

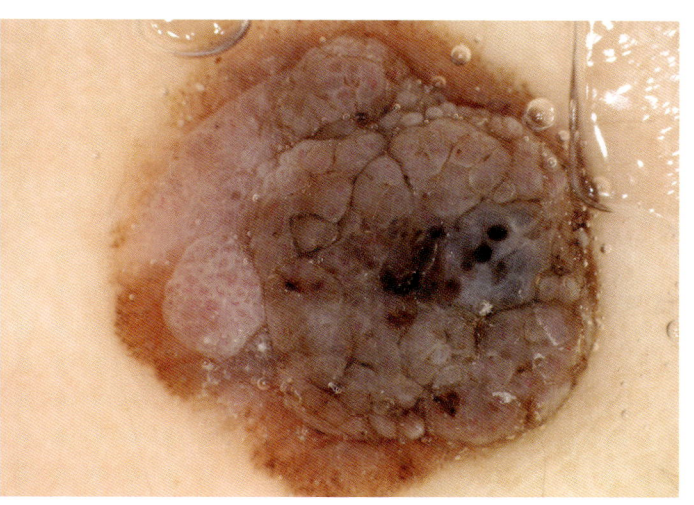

【臨床像】数年前に自覚．上方隆起性の紅色～褐色結節．表面は乳頭腫状に凸凹して見える．

【ダーモスコピー所見】辺縁には非定型ネットワークを伴う色素斑があり，中央の乳頭腫状結節は乏色素性であるがヘアピン血管とらせん状血管がある．

症例 33

65歳，女性
- **部位** 左下腿
- **形状** 平坦
- **病理** 表在拡大型

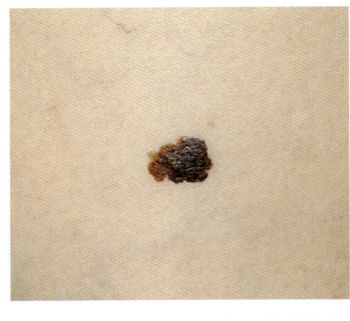
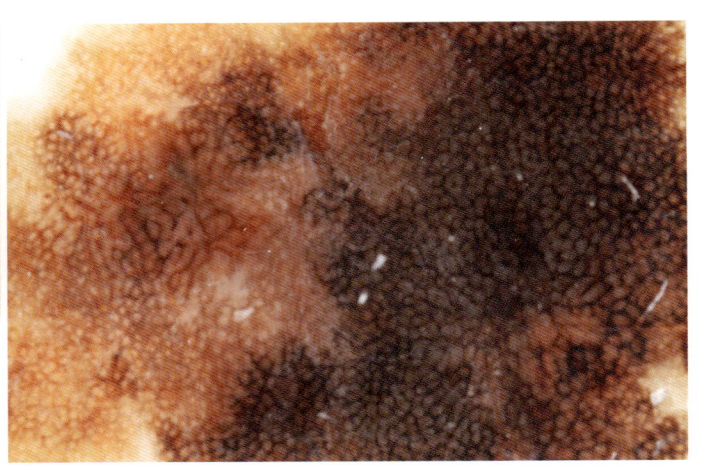

【臨床像】10年前に自覚．12×10 mmの色素斑．境界明瞭だが，不整形で中央が軽度隆起している．
【ダーモスコピー所見】辺縁には網ひもが太く，濃淡差のある非定型色素ネットワークの所見があり，中央部の網状パターンも濃淡差が目立つ不均一な所見である．

症例 34

42歳，女性
- **部位** 右大腿
- **形状** 隆起
- **病理** 表在拡大型

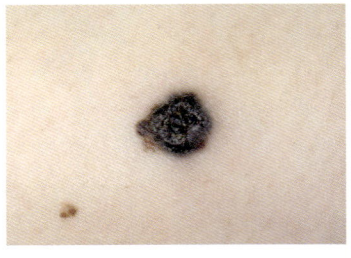
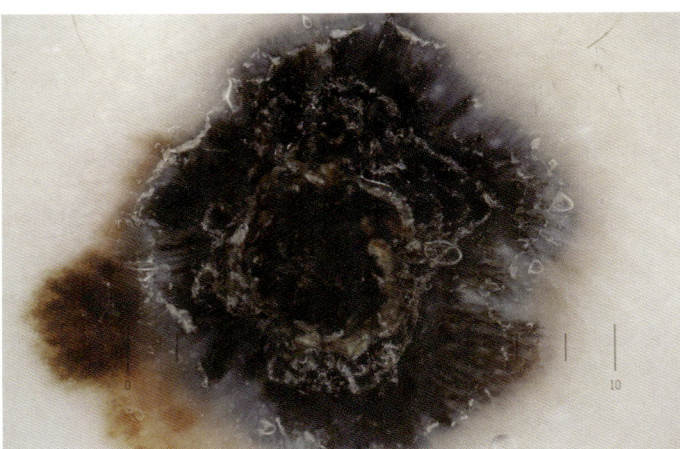

【臨床像】以前からほくろがあり，3か月前から増大．一部褐色斑を伴う青黒色小結節．
【ダーモスコピー所見】青黒色の無構造領域とその辺縁に濃褐色の色素ネットワーク，線条がみられる．

症例 35

49歳，女性
- **部位** 右大腿
- **形状** 隆起
- **病理** 表在拡大型

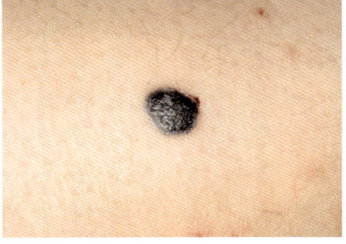
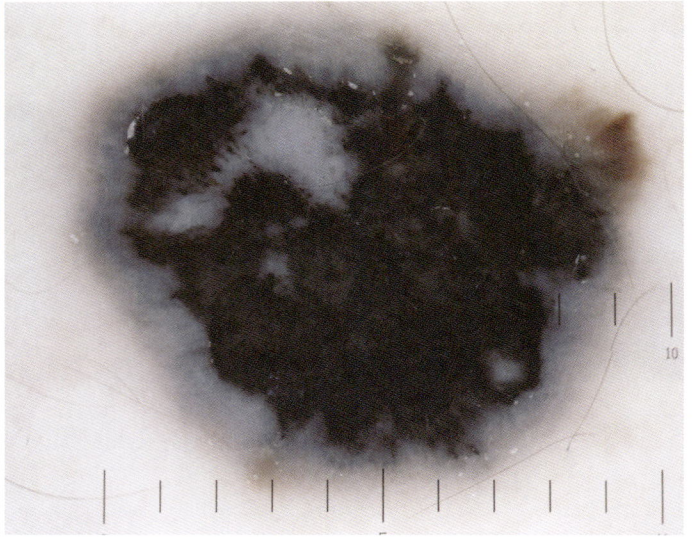

【臨床像】小学生時からあった黒色斑．4年前に7 mmであったが11 mmまで増大．辺縁に一部褐色斑を伴う青黒色の扁平隆起性小結節．
【ダーモスコピー所見】中央部は黒色無構造領域，11時方向に青白色構造，2時方向に染み出し状の褐色の線条がみられる．

症例 36

57 歳，女性

部位 右下腿

形状 平坦

病理 表在拡大型

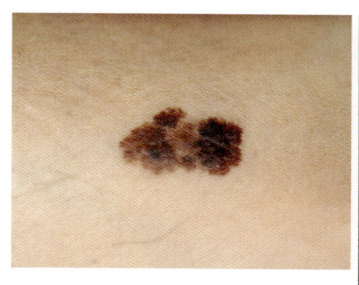

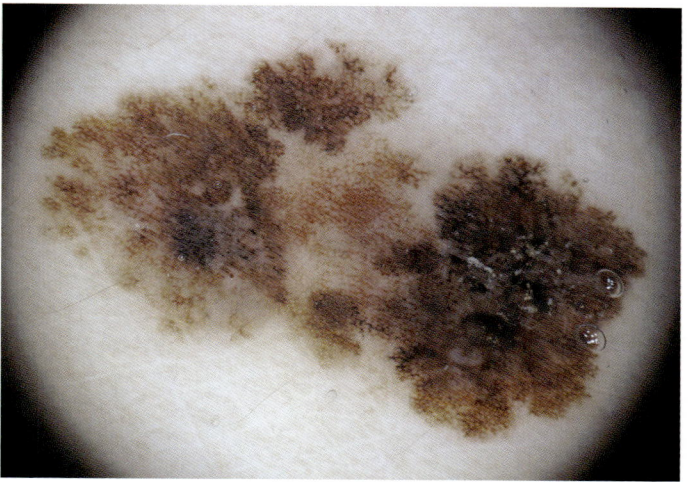

【臨床像】20 年以上前に自覚．針で刺す，あるいは掻破するという自傷行為を繰り返していた．長径 15 mm の黒褐色斑で濃淡不整．

【ダーモスコピー所見】濃淡不整の非定型色素ネットワークがみられる．

徹底解剖！

症例 33 のダーモスコピーを詳しく見てみよう

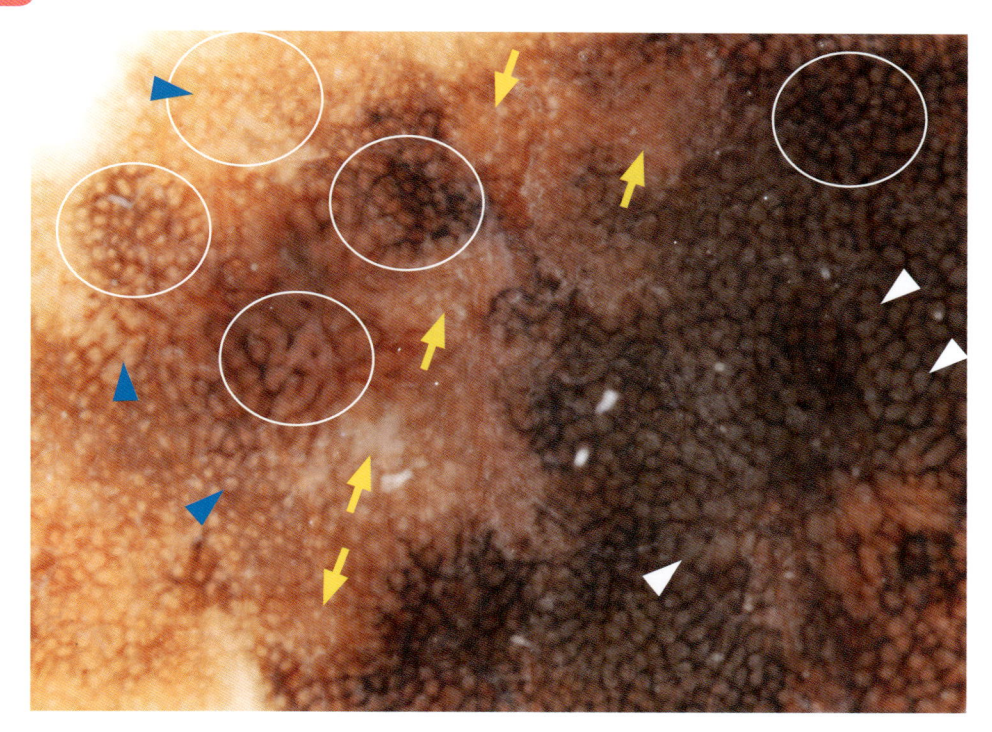

　臨床的にやや大型の色素斑であり，濃淡の不規則な分布がみられることから表在拡大型悪性黒色腫（SSM）が疑われる．

　ダーモスコピーでは濃淡の不規則性が非定型色素ネットワークとして観察される．

　すなわち，網ひもの色が多彩（白囲み）で，網の目の大きさに多少のばらつきがある．SSM にしては目の大きさがそろい，網ひもの太さもそろっているが，このような多彩な色で構成される色素ネットワークは母斑ではみられず，SSM の特徴的所見である．

　網の目の色が淡褐色（▲）のところは上皮内黒色腫，青灰色（△）のところは真皮内への浸潤を示唆する．

　様々な程度にみられる色素脱失は青白色を呈し（⇨），自然消退構造であると考えられる．

症例 37

62 歳，女性

[部位] 右下腿
[形状] 平坦
[病理] 表在拡大型

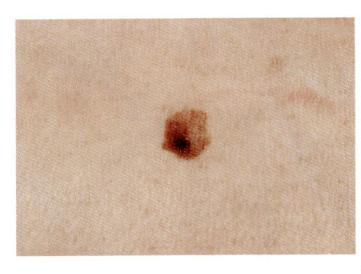

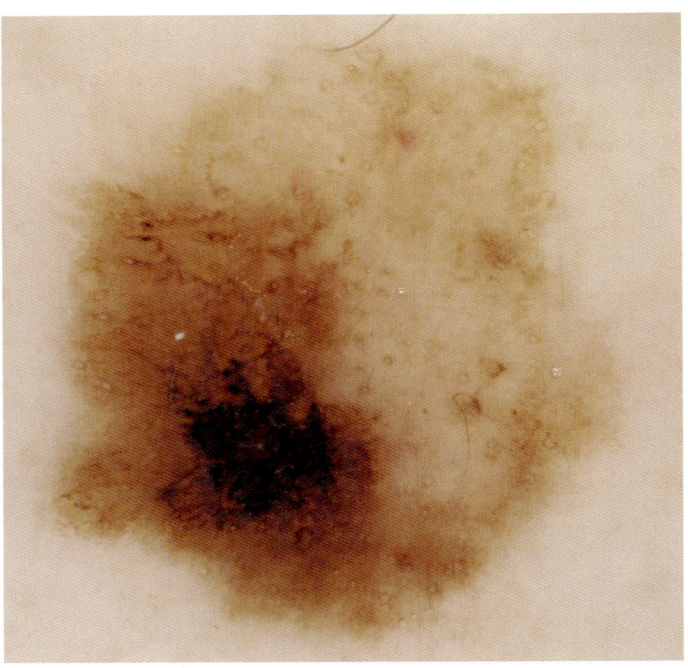

【臨床像】10 年前に出現．比較的境界が明瞭な濃淡のある黒色～褐色斑がみられる．

【ダーモスコピー所見】構築は不規則な網状パターンを呈し，非定型色素ネットワークが目立つ．

症例 38

23 歳，女性

[部位] 右大腿
[形状] 平坦
[病理] 表在拡大型

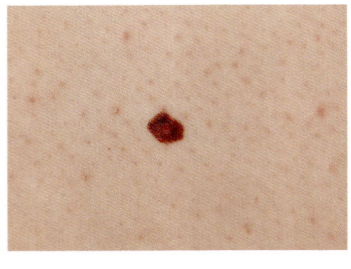

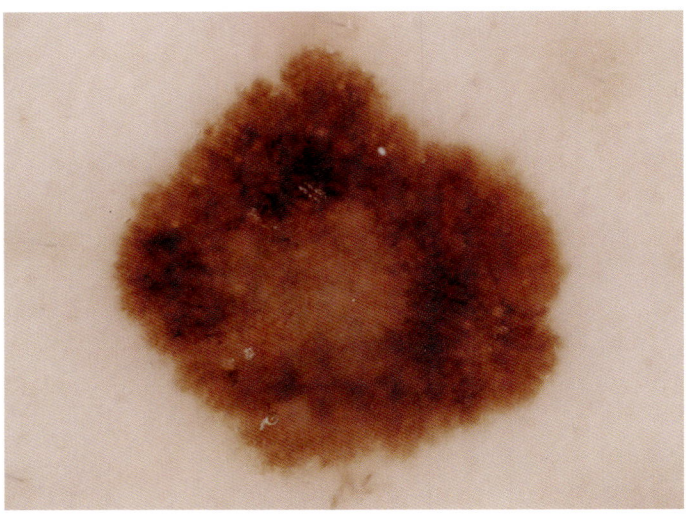

【臨床像】2 年前に自覚．最近 2 つの黒色斑が 1 つに融合した．比較的左右対称な褐色斑．中央の色調がやや淡く馬蹄形である．

【ダーモスコピー所見】非対称な網状パターンを呈している．色素ネットワークは色調，太さともに不整形．

症例 39

65 歳，女性

[部位] 右下腿
[形状] 平坦
[病理] 表在拡大型

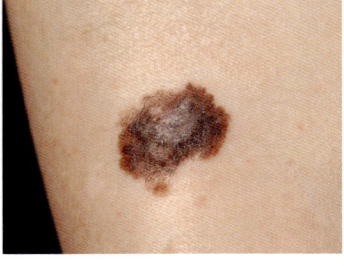

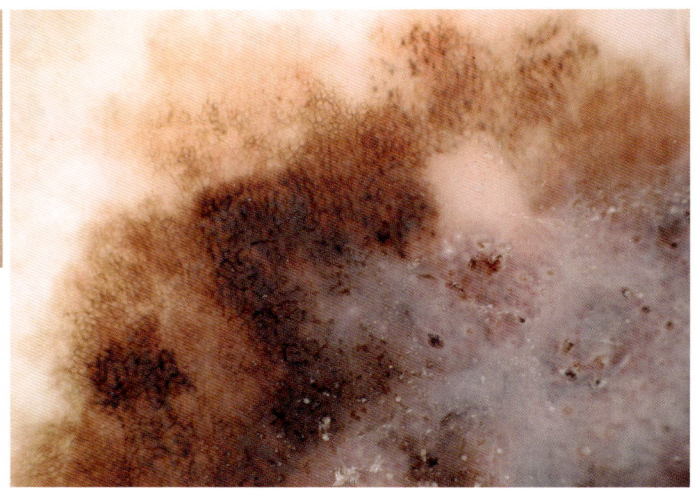

【臨床像】3 年前から増大．境界明瞭で左右非対称な褐色斑の中央が隆起する局面．

【ダーモスコピー所見】色素ネットワークは分布が不規則で，形状が非定型である．中央側には青白色の薄霧がみられる．

症例40

58歳，女性

部位 左下腿

形状 隆起

病理 表在拡大型

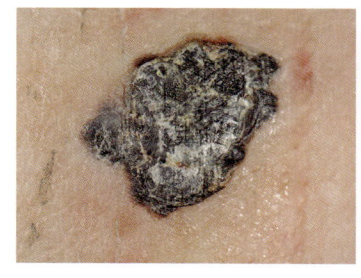

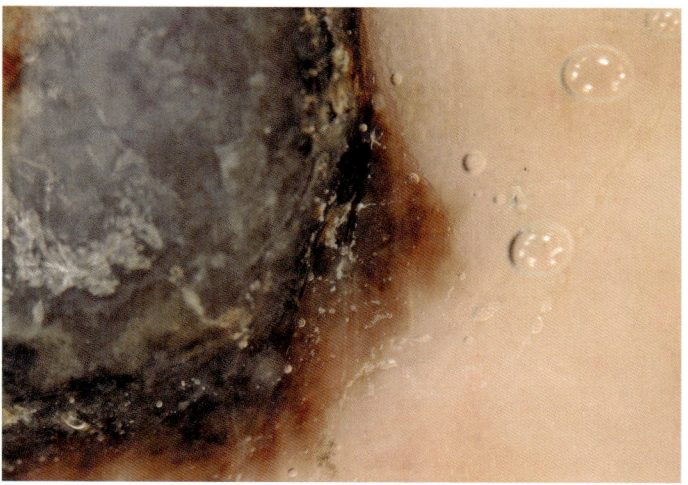

【臨床像】1年半前に自覚．2か月前から隆起．21×15 mm，軽度隆起する不整形の黒色結節．

【ダーモスコピー所見】隆起部は青白色の薄靄がある．辺縁の色素斑部では色素ネットワークははっきりせず，不規則な辺縁がみられる．

徹底網羅！ 表在拡大型悪性黒色腫のバリエーション

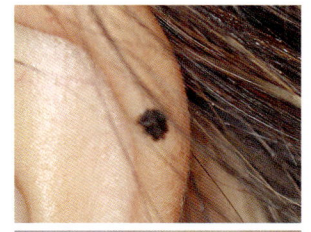
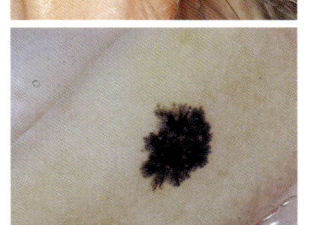
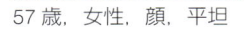

57歳，女性，顔，平坦

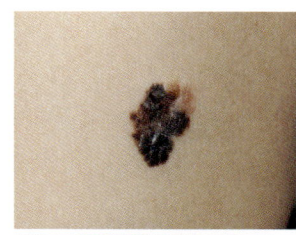
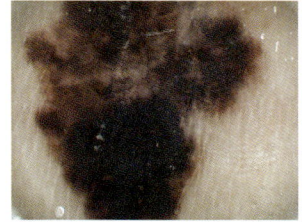

65歳，女性，上肢，隆起

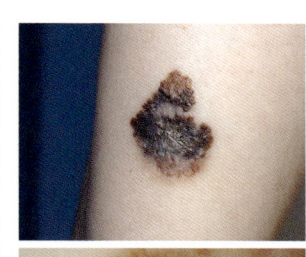
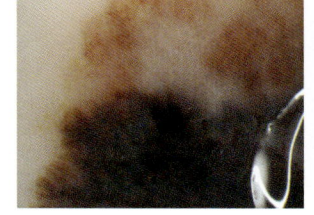
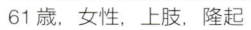

61歳，女性，上肢，隆起

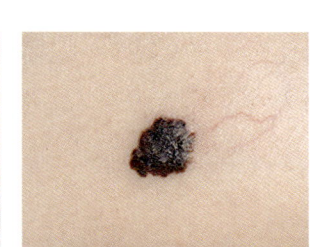
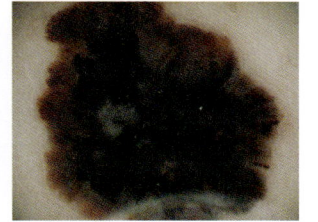

50歳，女性，下肢，隆起

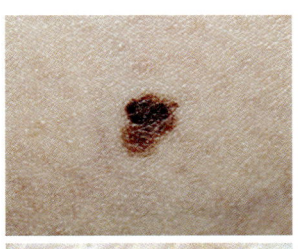
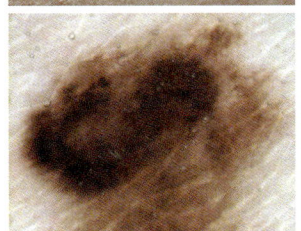

41歳，女性，下肢，平坦

症例 41

90歳，男性
部位 右足底
形状 隆起
病理 表在拡大型

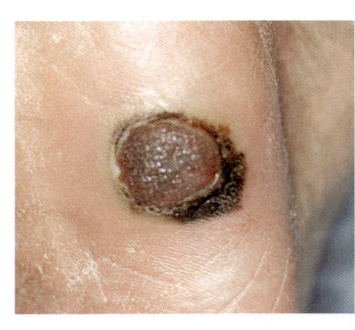
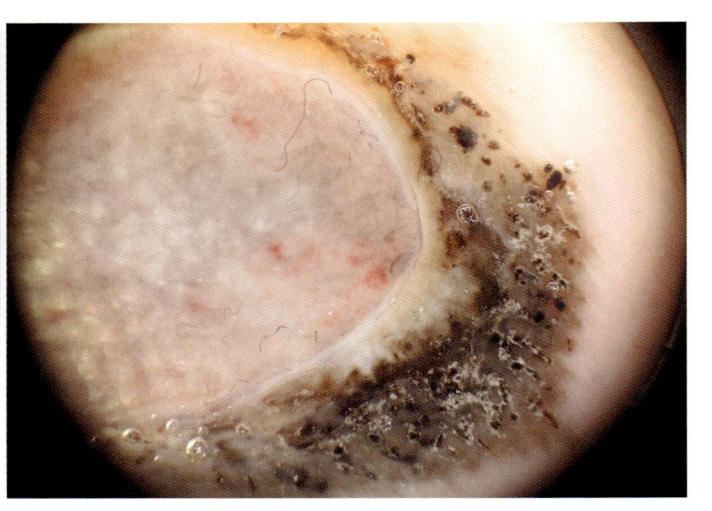

【臨床像】数週間前に自覚．約30mmの易出血性の黒褐色隆起性病変．中央は赤褐色調の肉芽腫様に盛り上がっている．

【ダーモスコピー所見】中央は潰瘍部より乳白色～淡紅色調の結節性病変である．辺縁は濃淡差のある黒褐色調の皮丘平行パターンである．

III

悪性黒色腫（malignant melanoma）

3
結節型

頭部／顔

症例 1

42歳，女性

[部位] 耳介上部
[形状] 隆起
[病理] 結節型

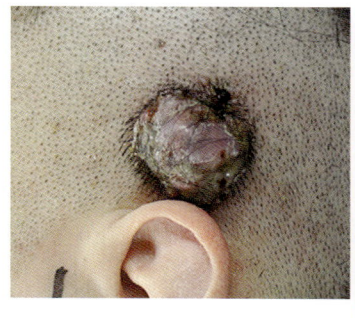

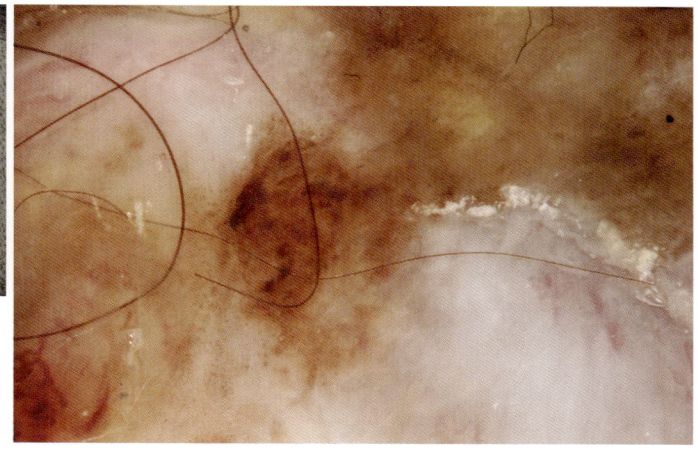

【臨床像】1年前に小指大の結節を自覚し，掻破を繰り返し増大してきた 30×25 mm のドーム状に隆起した紅色結節.

【ダーモスコピー所見】全体として白色・赤色・灰色・茶色の多様な色を示していることに加え，右上に青白色の薄靄，左下に線状不規則血管の所見がみられる.

症例 2

78歳，男性

[部位] 鼻
[形状] 隆起
[病理] 結節型

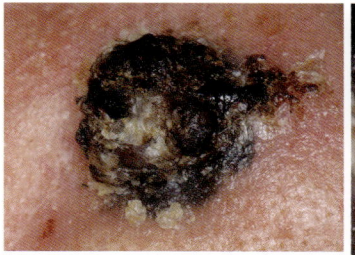

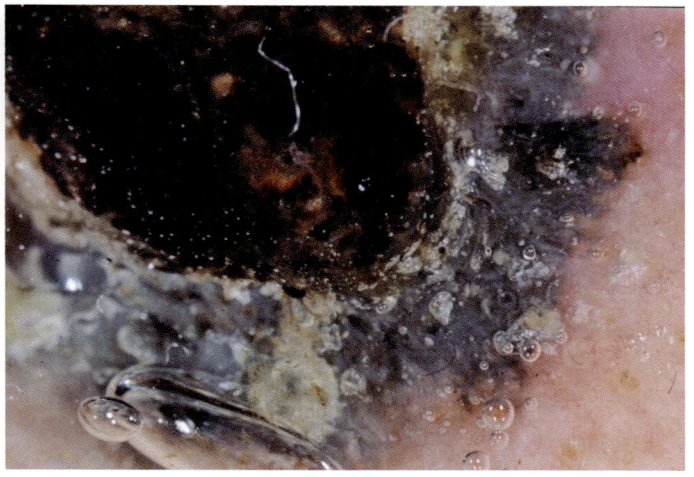

【臨床像】10年前から増大．1か月前に瘙痒感が出現し，掻破して出血したため受診．痂皮，血痂が付着した黒色結節がみられる.

【ダーモスコピー所見】中央には痂皮を付着した潰瘍がある．辺縁の形状は不整で不規則線条様でもある.

症例 3

85歳，男性

[部位] 左頬部
[形状] 隆起
[病理] 結節型

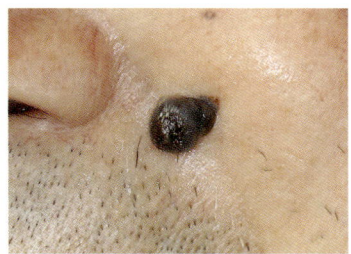

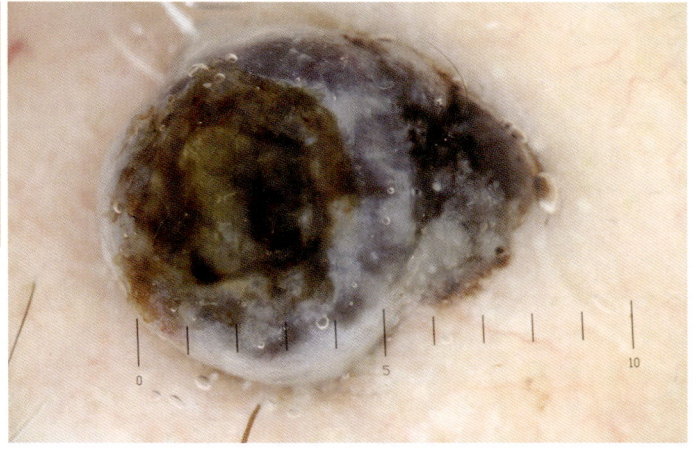

【臨床像】幼少期よりほくろがあった．5か月前に同部の毛を抜いてから増大．わずかにびらんし，辺縁に染み出しを伴う黒色結節.

【ダーモスコピー所見】青白色の薄靄を伴う黒色の無構造パターンであり，4時方向辺縁にわずかに染み出す黒色の無構造領域がみられる.

201

症例 4

77 歳，男性

部位 右耳輪

形状 隆起

病理 結節型

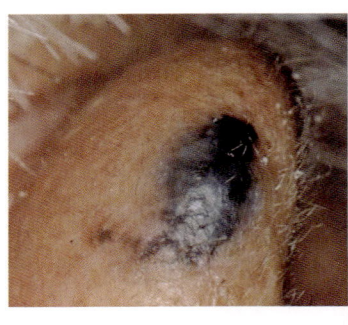
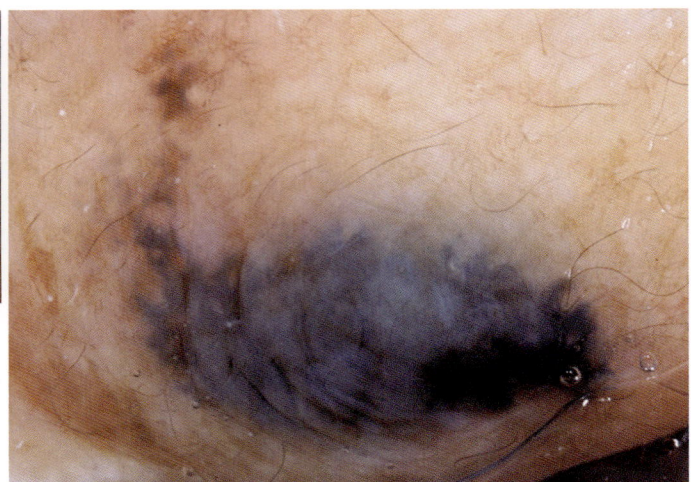

【臨床像】数年来，黒色結節があり，右耳前部の皮下結節を生検したところ悪性黒色腫のリンパ節転移であった．境界不明瞭な表面に光沢を伴った黒色結節．

【ダーモスコピー所見】青白色の薄靄に覆われたびまん性の色素斑で，形状の非対称が目立つ．

症例 5

92 歳，女性

部位 右肩

形状 隆起

病理 結節型

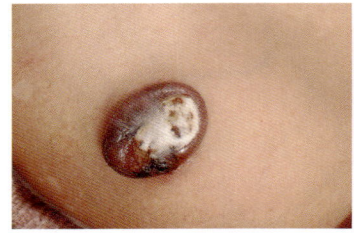
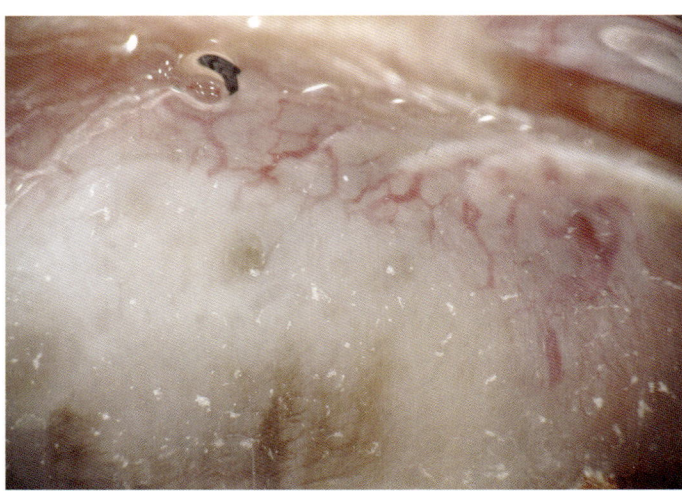

【臨床像】2 か月前に血豆のような腫瘍を自覚．急速に増大してきた．上方隆起性紅色腫瘍，中央に潰瘍あり．前医での止血材が残存．

【ダーモスコピー所見】色素構造は明瞭でなく，辺縁から立ち上がる樹枝状血管がみられた．基底細胞癌との鑑別が困難であった．

症例 6

53 歳，女性

部位 臀部

形状 隆起

病理 結節型

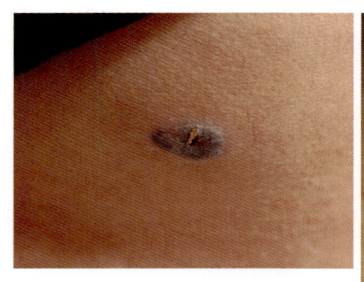
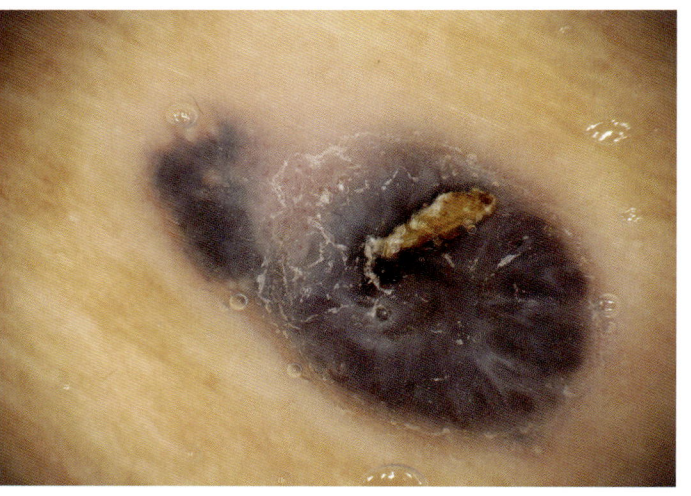

【臨床像】小児期から黒青色結節があり，最近増大を自覚．1 か月前に右鼠径リンパ節腫大に気づき，近医の針生検で悪性黒色腫の転移と診断．中央に痂皮が付着した左右非対称な灰色～黒色局面，大小 2 つの局面が連結して見える．

【ダーモスコピー所見】非対称な形状ではあるが，全体が白色の薄靄で覆われて色素構造は明瞭でない．基底細胞癌と鑑別が困難．

症例 7

38 歳, 女性
部位 臀部
形状 隆起
病理 結節型

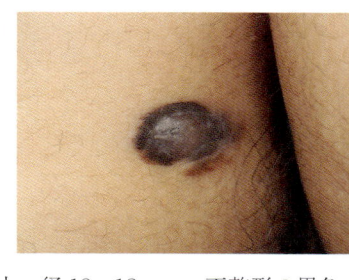
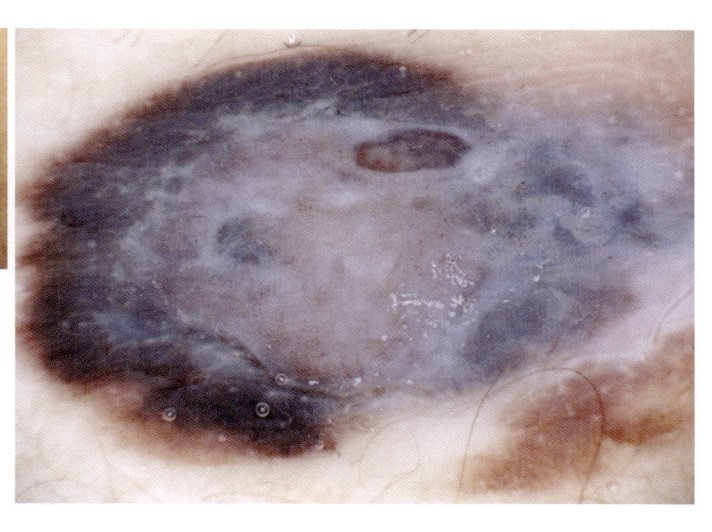

【臨床像】半年前から増大. 径 18×12 mm, 不整形の黒色斑の中に 11×8 mm の黒色調の結節性病変.
【ダーモスコピー所見】左端に不規則線条, 中央に青白色構造がある.

症例 8

85 歳, 女性
部位 背部
形状 隆起
病理 結節型

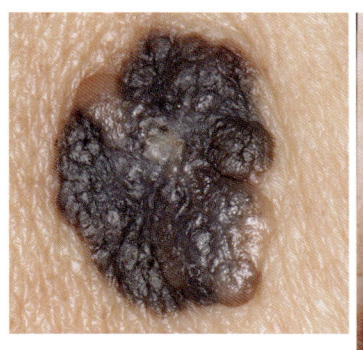
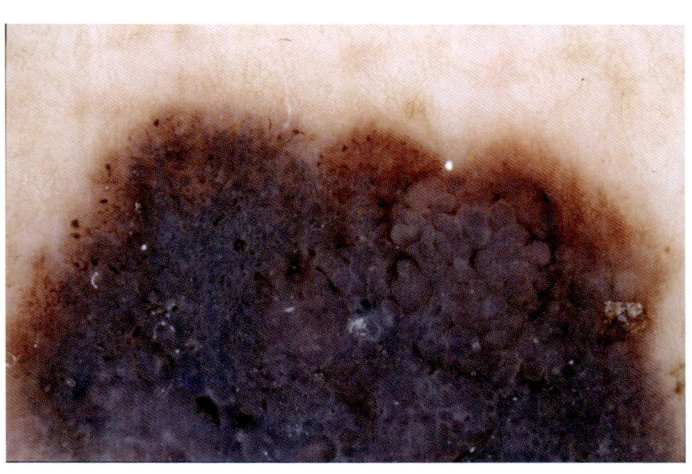

【臨床像】4 年前に黒色局面が出現. 境界明瞭な左右非対称性な黒色局面, 色調に濃淡があり, 表面に光沢を伴う紅色隆起がみられる.
【ダーモスコピー所見】不規則に突出する乳頭腫状結節があり, 辺縁には不規則な線条, 色素小点・小球がある.

症例 9

58 歳, 男性
部位 背部
形状 隆起
病理 結節型

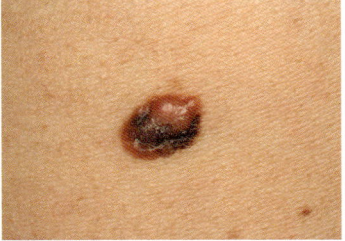
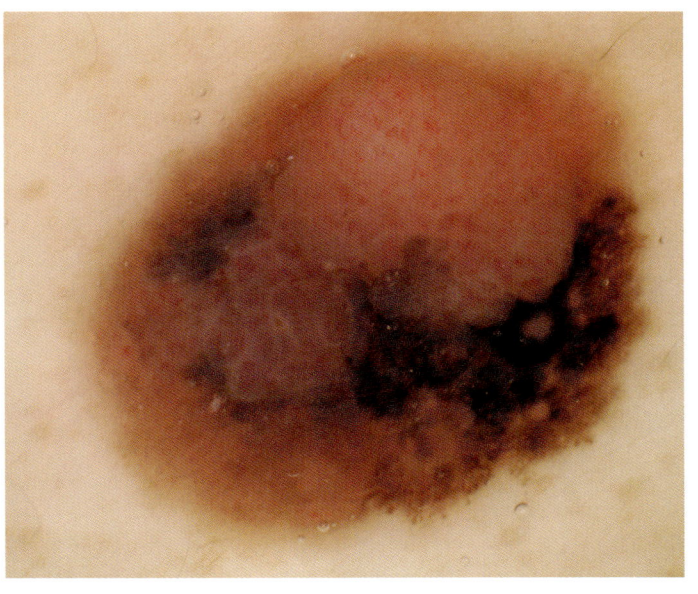

【臨床像】半年前に自覚. 10×7 mm の楕円形ドーム状に隆起した腫瘤. 右上部は紅色で光沢があり, ほかの部分は濃淡のある黒色.
【ダーモスコピー所見】右上部はピンク色領域に拡張した血管. ほかの部分は褐色の小球状・網目状構造, 不規則な黒色の中に紅色の球状構造.

症例 10

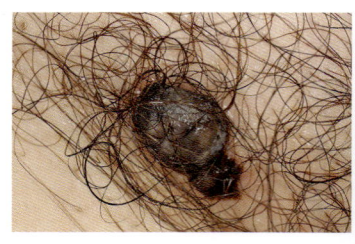

53 歳，男性

[部位] 右鼠径部

[形状] 隆起

[病理] 結節型

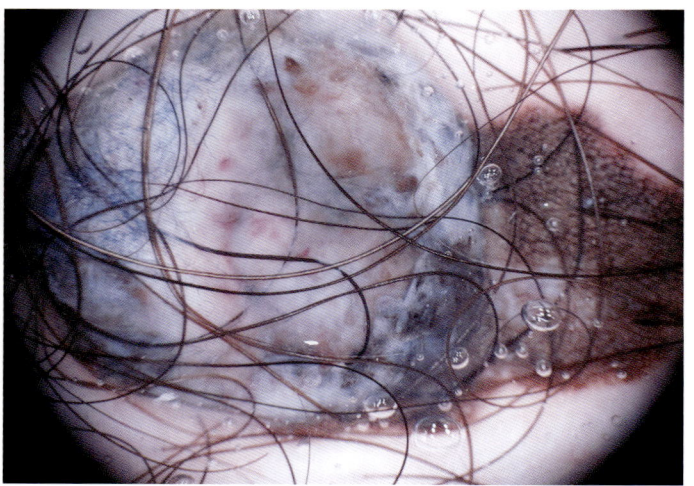

【臨床像】1 年ほど前に自覚．3 か月前から急激に増大．
径 10×16 mm で不整形の黒色調局面があり，その中に
径 13 mm で広基有茎性の黒色調結節．

【ダーモスコピー所見】不規則色素ネットワークを背景
に，青白色構造と不規則血管がある．

症例 11

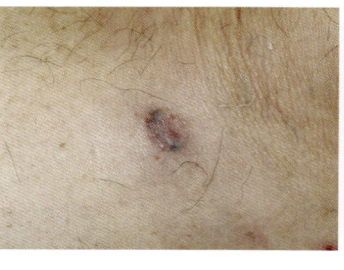

67 歳，男性

[部位] 右大腿

[形状] やや隆起

[病理] 結節型

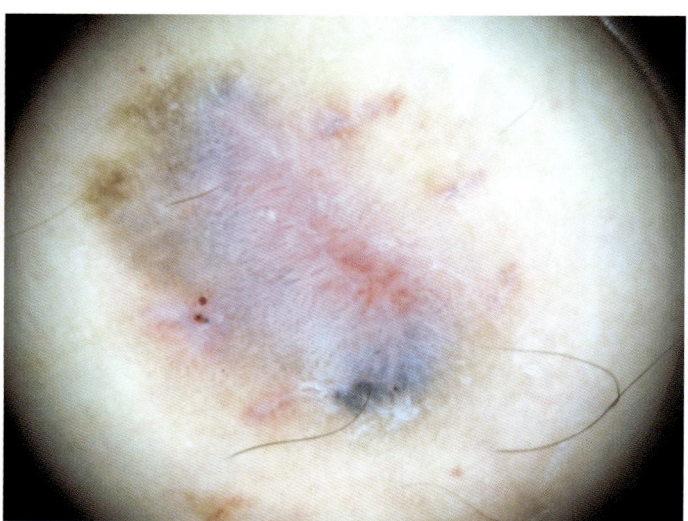

【臨床像】30 年前から色素斑が存在．数日前にひっかけて
出血，近医で 30 mm の結節を切除，悪性黒色腫と診断．
黒色・褐色色素斑がみられる．

【ダーモスコピー所見】病巣全体に白色の薄靄がかかり，
中心部は紅色調で，線状血管，小点状血管がみられる．
辺縁では，青白色の薄靄の部分と褐色調の不規則色素
ネットワークの部分がある．

症例 12

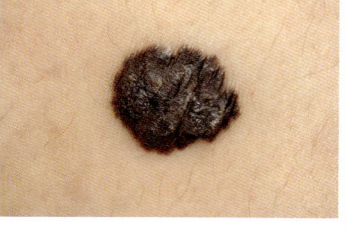

31 歳，女性

[部位] 右大腿

[形状] 隆起

[病理] 結節型

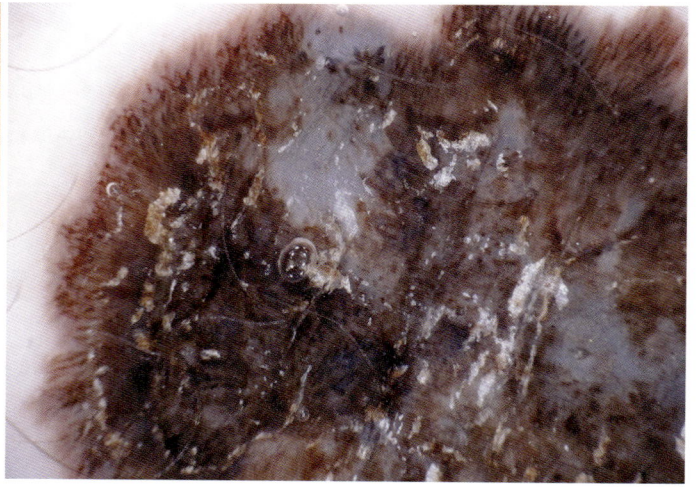

【臨床像】約 20 年前から自覚していた色素斑が，1 か月前
より急速に増大．径 17×16 mm，左右非対称で濃淡不
整，一部隆起した黒色調の皮膚腫瘍．

【ダーモスコピー所見】多構築パターンで，辺縁に不規則
線条，中央に青白色構造がある．

症例 13

33 歳，男性
[部位] 右大腿
[形状] 隆起
[病理] 結節型

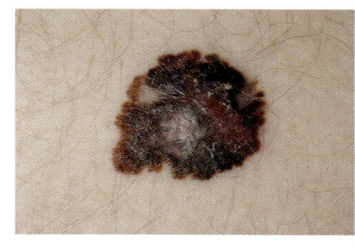
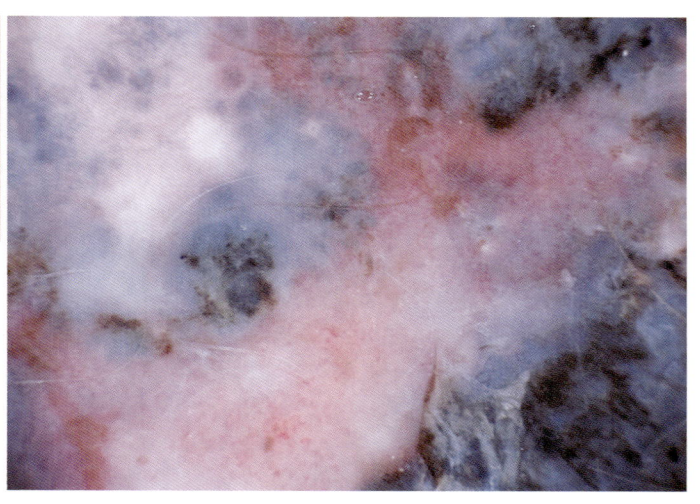

【臨床像】白色人種．4 年ほど前に自覚し，大きさに変化はない．31×23 mm，左右非対称，辺縁不整で色調に濃淡差がある黒褐色調の結節．
【ダーモスコピー所見】多構築パターンで，不規則色素ネットワーク，不規則線条，青白色の薄靄，ヘアピン血管がみられる．

症例 14

47 歳，男性
[部位] 左下腿後面
[形状] 隆起
[病理] 結節型

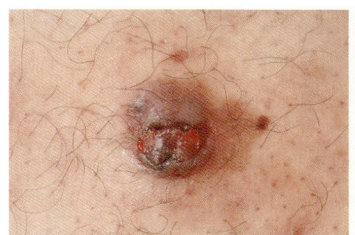
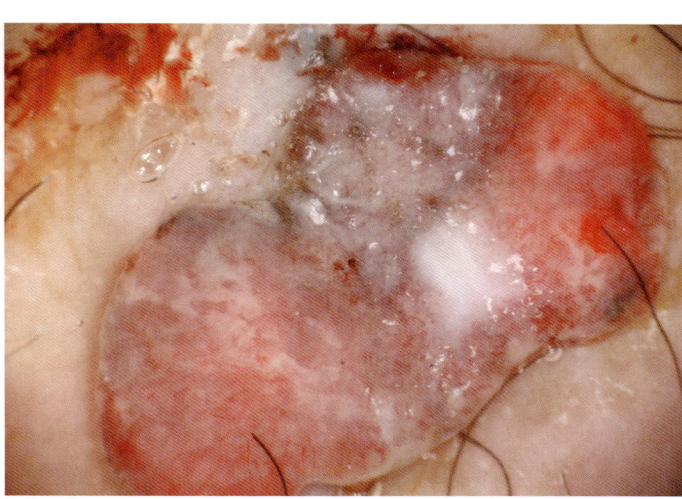

【臨床像】20 歳頃に気づいたが放置．最近になって，出血，隆起してきた．褐色斑上に易出血性の肉芽様腫瘍．
【ダーモスコピー所見】色素構造は明瞭ではない．線状不規則血管がみられる．

徹底網羅！ 結節型悪性黒色腫のバリエーション

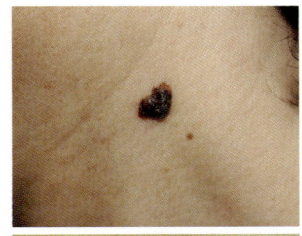
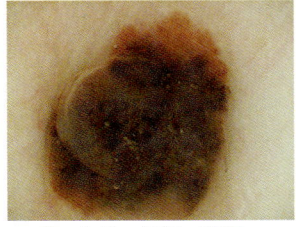
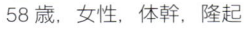

58 歳，女性，体幹，隆起

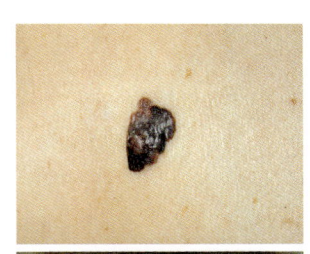
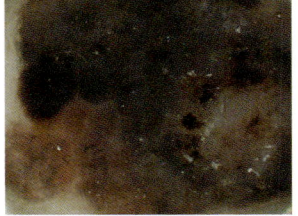

73 歳，男性，体幹，隆起

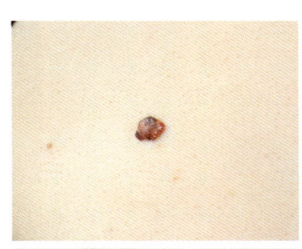
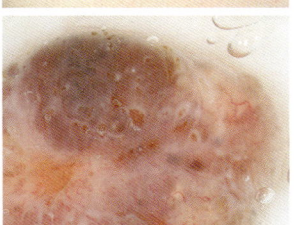

52 歳，女性，体幹，隆起

症例 15

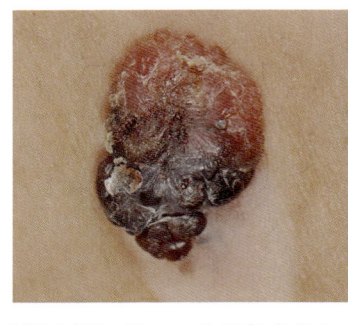

45 歳，女性
- 部位 左大腿
- 形状 隆起
- 病理 結節型

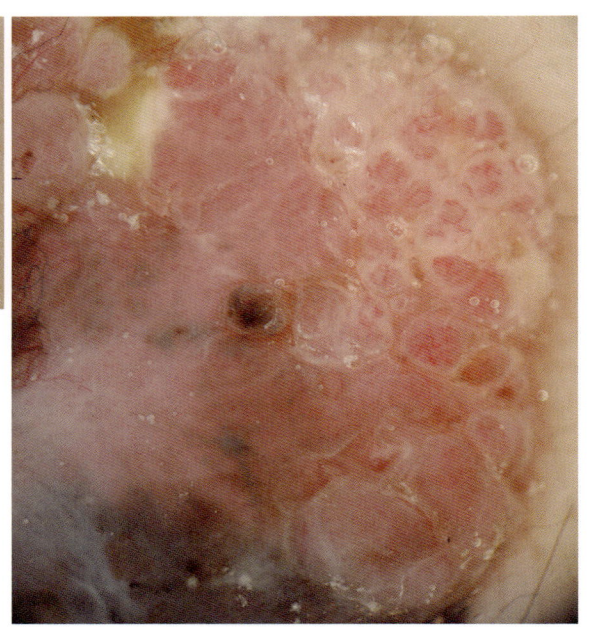

【臨床像】小児期から左大腿内側に 20 mm の黒色皮疹あり．最近増大．赤色〜黒色の不整形境界明瞭な結節で，一方の辺縁に脱色素斑を伴う．

【ダーモスコピー所見】紅色部では，乳白紅色領域を示し，線状不規則血管や糸球体状血管がみられる．

症例 16

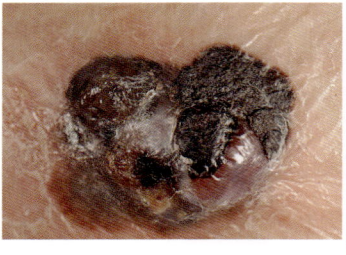

86 歳，男性
- 部位 右下腿
- 形状 隆起
- 病理 結節型

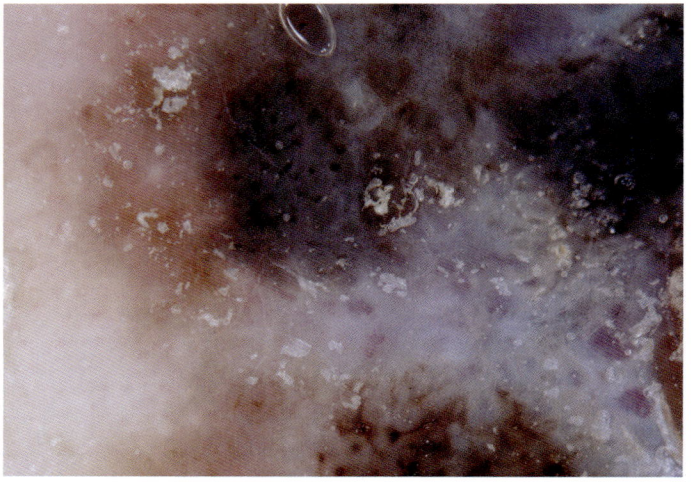

【臨床像】5 年前から拡大隆起，出血もあり．不整形，褐色〜黒色，紅色調の入り混じる隆起性結節．

【ダーモスコピー所見】青白色の薄靄，多色を示す病変で，白色の領域内にヘアピン血管も指摘できる．

症例 17

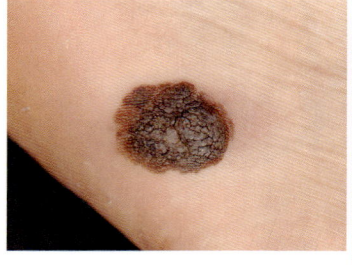

69 歳，男性
- 部位 右足底
- 形状 隆起
- 病理 結節型

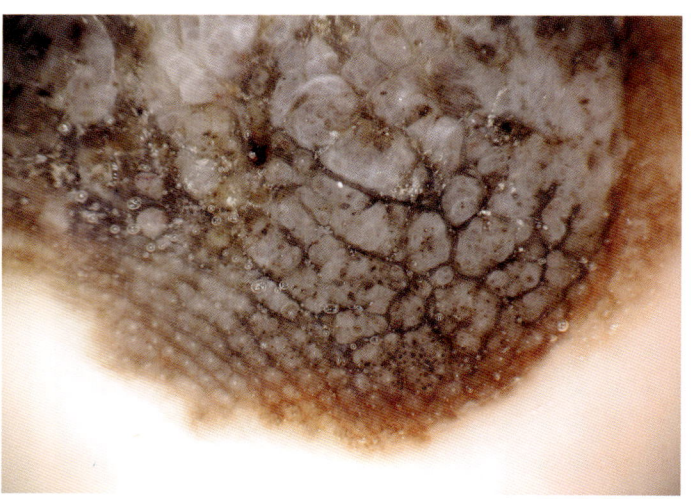

【臨床像】10 年以上前から米粒大の黒色結節があり，徐々に増大，最近痛みを伴う．境界明瞭な黒色結節，色調は濃淡があり表面が凸凹し顆粒状．

【ダーモスコピー所見】比較的境界は明瞭で，乳頭腫状を呈するが個々の凹凸は不規則となっている．脂漏性角化症との鑑別を要した．

症例 1

63 歳，女性

[部位] 左手指間部

[形状] 平坦

[病理] 末端黒子型

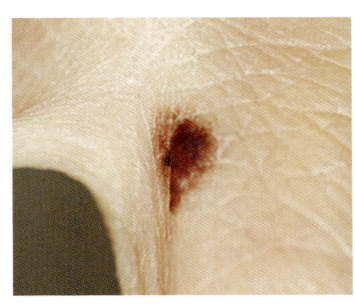

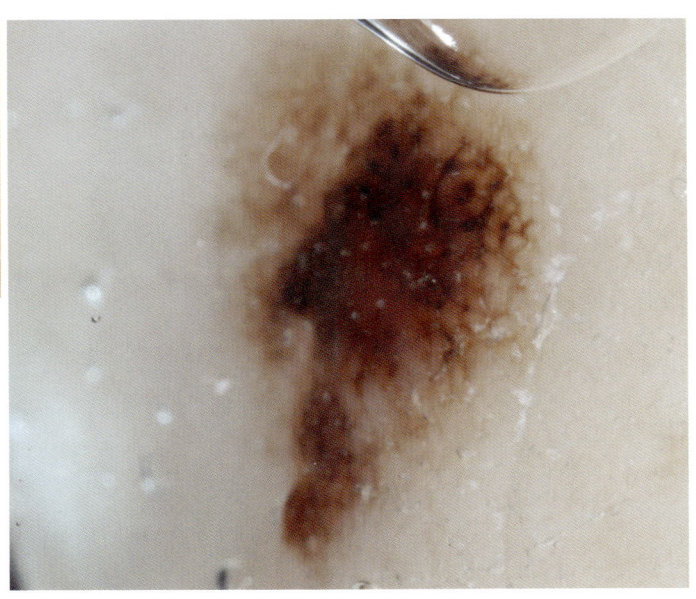

【臨床像】6×5 mm の茶褐色斑．濃淡差があり，中央部は軽度隆起．

【ダーモスコピー所見】ダーモスコピーの接触が難しい部位だが，辺縁は非定型色素ネットワークを呈し，左側は青白色の薄靄，右側は不規則色素小点状パターンと判断した．

症例 2

66 歳，男性

[部位] 左足背

[形状] 平坦

[病理] 末端黒子型（*in situ*）

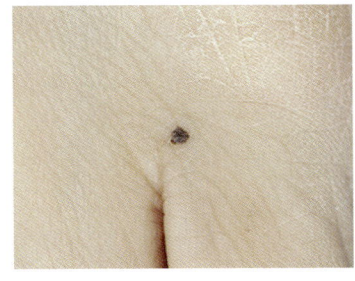

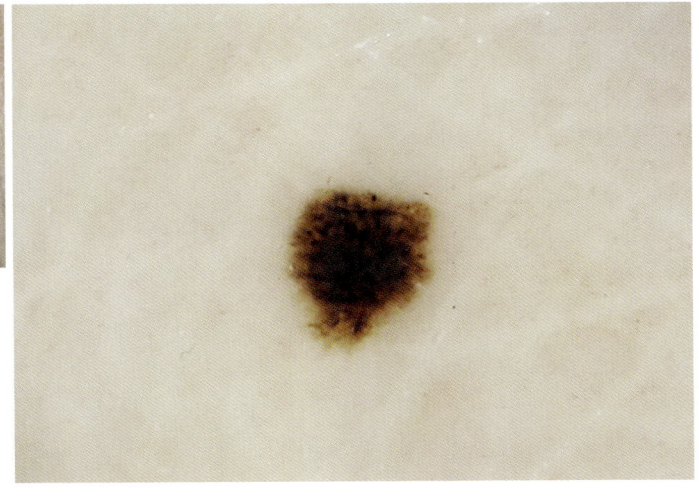

【臨床像】発症時期不明．境界明瞭で均一の 2 mm の黒色斑．

【ダーモスコピー所見】網状パターンで，ほぼ規則的な色素ネットワークの所見．辺縁は色調が淡くなっている．

症例 3

58 歳，女性

[部位] 右第 3 趾背

[形状] 平坦

[病理] 末端黒子型

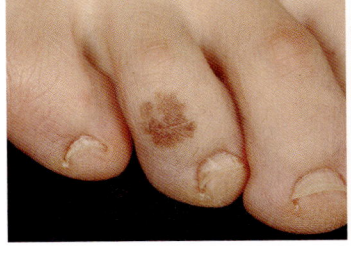

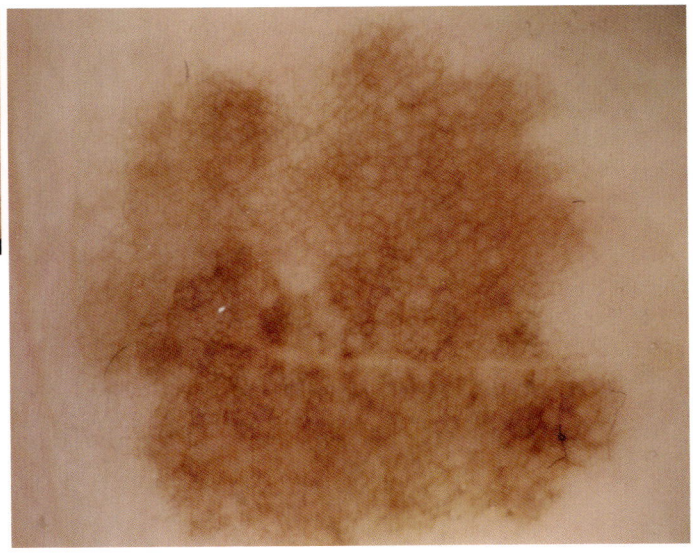

【臨床像】数年前に自覚．辺縁不整，中央が正常皮膚色で末梢に向かい濃くなる褐色斑．

【ダーモスコピー所見】非対称な網状パターンで，非定型色素ネットワークがある．

症例 4

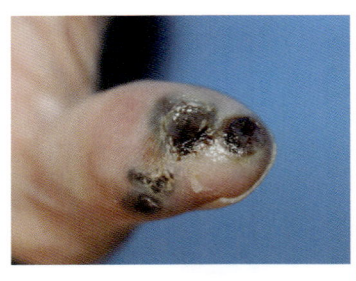

87 歳，女性
[部位] 右母指
[形状] 隆起
[病理] 末端黒子型

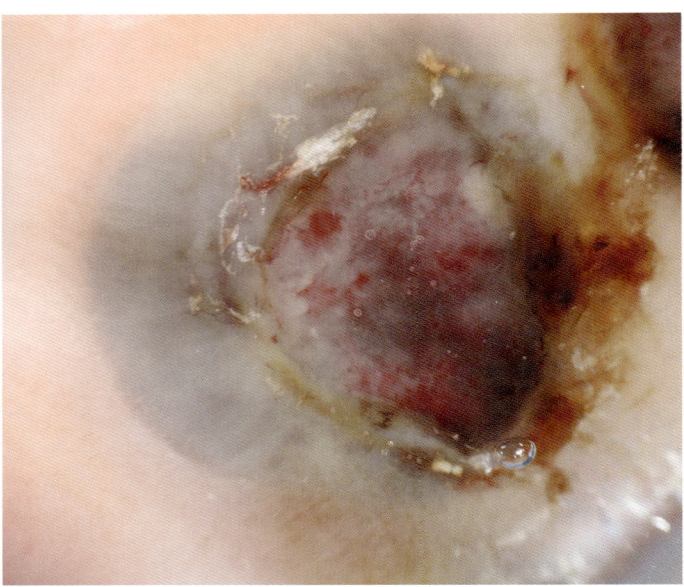

【臨床像】1 か月前に指摘された．母指に多数の黒色結節が集簇し，一部の結節は中央が潰瘍化している．
【ダーモスコピー所見】中央にびらん，痂皮を伴う結節病変で，多彩な色調を呈し，不整な毛細血管を伴う．病変の左側では青白色の薄靄がある．

症例 5

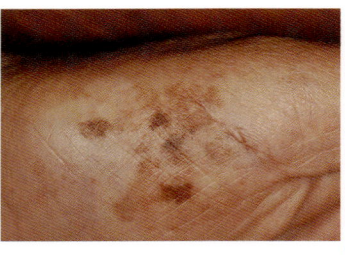

65 歳，女性
[部位] 左手掌
[形状] 平坦
[病理] 末端黒子型

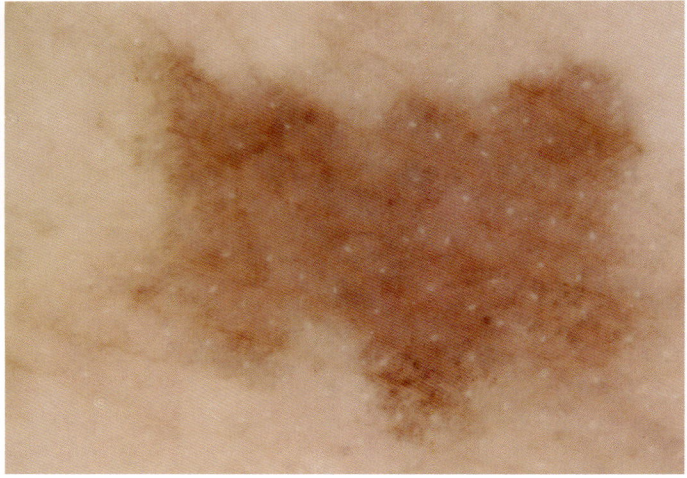

【臨床像】2 年前からある色素斑．増大は不明．31×26 mm，不整形で濃淡ある褐色～黒色斑．周囲に脱色素斑もあり．
【ダーモスコピー所見】斑の輪郭は不整．部分的には皮溝平行パターンの部もあるが不規則な梯子状に皮丘に色素がのる部が目立つ．

症例 6

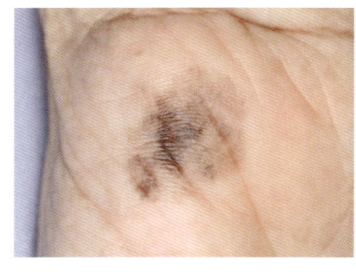

83 歳，女性
[部位] 右手掌
[形状] 平坦
[病理] 末端黒子型

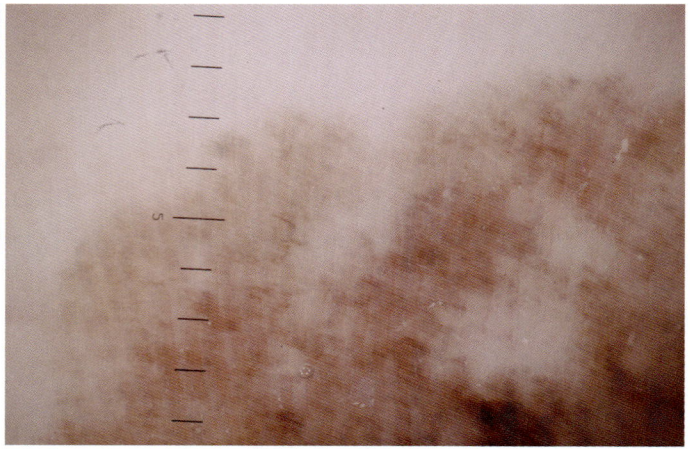

【臨床像】2 年前から拡大．濃淡があり，染み出しを伴う不整形の黒色斑がみられる．
【ダーモスコピー所見】濃淡のある黒色の皮丘平行パターンがみられる．

症例7

89歳，男性
[部位] 右手掌
[形状] 隆起
[病理] 末端黒子型

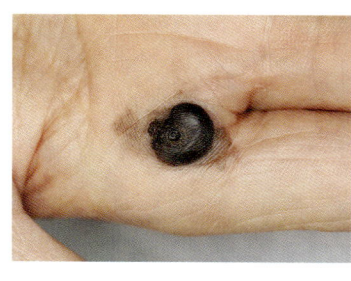
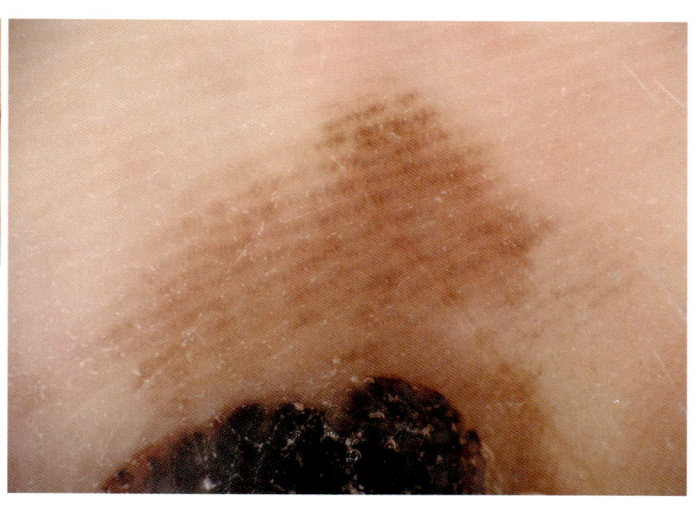

【臨床像】1か月前に自覚．22×13mmの黒色結節の周囲に，境界不明瞭な黒褐色斑．
【ダーモスコピー所見】結節周囲の黒褐色斑において，皮丘に一致した帯状の色素沈着（皮丘平行パターン）がある．

症例8

67歳，男性
[部位] 右足底
[形状] 平坦
[病理] 末端黒子型
　　　（*in situ*）

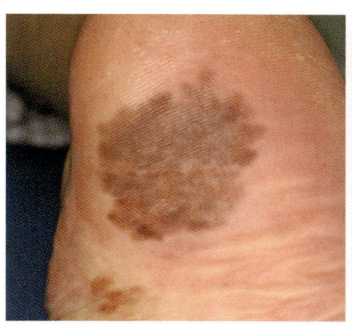
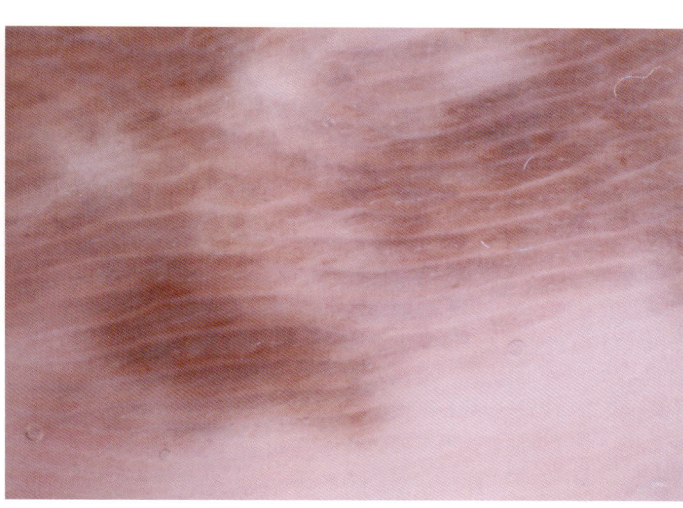

【臨床像】9年前から拡大．38×33mmの濃淡ある淡褐色斑．画面下方の離れたところにも径9mmの褐色斑あり．
【ダーモスコピー所見】まだらに皮丘平行パターンの濃褐色の色素沈着がある．

徹底網羅！ **末端黒子型悪性黒色腫のバリエーション①　手**

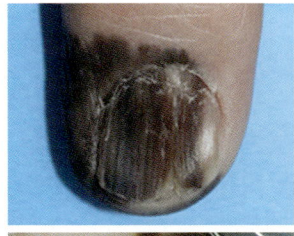
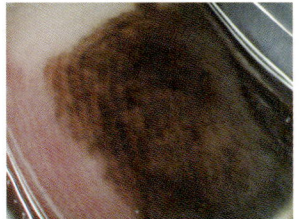
64歳，男性，指，平坦

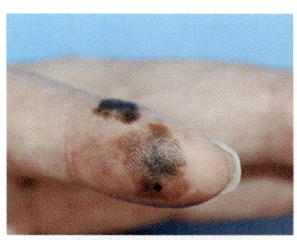
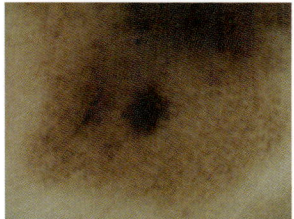
68歳，男性，指，平坦

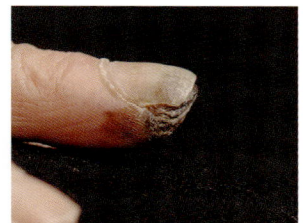
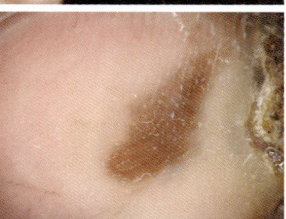
83歳，女性，指，平坦

症例 9

79 歳，男性

[部位] 右足底
[形状] 隆起
[病理] 末端黒子型

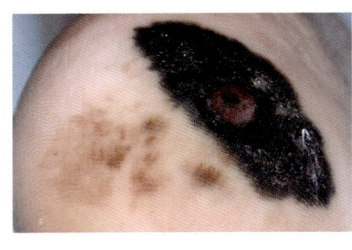

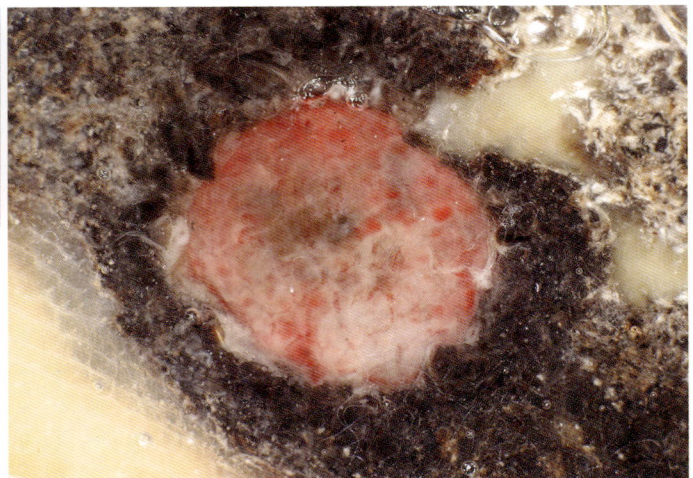

【臨床像】44×19 mm の境界明瞭な黒色斑，中央に 8×7 mm の紅色結節．その左下に 33×19 mm の濃淡のある褐色斑が散在する部分．

【ダーモスコピー所見】結節は白色の背景に紅色の球状構造と出血，中央部に黒色領域．周囲は血痂で覆われる．

症例 10

69 歳，男性

[部位] 右足底
[形状] 平坦
[病理] 末端黒子型

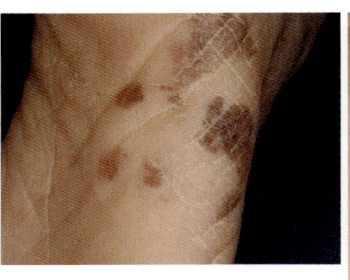

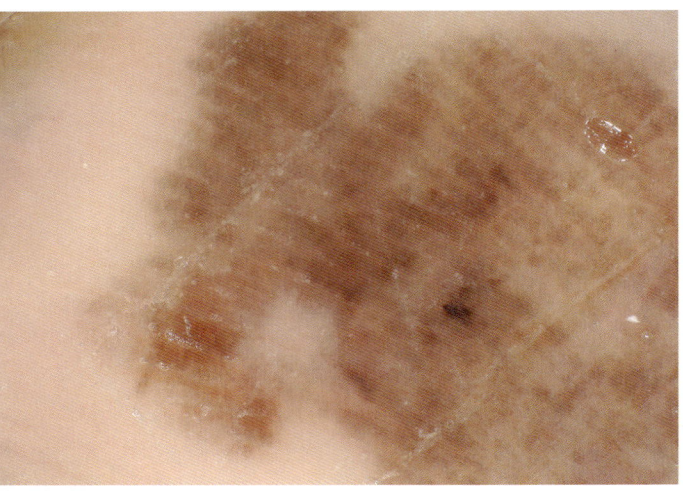

【臨床像】30 年前に出現．形状が変化しまだらになったという．不規則で濃淡がある黒色斑，右鼠径リンパ節を触知．

【ダーモスコピー所見】黒色〜青灰色の皮丘平行パターン，右下部は少し青白色領域がある．

症例 11

68 歳，男性

[部位] 右足底
[形状] 平坦
[病理] 末端黒子型

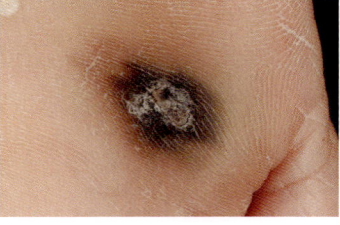

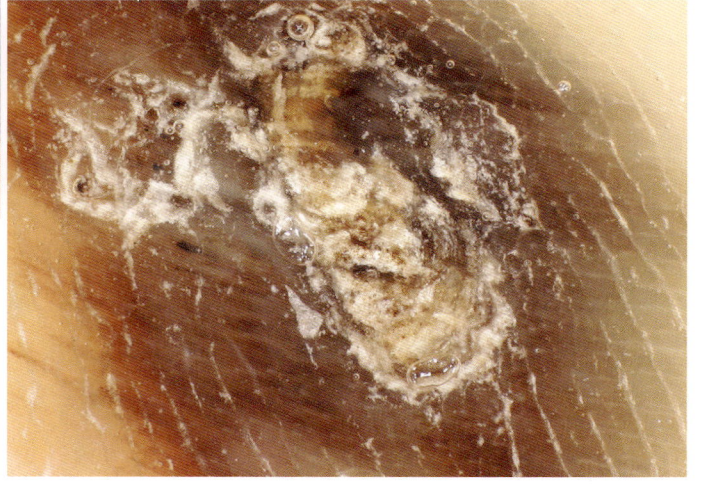

【臨床像】1 年前から拡大．12×9 mm の染み出しのある黒色斑で，中央に角化物が付着．

【ダーモスコピー所見】境界不明瞭な灰褐色斑に脱色素線維状パターンがみられる．中央は角化性で無構造黒色色素沈着を伴う．

症例12

73歳，女性

[部位] 左足縁

[形状] 平坦

[病理] 末端黒子型

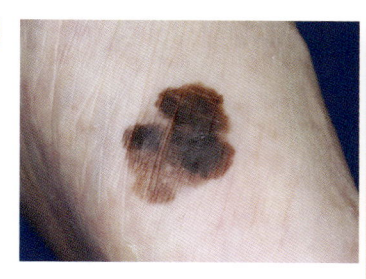

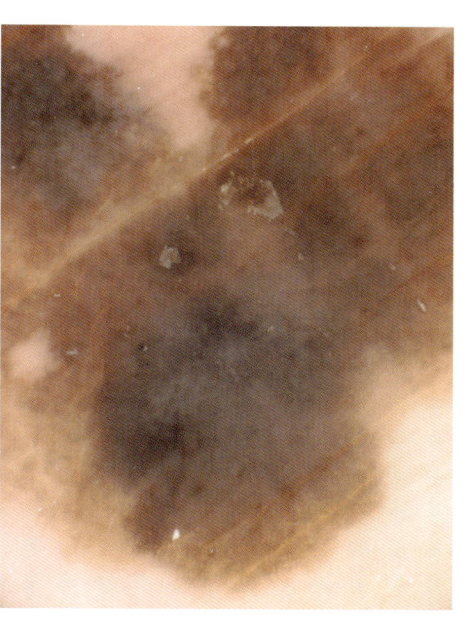

【臨床像】20年前に出現，18×15mmの色調に濃淡のある境界明瞭な黒褐色斑．

【ダーモスコピー所見】皮丘平行パターンの黒色〜褐色の色素斑，青白色領域，鱗屑．

徹底解剖！ **症例11のダーモスコピーを詳しく見てみよう**

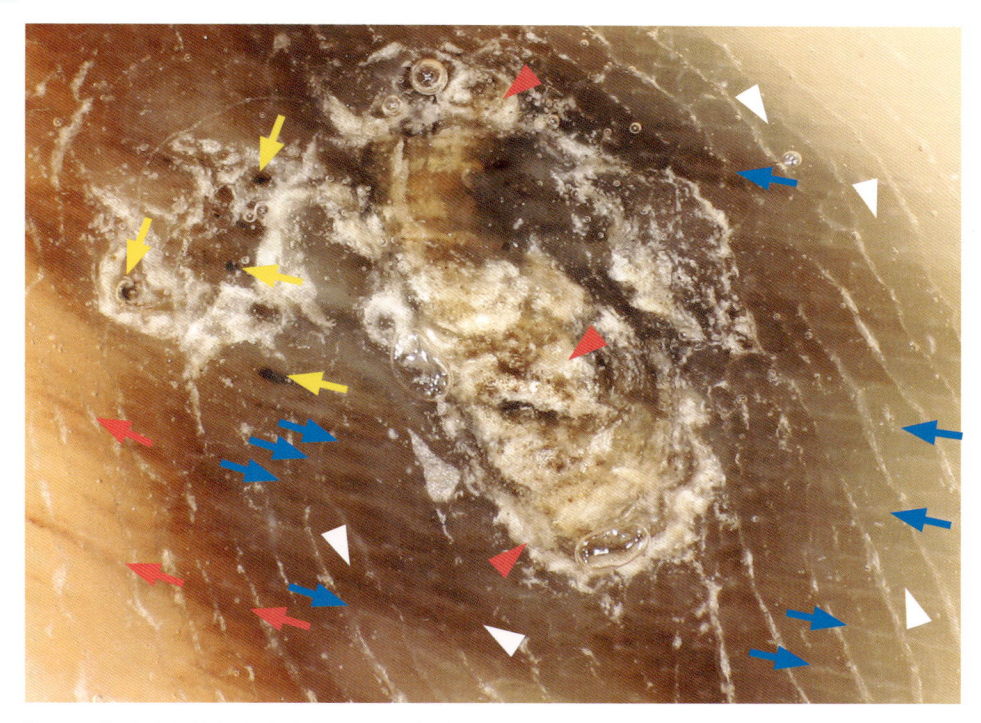

　臨床的に鶏眼や胼胝腫を伴う色素斑をみたら末端黒子型黒色腫（ALM）を考えるべきである．

　ダーモスコピーでは鶏眼部に一致して白色から褐色の乱反射する不規則な角化構造（▲）がある．

　荷重部の色素斑であり，全体的には線維状パターンにも見えるが，母斑のそれとは明らかに異なり，明瞭な線維の集まりには見えない．

　褐色の線維状構造（➡）はわずかにみられるのみであり，色素沈着は皮丘内にびまん性にあり，灰褐色から灰色（△）である．

　線維状に見えるのは，角層内エクリン汗管に相当する白い線維状構造（➡）である（脱色素線維状パターン）．不規則色素小点・小球（➡）も観察される．

症例 13

52歳，男性

[部位] 左足底

[形状] 平坦

[病理] 末端黒子型

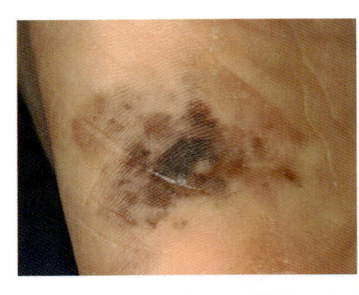

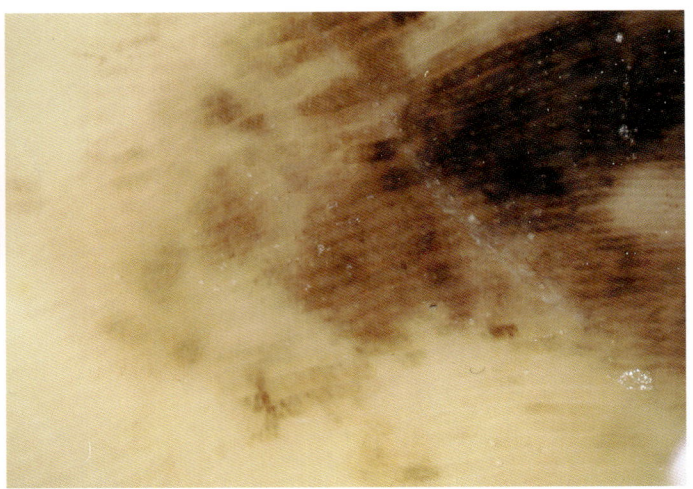

【臨床像】7年前から拡大．31×22 mm の色調に濃淡のある褐色調の色素斑．

【ダーモスコピー所見】様々な濃さの褐色または黒色調の皮丘平行パターンである．

症例 14

78歳，女性

[部位] 左足底

[形状] 扁平隆起

[病理] 末端黒子型

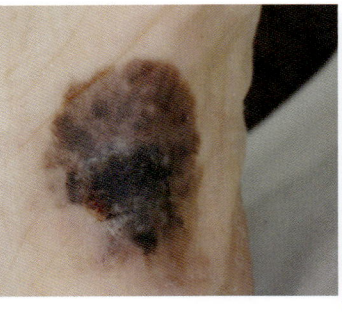

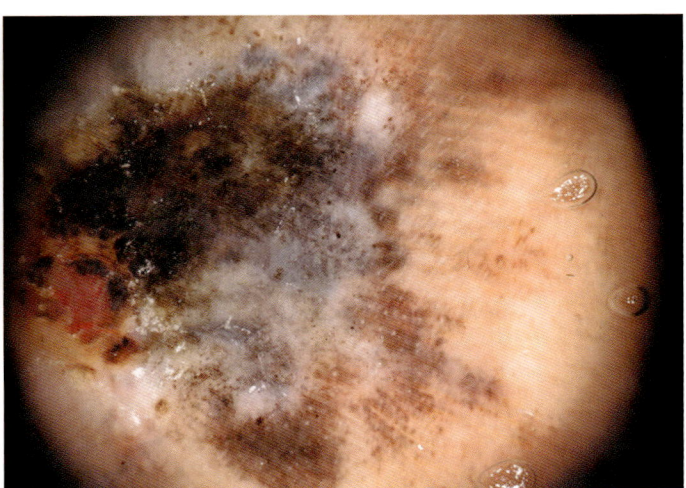

【臨床像】出血で色素斑に気づいた．足底弓部に径 30 mm のまだらな色素斑が存在．踵寄りにはびらんを伴う扁平隆起性黒色腫瘤．

【ダーモスコピー所見】色素斑部は皮丘平行パターンを呈し，踵寄りには青白色の薄靄と自然消退構造が混在し，不規則色素小点を伴う．

症例 15

78歳，男性

[部位] 左足底

[形状] 平坦

[病理] 末端黒子型
（*in situ*）

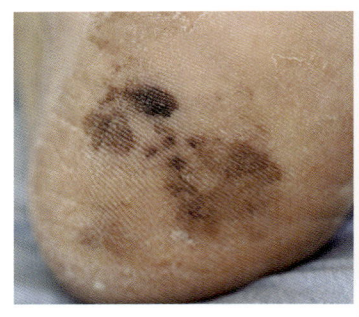

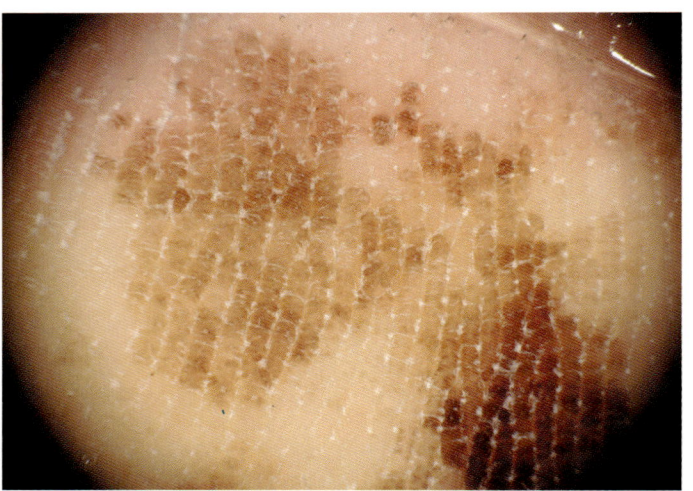

【臨床像】1年ほど前に自覚．75×65 mm の辺縁不整，濃淡不均一の色素斑．

【ダーモスコピー所見】淡褐色～黒褐色調の濃淡差のある不規則な色素沈着が皮丘部に一致しており，皮丘平行パターンを呈している．

症例 16

80 歳，男性
部位 左足底
形状 平坦
病理 末端黒子型

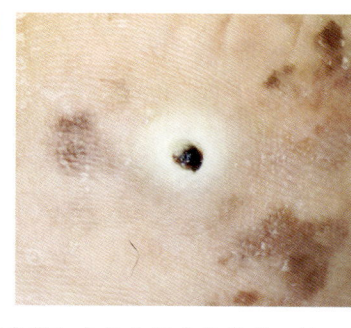

【臨床像】8 か月前に棘を刺したことにより自覚．46×48 mm の範囲に広がる不整形色素斑．中央に 5 mm の暗赤黒色斑と皮膚の浸軟がある．

【ダーモスコピー所見】辺縁の色素斑は，色調は淡いが典型的な皮丘平行パターンを呈している．

症例 17

71 歳，男性
部位 左足底
形状 潰瘍
病理 末端黒子型

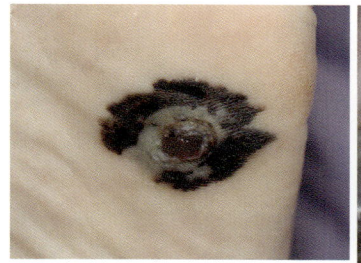

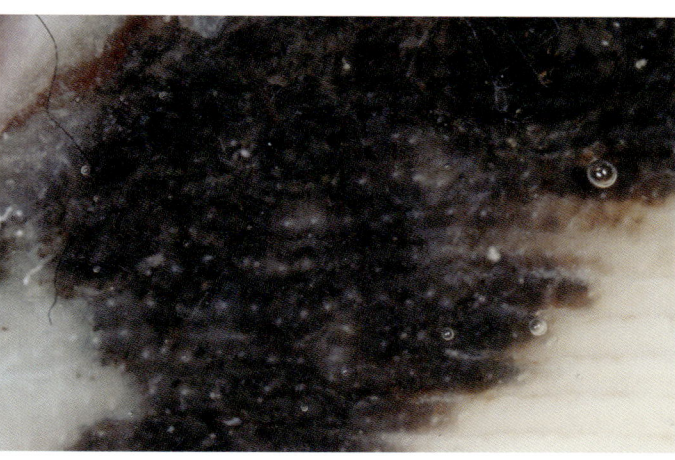

【臨床像】10 年前に自覚し，出血を伴う．35×25 mm 楕円形の黒色斑で，中央部に紅色結節を伴う．

【ダーモスコピー所見】大部分は皮溝・皮丘にまたがる均一な皮丘平行パターンを示し，辺縁には青白色の薄靄がみられる．

症例 18

70 歳，女性
部位 左足底
形状 平坦
病理 末端黒子型

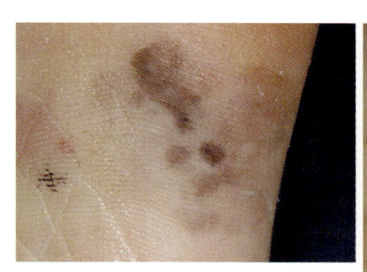

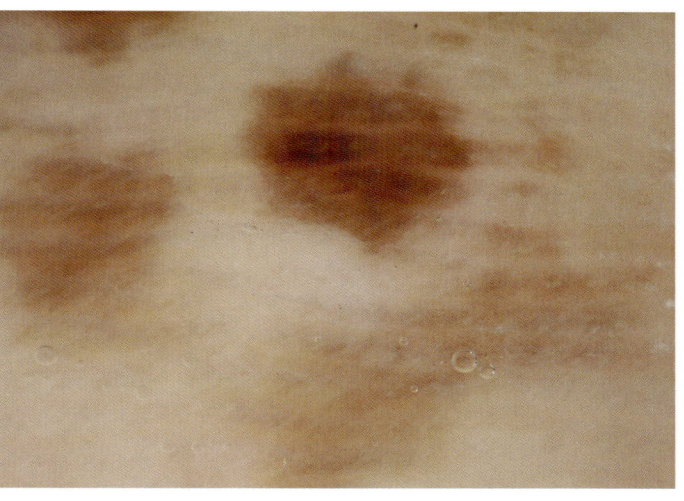

【臨床像】3 年前に自覚した 30×25 mm の色素斑．濃淡差があり，境界も不明瞭である．

【ダーモスコピー所見】中央部は皮丘平行パターンを示し，左右には不規則線維状パターンがみられる．

症例 19

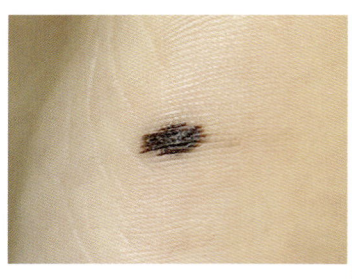

32 歳，女性
[部位] 左足底
[形状] 平坦
[病理] 末端黒子型

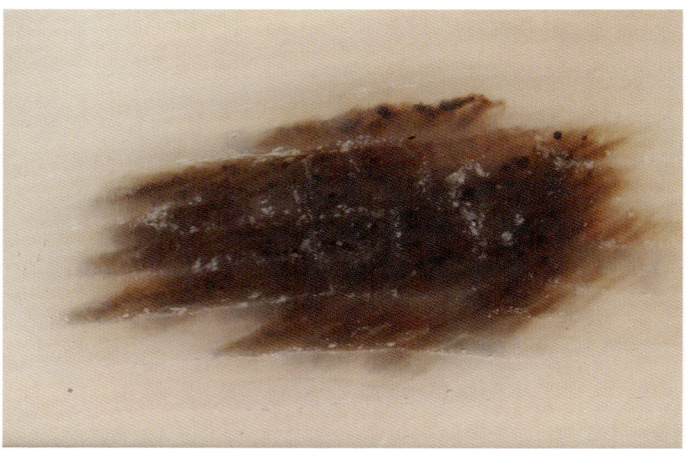

【臨床像】1 年前に自覚した 7×4 mm の色素斑．境界明瞭で中央部がやや隆起している．
【ダーモスコピー所見】病変の中央は皮丘平行パターンを呈し，辺縁には不規則線維状パターン，色素小点の不規則な分布がみられる．

症例 20

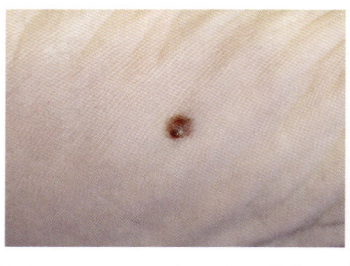

45 歳，男性
[部位] 右足底
[形状] 平坦
[病理] 末端黒子型

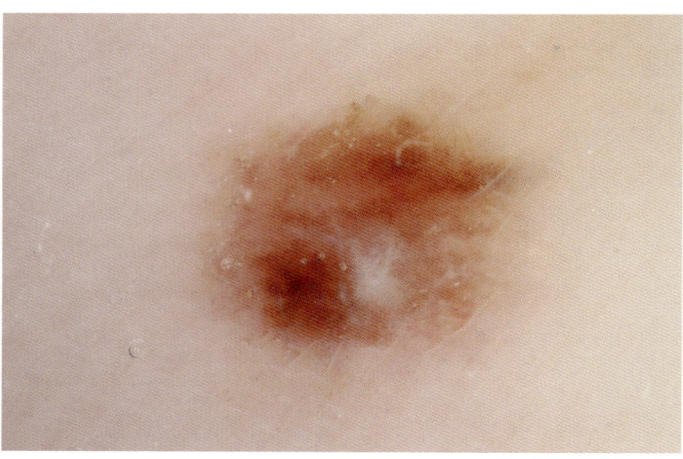

【臨床像】4 か月前に自覚した 5×4 mm の色素斑．平坦で境界は明瞭である．
【ダーモスコピー所見】皮溝・皮丘の方向とは無関係に色素小点，小点状血管が分布し，強い線維化を反映した白色無構造領域がみられる．悪性黒色腫を鑑別の第 1 に挙げることは困難であった．

症例 21

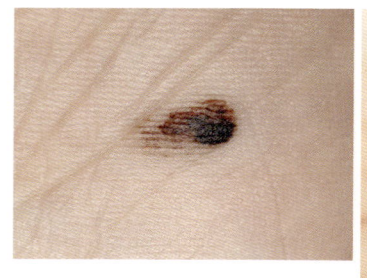

45 歳，男性
[部位] 左足底
[形状] 平坦
[病理] 末端黒子型

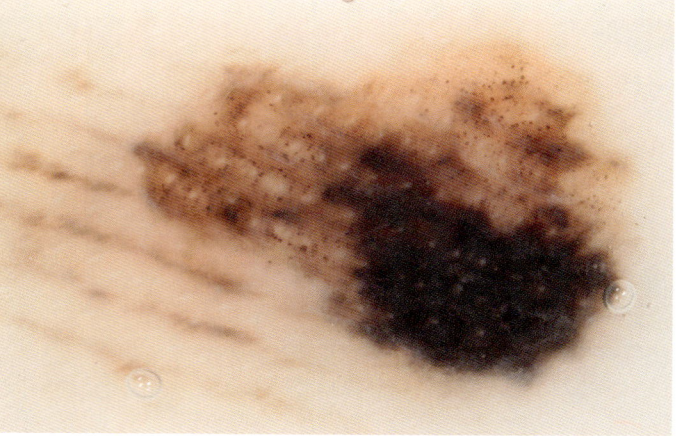

【臨床像】3 年前に自覚した 10×5 mm の不整形で濃淡差のある黒色斑．
【ダーモスコピー所見】一部に皮立平行パターンがあるものの，全体は多構築パターンで不規則びまん性色素沈着，色素小点の所見がある．

症例 22

60 歳，女性
[部位] 左足底
[形状] 平坦
[病理] 末端黒子型

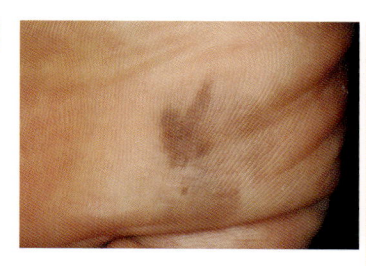

【臨床像】5 年ほど前に自覚．大きさの変化なし．径 19×18 mm，左右非対称，不整形でやや濃淡差のある黒褐色調の色素斑．

【ダーモスコピー所見】皮丘平行パターンに脱色素線維状パターンを伴う．

徹底解剖！ 症例 22 のダーモスコピーを詳しく見てみよう

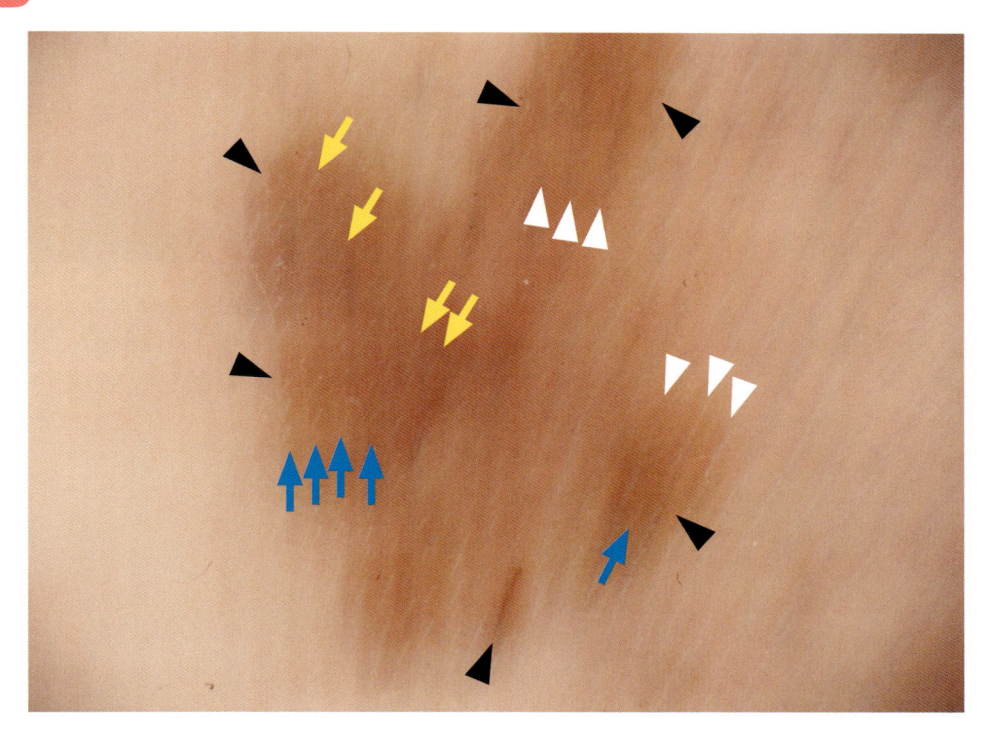

　臨床的に境界がわからないぐらい非常に不明瞭な荷重部の色素斑．上皮内末端黒子型黒色腫（ALM *in situ*）を考えるべきである．

　ダーモスコピーでも不明瞭で，どのパターンともいえないが，不規則な色素沈着（▲）であることは確かで，母斑ともメラノーシスともいえない．したがって ALM を第 1 に考える．

　一部では皮溝の両側に沿って色調が濃いところ（△）もあるが，母斑でみられる皮溝平行パターンの 2 本実線亜型とは全く異なる像である．

　皮丘内の色素沈着は淡褐色でびまん性（➡）である．その中にかすかに線維状に見えるのは，角層内エクリン汗管に相当する白い線維状構造（⇨）であり，脱色素線維状パターンともとれる．

症例 23

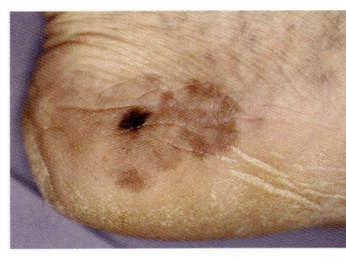

55 歳，男性

|部位| 左足底

|形状| 平坦

|病理| 末端黒子型

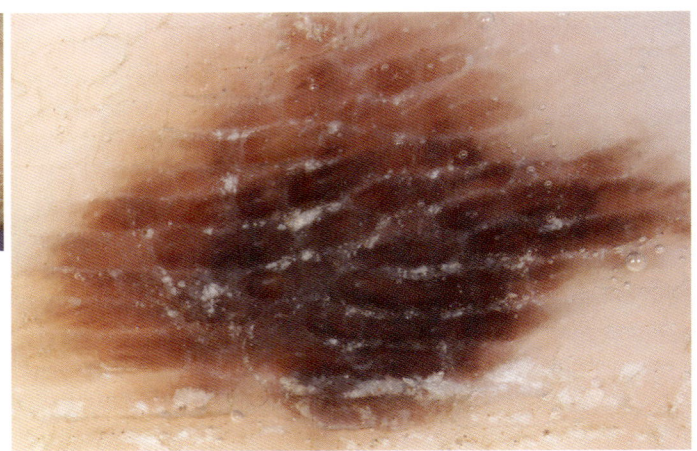

【臨床像】4 年前に黒い色素斑を自覚．範囲が拡大してきた．37×30 mm の不規則で不均一な淡い褐色斑．

【ダーモスコピー所見】色調の濃い部位は，過角化した白色の鱗屑とともに典型的な皮丘平行パターンを呈している．

症例 24

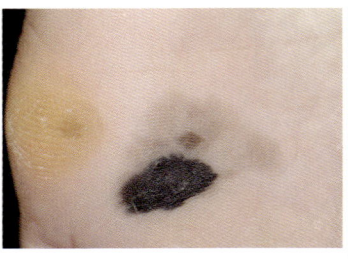

54 歳，男性

|部位| 右足底

|形状| 平坦

|病理| 末端黒子型

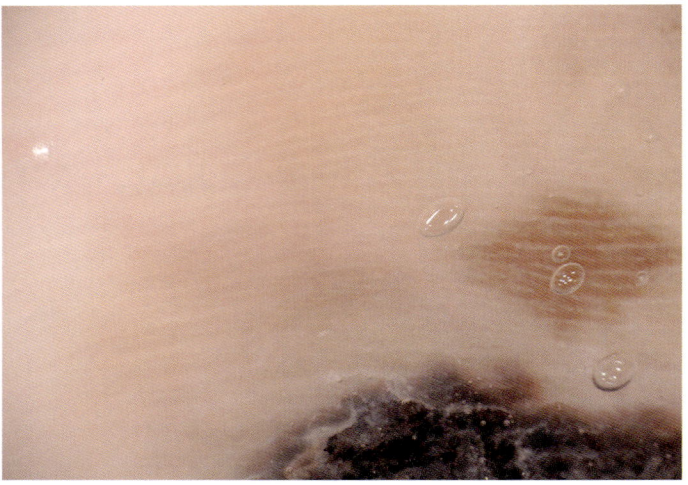

【臨床像】半年前から増大．径 26×18 mm，左右非対称性で濃淡差のある不整形の黒褐色斑．

【ダーモスコピー所見】全体として皮丘平行パターンを呈している．

症例 25

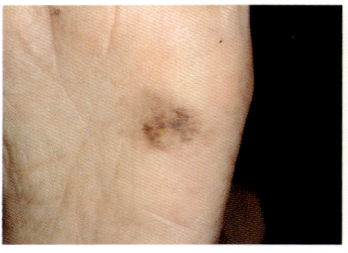

86 歳，女性

|部位| 左足底

|形状| 平坦

|病理| 末端黒子型

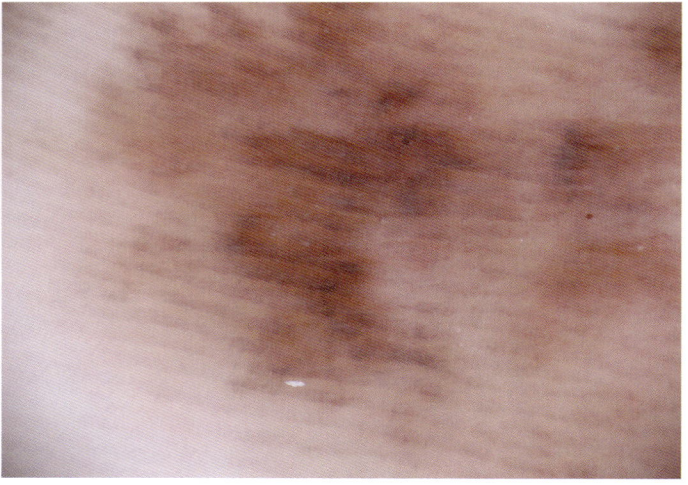

【臨床像】1 年半前から増大．径 28×15 mm，左右非対称性で濃淡差のある不整形の黒褐色斑．

【ダーモスコピー所見】全体として不規則な皮丘平行パターンを呈している．

症例 26

82歳，女性
部位 右母趾腹
形状 平坦
病理 末端黒子型

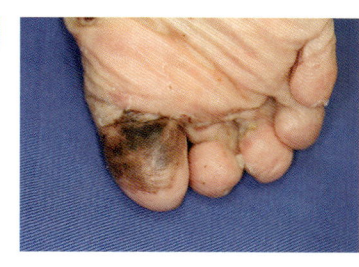
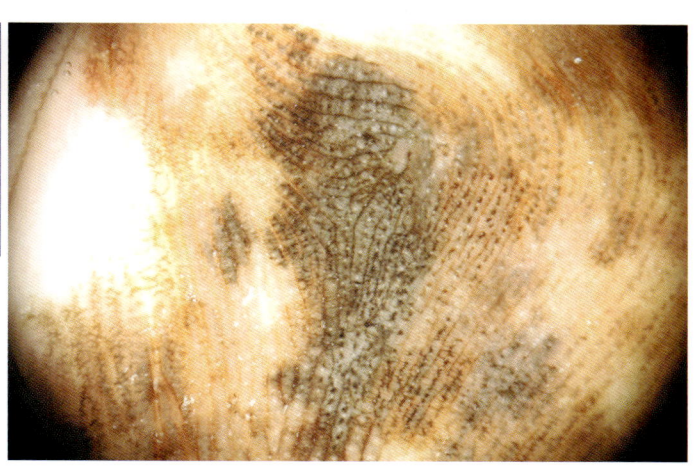

【臨床像】20年前から放置．趾尖を除く趾腹の大部分を占める黒色斑の中に，一部隆起した結節．

【ダーモスコピー所見】全体に不規則なびまん性色素沈着があり，皮丘平行パターンを示す．

徹底解剖！ 症例26のダーモスコピーを詳しく見てみよう

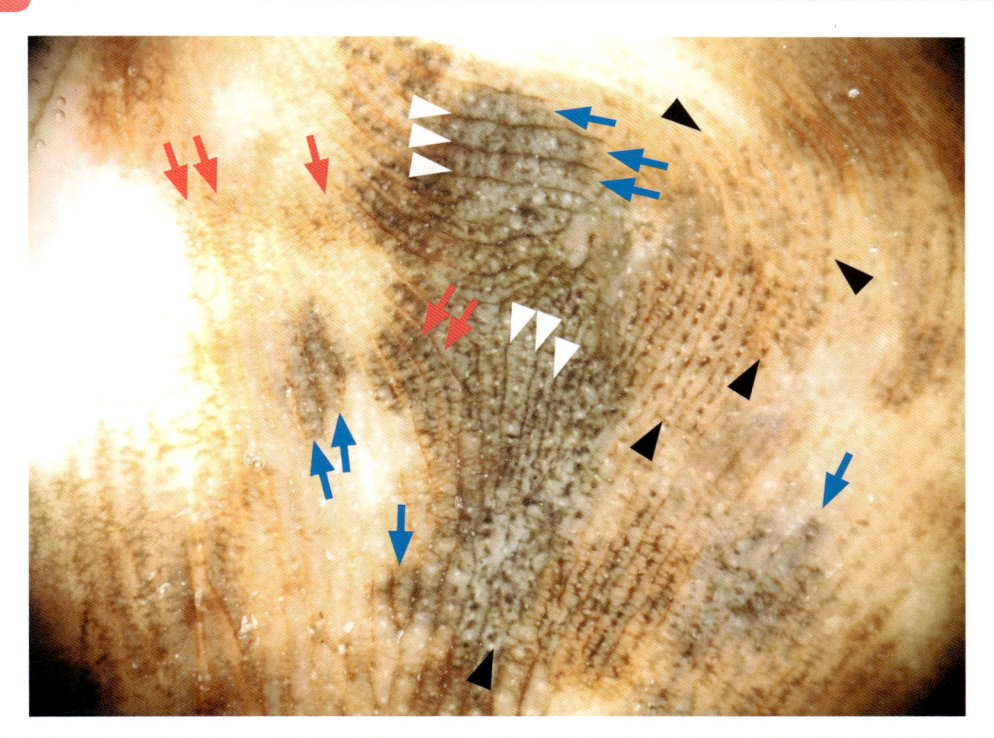

　臨床的に末端黒子型黒色腫（ALM）を考えることは，疑いの余地がないほどに不規則な色素斑である．

　ダーモスコピーでも一見して，皮丘平行パターン（➡）であるといえるかもしれないが，よくみると，皮溝部の線状色素沈着（△）もあることがわかる．さらに先天性の掌蹠母斑でみられるような皮丘点状亜型（▲）もみられる．ところにより，皮丘網状亜型（➡）の所見もみられる．

　しかし，だからといってこの症例を母斑であると考えることはできない．多様な所見がランダムにみられ，色調の濃淡分布も不規則であることが悪性黒色腫の特徴である．

症例 27

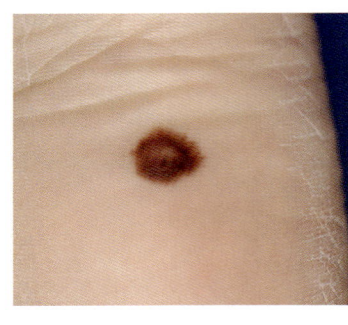

38歳，女性
- 部位 左足底
- 形状 平坦
- 病理 末端黒子型

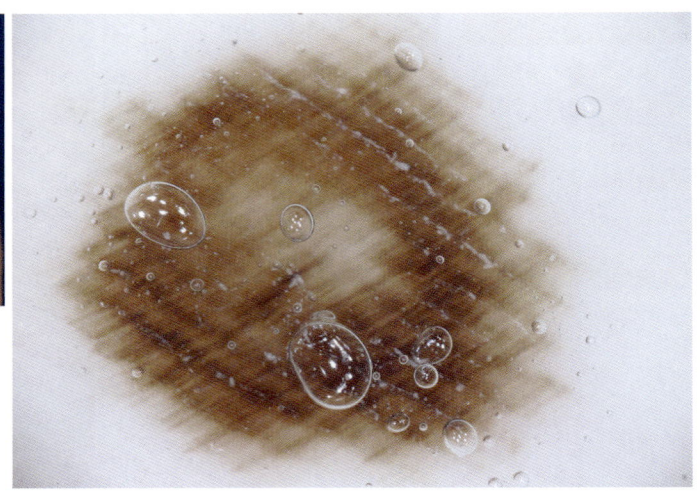

【臨床像】半年前から増大．踵部やや前方中央の11mmの褐色斑で，中央が退色傾向．

【ダーモスコピー所見】全体に線維状パターンであるが，中央にはこれを欠く部分がある．

症例 28

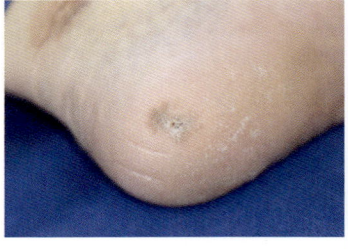

76歳，男性
- 部位 左踵部
- 形状 平坦
- 病理 末端黒子型

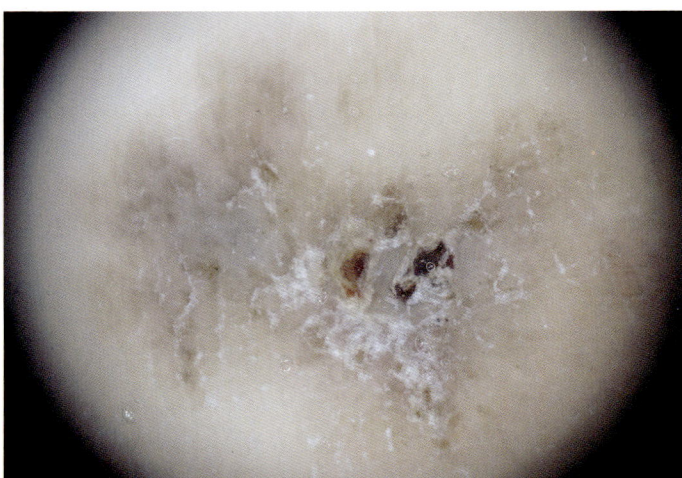

【臨床像】9か月前に自覚．左踵部内側の褐色斑．12mmほどの境界不明瞭の淡黒色〜褐色斑で中央は角化している．

【ダーモスコピー所見】全体には皮丘平行パターンで，中央に痂皮を伴い，左側には青白色の薄靄を呈する部分がある．

症例 29

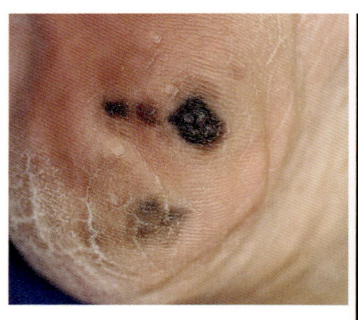

77歳，男性
- 部位 右足底
- 形状 平坦
- 病理 末端黒子型

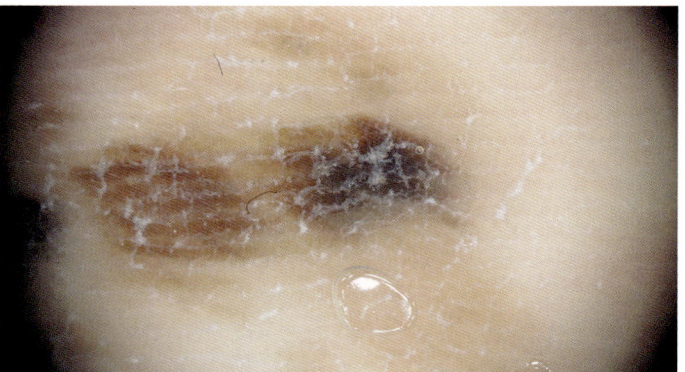

【臨床像】2年前に自覚，1か月前に出血．右踵部に不整形で境界不明瞭な黒褐色斑があり，濃淡不整である．

【ダーモスコピー所見】全体に不規則びまん性色素沈着があり，辺縁部に不規則線維状パターンを呈する部分がある．

症例 30

70 歳，女性
[部位] 右足底
[形状] 平坦
[病理] 末端黒子型

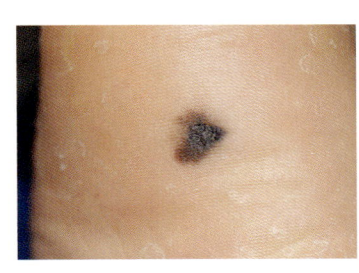
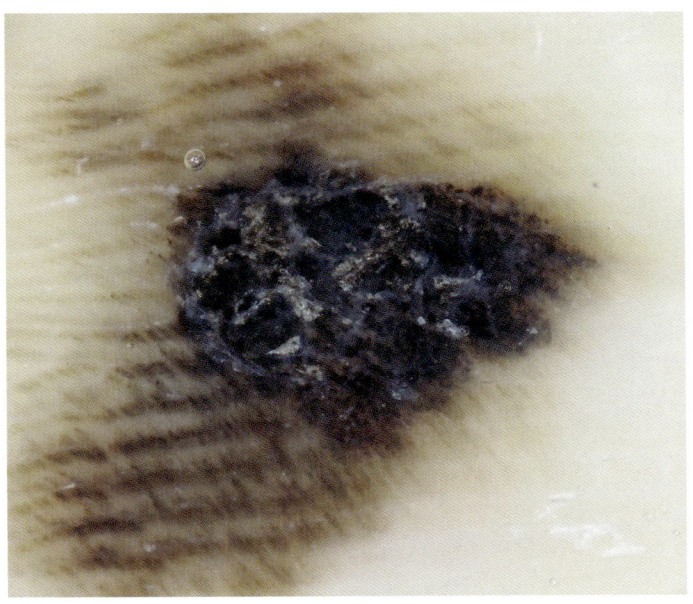

【臨床像】10 年前から拡大．踵部やや前方の 10 mm ほどの境界不明瞭，濃淡不整の黒褐色斑で中央の一部が軽度に隆起している．
【ダーモスコピー所見】全体に不規則線維状パターンで，中央部に不規則びまん性色素沈着を呈する．

症例 31

74 歳，男性
[部位] 右足底
[形状] 平坦
[病理] 末端黒子型

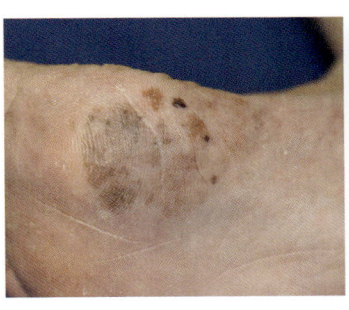
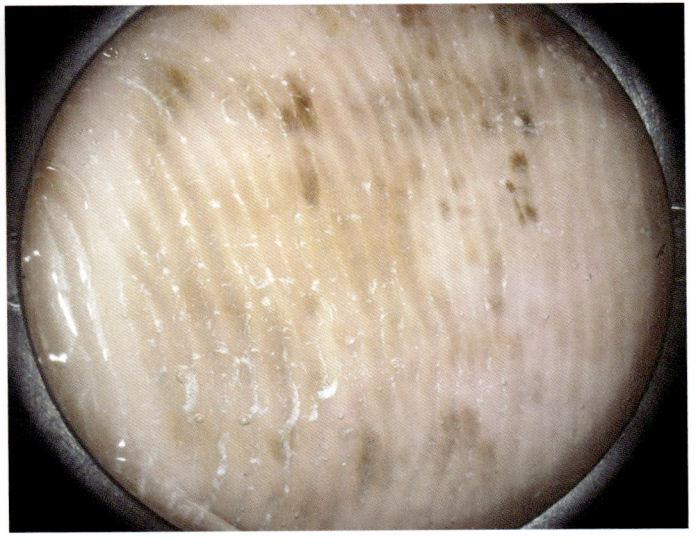

【臨床像】2 年前に自覚．右足底母趾 MP 関節から非荷重部内側前方にかけての濃淡不整の黒色斑．
【ダーモスコピー所見】濃淡不整で皮丘平行パターンを示す．

症例 32

81 歳，男性
[部位] 左足底
[形状] 平坦
[病理] 末端黒子型

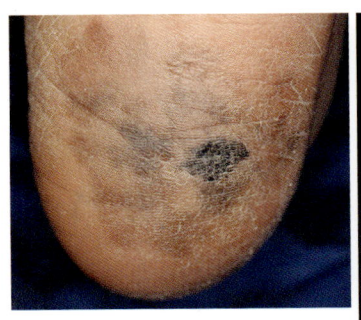
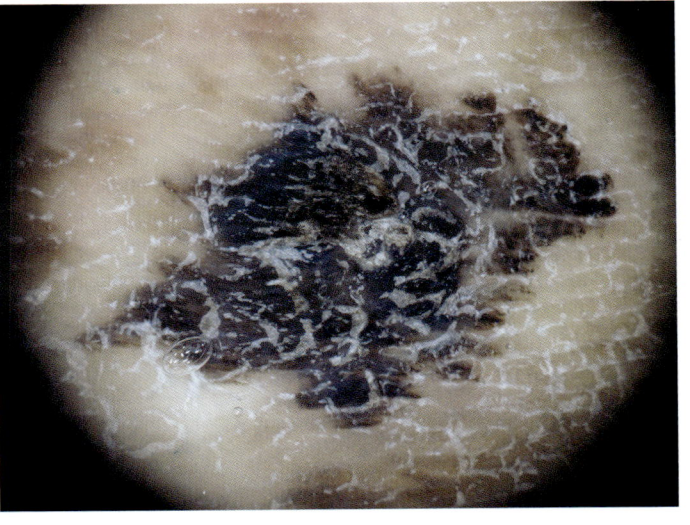

【臨床像】30 年前から拡大．60 mm の濃淡不整，境界不明瞭な黒褐色斑．
【ダーモスコピー所見】皮丘平行パターンが大部分を占めるが，辺縁の一部には線維状パターンがみられる．

症例 33

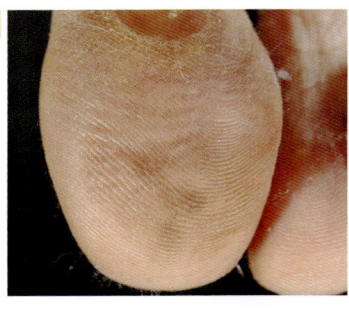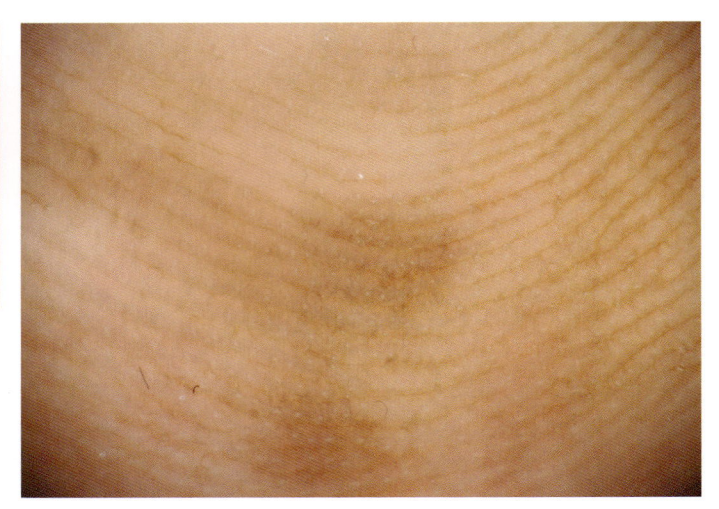

66 歳, 女性
[部位] 右母趾腹
[形状] 平坦
[病理] 末端黒子型

【臨床像】半年前に自覚. 境界不明瞭な不整形の淡褐色色素斑.
【ダーモスコピー所見】淡褐色の線維状パターンであるが, 不規則な分布を呈しており, 中央では皮丘平行パターンもある.

症例 34

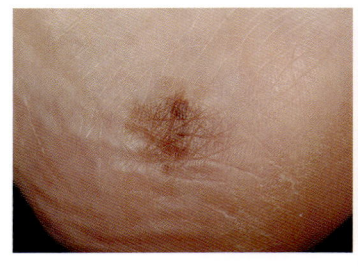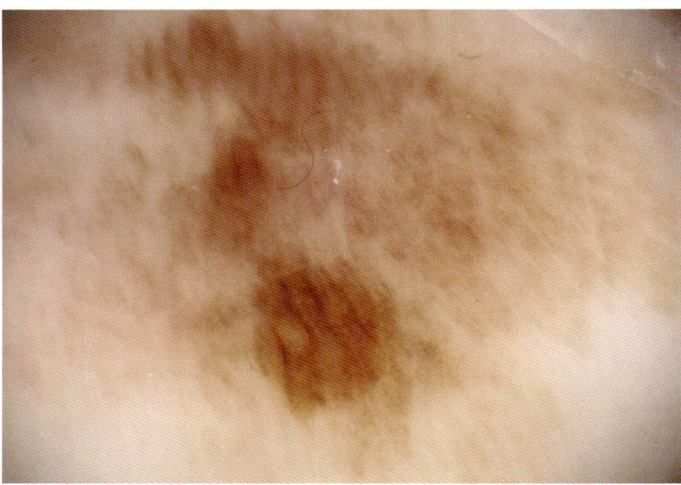

69 歳, 女性
[部位] 左踵部
[形状] 平坦
[病理] 末端黒子型

【臨床像】1 年前に自覚. 拡大なし. 辺縁不整, 左右非対称, 濃淡のある黒色斑がみられる.
【ダーモスコピー所見】一部は不規則線維状パターンを呈し, 皮丘平行パターンに移行しているように見える.

症例 35

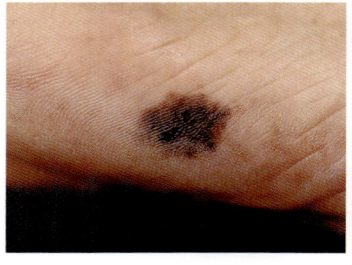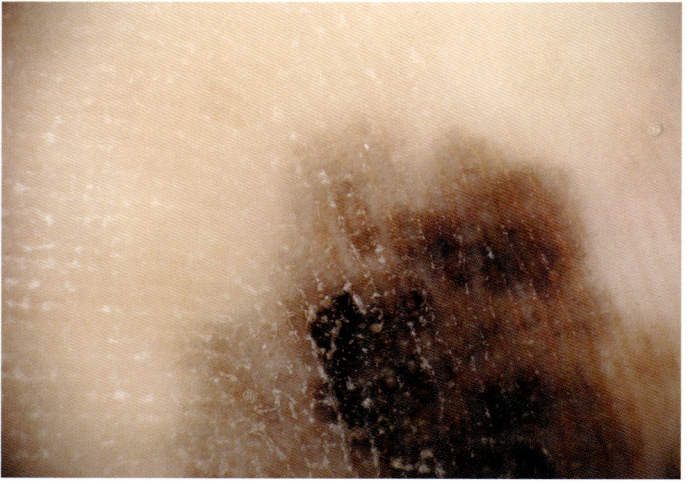

71 歳, 男性
[部位] 左足底
[形状] 平坦
[病理] 末端黒子型

【臨床像】2〜3 年前に自覚. 最初の頃より小さくなってきた気がする. 不整形, 濃淡のある黒色斑.
【ダーモスコピー所見】形状の非対称性は明らかで, 辺縁よりで皮丘平行パターンがより明瞭となっている.

症例 36

52 歳，女性
[部位] 左足底
[形状] 平坦
[病理] 末端黒子型

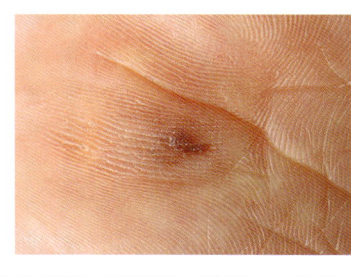

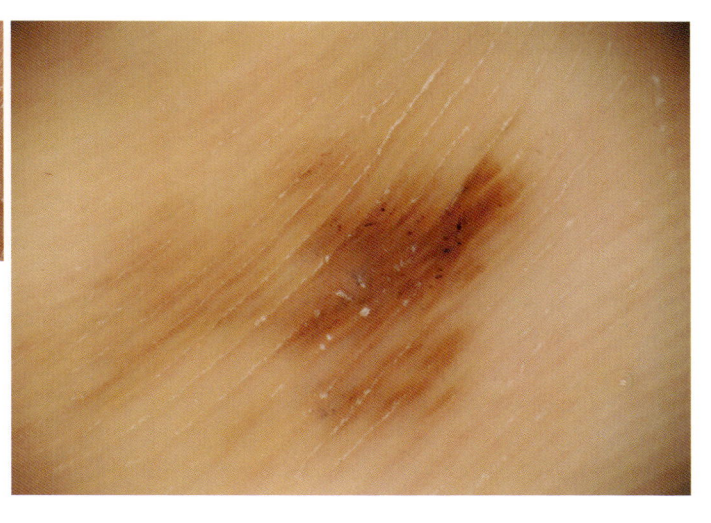

【臨床像】7 年前からある色素斑．不整形，濃淡のある境界不明瞭な淡褐色斑．

【ダーモスコピー所見】比較的均一な褐色調であるが，不規則線維状パターンから皮丘平行パターンへ移行している．

症例 37

68 歳，女性
[部位] 左足底
[形状] 平坦
[病理] 末端黒子型

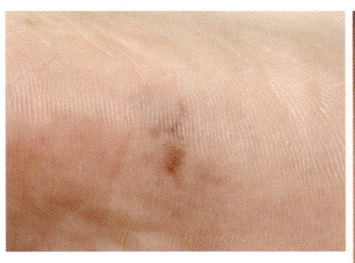

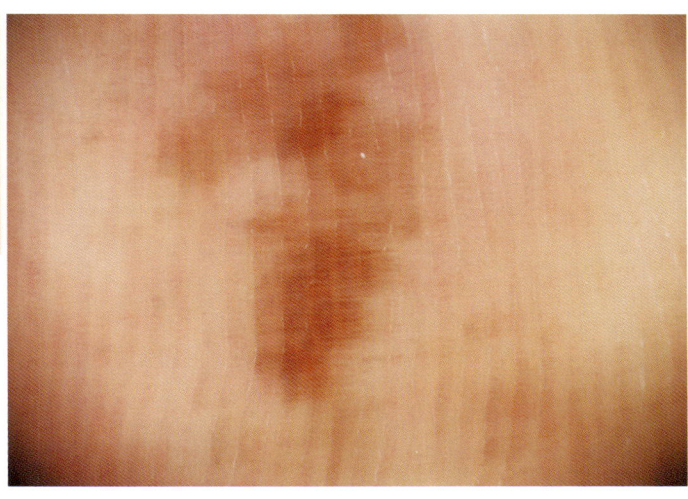

【臨床像】1 年前に左足底外側縁の色素斑に気づく．辺縁不整，境界不明瞭な濃淡のある淡褐色斑．

【ダーモスコピー所見】基本的には線維状パターンであるが，起始部がそろっておらず，濃淡にもむらがある．

症例 38

72 歳，女性
[部位] 左踵部
[形状] 扁平隆起
[病理] 末端黒子型

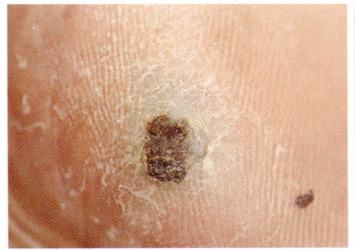

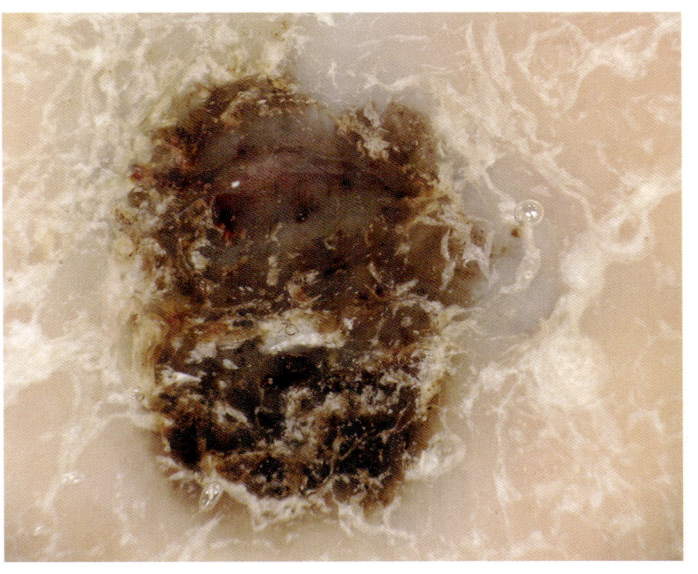

【臨床像】4 か月前に黒褐色結節に気づく．全体は過角化し境界が不明瞭，中央が潰瘍を伴い褐色調を呈している．

【ダーモスコピー所見】中央は痂皮が固着．厚い角質から淡黒色調は透見されるが，ダーモスコピーでの確定診断は難しい．

症例39

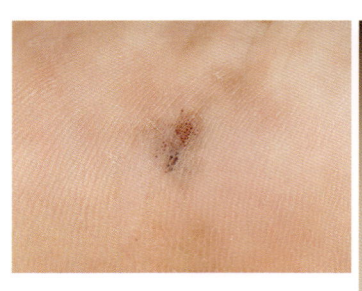

66歳，女性
- [部位] 右踵部
- [形状] 平坦
- [病理] 末端黒子型

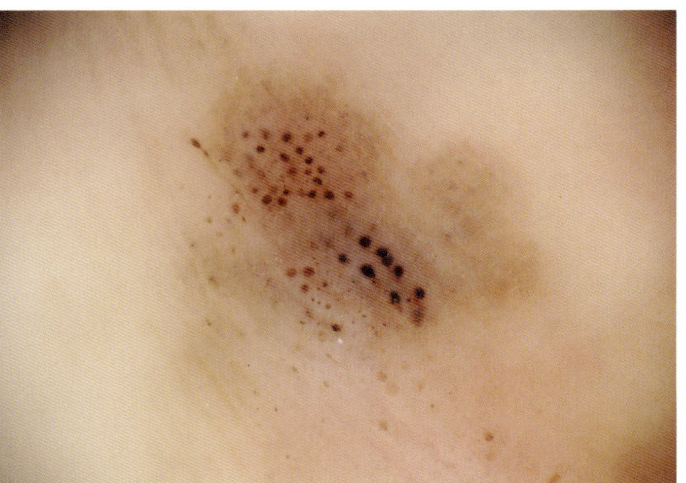

【臨床像】毎年冬に踵のひび割れがあり，夏になり傷が治った後に黒色斑があるのに気づく．辺縁不整，不明瞭な灰色斑内に黒色点の集族がみられる．

【ダーモスコピー所見】淡褐色のびまん性色素斑であるが，辺縁では皮丘優位が明瞭．大小不同の不規則色素小球も多数みられる．

症例40

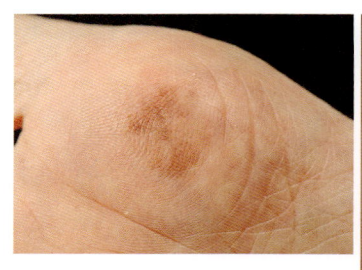

84歳，女性
- [部位] 右足底
- [形状] 平坦
- [病理] 末端黒子型

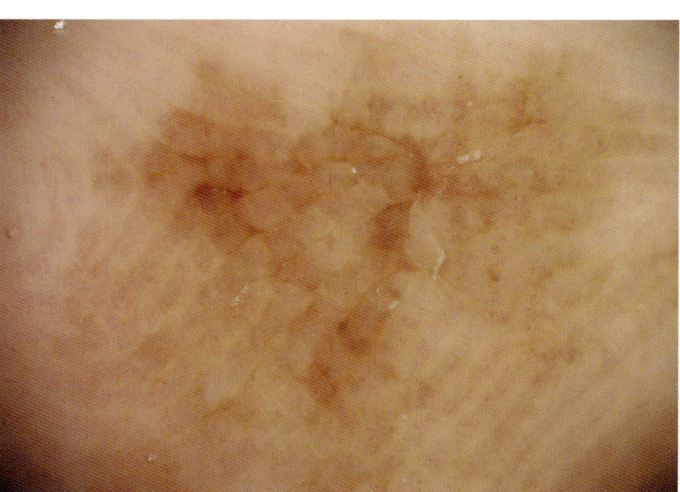

【臨床像】発症時期不明．1か月前に色素斑に家族が気づく．淡い境界不明瞭な濃淡のある褐色斑．

【ダーモスコピー所見】非常に淡い色調ながらも，皮丘優位に分布する皮丘平行パターンである．

症例41

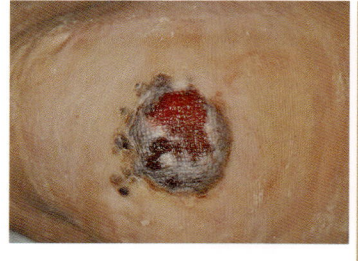

46歳，男性
- [部位] 右踵部
- [形状] 潰瘍
- [病理] 末端黒子型

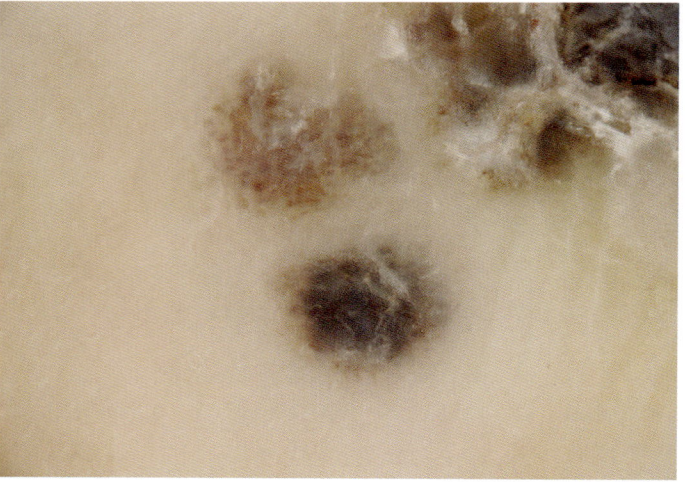

【臨床像】3年前から右踵部に大豆大黒色斑あり．次第に隆起した．26×19mm，表面びらん伴う黒色結節．周囲に色素斑はない．

【ダーモスコピー所見】平行パターンは明らかでない．青白色の薄靄を伴う黒褐色胞巣で，衛星病変もある．

症例 42

56歳，女性
[部位] 左足底
[形状] 平坦
[病理] 末端黒子型

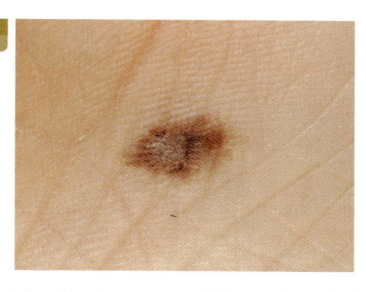

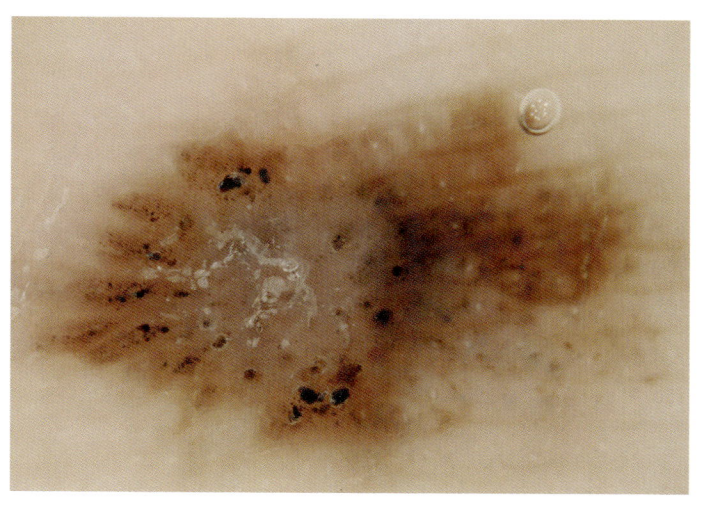

【臨床像】2〜3年前に自覚．7×4 mm，楕円形の褐色〜黒褐色斑で，角化のためか一部白色調である．
【ダーモスコピー所見】非対称，多色を呈する病変で，右寄りでごく一部皮溝平行パターンに見えるが，全体に非定型色素小点・小球が目立つ．

徹底網羅！ **末端黒子型悪性黒色腫のバリエーション ② 下肢・足底**

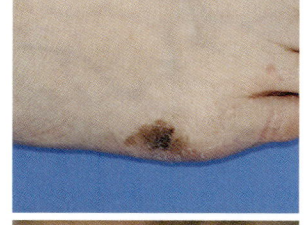
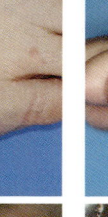
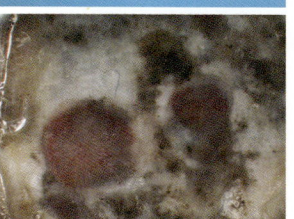

71歳，女性，下肢，平坦

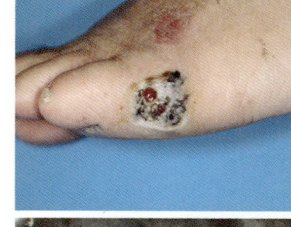

78歳，男性，足底，隆起

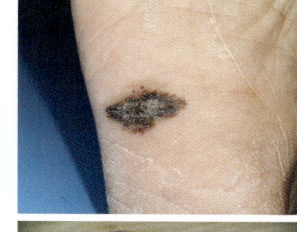
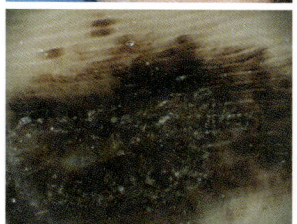

79歳，女性，足底，隆起

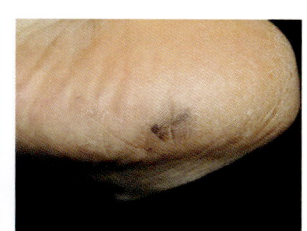
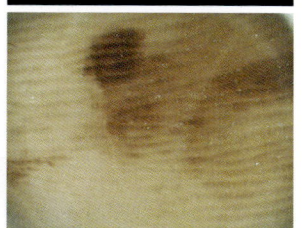

58歳，女性，足底，平坦

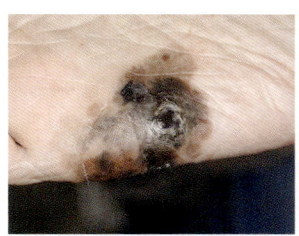
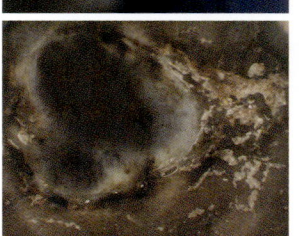

91歳，女性，足底，隆起

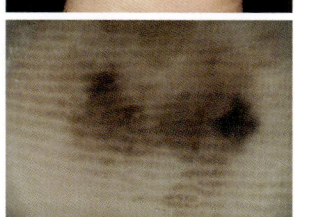

64歳，男性，足底，平坦

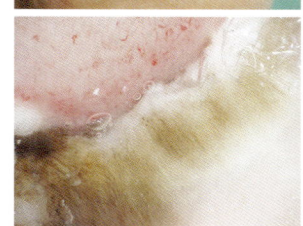

92歳，女性，足底，隆起

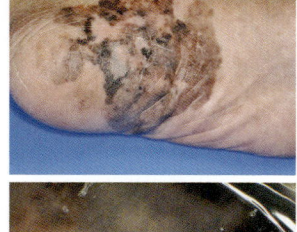
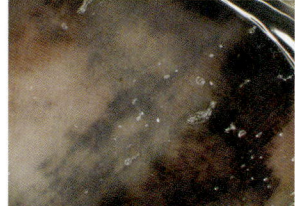

64歳，男性，足底，平坦

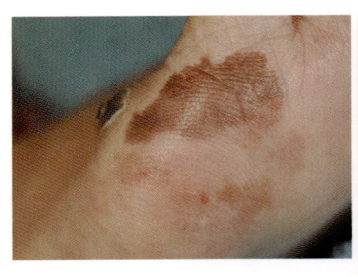

症例 43

86 歳, 男性

部位 右足底

形状 平坦

病理 末端黒子型

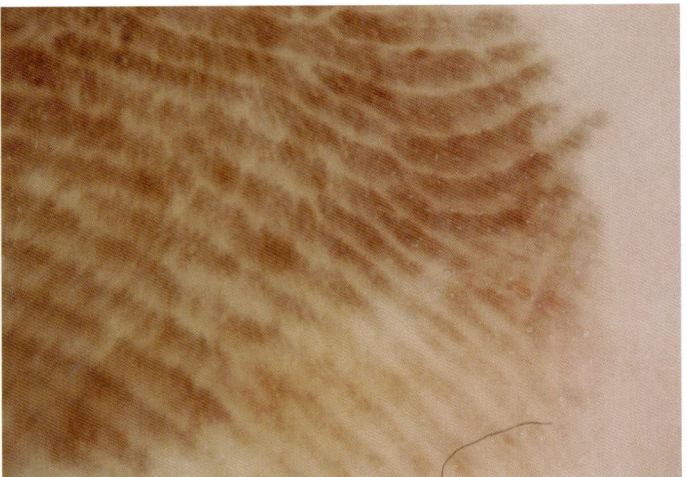

【臨床像】2〜3 か月前に自覚. 第 5 趾基部から足底にかけ 30×25 mm の不整形褐色斑. 周囲に白斑も伴う.

【ダーモスコピー所見】右寄りでは皮丘平行パターンを示し, 左寄りでは細線維の分布や色調が不整な, 不規則線維状パターンである.

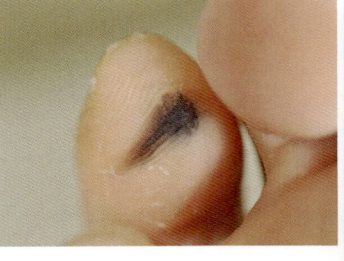

症例 44

58 歳, 女性

部位 右第 5 趾腹

形状 平坦

病理 末端黒子型

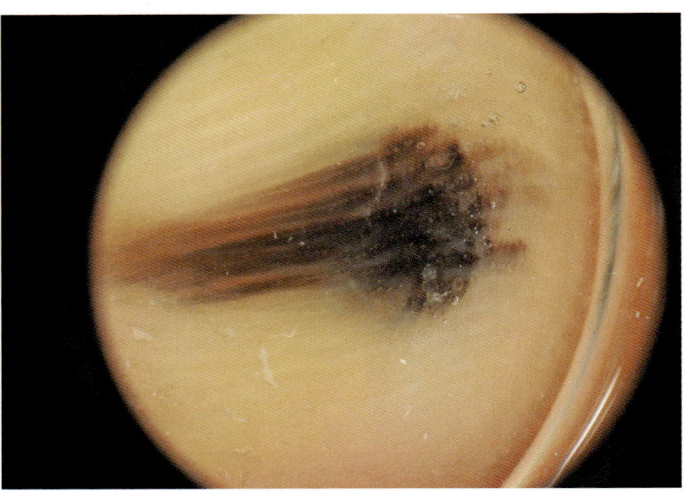

【臨床像】1 年前からある右第 5 趾腹の色素斑. 11×6 mm, 三角形のような不規則形状の濃黒色斑.

【ダーモスコピー所見】びまん性の黒色斑と, 一方向に伸びる濃淡不均一な斑. 皮溝は白く抜けて見え皮丘平行パターンである.

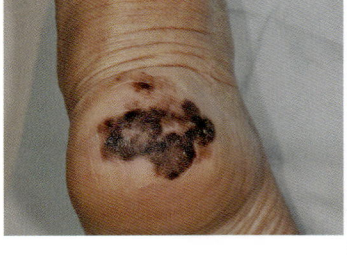

症例 45

69 歳, 女性

部位 左踵部

形状 平坦

病理 末端黒子型

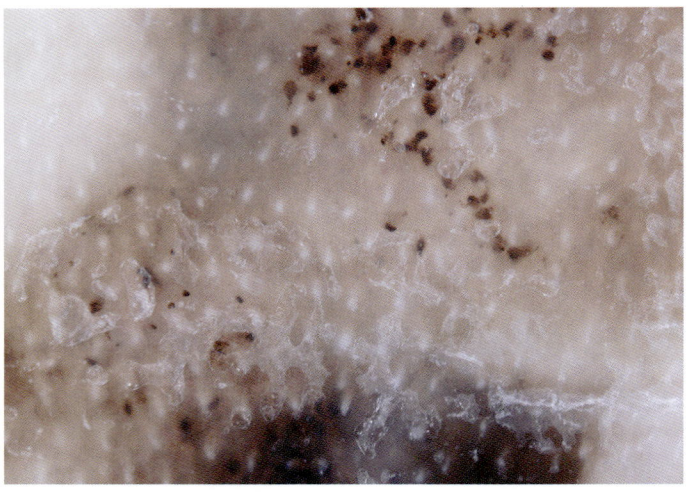

【臨床像】3 年前に自覚. 36×40 mm, 不整形で色調不均一な黒褐色〜褐色斑.

【ダーモスコピー所見】角質肥厚により全体に白色調を帯びる. その内部に色素小点・小球が散在. 平行パターンは指摘できない.

症例 46

51 歳，女性
[部位] 右足底
[形状] 平坦
[病理] 末端黒子型

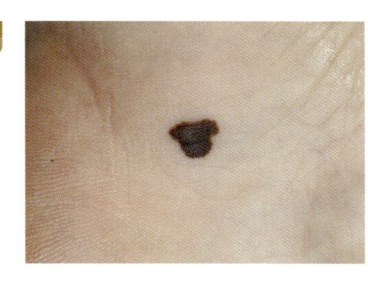
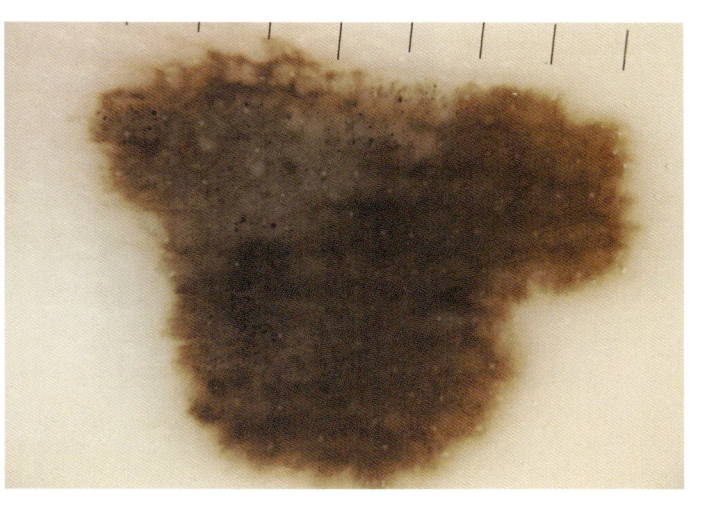

【臨床像】2 年前に自覚．1 か月前から増大．ミッキーマウス型をした黒色斑．
【ダーモスコピー所見】9〜12 時方向に青白色構造を伴うびまん性，不規則な色素沈着がみられ，辺縁には線条を伴う．

症例 47

69 歳，男性
[部位] 左環指爪
[形状] 潰瘍
[病理] 末端黒子型

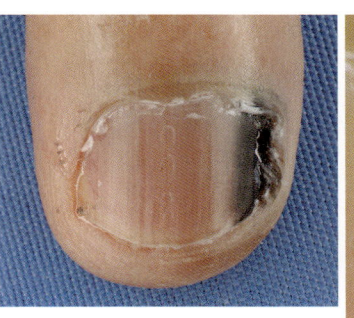
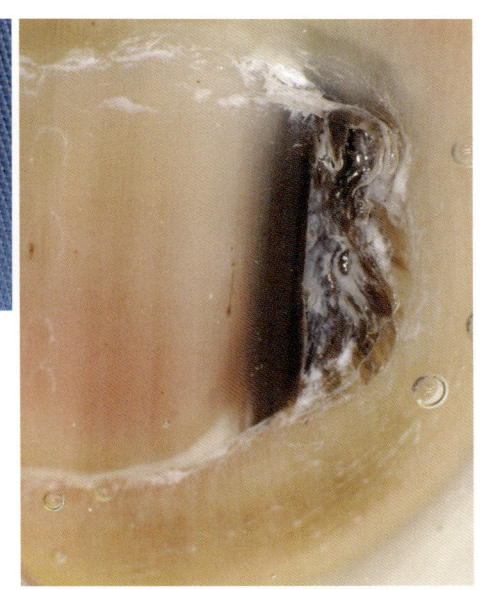

【臨床像】10 年前から爪の黒色線条が拡大し軽い疼痛が出てきた．爪の外側 1/4 に黒変，また外側 1/8 に萎縮あり．
【ダーモスコピー所見】爪には太くて濃い黒色線条．指尖部皮膚に褐色の色素沈着がある（Hutchinson 徴候陽性）．

症例 48

44 歳，女性
[部位] 左小指爪
[形状] 平坦
[病理] 末端黒子型
　　　（in situ）

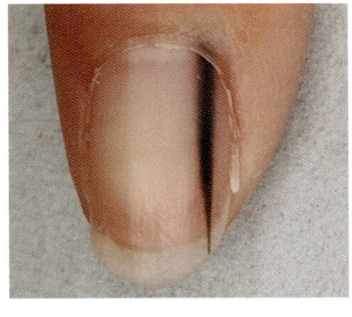
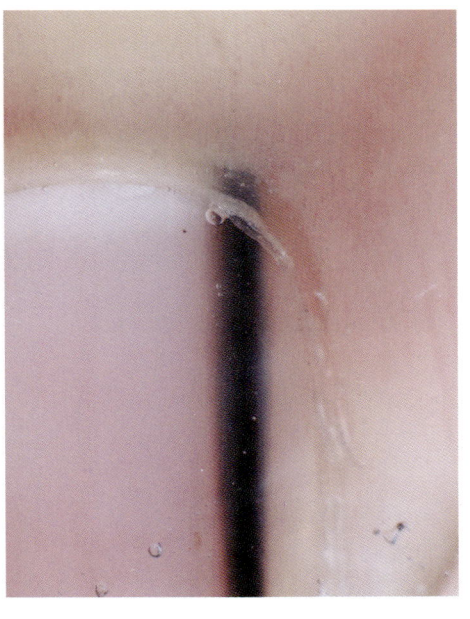

【臨床像】2 か月前に気づいた爪の色素線条．遠位では細く近位では太い．基部は幅 1.4 mm．
【ダーモスコピー所見】青灰色の太い線条帯（band）で，部位により色調の違いはあるが，細線条（line）の構造はない．

症例 49

48 歳, 女性

[部位] 左環指爪

[形状] 平坦

[病理] 末端黒子型 (*in situ*)

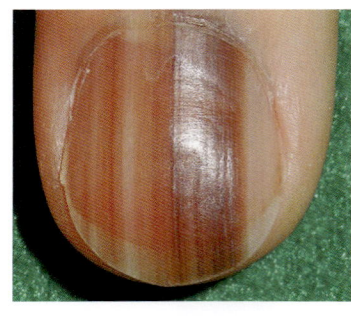

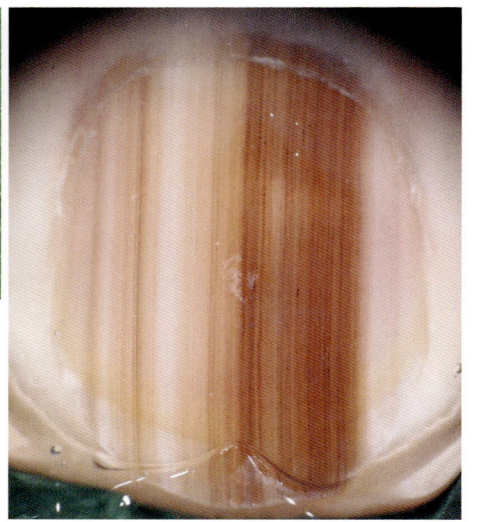

【臨床像】3 年前に左環指の黒褐色線条が出現し, 拡大. 25×18 mm の病変. 爪甲全体に黒褐色線条があり, 幅および色調に不規則性がある.

【ダーモスコピー所見】線条帯(band)および細線条(line)の幅および色調に不規則性がある.

症例 50

76 歳, 男性

[部位] 右示指爪

[形状] 平坦

[病理] 末端黒子型

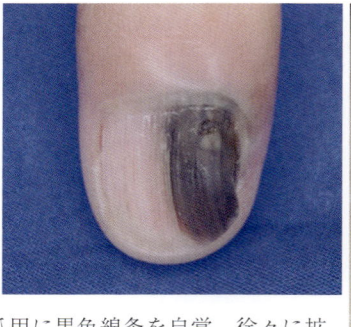

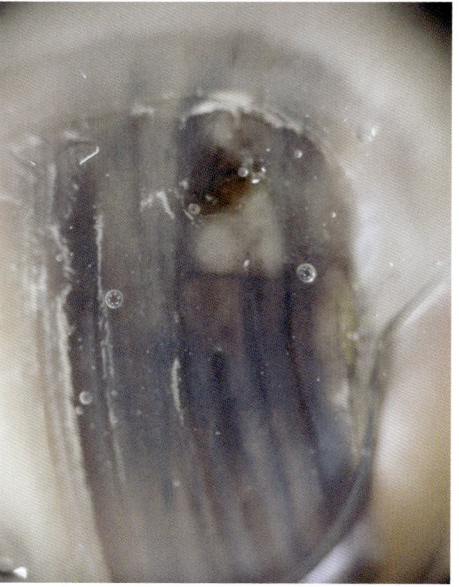

【臨床像】5〜6 年前から爪甲に黒色線条を自覚. 徐々に拡幅し, 側爪郭後部にも淡い色素斑が出現.

【ダーモスコピー所見】褐色斑上に多彩な太さ, 鮮明さ, 平行性を呈する黒色〜青灰色の線条が多数存在. 爪甲の部分欠損は生検による.

症例 51

78 歳, 男性

[部位] 左中指爪

[形状] 潰瘍

[病理] 末端黒子型

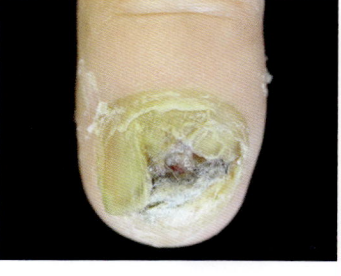

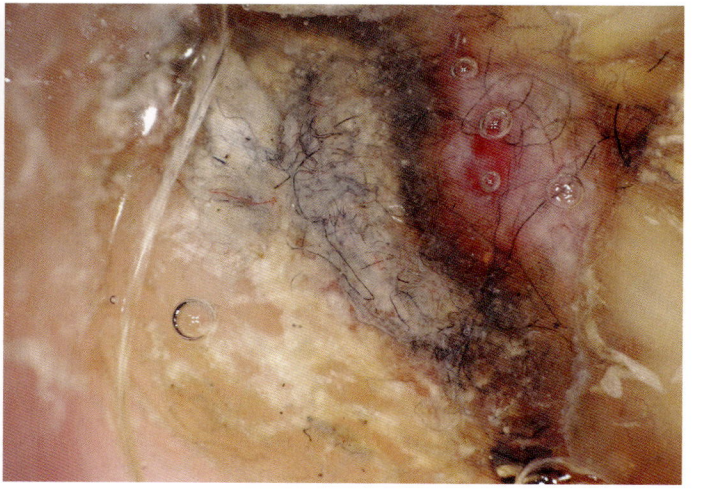

【臨床像】1 年前から爪甲変形があり最近化膿してきた. 爪の変形と欠損があり, 欠損部中央は潰瘍, その周囲は黒褐色〜赤褐色調の病変.

【ダーモスコピー所見】爪甲が欠損し, 欠損部の中央は赤色調の潰瘍部, 周囲は黒褐色調である. 表面には衣類の繊維が付着している.

症例 52

46 歳，男性
[部位] 左母指爪
[形状] 平坦
[病理] 末端黒子型

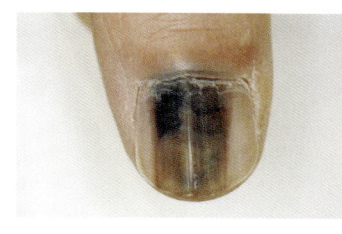

【臨床像】2 年ほど前から左母指爪に黒色線条があり，半年前から爪甲変形，拡大．左母指の後爪郭から爪甲先端まで 10 mm 幅の黒色〜黒褐色の色素斑がある．爪甲前半分は爪甲剥離により黄色化．
【ダーモスコピー所見】濃淡差の目立つ黒褐色〜黒色の色素線条があり，濃淡の分布や太さが不規則で非対称．微小 Hutchinson 徴候はなし．

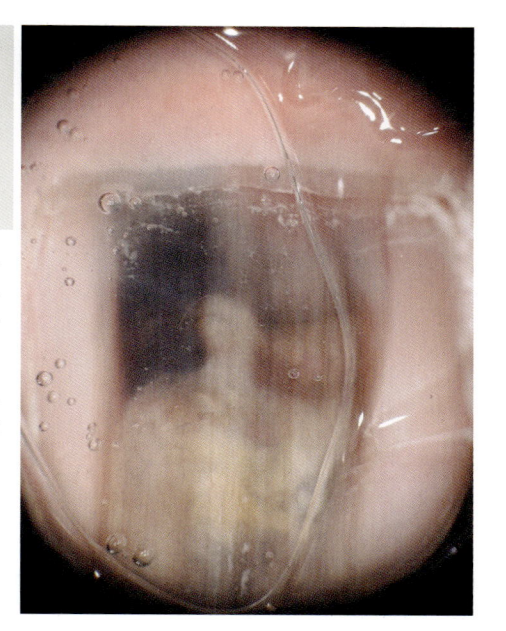

症例 53

68 歳，女性
[部位] 右母指爪
[形状] 潰瘍
[病理] 末端黒子型

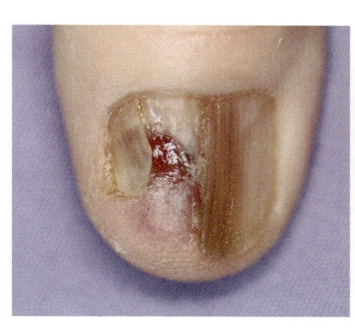

【臨床像】2 年前から褐色の色素線条，爪甲の破壊と紅色結節が出現．4 mm 幅の褐色色素線条とびらんを伴う 6 mm の紅色結節．
【ダーモスコピー所見①】結節部は線状不規則・ヘアピン様・小点状血管からなる多形血管のパターンを示す．
【ダーモスコピー所見②】爪甲部の色素線条は幅，色調に明らかな不整はないが，わずかに微小 Hutchinson 徴候の所見がある．

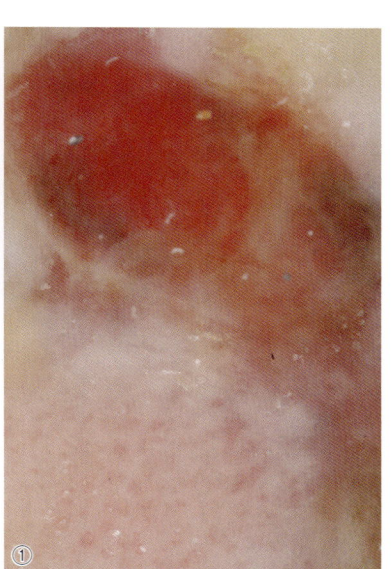

①

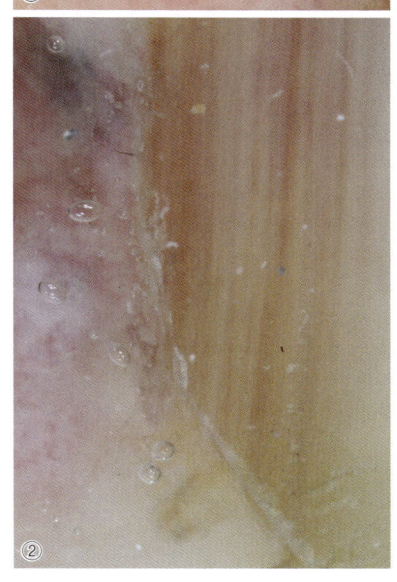

②

症例 54

47 歳，女性
[部位] 右環指爪
[形状] 平坦
[病理] 末端黒子型

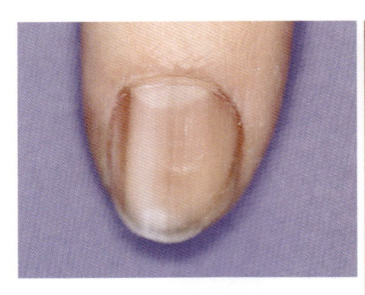
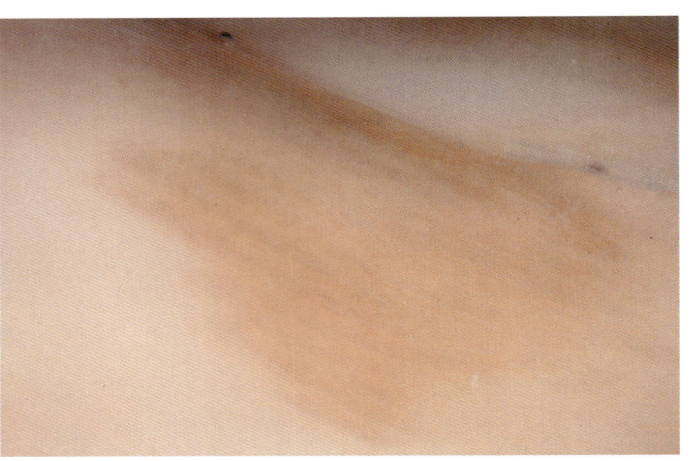

【臨床像】1 年前に自覚．爪甲に淡い褐色の線条があり，側方に淡い Hutchinson 徴候がある．

【ダーモスコピー所見】正常皮膚色と比べてわずかな濃淡差であるが，側爪角辺縁に皮丘平行パターンの所見がみられる．

症例 55

68 歳，男性
[部位] 左母指爪
[形状] 平坦
[病理] 末端黒子型

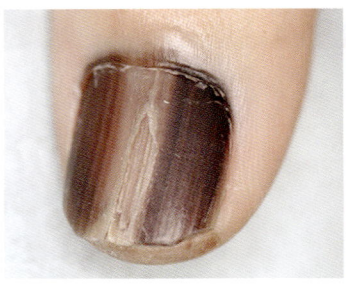
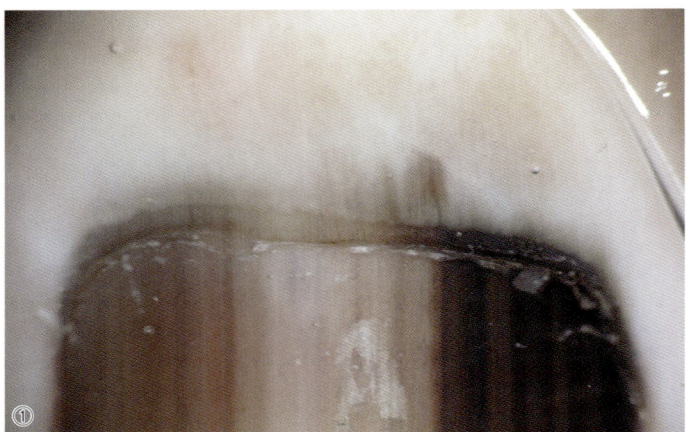
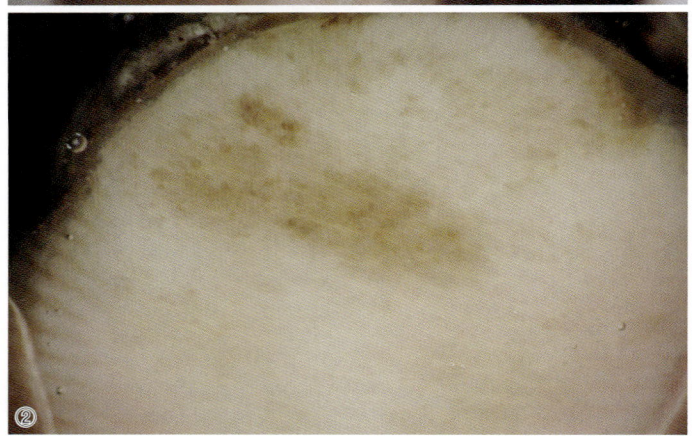

【臨床像】6 年前ほど前からある黒色線条．徐々に拡大．爪甲全体は黒褐色を呈し中央で爪甲の破壊，後爪郭と指尖部に淡褐色斑がみられる．

【ダーモスコピー所見①】爪甲は黒褐色から淡褐色の背景で様々な太さの黒色〜淡褐色の細線条がみられる．指尖部に皮丘平行パターン，後爪郭に微小 Hutchinson 徴候がみられる．

【ダーモスコピー所見②】指尖部では淡褐色斑が不規則に散在し，皮丘平行パターンがみられる．

症例56

80歳，男性
[部位] 右母指爪
[形状] 平坦
[病理] 末端黒子型

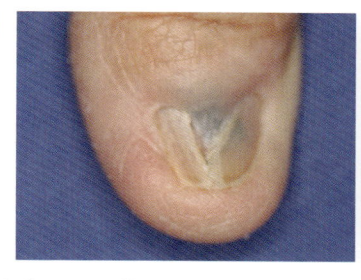
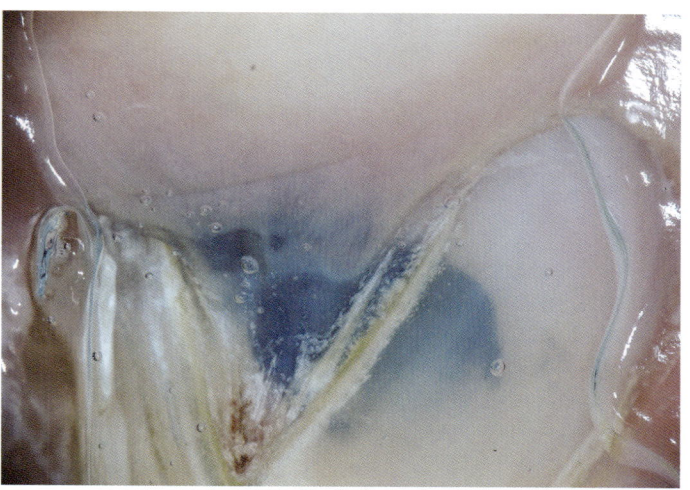

【臨床像】爪床のほぼ中央から近位爪郭部にかけての
5 mm の不整形の黒色斑．表面の爪甲は爪甲縦裂を伴う．
【ダーモスコピー所見】後爪郭近傍の爪甲に不整で境界が
不明瞭な青色領域がある．Hutchinson 徴候陽性．

徹底解剖！ 症例55のダーモスコピーを詳しく見てみよう

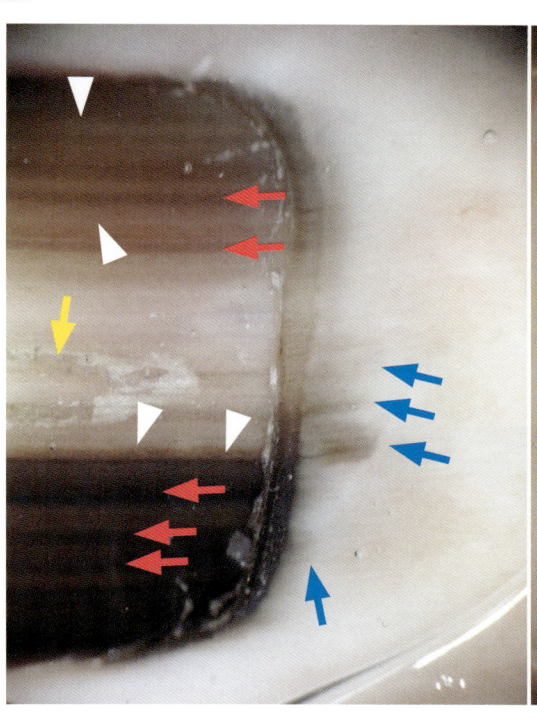
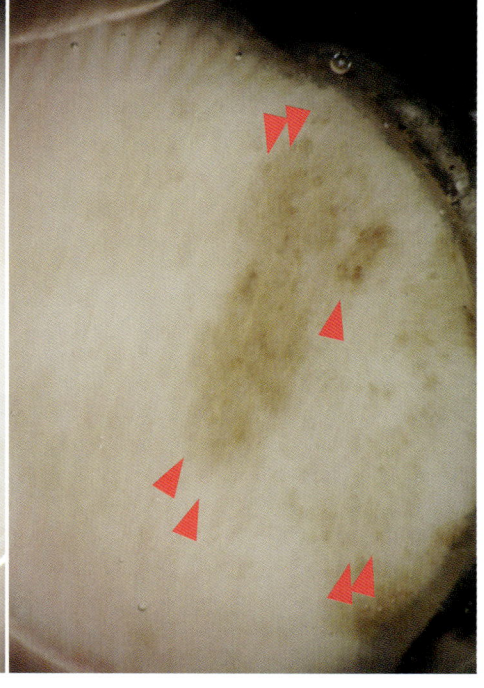

　このような臨床像の黒色爪をみたとき，乳幼児期の発症なら爪部母斑，25歳以降に生じた場合は爪部悪性
黒色腫と考えてほぼ間違いない．思春期前後の発症では，これほどの黒色爪とはならないだろう．

　ダーモスコピーでは色素細線条の色，太さがまちまち（➡）で，境界不明瞭である．色調の異なる色素線条帯
（△）が2つに分かれてみられる点も爪部悪性黒色腫の特徴で，不規則色素細線条・線条帯である．後爪郭に
は不規則な色素沈着（➡）があり，微小 Hutchinson 徴候である．指尖部にも不規則な色素沈着で皮丘平行パ
ターン（▲）があり Hutchinson 徴候である．色素を欠く中央部の爪変形（➡）は浸潤性である可能性を示唆す
る．

　爪部母斑なら，後爪郭に規則的線維状パターン，指尖部に皮溝平行パターンがみられるであろう．

83 歳，男性
部位 右母指爪
形状 平坦
病理 末端黒子型

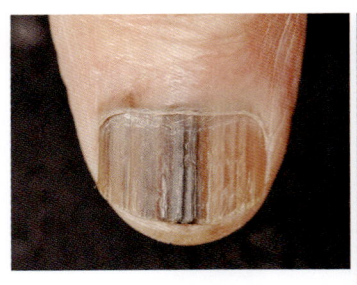
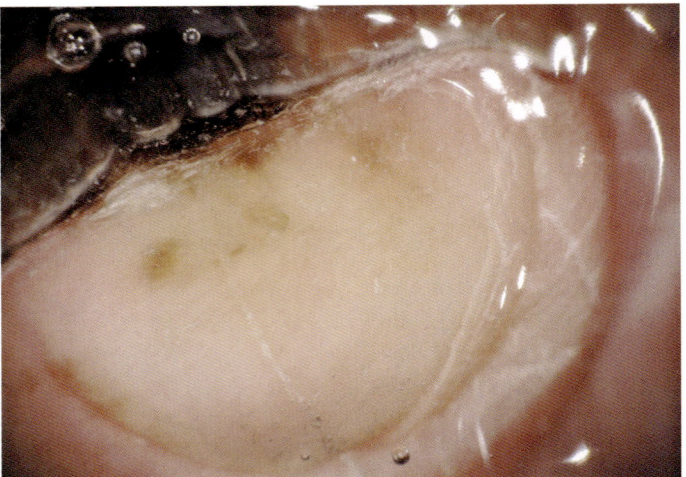

【臨床像】7 年前に爪甲色素線条を生じ徐々に拡大．爪甲全体の不整形黒色斑と周囲に滲み出しがみられる．
【指尖部ダーモスコピー所見】皮丘優位は明らかではないが，不規則な濃淡差を伴う色素斑である（Hutchinson 徴候）．

65 歳，女性
部位 左示指爪
形状 隆起
病理 末端黒子型

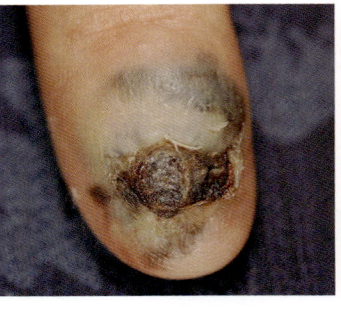
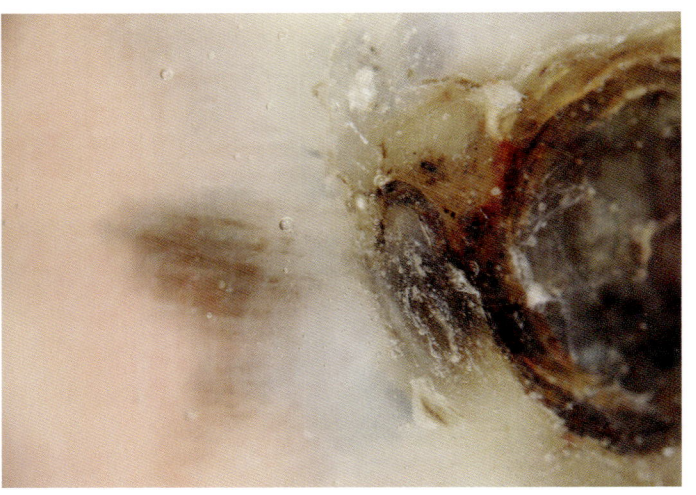

【臨床像】3 年前から左示指爪に黒色変化．徐々に拡大．爪基部を押し上げるように結節があり，爪甲は消失し，黒褐色結節に置換．
【ダーモスコピー所見】近位部は青白色の薄霧と不規則に伸びる色素成分．後爪郭には不均一な色素沈着あり，表面角化も伴う．

30 歳，男性
部位 右環指爪
形状 平坦
病理 末端黒子型

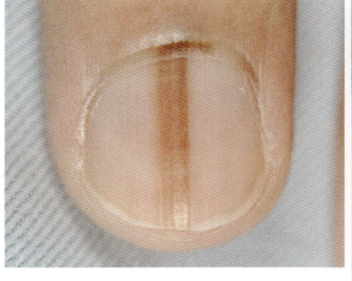
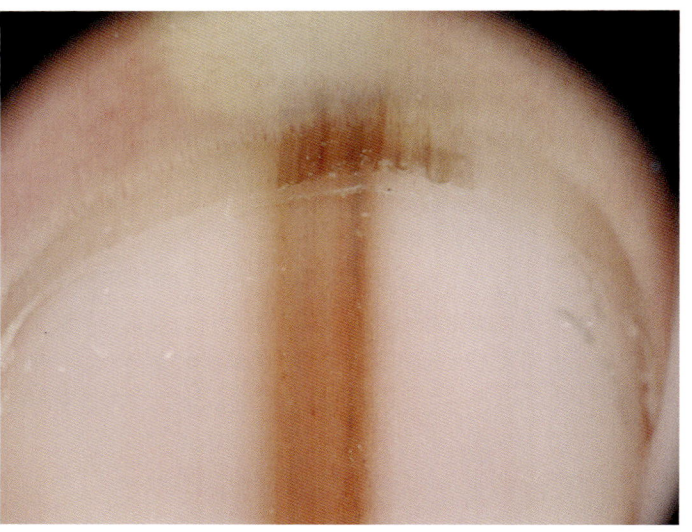

【臨床像】2〜3 年前から色素線条．徐々に幅が増大．線条の幅が 2.5 mm．
【ダーモスコピー所見】褐色調の濃い細線条が断続的に縦走し不規則細線条と判定できる．爪上皮には微小 Hutchinson 徴候もある．

症例 60

42 歳，女性
[部位] 左環指爪
[形状] 平坦
[病理] 末端黒子型

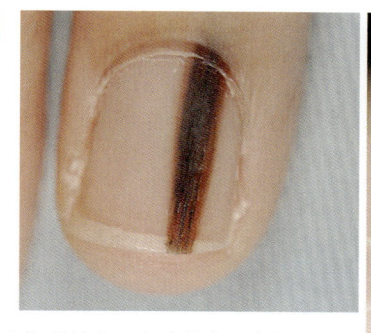
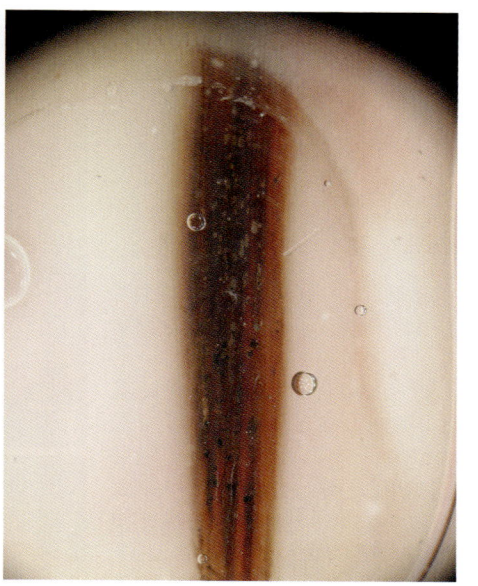

【臨床像】半年前からある色素線条．色素線条の幅は爪の基部で 3 mm，先端部で 2 mm である．

【ダーモスコピー所見】細線条の幅，色調，間隔は不ぞろいで不規則細線条と判定できる．点状成分が不整に散在する．先端に向け幅が縮小する三角形の色素沈着である．

症例 61

57 歳，男性
[部位] 右示指爪
[形状] 隆起
[病理] 末端黒子型

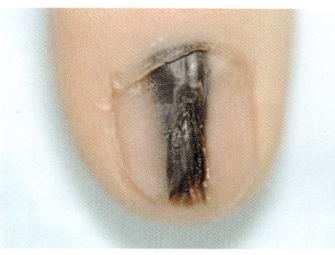
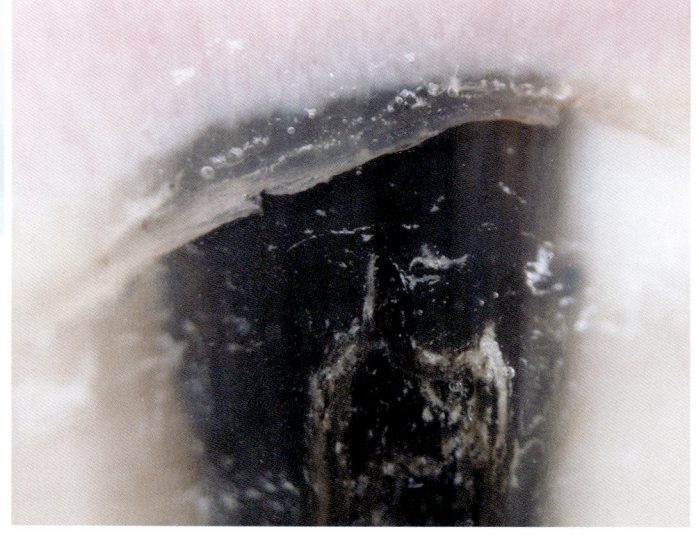

【臨床像】15 年前からある色素線条．数年前より幅が増大．基部で幅 6 mm，先端で幅 5 mm の黒色爪甲線条．遠位の爪甲は欠損．

【ダーモスコピー所見】爪甲表面は粗糙化し，均質な黒色調を呈する色素線条の辺縁は不整．明らかな Hutchinson 徴候は指摘できない．

症例 62

69 歳，男性
[部位] 左母趾爪
[形状] 平坦
[病理] 末端黒子型
　　　（in situ）

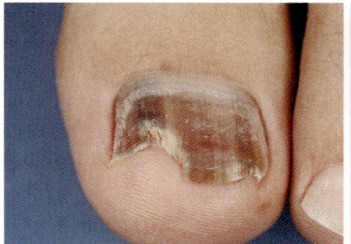
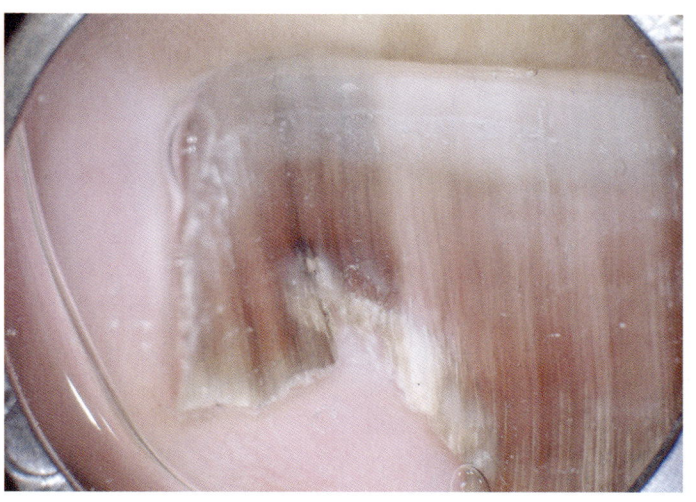

【臨床像】数年前から拡大．爪に多数の黒色・褐色の線条あり．また爪の肥厚あり．

【ダーモスコピー所見】黒色・褐色の線条は多数のごく細いものよりなる．後爪郭に色素沈着あり．

症例 63

89歳，男性
[部位] 左母趾爪
[形状] 平坦
[病理] 末端黒子型

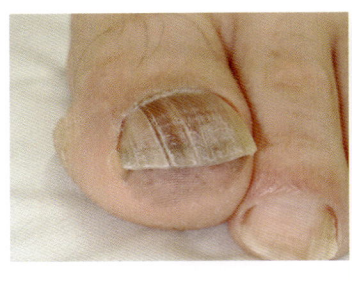

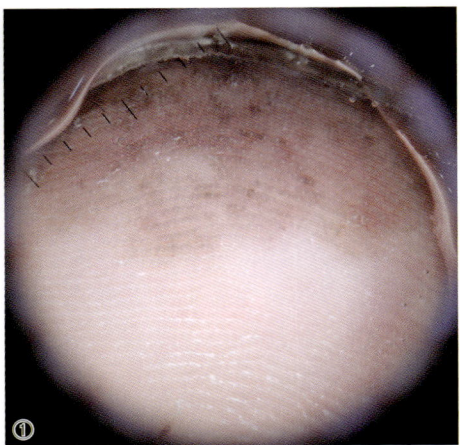

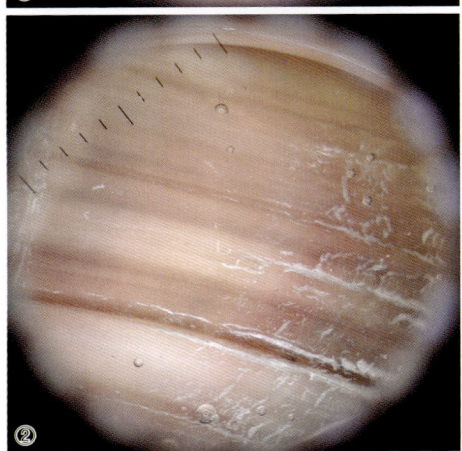

【臨床像】色素斑を家族に指摘された．爪甲全体に濃淡差のある色素斑が広がり，指尖部には Hutchinson 徴候を伴っている．
【ダーモスコピー所見①】指尖部の色素斑は全体的に不規則びまん性色素沈着で，典型的な皮丘平行パターンを呈している．
【ダーモスコピー所見②】爪甲の色素斑は中枢・中央・末梢側で濃淡差があり，分布も不規則であることから不規則細線条と判断される．

症例 64

54歳，女性
[部位] 左母趾爪
[形状] 潰瘍
[病理] 末端黒子型

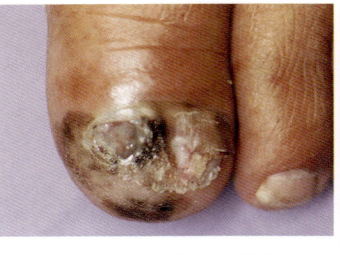

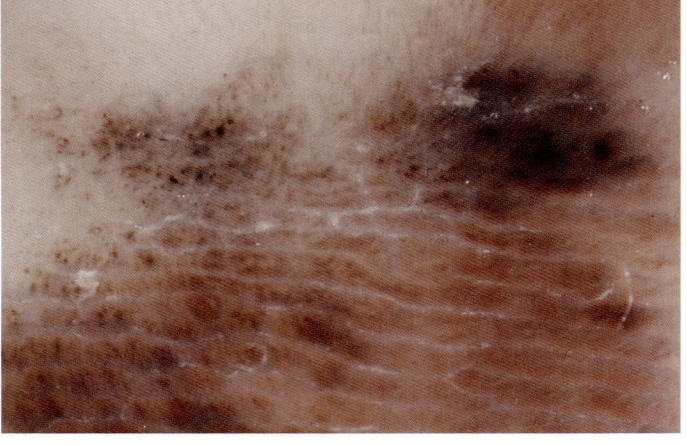

【臨床像】6か月前に自覚．31×23 mm の範囲に黒色斑．中央部は9 mm の幅で潰瘍化し，Hutchinson 徴候がある．
【ダーモスコピー所見】指尖部は不規則小点状パターン，均一領域，荷重部は皮丘平行パターンを呈している．

症例 65

74 歳，女性

[部位] 右第 3 趾

[形状] 平坦

[病理] 末端黒子型

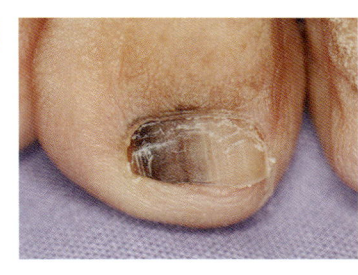
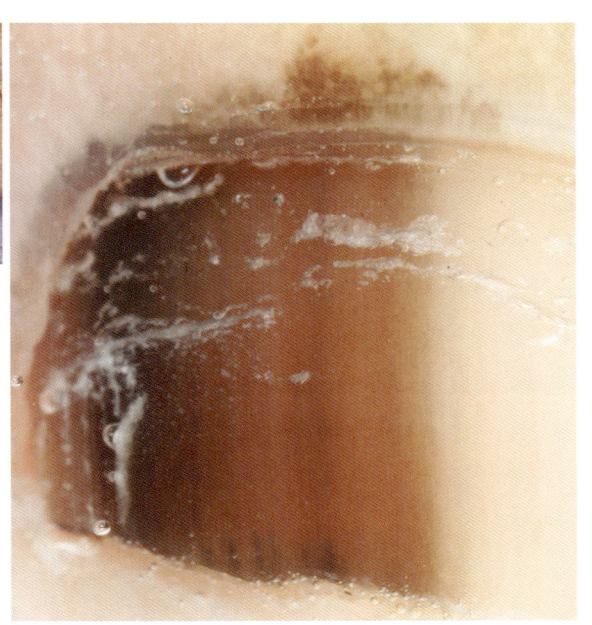

【臨床像】2 年前に線条を自覚．最大幅 4 mm の黒色～褐色の色素線条であり，爪甲の破壊はない．

【ダーモスコピー所見】爪母側と爪上皮側を比べると濃淡差があり，爪母側には微小 Hutchinson 徴候がみられる．

症例 66

69 歳，女性

[部位] 左母趾爪

[形状] 平坦

[病理] 末端黒子型

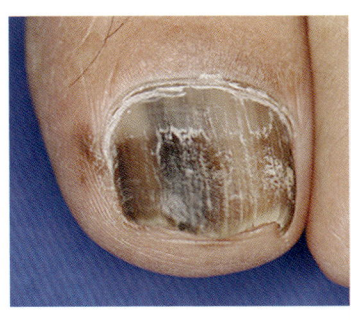
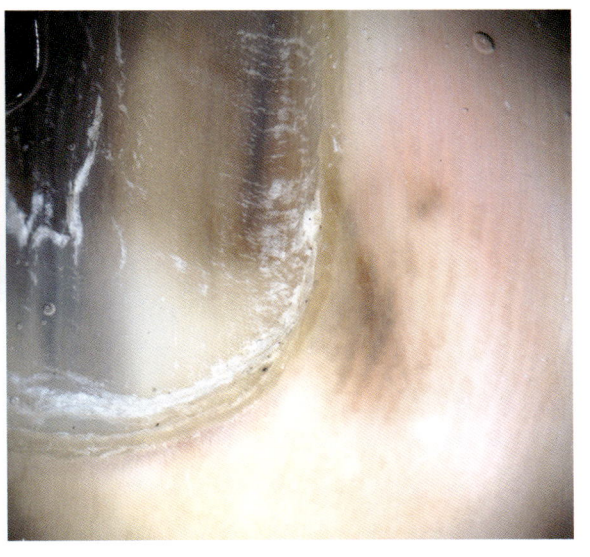

【臨床像】10 年前からある褐色斑．爪甲の全幅に濃淡差の目立つ褐色～黒色の色素線条で，爪床だけでなく爪囲にも褐色斑がある．

【ダーモスコピー所見】爪甲には濃淡差のある不規則な色素線条帯があり，途絶しているものもある．側爪郭の皮膚は皮丘平行パターンを呈す．

症例 67

85 歳，女性

[部位] 右母趾爪

[形状] 潰瘍

[病理] 末端黒子型

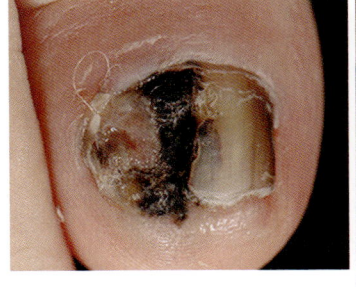
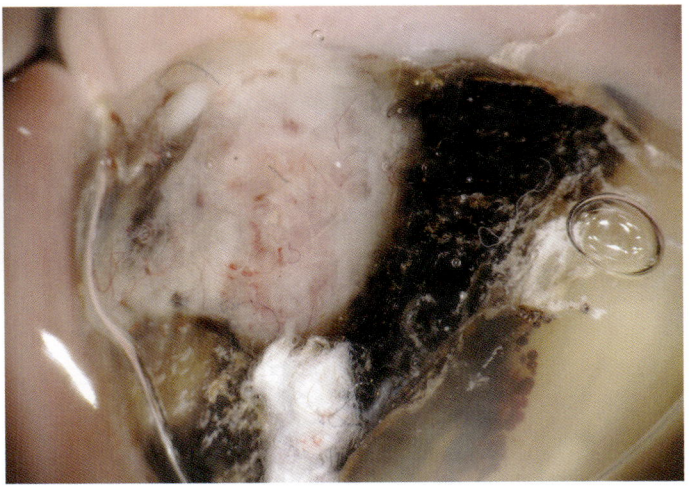

【臨床像】2 か月前に右母趾爪の破壊と結節に気づく．それまで自覚症状なし．爪甲は破壊され，不整形の黒色斑上にびらん性紅色結節．

【ダーモスコピー所見】無色素性の腫瘍部分に線状不規則血管がみられる．

末端黒子型悪性黒色腫のバリエーション ③　足底・爪（足）

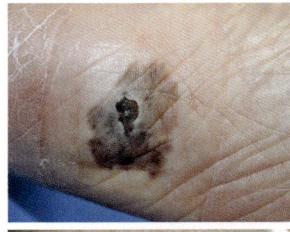

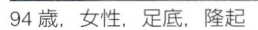

94 歳，女性，足底，隆起

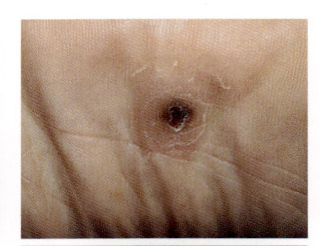
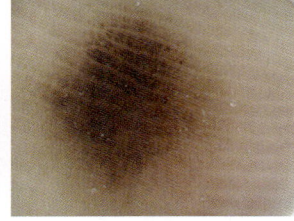

57 歳，男性，足底，平坦

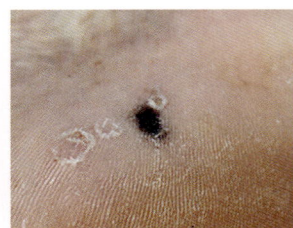
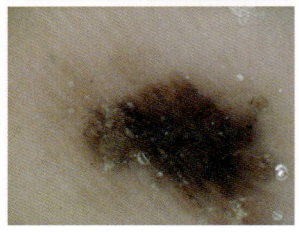
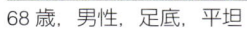

68 歳，男性，足底，平坦

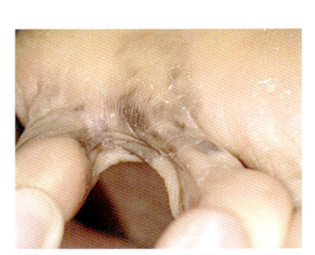
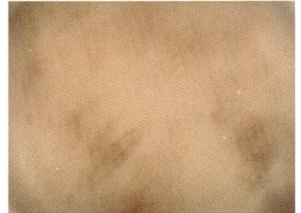

52 歳，女性，足底，平坦

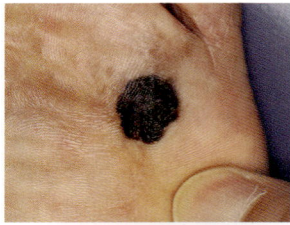
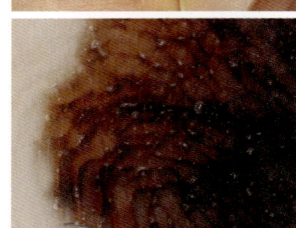

80 歳，女性，足底，平坦

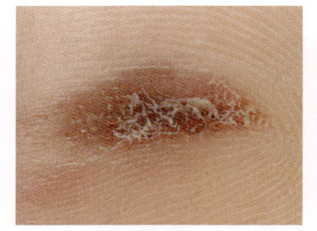
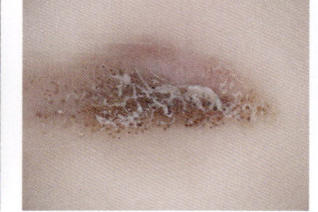

74 歳，女性，足底，平坦

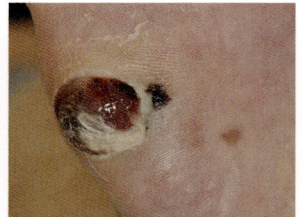
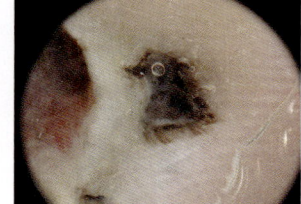
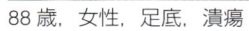

88 歳，女性，足底，潰瘍

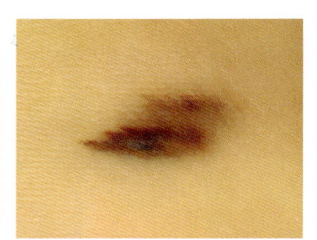
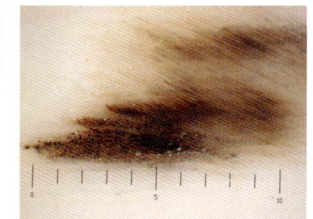

46 歳，男性，足底，平坦

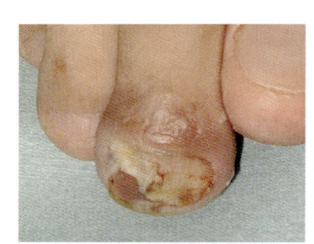
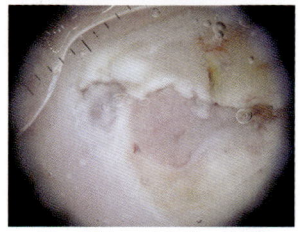

47 歳，男性，爪（足），潰瘍

症例 1

26 歳，女性

[部位] 頭部

[形状] 隆起

[病理]（無色素性）
　　　表在拡大型

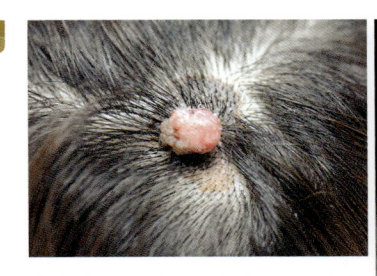

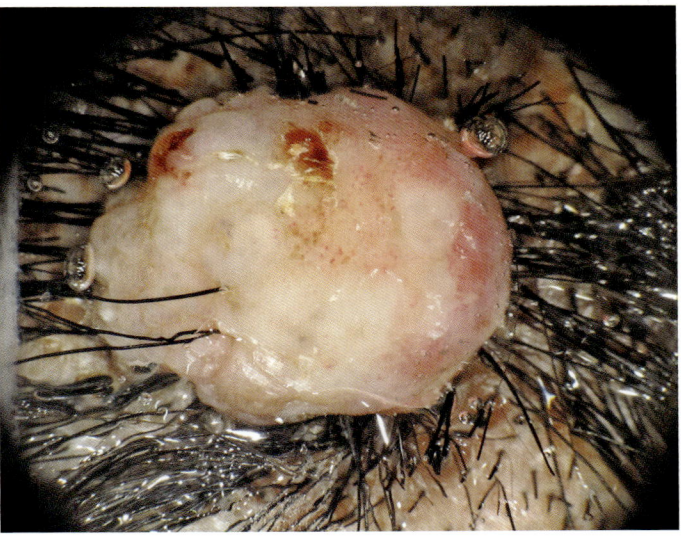

【臨床像】小児期からある褐色斑．初診半年前より一部が
隆起．褐色の斑の一部に淡紅色の結節．

【ダーモスコピー所見】結節の中央部に小点状血管，辺縁
に乳白色紅色領域と一部に線状不規則血管がある．

症例 2

19 歳，男性

[部位] 胸部

[形状] 隆起

[病理]（無色素性）
　　　結節型

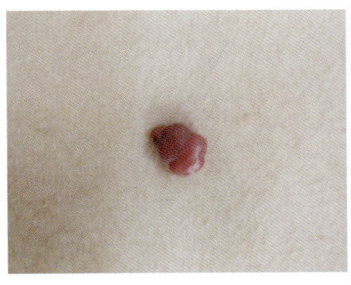

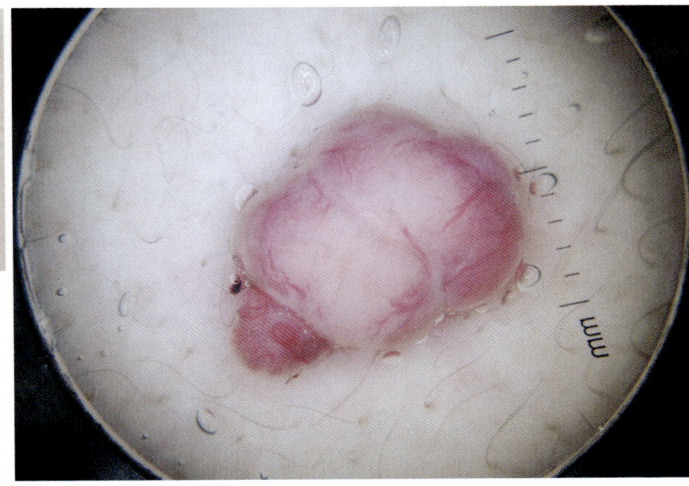

【臨床像】2 年前から拡大．辺縁不整な紅色結節．

【ダーモスコピー所見】びまん性の淡紅色調を背景に，線
状不規則血管，糸球体状血管がみられる．全体の形態は
左右非対称である．

症例 3

48 歳，男性

[部位] 腰部

[形状] 扁平隆起

[病理]（無色素性）
　　　表在拡大型

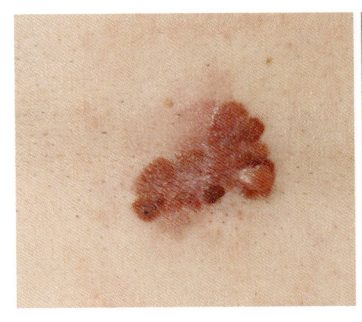

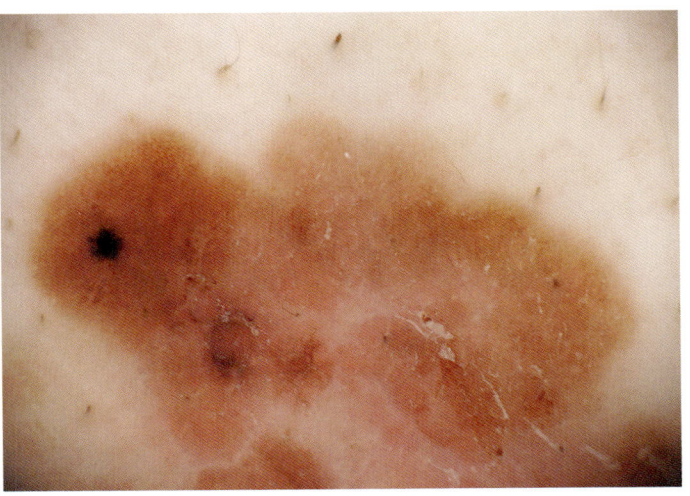

【臨床像】8 年前から増大．左右非対称，辺縁不整な紅色
局面内に褐色斑と紅色結節．

【ダーモスコピー所見】肉眼では明らかではなかった色素
構造がみられる．多構築パターンを呈し，非定型色素
ネットワークを伴う．

症例 4

66 歳，女性

[部位] 背部

[形状] 隆起

[病理]（無色素性）
結節型

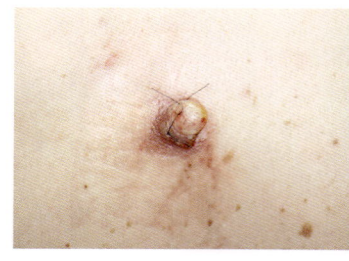

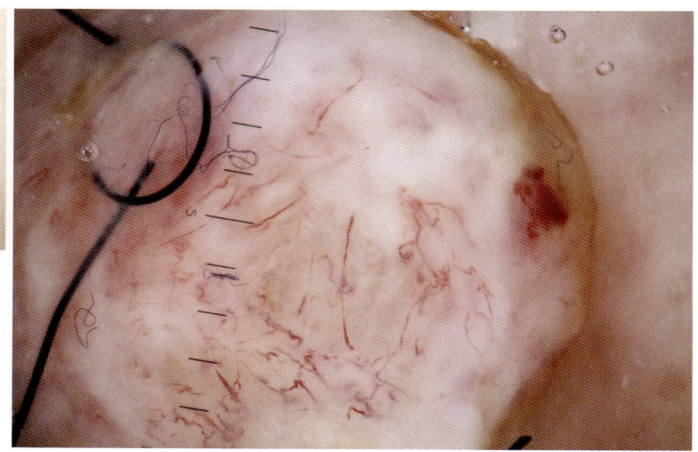

【臨床像】10 年前に小豆大の小結節が出現．瘙痒感があり，搔破・出血を繰り返し徐々に増大．淡紅色調のやや浸軟した結節．
【ダーモスコピー所見】淡い紅白色の無構造領域と内部に線状不規則血管を中心とする多形血管がみられる．

症例 5

38 歳，女性

[部位] 右上腕

[形状] 隆起

[病理]（無色素性）
結節型

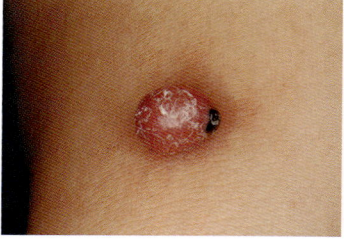

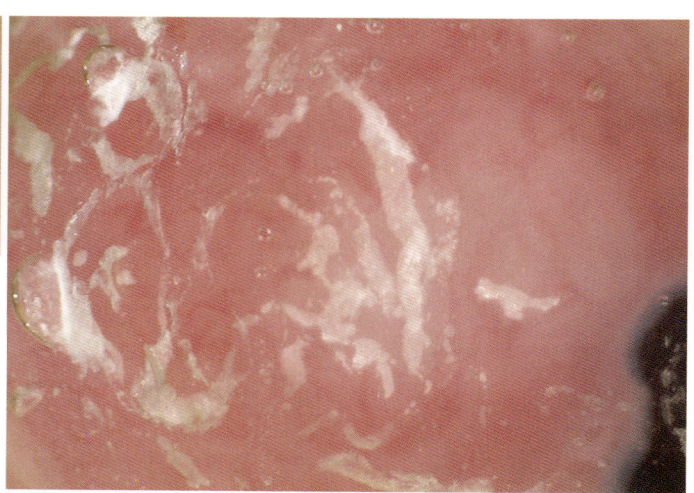

【臨床像】4 か月前に出現，6×5×5 mm の半球状隆起した紅色結節，表面は粗糙．
【ダーモスコピー所見】びまん性に紅色〜ピンク色，網目模様や隔壁構造はない．鱗屑あり．

症例 6

61 歳，女性

[部位] 右下腿

[形状] 隆起

[病理]（無色素性）
結節型

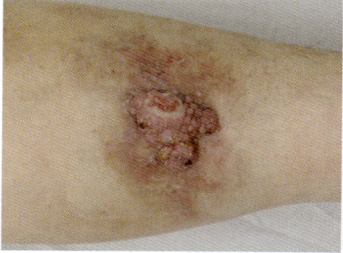

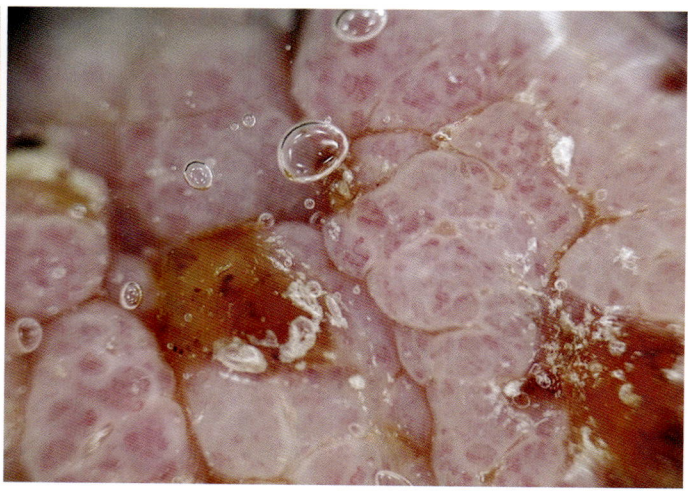

【臨床像】数年前から血豆様小結節を放置．半年前から増大，径 30 mm の敷石様で弾性硬の淡紅色腫瘤．
【ダーモスコピー所見】様々な大きさの淡紅色乳頭腫様構造を認め，内部に多様な不規則血管がみられる．一部に薄い血痂が付着している．

70歳，女性
部位 右足首
形状 隆起
病理 （低色素性）
　　結節型

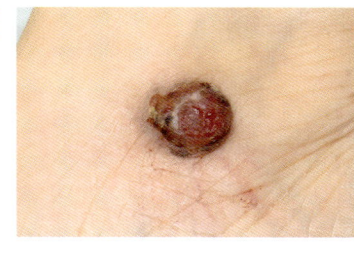

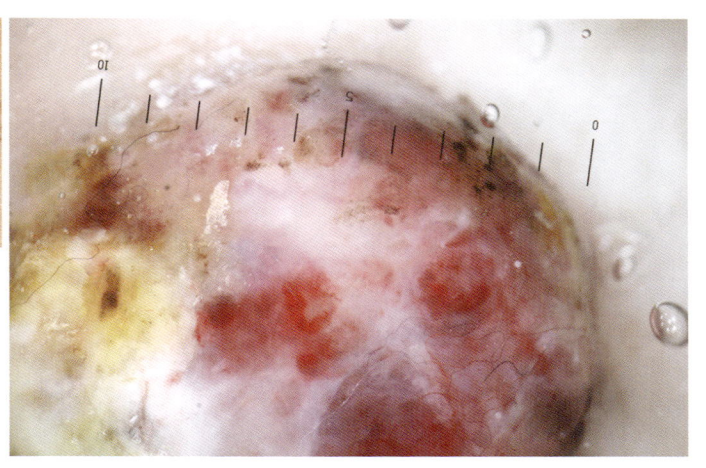

【臨床像】6年前から存在．表面がびらんし，1か月前から出血を伴い急速に増大．辺縁に黒色斑を伴う紅色小結節．
【ダーモスコピー所見】濃淡のある紅白色の無構造領域がみられ，辺縁を中心に内部に褐色〜黒色の色素小点が多発する．

徹底解剖！ **症例6のダーモスコピーを詳しく見てみよう**

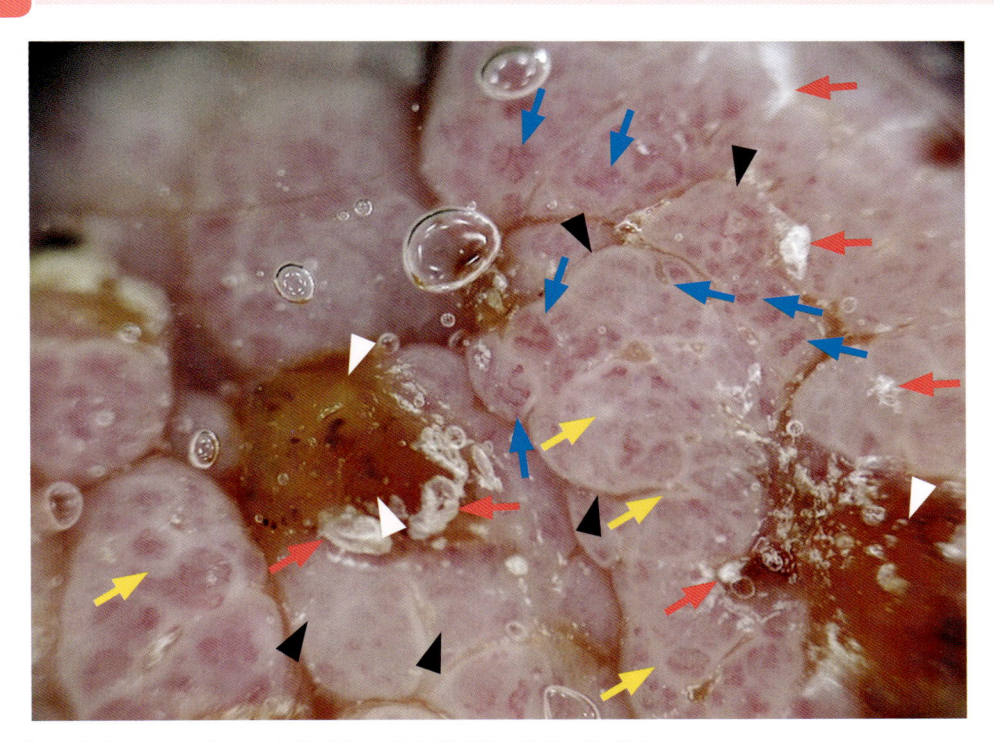

　この臨床像から想像されるのは疣状癌や有棘細胞癌などであろうか．

　ダーモスコピーで観察される淡紅色の外向性乳頭状構造（▲）には，しかしながら，ほとんど角化性の構造はみられず，わずかな白色鱗屑構造（➡）のみである．むしろ，魚卵様構造と不明瞭な白い網ひも（⇨）であるが，汗孔腫や有棘細胞癌などの上皮性腫瘍を考えさせるほどには明瞭ではない．オレンジ色の痂皮（△）も汗孔腫を想起させるが，それほど特異性は高くない．

　乳頭状に突出する魚卵様構造の中心には，蛇行状・ヘアピン・糸球体状など，様々な形の血管構造（➡）がみられる．

　ダーモスコピー上，汗孔腫との鑑別が困難な疣状無色素性黒色腫である．

症例 8

80 歳，男性
[部位] 左踵部
[形状] 潰瘍
[病理] （無色素性）
結節型

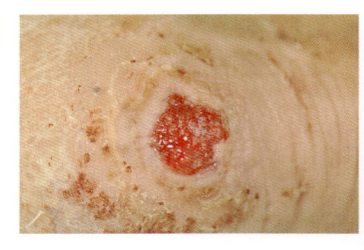

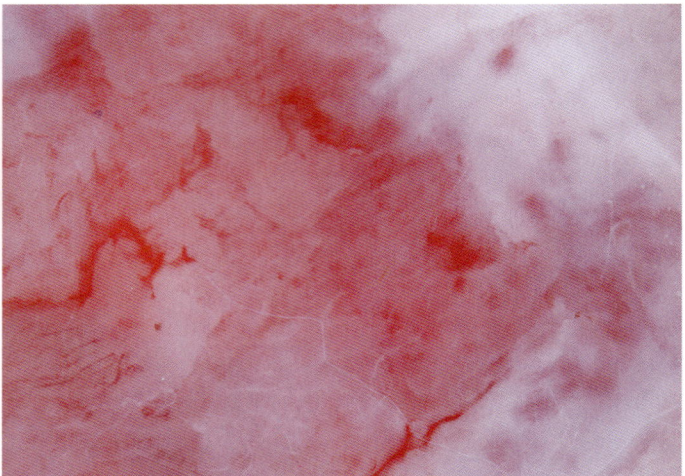

【臨床像】半年前に出血伴う局面が出現し増大．15 mm，表面は肉芽組織様で潰瘍化した軽度隆起する結節．
【ダーモスコピー所見】淡紅色調の背景を有し，写真中央から左側にかけて線状不規則血管がみられる．左下方には少数の糸球体状血管もある．

症例 9

37 歳，男性
[部位] 左外足部
[形状] 隆起
[病理] （無色素性）
末端黒子型

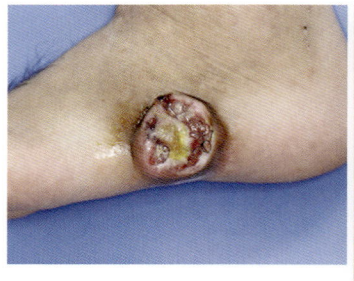

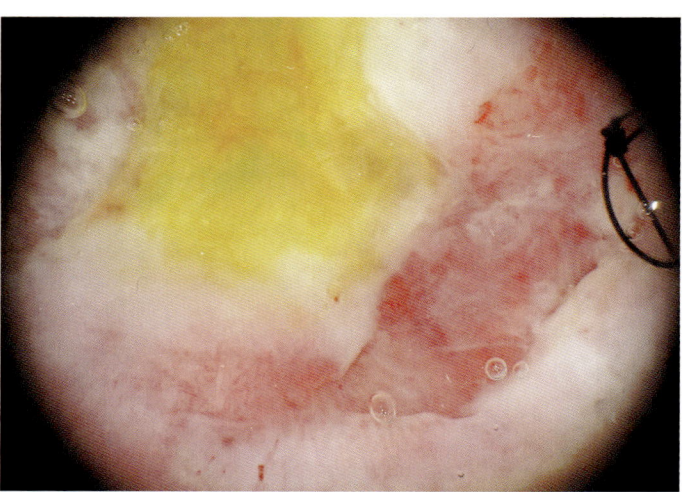

【臨床像】2 年前に 10 mm の常色の結節ができ，徐々に増大．
【ダーモスコピー所見】乳白色紅色領域と線状不規則血管を認める．

症例 10

85 歳，女性
[部位] 右母指爪
[形状] 隆起
[病理] （非色素性）
末端黒子型

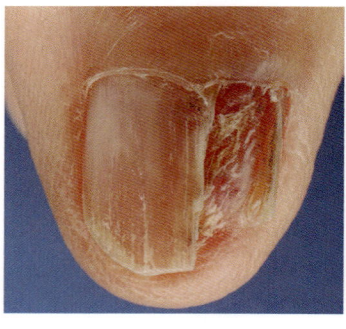

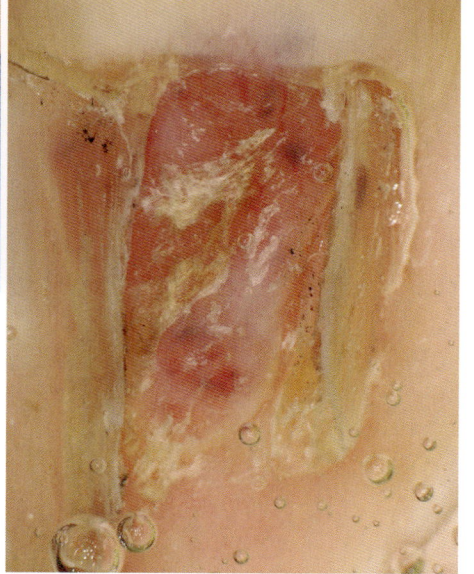

【臨床像】1 年前に爪が割れるのを自覚．爪欠損あり，欠損部にドーム状に隆起した紅色腫瘤あり．後爪郭に腫瘤が透見される．
【ダーモスコピー所見】紅色腫瘤の遠位半分は，白色の背景に紅色の小球状構造．近位半分は紅色の背景に拡張した血管，角化物．

58 歳，男性
[部位] 左母指爪
[形状] 隆起
[病理] （無色素性）
　　　結節型

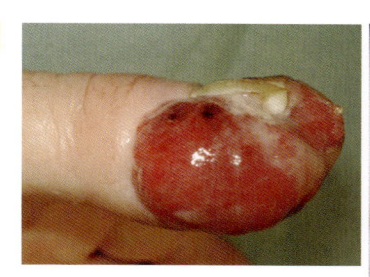

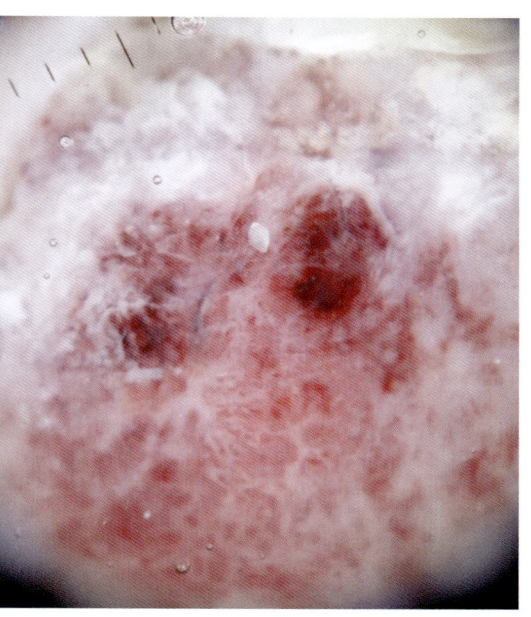

【臨床像】3 年ほど前から側爪郭部に赤い結節が出現，増大し爪が割れた．25×20 mm の鮮紅色の結節が爪を圧排して増殖している．

【ダーモスコピー所見】無構造な紅色領域が白いベールで包まれたような乳白色紅色領域と不規則・不整な線条および点状の血管からなる多形血管の所見を示す．

症例 1

72歳，女性

[部位] 前額部

[形状] 軽度隆起

[病理] 悪性黒色腫皮膚転移

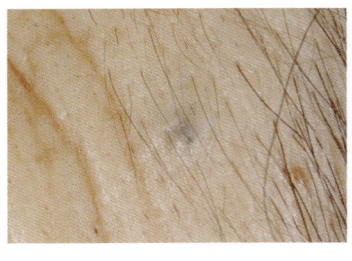

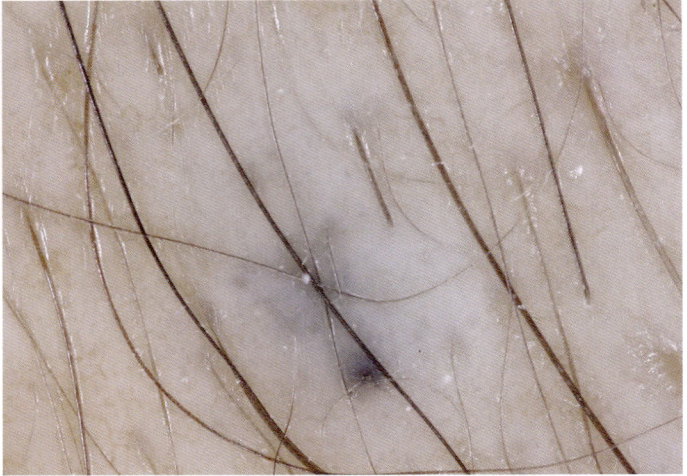

【臨床像】脈絡膜黒色腫で眼球摘出術後7年目より全身に皮膚転移が出現．左前額生え際の皮内から皮下に，小豆大の青黒色腫瘤が存在．

【ダーモスコピー所見】脱色素斑上に，不整形かつ不均一な青灰色斑と多発性青灰色小球がある．

IV

その他の皮膚がん

症例 1

69 歳，女性
部位 左乳房
形状 平坦
病理 乳房 Paget 病

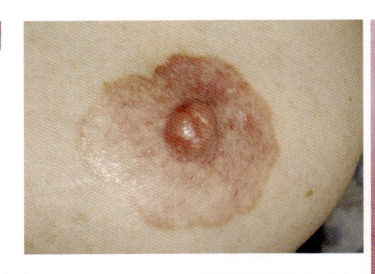

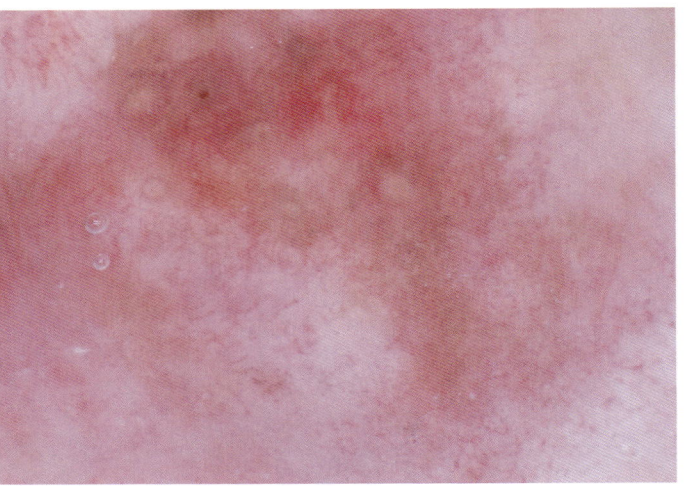

【臨床像】6 年前から拡大．40×30 mm の境界明瞭な紅斑．辺縁部で色調が濃い．
【ダーモスコピー所見】白色領域と紅色領域が混在し，いずれの領域も血管拡張多数．一部に不整形の灰色色素．

症例 2

65 歳，女性
部位 左乳房
形状 隆起
病理 乳房 Paget 病

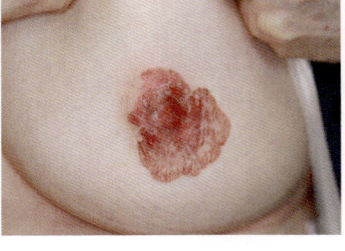

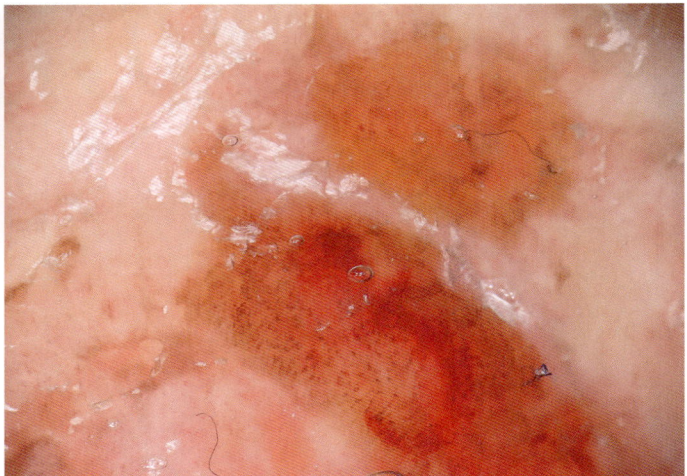

【臨床像】1 年前から拡大．左乳頭部の境界明瞭なわずかに隆起する紅色局面．
【ダーモスコピー所見】病変は淡紅白色領域を呈し，線状不規則血管，糸球体状血管を伴う．

症例 3

47 歳，女性
部位 左乳房
形状 平坦
病理 乳房 Paget 病

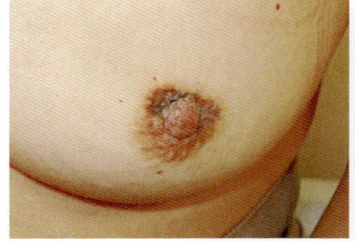

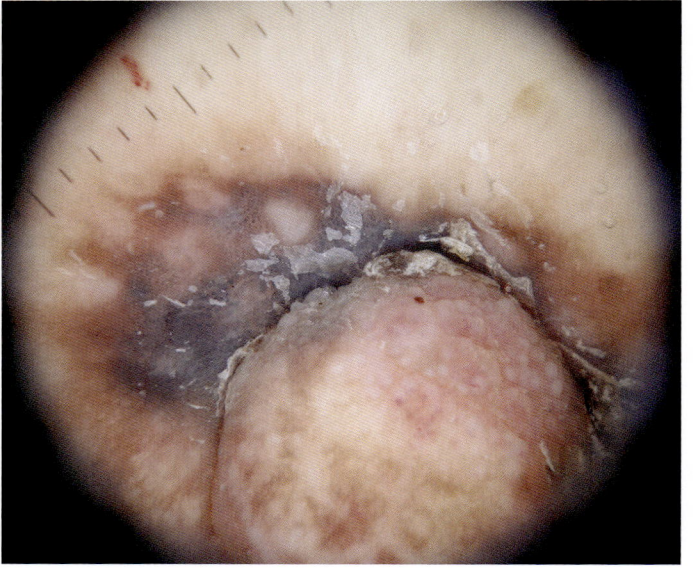

【臨床像】乳輪 12 時方向に皮膚が陥凹し，ひきつれた黒褐色の色素斑．辺縁にわずかに紅斑あり．
【ダーモスコピー所見】乳頭部が乳頭状に増殖し，乳輪部に非定型色素ネットワークと白色斑が存在している．

症例 4

69 歳，女性
[部位] 左乳頭部
[形状] 隆起
[病理] 乳房 Paget 病

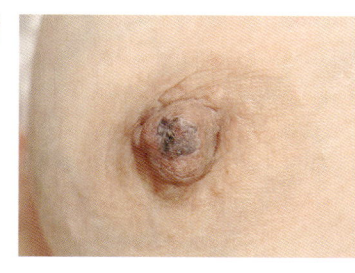

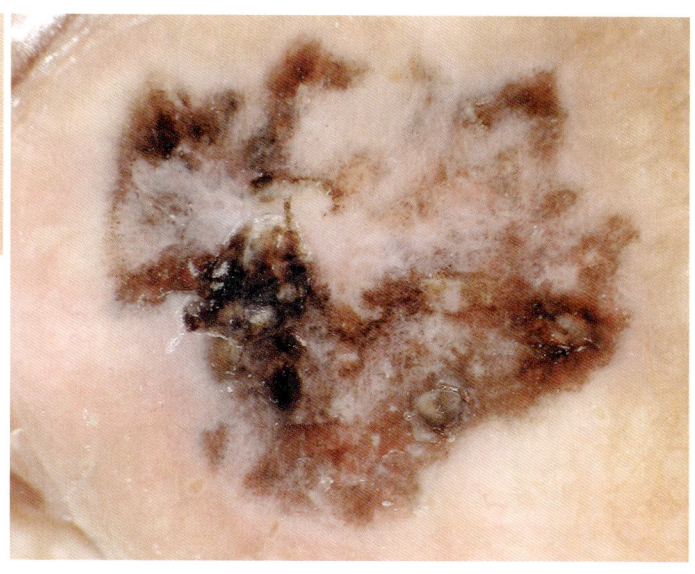

【臨床像】発症時期不明．10 mm，不整形の色調分布の不均一な淡黒色斑．
【ダーモスコピー所見】黒褐色の色素斑が不規則・不整に分布し，辺縁に色素小点・小球がみられる．白色無構造領域が混在している．

症例 5

57 歳，女性
[部位] 左乳頭部
[形状] 陥凹
[病理] 乳房 Paget 病

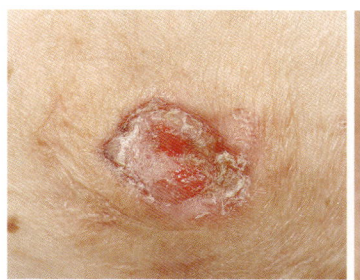

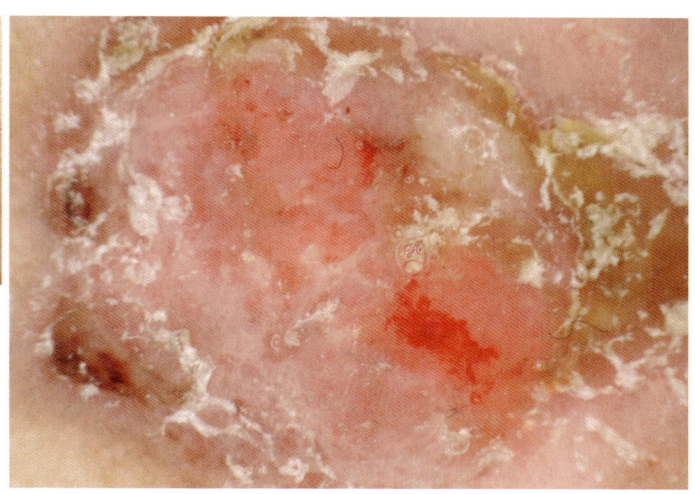

【臨床像】2 か月前からびらんがあり難治性．薄い痂皮を付すびらん性局面．
【ダーモスコピー所見】中央のびらんには出血を伴う拡張血管像があり，辺縁には鱗屑を伴う．

症例 6

61 歳，女性
[部位] 左乳頭部
[形状] 陥凹
[病理] 乳房 Paget 病

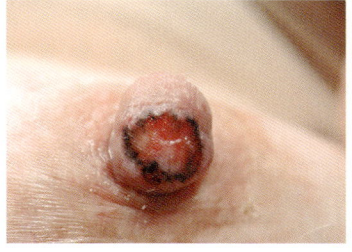

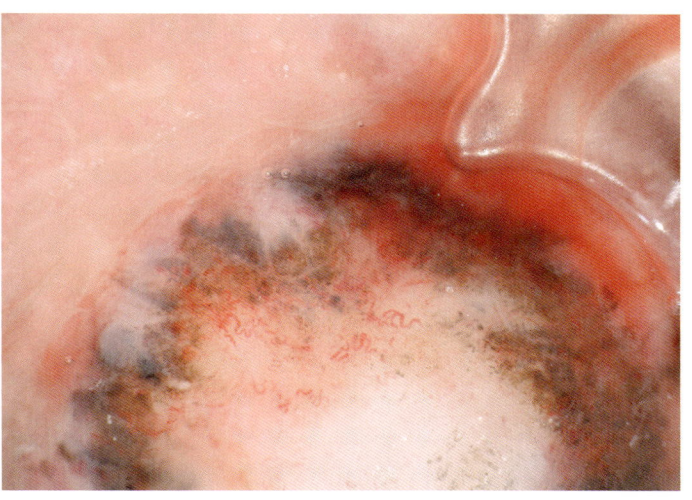

【臨床像】半年前に自覚し，出血を伴う．10 mm の黒色斑がみられ，中央はびらん，出血を伴う．
【ダーモスコピー所見】辺縁には黒褐色斑が配列し葉状領域のような所見を呈し，潰瘍部にはらせん状血管，線状不規則血管などの多様な血管像を認める．

症例 7

63歳，女性

部位 左乳房

形状 隆起

病理 乳房 Paget 病

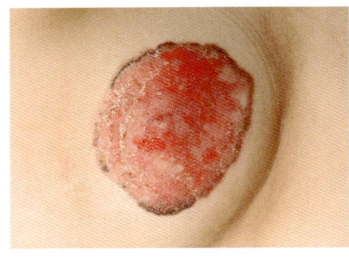

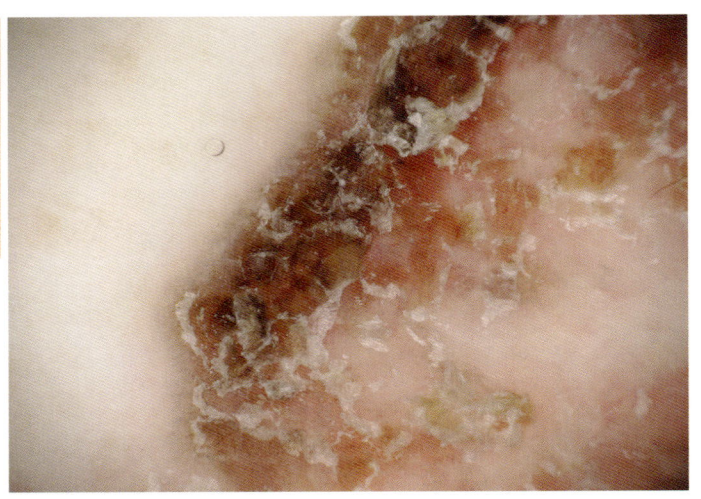

【臨床像】1年前から拡大．80×90 mm の紅色びらん性局面があり，痂皮の付着や茶褐色調の縁取りがみられる．
【ダーモスコピー所見】辺縁の黒褐色斑は特定の色素構造を呈さず，黄白色の厚い鱗屑で覆われる．内側は淡紅色の無構造領域．

症例 8

74歳，男性

部位 左腋窩

形状 平坦

病理 乳房外 Paget 病

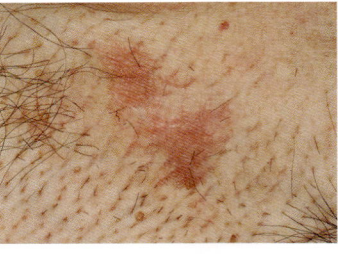

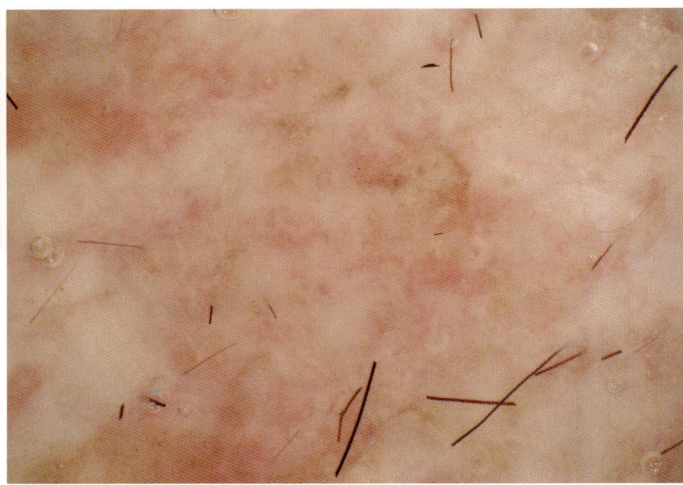

【臨床像】右腋窩，陰嚢にも病変あり．境界不明瞭な少し白色がかった淡い紅斑，ところどころわずかに隆起．
【ダーモスコピー所見】白色の背景に網目状に紅色領域．ところどころ淡褐色の細かい点が集簇．

症例 9

63歳，男性

部位 陰嚢基部

形状 平坦

病理 乳房外 Paget 病

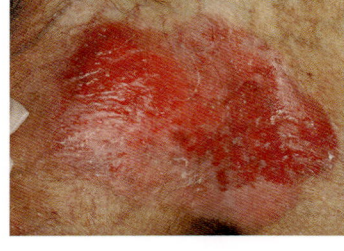

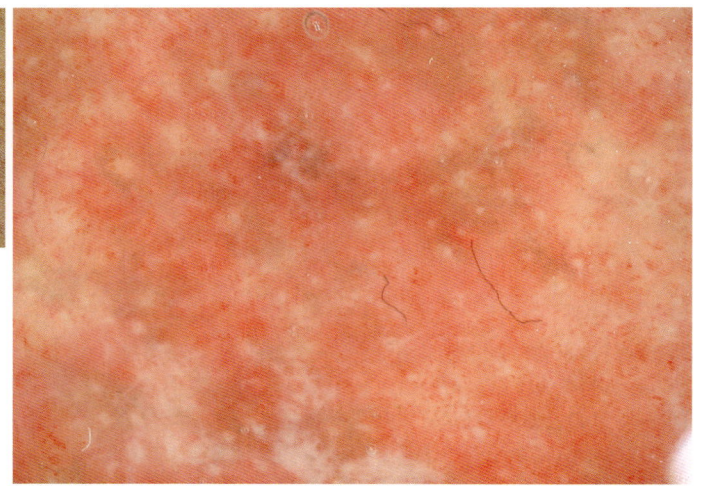

【臨床像】3年前に出現．92×76 mm の紅色局面．表面は一部びらん．
【ダーモスコピー所見】紅色の背景に，瘢痕様の白色領域と不定形の褐色領域が散在，小点状血管あり．

症例 10

74 歳，男性

部位 陰嚢基部

形状 隆起

病理 乳房外 Paget 病
（Paget 癌に進展）

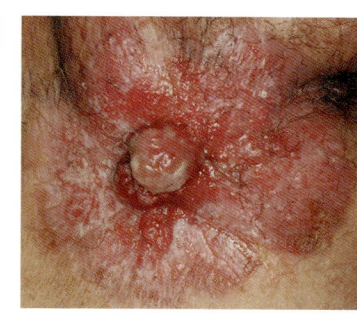
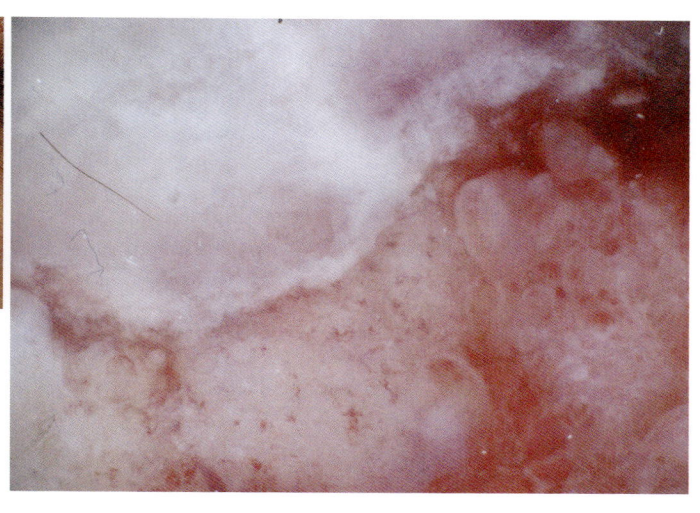

【臨床像】1 年前に自覚．102×80 mm の境界明瞭な紅色局面．その中央に 14×12 mm の紅色結節．

【ダーモスコピー所見】色調の異なる紅色～白色の領域．その一部に点状やコンマ状の血管あり．

症例 11

82 歳，男性

部位 右恥丘部から右陰嚢基部

形状 隆起

病理 乳房外 Paget 病
（Paget 癌に進展）

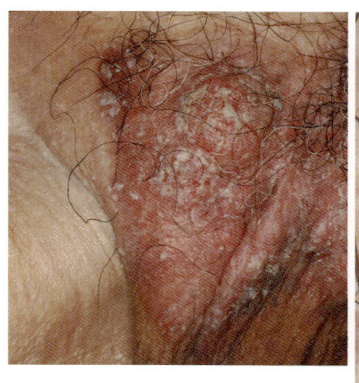
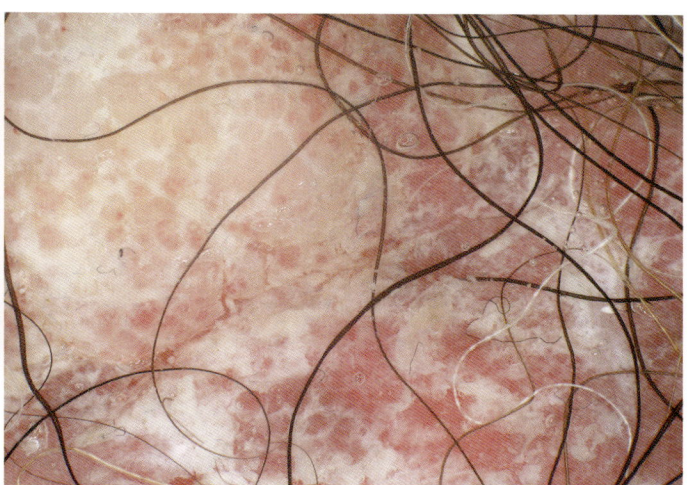

【臨床像】比較的境界明瞭な紅斑局面，白色の軟らかい鱗屑が付着．鏡検にてカンジダ陽性．中央部に径 15 mm の半球状の隆起．

【ダーモスコピー所見】紅色の背景に粗大な網目状の白色領域．ところどころ角化物あり．

症例 12

76 歳，女性

部位 外陰部

形状 平坦

病理 乳房外 Paget 病

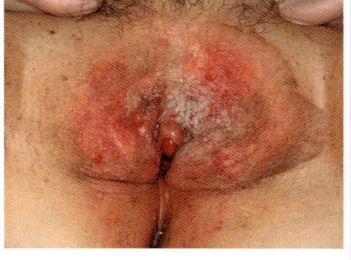
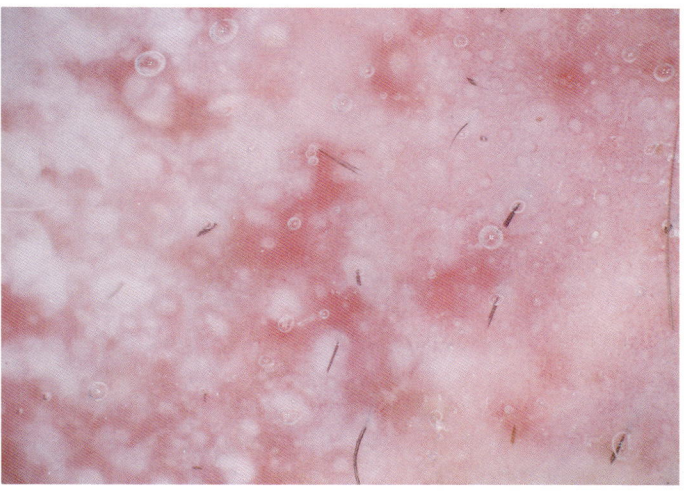

【臨床像】外陰部上端を中心に，比較的境界明瞭な紅斑局面，白色の浸軟あり．鏡検では糸状菌は陰性．

【ダーモスコピー所見】紅色の背景に網目状・小球状の白色領域．12～3 時方向には白色領域の中に小点状血管．

症例 13

86歳，男性

[部位] 肛囲

[形状] 平坦

[病理] 乳房外 Paget 病

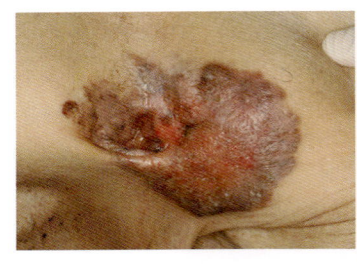

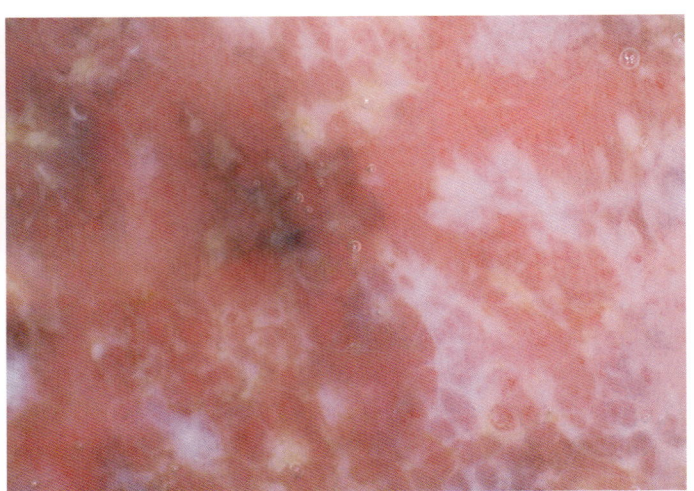

【臨床像】肛囲の 10〜12〜6 時方向に，73×57 mm の境界明瞭な紅斑．辺縁は褐色調，中心部はびらん．

【ダーモスコピー所見】紅色の背景に，白色の網目状構造，点状・コンマ状血管．一部に黒色の網目状構造．

症例 14

76歳，男性

[部位] 右陰茎基部

[形状] 平坦

[病理] 乳房外 Paget 病

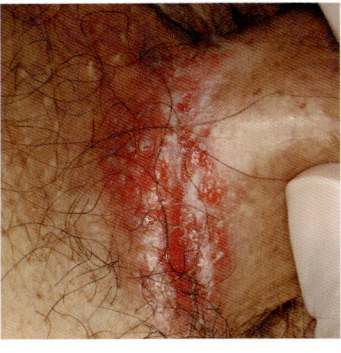

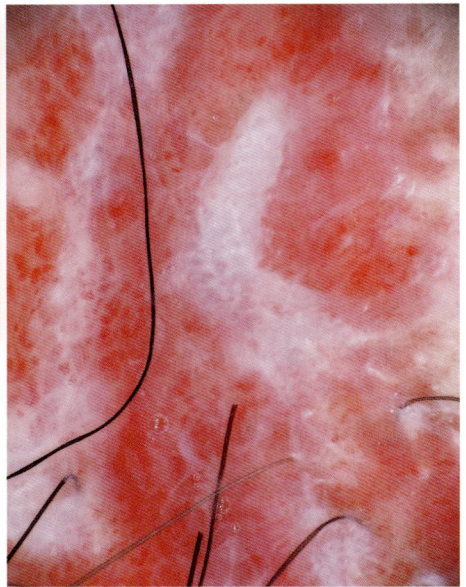

【臨床像】1 年半前に出現，半周性に 36×21 mm のびらんを伴う紅色局面，辺縁はやや青色調．また陰嚢にも紅斑あり．

【ダーモスコピー所見】ピンク色領域と白色領域が混在．前者には紅色の小球状構造，後者には白色の網目状構造．

症例 15

85歳，男性

[部位] 左陰嚢基部

[形状] 隆起

[病理] 乳房外 Paget 病
（Paget 癌に進展）

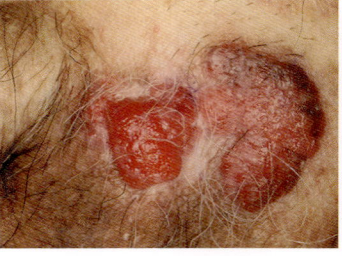

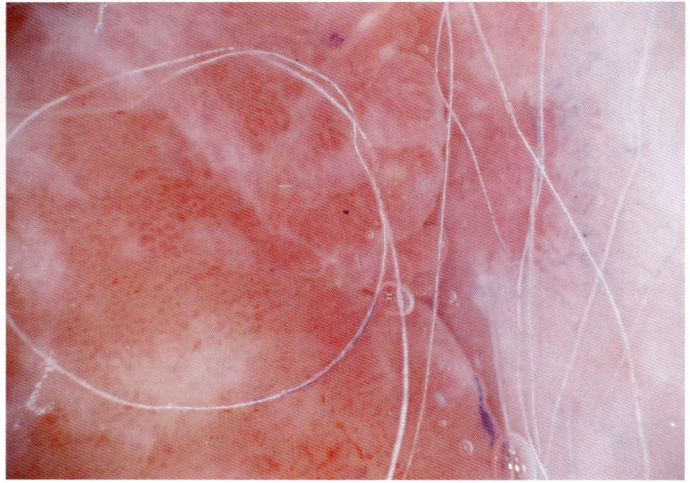

【臨床像】17×10 mm の半球状に隆起した鮮紅色腫瘤と，35×29 mm のドーム状に隆起した紅色一部褐色の腫瘤が隣接している．

【ダーモスコピー所見】紅色の背景に小点状血管．ところどころに白色不整形の薄靄．

症例 16

69歳，女性

[部位] 外陰部

[形状] 隆起

[病理] 乳房外 Paget 病
（色素性）

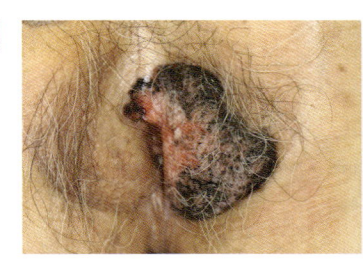
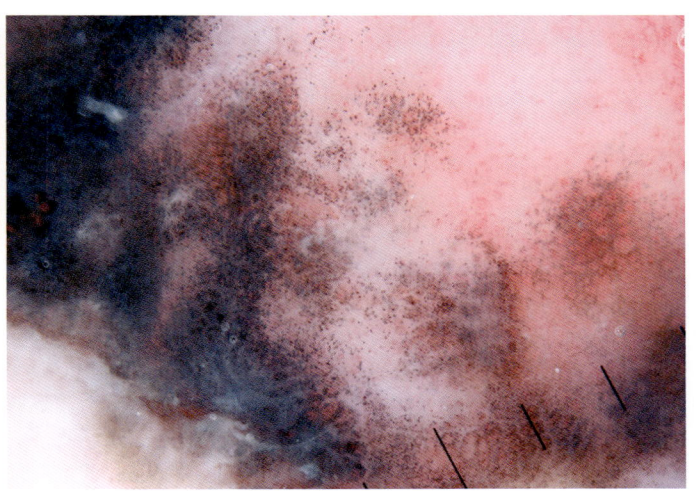

【臨床像】1年前から瘙痒感のある紅斑を自覚．辺縁を中心に一部内部にも大小の黒色の斑を伴う扁平隆起性紅色結節．

【ダーモスコピー所見】淡紅色と青黒色の無構造領域が混在し，多発する黒色色素小点と表面にはぼんやりとした白色の脱色素ネットワークがみられる．

徹底解剖！ 症例 16 のダーモスコピーを詳しく見てみよう

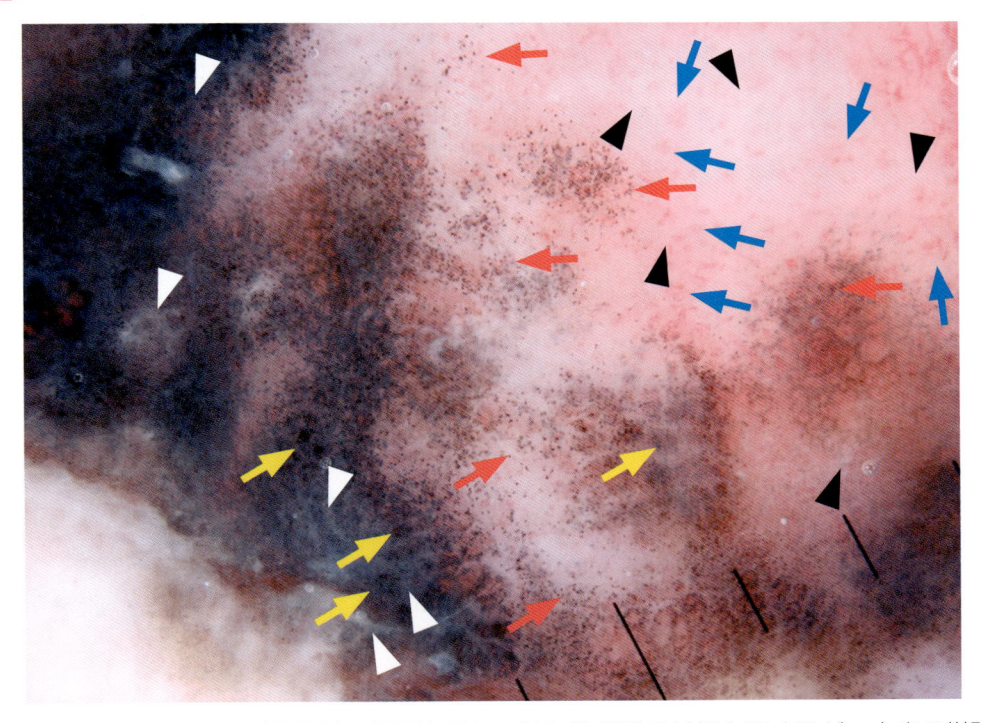

　乳房外 Paget 病は角化のないびらん性の局面を呈し，時に乳頭状の外観を呈するが，上皮の増殖性変化を伴うことは稀である．通常，真皮乳頭の血管拡張のため，紅色の局面であることが多いが，不規則な色素沈着を伴うこともある．

　ダーモスコピーで観察される基本的なパターーンは淡紅白色の脱色素ネットワーク（▲）と点状ないし小球状の血管構造（➡）がみられ，汗孔腫や Bowen 病に似るが，角化性の構造はみられず，汗孔腫に比べると脱色素ネットワークは不明瞭である．

　不規則な色素沈着があると，ダーモスコピー所見にも反映される．真皮浅層のメラノファージが青灰色の色素小点（➡）または色素小球（⇨）となる．メラノファージが多いと表皮の網は青白色（△）に観察される．

症例 17

67 歳，女性

部位 外陰部
形状 隆起
病理 乳房外 Paget 病

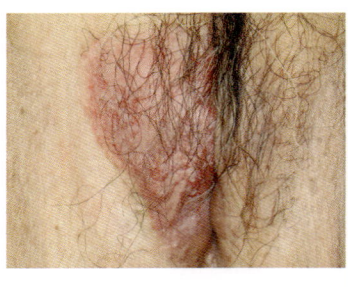

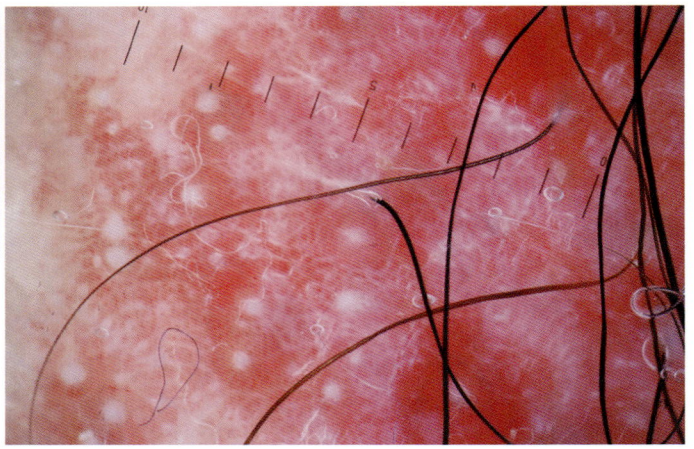

【臨床像】1 年前から陰部に痒みを自覚．表面がびらん化するわずかに隆起した紅色局面．

【ダーモスコピー所見】紅色調を背景とする脱色素ネットワーク．毛孔部に白色の clods がみられる．

症例 18

71 歳，男性

部位 右陰嚢
形状 平坦
病理 乳房外 Paget 病

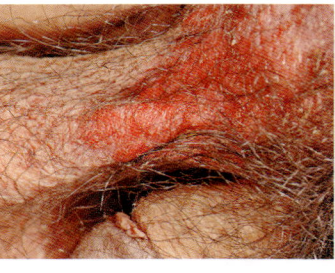

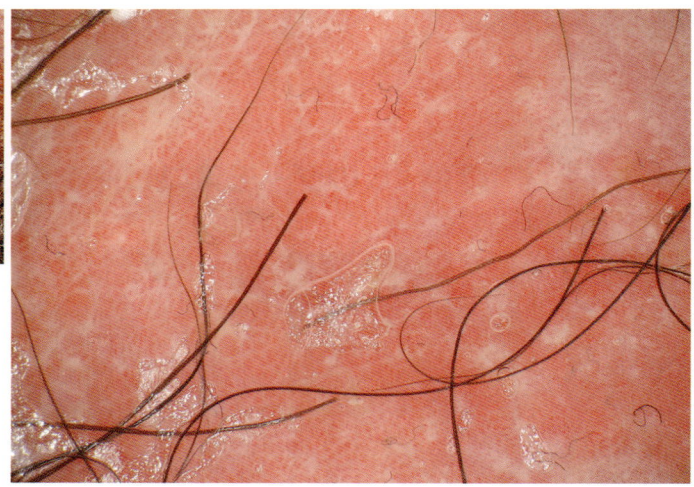

【臨床像】3 年前から拡大しびらんとなった．80×60 mm の紅色びらん性局面．

【ダーモスコピー所見】一面に血管拡張が密に分布している．小点状血管や糸球体状血管など多岐に及ぶ．

症例 19

78 歳，女性

部位 外陰部
形状 平坦
病理 乳房外 Paget 病

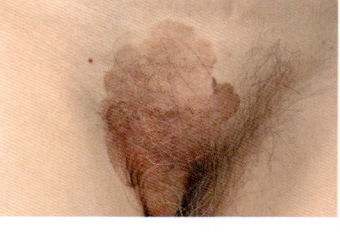

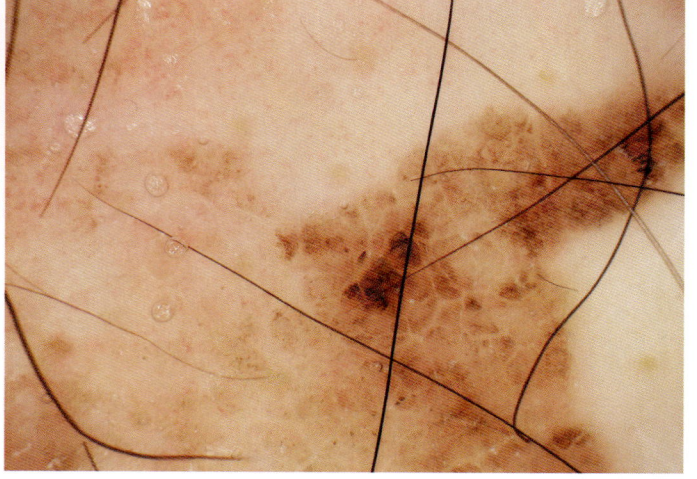

【臨床像】20 年前から拡大．100×80 mm の境界明瞭な褐色局面．

【ダーモスコピー所見】皮疹辺縁の色素沈着部．褐色の色素沈着が主に皮野に分布している．

症例 20

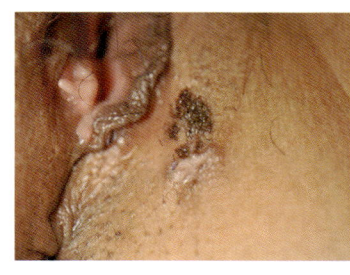

50 歳，女性
[部位] 左外陰部
[形状] 平坦
[病理] 乳房外 Paget 病
（色素性）

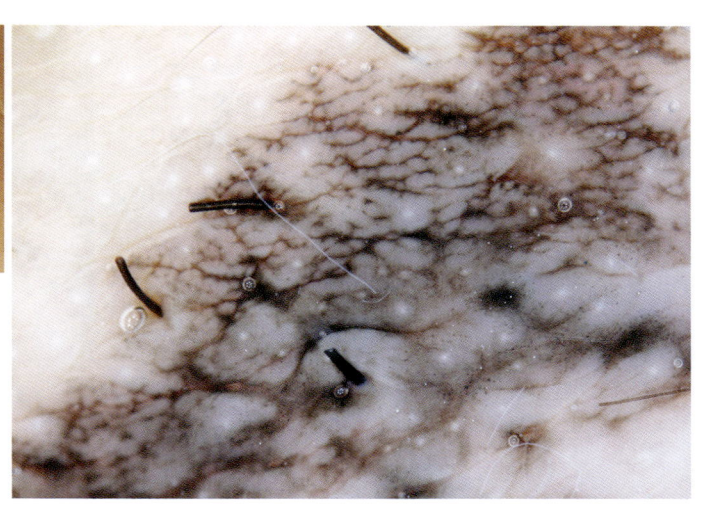

【臨床像】左大陰唇の 16×9 mm の不規則な辺縁をもつ不整形黒褐色斑．

【ダーモスコピー所見】非定型色素ネットワーク，辺縁途絶と評価した．網目状の線状成分が主体で色素小球はない．

症例1

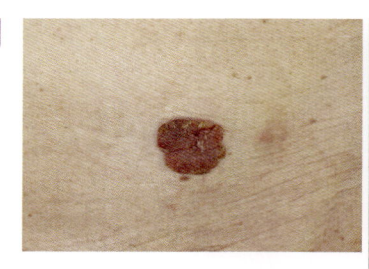

88歳，女性

[部位] 左下腹部

[形状] 隆起

[病理] 汗孔癌

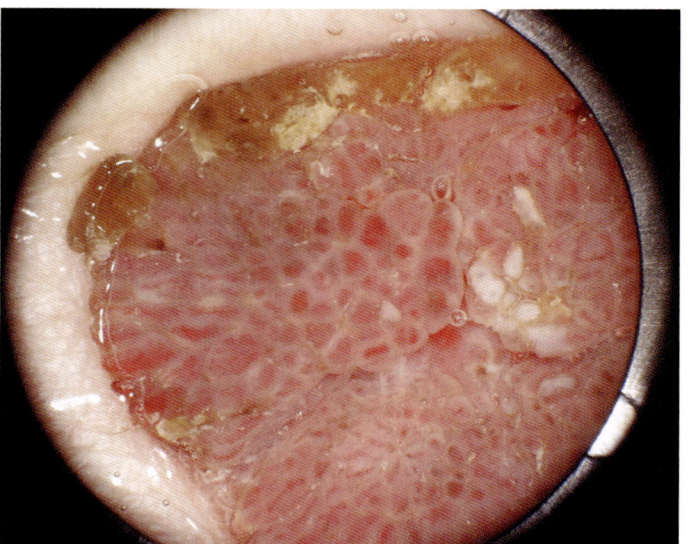

【臨床像】2年前に痒みのある結節が出現．28×25 mm 大，弾性やや硬，表面疣状の褐色広基性隆起性結節．

【ダーモスコピー所見】乳白色の網状構造と，その中の紅色胞巣状構造(frog spawn 様構造)を主体とし，周囲に角化および褐色斑がある．ヘアピン血管や点状血管もある．

症例2

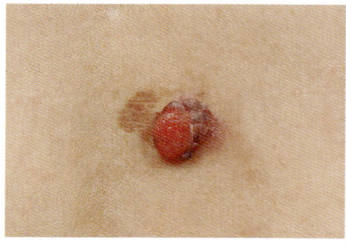

59歳，女性

[部位] 背部

[形状] 隆起

[病理] 汗孔癌

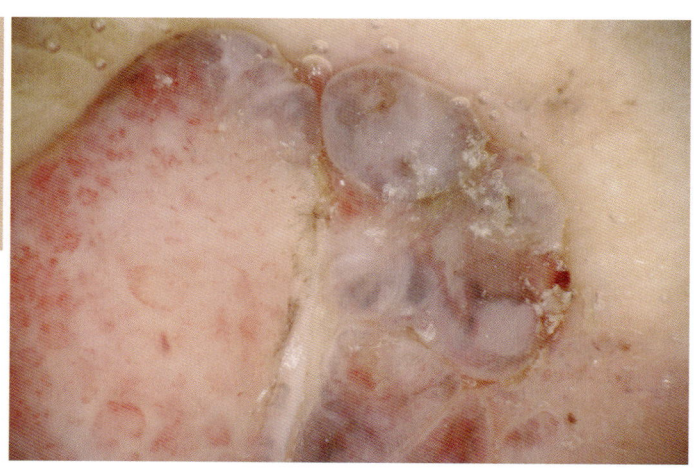

【臨床像】1年前から増大．20×15 mm の褐色局面がみられ，その右側に 10×15 mm の潰瘍を伴う隆起性腫瘍がみられる．

【ダーモスコピー所見】粗大な乳頭腫状増殖部は球状の青灰色構造を伴い，びらん部では多形血管がみられる．

症例3

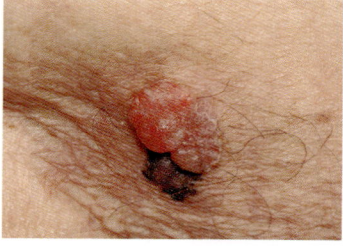

89歳，女性

[部位] 右鼠径部

[形状] 隆起

[病理] 汗孔癌

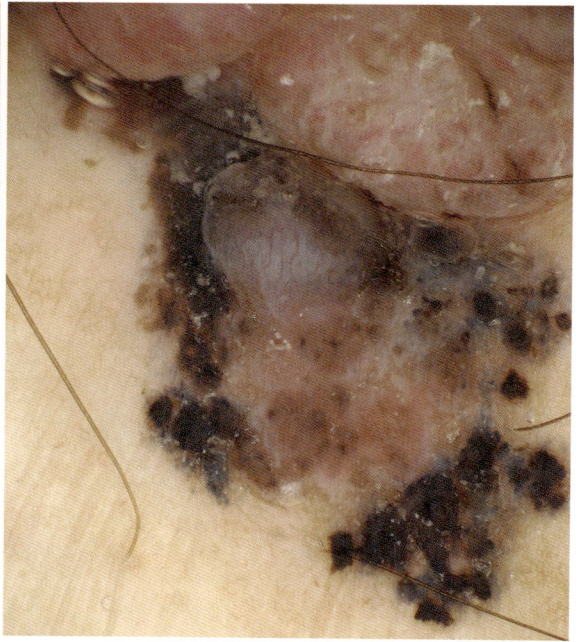

【臨床像】5か月前から増大．25×20 mm の紅色腫瘍がみられ，周囲には黒色斑を伴い，40 mm の右鼠径リンパ節を触知する．

【ダーモスコピー所見】辺縁には黒褐色の球状構造が集簇して分布し，一見基底細胞癌のように見える．連続する紅色腫瘍にはヘアピン血管が立ち上がる．

症例 4

78 歳，女性

部位 左鼠径部

形状 隆起

病理 汗孔癌

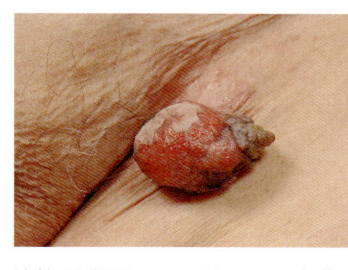

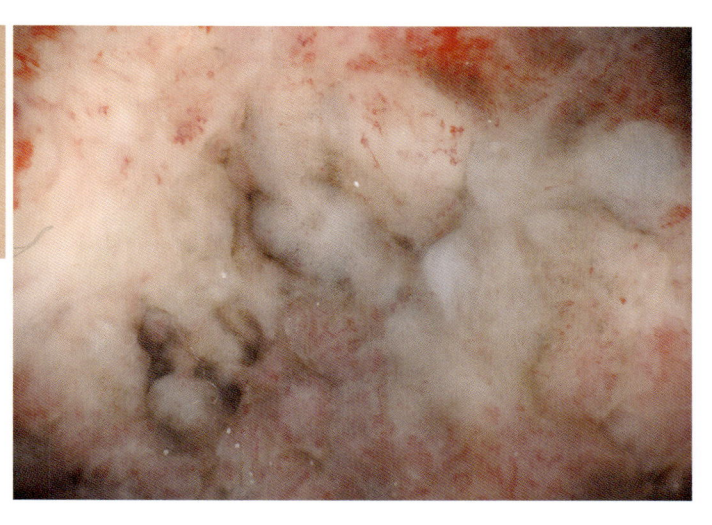

【臨床像】数か月前から結節が出現．45×30 mm，有茎性，表面はびらん調の結節がみられる．
【ダーモスコピー所見】腫瘍表面は粗大顆粒状の凹凸があり，多形血管がある．

症例 5

75 歳，女性

部位 左下腿

形状 隆起

病理 汗孔癌

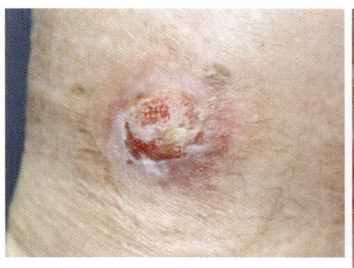

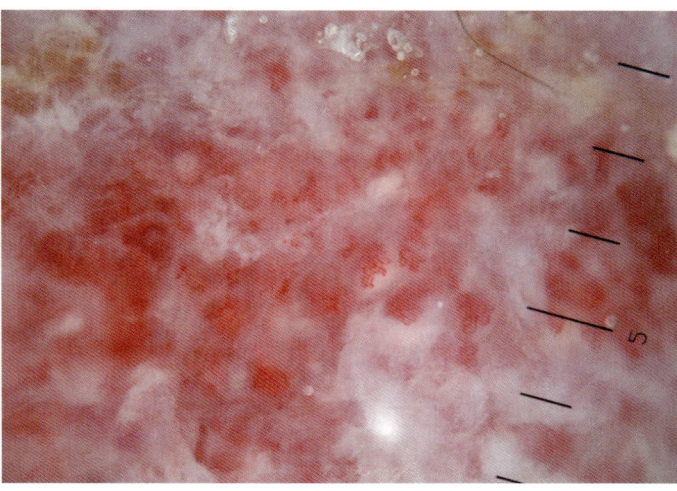

【臨床像】表面がわずかに浸軟した淡紅色結節．
【ダーモスコピー所見】透明感のある魚卵様の白色〜淡紅色の clods 内に大型かつ複雑な形状の糸球体状血管がみられる．

症例 6

52 歳，女性

部位 右頬部

形状 陥凹

病理 微小囊胞性付属
器癌

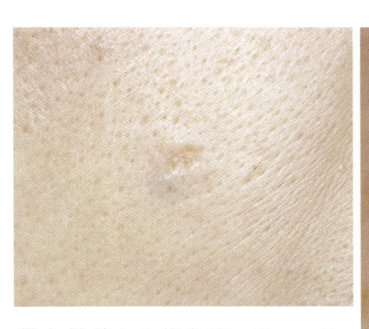

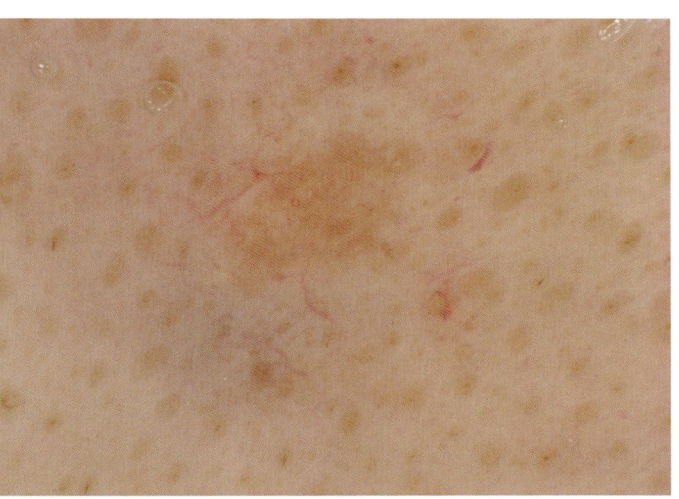

【臨床像】1 年前に自覚．数か月前から黒色調．6 mm の常色，硬い，中央陥凹した結節で一部やや青みがかる．
【ダーモスコピー所見】淡褐色無構造領域の上に暗白色調の色素小点がある．淡褐色領域に隣接して細かい樹枝状血管と結節の左下に淡い青白色領域がある．

症例7

85歳，女性

部位 下腿屈側

形状 扁平隆起

病理 赤色腫瘤部：汗
孔癌
褐色局面：色素
型単純性汗腺棘
細胞腫（hidroac-
anthoma simplex）

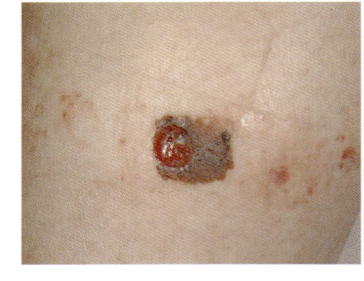

【臨床像】数年前から存在する褐色角化性局面の一部が最近隆起し，赤色で表面平滑なドーム状腫瘍を形成．

【ダーモスコピー所見】赤色腫瘤部（①）では内部に多数のヘアピン血管を伴う淡紅色乳頭腫様構造がある．平坦な褐色局面部（②）では多数の褐色小球がみられる．

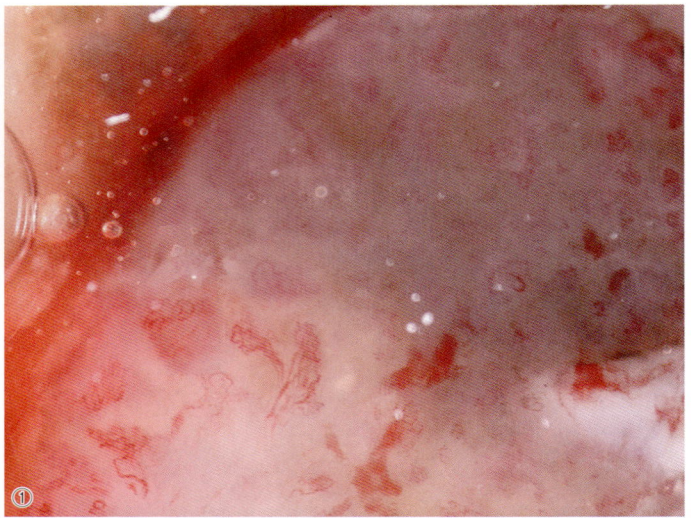

①

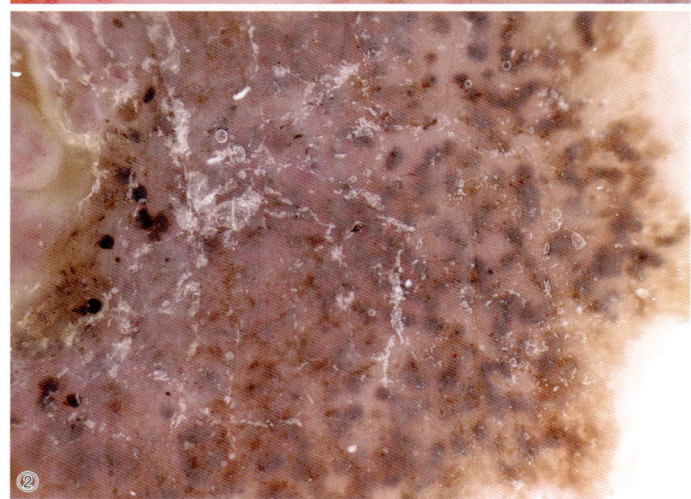

②

症例8

87歳，男性

部位 胸部

形状 隆起

病理 汗管癌

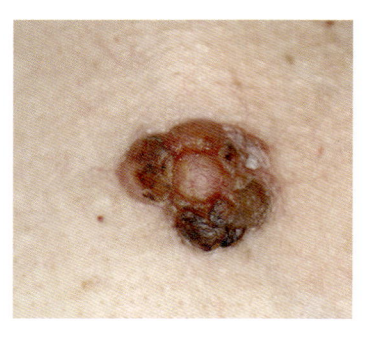

【臨床像】3年前に瘙痒を伴う腫瘍が出現し，次第に出血を伴う．27×18×3mmで中央に紅色結節があり，それを囲むように大小の褐色結節が存在する．

症例9

68歳，女性

部位 腹部

形状 隆起

病理 汗管癌

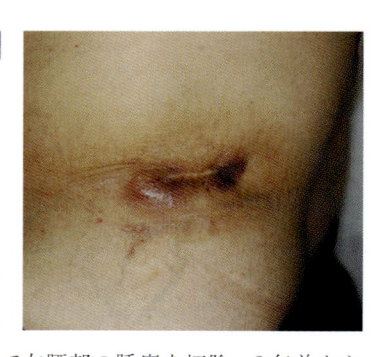

【臨床像】8年前に近医で左腰部の腫瘍を切除．2年前から切除部位の尾側に茶褐色の腫瘍が出現し徐々に増大．表面不整で境界不明瞭な84×32mm板状硬の茶褐色腫瘍．

症例 1

71 歳，男性

部位 鼻
形状 隆起
病理 脂腺癌

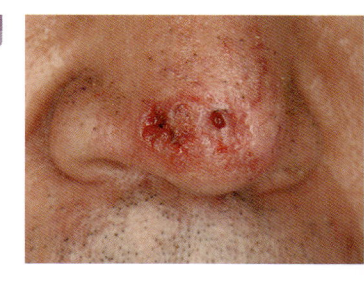

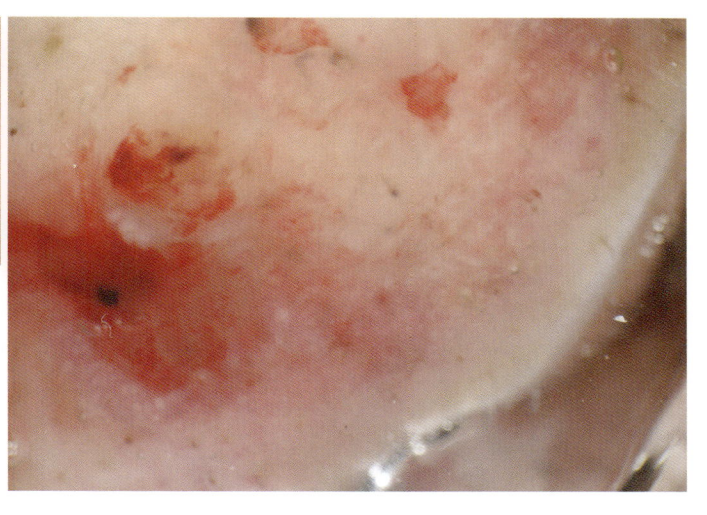

【臨床像】4 年前に出現．易出血性の境界不明瞭な不整形の結節．辺縁は紅色隆起，中央は陥凹して紅色粒状．
【ダーモスコピー所見】白色の背景に，白色網目状構造，出血，黒色の点状・星状構造．

症例 2

87 歳，女性

部位 鼻
形状 隆起
病理 脂腺癌

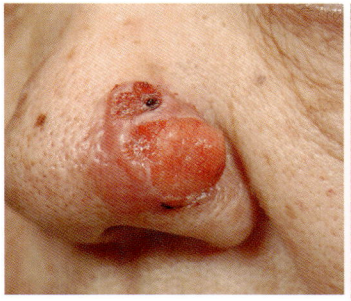

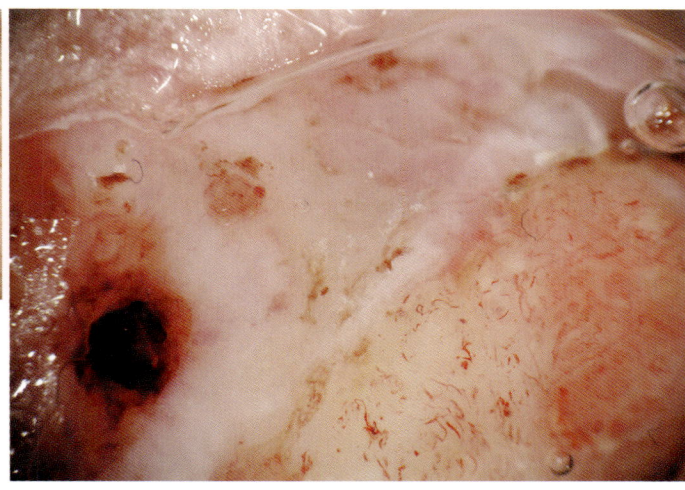

【臨床像】2 か月前から増大．22×20 mm の紅色腫瘤がみられ，生検でいったんは基底細胞癌の診断となった．
【ダーモスコピー所見】一様に淡紅色調で，血管像が目立つ．線状不規則血管が主体．

症例 3

70 歳，男性

部位 左頬部
形状 隆起
病理 脂腺癌

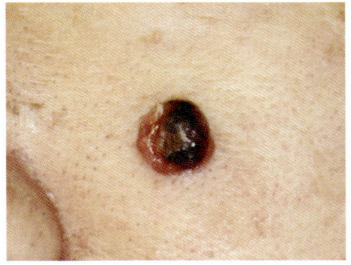

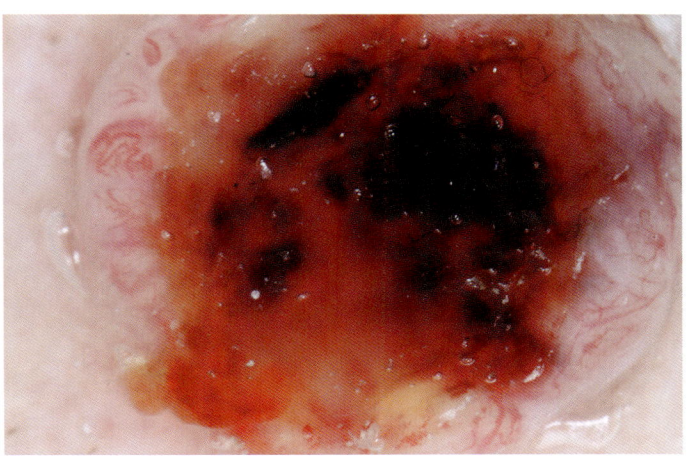

【臨床像】1 か月前から出血するようになった．7×7 mm の黒色痂皮を付着した紅色結節．
【ダーモスコピー所見】中央の痂皮の下方には黄色領域がみられ，辺縁の血管は多形血管の所見を示す．

症例 4

88歳，女性

部位 右頬部

形状 隆起

病理 脂腺癌

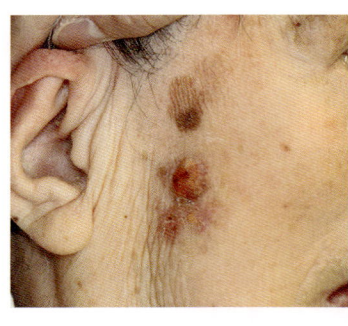

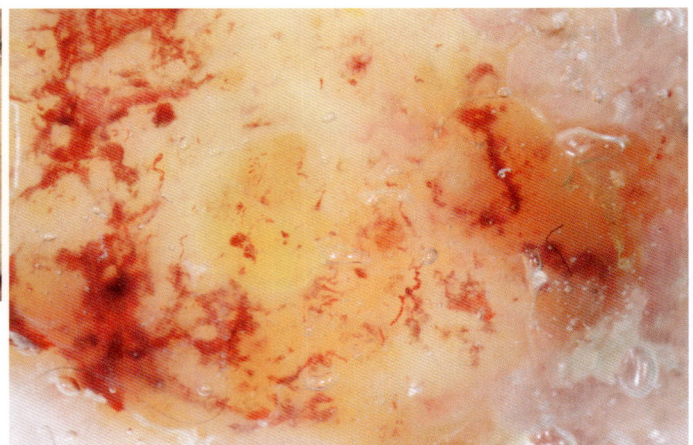

【臨床像】60年前に自覚．出血があり，15×10 mmの紅色結節と境界不明瞭な鱗屑を伴う紅斑．

【ダーモスコピー所見】泡沫細胞の増殖を反映すると考えられる明るい黄色領域が広がり，多形血管がみられる．

症例 5

89歳，女性

部位 左頬部

形状 隆起

病理 脂腺癌

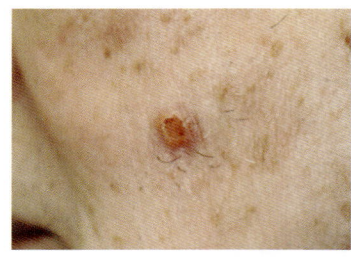

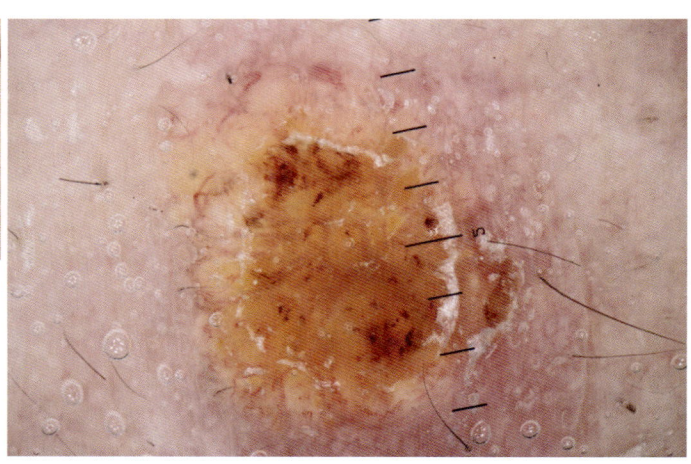

【臨床像】8か月前に自覚，4か月前から出血．扁平隆起性で中心がわずかに陥凹する黄色小結節．

【ダーモスコピー所見】黄色のclodsが集簇して全体に葉状構造を示す．辺縁に花冠状血管がみられる．

症例 6

76歳，女性

部位 頸部

形状 隆起

病理 脂腺癌

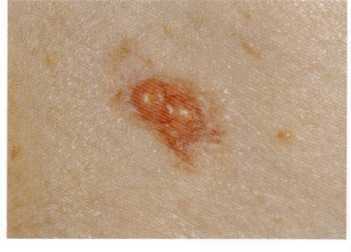

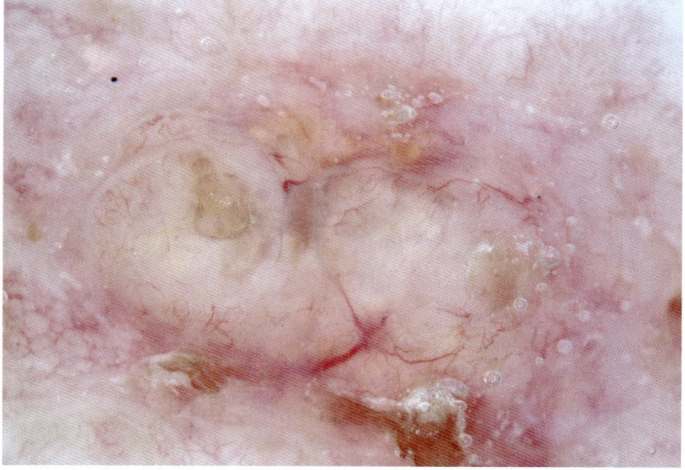

【臨床像】1年前から増大．17×9 mmの紅斑の内部に7 mmの淡紅色結節．

【ダーモスコピー所見】淡紅色背景で，部分的に黄色調の胞巣がある．線状不規則血管，ヘアピン血管がみられ，一部下よりでは樹枝状血管もある．

54 歳, 女性

部位 右前腕

形状 隆起

病理 脂腺癌

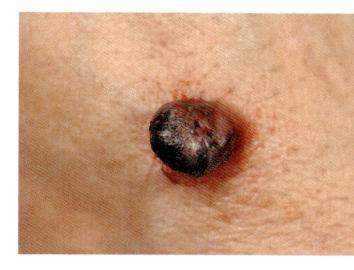

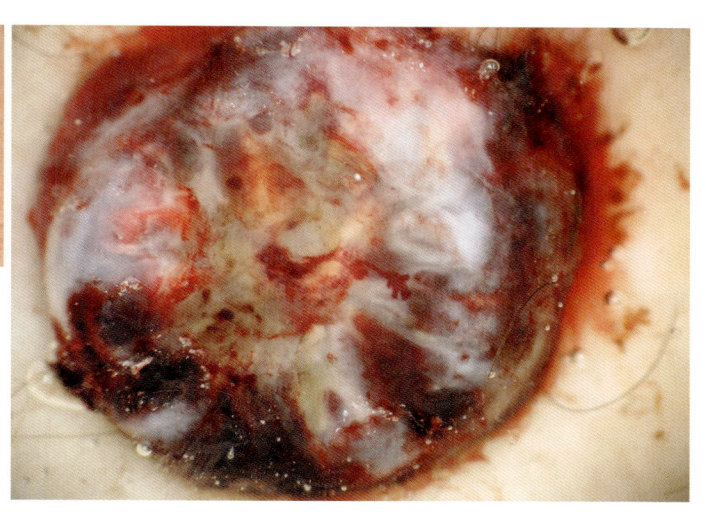

【臨床像】1 か月前から急速に増大し黒色調となり出血もみられた. 13 mm の黒色結節.

【ダーモスコピー所見】表面は角化を反映して白色調を呈する. 多形血管がみられる.

徹底解剖! 症例 4 のダーモスコピーを詳しく見てみよう

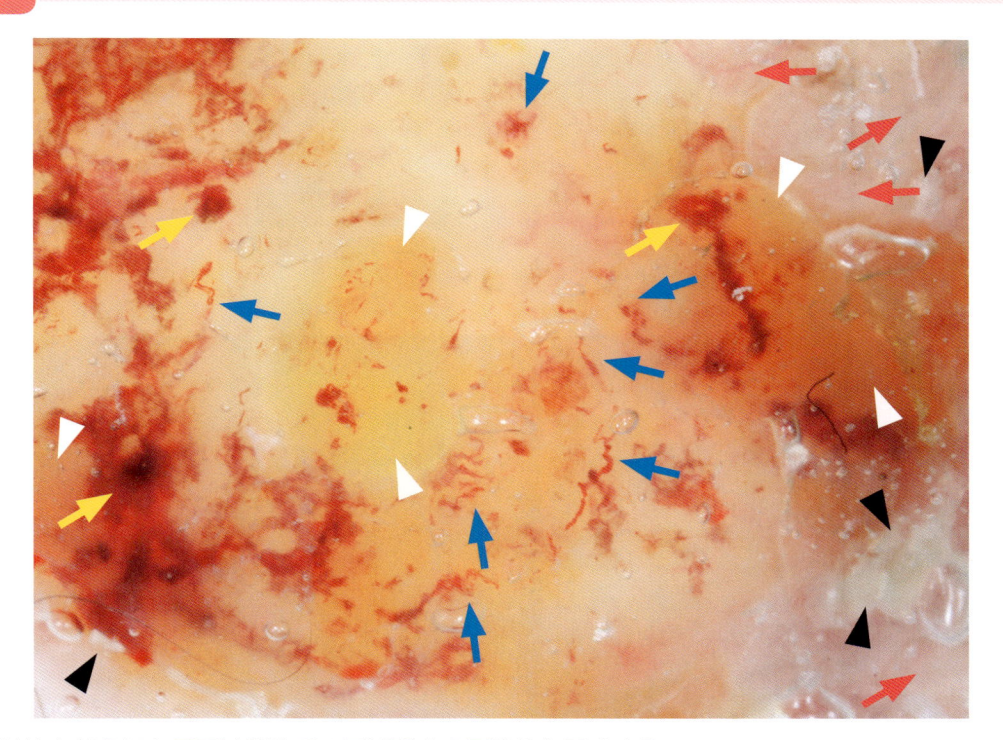

　黄色の結節を伴う紅色局面は脂腺系の悪性腫瘍の可能性を示唆する.

　ダーモスコピーでは不規則に分布する黄色〜橙黄色の無構造領域（△）を背景に多彩な血管構造（➡）がみられる.

　黄色結節の周囲には淡紅白色の無構造領域（➡）と白色鱗屑構造（▲）がみられる.

　光線角化症様の上皮内病変が周囲を囲んでいる可能性がある.

　病変内には多数の出血像（⇨）がみられ, 基底細胞癌と同様に微小な多発性潰瘍の存在を示唆する.

77 歳，男性

部位 右側頭部

形状 隆起

病理 血管肉腫

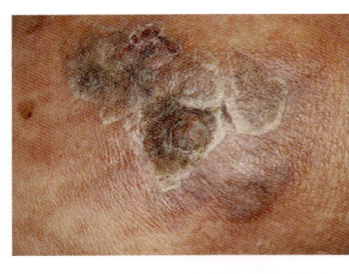

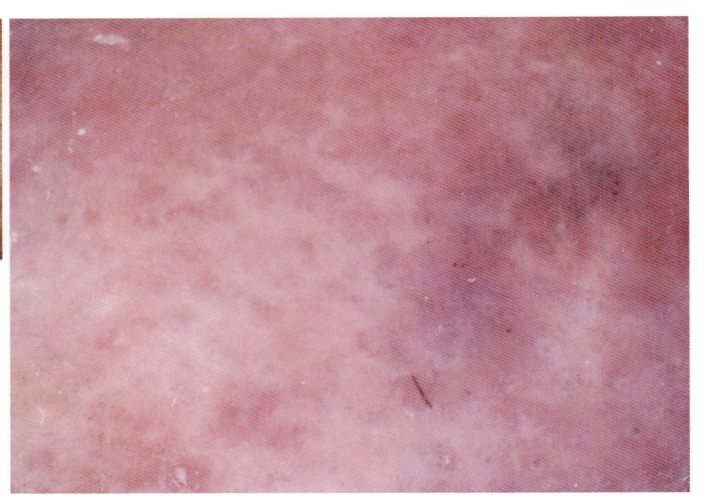

【臨床像】2 か月前に出現．60×40 mm の扁平隆起した暗紫紅色斑，鱗屑・痂皮が付着．

【ダーモスコピー所見】紅色の背景に，白色の網目状構造．一部に黒色の小球状構造が集簇．

77 歳，男性

部位 前頭部

形状 隆起

病理 血管肉腫

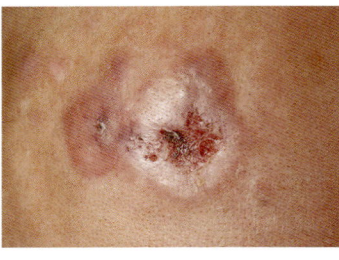

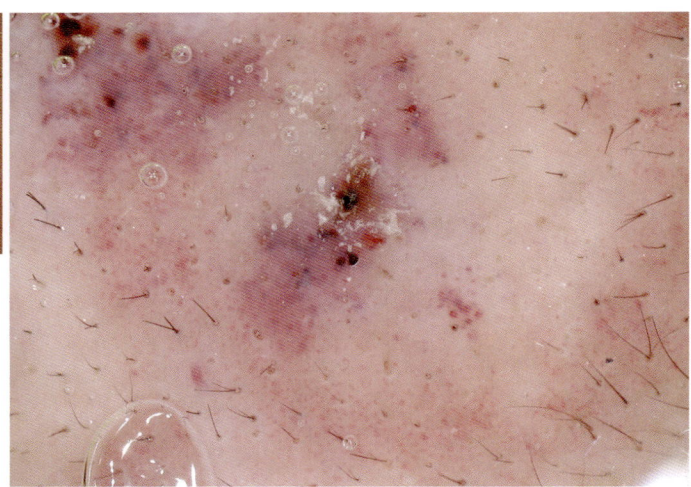

【臨床像】1 か月前から急速に増大．40×30 mm のだるま型のドーム状に隆起した紅色腫瘤，中央 2 か所が陥凹し血痂が付着．

【ダーモスコピー所見】白色～ピンク色の領域に紅色の小球．一部車軸状の黒色構造と血痂．

78 歳，男性

部位 頭部

形状 隆起

病理 血管肉腫

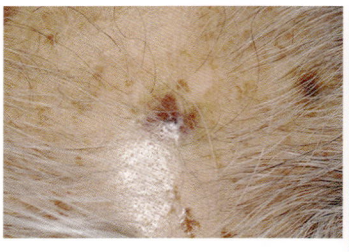

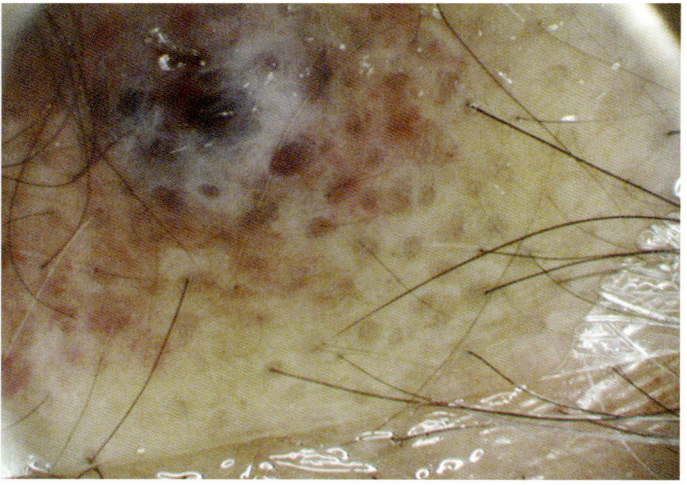

【臨床像】以前から頭部の紫斑様病変に気づいていた．1 か月ほど前からやや隆起してきた．斑状の紫斑内に淡紅色の扁平隆起性病変．

【ダーモスコピー所見】病変中央は紫色調だが，色調は辺縁に向かうに従い淡紅色調を呈する．毛包部は淡褐色調である．

症例 4

71 歳，男性

[部位] 頭部

[形状] 平坦

[病理] 血管肉腫

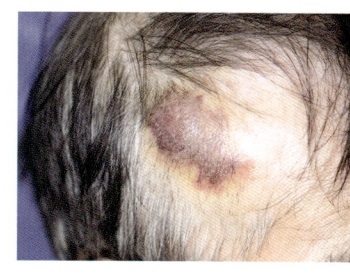

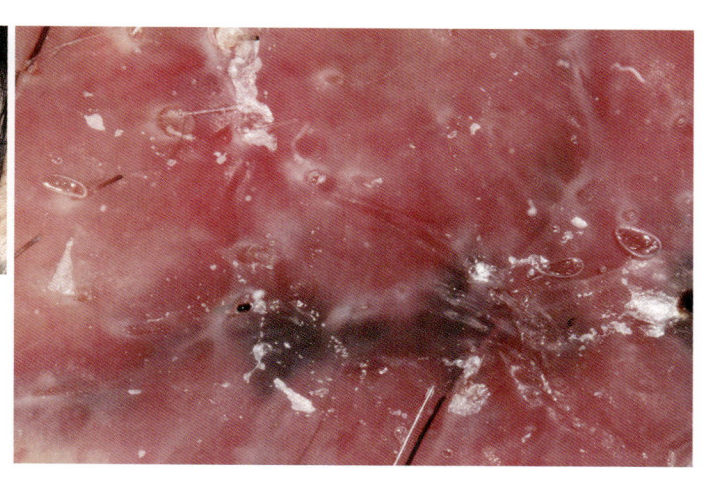

【臨床像】1 か月前急速に増大する紫斑に痛みを自覚．50×30 mm の境界不明瞭な紫斑で一部浸潤を触れる．
【ダーモスコピー所見】濃淡差のある紫紅色斑で線維化を反映した白色線条が横切るように位置している．

症例 5

76 歳，男性

[部位] 右頭部

[形状] 隆起

[病理] 血管肉腫

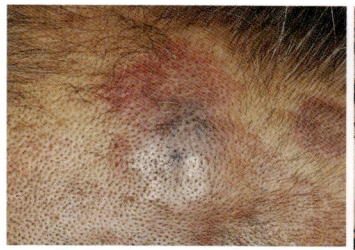

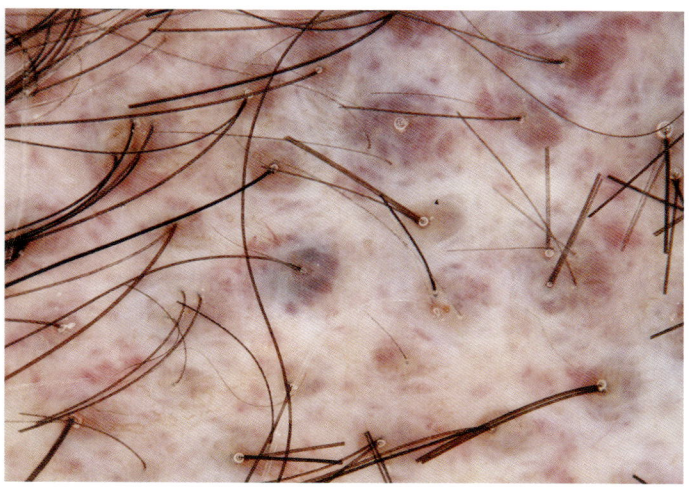

【臨床像】2 か月前より右頭部に発赤あり．右頭頂から側頭にかけ，120×100 mm の境界明瞭な紅斑があり，内部に隆起する紫紅色結節．
【ダーモスコピー所見】毛包周囲に一致して紫紅色から青紅色の小湖様構造が分布し，常色皮膚が網目状に取り囲む．

症例 6

84 歳，男性

[部位] 前頭部

[形状] 隆起

[病理] 血管肉腫

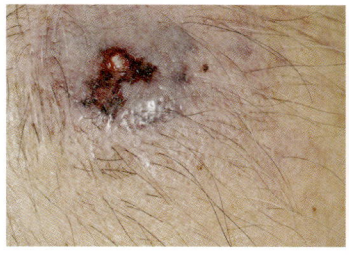

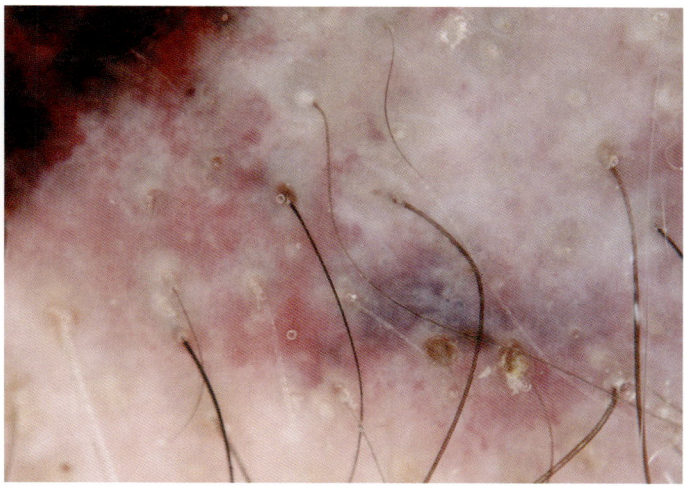

【臨床像】半年前に紅斑を自覚．最近隆起．境界不明瞭な紫紅色斑の内部に隆起性結節があり，頂部は潰瘍化．
【ダーモスコピー所見】白色の薄靄を背景に，境界不明瞭な成分が青紅色・紫紅色あるいは紅色の要素が分布する．

症例7

75歳，男性

部位 右側頭部

形状 潰瘍

病理 血管肉腫

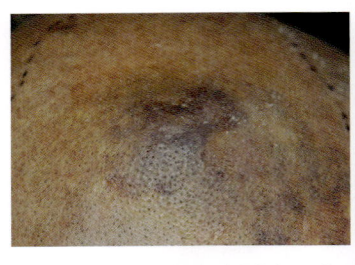

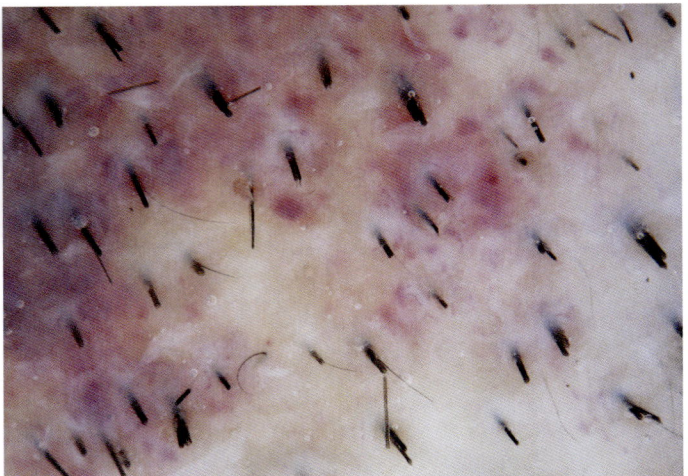

【臨床像】半年前から増大．径40 mmの紫紅色腫瘤で潰瘍化し出血もある．周囲には紫斑が境界不明瞭に広がる．

【ダーモスコピー所見】毛包と無関係に，紫紅色の類円形あるいは不整形構造が一部融合しつつ不規則に分布する．

症例8

87歳，男性

部位 下顎部

形状 隆起

病理 血管肉腫

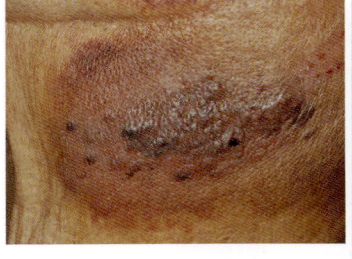

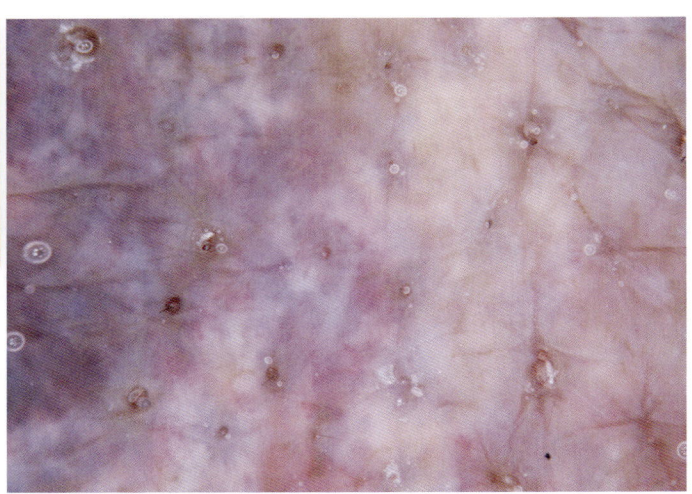

【臨床像】半年前に生じた腫脹．拡大し紫色調の皮疹も出現．紫紅色斑とその内部に皮膚硬結，隆起がある．

【ダーモスコピー所見】全体的に白色の薄靄を呈し，暗紫紅色部から鮮紅色まで多彩な色調の成分が分布する．

症例9

82歳，女性

部位 腰部

形状 隆起

病理 血管肉腫
（Stewart-Treves
症候群）

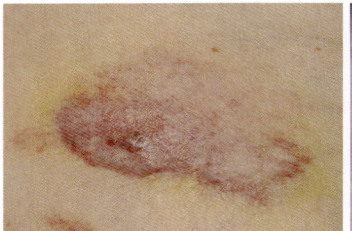

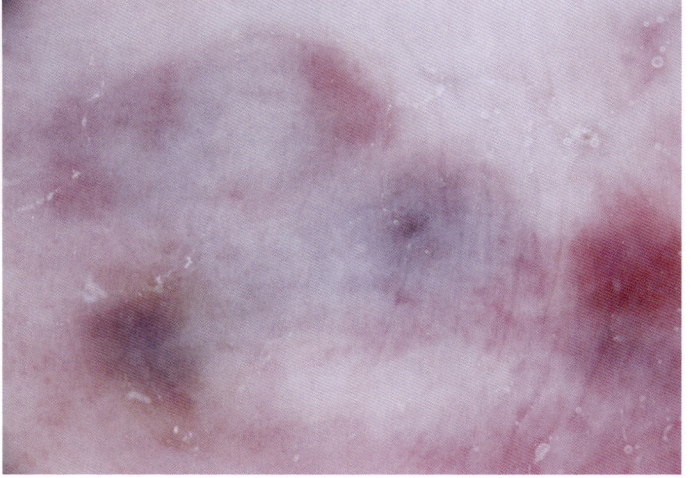

【臨床像】10年前に右鼠径骨盤内郭清と放射線治療を施行．リンパ浮腫のある右腰部に最近紅斑を生じ，隆起．70×40 mmの紅斑内に10 mmの小結節．

【ダーモスコピー所見】不整形の鮮紅色～青紅色の小湖様構造が不規則に散在する．

症例 1

64 歳，女性

部位 腹部

形状 隆起

病理 隆起性皮膚線維肉腫

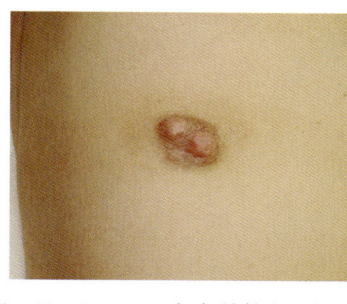
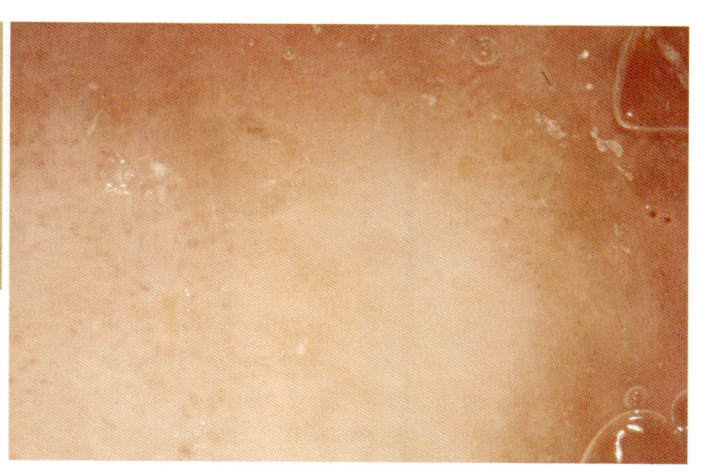

【臨床像】2 年前から隆起．40×25 mm の紅色結節を 2 個有する茶褐色斑が存在する．

【ダーモスコピー所見】中心白色斑が観察され，辺縁には淡く色素ネットワーク様の所見が観察される．

症例 2

69 歳，男性

部位 陰嚢

形状 隆起

病理 隆起性皮膚線維肉腫

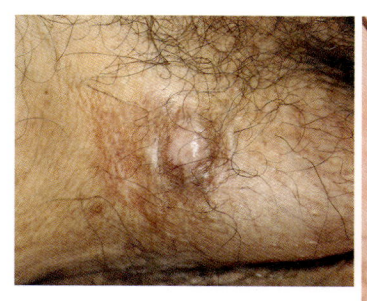
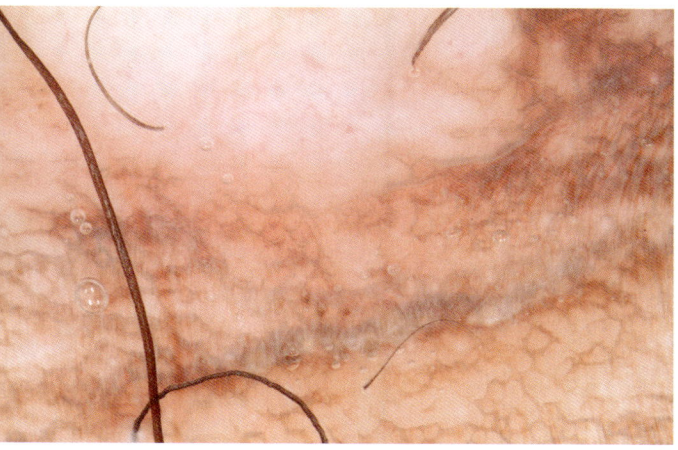

【臨床像】4 年前から増大．14×13 mm の硬い白色結節で可動性は良好である．

【ダーモスコピー所見】結節部は中心白色斑として観察され，辺縁には繊細な色素ネットワークが観察される．

症例 1

82 歳, 女性

[部位] 左頬部

[形状] 隆起

[病理] Merkel 細胞癌

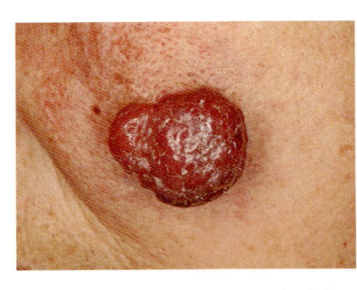

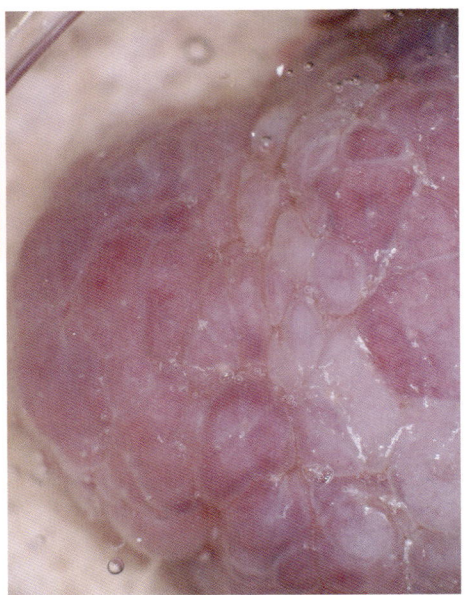

【臨床像】1 か月前から急速に増大. 18×15 mm の半球状の紅色結節. その基部の皮膚に 37×35 mm の皮下結節を触れる.

【ダーモスコピー所見】多数の大小不同のラクナ様の楕円形構造からなるラズベリー様外観. びまん性の血管拡張がある.

症例 2

60 歳, 男性

[部位] 右頬部

[形状] 隆起

[病理] Merkel 細胞癌

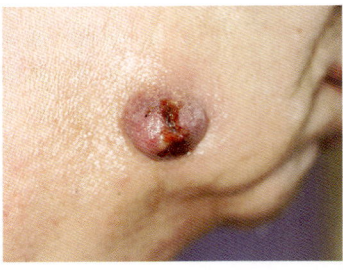

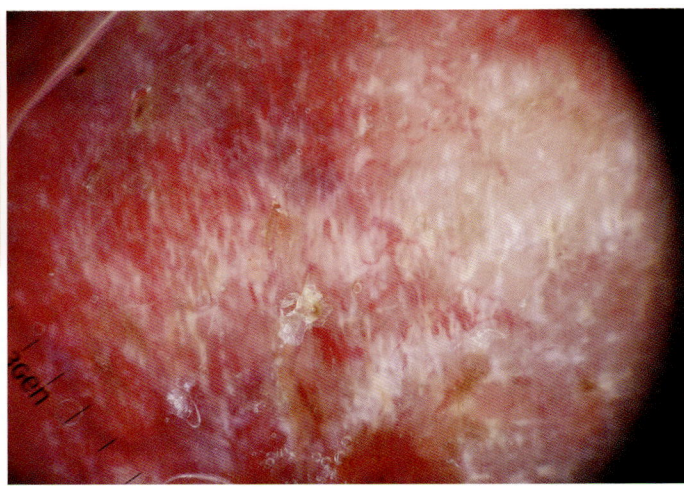

【臨床像】1 か月前から急速に増大. 25×23 mm のドーム状に隆起した紅色結節.

【ダーモスコピー所見】白色線条と濃淡差のある紅色領域が混在し, 血管は多形性を示している.

症例 3

85 歳, 女性

[部位] 右上腕

[形状] 隆起

[病理] Merkel 細胞癌

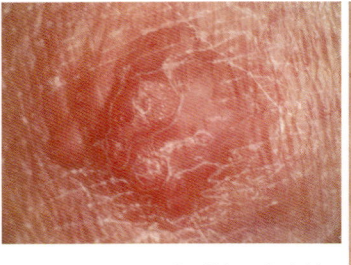

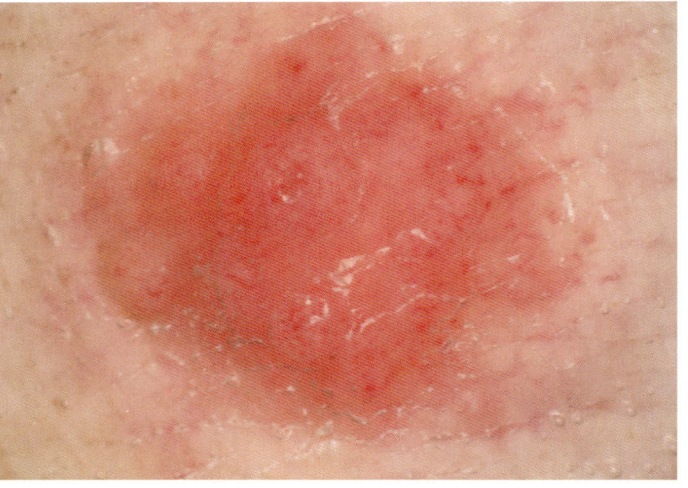

【臨床像】1 か月前に自覚. 22×18 mm の多房性, 有痛性のやや光沢のある紅色結節.

【ダーモスコピー所見】びまん性の淡紅色領域, 頂点に血管拡張あり.

症例 4

85 歳，男性
[部位] 右前腕
[形状] 隆起
[病理] Merkel 細胞癌

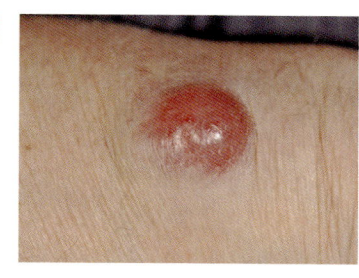

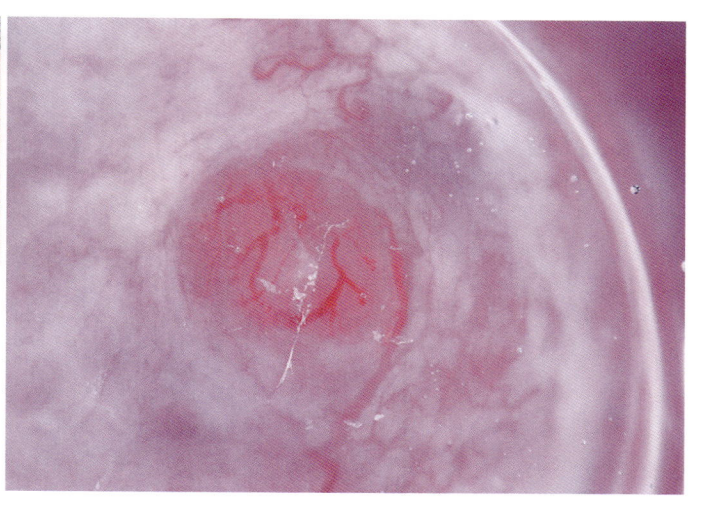

【臨床像】半年前から増大．27×23 mm，表面光沢のある鮮紅色，弾性硬の半球状結節．
【ダーモスコピー所見】淡紅色の均一領域を背景に，不規則分枝状血管がみられる．

症例 5

75 歳，女性
[部位] 左下腿
[形状] 隆起
[病理] Merkel 細胞癌

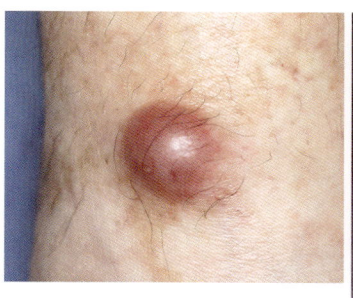

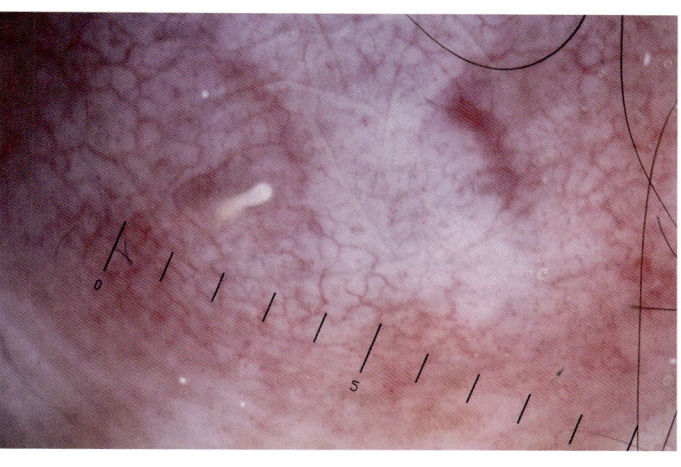

【臨床像】4 か月前から増大．表面平滑でドーム状隆起した淡紅色結節．
【ダーモスコピー所見】淡い青白色の無構造領域を背景に，網状に融合する細い網状血管がみられる．

症例 1

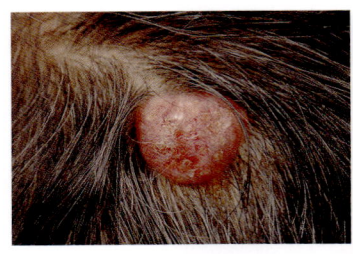

71 歳，男性
[部位] 右頭頂部
[形状] 隆起
[病理] 転移性皮膚癌
（肺癌）

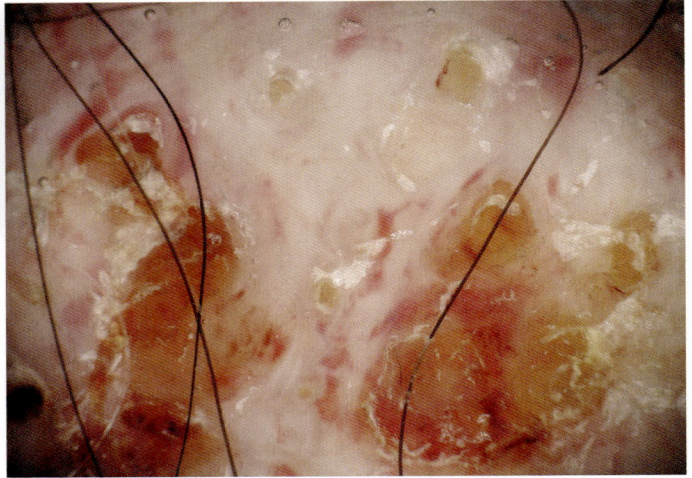

【臨床像】3 か月前から増大．40×30 mm の紅色腫瘍．
【ダーモスコピー所見】点在する角質塊の間は乳白色調
で，不規則に拡張・分岐する血管像を伴う．

症例 2

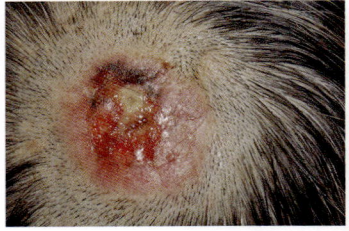

70 歳，女性
[部位] 後頭部
[形状] 潰瘍
[病理] 転移性皮膚癌
（乳癌）

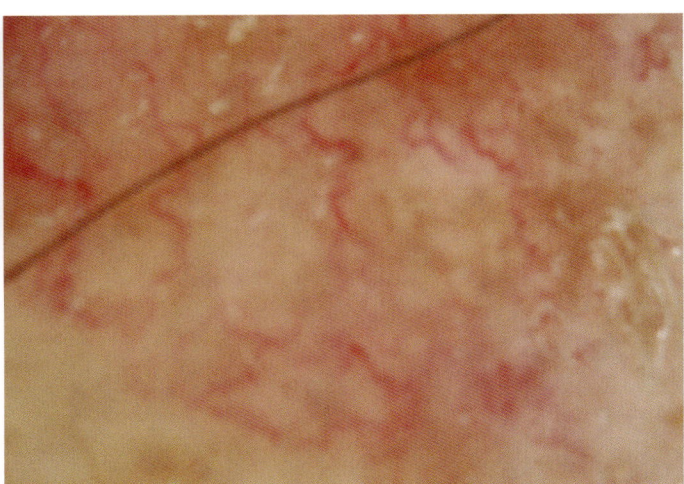

【臨床像】2 年前から拡大．出血あり．40 mm．中央は潰
瘍化した淡紅色，弾性硬結節．両側に 10 mm の皮内硬
結と脱毛がある．
【ダーモスコピー所見】白色がかった常色背景に，不規則
に蛇行し一部で分枝を示す毛細血管がみられる．

症例 3

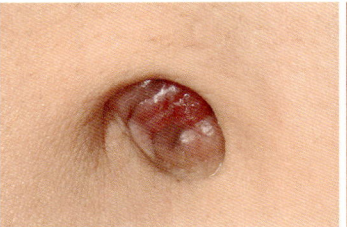

48 歳，女性
[部位] 臍部
[形状] 隆起
[病理] 転移性皮膚癌
（卵巣癌）

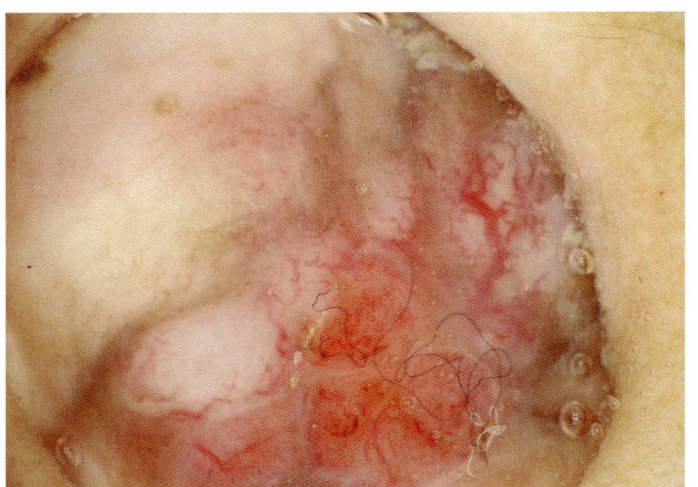

【臨床像】4 か月前から増大．20 mm の紅色腫瘍．表面に
は軽度のびらん．
【ダーモスコピー所見】大小不規則な白色領域があり，基
底細胞癌を思わせるような樹枝状血管がみられる．

徹底解剖！ 症例3のダーモスコピーを詳しく見てみよう

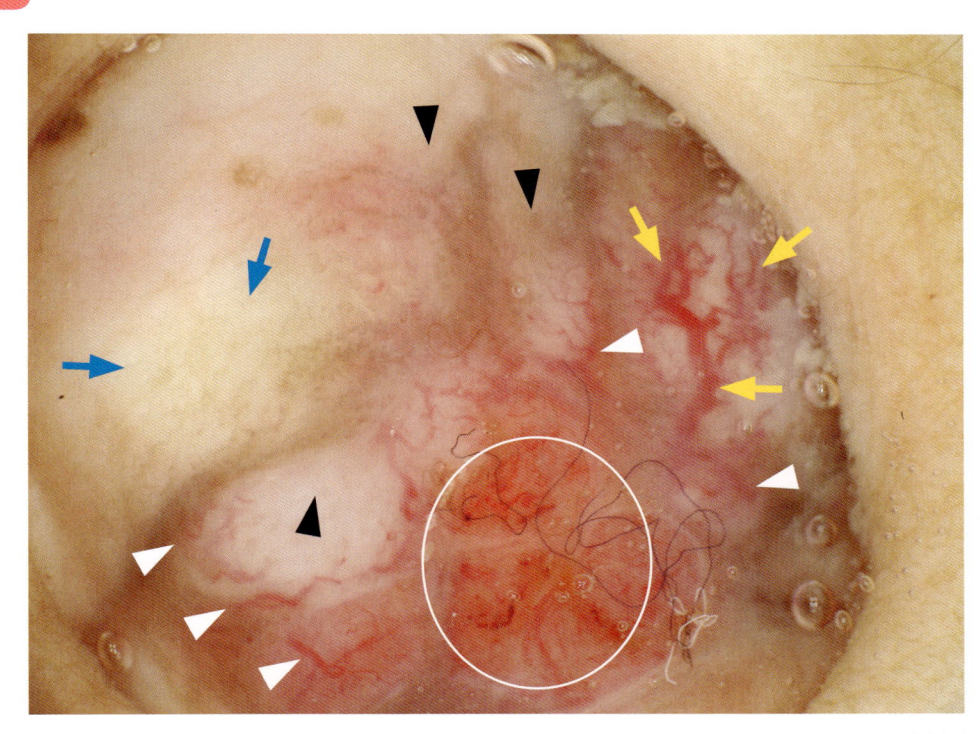

　転移性皮膚癌は特徴に乏しい紅色結節を呈することが多く，化膿性肉芽腫や汗孔腫などの良性疾患と鑑別することが最も重要である．

　ダーモスコピーでは，90％程度の症例で異型な血管構造がみられる．圧迫すると特徴的な血管構造は簡単に消失してしまうので（➡），注意が必要である．

　化膿性肉芽腫のような均一な紅色領域はみられないことが多く，わずかに赤みを帯びる白色領域（▲）がみられ，その上に多様な血管構造がみられる．不規則線状血管（△），蛇行状血管，樹枝状血管（⇨）などがみられることが多い．オレンジ色の領域（白囲み）はびらんまたは小潰瘍による痂皮と考えられる．

皮膚がんと鑑別を
要する良性疾患

臨床像と病理組織像のポイント

色素細胞母斑
(melanocytic nevus)

■ 疾患の定義

色素細胞様細胞の先天性あるいは後天性の良性腫瘍性増殖をいう.

青色母斑(blue nevus)は,表皮内病変をもたず,真皮内ですべての母斑細胞が細胞質内にメラニン顆粒を有するものであり,それ以外のものを非青色母斑という.

■ 臨床病理学的病型分類と定型的臨床所見

1 先天性病変

1) 青色母斑

先天性の青色母斑としては,その発生部位により蒙古斑,異所性蒙古斑,太田母斑,伊藤母斑が知られている.基本的には褐色～青白,青灰色の斑状病変を形成する.通常硬さはなく腫瘤は形成しない.

2) 非青色母斑

通常生下時に色素斑として認識されることが多いが,生後気づかれることもある.大きさや形の点で,後天性の色素細胞母斑と異なっている.大きさにより,小型(＜1.5 cm),中型(1.5～20 cm),大型(20＜cm)に分類される.大型のものではしばしば剛毛を伴う.

特殊型としては,褐色ないし淡褐色斑上に小黒褐色斑あるいは結節が集簇する点状集簇性母斑(spotted grouped nevus)や,比較的広範囲で剛毛を伴う獣皮様母斑(animal skin nevus),上下眼瞼にまたがって存在する分離母斑(divided nevus)がある.

2 後天性病変

1) 青色母斑

a 通常型

やや硬く触れる10 mm以下の半球状の青色から青黒色の結節である.単発のことが多い.顔面・手背・足背・背部などに比較的好発する.

b 細胞型

腰臀部,頭部,手背・足背に10 mmを超える青い局面や腫瘤としてみられることが多い.

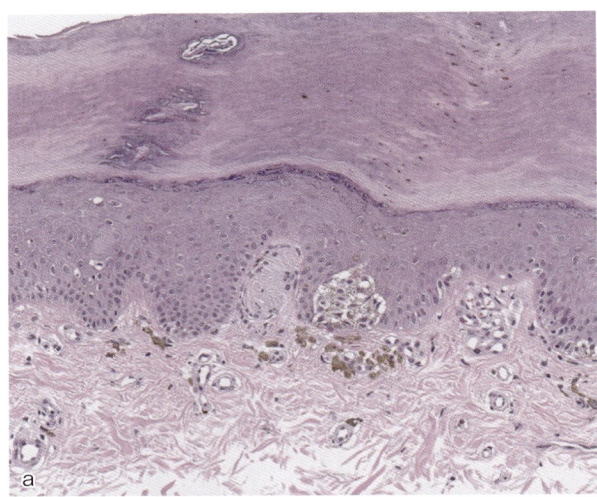
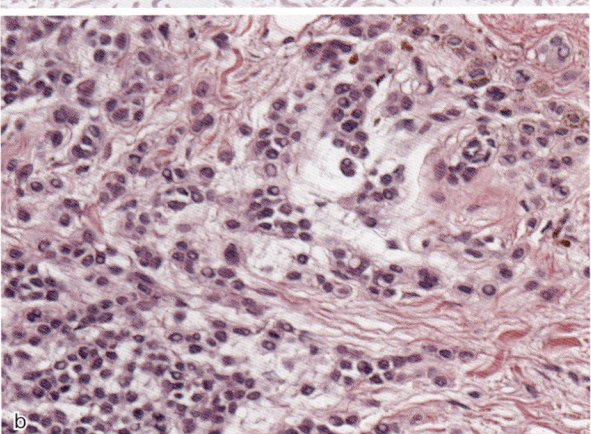

図1 | 色素細胞様細胞
病理組織学的に色素細胞分化した細胞を同定する所見としては,細胞質内に比較的微細なメラニン顆粒をもつ細胞であること(a),表皮内で胞巣を形成する細胞であること(a),印環状の核をもつ細胞を含むこと(b)が挙げられる.

2) 非青色母斑

a Miescher 型

顔,頭部(主に前頭,側頭部),頸部(主に上頸部)に生じる色素細胞母斑で,ドーム状に隆起する弾性軟の黒褐色～常色の結節としてみられる.しばしば硬毛を伴う.

b Unna 型

頭部(主に頭頂部,後頭部),下頸部,体幹,四肢の近位部にみられる有茎性に隆起した常色～紅褐色の軟らかい小結節としてみられる.病変表面には,しばしば乳頭状あるいは脳回転状の凹凸がみられる.

c Clark 型

顔,体幹,四肢のいずれにも発生する.黒色～褐色の円形ないし類円形の斑状の病変としてみられる.時

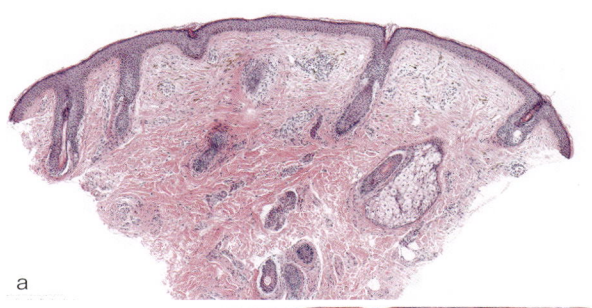

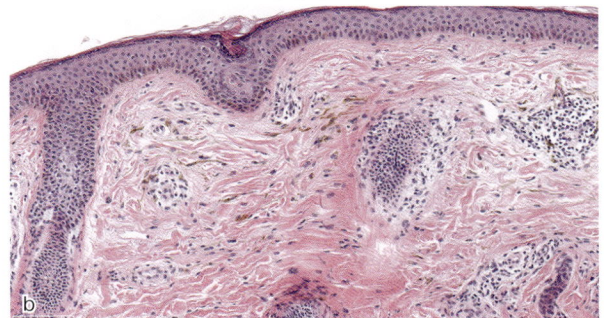

図2｜太田母斑

細胞質内にメラニン顆粒を有する紡錘形の細胞が真皮内で散在性に増加している(a, b)．膠原線維の増生を伴わない(b)．（札幌皮膚病理診断科症例）

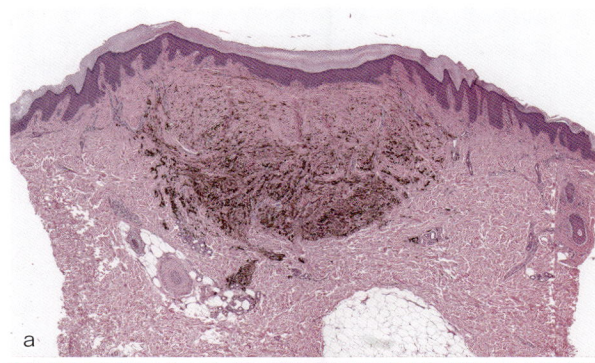

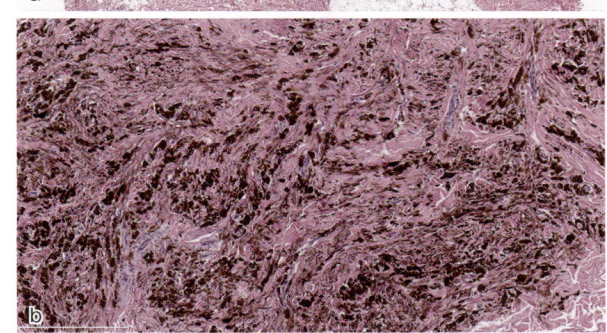

図3｜青色母斑（通常型）

隆起性の病変を形成し(a)，真皮内で双極紡錘型の核をもち，細胞質内にメラニン顆粒を伴う母斑細胞が，結節状に増加して，膠原線維の増生を伴う(b)．メラノファージの浸潤を伴う(b)．

に中央部に若干の隆起性病変を伴うことがある．

d　Spitz型

　部位としては全身のいずれの部位にも発生する可能性があるが，小児の顔や成人女性の下腿などに好発する．比較的小型（径6mm程度まで）の類円形結節としてみられ，表面は角化性であることが多い．小児では紅色結節であることが多いが，特に成人では黒褐色の病変が多い．先天性病変や，一定領域に多発することもある．小児を含む若年者に多いが，成人にも出現する．しかし，60歳以上の発症は極めて稀である．その場合，悪性黒色腫との鑑別を慎重に行う．

e　特殊部位の色素細胞母斑

　手掌・足底，milk line，外陰部，頭頸部（特に耳），結膜に生じる色素細胞母斑は，特殊部位に生じた色素細胞母斑として，それ以外の部位に生じたものと比較して，その形状が不整であることが多く，後述のような病理組織学的特徴があり，注意が必要である．

■ 病理組織学的所見

1　色素細胞分化した細胞に共通の所見（図1）

　病理組織学的に色素細胞分化した細胞を同定する所見としては，細胞質内に比較的微細なメラニン顆粒を

もつ細胞であること，表皮内で胞巣を形成する細胞であること，印環状の核をもつ細胞を含むことのいずれかが挙げられる．一般に，後天性の非青色母斑では，細胞質内にメラニン顆粒をもつ細胞は，表皮内や表皮あるいは付属器上皮の近傍の真皮に限って分布する．先天性色素細胞母斑や青色母斑では，母斑細胞は上皮との位置関係に関係なくメラニン顆粒を有する．

2　青色母斑（blue nevus）

1）青色母斑に共通した病理組織像

　表皮内病変をもたず，真皮内ですべての母斑細胞が細胞質内にメラニン顆粒を有する．

2）先天性青色母斑（図2）

　細胞質内にメラニン顆粒を有する紡錘形の細胞が真皮内で散在性に増加している．膠原線維の増生を伴わない．後天性真皮メラノサイトーシス（acquired dermal melanocytosis）も同様の病理組織像を呈する．

3）後天性青色母斑

a　通常型（common type）（図3）

　軽度隆起性の病変を形成することが多く，真皮内で双極紡錘型の核をもち，細胞質内にメラニン顆粒を伴う母斑細胞が，結節状に増加して，膠原線維の増生を伴う．メラノファージの浸潤を伴う．

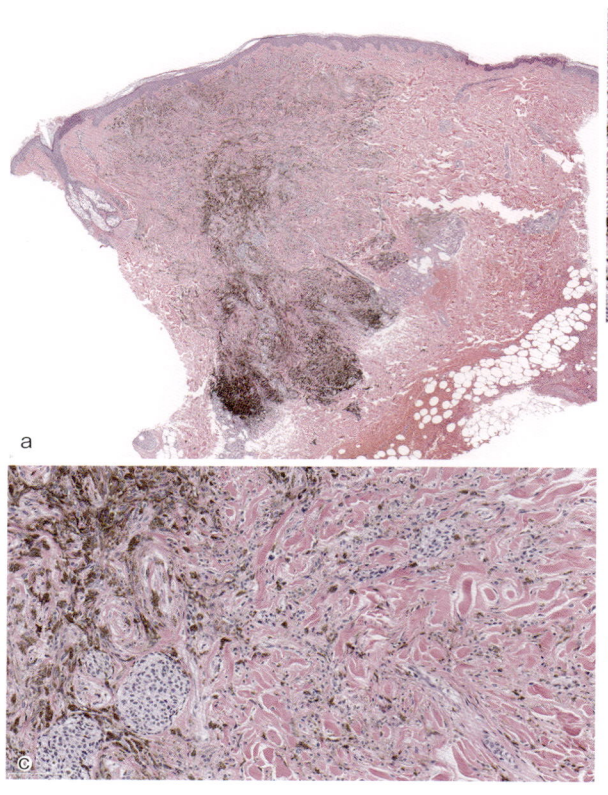

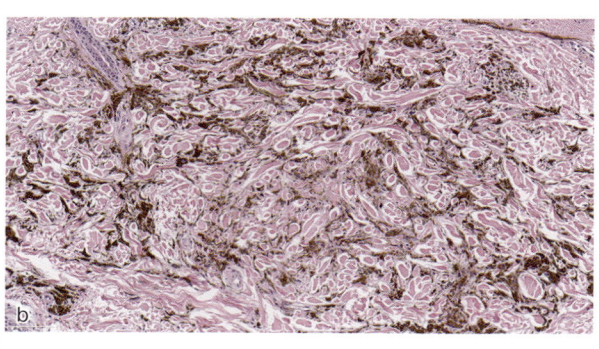

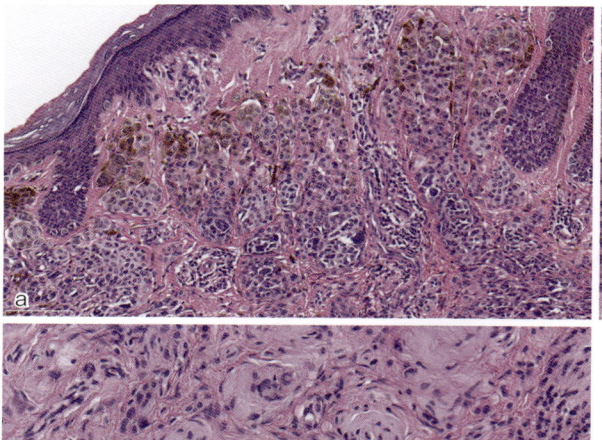

図4 ｜ **青色母斑（細胞型）**

真皮から皮下脂肪組織に及ぶ病変を形成し（a），通常型でみられるような双極紡錘型の核をもつ母斑細胞（b）と類上皮型の細胞質が豊富でメラニン顆粒がないかあっても少ない細胞（c）の二相性の増加がある．（札幌皮膚病理診断科症例）

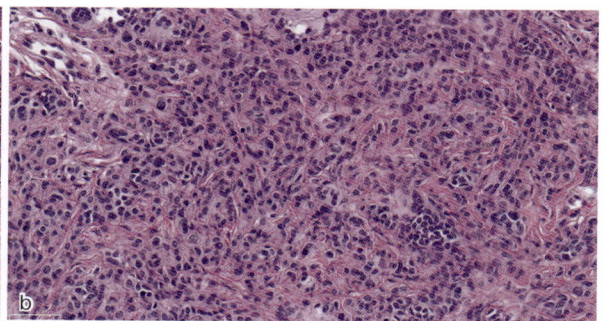

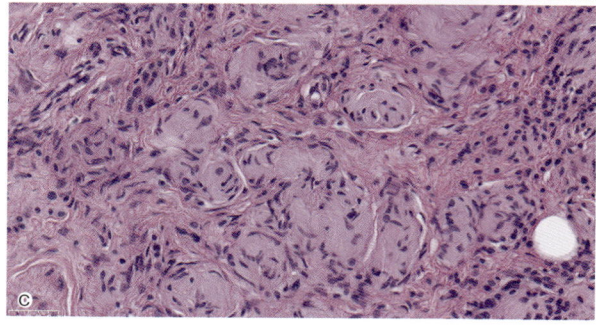

図5 ｜ **非青色母斑でみられる母斑細胞**

A型細胞は，表皮あるいは付属器上皮の比較的近傍にある，核も細胞質も大型で類上皮様の形態をもち，細胞質内にメラニン顆粒を有する細胞（a）．B型細胞は，真皮中層に分布し，比較的小型の核と細胞質をもち，メラニン顆粒はほとんどもたない（b）．C型細胞は，真皮下層に分布し，紡錘形の小型の核をもつ．Meissner小体やSchwann細胞に類似し，メラニン顆粒をもつことはない（c）．

b 細胞型（cellular type）（図4）

　一般に病変は真皮下層から皮下脂肪組織まで深く達することが多い．通常型でみられるような双極紡錘型の核をもつ母斑細胞と，類上皮型の細胞質が豊富でメラニン顆粒がないかあっても少ない細胞の二相性の増加がある．

c pigmented epithelioid melanocytoma

　近年提唱された境界型メラノサイト系腫瘍と考えられている疾患である．腫瘍細胞はメラニン顆粒を大量に産生し，皮下脂肪織まで進展するものもある．被覆表皮には過形成を伴い，表皮内病変はあってもなくてもよい．腫瘍中心部ではシート状に，辺縁部では浸潤性の増殖をする．青色母斑と同様に紡錘型の核をもつ

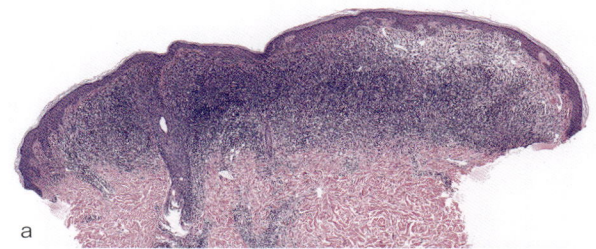

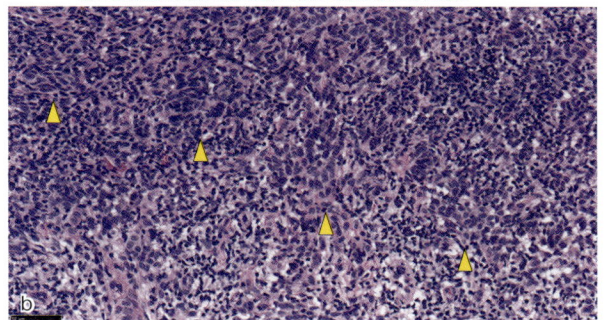

図6 | Sutton 母斑

真皮上層に稠密な炎症細胞浸潤があり(a)，その炎症細胞浸潤内に母斑細胞の集塊(△)がある(b)．（札幌皮膚病理診断科症例）

細胞と大型および小型の類上皮細胞の増加で構成される．半数弱の例で所属リンパ節転移がみられるが，予後はよいとされている．細胞型青色母斑でリンパ節に転移したという例は，この範疇に入れるべきと考えられている．

3　非青色母斑(non-blue nevus)

1) 非青色母斑に共通した病理組織学的所見(図5)

　非青色母斑を構成する細胞には，以下の3種類があるとされている．①A型細胞と呼ばれ，表皮あるいは付属器上皮の比較的近傍にある，核も細胞質も大型で類上皮様の形態をもち，細胞質内にメラニン顆粒を有する細胞．②B型細胞と呼ばれる細胞で，真皮中層に分布し，比較的小型の核と細胞質をもち，メラニン顆粒はほとんどもたない．③C型細胞と呼ばれるもので，真皮下層に分布し，紡錘形の小型の核をもつ．Meissner 小体や Schwann 細胞に類似し，メラニン顆粒をもつことはない．現在は基本的に，A型→B型→C型細胞へと変化していくのではないかと考えられている．良性色素細胞性腫瘍の特徴として，母斑細胞の maturation が挙げられるが，これは単に細胞の核や細胞質が小型化すると理解するよりも，A型細胞が病変深部に行くにしたがってB型やC型細胞へ変化している所見ととらえたほうがよい．このことからもわかるように，通常色素細胞母斑では，表皮や付属器上皮近傍にはメラニン顆粒をもった母斑細胞が

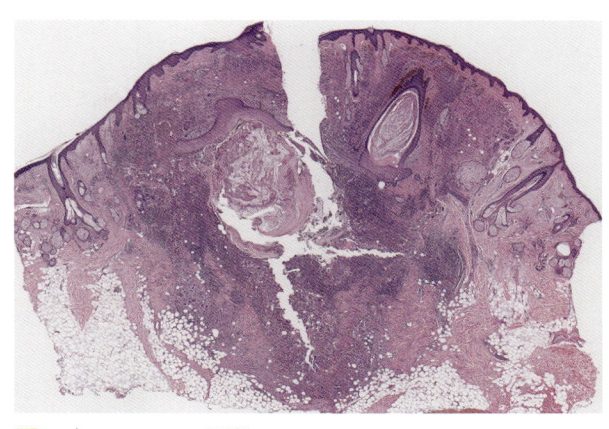

図7 | Duperrat 母斑

色素細胞母斑に，壁の断裂した表皮嚢腫による炎症性変化を伴っている．

存在するが，病変深部ではそのような細胞は存在しない(一部の先天性色素細胞母斑は除く)．このことは悪性黒色腫との病理組織学的鑑別点となる．

　母斑細胞の分布からは，表皮内にその分布が限定する境界部型(junctional type)，真皮に限局する真皮型(dermal type)，その両方に分布する複合型(compound type)に分類される．表皮内病変ありとするには，少なくとも2個以上の母斑細胞が表皮内で胞巣を形成する所見が必要である．

　特殊型として以下のものが挙げられる．

a　Sutton 母斑(Sutton nevus)(図6)

　小型の色素細胞母斑周囲に脱色素斑を伴ったもの．時に中心部の色素細胞母斑も脱色や消失する．病理組織学的には，通常の色素細胞母斑の病変に，著明な炎症細胞浸潤を伴う．

b　気球細胞母斑(balloon cell nevus)

　色素細胞母斑の病理組織学的亜型であり，母斑細胞に，泡沫状あるいは澄明な細胞質を有し，クロマチンに富む小型の核が細胞の中央に位置する気球細胞が真皮内に存在する．通常この細胞が集塊を形成し，通常の母斑細胞と混在することもある．一般には母斑細胞の半数以上が気球細胞であるときに気球細胞母斑と診断される．

c　Duperrat 母斑(nevus of Duperrat)(図7)

　色素細胞母斑に，壁の断裂した表皮嚢腫による炎症性変化を伴ったもので，臨床的に，色素性病変に炎症が加わり，急速に増大する．母斑細胞の増加による毛包開孔部の閉塞による病変と考えられている．

d　Nanta 母斑(nevus of Nanta)(図8)

　Nanta 母斑とは，異所性骨化を伴う色素細胞母斑

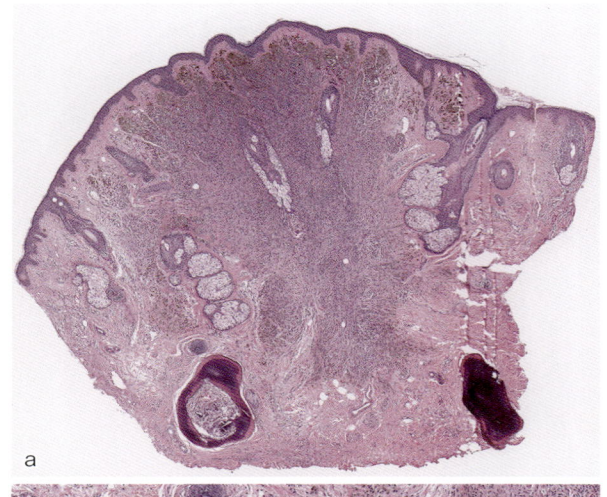

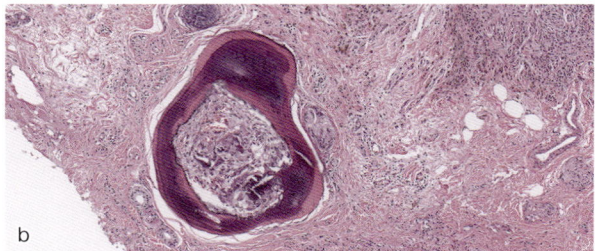

図 8 │ Nanta 母斑

Miescher 型色素細胞母斑の深部に異所性骨組織の形成を伴う
（a, b）.

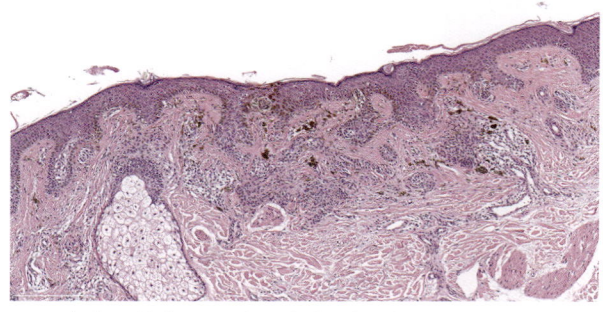

図 9 │ 先天性色素細胞母斑（浅在型）

母斑細胞は真皮乳頭層からその直下に限局している.

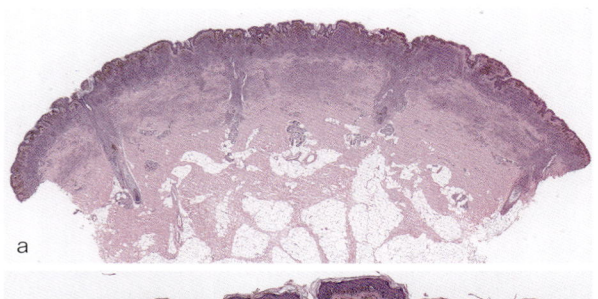

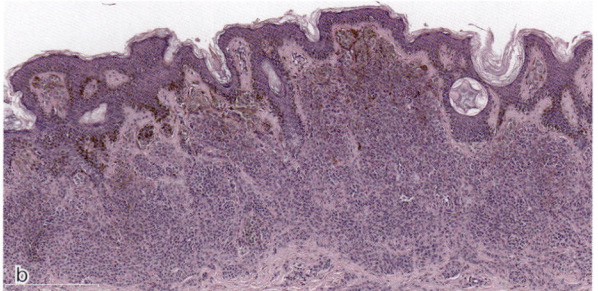

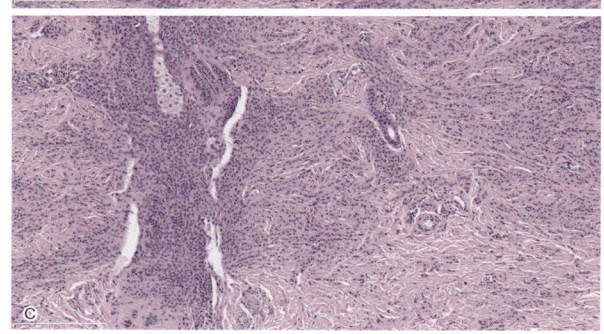

図 10 │ 先天性色素細胞母斑（浅深在型）

真皮上層では帯状に（a, b）, 真皮下層では付属器あるいは血管
周囲性に（c）母斑細胞が分布している.

で, 色素細胞母斑全体の約1％でみられる. Duperrat
母斑に続発して形成されると考えられている.

2）先天性非青色母斑

　構築的には, 水平方向の広がりが特徴であり, 真皮
上層では母斑細胞が密に帯状に分布することが多い.
真皮網状層では, 母斑細胞が付属器上皮や血管周囲に
斑状に分布する傾向にあるが, 時に真皮下層から皮下
脂肪組織までびまん性に分布することもある. 真皮内
病変の底部では母斑細胞が膠原線維間に散在性にある
いは一列に分布することが多い. また, 病変における
メラニン顆粒の分布は非対称のこともあり, 付属器上
皮内で母斑細胞の増加をみることがある.

　Ackerman の分類では, 以下の3型に分類されてい
る.

a　浅在型（superficial congenital nevus）（図 9）

　真皮乳頭層に母斑細胞の分布がほぼ限局しているも
の.

**b　浅深在型（superficial and deep congenital nevus）
（図 10）**

　真皮乳頭層だけでなく, 真皮網状層でも主に付属器
あるいは血管周囲性に母斑細胞が分布するもの.

c　深在型（deep congenital nevus）（図 11）

　母斑細胞が真皮全層から時に皮下脂肪組織にまでび
まん性に分布するもの.

**3）後天性非青色母斑各臨床病理学的病型別の定型的
　病理組織所見**

a　Miescher 型（図 12）

　複合型と真皮型がある. ドーム状に隆起した病変
で, 母斑細胞は隆起部から真皮下層に向けて逆三角形
状に分布する.

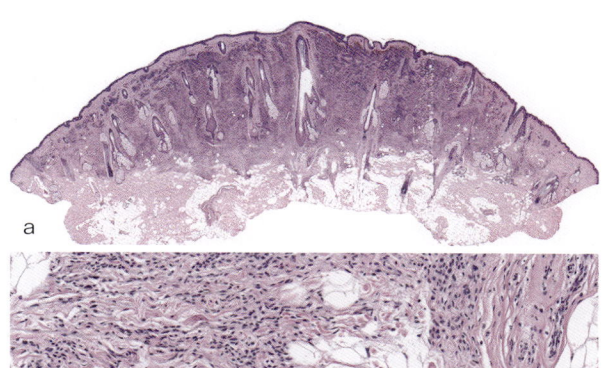
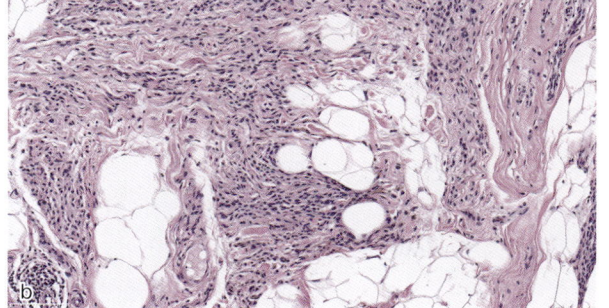

図11｜先天性色素細胞母斑（深在型）

真皮から皮下脂肪組織にかけてびまん性に母斑細胞の増生がある（a, b）．病変下端の皮下脂肪組織内にもメラニン顆粒を有する母斑細胞がある（b）．

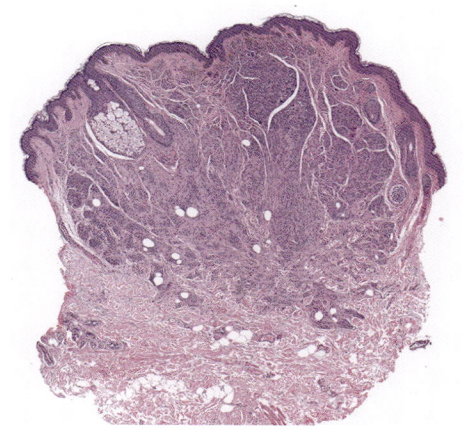

図12｜後天性色素細胞母斑（Miescher型）

ドーム状に隆起した病変で，母斑細胞は隆起部から真皮下層に向けて逆三角形状に分布している．

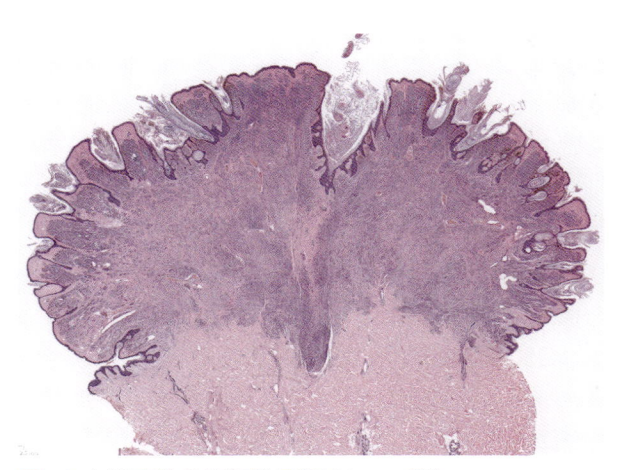

図13｜後天性色素細胞母斑（Unna型）

隆起性病変で，母斑細胞はその隆起部および毛包上皮周囲に限局している．

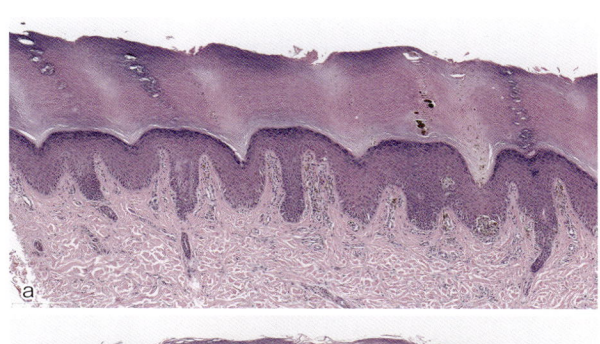
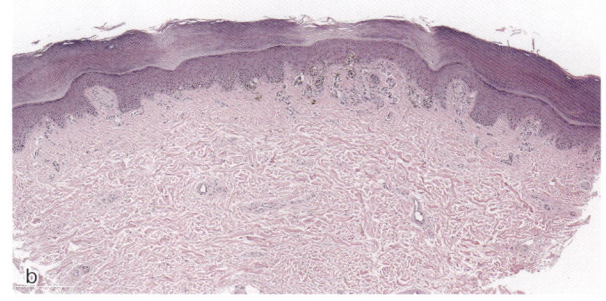

図14｜後天性色素細胞母斑（Clark型）

境界部型（a）と複合型（b）．複合型では，真皮成分は真皮乳頭層に限局し，表皮病変のほうが広く分布する shoulder lesion を形成している（b）．

b　Unna型（図13）

　複合型と真皮型がある．隆起性病変を形成し，母斑細胞はその隆起部および毛包上皮周囲に限局するため，定型的にはきのこ状の分布となる．

c　Clark型（図14）

　境界部型と複合型がある．やや延長した表皮突起の先端やその側面の表皮基底層に母斑細胞が主に胞巣を形成して増加する．胞巣は比較的均等に分布し，類円形である．胞巣が隣接する表皮突起を連結する像

（bridging）がみられることもある．真皮乳頭層には線維化を伴うことが多い．複合型では，真皮成分は真皮乳頭層に限局し，表皮病変のほうが広く分布するshoulder lesion を形成する．この型の病変の母斑細胞は，比較的微細なメラニン顆粒（dusty melanin）をもっており，大型のメラニン顆粒を有するメラノファージとの鑑別が重要である．

　表皮内に散在性に母斑細胞が分布して胞巣形成が確認できない場合，早期病変と考え単純性黒子（simple

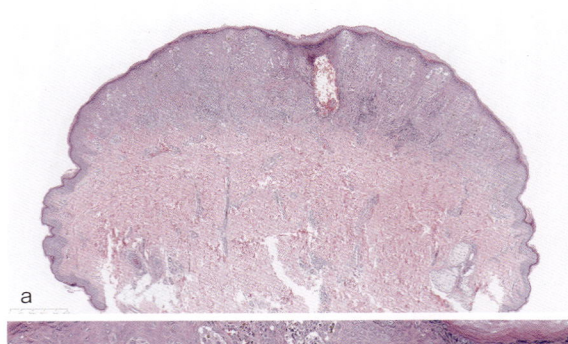

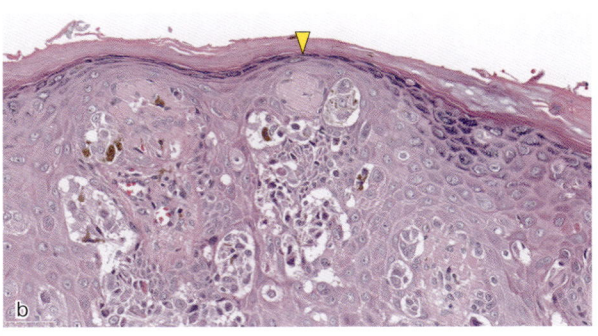

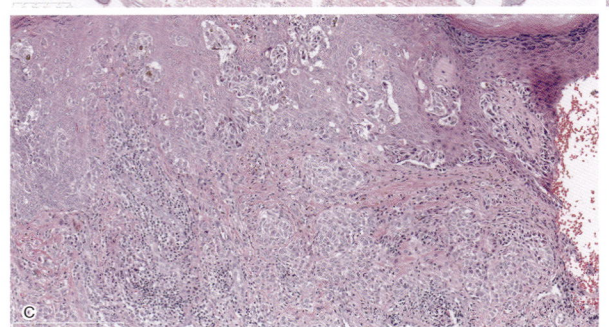

図15｜複合型後天性色素細胞母斑（Spitz 型）

左右対称性の病変で（a），表皮内では，Kamino 小体（Kamino body，▽）を伴って（b），また真皮にも（c），比較的大型の細胞質を有する類上皮型の母斑細胞が増加している．（札幌皮膚病理診断科症例）

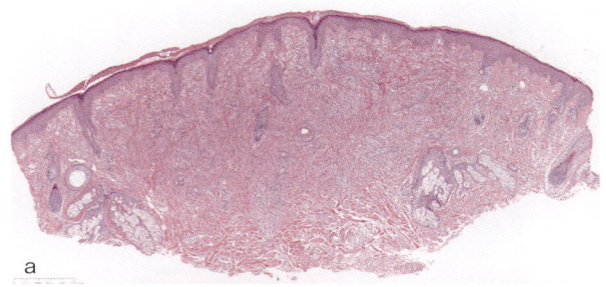

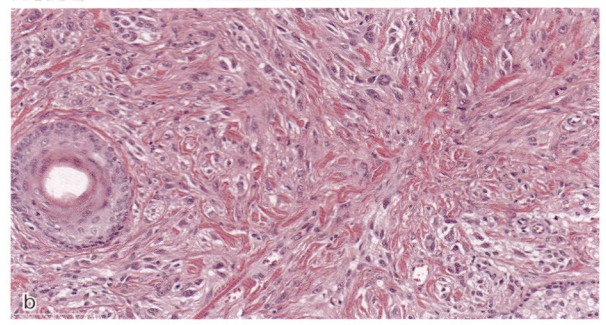

図16｜真皮型後天性色素細胞母斑（Spitz 型）

左右対称性の病変で（a），真皮内に大型の母斑細胞が膠原線維の増生を伴って増加している（b）．（札幌皮膚病理診断科症例）

lentigo）と診断する．赤唇部では，後天性良性色素細胞病変としては基本的に単純性黒子しか生じない．

d　Spitz 型（図15，16）

境界部型，複合型，そして真皮型がある．特徴的な大型の核をもつ，類上皮型あるいは紡錘形の母斑細胞が特徴である．

e　特殊部位の色素細胞母斑

手掌・足底，milk line，外陰部，頭頸部（特に耳），

結膜に生じる色素細胞母斑では，病変が非対称で病変辺縁が不明瞭である．また，メラノサイトの個別性増加が多く，表皮内胞巣の多形性があり，Pagetoid 進展がみられることがあるといった特徴もみられる．さらに毛包上皮内病変の形成が多く，maturation が欠如したり，細胞異型が強いことがあることから，悪性黒色腫との鑑別が問題になる例が多い．真皮乳頭層の膠原線維の増生や真皮のリンパ球浸潤が多いといった特徴も知られている．

4　特殊染色および免疫組織学的所見

メラニン顆粒を染めるためには，Fontana-Masson 染色が有用である．細胞内の茶褐色顆粒がメラニンであることの証明に有用であるとともに，掌蹠の病変などで，角層内のメラニン顆粒の分布を確認するのに有用である．また，メラニン顆粒が多く含まれるため，細胞形態が確認しづらいときには，切片の脱メラニンを行うこともある．

母斑細胞は，一般的に S-100 蛋白と Melan A（MART-1）がほぼすべての細胞で陽性になる．HMB45 に関してはケースバイケースであるが，比較的陽性になる確率は高い．陽性の場合でも，表皮内および真皮上層の細胞のみ陽性であることが多い．この3つの抗原の検索が比較的よく行われている．

なお，色素細胞病変での免疫組織化学染色は，メラニン顆粒と陽性所見の鑑別が困難なため，ギムザ染色あるいはメチル緑染色でメラニン顆粒を異染させる必要がある．

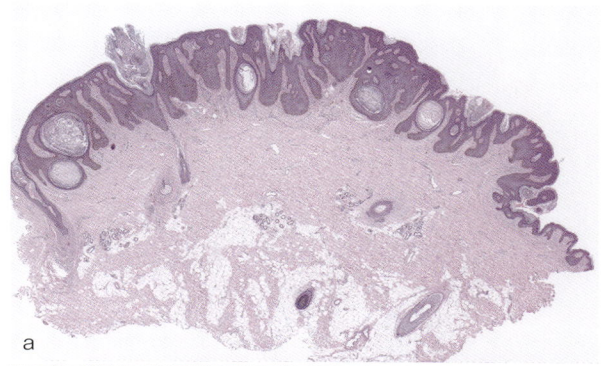

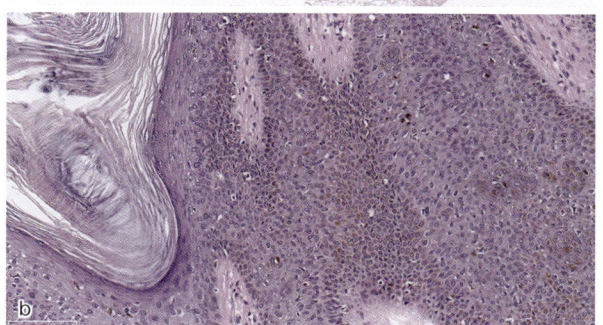

図 17 ｜ 脂漏性角化症
外向発育性で平坦，境界明瞭な病変を形成している(a)．大部分が肥厚型，一部に胞巣型を伴う．小型の核と乏しい細胞質をもつ基底細胞様角化細胞が表皮あるいは付属器上皮内で増加する．多くの腫瘍細胞内には，種々の程度にメラニン顆粒が含有されている(b)．

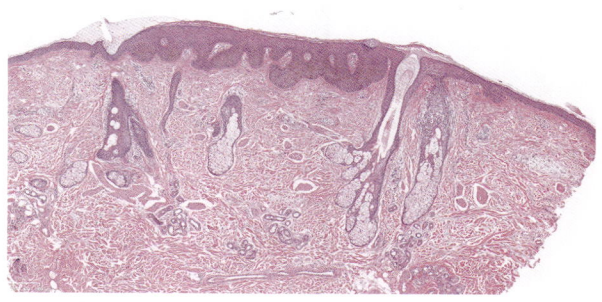

図 18 ｜ 日光黒子
軽度の光線性弾力線維症を伴い，小型の核をもつ基底細胞様細胞の増加で表皮稜は延長し，網目状の構造を形成する．偽角質嚢腫のない脂漏性角化症の早期病変である．

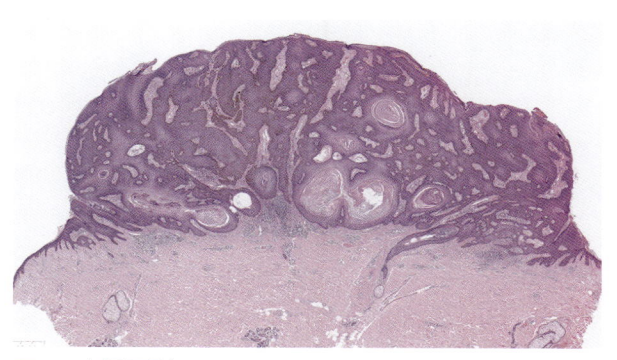

図 19 ｜ 肥厚型
種々の程度に過角化，乳頭腫症，そして表皮肥厚を伴う腫瘍細胞は広い腫瘍細胞索を形成したり，シート状に増加する．病変内には多数の偽角質嚢腫がある．

5　病理組織学的鑑別疾患

　最も問題となるのは，悪性黒色腫やその類縁疾患であるが，その詳細に関しては，悪性黒色腫の項で述べることにする．

　単純性黒子に関しては，時にメラノサイトの増加を伴う脂漏性角化症の早期病変である黒色表皮腫との鑑別が必要となるが，単純性黒子では，角化細胞の増加が目立たないことにより鑑別を行う．

脂漏性角化症
(seborrheic keratosis)

■ 疾患の定義

　小型の核と乏しい細胞質をもつ基底細胞様角化細胞が表皮あるいは付属器上皮内で増加し，時に扁平上皮細胞様角化細胞の増加を伴う上皮性良性腫瘍である．

■ 定型的臨床所見

　青年期以降の毛包の存在しない手掌，足底，粘膜以外の体表のどこにでも出現する．露光部に比較的多い．中高年以降のほぼすべての人に出現するといわれている．通常，盛り上がりのない色素斑として始まり，次第に隆起し黄褐色から黒色調の角化性結節を形成する．しばしば有茎性となる．

■ 病理組織学的所見

1　脂漏性角化症に共通した病理組織学的所見(図 17)

　多くの場合，外向発育，または平坦で，境界明瞭な病変を形成する．周辺の皮面から隆起した病変を形成するが，反転性毛包角化症(inverted follicular keratosis)や，一部の被刺激型を除いて，内向性の発育は示さない．いくつかの病型に分類されている．これらの病型はそれぞれ独立したものではなく，1つの病変内に複数の病型が混在することも多い．いずれの病型においても，小型の核と乏しい細胞質をもつ基底細胞様角化細胞が表皮あるいは付属器上皮内で増加する．多くの場合腫瘍細胞内には，種々の程度にメラニン顆粒が含有されている．

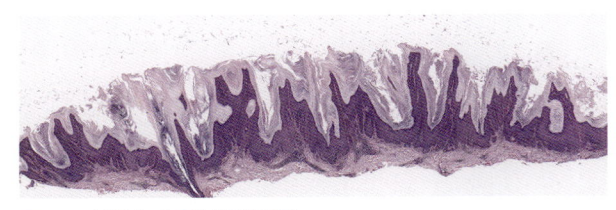

図 20｜過角化型（指状型）
病変は過角化と乳頭腫症を伴い，外方へ手指状に突出する．

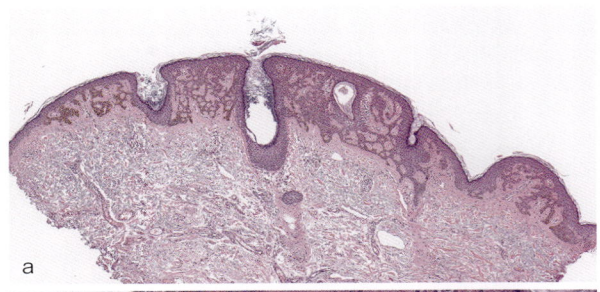

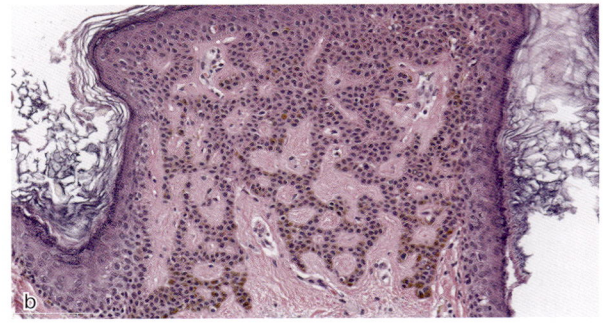

図 21｜網状型
基底細胞様の腫瘍細胞が，2列に連なって索状構造を形成する．
腫瘍細胞索は網目状に配列する（a, b）．

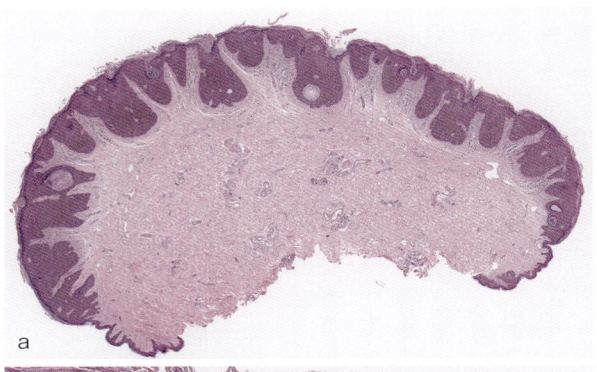

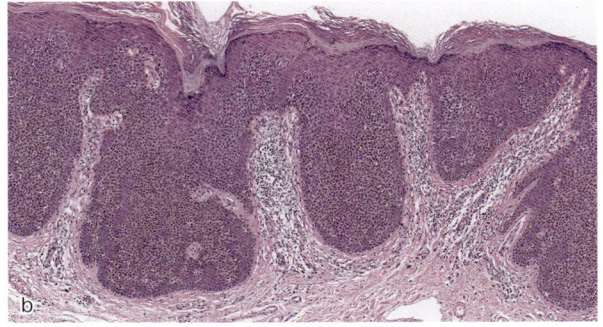

図 22｜胞巣型（クローン型）
表皮内に境界明瞭な類円形の腫瘍細胞胞巣が形成される（a）．
胞巣を構成する細胞は基底細胞様で，細胞質内にメラニン顆粒
を有する（b）．

2 各病理病型別の定型的病理組織所見

1）日光黒子〔solar lentigo（老人性黒子：senile lentigo，老人性色素斑：senile freckle）〕（図 18）

露光部に生じる，臨床的には平坦で組織学的には表
皮肥厚を伴う病変である．周囲の正常皮面より隆起し
ないか，ごく軽度隆起した病変を形成する．小型の核
をもつ基底細胞様細胞の増加で表皮稜は延長し，網目
状の構造を形成する．増加した基底細胞様細胞にはメ
ラニン顆粒が含まれている．偽角質囊腫はなく，脂漏
性角化症の早期病変である．

2）肥厚型（acanthotic type）（図 19）

脂漏性角化症の基本的な病型であり，後述の網状型
から進展した病型である．種々の程度に過角化，乳頭
腫症，そして表皮肥厚を伴う腫瘍細胞は広い腫瘍細胞
索を形成したり，シート状に増加する．病変内には多
数の偽角質囊腫がある．これは，腫瘍細胞が毛包ある
いはエクリン管上皮内で増加するために形成される．

3）過角化型あるいは指状型（hyperkeratotic type or digitated type）（図 20）

病変は過角化と乳頭腫症を伴い，外方へ手指状に突
出する．有棘細胞様の腫瘍細胞の増加を伴うことが多
く，メラニン顆粒がみられないことも多い．

4）網状型（reticulated type）（図 21）

基底細胞様の腫瘍細胞が，2列に連なって索状構造
を形成する．腫瘍細胞索は網目状に配列する．

5）クローン型あるいは胞巣型（clonal type or nested type）（図 22）

表皮内に境界明瞭な類円形の腫瘍細胞胞巣が形成さ
れる．胞巣を構成する細胞は基底細胞様のことも有棘
細胞様のこともあるが，細胞質内にメラニン顆粒を有
することが多い．

6）被刺激型（irritated type）（図 23）

内向発育を示すことも多く，真皮上層に帯状の強い
炎症細胞浸潤を伴う．棘融解や表皮細胞の壊死を伴う
こともある．病変内には有棘細胞様細胞が渦巻き状に
分布する squamous eddy を伴うことが多い．

7）黒色表皮腫（melanoacanthoma）（図 24）

基本的な組織像は脂漏性角化症と同様であるが，病
変内に樹枝状突起を有する，色素細胞の増加を伴って

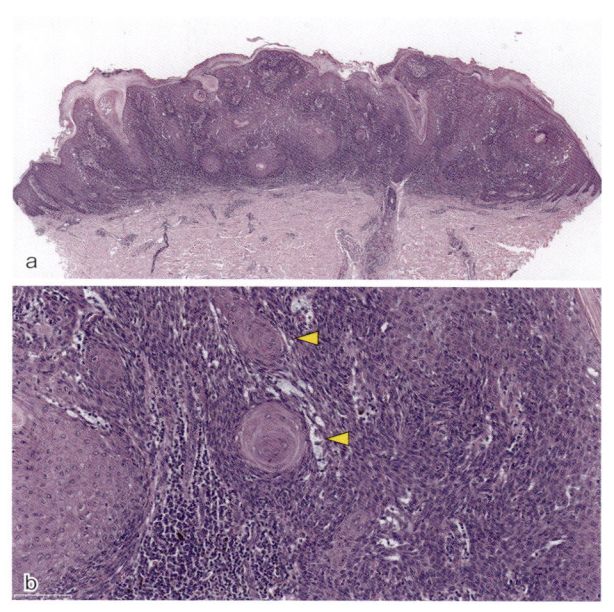

図 23 │ 被刺激型

真皮上層の腫瘍周囲に強い炎症細胞浸潤を伴う（a）．病変内には有棘細胞様細胞が渦巻き状に分布する squamous eddy（△）を伴う（b）．

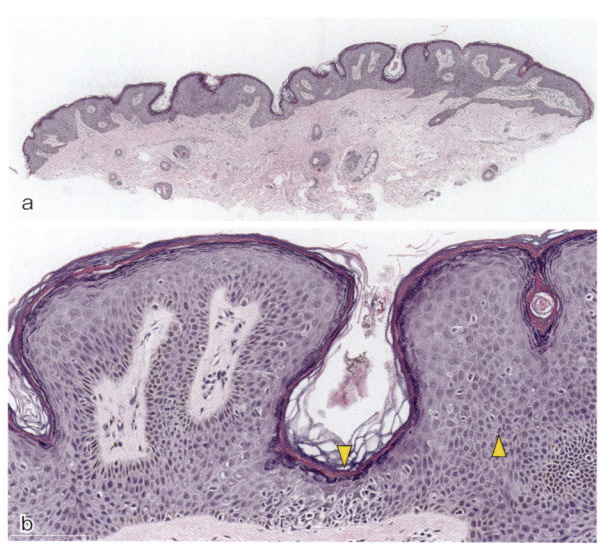

図 24 │ 黒色表皮腫

胞巣型あるいは肥厚型の脂漏性角化症の病変内に色素細胞の増加（△）を伴う．（札幌皮膚病理診断科症例）

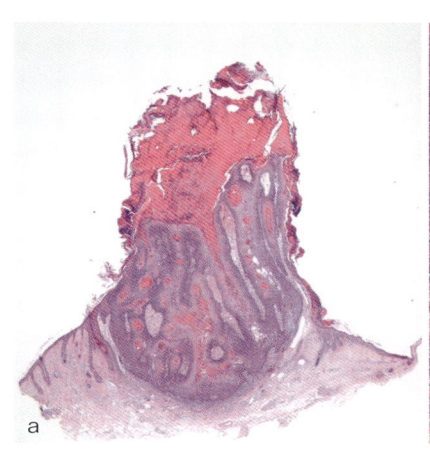
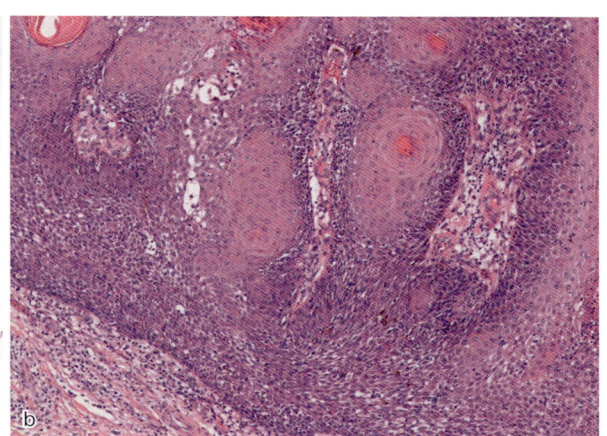

図 25 │ 反転性毛包角化症

全体構築として，外向性および内向性の病変を形成し（a），毛包上皮内で，squamous eddy を伴って増殖する脂漏性角化症である（b）．

いる．

8）反転性毛包角化症（inverted follicular keratosis）（図 25）

本症と診断される病変の多くは，毛包上皮内で，squamous eddy を伴って増殖する脂漏性角化症である．全体構築として，外向性および内向性の病変を形成する．

9）クレーター状脂漏性角化症（crateriform seborrheic keratosis）（図 26）

時に外方への手指状突出を伴うクレーター状の全体構築をもち，基底細胞様細胞の増加による過角化と表皮肥厚がある．しばしば偽角質囊腫を伴う．臨床的に，ケラトアカントーマと類似した像を呈することが多い．

3　免疫組織学的所見

脂漏性角化症で特に特異的に陽性になる抗体はないが，一般的に扁平上皮で陽性になる抗ケラチン抗体（AE1/AE3 など）は陽性になる．

4　病理組織学的鑑別疾患

病理像からだけでは表皮母斑あるいは脂腺母斑の表皮病変との鑑別はできない（図 27）．鑑別のためには，病変の発症時期などの臨床情報は必須である．

尋常性疣贅との鑑別は，増加する腫瘍細胞が，脂漏性角化症では小型の核をもつ基底細胞様細胞であるの

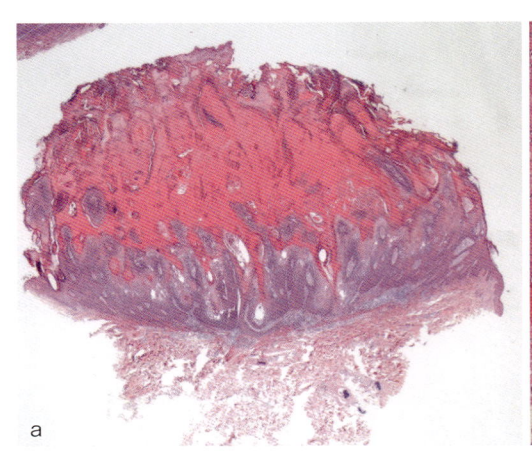
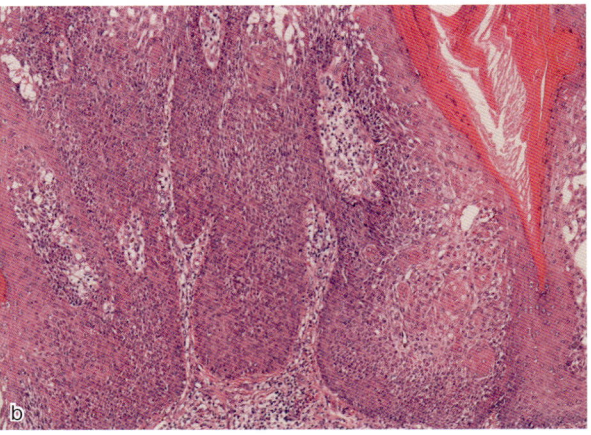

図 26 ｜ クレーター状脂漏性角化症
外方への手指状突出を伴うクレーター状の全体構築をもち（a），基底細胞様細胞の増加による過角化と表皮肥厚がある（b）．

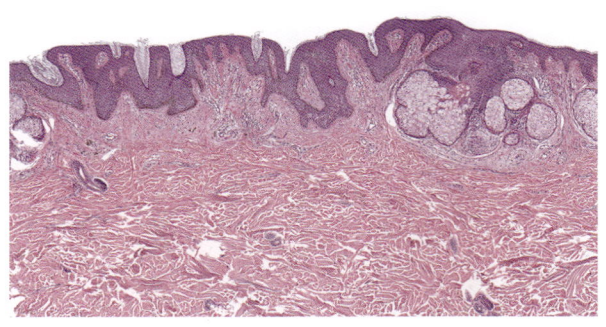

図 27 ｜ 脂腺母斑
脂漏性角化症に類似した表皮変化を伴うことがある．

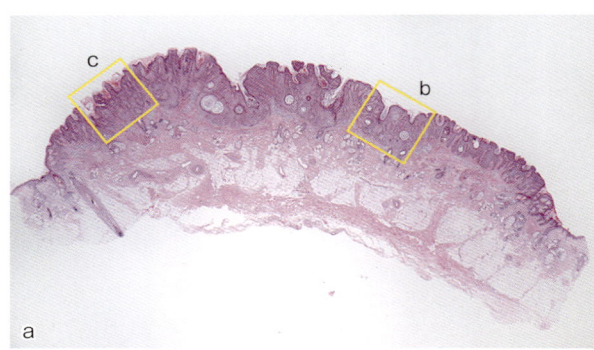
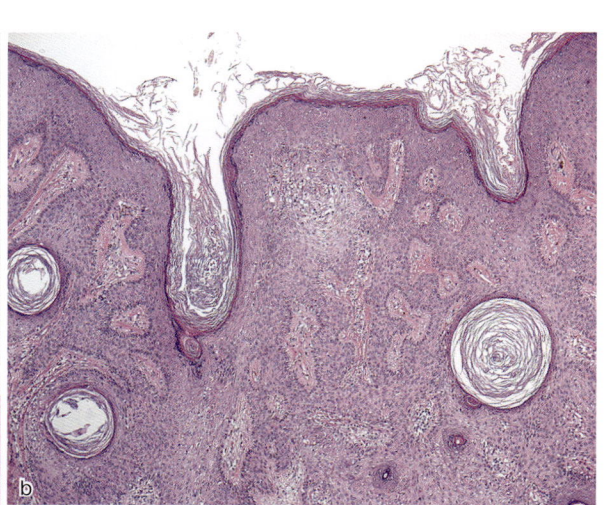
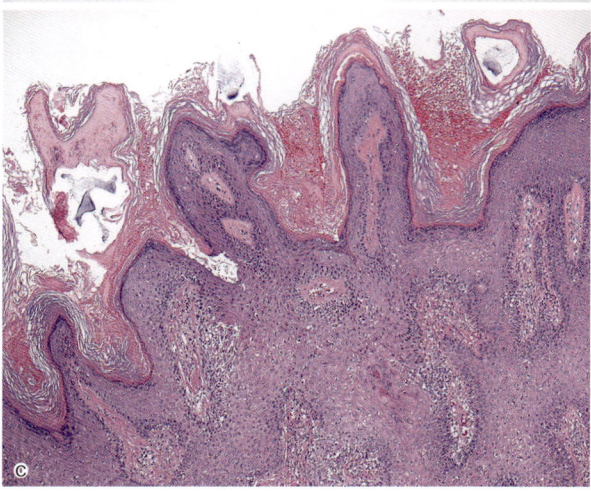

図 28 ｜ 尋常性疣贅の所見を伴う脂漏性角化症
表皮連続性に隆起性の病変がある（a）．病変の多くの部分では，偽角質嚢腫を伴い，基底細胞様の角化細胞が網状に増加している（b）．一部では，表皮は外方へ突出した病変を形成し，基底層の角化細胞の核は大型となっている（c）．b は脂漏性角化症．c は尋常性疣贅の所見である．

に対し，尋常性疣贅では，表皮下層で比較的大型の核をもつ細胞が層状に増加すること，真皮乳頭層の血管が拡張・蛇行すること，好酸性の豊富な細胞質をもつ細胞の増加を伴うこと，顆粒層内に koilocyte を伴うことから行うが，両疾患は，しばしば同一病変内に生じることがある(図 28)．

このような場合，脂漏性角化症の早期病変である老人性角化症(senile keratosis)や，脂漏性角化症の病変の一部が急速に隆起してくるため切除されることが多い．黒色表皮腫の場合表皮内に色素細胞が散在性に増加するため，時に上皮内悪性黒色腫との鑑別が問題になる．角化細胞内に多くのメラニン顆粒が確認できる場合，黒色表皮腫であることが多い．

（安齋眞一）

症例 1

23 歳，女性

[部位] 左大腿
[形状] 隆起
[病理] 先天性色素細胞
母斑

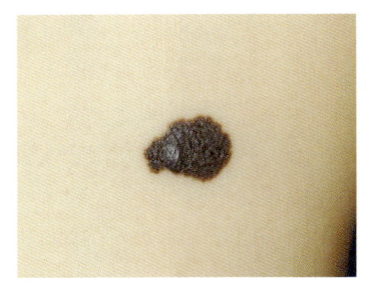

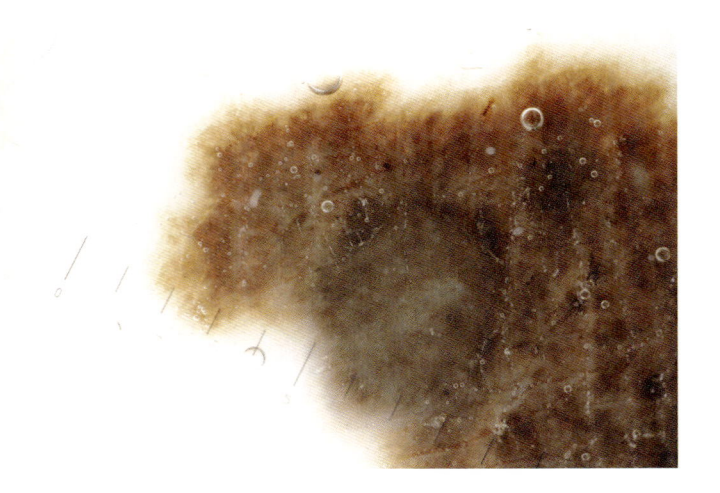

【臨床像】出生時から拡大し，成人後も増大．一部わずか
に隆起する境界明瞭な黒褐色斑．
【ダーモスコピー所見】中心は自然消退を伴う黒色無構造
領域で，辺縁には褐色の色素ネットワーク，8時方向に
青白色の薄靄を伴う色素沈着がみられる．

症例 2

10 歳，男性

[部位] 右大腿
[形状] 平坦
[病理] 先天性色素細胞
母斑

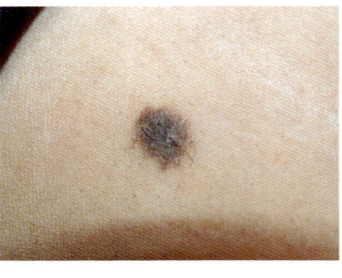

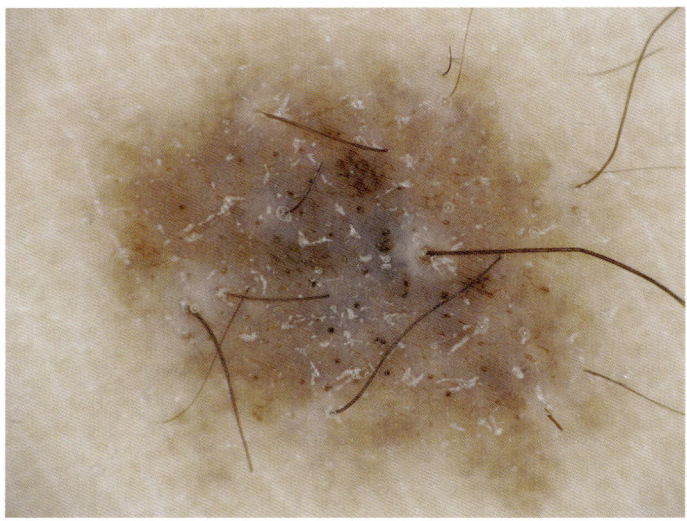

【臨床像】出生時より徐々に拡大．わずかに盛り上がる黒
褐色斑．
【ダーモスコピー所見】青灰色の均一領域が大部分を占
め，一部で網状パターンを呈する．また毛包周囲の色素
脱失もみられる．

症例 3

37 歳，女性

[部位] 左外足部
[形状] 隆起
[病理] 先天性色素細胞
母斑

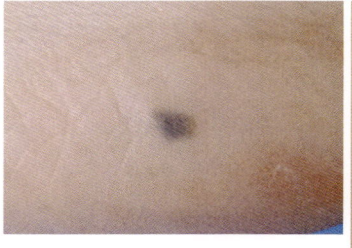

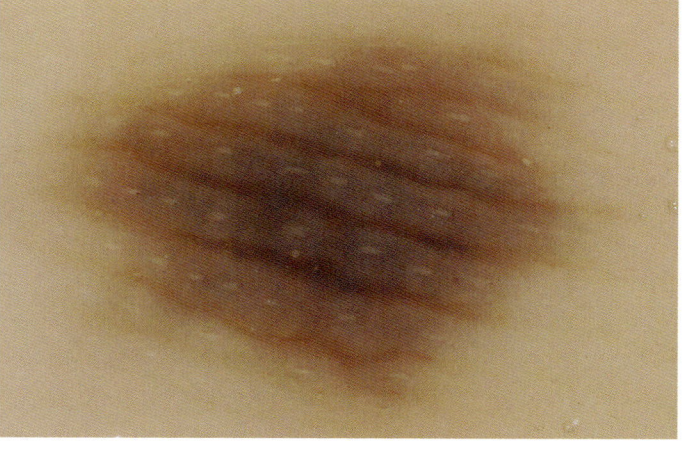

【臨床像】子どもの頃に自覚．皮面よりわずかに盛り上が
る境界明瞭な淡褐色丘疹．
【ダーモスコピー所見】淡褐色の皮溝平行パターンと灰青
色の皮丘平行パターンがみられる．

症例 4

7 歳，男性

部位 左足底

形状 平坦

病理 先天性色素細胞
母斑

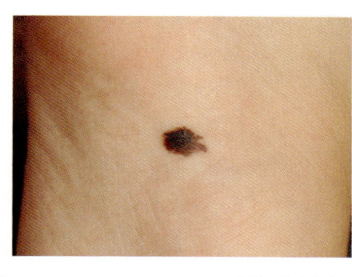

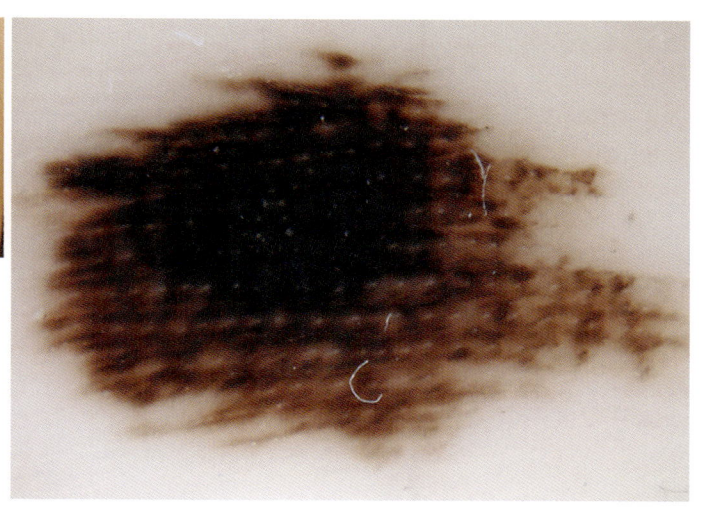

【臨床像】出生時から存在．15×10 mm でやや不整形な黒色斑．

【ダーモスコピー所見】全体に皮丘平行パターンを示し，一部無構造な黒色の領域が存在している．

症例 5

9 歳，女性

部位 背部

形状 隆起

病理 青色母斑

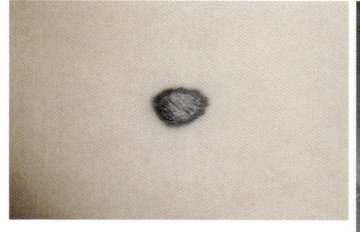

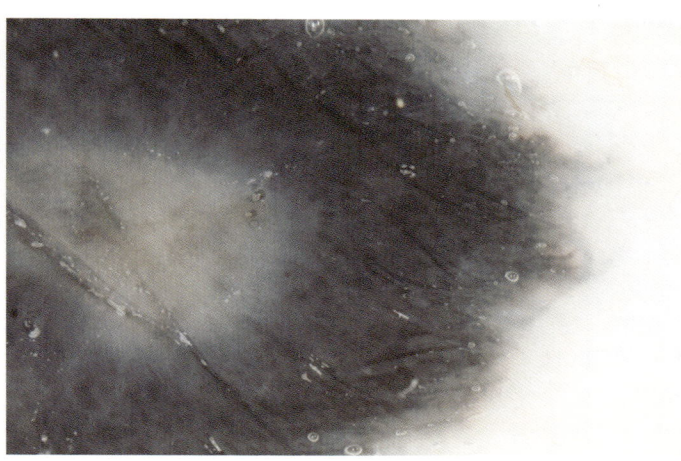

【臨床像】3 歳頃に自覚，2 倍の大きさになった．14×9 mm の扁平隆起した黒青色結節．

【ダーモスコピー所見】中央には白色の薄靄をかぶり，全体が均一青色色素沈着として観察される．

症例 6

35 歳，男性

部位 背部

形状 隆起

病理 青色母斑

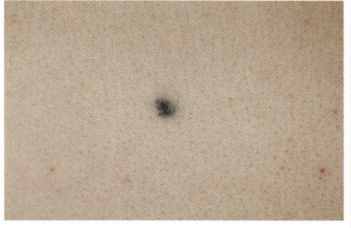

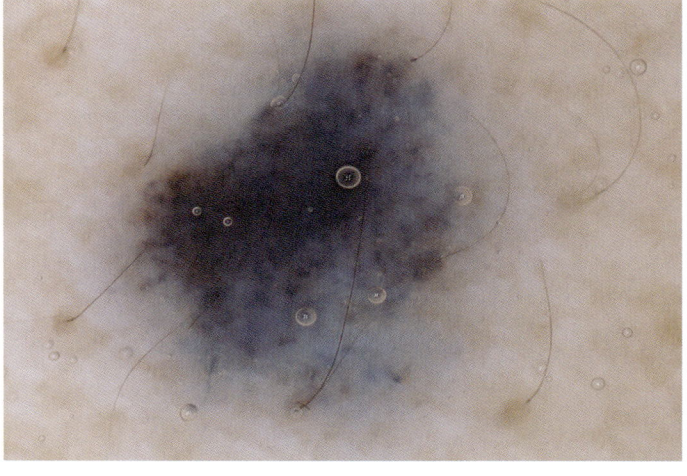

【臨床像】1〜2 年前に自覚．わずかに隆起する黒灰色の結節．

【ダーモスコピー所見】全体的に均一青色色素沈着であるが，青灰色の小球もみられる．

症例7

76歳，女性
[部位] 右前腕
[形状] 平坦
[病理] 青色母斑

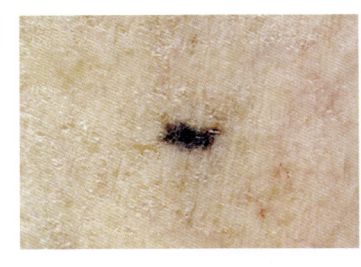

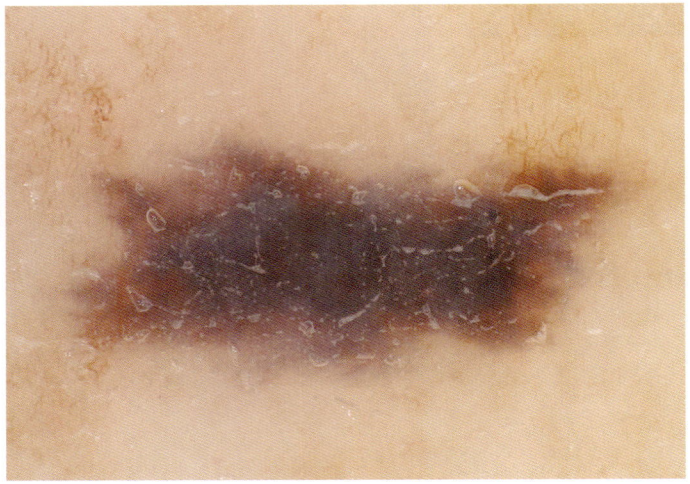

【臨床像】3年前から増大．6×3mmの不整形の青黒色斑．

【ダーモスコピー所見】茶褐色調の均一色素沈着があり，辺縁は線条がある．

症例8

15歳，男性
[部位] 右前腕
[形状] 隆起
[病理] 青色母斑

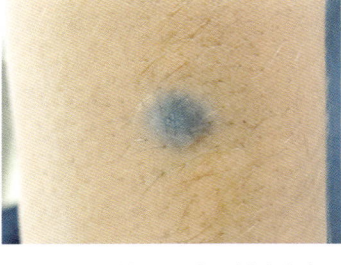

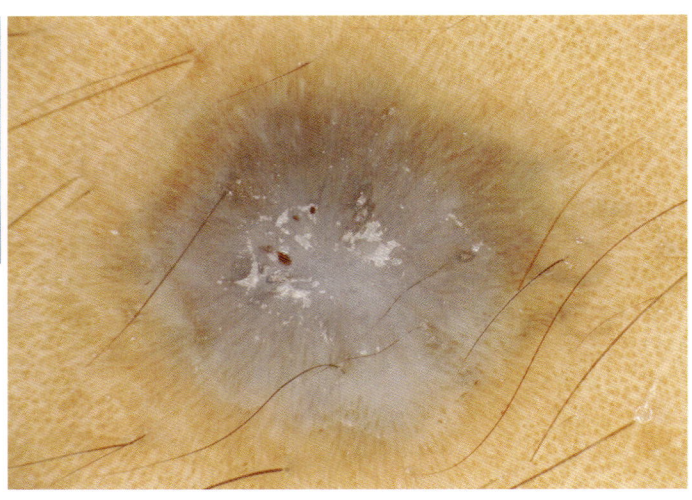

【臨床像】2年前に自覚．約8mmの境界明瞭な軽度隆起した青灰色斑．

【ダーモスコピー所見】鱗屑を伴う青灰色〜青白色の病変．辺縁に青灰色の色素線条．一部に白色鱗屑あり．

症例9

40歳，男性
[部位] 右下腿
[形状] 隆起
[病理] 青色母斑

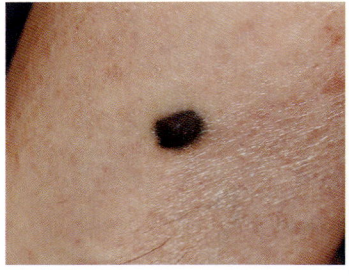

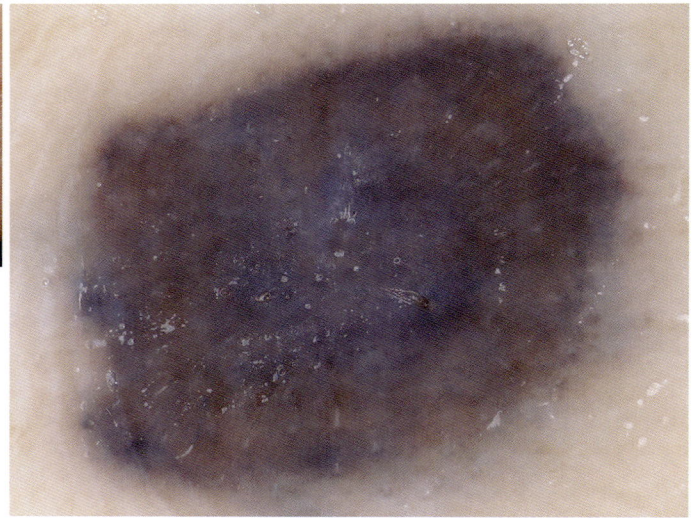

【臨床像】数年前に自覚．境界明瞭で青灰色の結節．

【ダーモスコピー所見】無構造な均一青色色素沈着を呈し，辺縁部ではやや不明瞭な線条を伴う．

症例 10

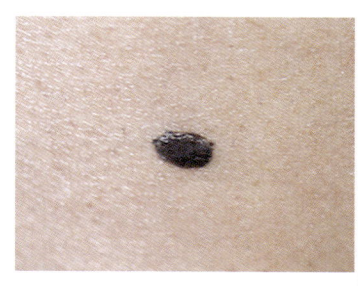

40 歳，女性

[部位] 左下腿

[形状] 隆起

[病理] 青色母斑

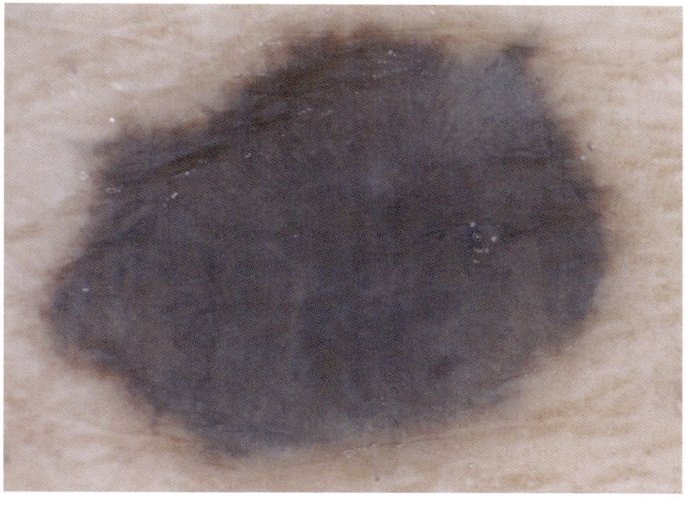

【臨床像】20 歳頃から増大．6×8 mm の表面平滑の黒色隆起性結節．

【ダーモスコピー所見】均一青色色素沈着で上部辺縁には青灰色の線条もある．

症例 11

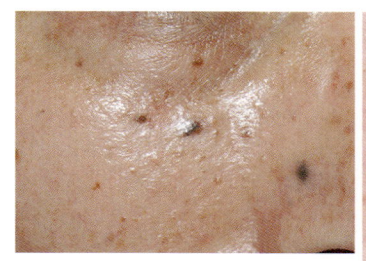

63 歳，男性

[部位] 鼻

[形状] やや隆起

[病理] 色素細胞母斑，Miescher 型

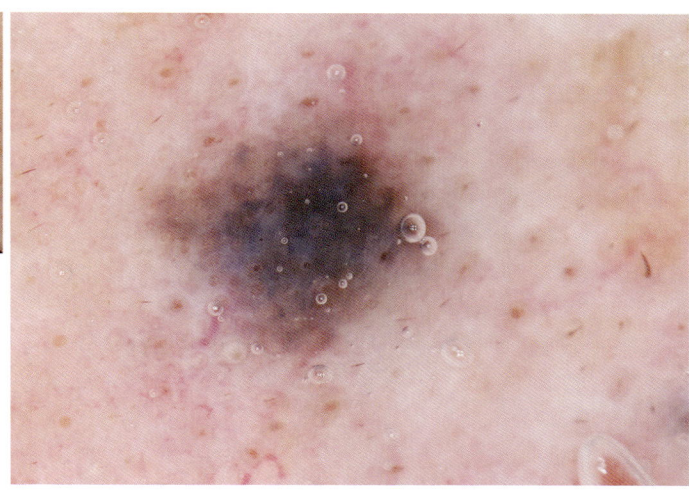

【臨床像】4 か月前に右下眼瞼外側 BCC を手術し，他の色素斑も気になっていた．3×2 mm の黒褐色色素斑．

【ダーモスコピー所見】ほぼ左右対称で，白靄がかかった灰青色〜黒青色調の色素小球が目立たない均一パターンを示す．開大した毛孔周囲では色素脱失がある．

症例 12

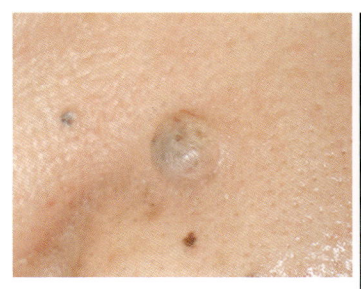

52 歳，男性

[部位] 鼻

[形状] 隆起

[病理] 色素細胞母斑，Miescher 型

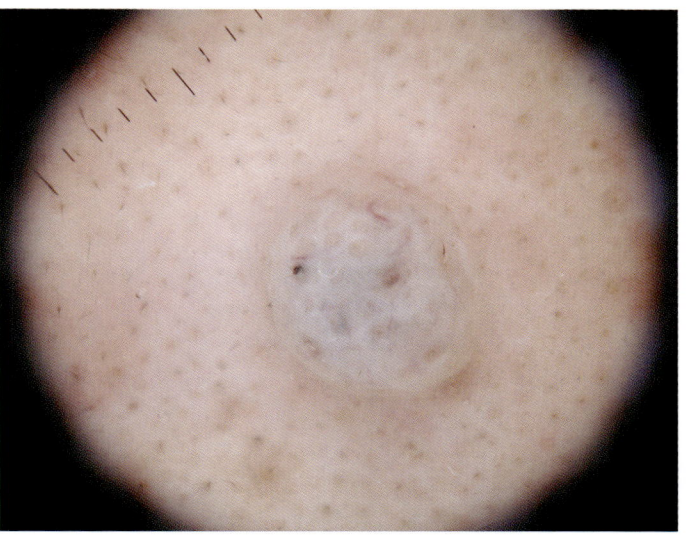

【臨床像】30 年前に自覚．皮膚色で中央のみ褐色調のドーム状に隆起した結節．

【ダーモスコピー所見】全体が灰褐色調を呈し，硬毛の増生がある．またコンマ状血管の所見が容易に確認できる．

症例 13

68歳，女性

[部位] 左頬部

[形状] 隆起

[病理] 色素細胞母斑，Miescher型

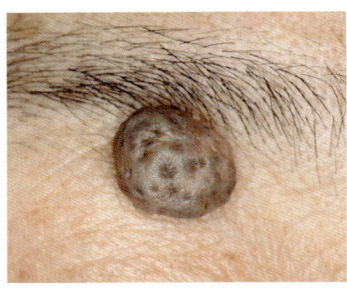
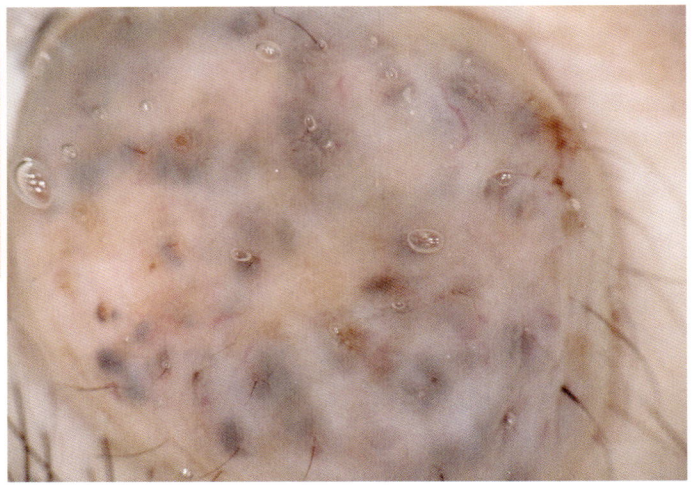

【臨床像】10年以上前からあり，徐々に隆起．径5×7mm大，左右対称性，境界明瞭でドーム状に隆起する青黒色調の皮膚腫瘍．

【ダーモスコピー所見】光沢を有する白色領域の中にコンマ状血管，褐色調の色素小球が散在する．

症例 14

92歳，男性

[部位] 右頬部

[形状] 隆起

[病理] 色素細胞母斑，Miescher型

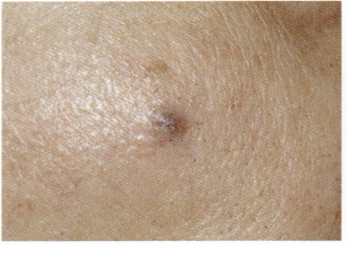
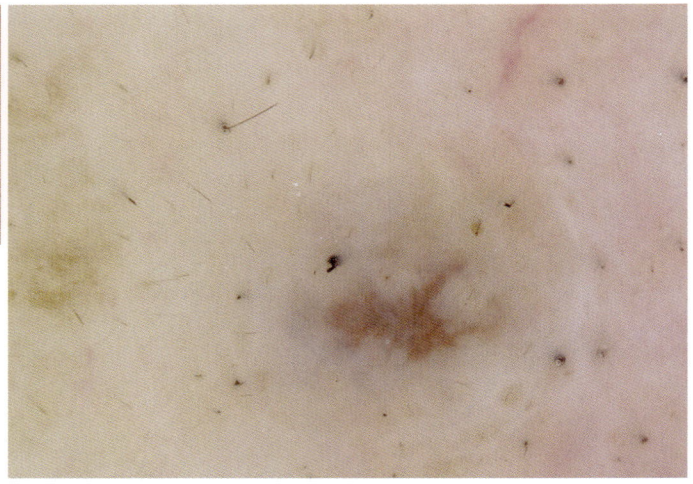

【臨床像】発症時期不明，周囲が赤くなった．皮膚色の結節の中に黒褐色の色素斑．

【ダーモスコピー所見】全体的にびまん性色素脱失があり，中央に褐色の不整形領域がある．病変の辺縁部に毛が散在性にみられる．

症例 15

60歳，女性

[部位] 右頬部

[形状] 隆起

[病理] 色素細胞母斑，Miescher型

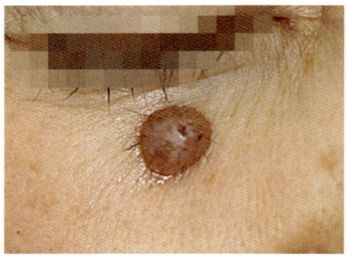
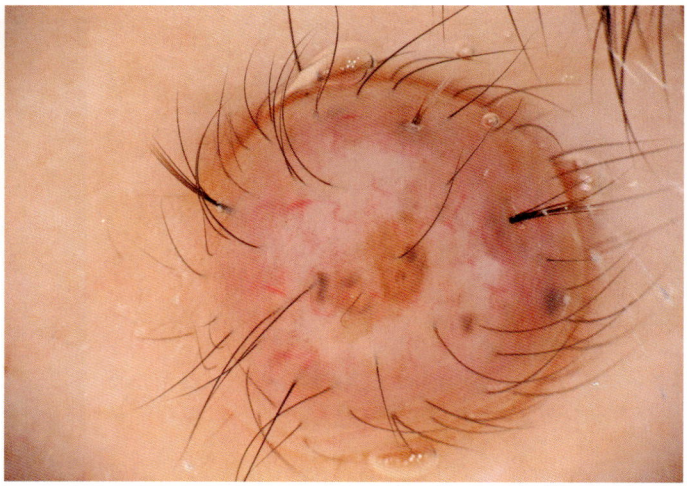

【臨床像】3年前に自覚．境界明瞭で対称性のある径6mmのドーム状紅褐色小結節．毛を有している．

【ダーモスコピー所見】乳白色〜桃色の病変内にコンマ状血管がみられる．硬毛を有し，中央の毛の周囲は褐色を帯びている．

症例 16

12 歳，女性
部位 顔面
形状 平坦
病理 色素細胞母斑
（亜型不明）

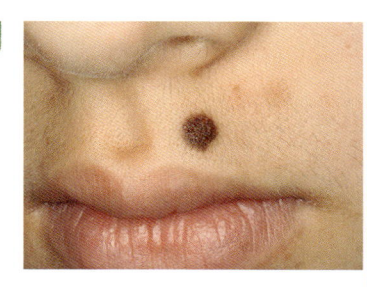

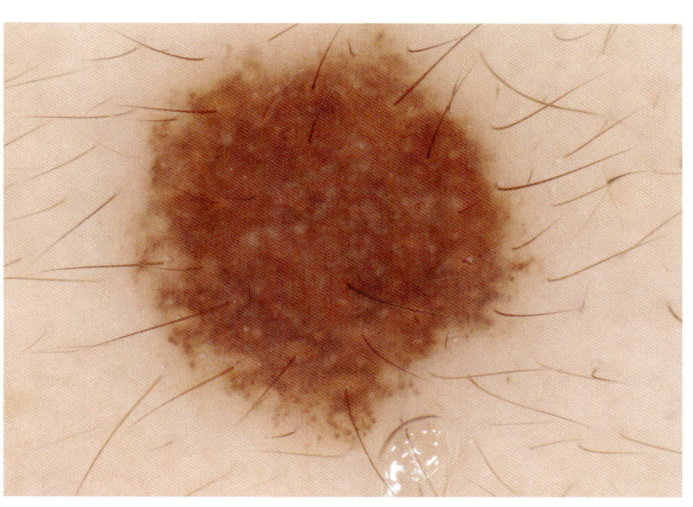

【臨床像】10 年ほど前から拡大．径 5 mm，左右対称性，境界明瞭で有毛性の黒褐色調色素斑．
【ダーモスコピー所見】定型的偽ネットワークを呈している．

徹底解剖！ **症例 15 のダーモスコピーを詳しく見てみよう**

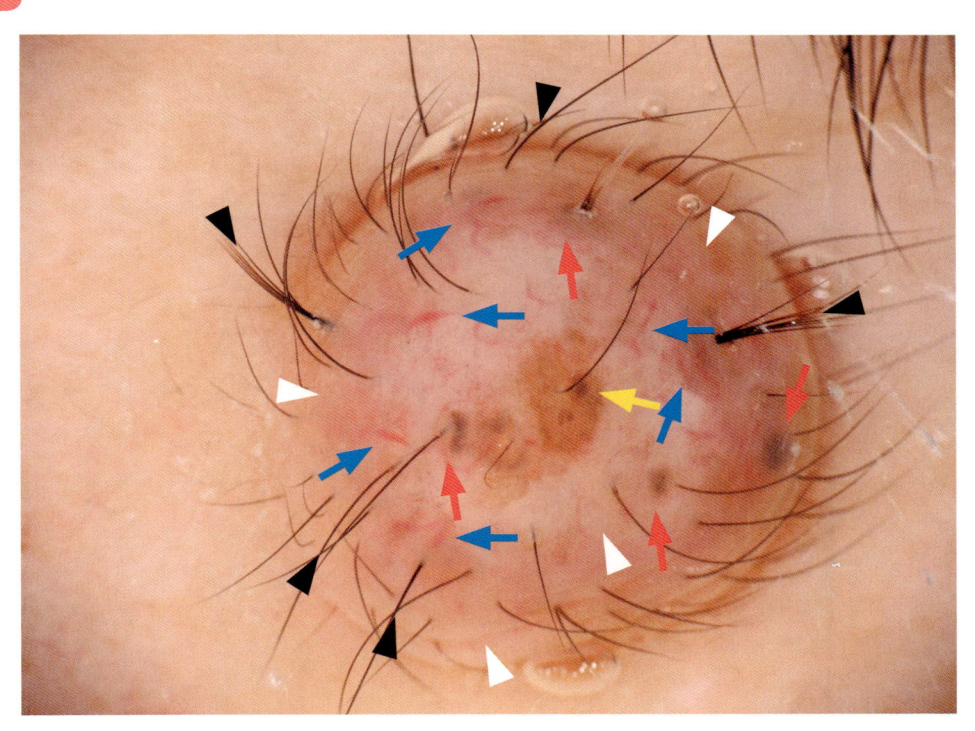

　顔面の色素細胞母斑は小児期には平坦で色調の黒いものが多いが，思春期以降に隆起して，半球状となり，色素が脱ける傾向がある（Miescher 型色素細胞母斑）．

　ダーモスコピーでは，全体にびまん性の色素脱失（△）があるが，毛包周囲には色素（➡）が残存している．毛包に沿って深部まで分布する母斑細胞内にメラニンがあるため，青灰色を呈するものが多いが，一部では表皮内にもメラニンがあり，褐色の色素沈着（⇨）もみられる．

　病変内にはしばしば多毛（▲）がみられる．短い線状，コンマ状の血管構造（➡）がみられる．

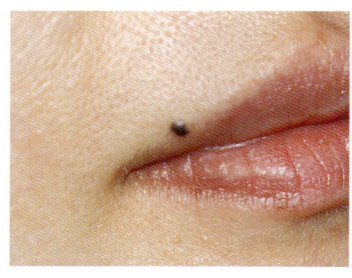

症例 17

36歳，女性

部位 上口唇

形状 隆起

病理 色素細胞母斑，
Miescher型

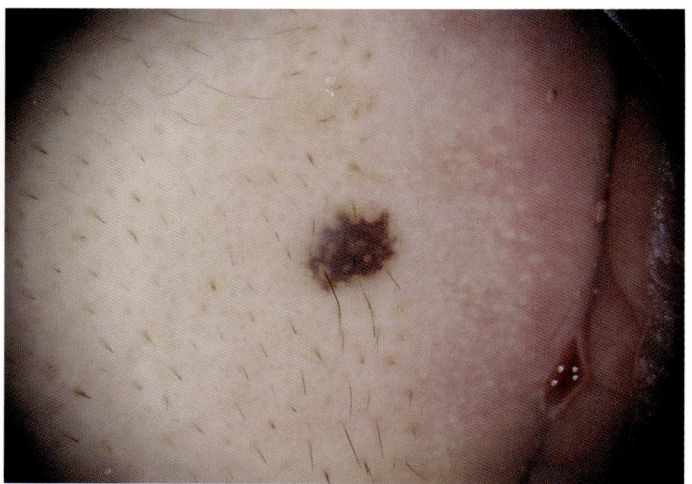

【臨床像】発症時期不明．上口唇右側の色素斑．赤唇と皮膚境界部に径2mm，ドーム状の黒褐色色素斑．
【ダーモスコピー所見】大小の色素小球からなり，毛包周囲の色素脱失を伴う．全体の形態は左右対称．

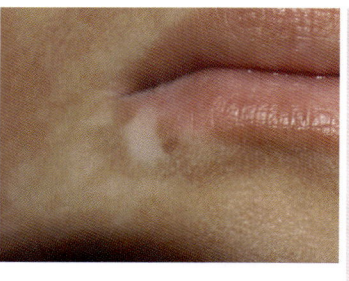

症例 18

11歳，男性

部位 右下口唇

形状 平坦

病理 色素細胞母斑
（亜型不明）

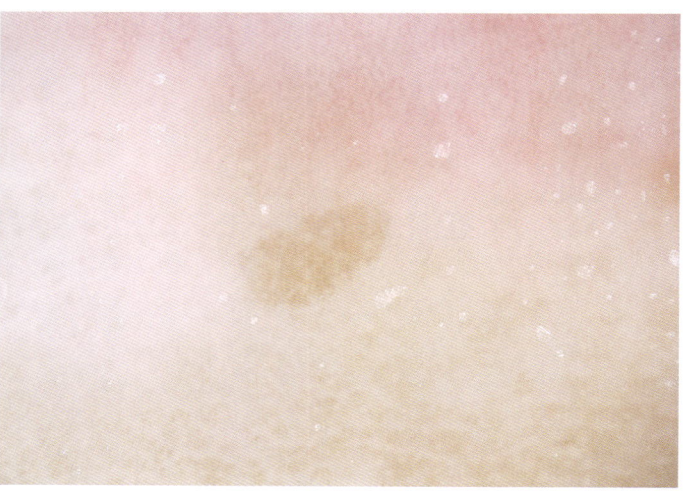

【臨床像】発症時期不明．淡褐色斑とその周囲に半年前から出現した白斑が最近増大．
【ダーモスコピー所見】毛包を避けて，淡い定型的色素ネットワークがみられる．赤唇に連続して，小点状血管の集簇する淡褐色部分がみられる．

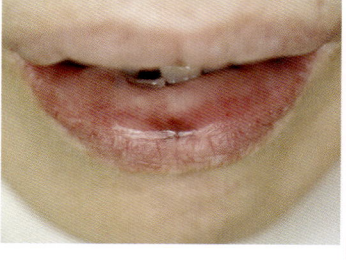

症例 19

71歳，女性

部位 下口唇

形状 平坦

病理 単純性黒子

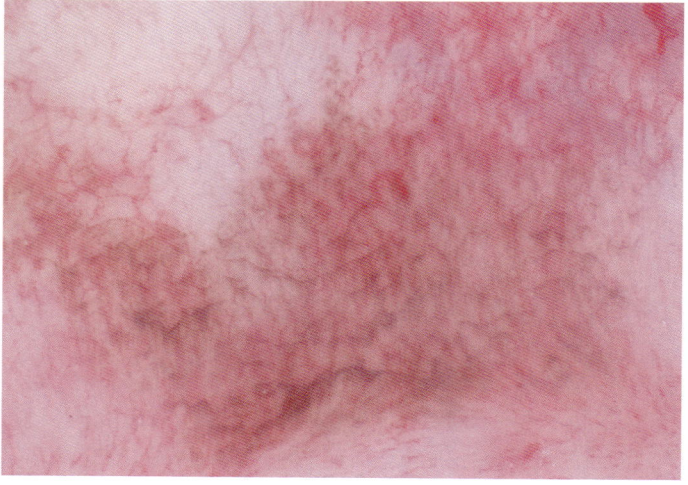

【臨床像】1年前から出現．4mm，不整形の茶褐色斑．
【ダーモスコピー所見】境界不明瞭な茶褐色斑がある．

症例 20

85 歳，女性
[部位] 上口唇
[形状] 平坦
[病理] 単純性黒子

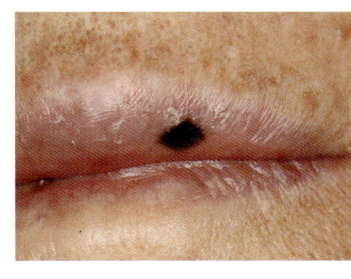

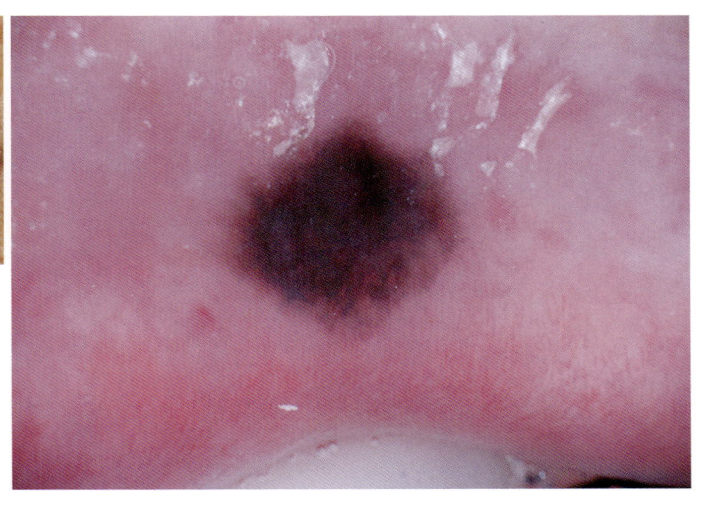

【臨床像】3 か月ほど前に自覚し，以後大きさに変化はない．径 2.5×3.5 mm，境界明瞭で左右対称な黒褐色調の色素斑．
【ダーモスコピー所見】非特異的で無構造な色素沈着．

症例 21

36 歳，女性
[部位] 頸部
[形状] 隆起
[病理] 色素細胞母斑，
Miescher 型

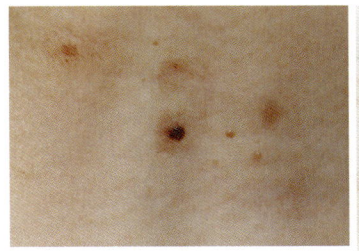

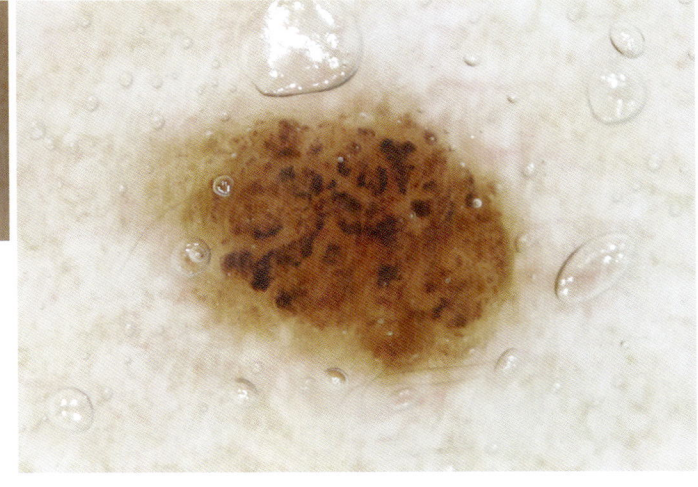

【臨床像】発症時期不明．内部に一部黒色斑を混じる 2 mm の茶褐色斑．
【ダーモスコピー所見】ほぼ左右対称で，褐色の背景に，青灰色の色素小球からなる小球状パターンがみられる．

症例 22

19 歳，男性
[部位] 肩甲部
[形状] やや隆起
[病理] 色素細胞母斑
（亜型不明）

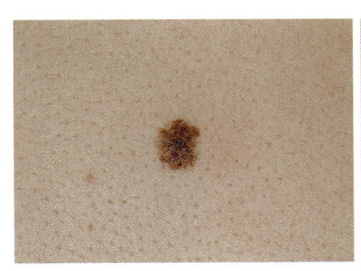

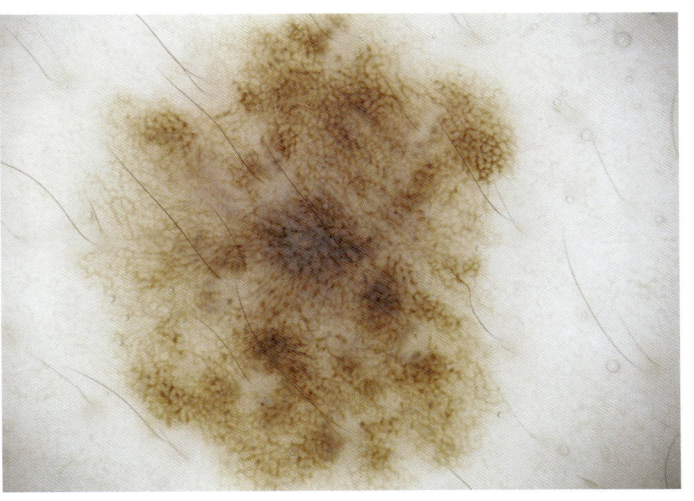

【臨床像】小学生の頃より存在．10×8 mm の褐色色素斑．
【ダーモスコピー所見】全体的に左右対称で，多発性色素沈着がある．個々の色素沈着は定型的色素ネットワークからなり，全体的に網状パターンを示す．辺縁で淡くフェードアウトし，内部に色素小点，小球がみられる．

症例 23

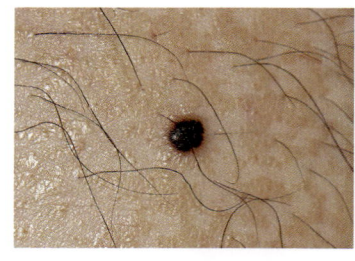

44 歳，男性

[部位] 胸部

[形状] 隆起

[病理] 色素細胞母斑，
Spitz 型

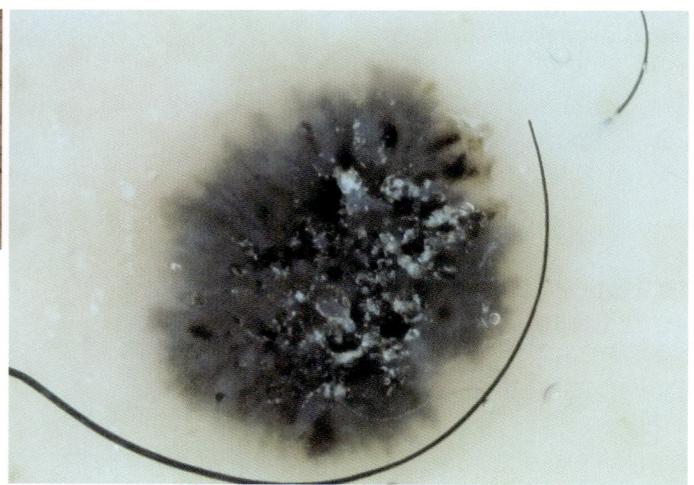

【臨床像】2 週間前に痒くなり，気づいた．5 mm，軽度隆起した境界明瞭な黒色斑．

【ダーモスコピー所見】病巣中央では黒色調で，白色鱗屑を伴う．その周囲は黒青色のスターバーストパターンがみられる．

症例 24

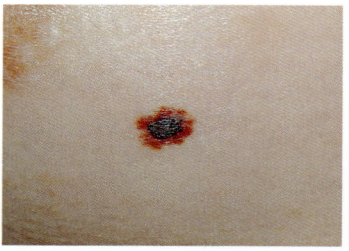

13 歳，女性

[部位] 胸部

[形状] 平坦

[病理] 色素細胞母斑，
Clark 型（中央に
Unna 型を合併）

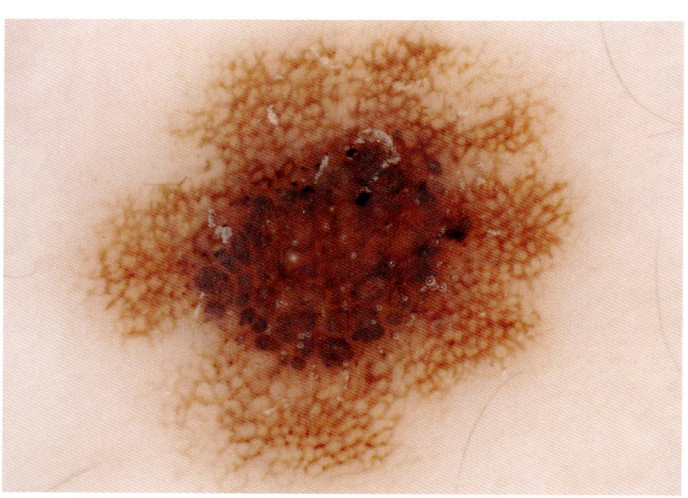

【臨床像】出生時から存在．8×6 mm，同心円状に濃淡のある色素斑で，中央は黒色，辺縁は褐色である．

【ダーモスコピー所見】中央は青灰色の色素小球が集簇している．辺縁は定型的色素ネットワークとなり，周囲に向けて一様に退色している．

症例 25

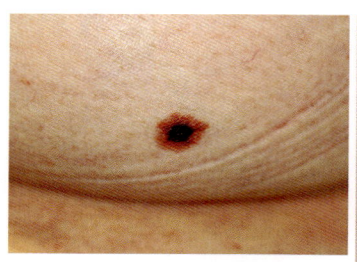

62 歳，女性

[部位] 胸部

[形状] 平坦

[病理] 色素細胞母斑，
Clark 型

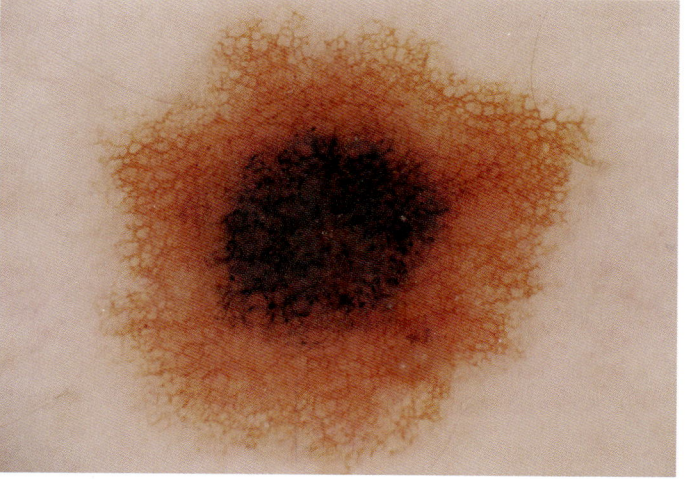

【臨床像】20 年前からある．10×8 mm，境界明瞭な黒褐色斑である．同心円状の濃淡があり中央は黒色調が強い．

【ダーモスコピー所見】中央は青灰色の色素小球，辺縁は茶色の定型的色素ネットワークで同心円状に分布している．対称性を有した極めて秩序正しい構造である．

症例 26

28歳，男性
[部位] 腹部
[形状] 平坦
[病理] 色素細胞母斑，
境界型，Spitz 型

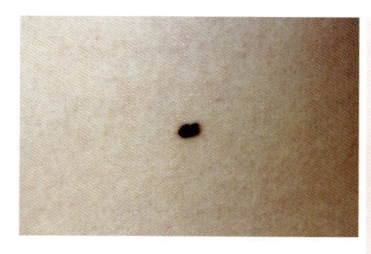

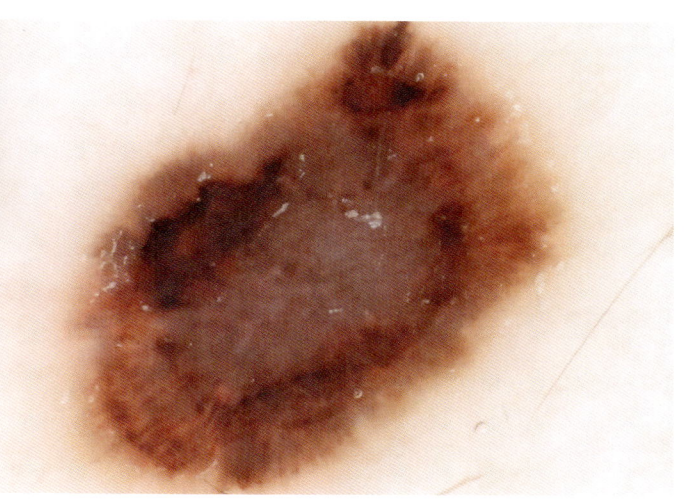

【臨床像】幼少期からある色素斑．大きくなった気がする．6 mm の黒褐色斑.

【ダーモスコピー所見】茶褐色調の病変で中央部と一部辺縁に青白色構造があり，辺縁は淡く全周性に色素線条がみられる.

徹底解剖！ **症例 24 のダーモスコピーを詳しく見てみよう**

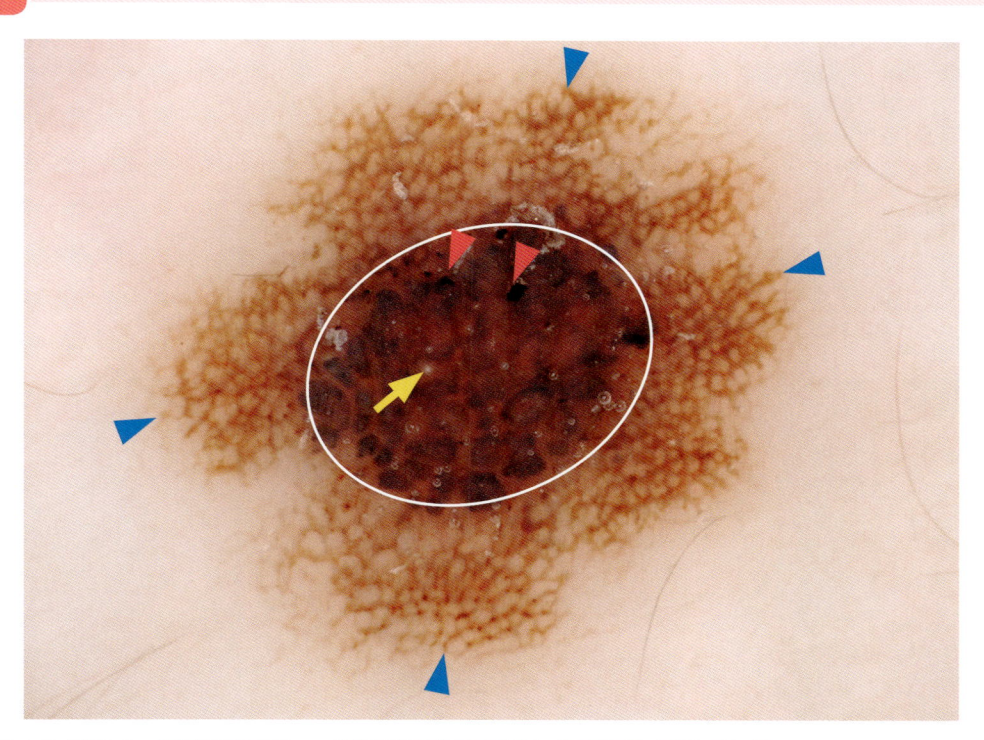

臨床的に中央が黒く，軽度に隆起し，辺縁が褐色で平坦な色素細胞母斑である.

ダーモスコピーでは中央が小球状パターン（白囲み），辺縁に網状パターン（▲）がみられ，典型的な Unna 型と Clark 型の中間的色素細胞母斑である.

中央には稗粒腫様嚢腫（⇨）や面皰様開孔（▲）もあり，脂漏性角化症様の表皮変化を伴う病変である.

中央部の色素小球は鮮やかさの低い青灰色の色調であり，真皮内のメラニンを反映している.

色素ネットワークの色は褐色で均一である．網ひもは細く，目がきれいに開いており，定型的色素ネットワークである．色素小球と色素ネットワークが同心円状に分布している.

症例 27

33 歳，男性
- 部位 腹部
- 形状 平坦
- 病理 色素細胞母斑，複合型，Clark型

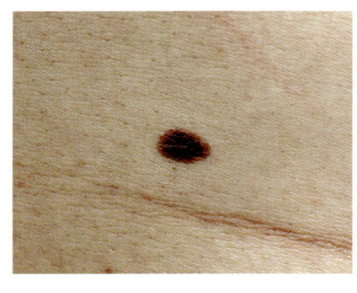

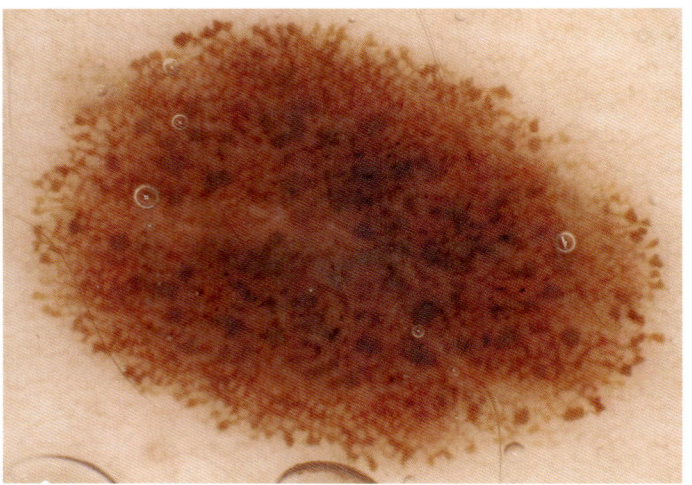

【臨床像】数年前から毎年 1 mm ずつ拡大．8×5 mm の黒褐色斑．
【ダーモスコピー所見】茶褐色の小球状パターンで，辺縁は色素ネットワークが全周性にみられ，さらに外周に色素小球がある（peripheral rim of globules）．

症例 28

37 歳，女性
- 部位 腹部
- 形状 隆起
- 病理 色素細胞母斑，Clark型

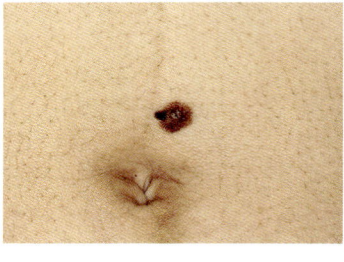

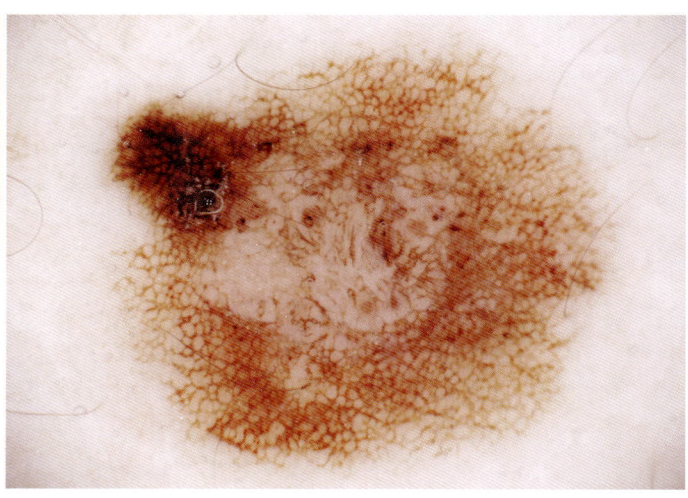

【臨床像】10 年前からある．境界明瞭な 10×9 mm の黒色小結節で，ほぼ対称性があるが，一部は色調が濃い．
【ダーモスコピー所見】色調の濃い部分を含め，ほぼ定型的色素ネットワークが広がっている．中央は限局性色素脱失がみられる．

症例 29

36 歳，女性
- 部位 背部
- 形状 隆起
- 病理 色素細胞母斑（亜型不明）

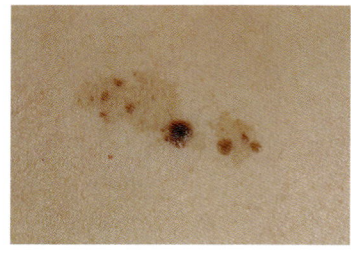

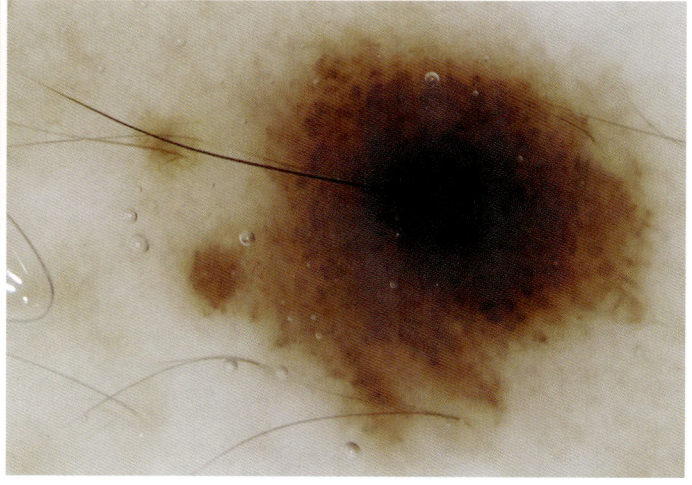

【臨床像】発症時期不明．淡褐色色素斑の一部に有毛性，ドーム状の黒褐色色素斑．集簇性色素細胞母斑である．
【ダーモスコピー所見】小型の色素小球が集簇し，敷石状パターンを示す．辺縁で褐色，中央で白色の薄靄を周囲に伴う黒色領域を認め，中心に毛髪がみられる．

症例 30

14 歳，女性

部位 背部

形状 平坦

病理 色素細胞母斑，
Clark 型

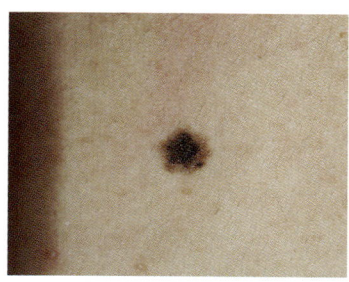

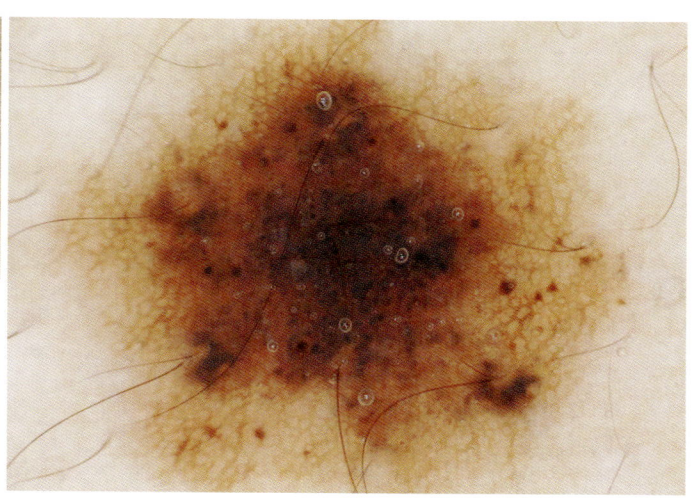

【臨床像】発症時期不明．境界は比較的明瞭な黒褐色の色素性病変．辺縁はやや色素が淡い．

【ダーモスコピー所見】病変の辺縁では網状パターンを示すが，中央部では均一な褐色色素沈着の上に濃褐色の色素小点・小球が多数あり，小球状パターンでもある．

徹底解剖！ 症例 27 のダーモスコピーを詳しく見てみよう

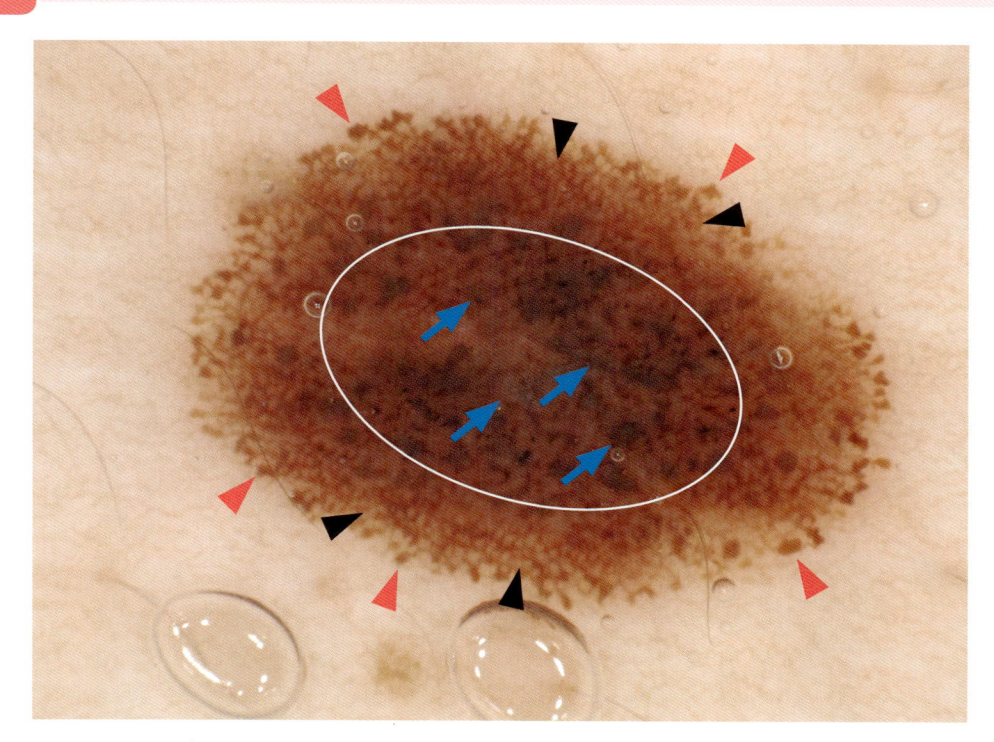

　臨床的に色の濃い，ほぼ平坦な色素斑である．

　ダーモスコピーでは中央が青灰色の小球状パターン（白囲み），辺縁が褐色の網状パターン（▲）で，最外側にはさらに褐色の色素小球（▲）が放射状に配列しており，Unna 型と Clark 型の中間的な色素細胞母斑の早期病変と考えられる．

　辺縁部に色素小球を伴う網状パターンの色素細胞母斑は，まだ増大の途中にあると考えられている．中央部の色素小球（➡）はややくすんだ青灰色の色調であり，真皮内の胞巣に対応している．色素ネットワークと最外側の色素小球は褐色であり，表皮内または境界部の胞巣やメラニン沈着を反映していると考えられる．

症例 31

30歳，女性

[部位] 背部

[形状] 隆起

[病理] 色素細胞母斑
（亜型不明）

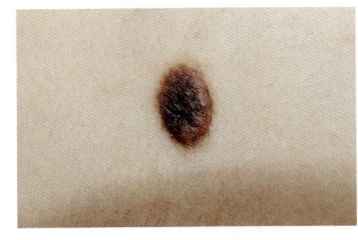

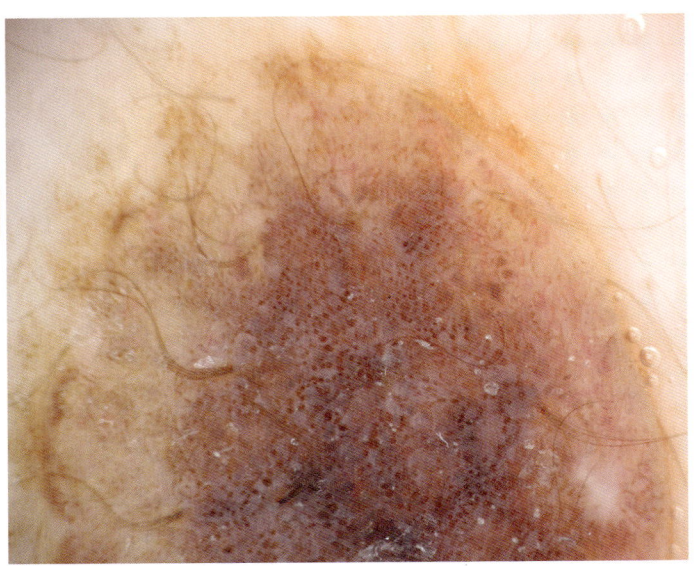

【臨床像】幼少期からある褐色斑．境界明瞭でやや隆起する褐色の結節．

【ダーモスコピー所見】色素ネットワークが辺縁でみられ，中央ではやや濃い褐色調の小球状パターンに加え，色素脱失が多発性限局性に存在する．

症例 32

16歳，女性

[部位] 背部

[形状] 隆起

[病理] 色素細胞母斑，
真皮型，Unna 型

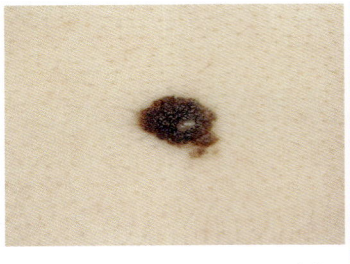

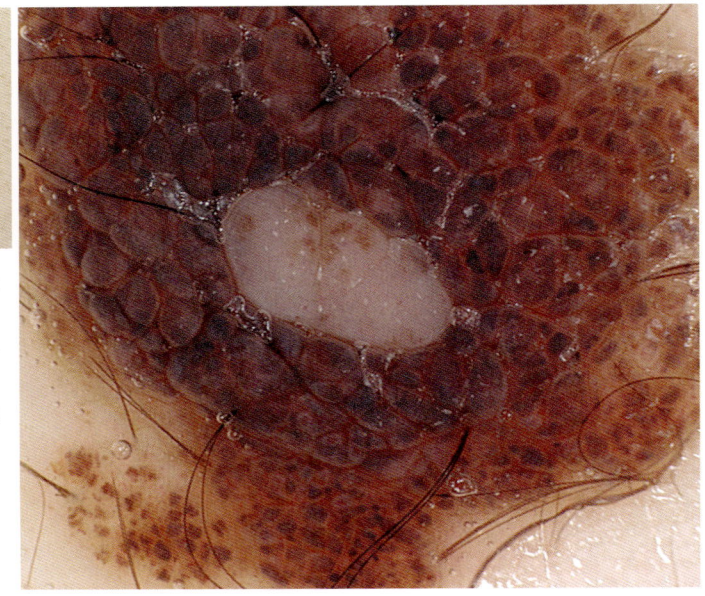

【臨床像】幼少期から拡大．11×7 mm，表面が乳頭腫状の茶褐色隆起性結節．中央部にはやや白色調の隆起．

【ダーモスコピー所見】全体的に黒褐色の外向性乳頭状構造で，色素小球の分布は中央で密な敷石状，辺縁で疎な小球状パターンである．中央に淡白色調の無構造領域（限局性色素脱失）がある．

症例 33

71歳，男性

[部位] 背部

[形状] 平坦

[病理] 色素細胞母斑，
複合型，Clark 型

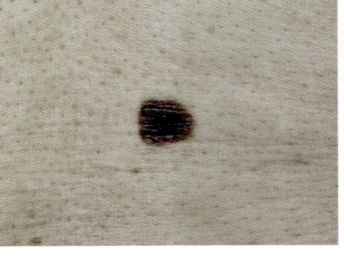

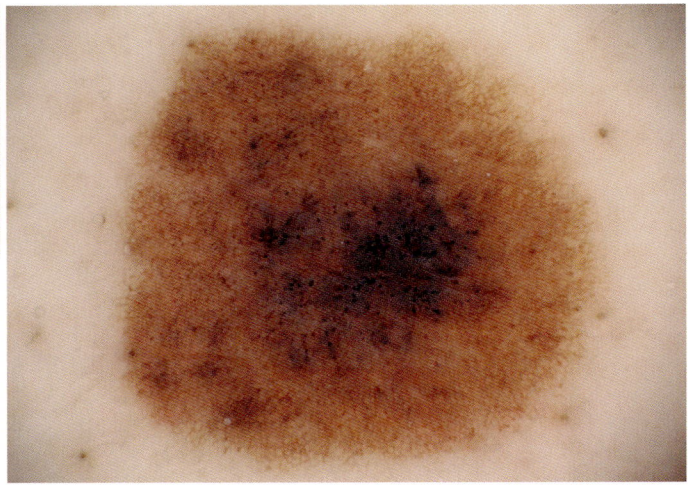

【臨床像】約1年半前に自覚．10×11 mm の黒褐色斑で中央部は黒色調．

【ダーモスコピー所見】全体的に対称性網状・小球状パターンで，中央部は色素小球が集簇し，辺縁は定型的色素ネットワークである．

症例 34

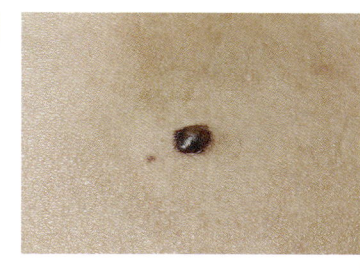

69 歳，女性
部位 腰部
形状 隆起
病理 色素細胞母斑，
Unna 型

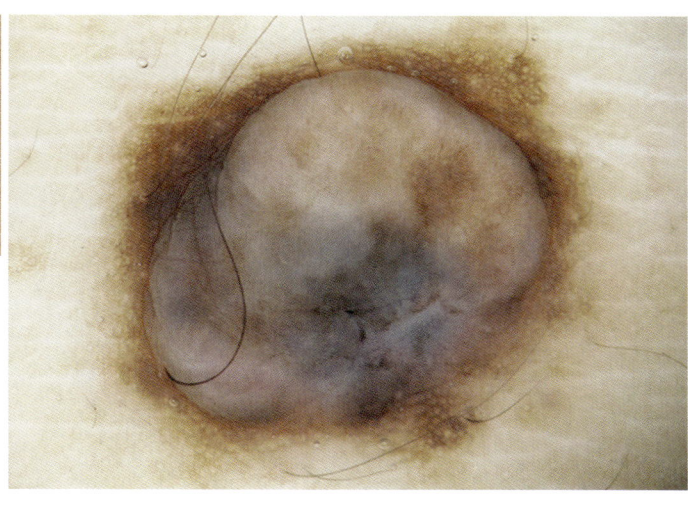

【臨床像】5×6 mm の暗赤色で一部黒色調の結節．
【ダーモスコピー所見】全体的にほぼ左右対称で，中央の隆起部では淡紅色調部分でほぼ定型的色素ネットワークがみられる．灰青色〜灰色調部分では，やや不規則な色素沈着．周囲では，定型的色素ネットワークを示す．

徹底網羅！ 後天性色素細胞母斑のバリエーション①　頭部・体幹

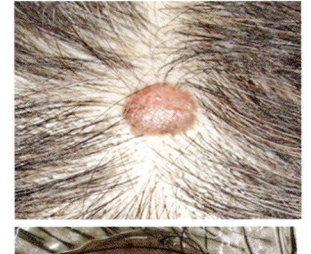
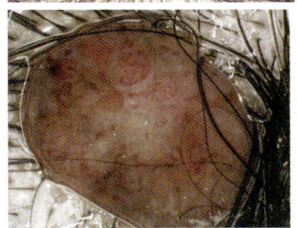

71 歳，女性，頭部，隆起

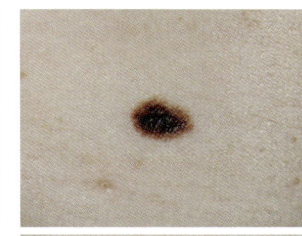
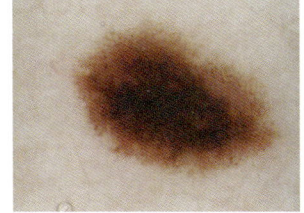

38 歳，女性，体幹，隆起

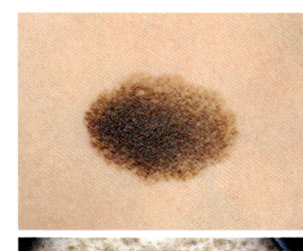

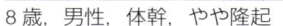

8 歳，男性，体幹，やや隆起

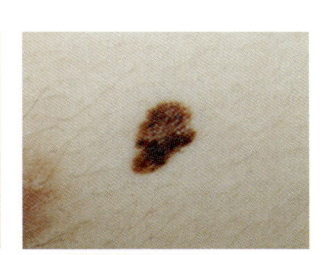
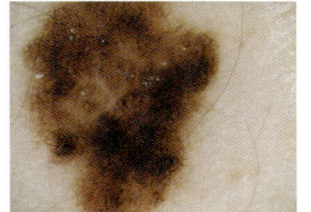

36 歳，男性，体幹，隆起

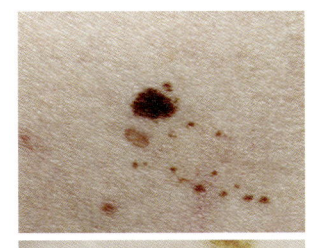
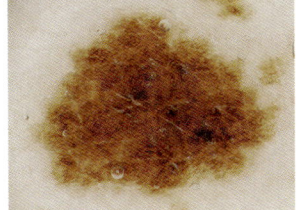

65 歳，女性，体幹，平坦

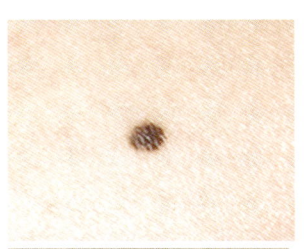
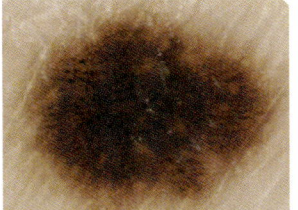

46 歳，女性，体幹，平坦

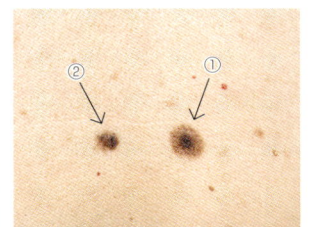
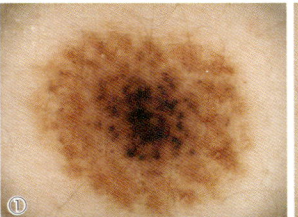

35 歳，女性，体幹，隆起

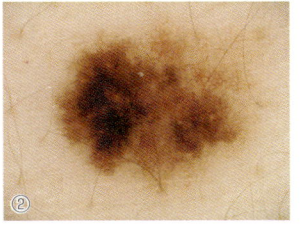

症例 35

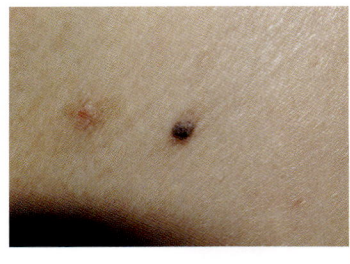

26 歳，男性

[部位] 臀部

[形状] 隆起

[病理] 色素細胞母斑，
Unna 型

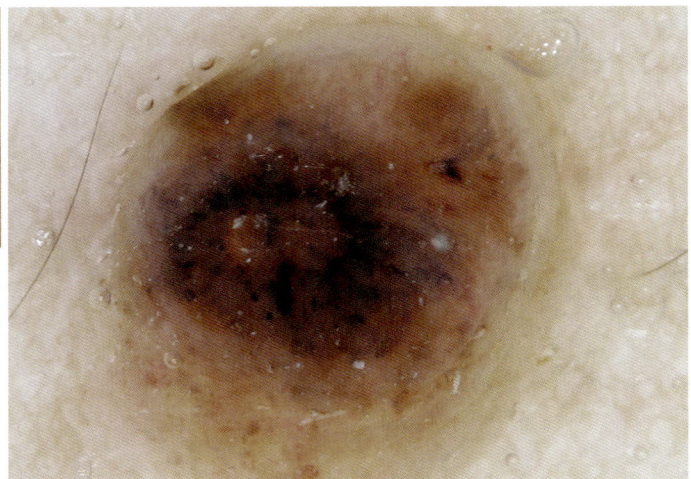

【臨床像】発症時期不明．径 4 mm の黒色茶褐色斑．
【ダーモスコピー所見】病巣辺縁で無構造な淡褐色領域があり，中央では黒色～黒褐色の色素小球がみられる．

症例 36

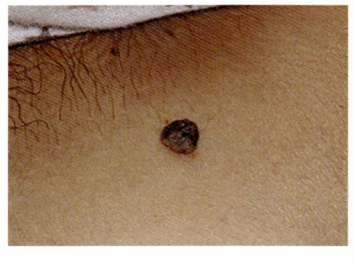

36 歳，女性

[部位] 臀部

[形状] 隆起

[病理] 色素細胞母斑，
Unna 型

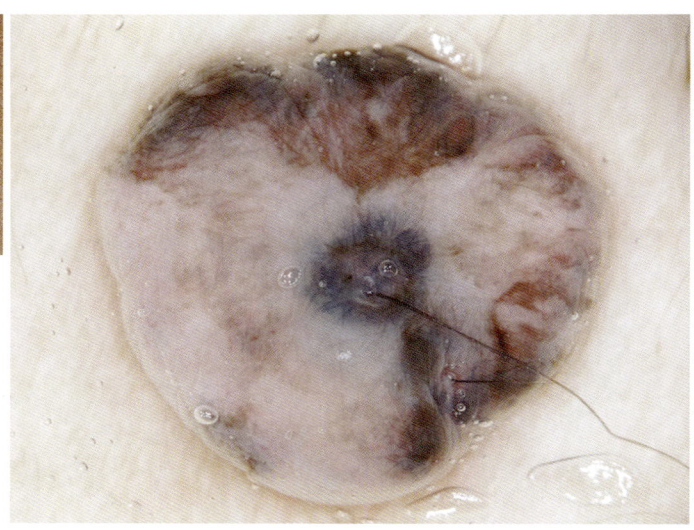

【臨床像】2～3 年前から増大．5 mm，有毛性，有茎性，灰色と黒色が混じる結節．
【ダーモスコピー所見】全体に白色調の均一パターンの辺縁で大小の色素小球が集簇した褐色あるいは青色パターンがみられる．中央では褐色の外側に青色が環状に配置する均一パターンで毛を有している．

症例 37

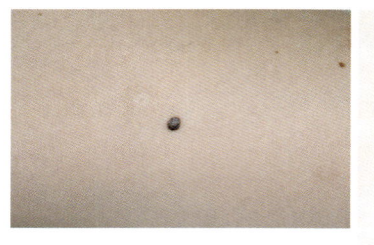

50 歳，女性

[部位] 左前腕

[形状] 隆起

[病理] 色素細胞母斑，
Spitz 型

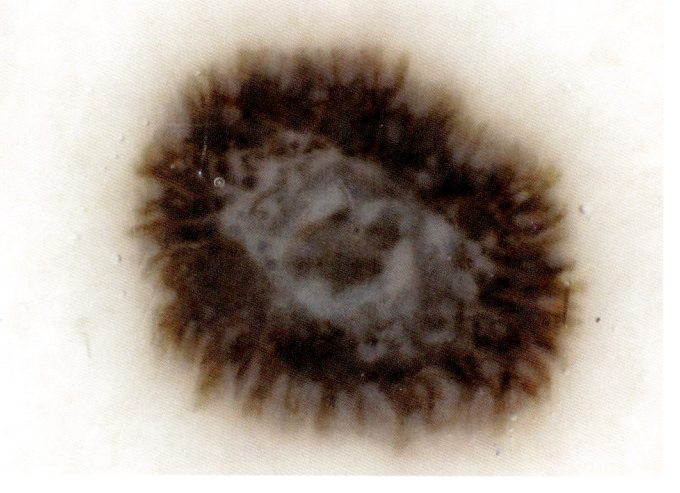

【臨床像】半年前から増大．境界明瞭な 4×3 mm の黒褐色結節で全周性に辺縁が皮膚色で軽度隆起．
【ダーモスコピー所見】形態は左右対称性である．中央部に青灰色領域があり，辺縁部は太い線条が全周性にみられる．

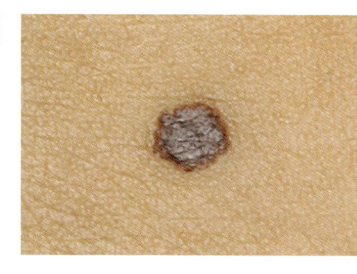

症例 38

2歳，男性
部位 右手背
形状 隆起
病理 施行せず

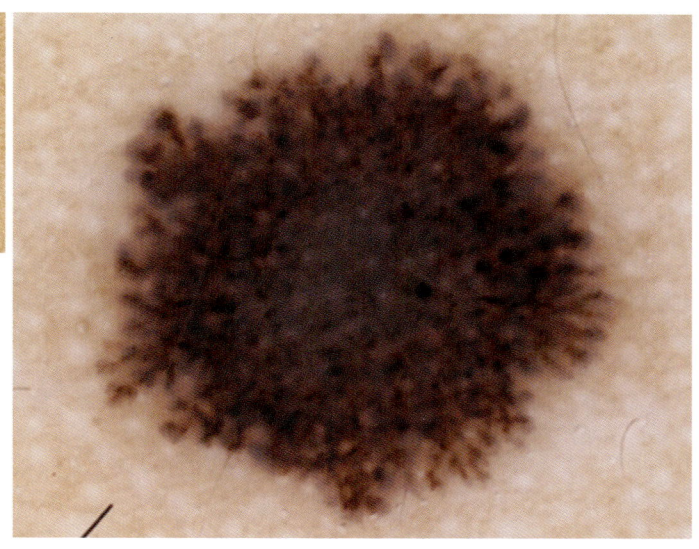

【臨床像】7か月前から増大．境界明瞭な扁平隆起する黒色小結節．

【ダーモスコピー所見】黒色で全周性に偽線条のようなスターバーストパターンがみられる．

症例 39

25歳，女性
部位 右足背
形状 平坦
病理 色素細胞母斑，
　　 Spitz型，複合型

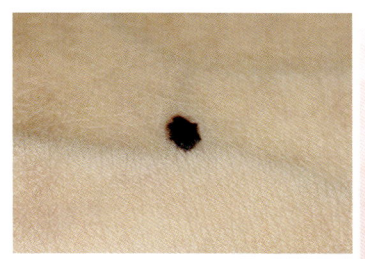

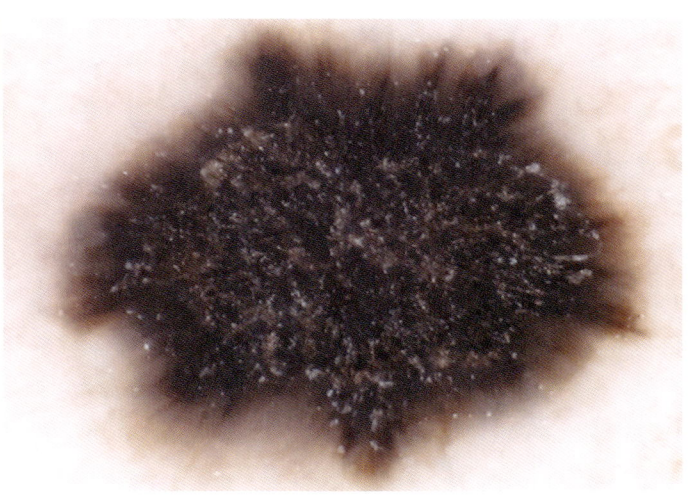

【臨床像】20年来の色素斑がここ1年で隆起．3×2mmの黒褐色斑．

【ダーモスコピー所見】黒褐色の細いスターバーストパターンで病変辺縁は放射状に規則的色素線条が配列している．表面は鱗屑を伴う．

症例 40

23歳，女性
部位 左足背
形状 平坦
病理 色素細胞母斑，
　　 Clark型

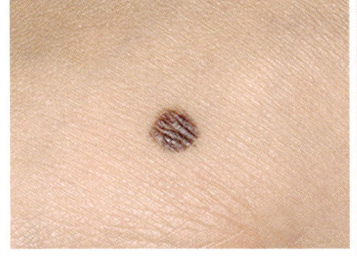

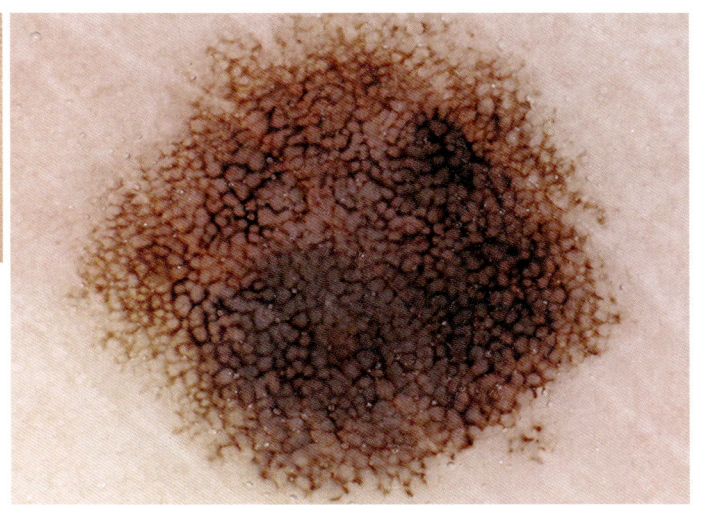

【臨床像】5年前からあり．7×6mm，円形ないし正方形の黒褐色斑で，境界明瞭．色調分布も均一．

【ダーモスコピー所見】網目，網ひもともほぼ均一な定型的色素ネットワーク．網目内の色調は，中央部で灰黒色，辺縁ではより薄い．

症例 41

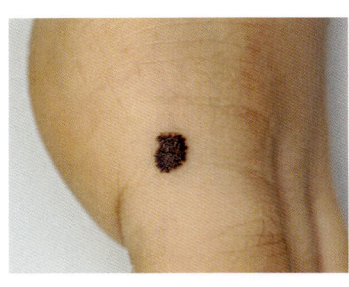

7歳，女性
[部位] 左足母趾
[形状] 隆起
[病理] 色素細胞母斑，
複合型，Spitz型

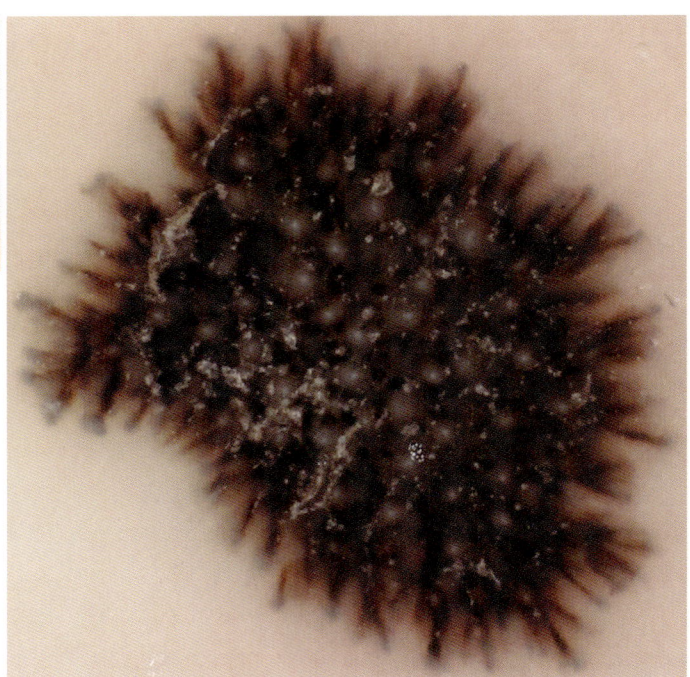

【臨床像】1年ほど前から増大．10 mmの軽度乳頭腫状に隆起した黒褐色斑．

【ダーモスコピー所見】黒褐色調の病変で周辺部は全周性に色素線条がある．病変内には汗孔に対応する白色の小円形構造が多数ある．

症例 42

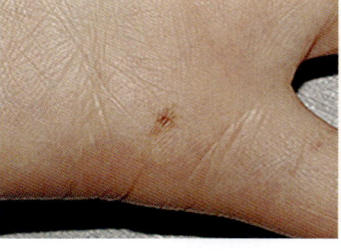

21歳，女性
[部位] 左手掌
[形状] 平坦
[病理] 色素細胞母斑，
Clark型

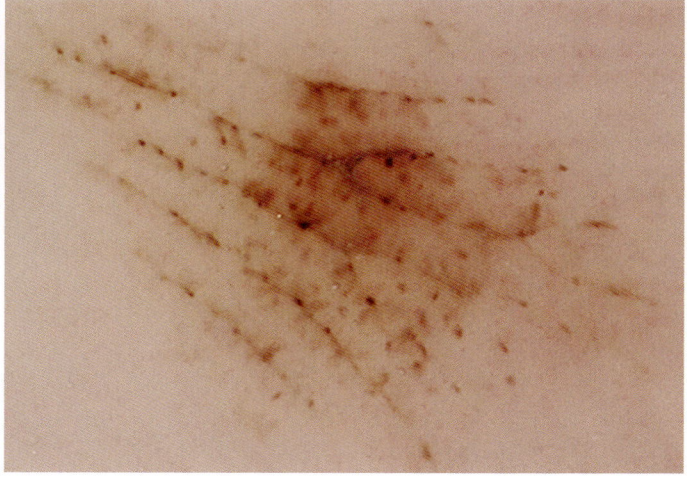

【臨床像】2年前からある．径2 mm，境界不明瞭な多角形の淡い褐色斑で，色調はほぼ均一だが，中央がやや濃い．

【ダーモスコピー所見】皮溝に沿って平行に走る色素沈着が存在する（皮溝平行パターン）．皮丘中央の点状の色素もわずかにみられる．

症例 43

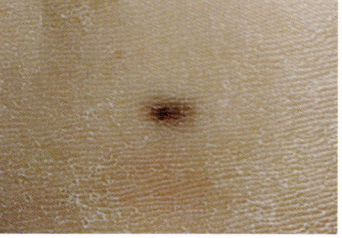

52歳，男性
[部位] 右踵部
[形状] 平坦
[病理] 色素細胞母斑，
Clark型

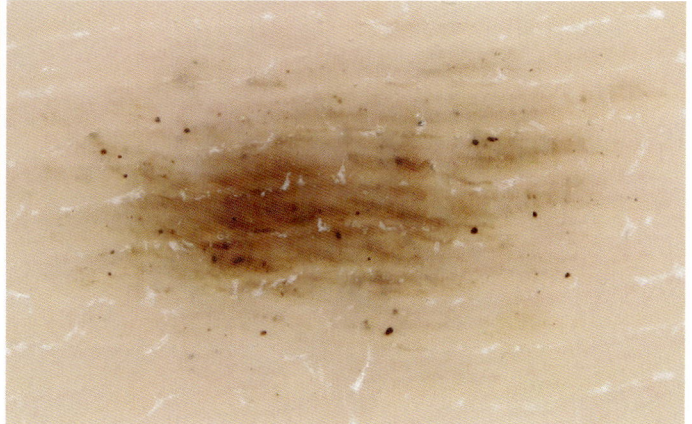

【臨床像】約2年前に自覚．6×4 mm，淡褐色斑の中央部に黒褐色斑．

【ダーモスコピー所見】短い線維状パターンのため一見すると皮丘平行パターンにも見える．散在性に色素小点がみられる．

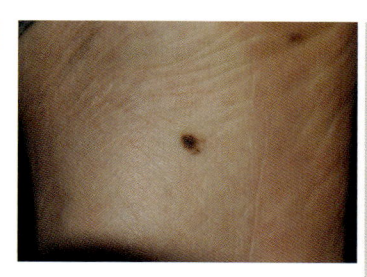

症例 44

43歳，女性

部位 右足底

形状 平坦

病理 色素細胞母斑，Clark 型

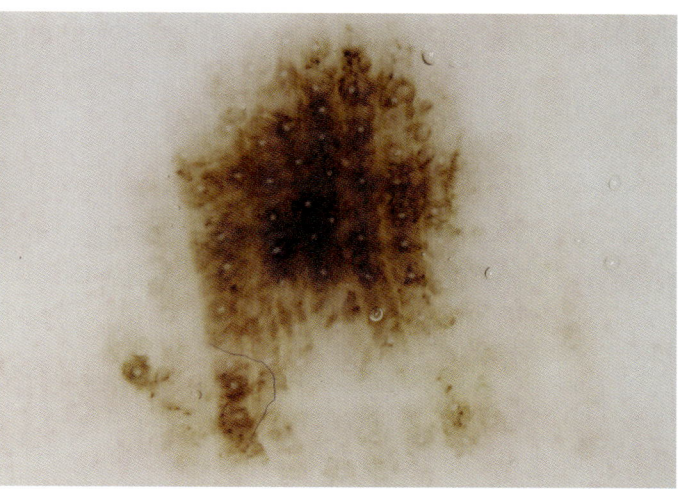

【臨床像】10年前からある．6×7mm の境界不明瞭な淡褐色斑の一部に褐色斑がみられる．

【ダーモスコピー所見】皮丘平行パターン様の皮丘に強い色素沈着を認めるが，汗孔は白色点状である．

徹底解剖！

症例 41 のダーモスコピーを詳しく見てみよう

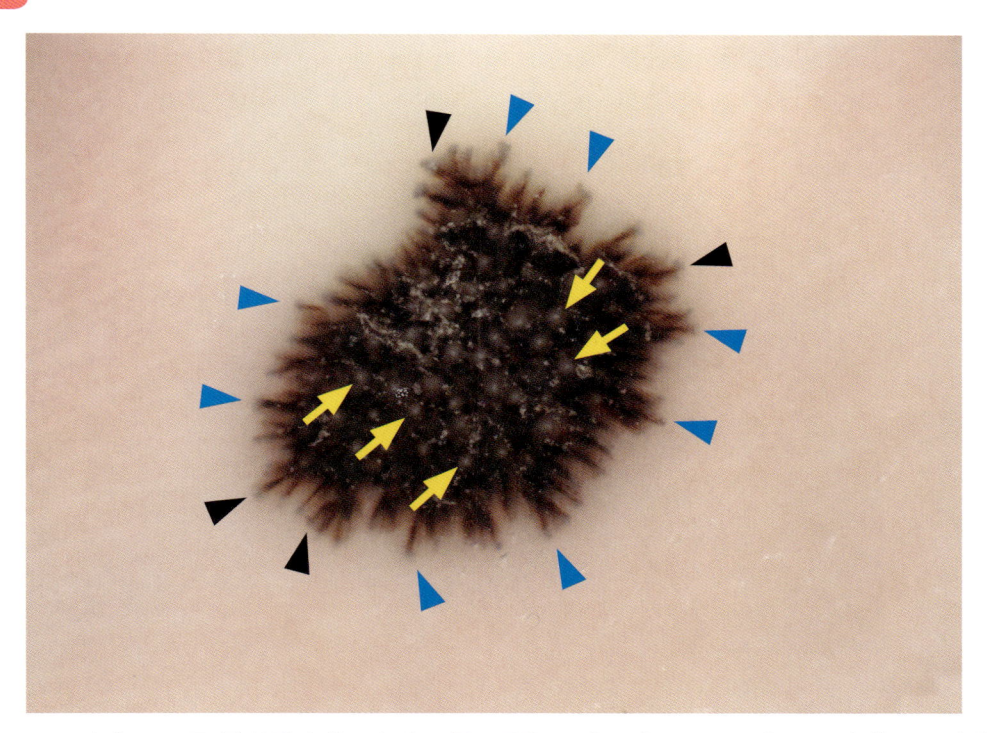

　色素性 Spitz 母斑（Reed 母斑）は臨床的にも真っ黒に見えるが，ダーモスコピーでも初期には全体が均一な黒色のスターバーストパターンを呈する．

　非常に早期には，小球状パターンを呈し，3か月後ぐらいにスターバーストパターンに移行する例の報告もあり，色素線条は初期に太く，次第に細くなることが報告される．後に網状パターンへの移行もみられるが，Clark 型色素細胞母斑に比べて濃い色素ネットワークを呈することが多い．ダイナミックにパターンの変化する母斑であり，早期に消退する例もある．

　色素線条（▲）は全周性に規則的で色，太さ，長さが概ねそろっている．先端部が青灰色（▲）であることはまだ少し増大する可能性が示唆される．黒い背景の中に，白い点状のエクリン開孔部（⇨）が目立っている．

症例 45

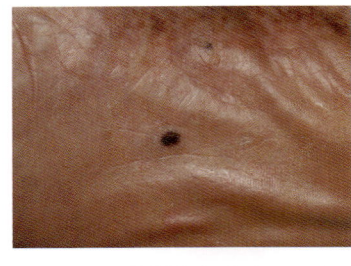

76 歳，女性

[部位] 左足底

[形状] 平坦

[病理] 色素細胞母斑，
Clark 型

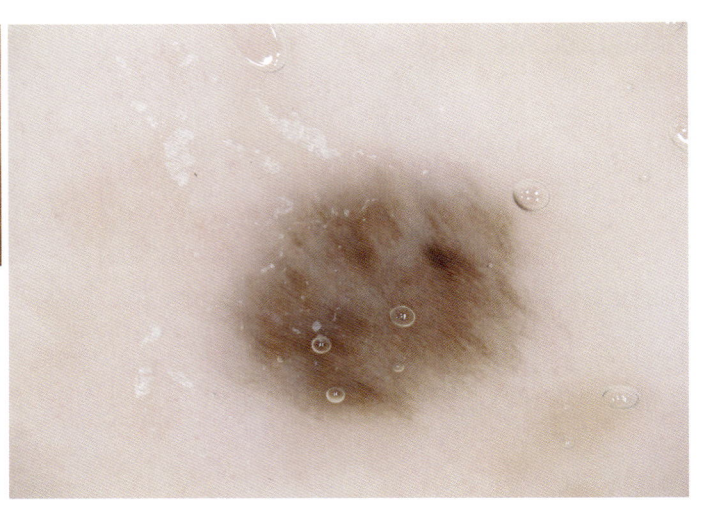

【臨床像】1 年前に出現．5×4 mm，黒褐色色素斑の一部に黒色斑が混在．
【ダーモスコピー所見】皮溝平行パターンであるが，一部格子状パターンも示す．

症例 46

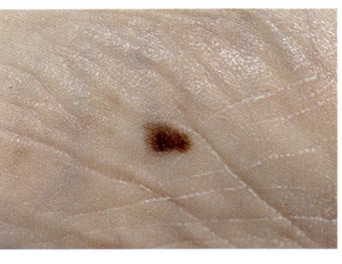

71 歳，男性

[部位] 左足内側

[形状] 平坦

[病理] 色素細胞母斑，
Clark 型

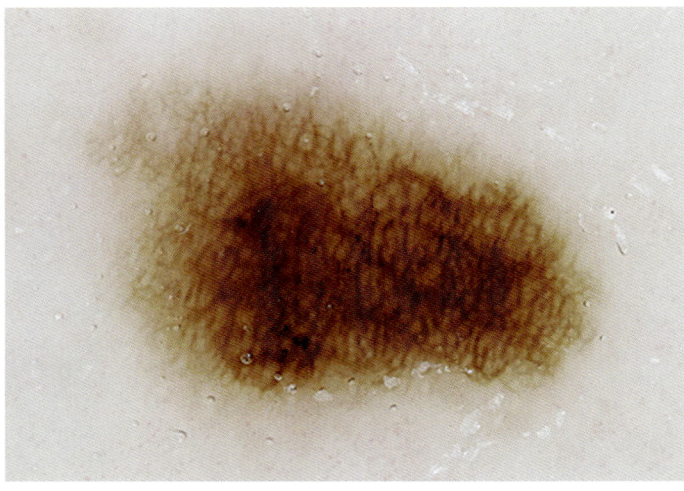

【臨床像】幼少期より存在．6 mm の境界明瞭な茶褐色斑．
【ダーモスコピー所見】全体に定型的色素ネットワークからなる網状パターン，内部に色素小点，小球がある．ほぼ左右対称である．

症例 47

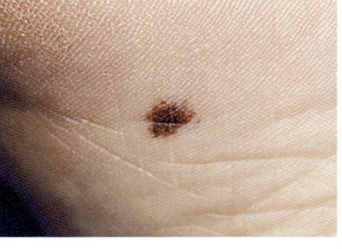

39 歳，女性

[部位] 右足底

[形状] 平坦

[病理] 色素細胞母斑
（亜型不明）

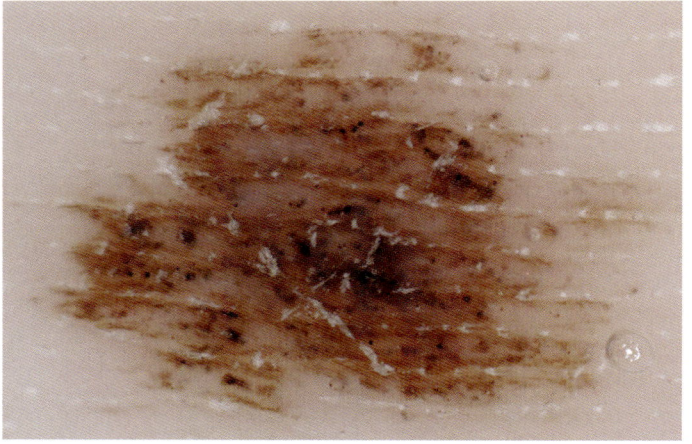

【臨床像】10 年前から大きさ，色調に変化はない．境界比較的明瞭な黒褐色斑．
【ダーモスコピー所見】皮溝平行パターンの 2 本実線亜型と皮丘点状亜型に加え，中央部では青灰色の皮丘平行パターンがみられる．

症例 48

45 歳，男性
[部位] 左足底
[形状] 平坦
[病理] 色素細胞母斑
（亜型不明）

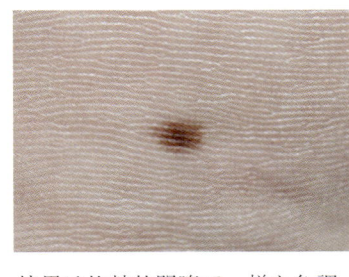

【臨床像】半年前に自覚．境界は比較的明瞭で一様な色調を呈する淡褐色斑．
【ダーモスコピー所見】病変全体が規則的線維状パターンを呈する．

徹底網羅！

後天性色素細胞母斑のバリエーション ②　上肢・下肢

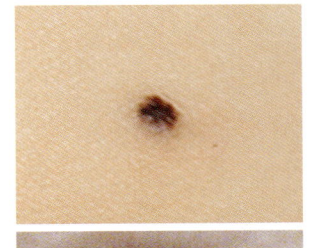
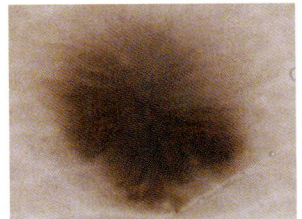

2 歳，女性，上肢，隆起

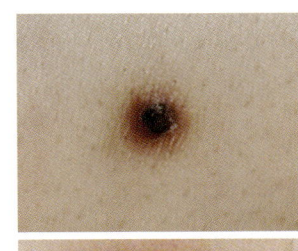
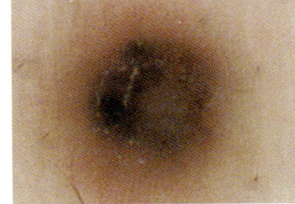

22 歳，女性，上肢，隆起

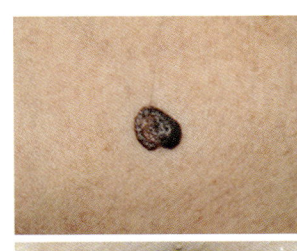
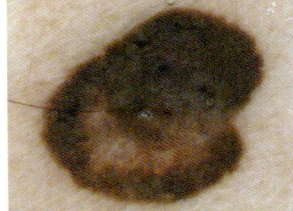
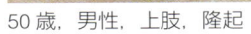

50 歳，男性，上肢，隆起

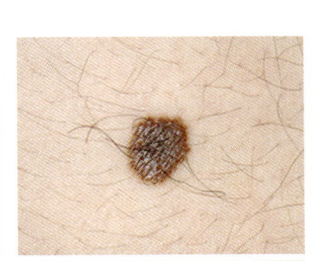
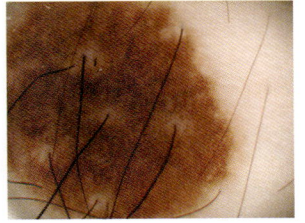

15 歳，男性，下肢，隆起

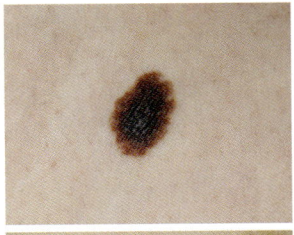

17 歳，女性，下肢，隆起

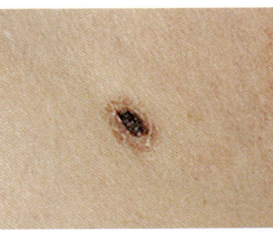
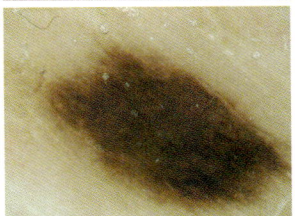

72 歳，女性，下肢，平坦

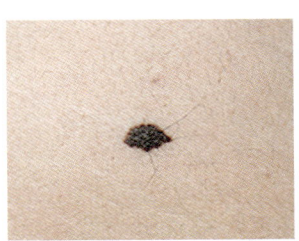
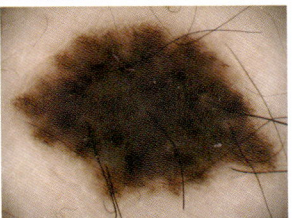

39 歳，男性，下肢，隆起

症例 49

38 歳，女性

[部位] 左足底

[形状] 平坦

[病理] 色素細胞母斑
（亜型不明）

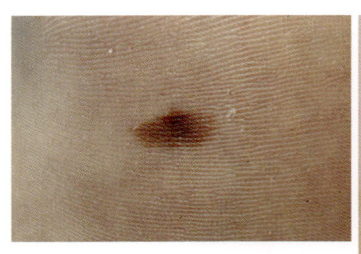
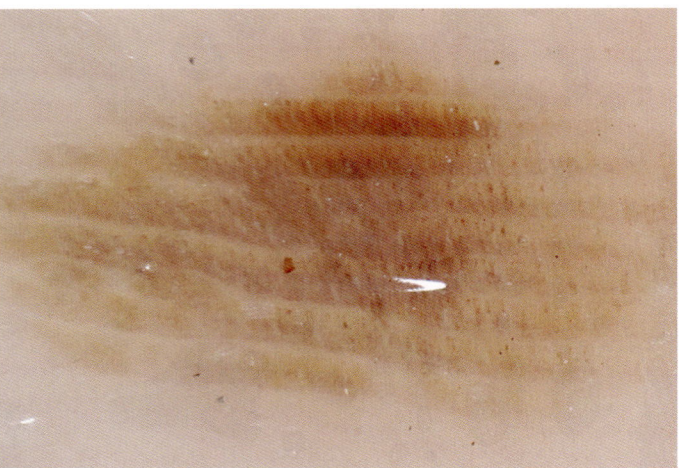

【臨床像】発症時期不明．境界明瞭，色調は均一な淡褐色斑．

【ダーモスコピー所見】規則的線維状パターンであるが，一見，皮丘平行パターンに見える．

症例 50

7 歳，女性

[部位] 左足底

[形状] 平坦

[病理] 色素細胞母斑
（亜型不明）

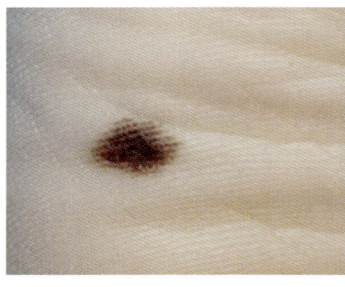
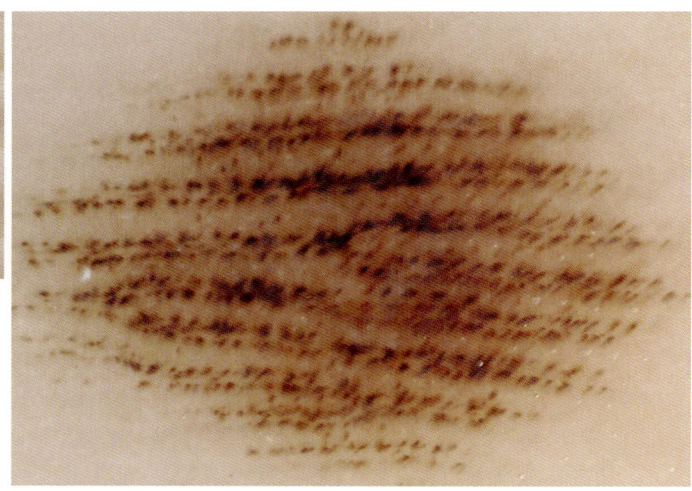

【臨床像】2 歳の頃から増大．境界明瞭な黒褐色斑．

【ダーモスコピー所見】皮溝平行パターンの 2 本点線亜型を呈する．

症例 51

32 歳，女性

[部位] 右足底

[形状] 平坦

[病理] 色素細胞母斑
（亜型不明）

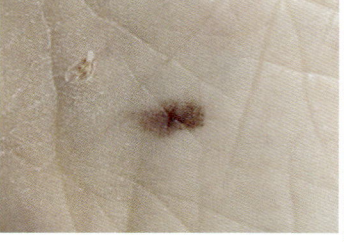
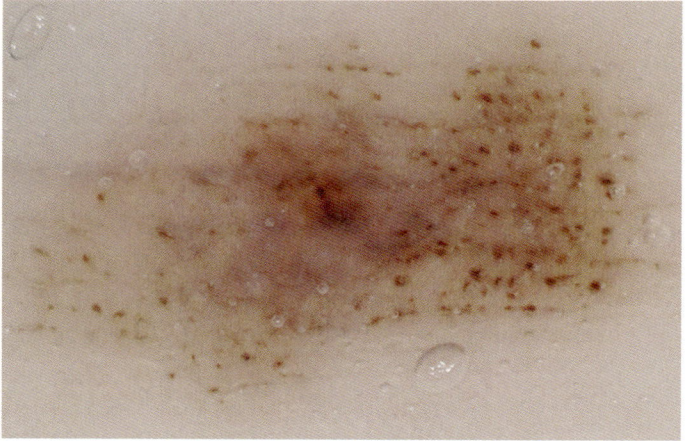

【臨床像】10 年前から大きさ，色に変化はない．境界明瞭な淡褐色斑．

【ダーモスコピー所見】皮溝平行パターンの 1 本点線亜型がみられ，中央部では青灰色の皮丘点状亜型を伴う．

症例 52

53 歳, 女性
[部位] 左足底
[形状] 平坦
[病理] 色素細胞母斑
（亜型不明）

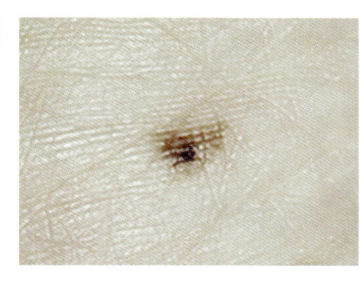
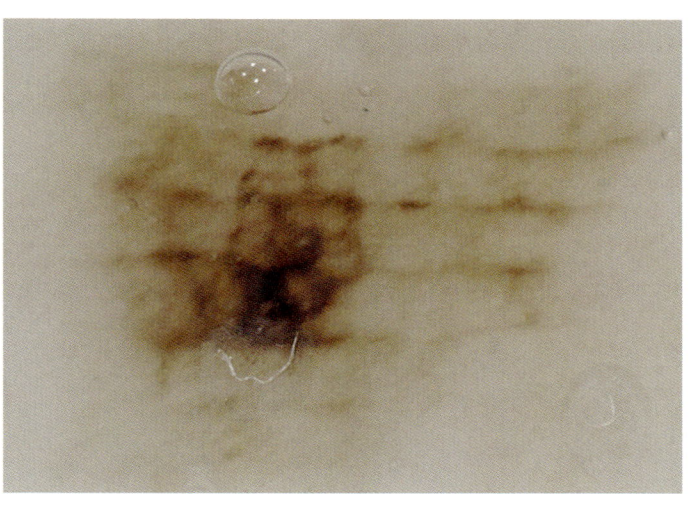

【臨床像】発症時期不明. 境界明瞭で, 色調の単一な褐色斑.

【ダーモスコピー所見】中央では格子状パターンを示すが, その周囲では皮溝平行パターンがみられる.

徹底解剖！ 症例 50 のダーモスコピーを詳しく見てみよう

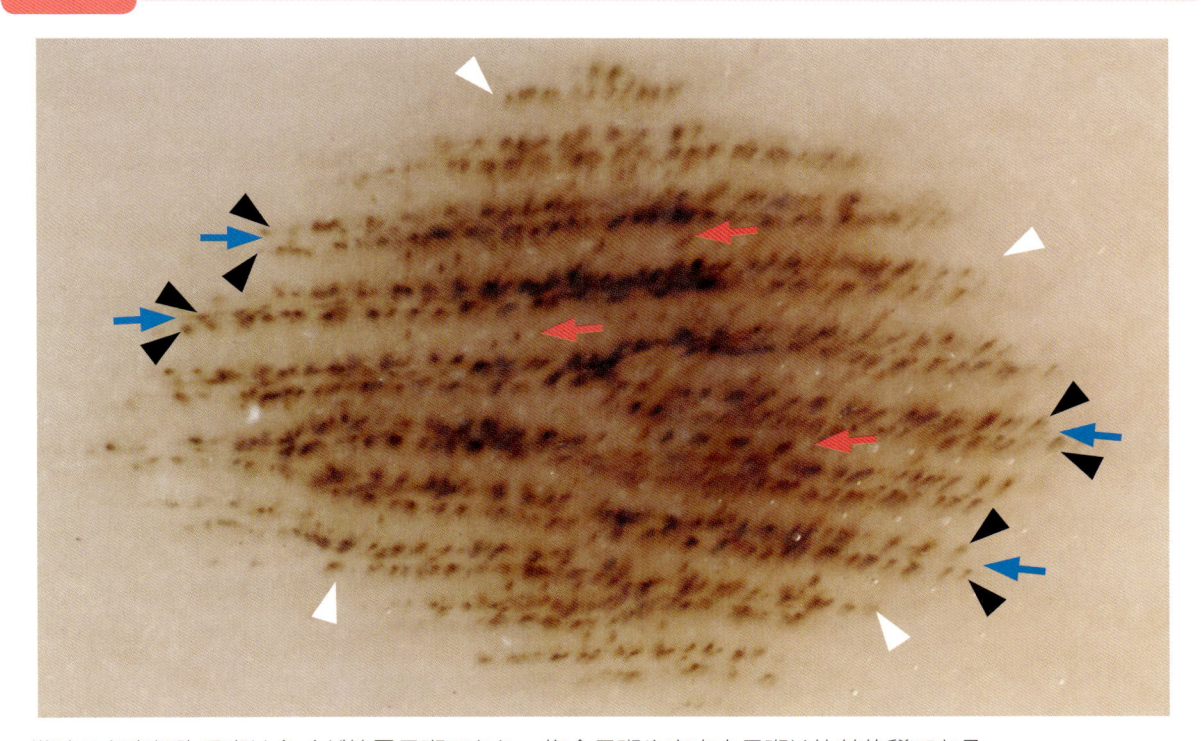

　掌蹠の色素細胞母斑は多くが境界母斑であり, 複合母斑や真皮内母斑は比較的稀である.

　ダーモスコピーでは, 境界が明瞭（△）で全体が 1 つのパターンを示すことが多い. この症例は皮溝平行パターンの 2 本点線亜型である.

　皮溝（➡）を挟むように 2 本の点線（▲）が平行に配列している. これら 2 列の点線は皮溝部表皮索の両肩の境界部にある母斑細胞の胞巣を反映し, 色が濃褐色で明瞭な理由は角層内まで柱状に分布するメラニンに対応するからと考えられる.

　この症例は皮丘の中央にも少数の色素が点状（➡）にみられ, 皮丘点状亜型の合併もあるといえる. 皮丘部表皮索の胞巣からはメラニンが角層まで分布することは少なく, そのため, ややくすんだ灰褐色の色素小球となる.

症例53

50歳，女性

[部位] 左足底

[形状] 隆起

[病理] 色素細胞母斑
（亜型不明）

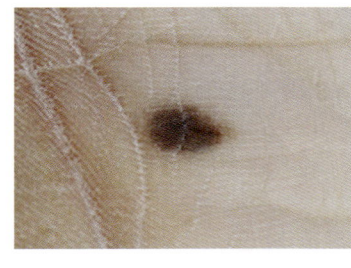
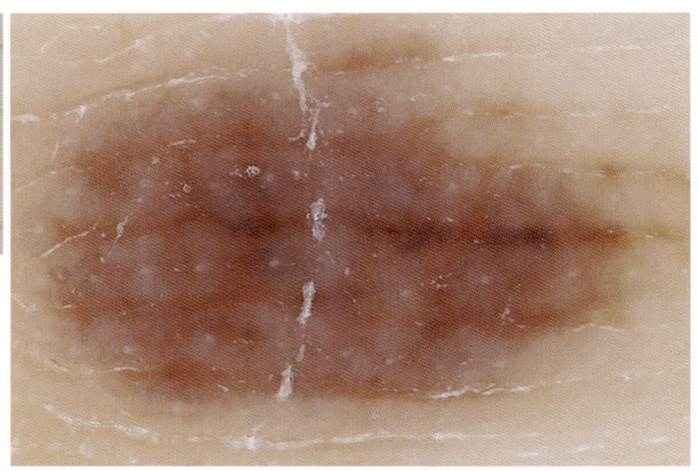

【臨床像】10歳代の頃に自覚．わずかに隆起する褐色で類円形の扁平な丘疹．
【ダーモスコピー所見】褐色の皮溝平行パターンの間に青灰色の皮丘がみられる．

症例54

52歳，女性

[部位] 左足底

[形状] 平坦

[病理] 色素細胞母斑，
Clark型

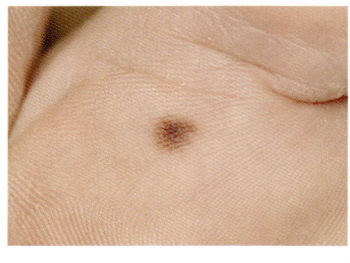
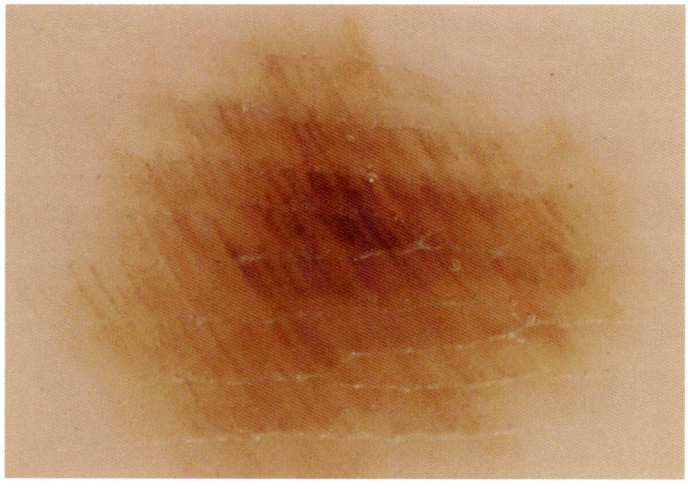

【臨床像】約10年前に自覚．ここ数年は大きさに変化なし．径4×3mm，境界明瞭で左右対称な類円形の淡褐色斑．
【ダーモスコピー所見】線維状パターンがみられる．

症例55

40歳，女性

[部位] 右足底

[形状] 平坦

[病理] 色素細胞母斑，
Clark型

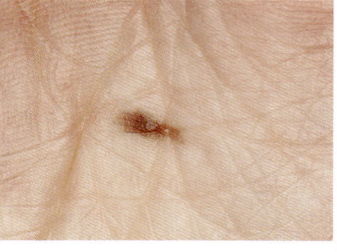
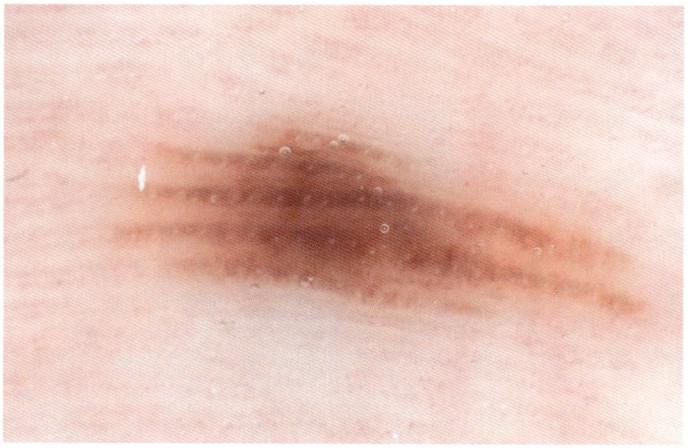

【臨床像】3年ほど前から拡大．径7×2mm，左右対称性で境界明瞭な黒褐色調色素斑．
【ダーモスコピー所見】基本的には皮丘平行パターンであるが，汗孔上にも平行・線状に色素沈着を認める細密平行亜型である．

症例 56

44 歳，女性
[部位] 右足底荷重部
[形状] 平坦
[病理] 色素細胞母斑，
Clark 型

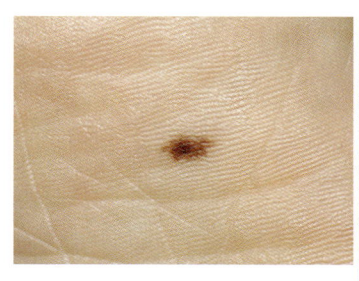

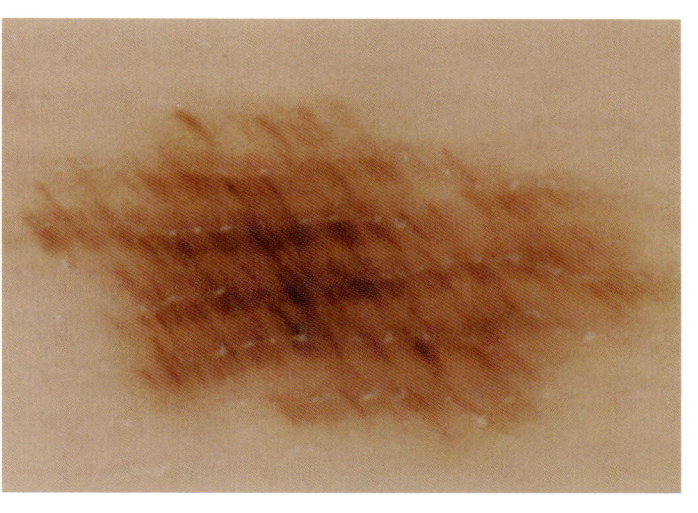

【臨床像】3 年前から外側部に色素斑がある．径 5 mm の黒褐色で，境界はやや不鮮明，軽度の濃淡がある．
【ダーモスコピー所見】細線維状の色素沈着が，ほぼ規則正しく皮野を斜行している．色素沈着の起点は，ほぼ皮溝に一致している（規則的線維状パターン）．

症例 57

65 歳，男性
[部位] 右足底
[形状] 平坦
[病理] 色素細胞母斑，
Clark 型

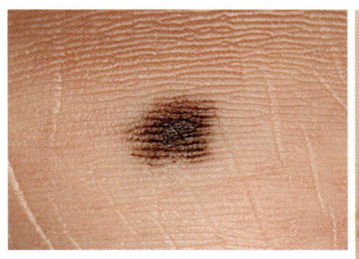

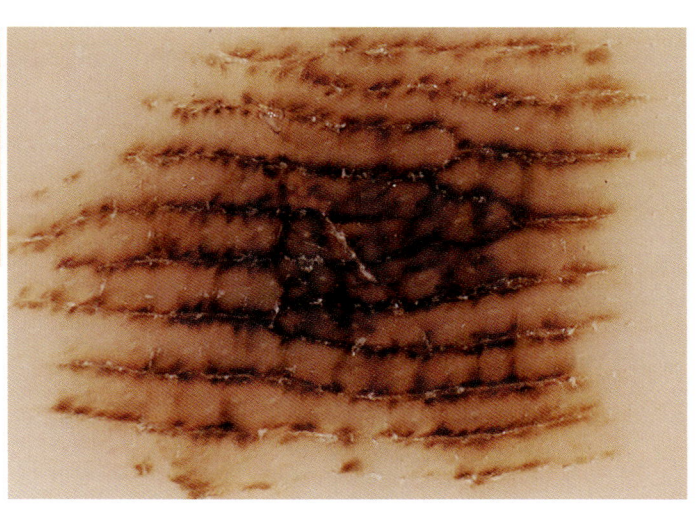

【臨床像】3 年前からある．8×6 mm の，ほぼ境界明瞭な病変で，中央の黒色調が強いが，色調も概ね均一である．
【ダーモスコピー所見】皮溝に沿って平行に走る色素沈着が全体にみられる．中央部では，これと直交する色素沈着があり，格子状を呈している．

徹底網羅！ 後天性色素細胞母斑のバリエーション ③ 手掌

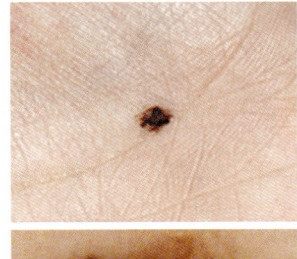

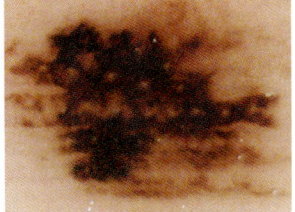

15 歳，女性，手掌，平坦

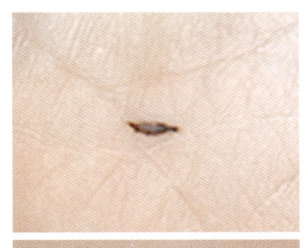

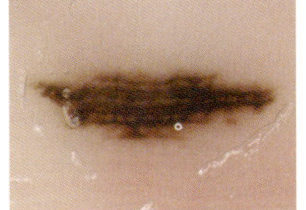

1 歳，女性，手掌，平坦

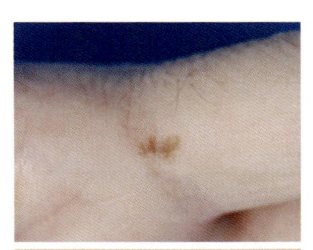

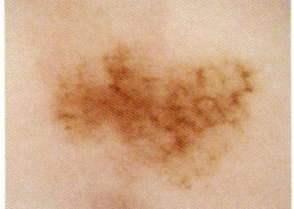

61 歳，女性，手掌，平坦

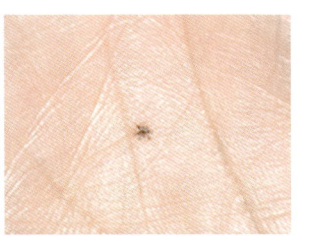

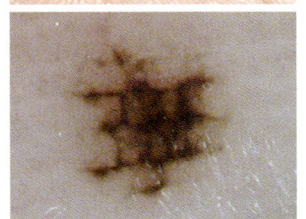

46 歳，女性，手掌，平坦

症例58

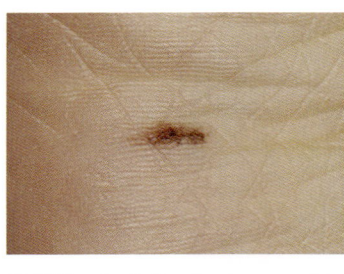

45歳，女性
[部位] 左足底荷重部
[形状] 平坦
[病理] 色素細胞母斑，
Clark型

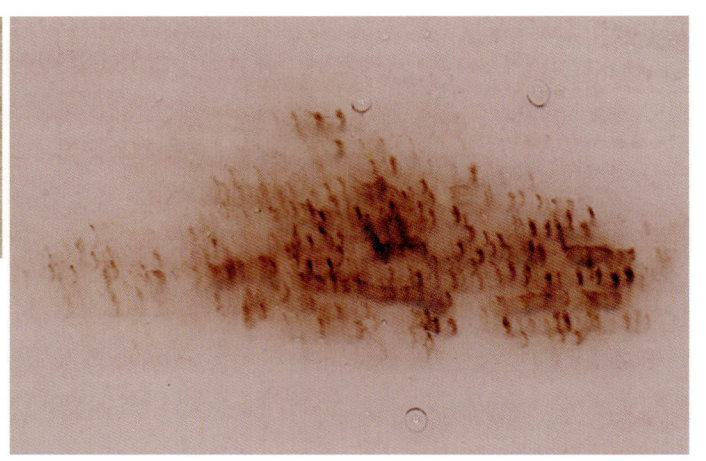

【臨床像】2年前からある外側部の色素斑．7×2mmの細長い黒褐色斑で，軽度の濃淡がある．
【ダーモスコピー所見】皮溝皮丘に直交する規則正しい線維状パターン．色素沈着の起点は皮溝に一致し，その長さは皮丘内にとどまる．

症例59

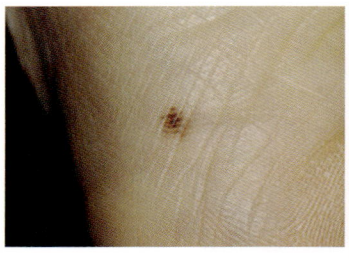

57歳，女性
[部位] 右足底
[形状] 平坦
[病理] 色素細胞母斑，
Clark型

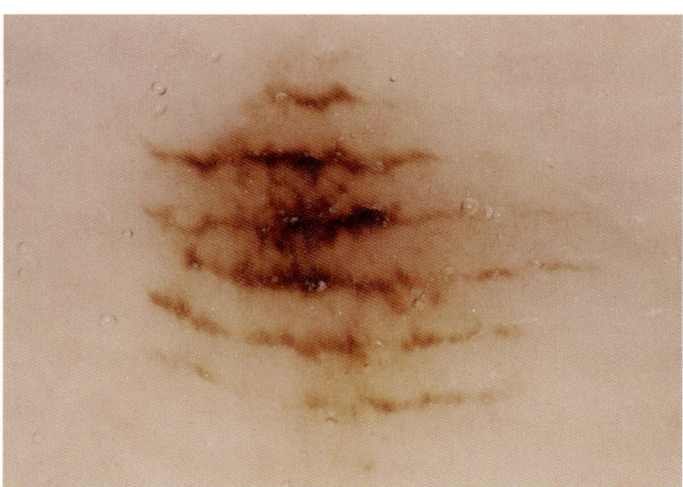

【臨床像】数年前から足底の内側にある．3×4mmのほぼ円形，境界明瞭な黒褐色斑．
【ダーモスコピー所見】皮溝に一致する色素沈着がある（皮溝平行パターン）．皮溝皮丘に対し斜行ないし直交する短い色素線条もみられる．

症例60

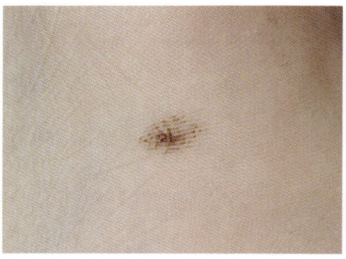

11歳，女性
[部位] 右足底
[形状] 平坦
[病理] 色素細胞母斑，
Clark型

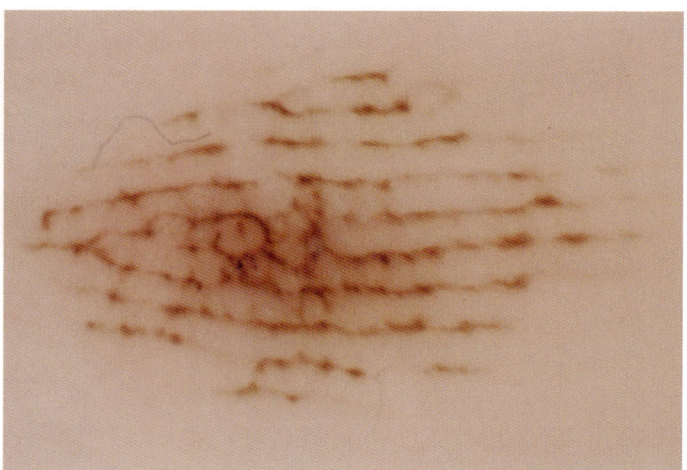

【臨床像】出生時から右踵に色素斑あり．10×5mmの境界明瞭な褐色斑で，中央は黒色調がやや強いが，対称的な色調分布．
【ダーモスコピー所見】皮溝に一致する色素沈着がある（皮溝平行パターン）．中央では皮丘に対し直交する色素線条もみられる（格子状パターン）．

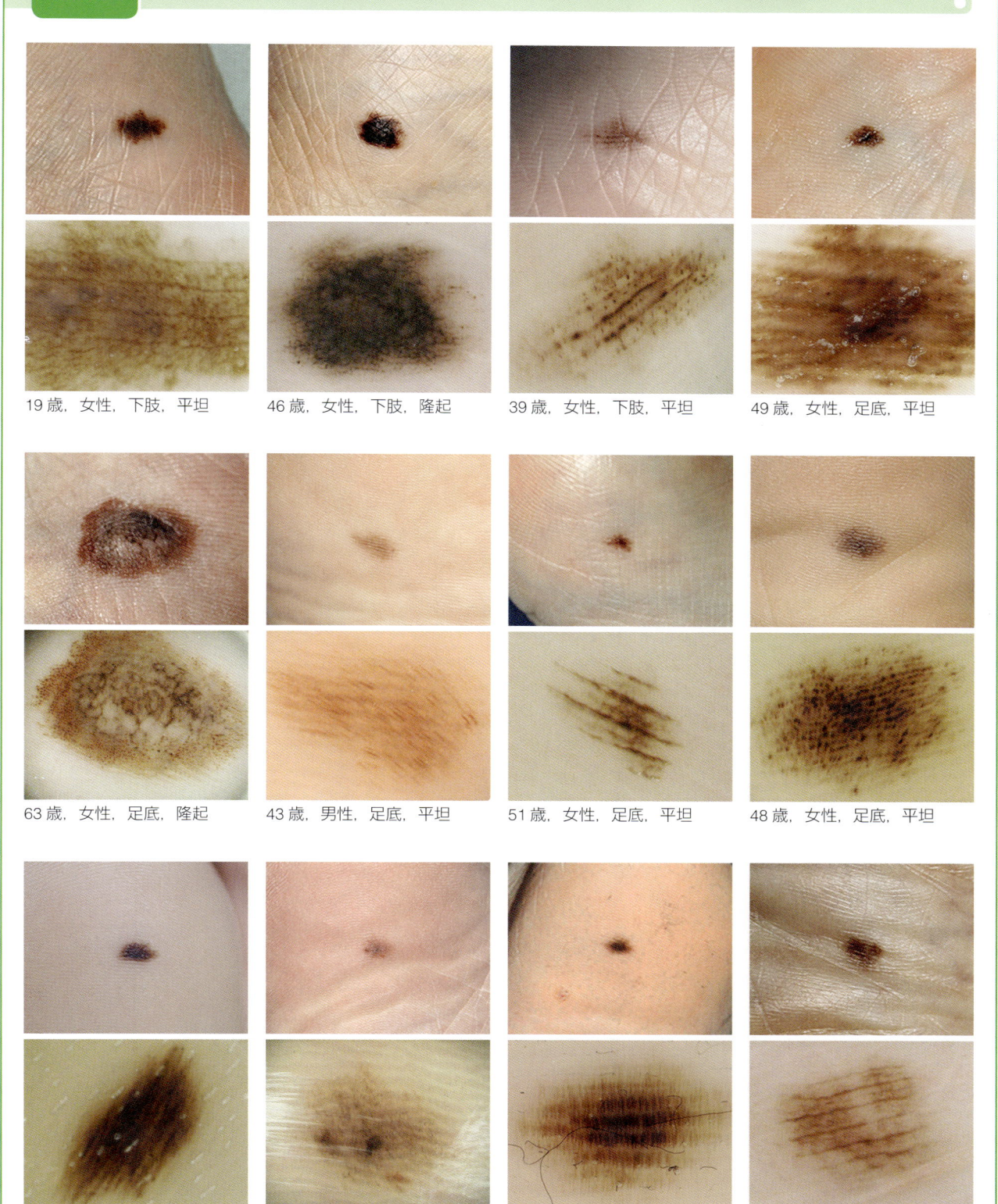

19歳，女性，下肢，平坦

46歳，女性，下肢，隆起

39歳，女性，下肢，平坦

49歳，女性，足底，平坦

63歳，女性，足底，隆起

43歳，男性，足底，平坦

51歳，女性，足底，平坦

48歳，女性，足底，平坦

2歳，女性，足底，平坦

18歳，女性，足底，平坦

30歳，男性，足底，平坦

76歳，女性，足底，平坦

V 皮膚がんと鑑別を要する良性疾患

1 色素細胞母斑

症例 61

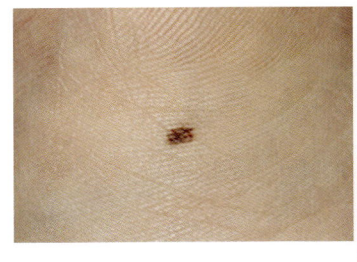

27 歳, 女性
- [部位] 左足底
- [形状] 平坦
- [病理] 色素細胞母斑, Clark 型

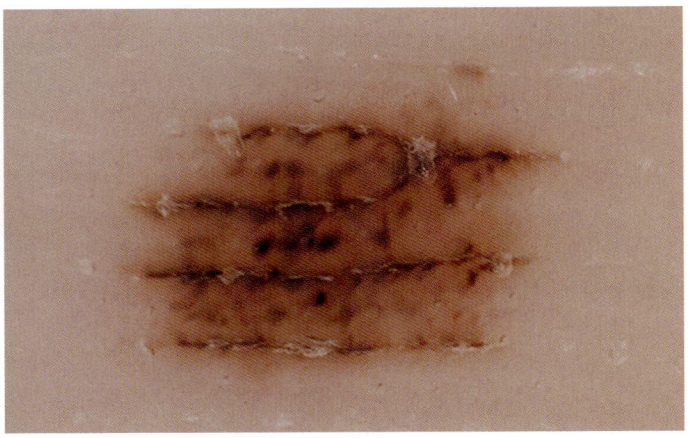

【臨床像】2 か月前, 足底内側の色素斑に気づく. 径 2 mm の境界明瞭な黒褐色斑.
【ダーモスコピー所見】皮溝に沿った平行な色素沈着がある. 皮丘の中央では, 点状の色素が規則正しく配列している (皮丘点状亜型).

症例 62

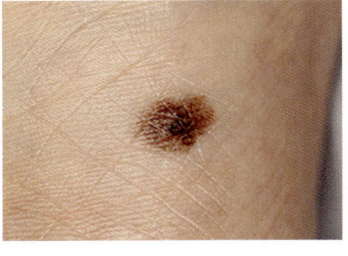

50 歳, 女性
- [部位] 左足底
- [形状] 平坦
- [病理] 色素細胞母斑, Clark 型

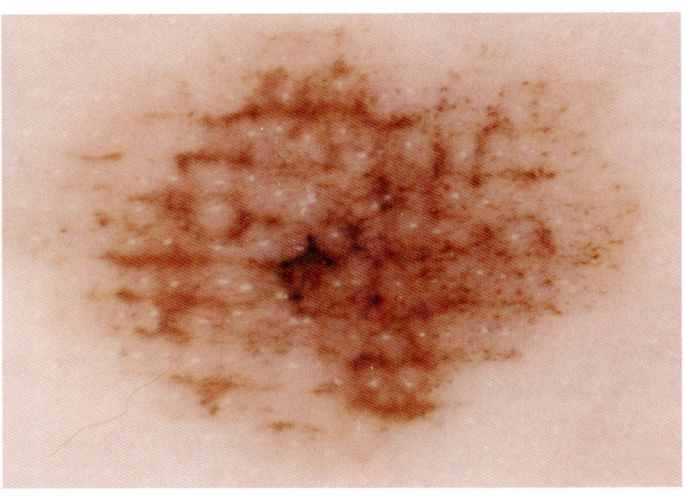

【臨床像】幼少期からある足底内側の色素斑. 8×7 mm, 境界明瞭で, 中央はやや色調が濃い.
【ダーモスコピー所見】皮溝に沿って平行に走る色素沈着がある. 黒色調の強い部分では, 皮野に直交する格子状の色素沈着もみられる.

症例 63

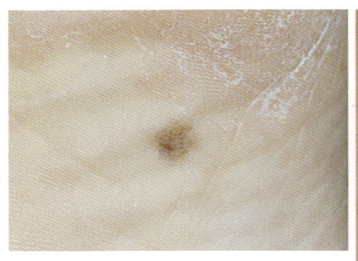

61 歳, 女性
- [部位] 左足底
- [形状] 平坦
- [病理] 色素細胞母斑, Clark 型

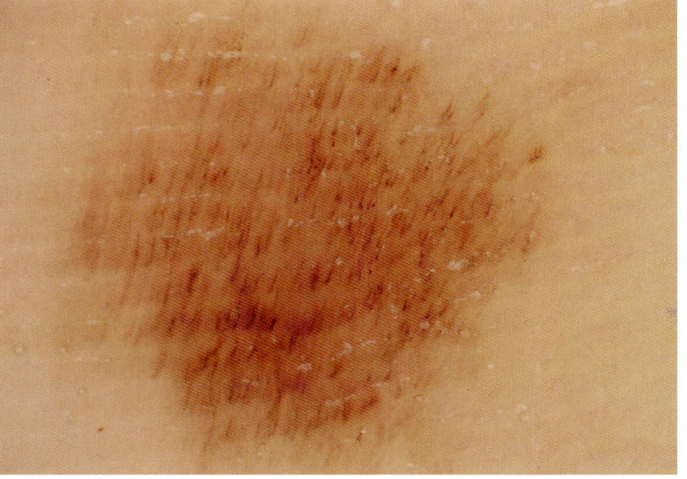

【臨床像】数年前からある踵の近傍の色素斑. 径 7 mm, 境界やや不明瞭な淡褐色斑.
【ダーモスコピー所見】皮野を斜めに横切る細線維状の色素沈着. 色素沈着の起点は皮溝に一致し, 長さはほぼ皮丘の幅に相当.

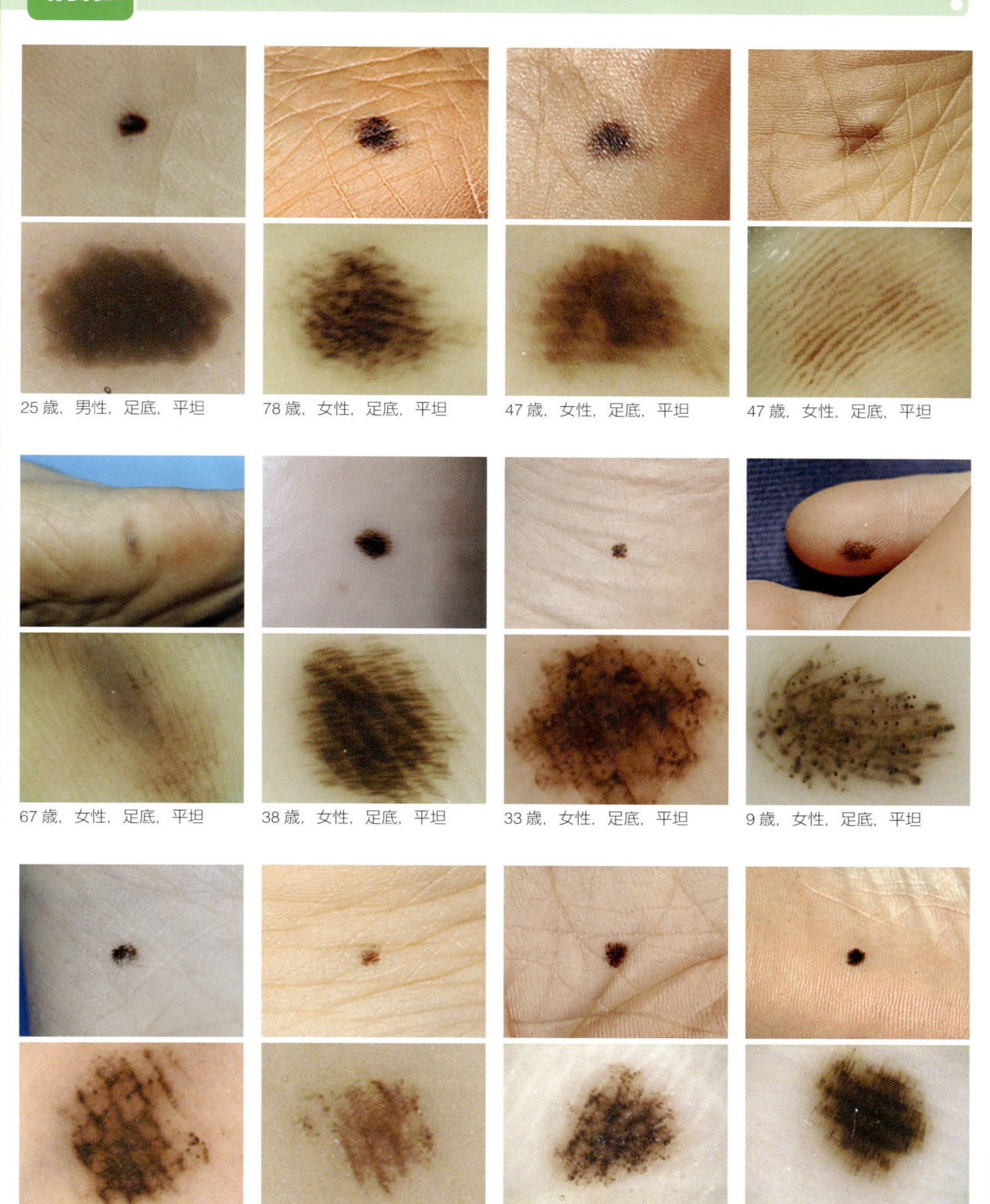

25 歳，男性，足底，平坦　　78 歳，女性，足底，平坦　　47 歳，女性，足底，平坦　　47 歳，女性，足底，平坦

67 歳，女性，足底，平坦　　38 歳，女性，足底，平坦　　33 歳，女性，足底，平坦　　9 歳，女性，足底，平坦

59 歳，女性，足底，平坦　　37 歳，女性，足底，平坦　　43 歳，女性，足底，平坦　　27 歳，男性，足底，平坦

症例 64

71 歳，男性
- [部位] 右足底
- [形状] 平坦
- [病理] 色素細胞母斑，Clark 型

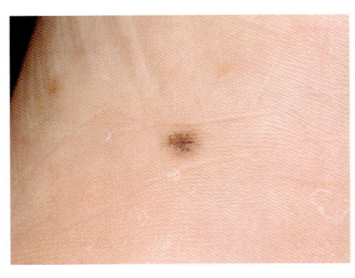
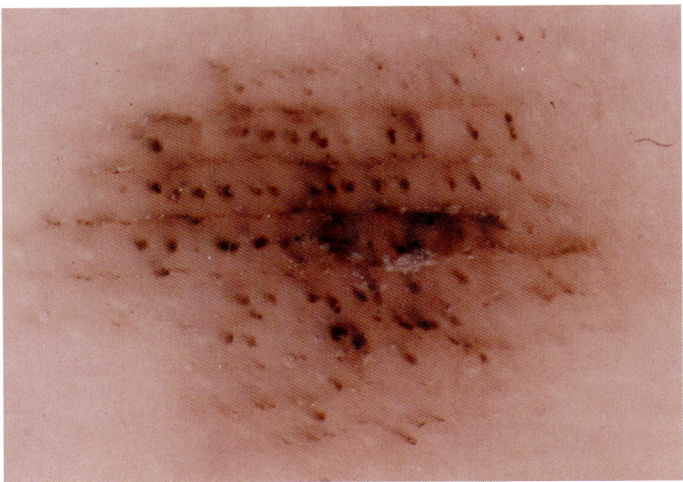

【臨床像】1 か月前に気づいた．5×4 mm の類円形，境界ほぼ明瞭な黒褐色斑．

【ダーモスコピー所見】皮溝に沿って平行に走る色素沈着がある．皮丘の中央では，点状の色素が規則正しく配列（皮立点状パターン）．

症例 65

12 歳，女性
- [部位] 右足底
- [形状] 平坦
- [病理] 色素細胞母斑，Clark 型

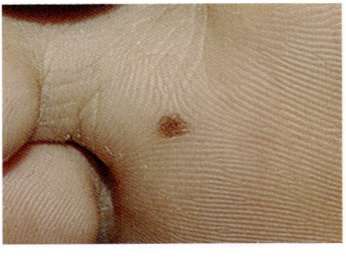
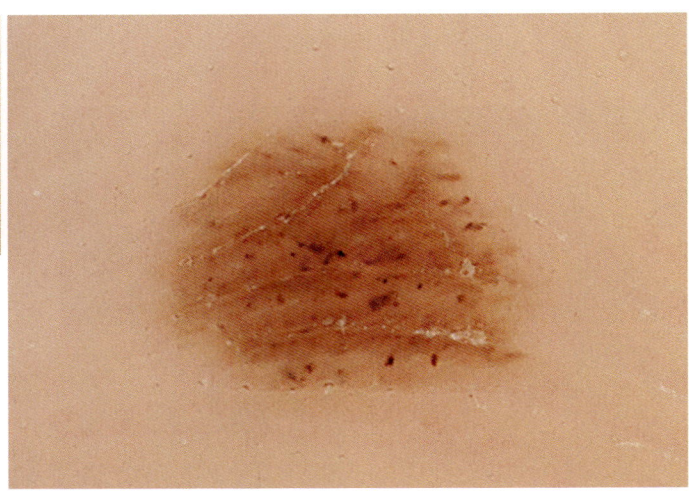

【臨床像】1 か月前，第 2 趾近くの色素斑に気づいた．径 2 mm の褐色斑で，境界明瞭．色調分布も均一．

【ダーモスコピー所見】皮溝の両縁に沿って平行に走る色素沈着がある．皮丘の中央では，点状の色素がほぼ規則正しく配列．

症例 66

30 歳，女性
- [部位] 左足底
- [形状] 平坦
- [病理] 色素細胞母斑，Clark 型

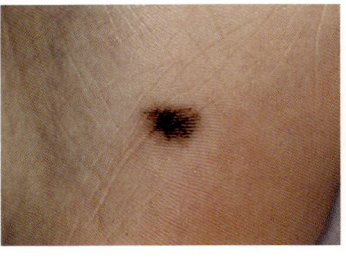
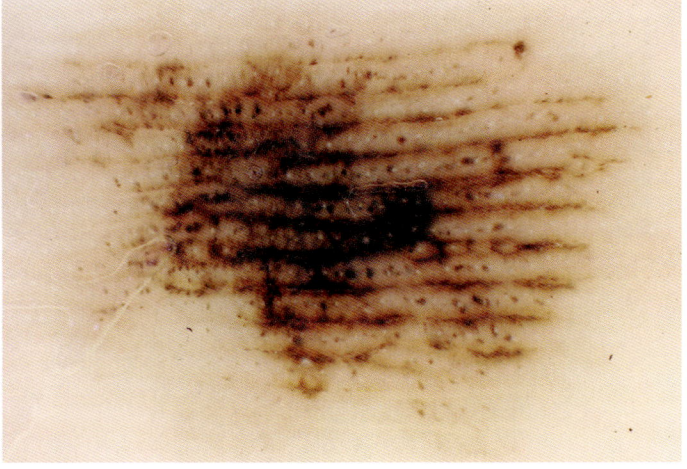

【臨床像】15 年前から足底内側にあり，増大．8×5 mm，境界明瞭な黒色斑で，濃淡があり中央は黒色調が強い．

【ダーモスコピー所見】皮溝に沿って平行に走る色素沈着がある．皮丘中央の点状の色素のほか，皮溝に直交する色素線条もわずかにある．

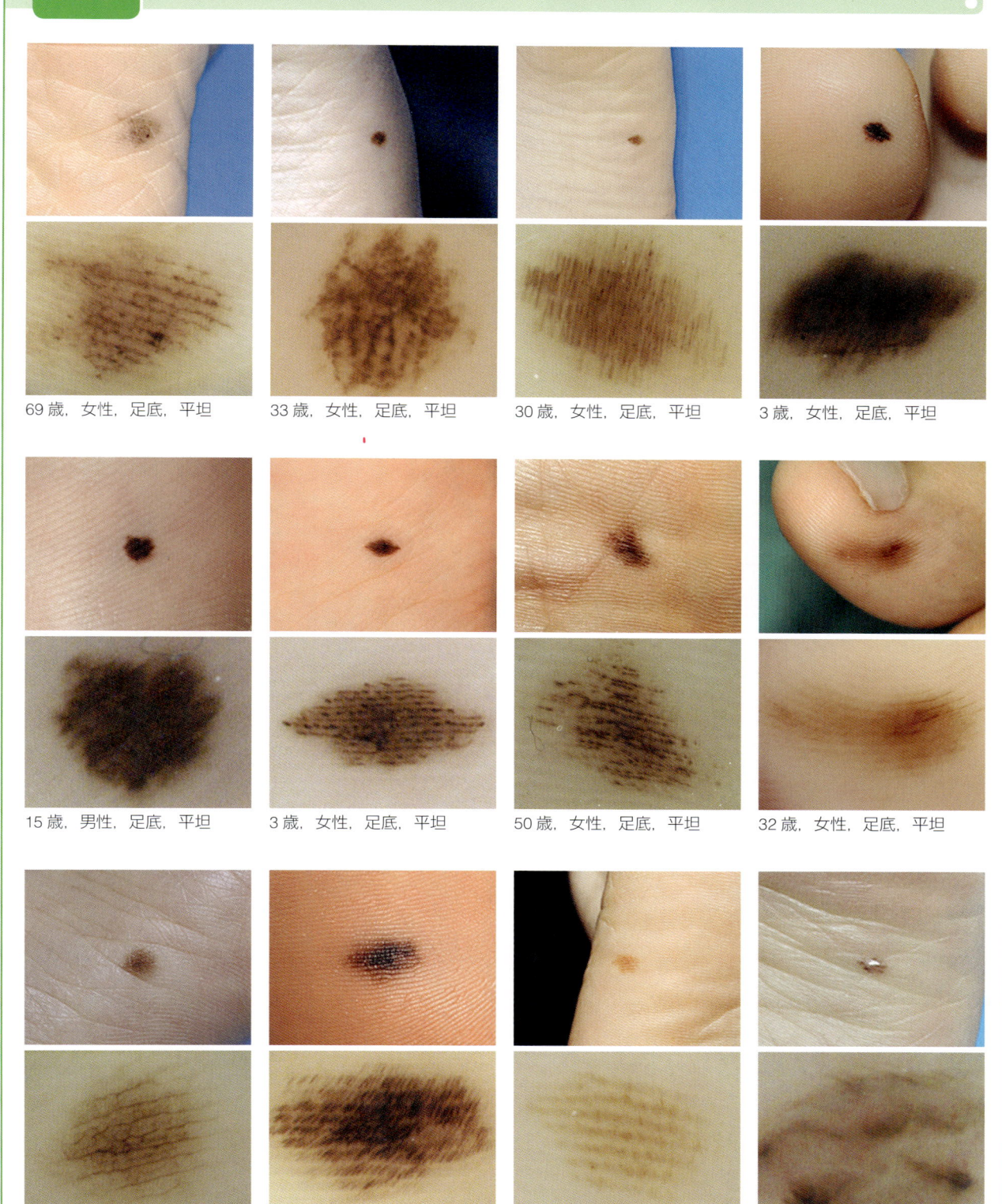

69 歳，女性，足底，平坦　　33 歳，女性，足底，平坦　　30 歳，女性，足底，平坦　　3 歳，女性，足底，平坦

15 歳，男性，足底，平坦　　3 歳，女性，足底，平坦　　50 歳，女性，足底，平坦　　32 歳，女性，足底，平坦

54 歳，女性，足底，平坦　　11 歳，女性，足底，平坦　　37 歳，女性，足底，平坦　　58 歳，女性，足底，隆起

症例 67

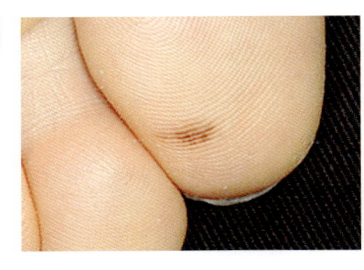

48歳，女性

[部位] 左母趾

[形状] 平坦

[病理] 色素細胞母斑，
Clark型

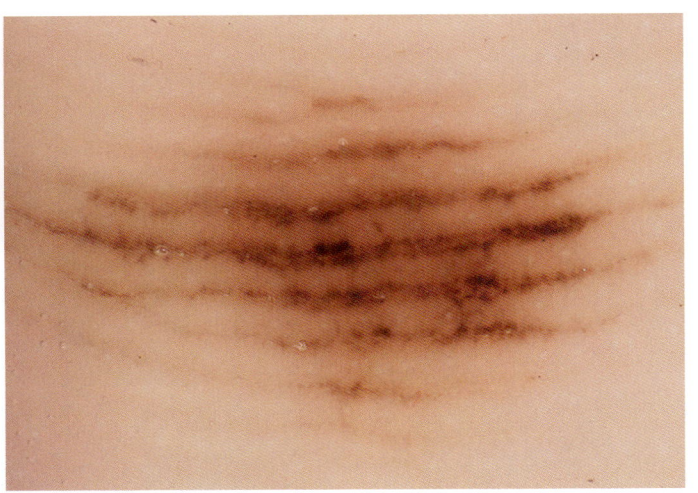

【臨床像】6年前からある 7×3 mm の境界やや不明瞭な細長い褐色斑で，軽度の濃淡あり．

【ダーモスコピー所見】皮溝の両縁に沿って平行に走る色素沈着がみられる（皮溝平行パターンの2本実線亜型）．

症例 68

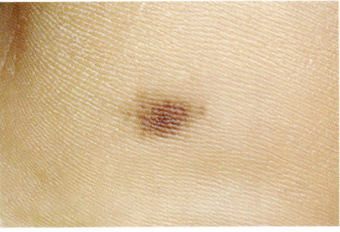

72歳，女性

[部位] 右足底荷重部

[形状] 平坦

[病理] 色素細胞母斑，
Clark型

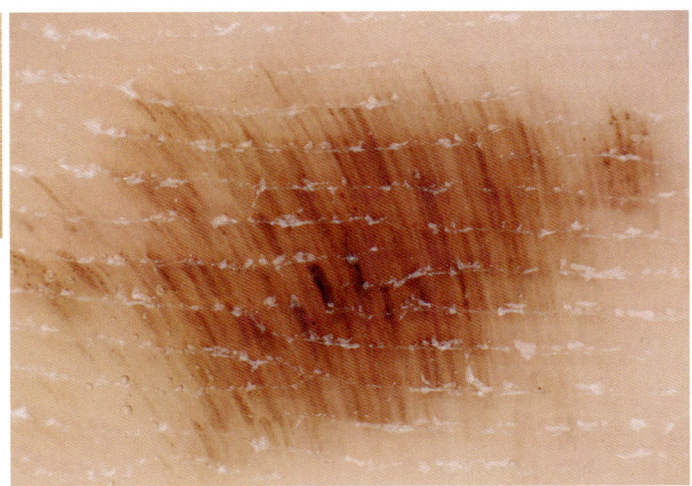

【臨床像】6か月前，踵の色素斑に気づいた．12×6 mm，境界不明瞭な黒褐色斑で，色調はほぼ均一．

【ダーモスコピー所見】細線維状の色素沈着が皮丘を斜行している．色素沈着の起点は皮溝に一致し，長さは皮丘の幅を超えている．

症例 69

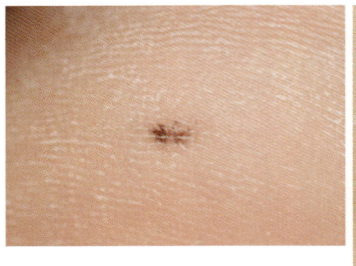

18歳，女性

[部位] 右足底

[形状] 平坦

[病理] 色素細胞母斑，
Clark型

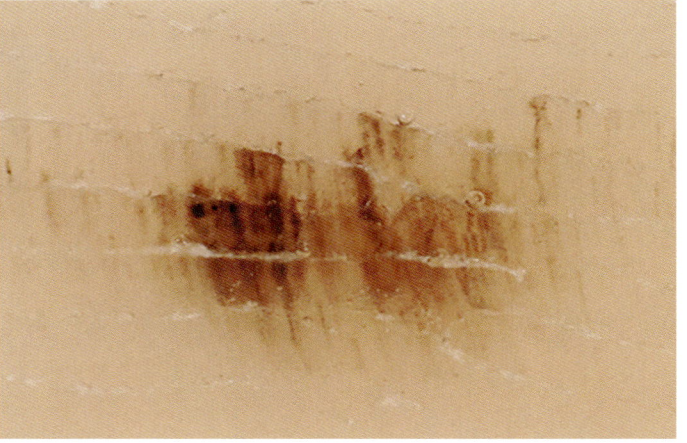

【臨床像】1年前から踵にある色素斑．5×3 mm，境界不明瞭な黒褐色斑で，色調の濃淡がある．

【ダーモスコピー所見】皮野を斜めに横切る細線維状の色素沈着がみられる．色素沈着の起点は皮溝に一致し，長さは皮丘の幅を超えている．

症例70

8歳，男性

[部位] 右第2趾爪
[形状] 平坦
[病理] 小児色素線条

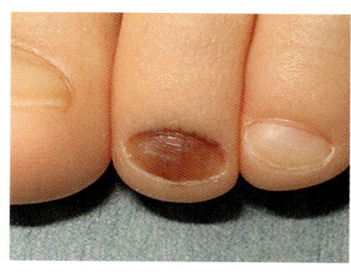

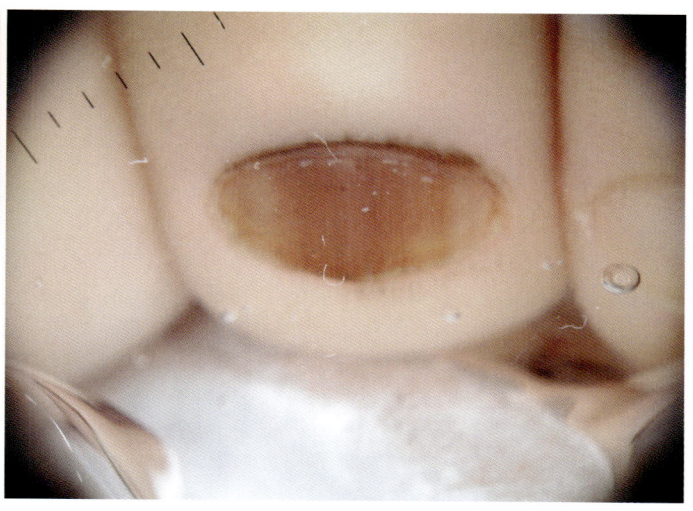

【臨床像】5年前に自覚．爪甲全体がびまん性に褐色調．
【ダーモスコピー所見】爪上皮に微小 Hutchinson 徴候がみられ，濃淡差や色素小点が観察されるが，経過観察により自然消退．

徹底網羅！ 後天性色素細胞母斑のバリエーション ⑦ 足底

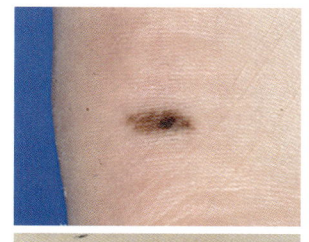

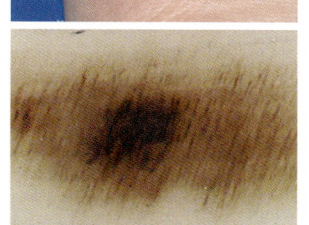

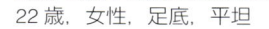

22歳，女性，足底，平坦

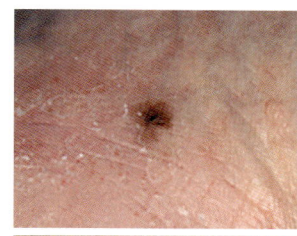

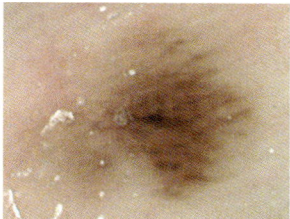

62歳，男性，足底，平坦

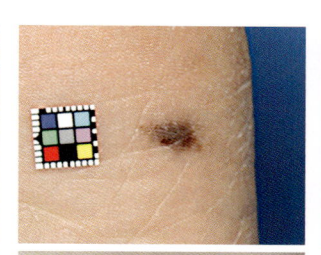

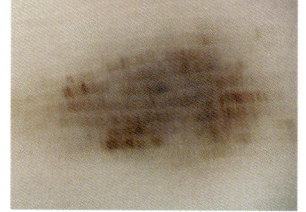

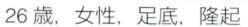

26歳，女性，足底，隆起

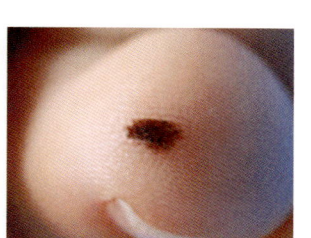

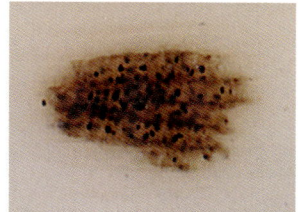

55歳，女性，足底，平坦

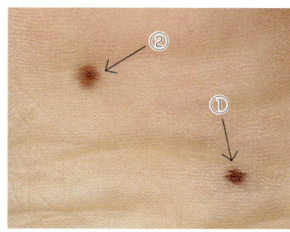

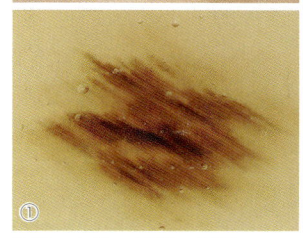

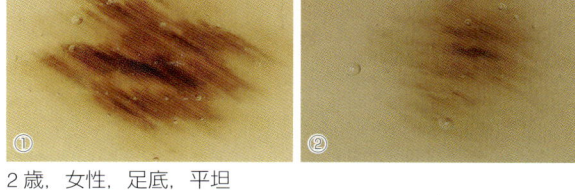

2歳，女性，足底，平坦

症例 1

49 歳，男性
[部位] 頭部
[形状] 隆起
[病理] 脂漏性角化症

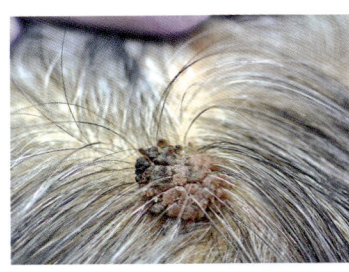

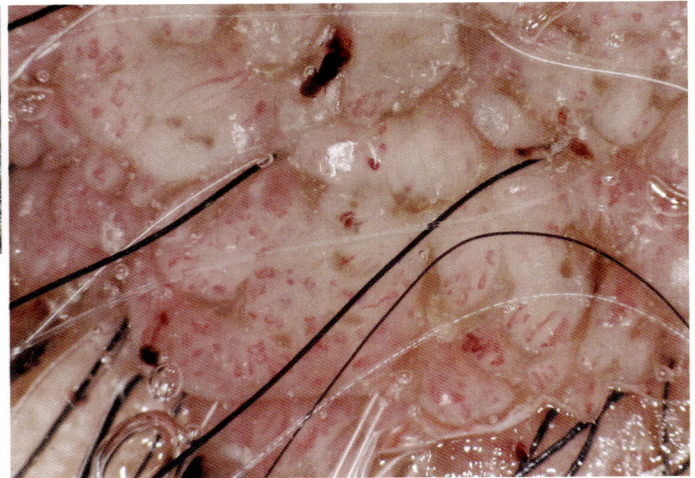

【臨床像】3 か月前からある．20×15 mm，淡紅色，乳頭腫状の結節で，表面に黒色の痂皮を付着し，毛が貫いている．
【ダーモスコピー所見】全体に外向性乳頭状構造を呈し，白暈を有するヘアピン血管が多数みられる．

症例 2

61 歳，男性
[部位] 頭部
[形状] 隆起
[病理] 脂漏性角化症

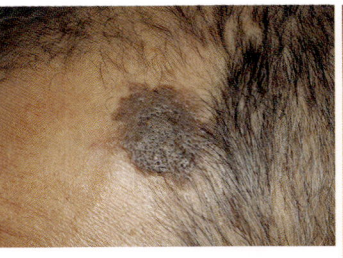

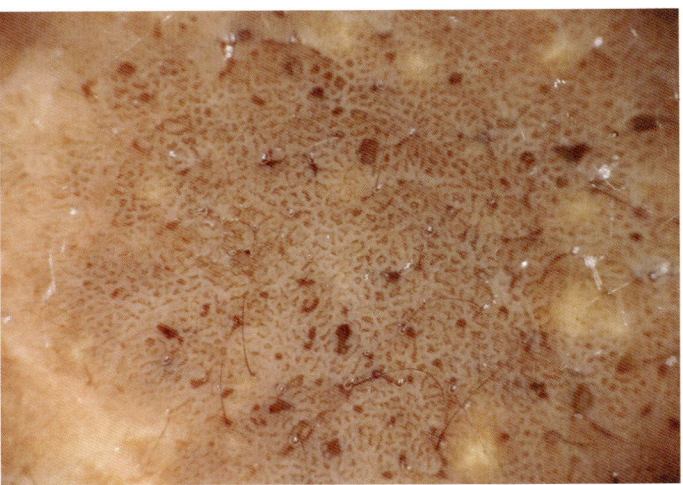

【臨床像】20 年前に自覚．30×20 mm，境界不明瞭な黒褐色局面．
【ダーモスコピー所見】脳回転様外観を呈する溝と隆起の局面内に，多数の面皰様開孔がある．

症例 3

93 歳，女性
[部位] 左下眼瞼
[形状] 隆起
[病理] 脂漏性角化症

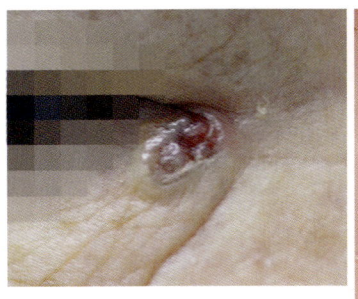

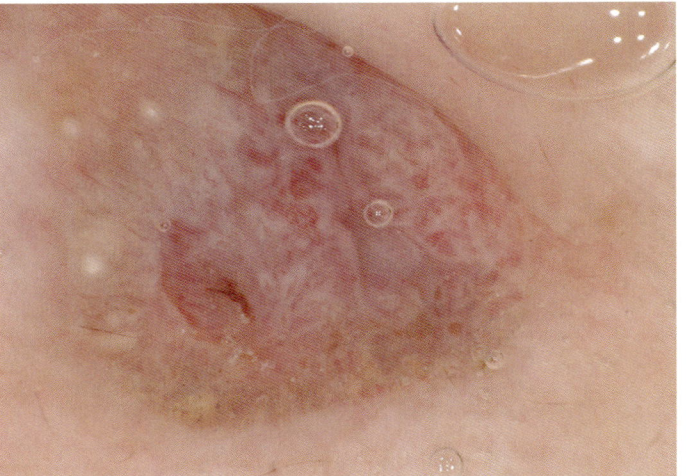

【臨床像】半年前に気づき，1 か月前から拡大．5×4 mm の表面痂皮を付着する結節．
【ダーモスコピー所見】中央は淡紅色でヘアピン血管があり，その周囲は白暈がある．辺縁黄褐色調の病変で少数の脾粒腫様嚢腫がある．

症例 4

56 歳，女性

部位 右上眼瞼

形状 隆起

病理 脂漏性角化症

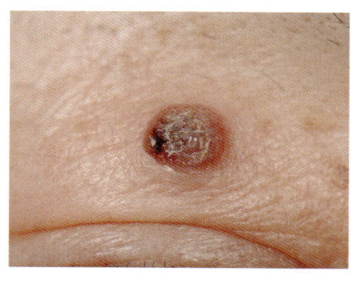

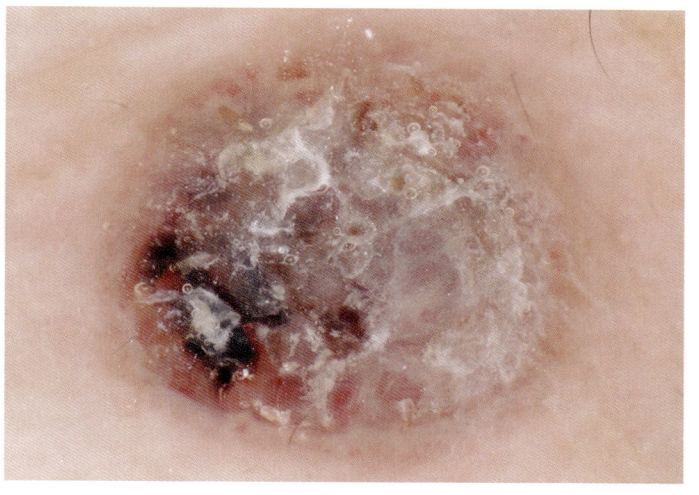

【臨床像】半年前に出現．2 か月前の凍結療法後に増大．6 mm で紅色の角化性結節．
【ダーモスコピー所見】辺縁から立ち上がる血管像は透見されるが，白色の鱗屑で覆われていて明瞭ではない．

症例 5

67 歳，男性

部位 鼻

形状 平坦

病理 脂漏性角化症
（早期病変）

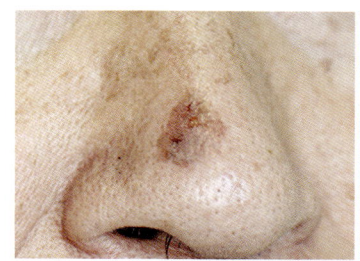

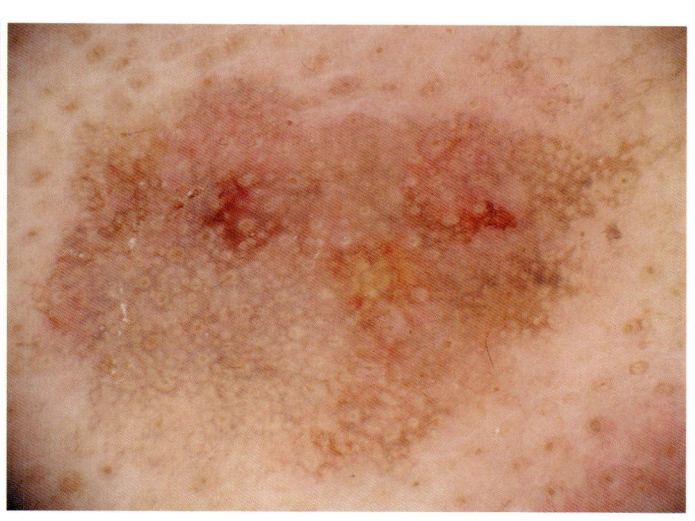

【臨床像】1 か月前に急に大きく黒くなった．約 20 mm の淡褐色〜茶褐色斑で一部潰瘍と紅斑部がある．
【ダーモスコピー所見】毛孔を網穴とする淡褐色から茶褐色調の定型的偽ネットワーク．一部に痂皮があり，その周辺は毛細血管拡張や痂皮などにより紅色偽ネットワークにも見える．

症例 6

39 歳，女性

部位 右頬部

形状 隆起

病理 脂漏性角化症

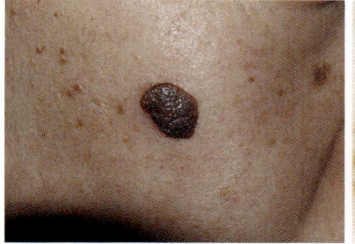

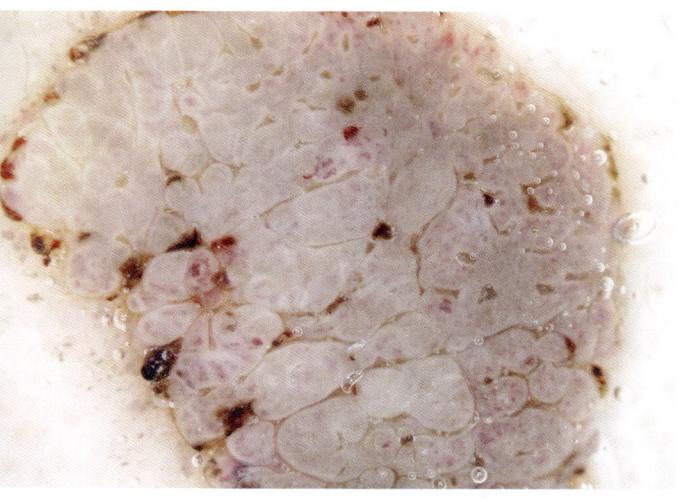

【臨床像】15 年ほどかけて増大．12×9 mm，茶褐色乳頭腫状，広基性結節．
【ダーモスコピー所見】白霧のかかった淡紅色の隆起は，脳回転様外観を示す．隆起内には，コンマ状血管やヘアピン血管が多数みられる．黒褐色調の角栓が溝を散在性に埋めている．

症例 7

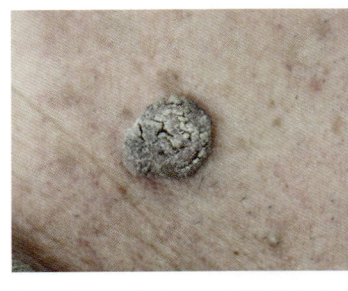

82 歳，男性

部位 右頬部

形状 隆起

病理 脂漏性角化症

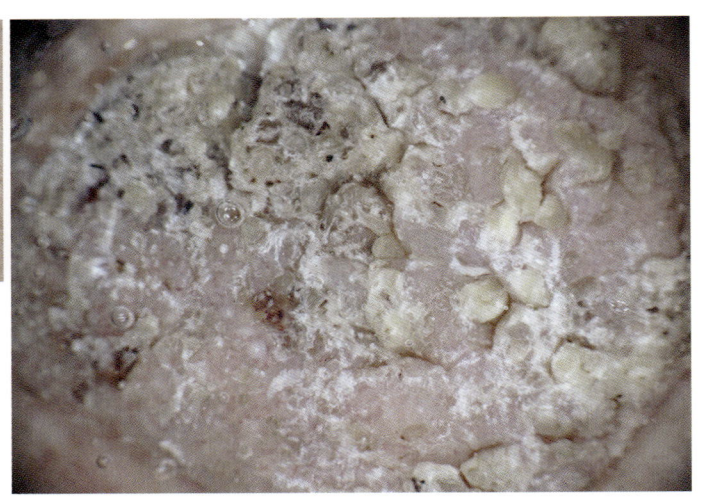

【臨床像】5 年前から黒褐色色素斑が存在．9 か月前から徐々に隆起．表面の角質増殖を伴う結節．

【ダーモスコピー所見】面皰様開孔，稗粒腫様囊腫，溝と隆起の所見がある．表面角化が目立つ．

症例 8

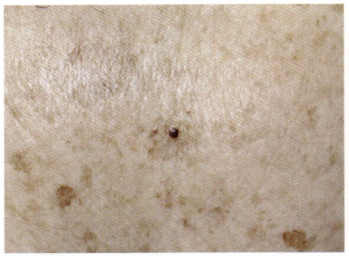

74 歳，女性

部位 右頬部

形状 隆起

病理 脂漏性角化症

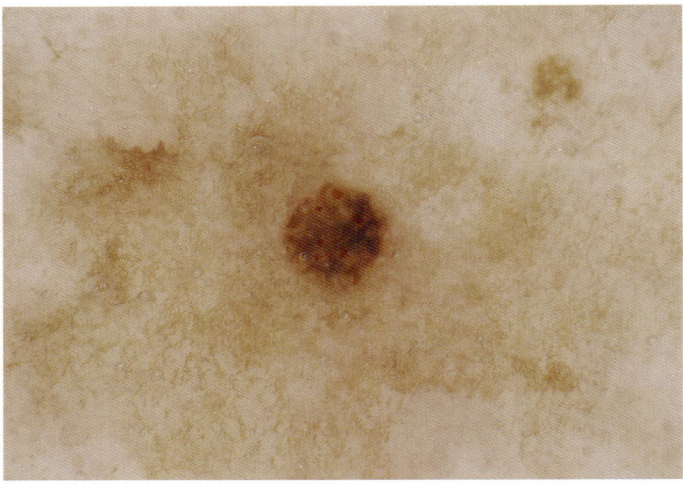

【臨床像】2 か月前からある小結節．淡褐色斑の内部に，類円形，2×1 mm，黒褐色の小結節がある．

【ダーモスコピー所見】結節には面皰様開孔がみられる．周囲の褐色斑は，指紋様構造と虫食い状辺縁を示す．

症例 9

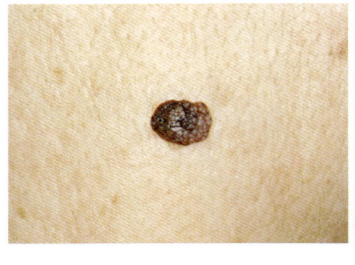

80 歳，女性

部位 左頬部

形状 隆起

病理 脂漏性角化症

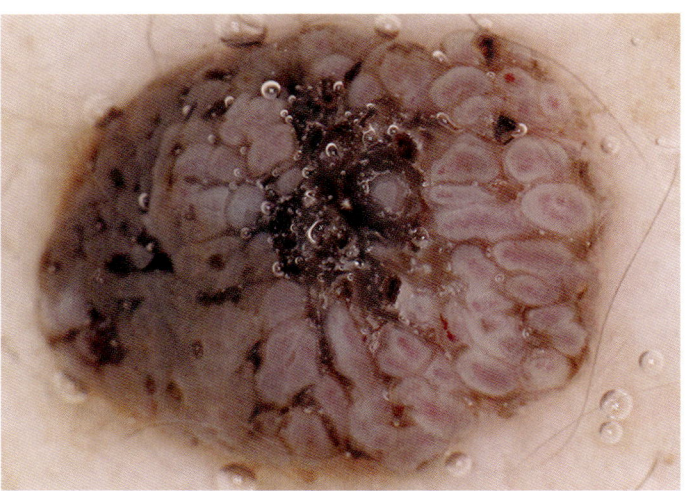

【臨床像】1 年前からある．7×5 mm，境界明瞭，ドーム状に隆起する黒褐色の小結節で，顆粒状の凹凸がある．

【ダーモスコピー所見】全体が外向性乳頭状構造を呈し，白暈を伴うヘアピン血管がある．

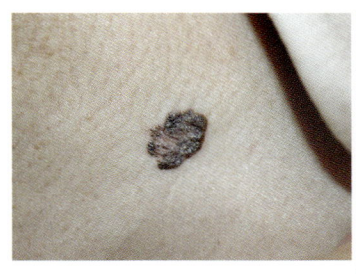

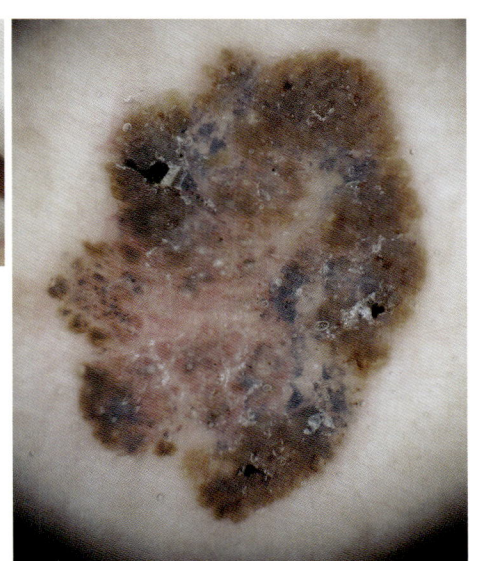

症例10

79歳，女性

[部位] 頸部

[形状] 隆起

[病理] 脂漏性角化症

【臨床像】2年前に自覚．その後徐々に増大．境界明瞭で，中央はやや紅色調を呈する黒褐色，平坦に隆起する結節．

【ダーモスコピー所見】稗粒腫様囊腫，面皰様開孔が多数ある．

徹底網羅！ 脂漏性角化症のバリエーション ①　頭部・顔・体幹

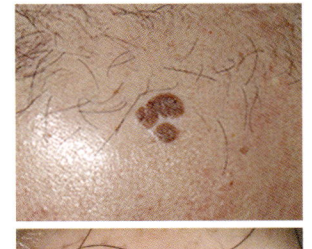

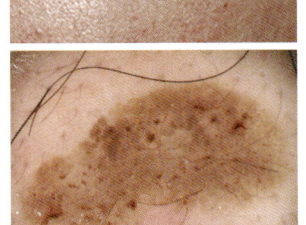

43歳，男性，頭部，隆起

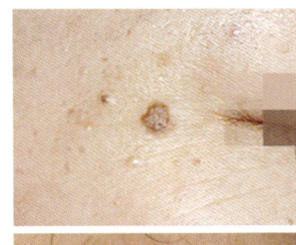

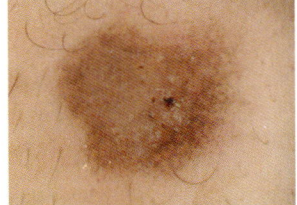

50歳，女性，顔，隆起

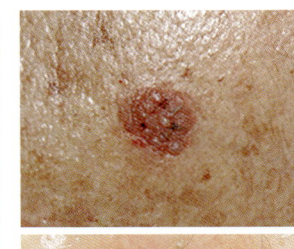

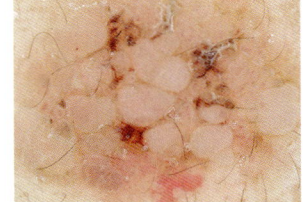

78歳，女性，顔，隆起

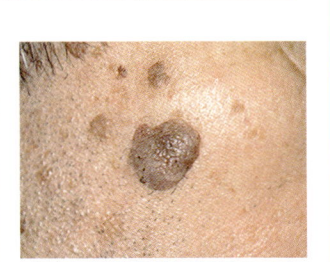

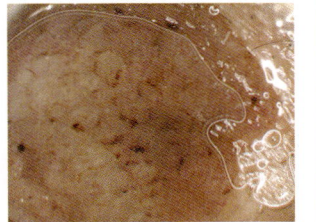

67歳，男性，顔，隆起

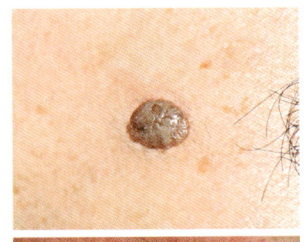

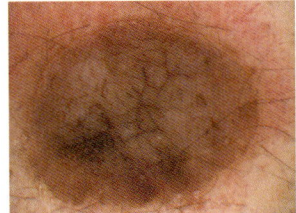

74歳，女性，顔，隆起

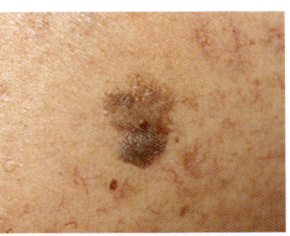

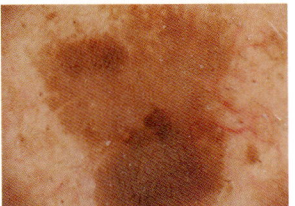

61歳，男性，顔，隆起

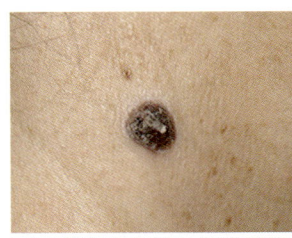

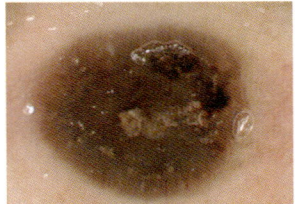

51歳，女性，体幹，隆起

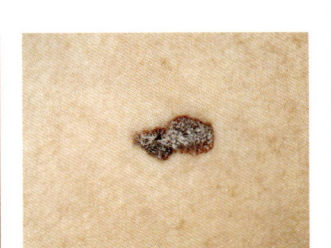

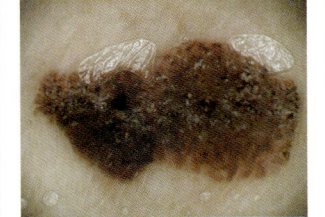

72歳，女性，体幹，隆起

症例 11

70歳，女性

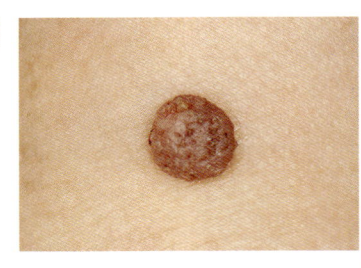

[部位] 頸部
[形状] 隆起
[病理] 脂漏性角化症

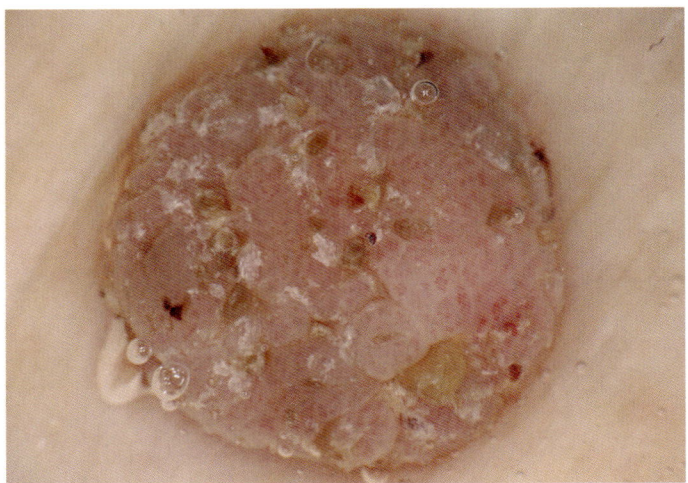

【臨床像】約3年前に自覚，1か月前から増大．径6×7mm，広基有茎性，表面軽度角化性で紅褐色調．

【ダーモスコピー所見】小点状，線状もしくはコンマ状血管を取り囲むように淡紅白色調の皮立があり，褐色の面皰様開孔を伴う．

症例 12

39歳，女性

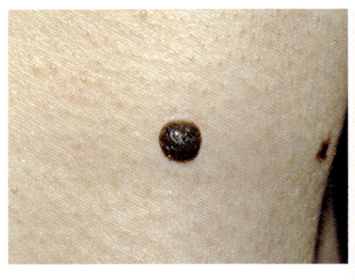

[部位] 頸部
[形状] 隆起
[病理] 脂漏性角化症

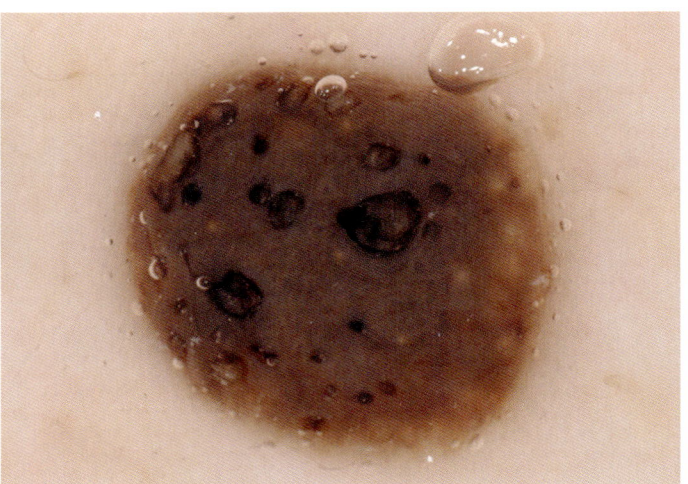

【臨床像】5年前からある．径5mm，ドーム状に隆起する黒色小結節で，境界は明瞭．

【ダーモスコピー所見】大小の面皰様開孔と稗粒腫様嚢腫が散在性にみられる．

症例 13

69歳，男性

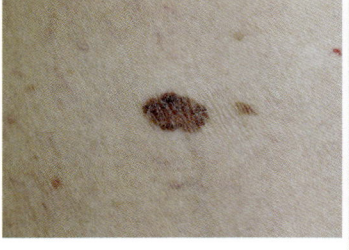

[部位] 胸部
[形状] 隆起
[病理] 脂漏性角化症

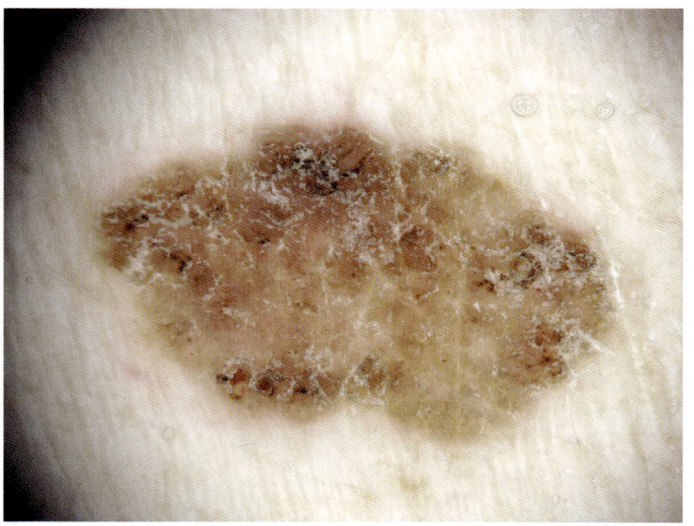

【臨床像】約20年前から存在．14×8mm，表面粗糙で淡紅色，褐色の色素斑がみられる．

【ダーモスコピー所見】境界明瞭で，辺縁部に稗粒腫様嚢腫，淡褐色指紋様構造が一部にみられる．また溝が多数あり，乳頭腫様に見える部分もある．

症例14

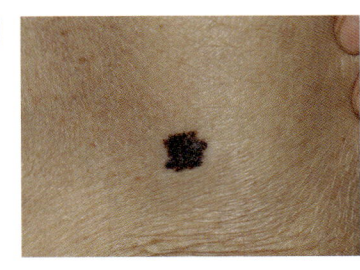

85歳，女性
部位 胸部
形状 隆起
病理 脂漏性角化症

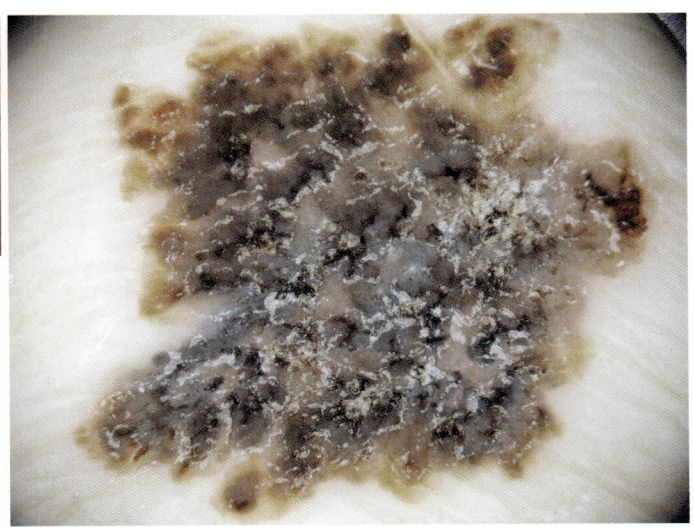

【臨床像】不整形，表面粗糙の黒褐色斑（13×12 mm）.
【ダーモスコピー所見】境界明瞭．辺縁では茶褐色，中央
では黒色〜青灰色．多発性稗粒腫様囊腫も散在する.

徹底解剖！　症例11のダーモスコピーを詳しく見てみよう

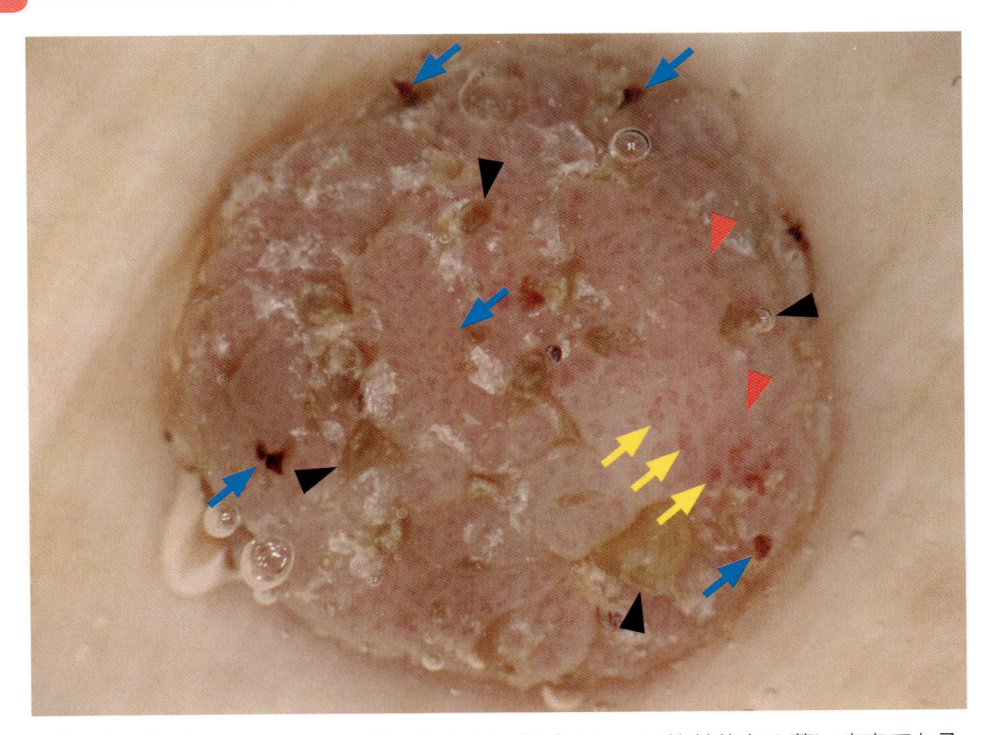

　臨床的に淡褐色の結節であり，日本人の脂漏性角化症（SK）としては比較的色の薄い病変である.
　ダーモスコピーでも全体に色素を欠く病変であることがわかるが，SKに特徴的な所見は備えている.
　全体に黄褐色の角栓に対応する面皰様開孔（▲）が多数あり，点状，塊状の出血（➡）もみられる.
　淡紅色の領域もよく見ると糸球体状血管（⇨）と淡紅白色の脱色素ネットワーク（▲）の組み合わせがあり，上
皮増殖性の腫瘍であることがわかる.
　白色に乱反射する鱗屑構造は散在性にみられる．全体にびまん性に色素脱失があり，メラニンに対応する構
造はみられない.

症例 15

90 歳，女性

[部位] 胸部

[形状] 隆起

[病理] 脂漏性角化症

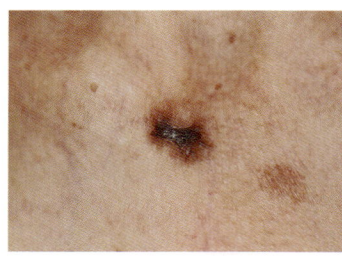

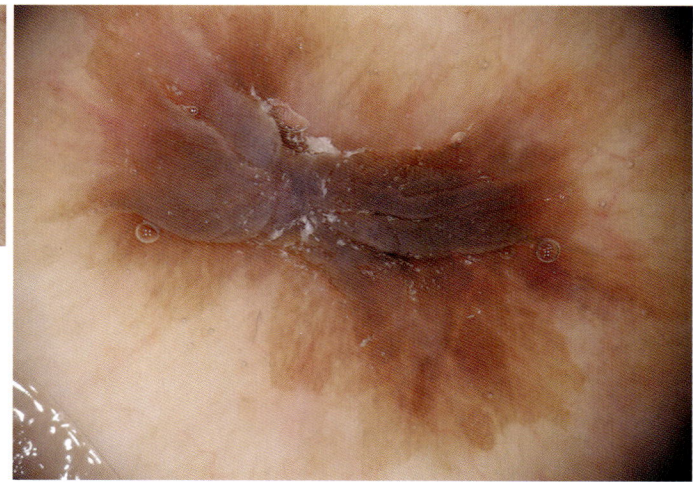

【臨床像】5 年前に自覚．黒褐色の扁平に隆起する結節．
【ダーモスコピー所見】病変中央部に褐色の溝と隆起がみられる．

症例 16

58 歳，男性

[部位] 胸部

[形状] 隆起

[病理] 脂漏性角化症＋
青色母斑

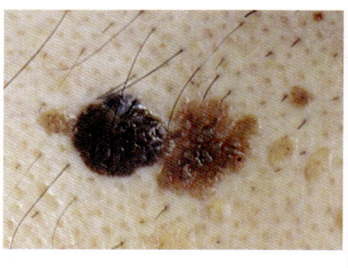

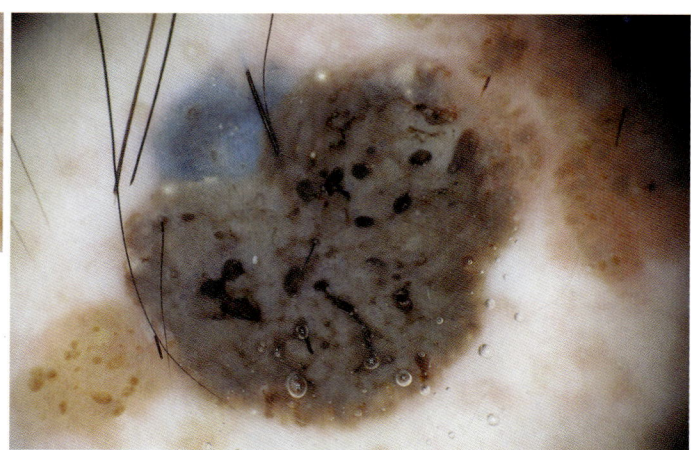

【臨床像】発症時期不明の軽度隆起性結節が増大．約
15 mm の茶褐色表面脳回転様構造で，9 時方向に青灰色
領域がある．
【ダーモスコピー所見】褐色の境界明瞭な病変．多発性稗
粒腫様囊腫と面皰様開孔がある．表面は脳回転様外観．
9〜12 時領域に均一青色色素沈着がある．

症例 17

80 歳，女性

[部位] 胸部

[形状] 隆起

[病理] 脂漏性角化症

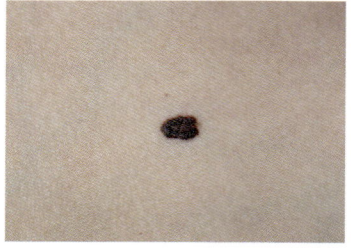

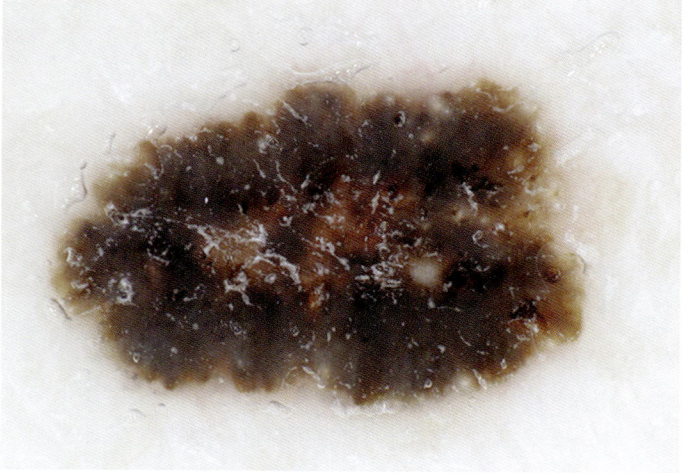

【臨床像】5 年前から増大．境界明瞭であり，馬蹄形に隆
起している．やや光沢を伴う．
【ダーモスコピー所見】面皰様開孔，稗粒腫様囊腫があ
る．表面に過角化あり．

症例 18

90 歳，女性

[部位] 胸部

[形状] 隆起

[病理] 脂漏性角化症

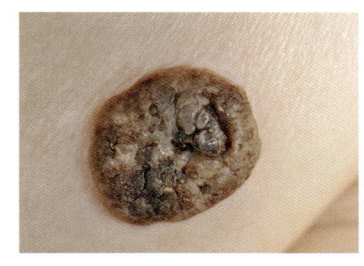

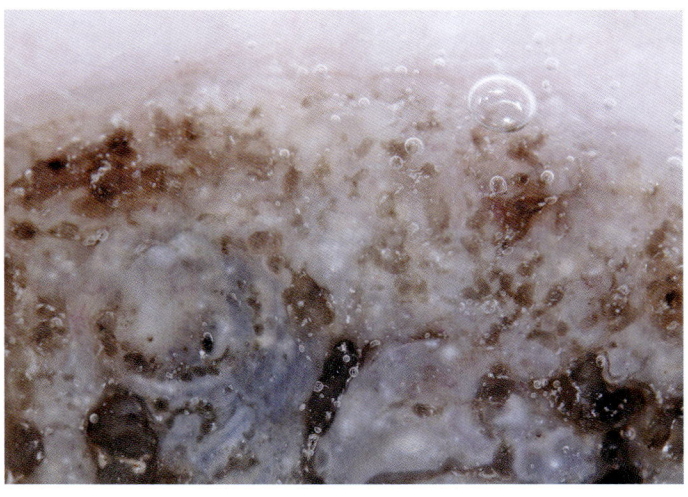

【臨床像】20 年来増大．径 17 mm で，表面顆粒状．境界明瞭．

【ダーモスコピー所見】辺縁部を中心に溝と隆起がある．稗粒腫様囊腫も多数みられる．

症例 19

61 歳，女性

[部位] 胸部

[形状] 隆起

[病理] 脂漏性角化症

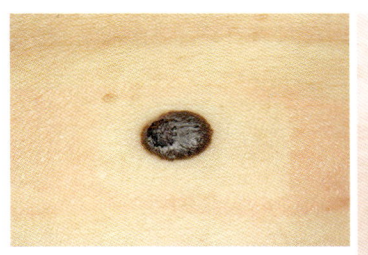

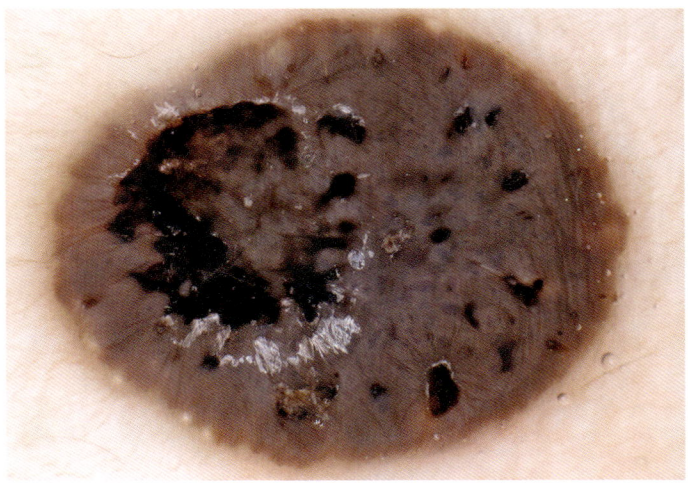

【臨床像】1 年前からある．境界明瞭，6×5 mm，黒色，扁平隆起性の小結節．

【ダーモスコピー所見】面皰様開孔と稗粒腫様囊腫がみられる．結節中央は，溝と隆起を呈す．

症例 20

72 歳，男性

[部位] 胸部

[形状] 隆起

[病理] 脂漏性角化症

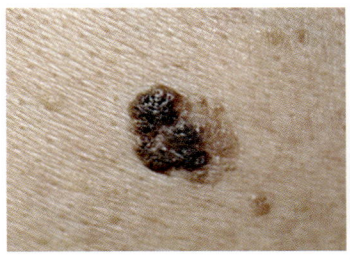

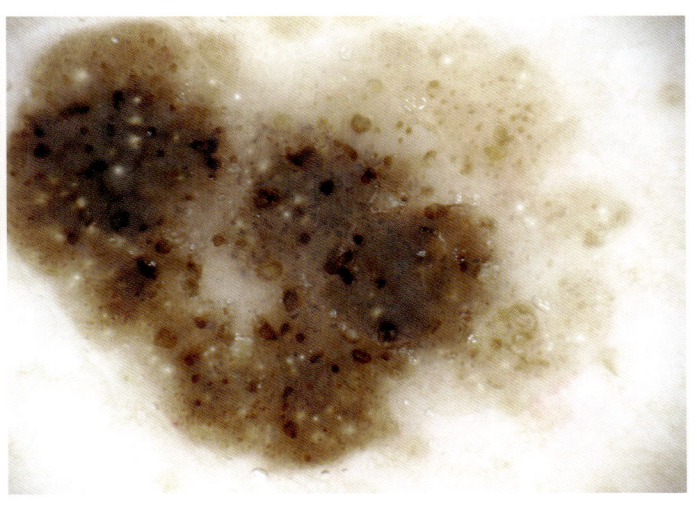

【臨床像】3 年前から隆起．径 10 mm，淡褐色局面と黒褐色扁平隆起性の結節が一体となっている．

【ダーモスコピー所見】多数の面皰様開孔がみられる．黒褐色結節には稗粒腫様囊腫が散在し，夜空の星(stars in the sky)様を呈している．

症例 21

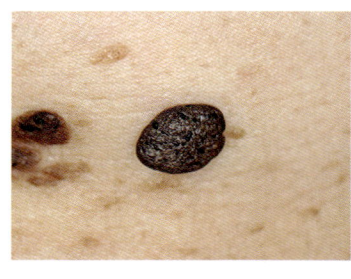

70 歳，女性
- [部位] 胸部
- [形状] 隆起
- [病理] 脂漏性角化症

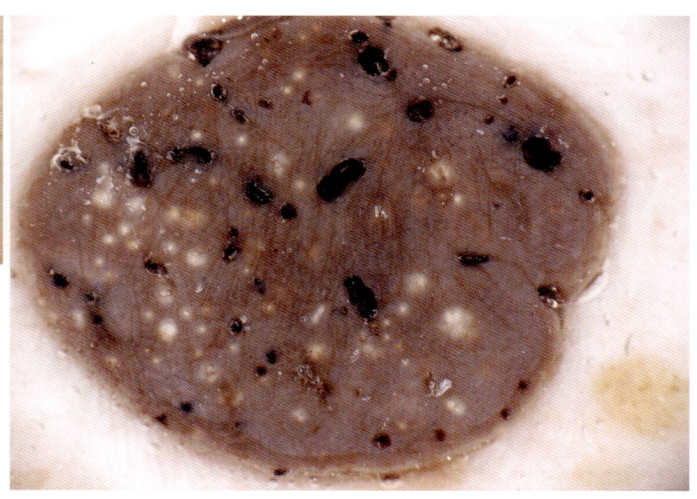

【臨床像】5年前からある．径10 mm，境界明瞭，広基性の黒色結節．周囲に褐色結節，斑が散在．

【ダーモスコピー所見】多数の面皰様開孔と稗粒腫様嚢腫がみられる．後者は，夜空の星(stars in the sky)様に見える．

症例 22

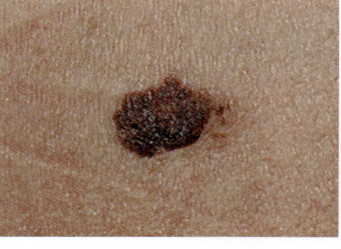

62 歳，男性
- [部位] 腹部
- [形状] 隆起
- [病理] 脂漏性角化症

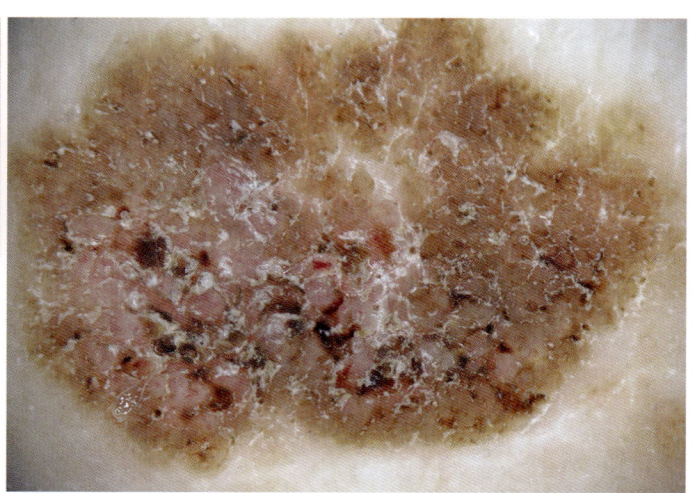

【臨床像】10数年前より出現．15 mm，表面粗糙の褐色調結節．

【ダーモスコピー所見】境界明瞭，辺縁では茶褐色で，虫食い状辺縁と一部に多発性稗粒腫様嚢腫がある．中央では白い靄がかかる淡紫紅色敷石の丘と赤褐色の溝がある．

症例 23

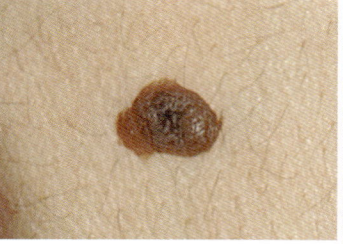

39 歳，女性
- [部位] 腹部
- [形状] 隆起
- [病理] 脂漏性角化症

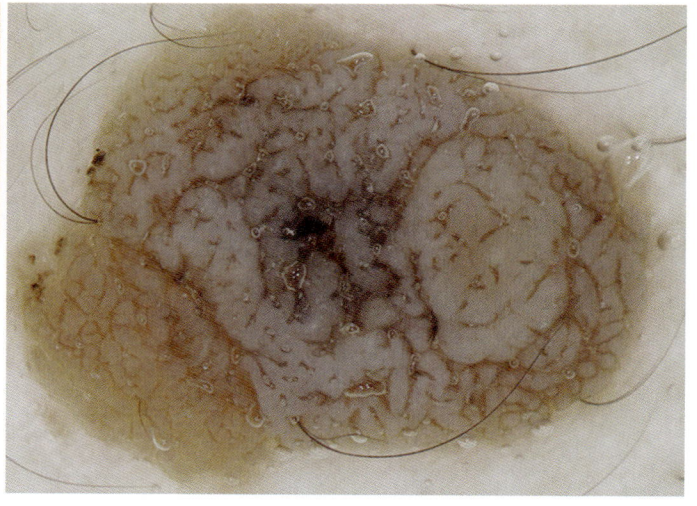

【臨床像】発症時期不明．12×8 mm，褐色ドーム状の結節．

【ダーモスコピー所見】病巣全体に褐色から青白色の薄靄のかかった脳回転様構造がみられる．全体的にほぼ左右対称である．

<table>
<tr><td>

症例 24

69 歳，男性
[部位] 腹部
[形状] 隆起
[病理] 脂漏性角化症

</td><td>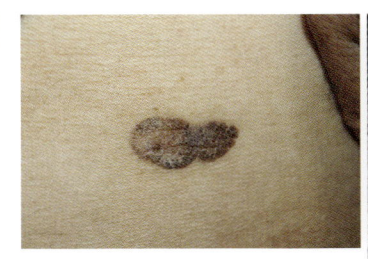</td></tr>
</table>

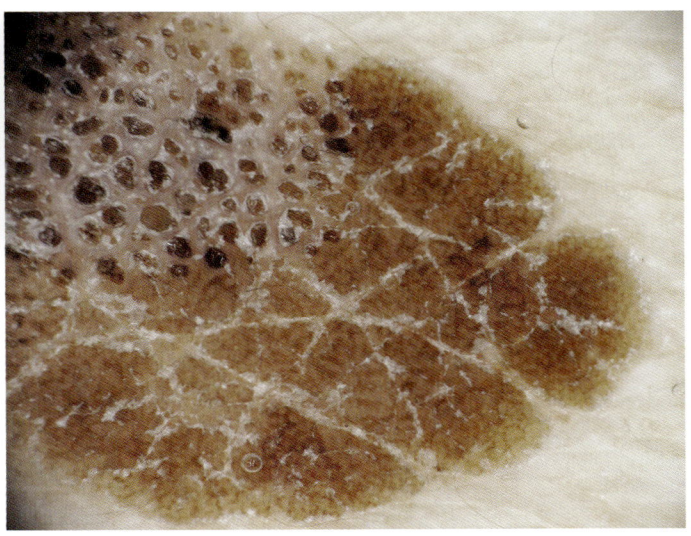

【臨床像】20〜30 年前に自覚．大きな変化はない．境界明瞭で，扁平に隆起する角化性の褐色結節．
【ダーモスコピー所見】病変右側では褐色の色素ネットワークがみられ，左側では面皰様開孔が多数ある．

徹底解剖！　**症例 21 のダーモスコピーを詳しく見てみよう**

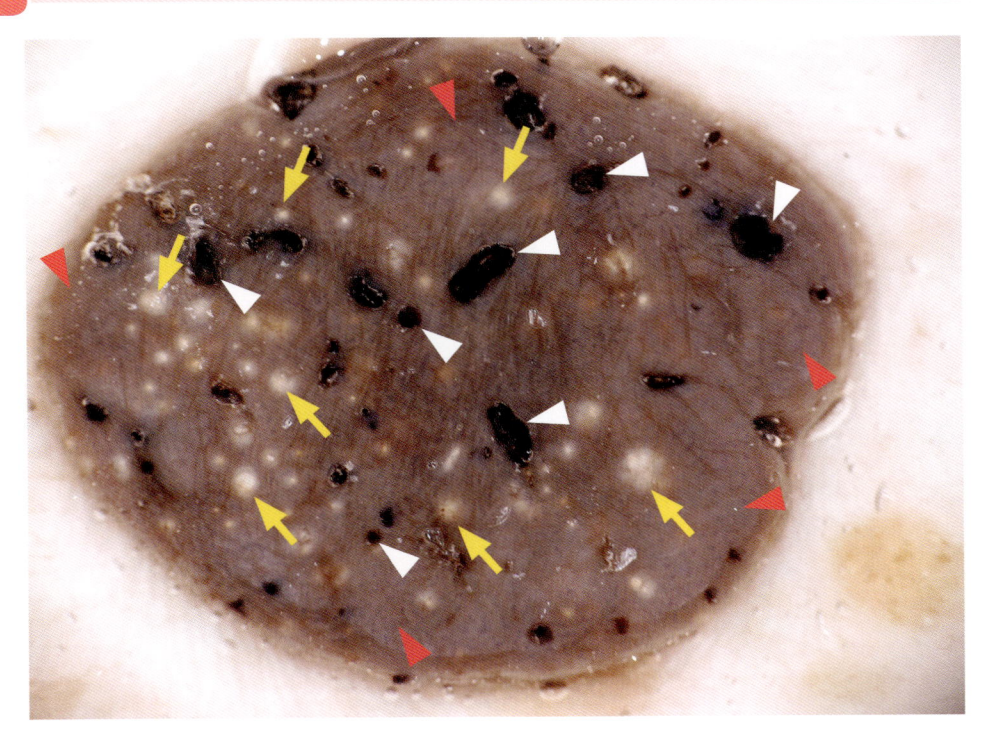

　臨床的に黒色の結節であり，結節型黒色腫を除外するために，正確な診断が求められる病変である．
　ダーモスコピーでは，典型的な脂漏性角化症（SK）の所見であることを覚えておく必要がある．
　病変は全体に比較的均質な青灰色（▲）であり，これは顕著に肥厚した表皮の基底層にメラニン沈着がかなりの量であることを示唆する．
　ベールがかかったようにみえる理由は病変全体が正角化を呈しているからである．錯角化しているところがあれば，乱反射する不透明な白色構造がみられるはずである．
　典型的 SK の所見として，最も注目すべきところは，境界がぼんやりした小円形白色構造である多発性稗粒腫様嚢腫（⇨）と多数の境界明瞭な面皰様開孔（△）である．

症例 25

88 歳，男性
[部位] 腹部
[形状] 隆起
[病理] 脂漏性角化症

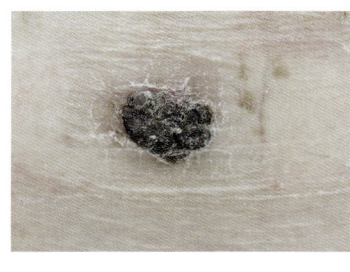

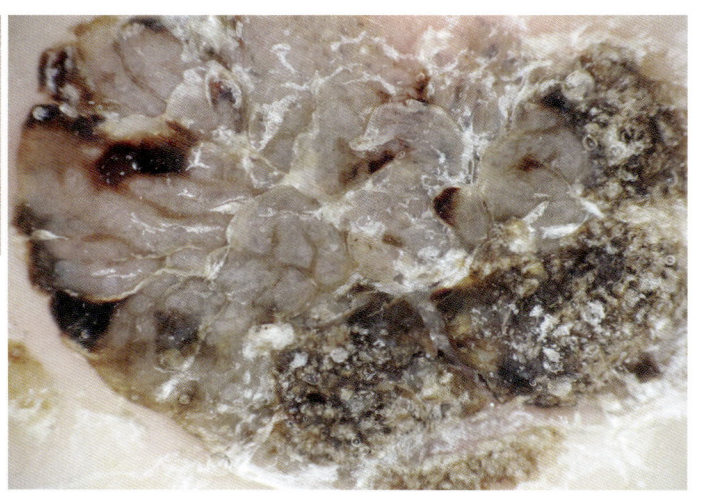

【臨床像】1 年前に出現，ここ半年で増大．15×10 mm，黒褐色の隆起性結節で角化が目立つ．
【ダーモスコピー所見】青灰色の脳回転様外観を呈する病変で，表面には血痂，鱗屑がある．

症例 26

58 歳，女性
[部位] 背部
[形状] 隆起
[病理] 脂漏性角化症

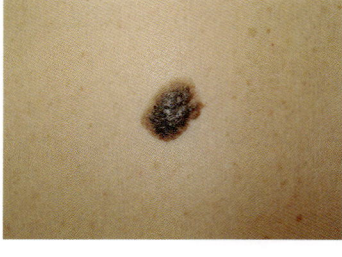

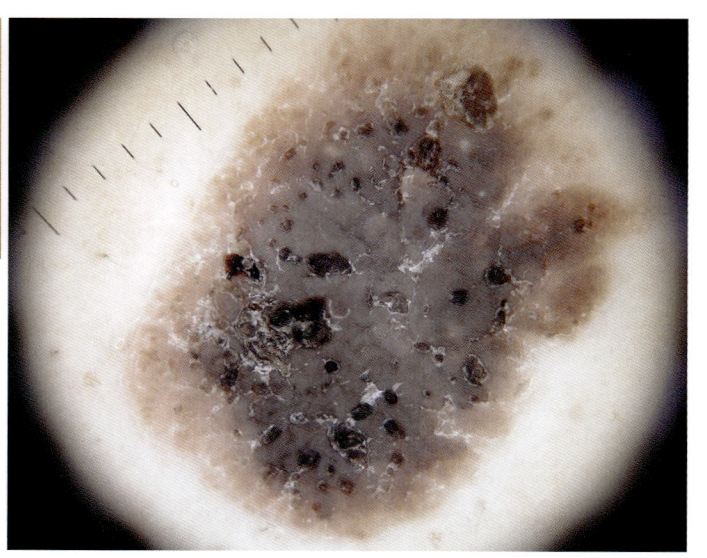

【臨床像】発症時期不明．25×17 mm の境界明瞭な茶褐色結節．
【ダーモスコピー所見】乳頭状に増殖した間隙に鱗屑が付着し，白い稗粒腫様嚢腫，濃褐色の面皰様開孔が多数みられる．

症例 27

48 歳，女性
[部位] 腹部
[形状] 隆起
[病理] 脂漏性角化症

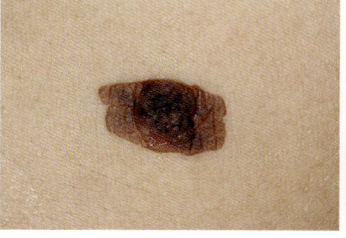

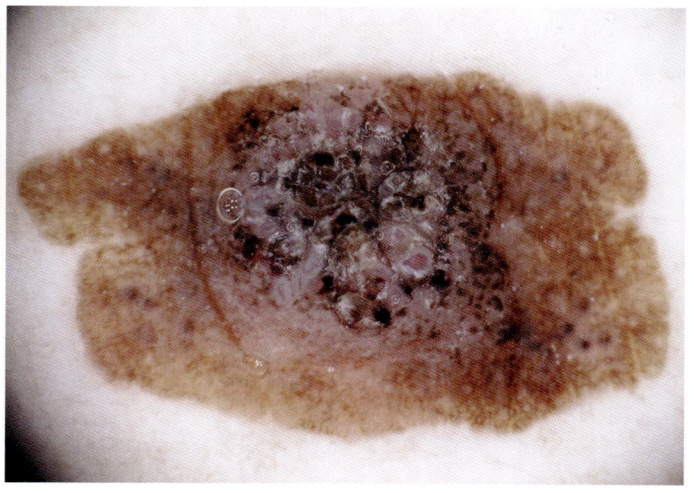

【臨床像】30 年ほど前に自覚．数年前より一部が隆起・増大．径 14×9 mm の扁平黒褐色局面．中央に径 7 mm の疣状の隆起性病変．
【ダーモスコピー所見】指紋様構造が辺縁にあり，中央にコンマ状血管を取り囲むように青白色の皮丘があり，濃褐色の面皰様開孔を伴う．

症例 28

81歳，男性
[部位] 腹部
[形状] 隆起
[病理] 脂漏性角化症

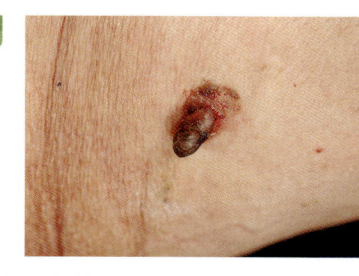

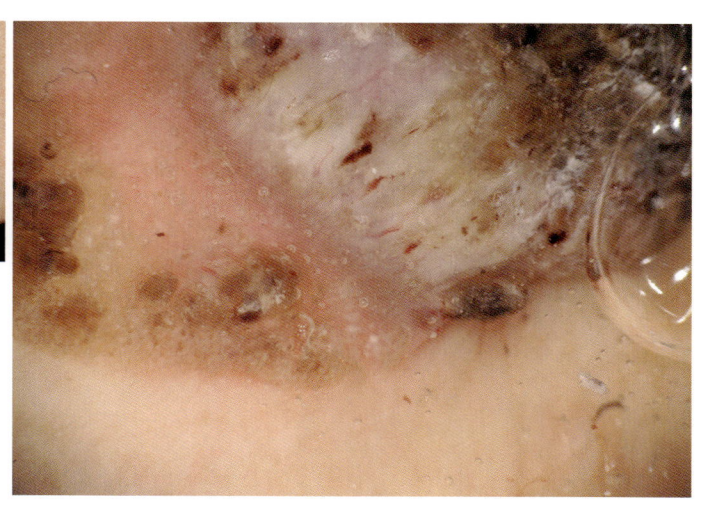

【臨床像】発症時期不明．1年前から出血を伴う．15 mm大の角化性局面上に 10×6×10 mm の角化性結節．
【ダーモスコピー所見】結節の中央は黒変した角質塊で，辺縁の白色領域にはヘアピン血管が立ち上がっている．

症例 29

63歳，女性
[部位] 腹部
[形状] 平坦
[病理] 脂漏性角化症

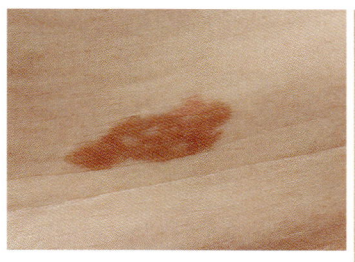

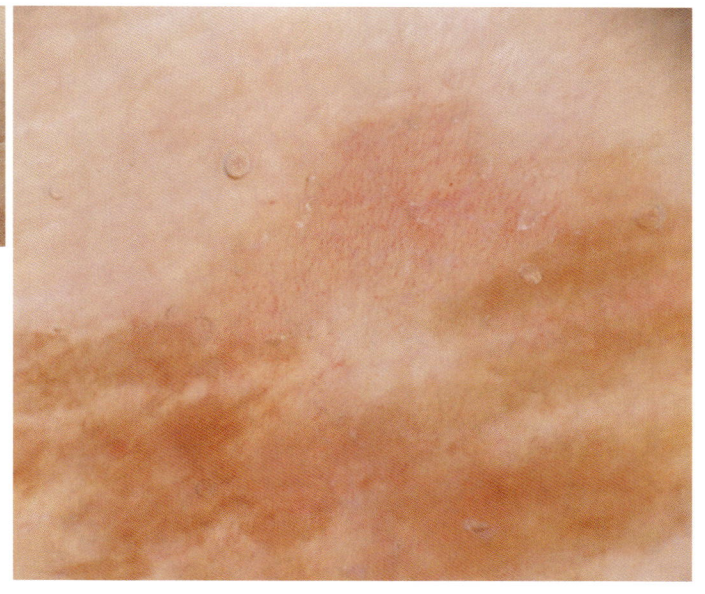

【臨床像】10年以上前に軽度の角化を伴う褐色斑を自覚．徐々に拡大．25×15 mm の境界明瞭な褐色斑．
【ダーモスコピー所見】淡い褐色の無構造領域．境界は不明瞭．

症例 30

63歳，女性
[部位] 腰部
[形状] 平坦
[病理] 脂漏性角化症

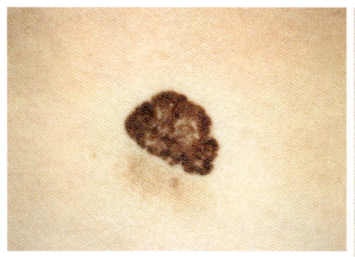

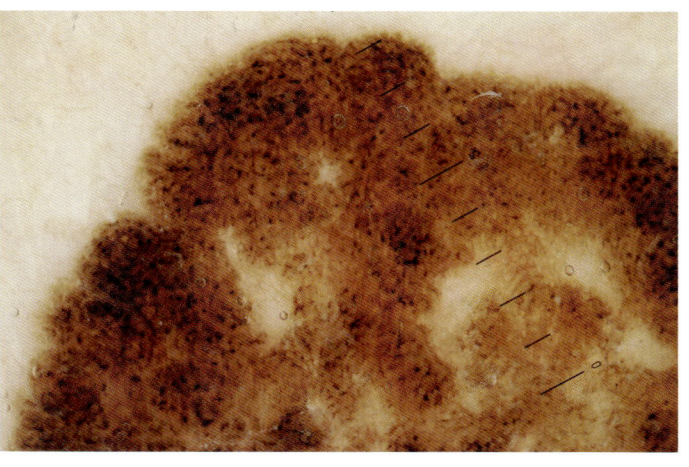

【臨床像】15年ほど前に出現した黒褐色結節．不整形ながら境界明瞭で，わずかに隆起した小結節が融合し局面を形成．
【ダーモスコピー所見】一様に小さな皮膚色から褐色のclods の集簇と周囲の濃褐色の dots があり，4時方向には指紋様構造もみられる．

症例 31

70 歳，男性

部位 頸部

形状 隆起

病理 施行せず

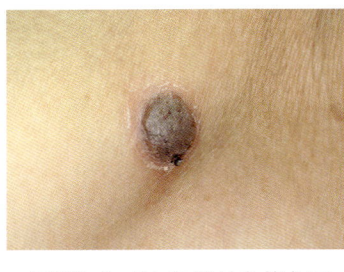

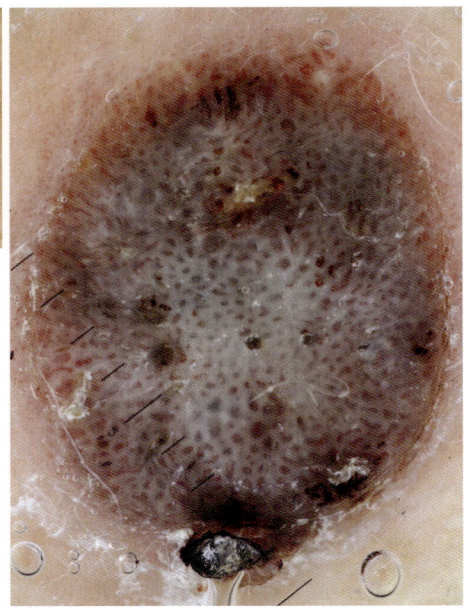

【臨床像】3 年前から増大．周囲にわずかに紅暈を伴う灰白色調の扁平隆起性結節．

【ダーモスコピー所見】褐色を帯びる淡い青灰色で幅広の脱色素ネットワーク，網穴にヘアピン血管などの血管あり．面皰様開孔が散見される．

症例 32

66 歳，女性

部位 腹部

形状 隆起

病理 脂漏性角化症

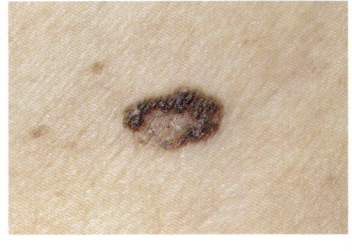

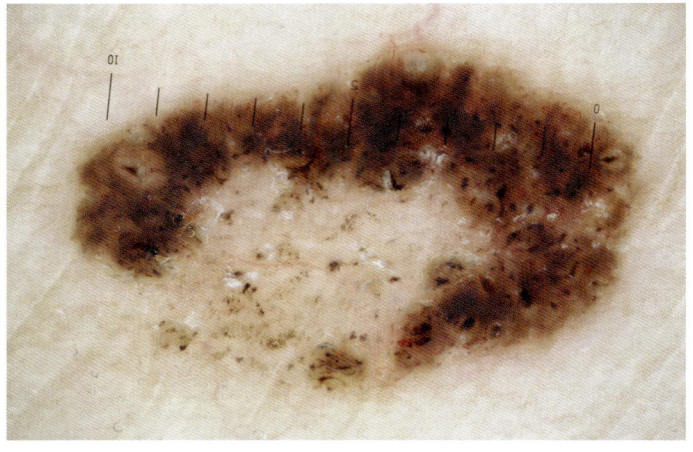

【臨床像】3 年前に自覚，増大傾向はない．表面にわずかに痂皮を付す馬蹄形の濃褐色局面．

【ダーモスコピー所見】濃褐色の溝と隆起，稗粒腫様囊腫，および 8 時方向に線状不規則血管がみられる．

症例 33

85 歳，女性

部位 腹部

形状 隆起

病理 脂漏性角化症

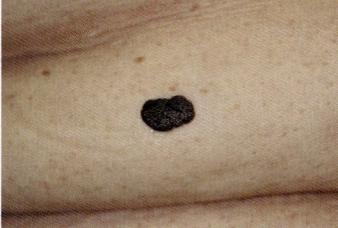

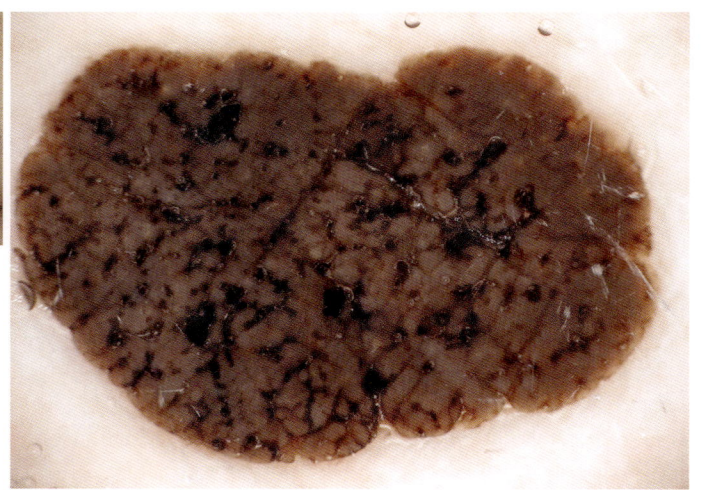

【臨床像】数日前に気づいた．13×9 mm，境界明瞭，黒色，扁平隆起性の結節．

【ダーモスコピー所見】全体に溝と隆起がある．隆起（ridges）は暗い青灰色で溝には黒変した角質が詰まっており，脳回転様外観を呈する．

症例 34

59 歳，女性

[部位] 腹部

[形状] 隆起

[病理] 脂漏性角化症

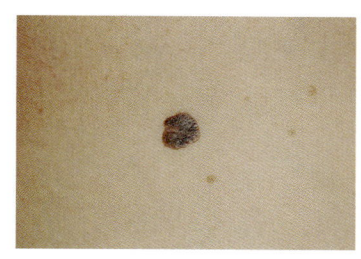

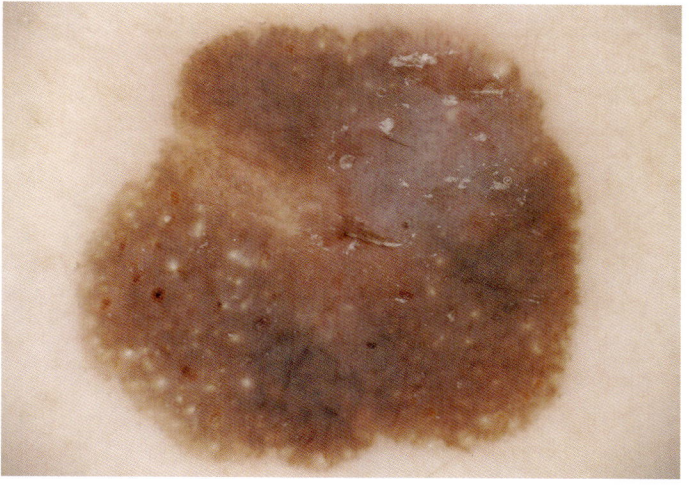

【臨床像】10 年前からある黒色調の局面．径 10 mm，類円形で境界は明瞭，扁平に隆起する黒褐色の小結節．

【ダーモスコピー所見】特に下半分において，多数の稗粒腫様嚢腫が夜空の星（stars in the sky）様を呈している．面皰様開孔も散見される．

症例 35

80 歳，女性

[部位] 腹部

[形状] 隆起

[病理] 脂漏性角化症

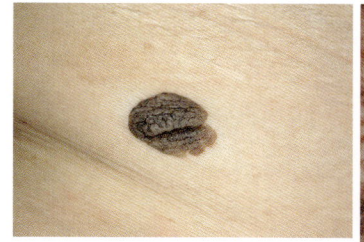

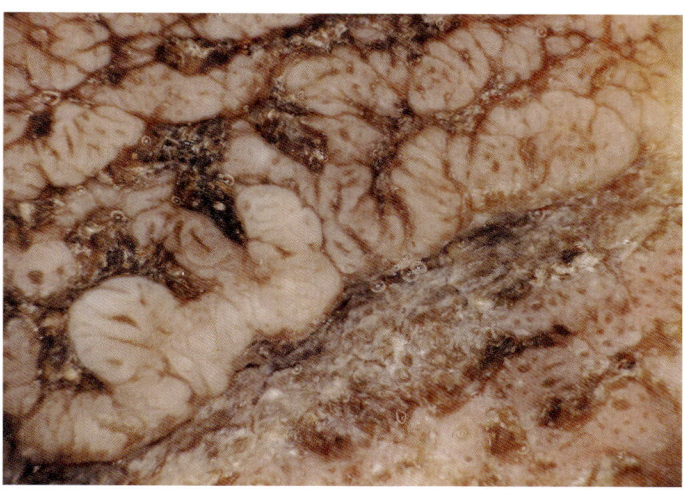

【臨床像】10 年前からある．22×11 mm，境界明瞭，扁平に隆起する黒褐色の結節で，表面凹凸を有する．

【ダーモスコピー所見】褶曲する明るい青灰色で畝状の隆起が脳回転様外観を呈している．黒色〜濃褐色の面皰様開孔も多数みられる．

症例 36

65 歳，女性

[部位] 背部

[形状] 隆起

[病理] 脂漏性角化症

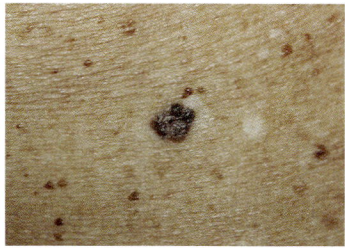

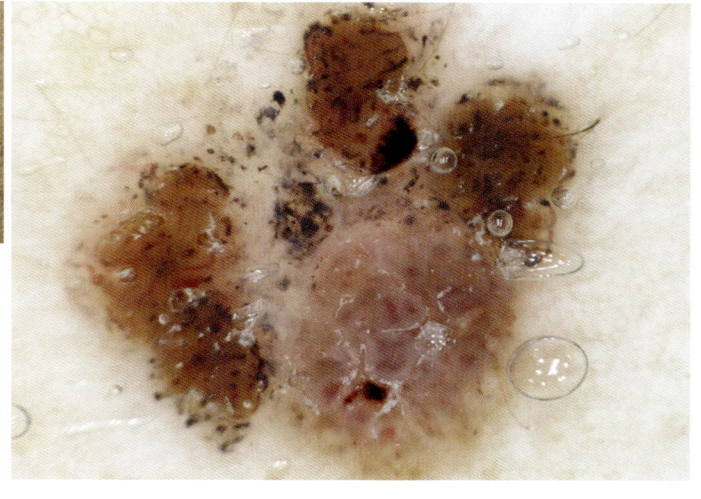

【臨床像】数年前に自覚．境界明瞭で扁平に隆起する暗紅褐色結節．

【ダーモスコピー所見】外向性乳頭状構造の所見がみられ，網穴部では血管拡張がみられる．

症例 37

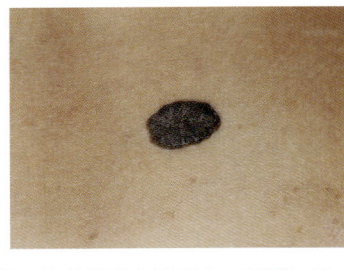

50 歳，女性
部位 背部
形状 隆起
病理 脂漏性角化症

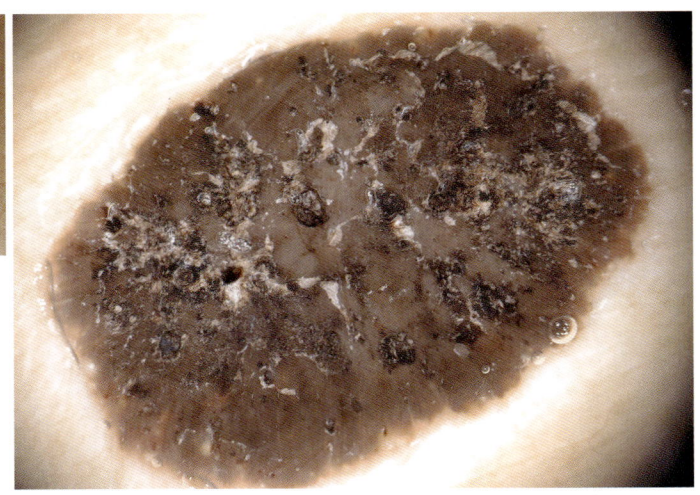

【臨床像】7〜8 年前に自覚．境界明瞭な黒褐色，扁平に隆起する結節．
【ダーモスコピー所見】黒色の面皰様開孔，白色の稗粒腫様嚢腫が多数ある．

症例 38

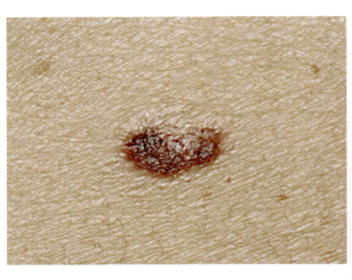

68 歳，男性
部位 背部
形状 隆起
病理 脂漏性角化症

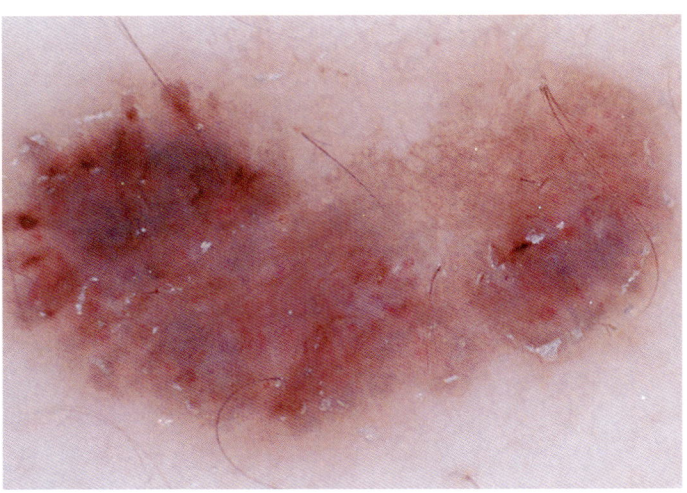

【臨床像】約 1 週間前に自覚．径 8×5 mm，境界明瞭で，軽度隆起する表面角化性の黒褐色結節．
【ダーモスコピー所見】辺縁に淡褐色の色素線条があり，指紋様構造を呈している．中央では淡褐色の色素小球もみられる．

症例 39

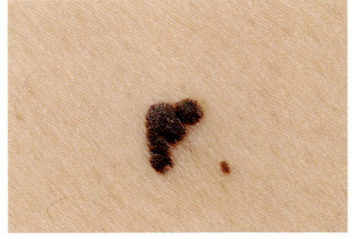

52 歳，男性
部位 背部
形状 隆起
病理 脂漏性角化症

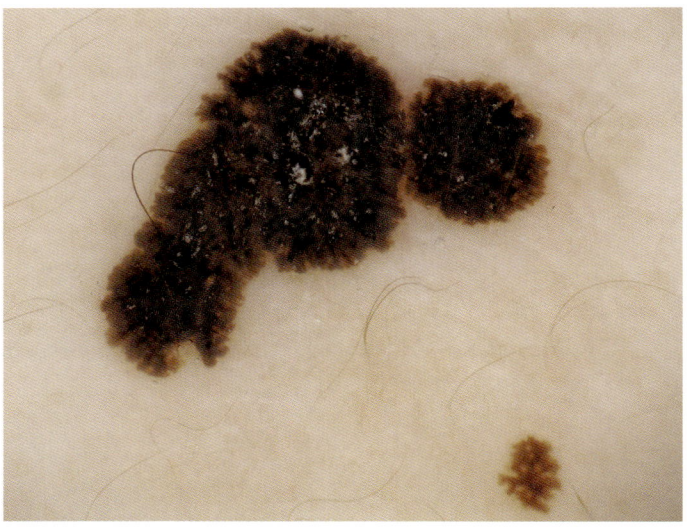

【臨床像】2 か月前に指摘された 10 mm の境界明瞭な黒色斑．隆起している．周囲に小さな褐色斑あり．
【ダーモスコピー所見】一様に黒褐色調で，表面は溝と隆起からなる．辺縁は境界明瞭．

症例 40

59 歳，女性
部位 右腋窩
形状 隆起
病理 脂漏性角化症

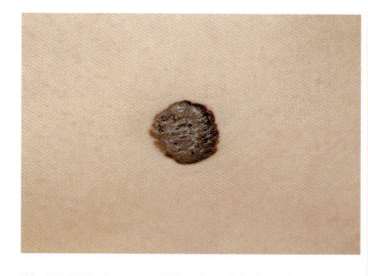
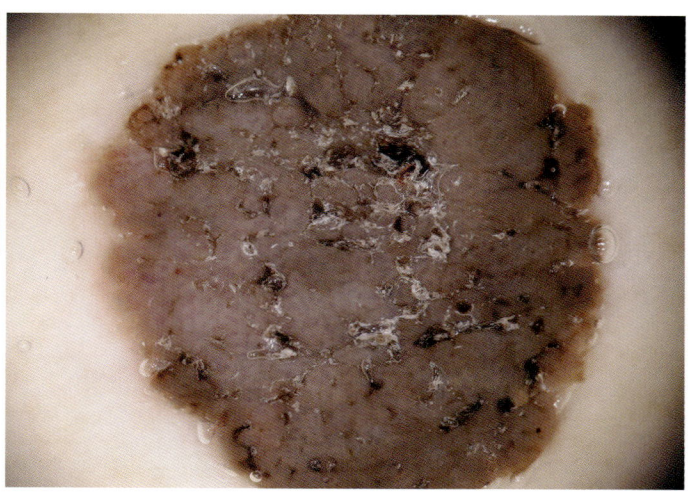

【臨床像】5 年前に自覚．境界明瞭で，扁平に隆起する黒褐色結節．

【ダーモスコピー所見】脳回転様外観を呈し，一部ではヘアピン血管もみられる．また，面皰様開孔も多数みられる．

徹底網羅！ 脂漏性角化症のバリエーション ②　外陰部・下肢

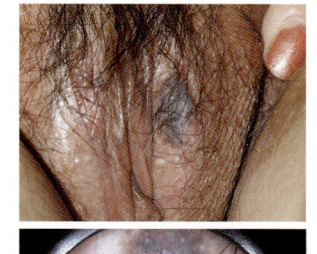
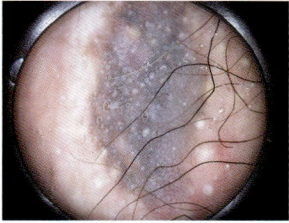
55 歳，女性，外陰部，隆起

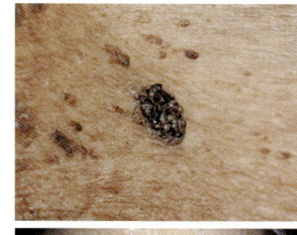
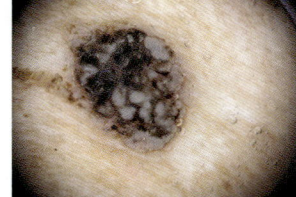
90 歳，男性，外陰部，隆起

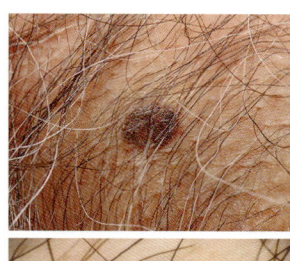
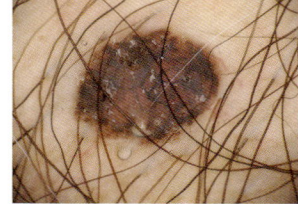
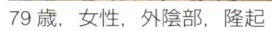
79 歳，女性，外陰部，隆起

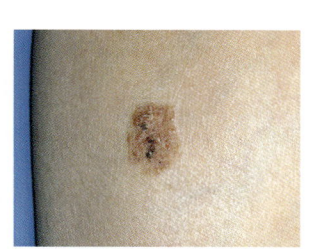
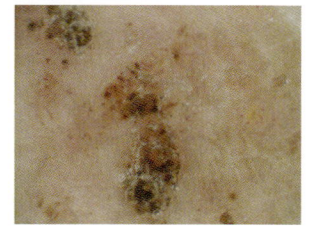
72 歳，女性，下肢，隆起

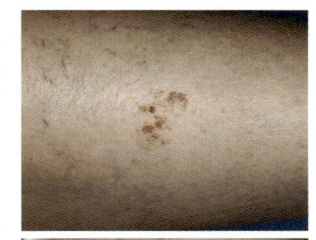
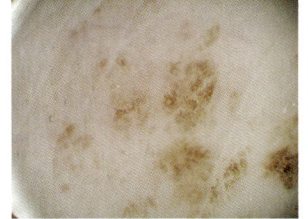
67 歳，女性，下肢，平坦

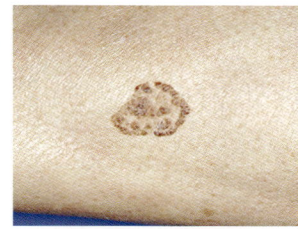
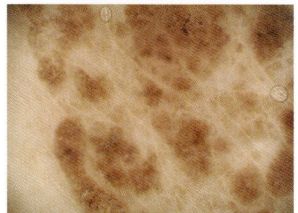
82 歳，男性，下肢，隆起

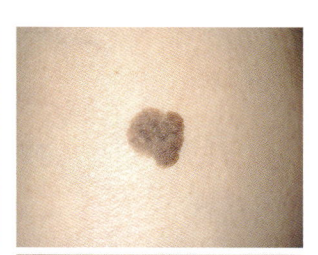
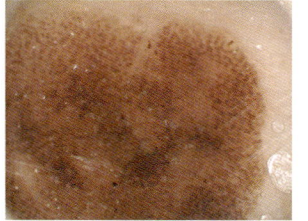
54 歳，女性，下肢，隆起

症例41

65歳，女性
[部位] 左腋窩
[形状] 隆起
[病理] 脂漏性角化症

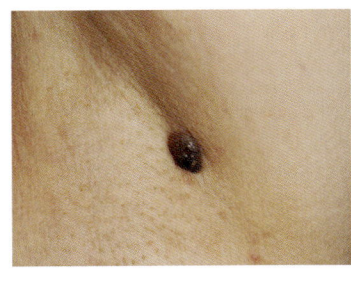

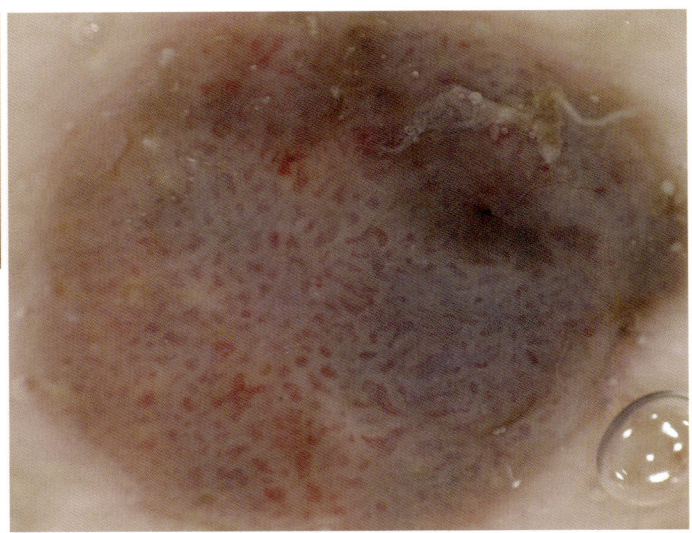

【臨床像】30歳頃に自覚．境界明瞭な黒褐色の結節．
【ダーモスコピー所見】脳回転様外観を呈し，白暈を伴うヘアピン血管がみられる．

症例42

62歳，男性
[部位] 右上腕
[形状] 隆起
[病理] 脂漏性角化症

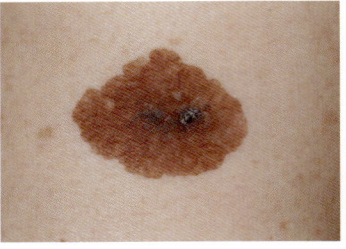

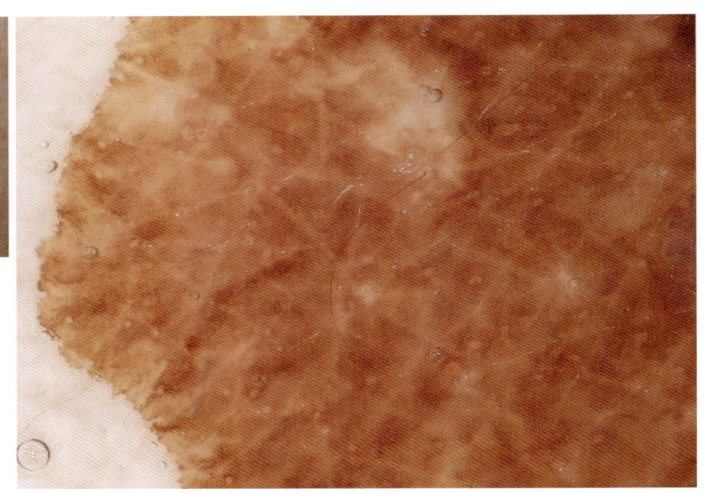

【臨床像】発症時期不明．境界明瞭な，褐色でわずかに皮面より盛り上がる局面．
【ダーモスコピー所見】淡褐色の無構造領域で，ゼリー徴候がある．辺縁には虫食い状徴候・辺縁を伴う．

症例43

61歳，女性
[部位] 左前腕
[形状] 平坦
[病理] 脂漏性角化症
（クローン型）

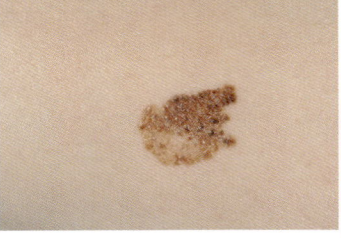

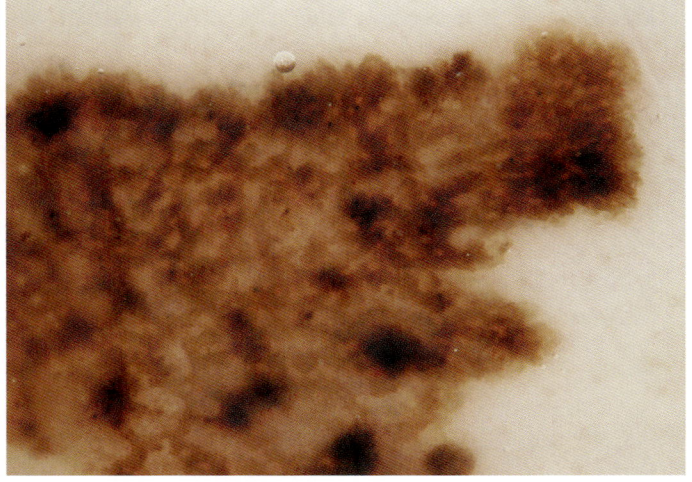

【臨床像】約5年前から色，大きさの変化はない．14×8mm，不整形で濃淡ある褐色色素斑．
【ダーモスコピー所見】黒褐色〜褐色の成分の一部で粗大なネットワーク様構造を呈する．右端には虫食い状辺縁もある．

症例44

39歳，女性

部位 左大腿
形状 隆起
病理 脂漏性角化症

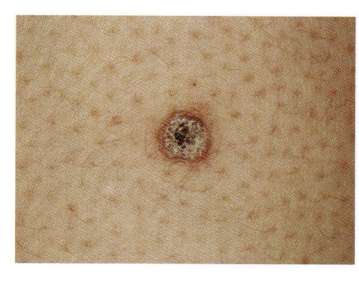
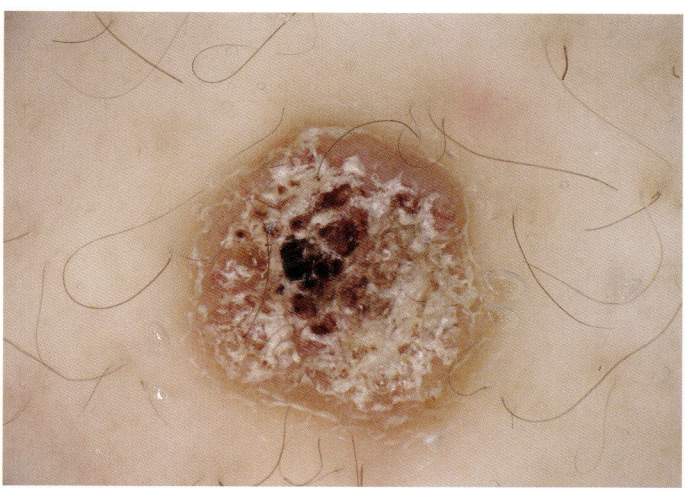

【臨床像】約5年前に自覚した褐色斑の一部が3か月前より隆起．径5×6mmでドーム状に隆起する中央に鱗屑を伴った褐色調の結節．

【ダーモスコピー所見】中央に白色調と褐色調の鱗屑があり，辺縁は淡褐色調の背景の中に線状血管がある．

徹底解剖！ 症例43のダーモスコピーを詳しく見てみよう

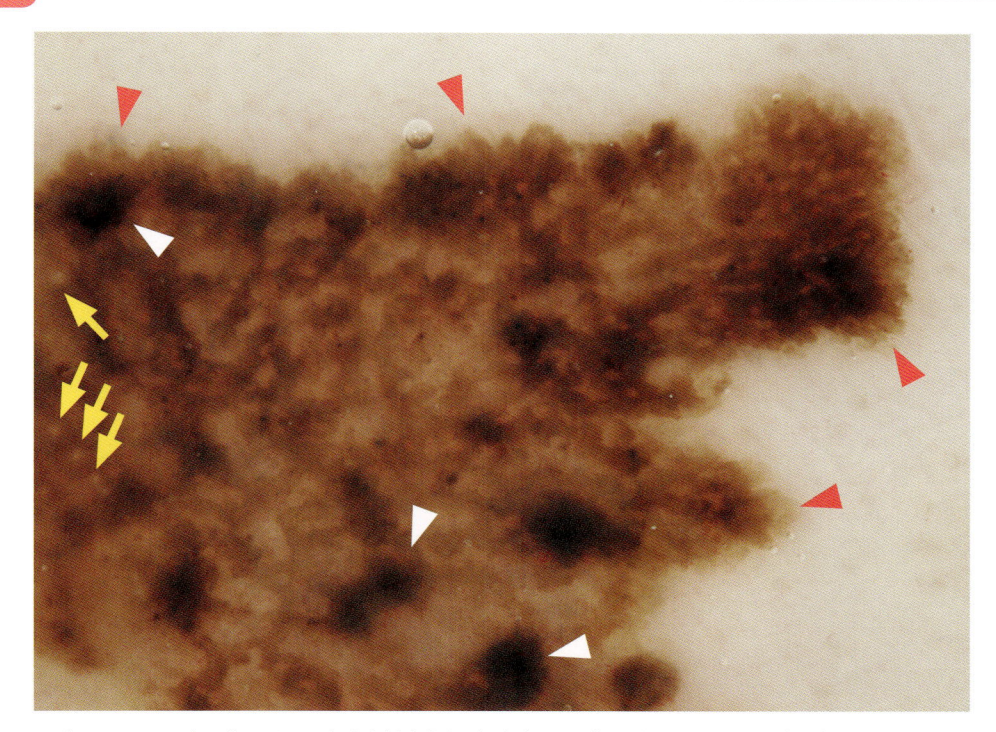

　臨床的にもダーモスコピー的にも，表在性基底細胞癌（sBCC）か脂漏性角化症（SK）かで迷う症例かもしれない．

　確かに，辺縁のかたちは葉状構造（▲）に見えるし，いくつかの青灰色構造物（△）の周囲は褐色で車軸状構造でみられるように同心円状の色素分布を呈する．

　しかし，ダーモスコピーで決定的にSKであることを支持する所見は，茶色の彩度が高い，すなわち鮮やかな色であり，全体に茶色の領域が太くつながっている点である．また，稗粒腫様嚢腫（⇨）の存在もSKであることを支持する．

　sBCCは背景の赤みを欠くことが多いが，この病変には潰瘍もなく，瘢痕様の白色構造もみられないことから，BCCは否定的であると考える．

症例 45

87 歳，男性
[部位] 右頬部
[形状] 隆起
[病理] 汗孔腫

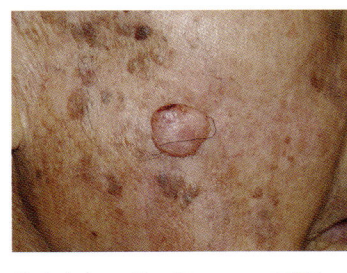
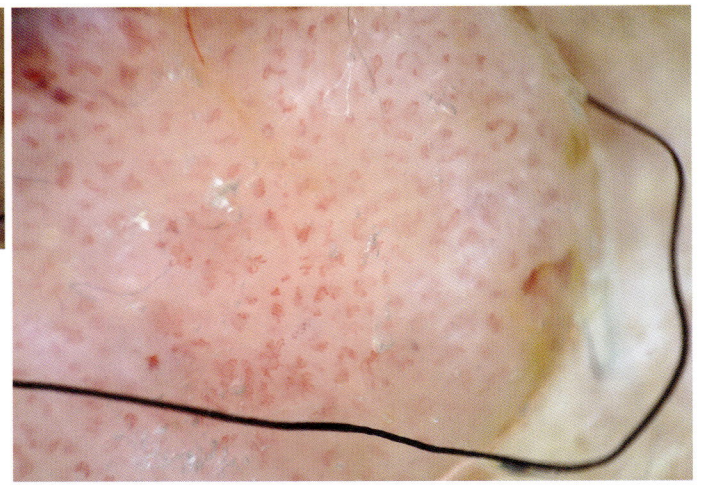

【臨床像】発症時期不明．出血あり．18×15 mm の表面に光沢を有する有茎性の紅色結節．

【ダーモスコピー所見】白色網目状構造とその間隙に存在するヘアピン血管や糸球体状血管が規則的に分布している．

症例 46

75 歳，男性
[部位] 胸部
[形状] 隆起
[病理] 汗孔腫

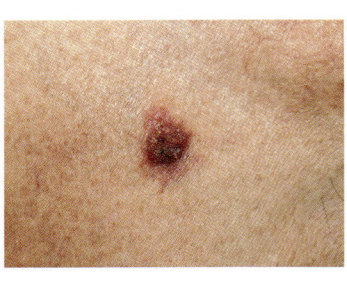
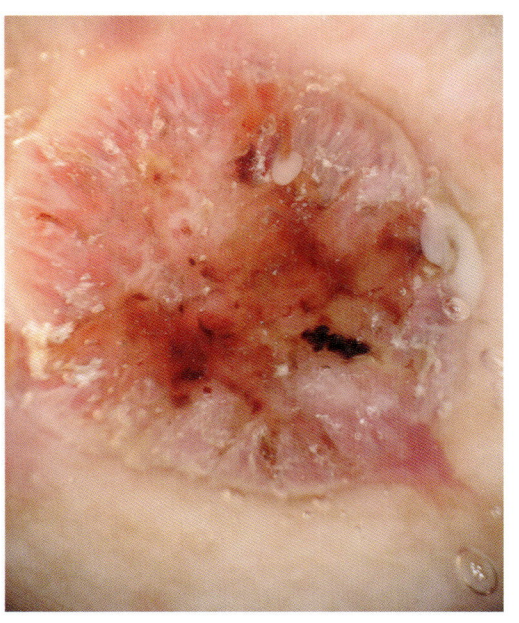

【臨床像】15 年ほど前に自覚．5 年前から少しずつ増大．一部角化傾向を示す紅色の結節．

【ダーモスコピー所見】病変全体に太く白色ネットワークがみられ，中央では潰瘍を伴う．

症例 47

72 歳，男性
[部位] 背部
[形状] 隆起
[病理] 汗孔腫

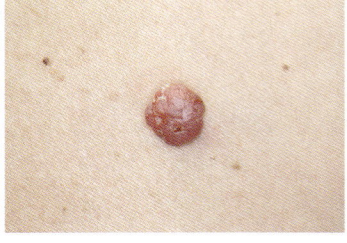
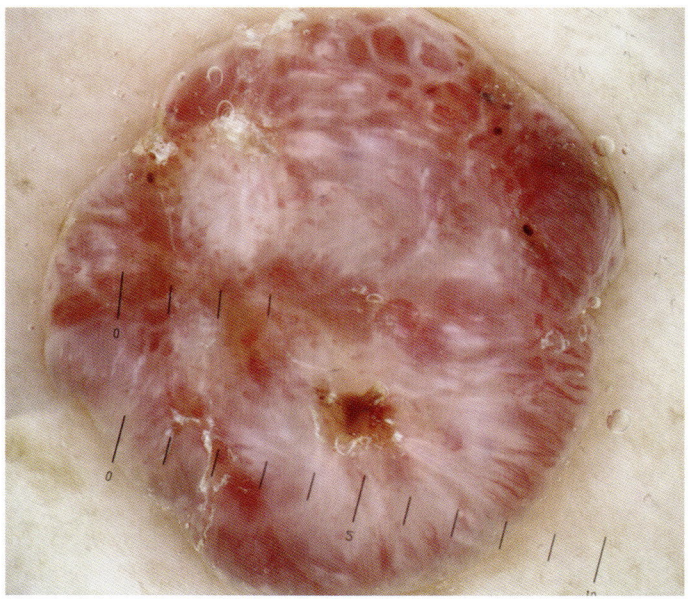

【臨床像】1 年前より疣状の丘疹が出現し，しばしば出血を伴い徐々に増大．有茎性のわずかに弾性のある紅色小結節．

【ダーモスコピー所見】幅広な白色ネットワークとその網穴部の淡紅色の clods，および白色無構造領域，多形血管がみられる．

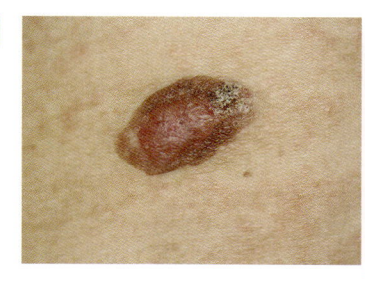

症例 48

50歳，男性

部位 腰部

形状 隆起

病理 汗孔腫＋単純性
汗腺棘細胞腫

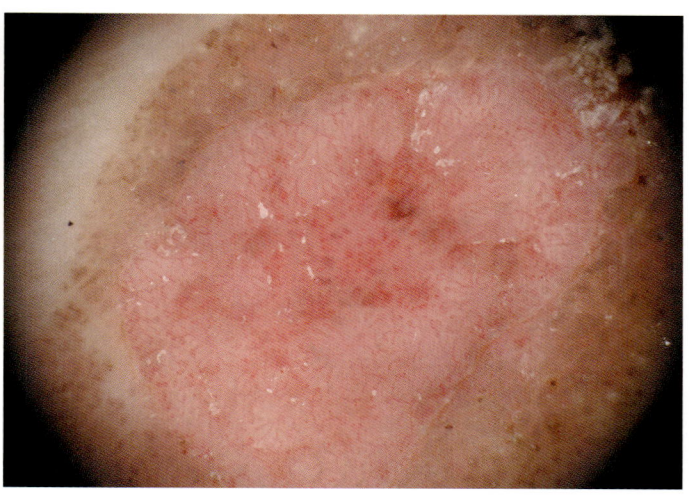

【臨床像】幼少期からある病変が数か月前より隆起．27×
17 mm の辺縁は茶褐色調で表面凹凸があり，中央は鮮紅
色の表面平滑な結節．
【ダーモスコピー所見】中央の隆起性病変では中心が淡紅
白色調の網目構造で，その周囲は円形の淡紅白色領域が
あり，その直上にはヘアピン血管が目立つ．辺縁の茶褐
色病変は乳頭状隆起と太い歓状隆起がある．

徹底解剖! 症例 48 のダーモスコピーを詳しく見てみよう

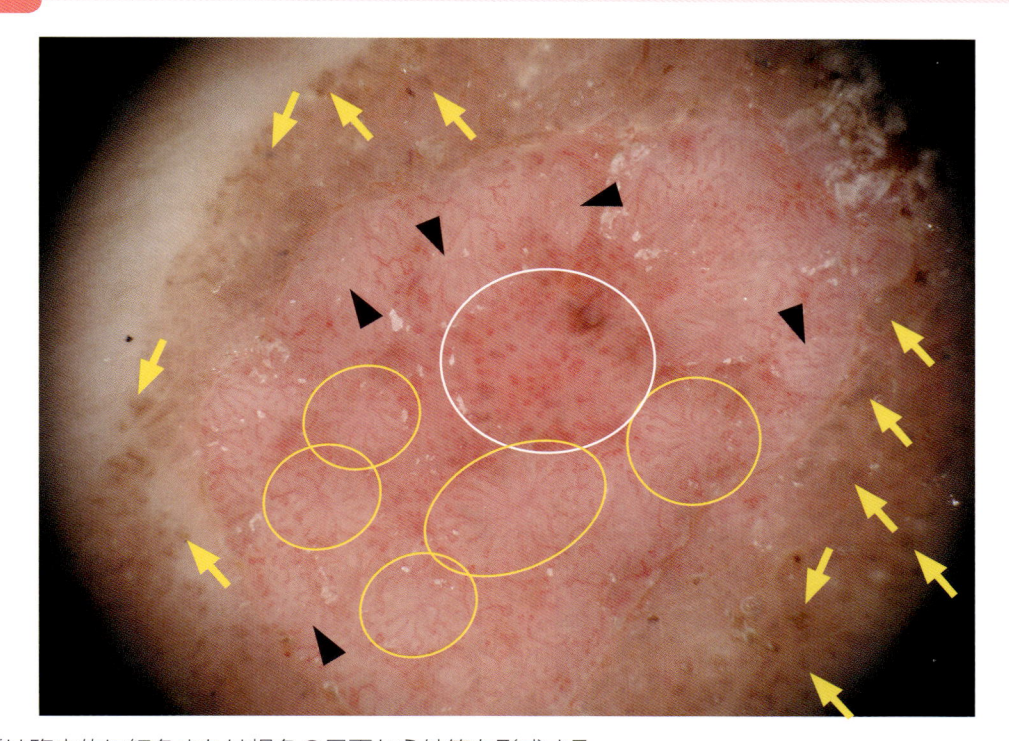

　汗孔腫は臨床的に紅色または褐色の局面から結節を形成する．

　特に初期典型例のダーモスコピーでは，糸球体状血管と淡紅白色の脱色素ネットワークの組み合わせ（白囲
み）がみられる．これらは表皮から連続した poroma cell の網状の増殖と真皮乳頭部の血管拡張に対応する．

　色素沈着が増加すると，辺縁部でみられるような青灰色の色素小球（⇨）が増え，糸球体状血管はマスクされ
てみえなくなる．さらに色素が増加すれば脱色素ネットワークも青白色に見え，胞巣内のメラニンも増加すれ
ば無構造の色素沈着となる．

　隆起した部分の血管は，ヘアピン血管が放射状に分岐（黄囲み）して葉脈のように見えるので，葉状血管と呼
ばれる．

　融合した塊状の胞巣は淡紅白色の均質な無構造領域（▲）となる．

症例49

74歳，女性
部位 右前腕
形状 隆起
病理 汗孔腫

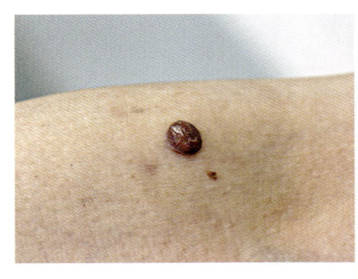

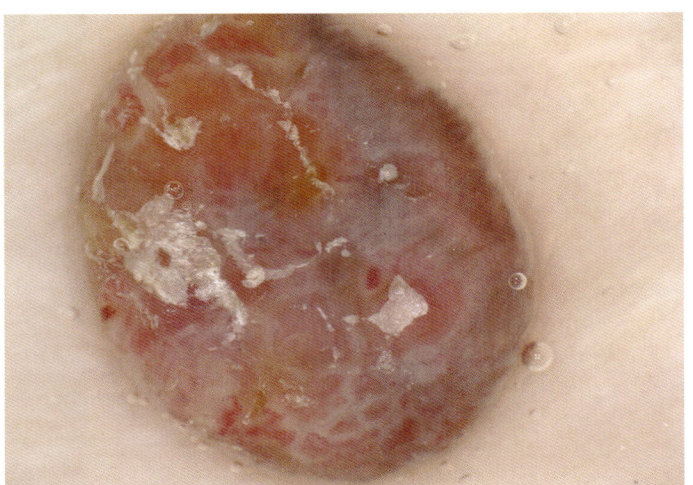

【臨床像】3年前に出現し，1年前より拡大．10 mm，ドーム状の紅色結節．
【ダーモスコピー所見】乳白色調の粗大な網状構造があり，その網穴部にはヘアピン血管や無構造な紅色胞巣状部がある．右上方には茶褐色の葉状の辺縁がある．

症例50

68歳，男性
部位 左下腿
形状 隆起
病理 汗孔腫

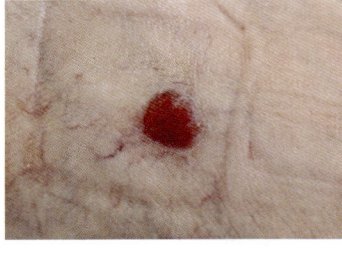

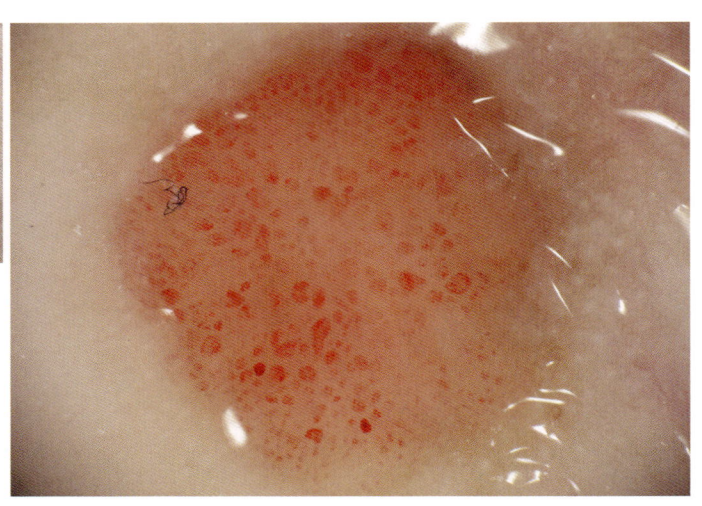

【臨床像】2年前から拡大．約10 mmの紅色隆起性結節．
【ダーモスコピー所見】乳白色調の粗大網状構造があり，その網穴部は糸球体状血管や紅色胞巣（frog spawn様所見）がある．

症例51

56歳，男性
部位 左下腿
形状 隆起
病理 汗孔腫

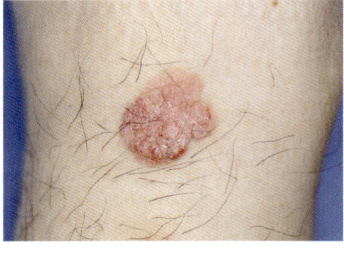

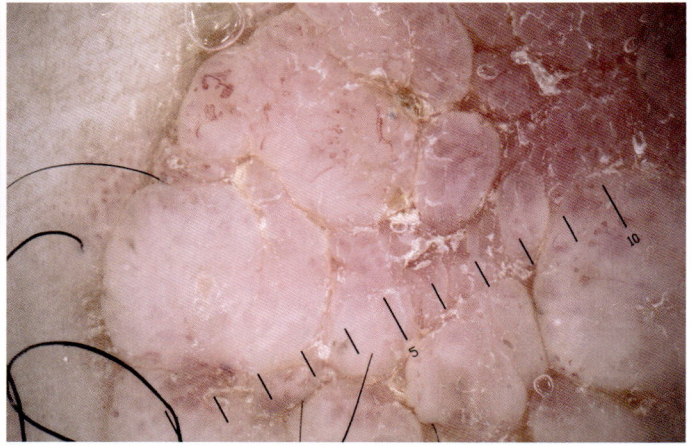

【臨床像】8年前から紅色結節が出現し，靴があたって痛む．表面にわずかな鱗屑を伴う，淡紅色調の粗大な乳頭状局面．
【ダーモスコピー所見】中心に紅色調の強い淡紅白色のclodsの集簇あり．多形血管がみられる．

症例 52

72 歳，女性
[部位] 右大腿
[形状] 隆起
[病理] 単純性汗腺棘細胞腫

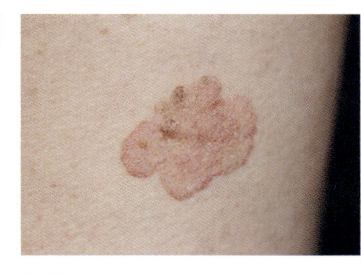

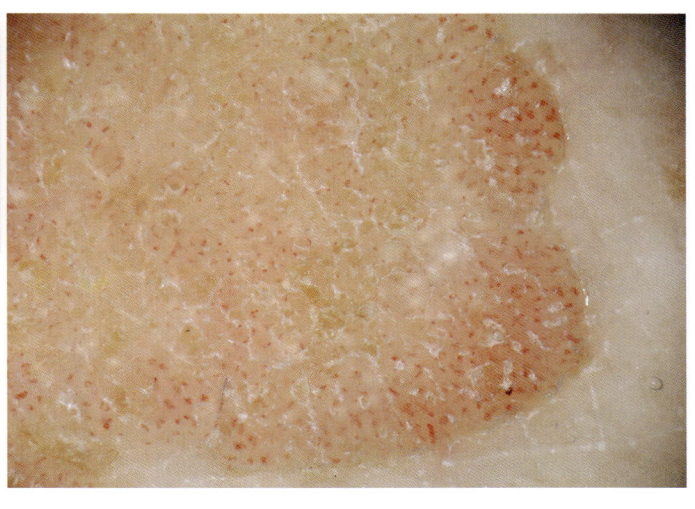

【臨床像】10 年以上前に自覚．1 年ほど前より徐々に増大．境界明瞭で，扁平に隆起し一部で鱗痂皮を付着する淡赤褐色局面．

【ダーモスコピー所見】ヘアピン血管が多数みられ，一部では小出血斑を伴う．稗粒腫様囊腫も散見される．

症例 53

69 歳，男性
[部位] 右外眼角
[形状] 隆起
[病理] アポクリン汗囊腫

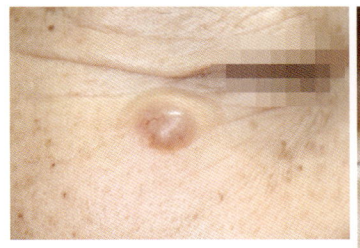

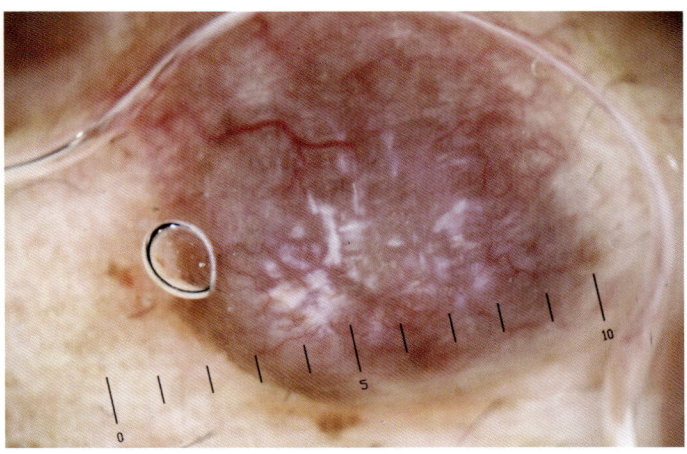

【臨床像】1 年半前に出現した表面平滑な結節．青色調が透見される．表面平滑で弾性のあるドーム状結節．

【ダーモスコピー所見】青灰色調の無構造領域と樹枝状血管，中央には光沢白色領域がみられる．

症例 54

34 歳，男性
[部位] 右側頭部
[形状] 隆起
[病理] 汗腺腫（hidradenoma）

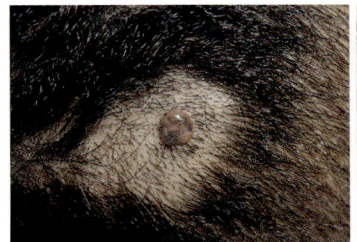

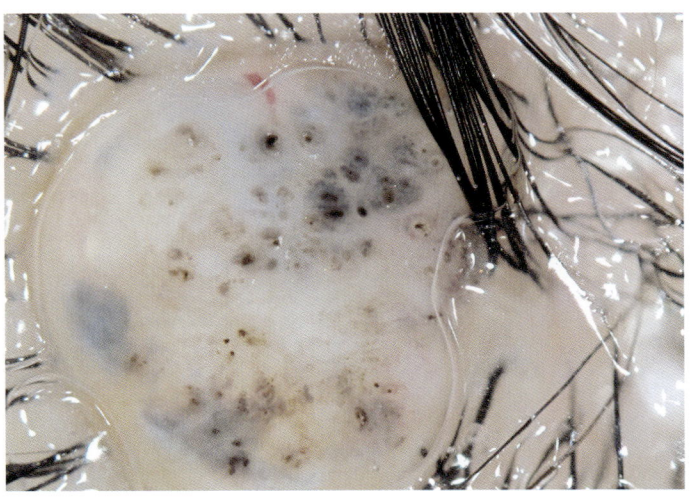

【臨床像】3 年前から増大．6×8 mm，広基性，淡紅色結節の内部に黒色斑．

【ダーモスコピー所見】全体に白色～一部青白色調の無構造な背景の内部に大小の青灰色色素小球がある．一部に太い線状血管がみられる．

症例 55

74 歳，女性

[部位] 腹部
[形状] 隆起
[病理] 汗腺腫
（clear cell type）

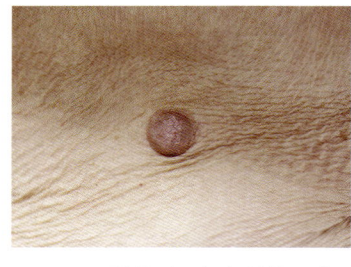
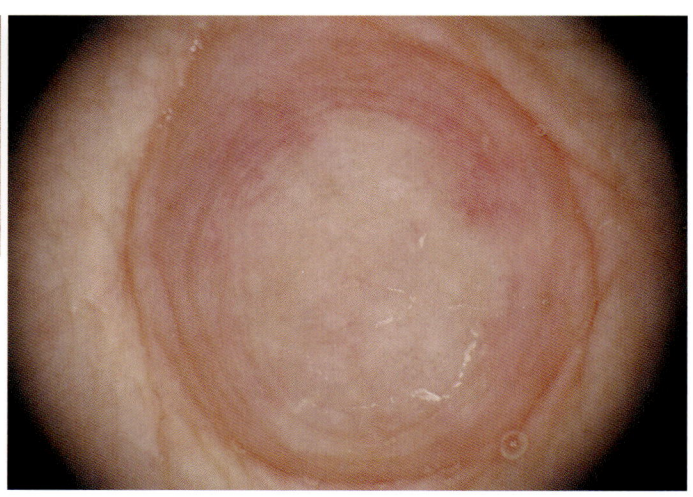

【臨床像】半年前に自覚．13 mm の弾性硬の紅色結節で皮下に硬結を伴う．
【ダーモスコピー所見】中央は白色〜淡黄白色調で細かい血管により一部網目状に見える．辺縁は淡紅色調である．

症例 56

56 歳，男性

[部位] 右鎖骨
[形状] 隆起
[病理] 毛芽腫

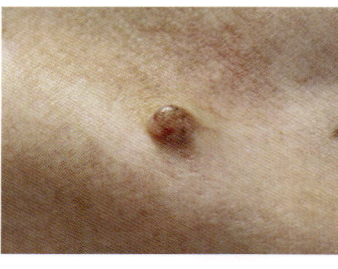
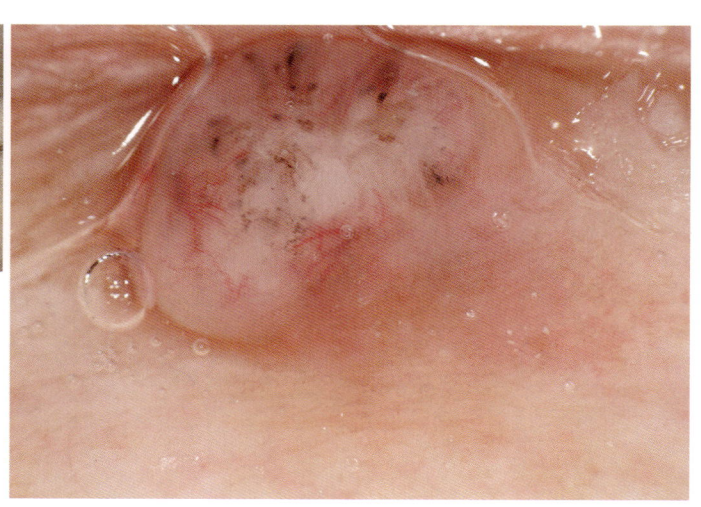

【臨床像】10 年以上前に自覚，3 年前に掻破して拡大．12 mm の常色やや茶褐色の弾性硬の隆起性結節．
【ダーモスコピー所見】全体的に乳白色の隆起性病変で一部黒褐色から褐色の不整形色素構造があり，樹枝状血管が辺縁に目立つ．

症例 57

35 歳，男性

[部位] 頭部
[形状] 隆起
[病理] 尋常性疣贅

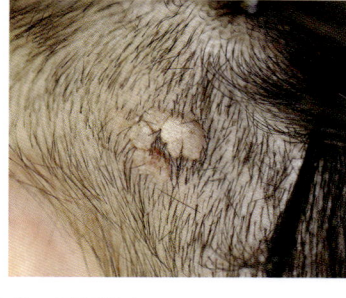
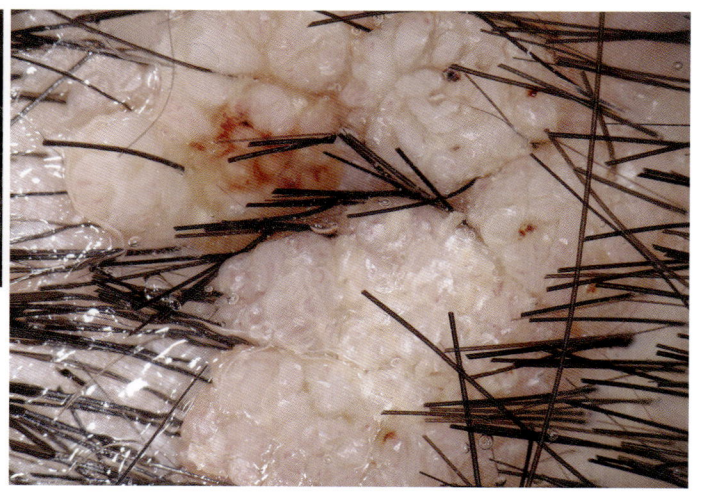

【臨床像】高校生の頃に自覚．最近増大．
【ダーモスコピー所見】外向性乳頭状構造を呈し，乳頭部ではヘアピン血管があり，周囲に白暈を伴う．

症例 58

72 歳，男性

[部位] 右外眼角

[形状] 隆起

[病理] 尋常性疣贅

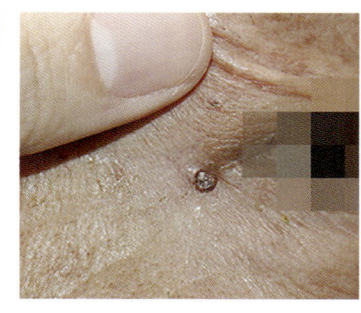
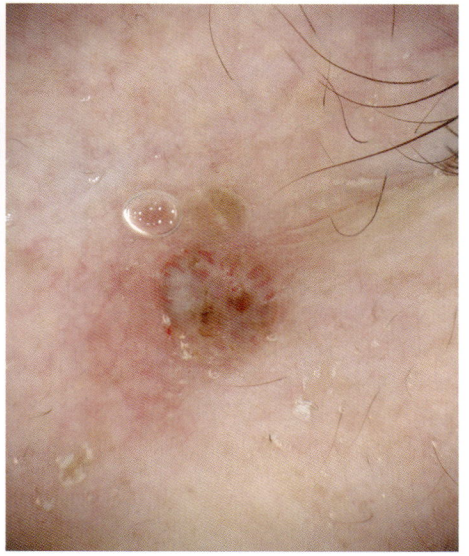

【臨床像】数か月前に自覚．わずかに角化物を伴う半球状の淡褐色丘疹.

【ダーモスコピー所見】外向性乳頭状構造を呈し，辺縁では frog spawn 様変化を示している.

症例 59

67 歳，女性

[部位] 左下眼瞼

[形状] 隆起

[病理] 尋常性疣贅

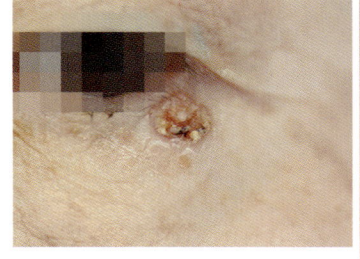
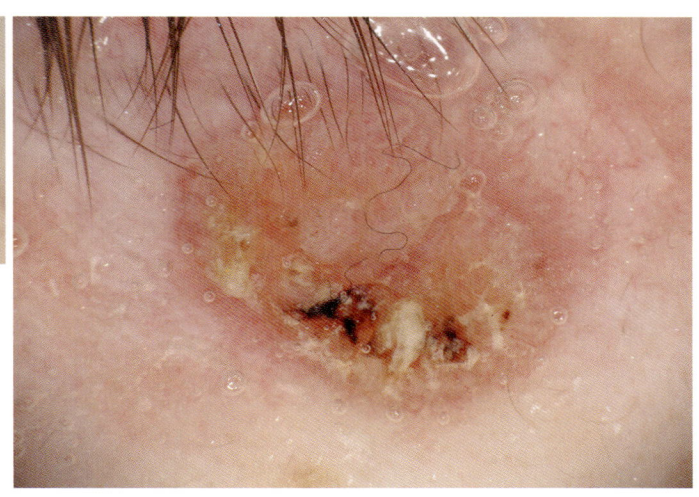

【臨床像】3 年前に出現，凍結療法でやや縮小したが，残存．8×6 mm，褐色〜常色で乳頭状に隆起した結節.

【ダーモスコピー所見】黄白色の過角化と血痂を伴う隆起性乳頭状構造．点状出血，点状血管が一部にみられる.

症例 60

28 歳，男性

[部位] 左乳頭部

[形状] 隆起

[病理] 尋常性疣贅

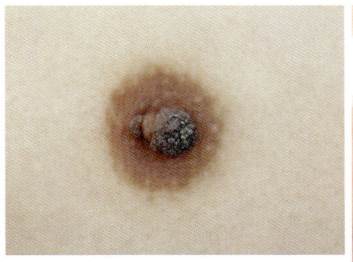
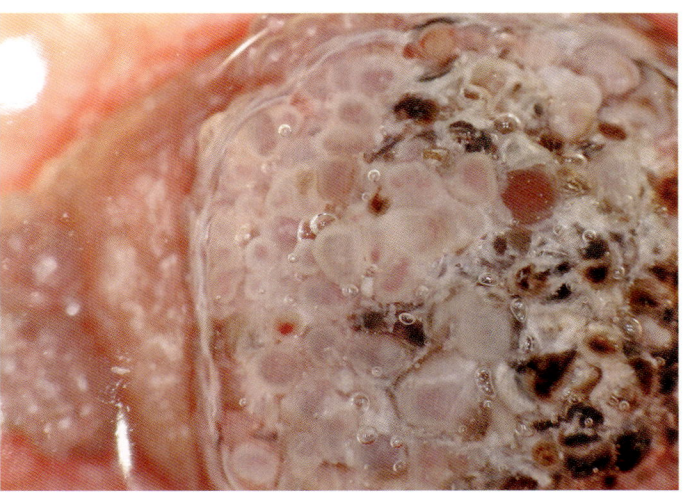

【臨床像】1 か月前にしこりができた．8 mm と 3 mm の乳頭状あるいはカリフラワー状の黒褐色結節が 2 つある.

【ダーモスコピー所見】規則的な隆起性乳頭状構造で，乳頭頂部は紅色調．白色調構造で区画されており，frog spawn 様所見を呈する．大きい病変のほうには一部血痂もある.

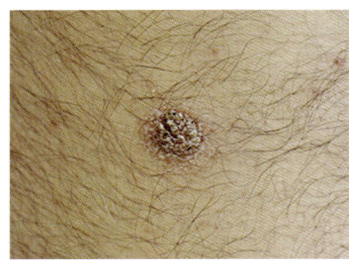

51歳，男性

部位 右大腿後面

形状 隆起

病理 尋常性疣贅

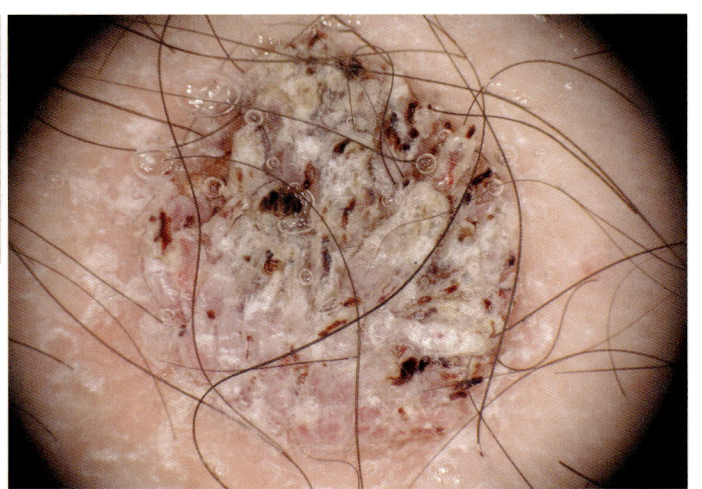

【臨床像】1年以上前からある約10 mmの表面乳頭状に角化した褐色結節．

【ダーモスコピー所見】過角化により表面は白色調で，規則的な乳頭状構造がある．乳頭頂部にはヘアピン血管や小点状血管，赤褐色の点状出血がある．

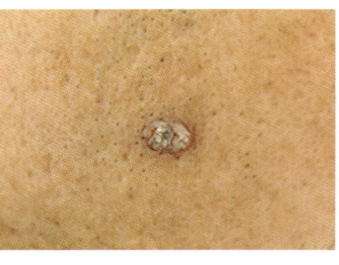

62歳，男性

部位 右頬部

形状 隆起

病理 反転性毛包角化症

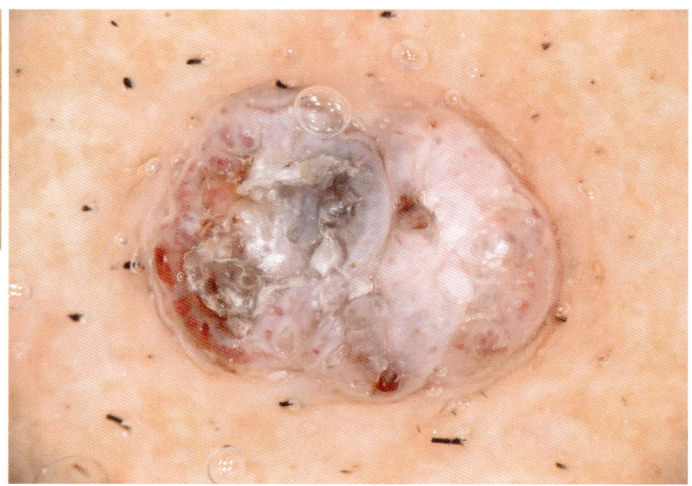

【臨床像】3か月前から拡大．境界明瞭な淡褐色，疣状角化性の結節．

【ダーモスコピー所見】乳頭状の凹凸を示す外向性乳頭状構造である．各乳頭は紅色調を帯び frog spawn 様所見を示す．

徹底解剖！ 症例 61 のダーモスコピーを詳しく見てみよう

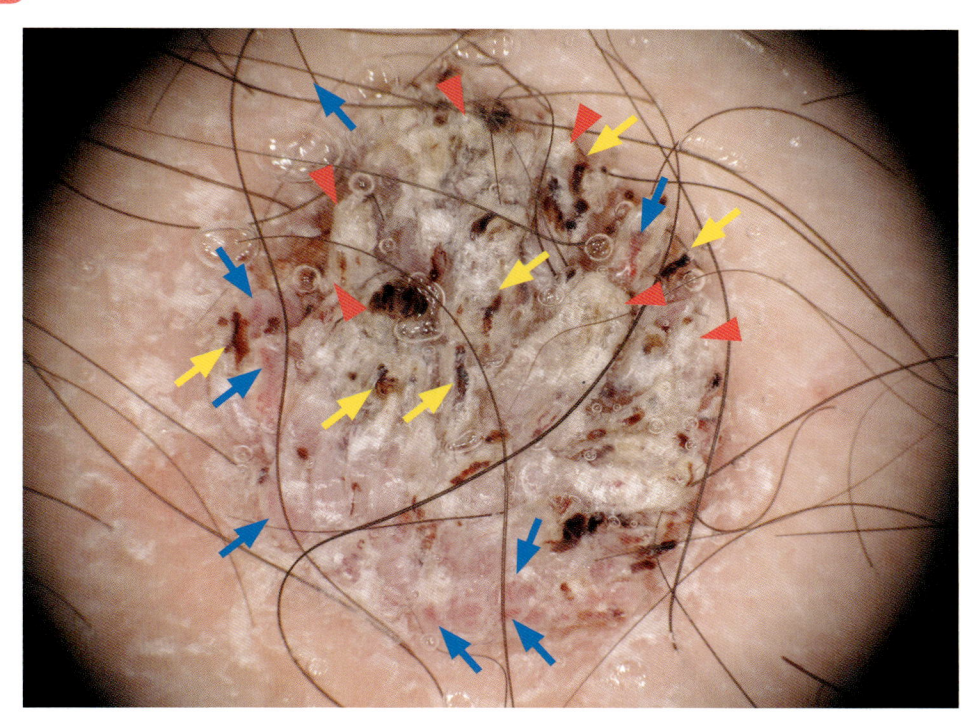

　典型的な尋常性疣贅は過角化と外向性乳頭状構造が特徴の小結節である．

　このダーモスコピーは，少し斜め下方の 7 時方向から撮影されたものであることを，全体像から推定する．そのため，乱反射を伴う白色角化性構造も通常みられるような円形配列ではなく，密集する円錐を斜め上から見た山脈のような形をしており（▲），点状出血の代わりに，まるで半透明の山の中のマグマを透見するような線状の角層内出血（⇨）が見える．

　真皮乳頭内の血管に相当する細いヘアピン血管（➡）は病変の基部に全周性に観察されるが，ここでは斜めやや左下方からの撮影であるため，主に 6〜9 時方向にかけてみられる．

症例 1

54 歳，女性

[部位] 左前腕
[形状] 隆起
[病理] 皮膚線維腫

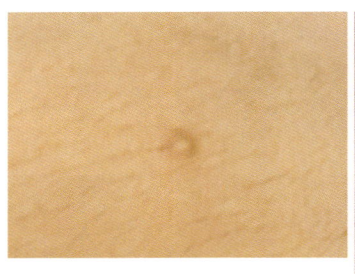

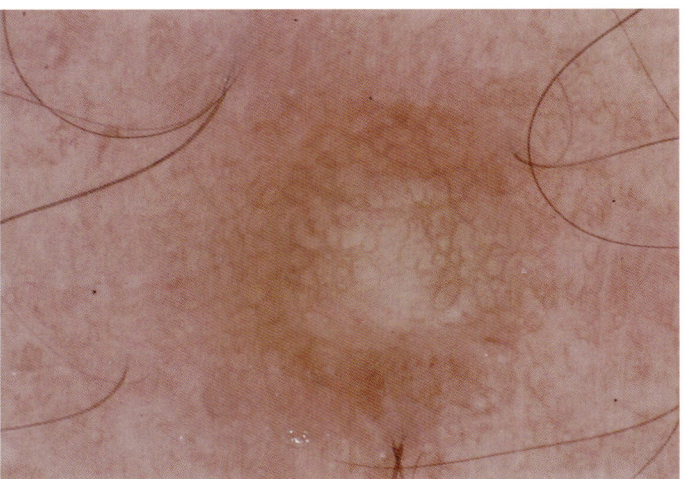

【臨床像】1年半前からある自覚症状のない 4 mm の常色一部色素沈着を伴う軽度隆起した結節.

【ダーモスコピー所見】病変の中央部に中心白色斑と辺縁部に繊細な色素ネットワークがある.

症例 2

45 歳，女性

[部位] 左前腕
[形状] 隆起
[病理] 皮膚線維腫

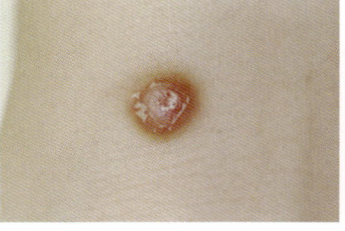

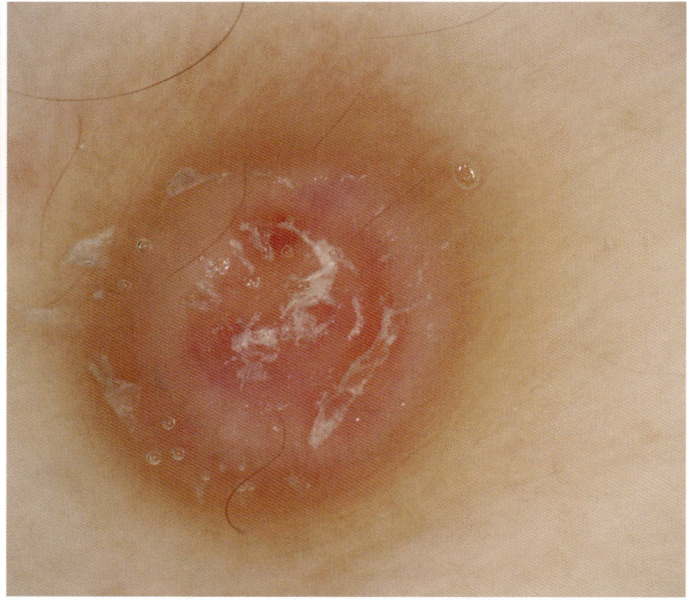

【臨床像】半年前に出現し，他院で凍結療法を受けた．7 mm の紅褐色調の隆起性結節で，表面に鱗屑がある.

【ダーモスコピー所見】中央は淡紅色調，辺縁は褐色調の病変で，表面に鱗屑がある.

症例 3

35 歳，女性

[部位] 右前腕
[形状] 隆起
[病理] 動脈瘤様線維性
組織球腫

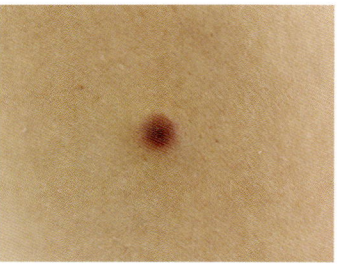

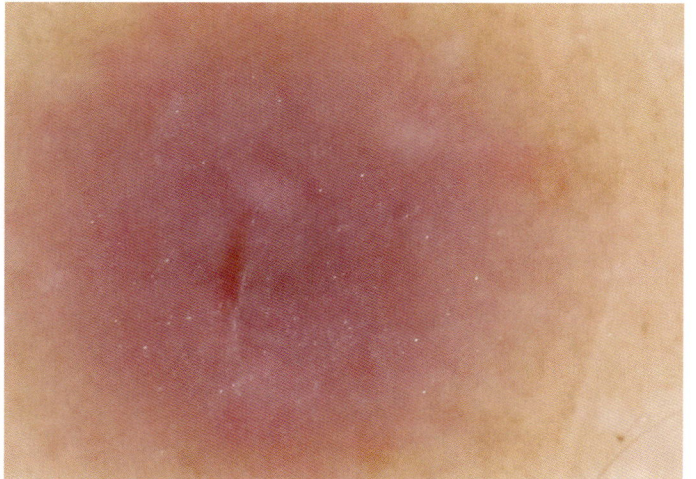

【臨床像】1 か月前に自覚．7 mm の暗紅色〜褐色の隆起性結節で表面は平滑.

【ダーモスコピー所見】境界不明瞭な暗赤色の無構造領域である.

70 歳，男性
部位 左手掌
形状 隆起
病理 化膿性肉芽腫

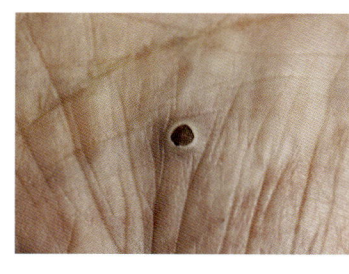

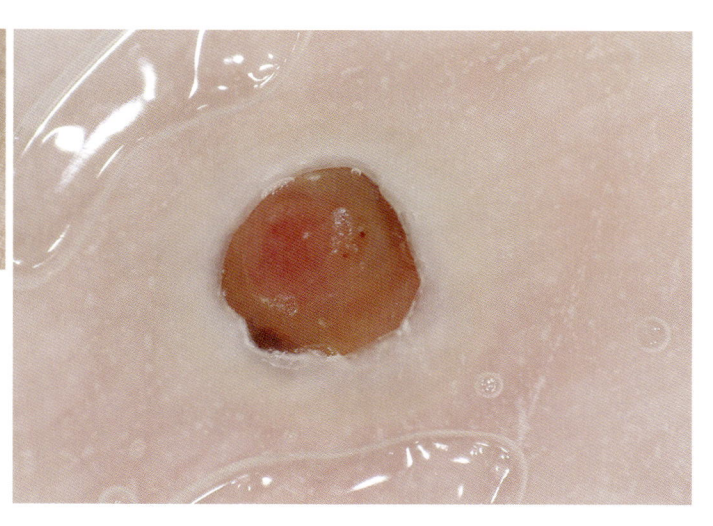

【臨床像】4 か月前に出現．7 mm の易出血性の紅色小結節で潰瘍部より病変が露出している．
【ダーモスコピー所見】潰瘍部より露出した結節性病変で，中央は紅色から紅白色の無構造領域で周囲は橙黄色調を呈している．

徹底解剖！ 症例 4 のダーモスコピーを詳しく見てみよう

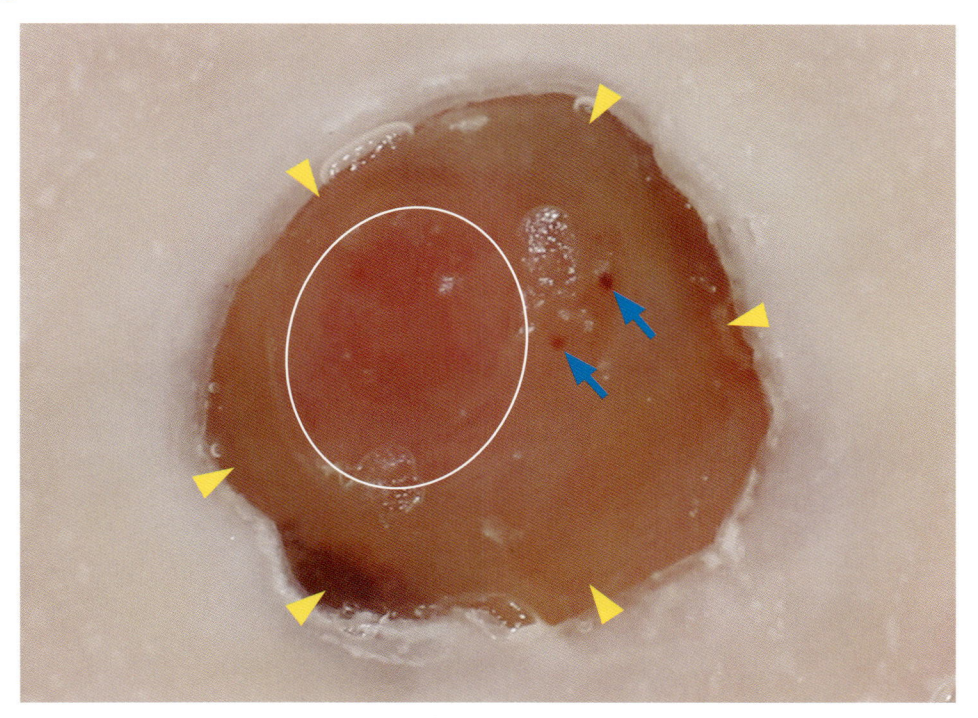

　化膿性肉芽腫は毛細血管が増殖する良性の血管腫である．増殖する毛細血管は塊状に集簇するが，時間経過とともに，線維性の隔壁により，複数の塊に分かれる．周囲皮膚の角質はやや浸軟して，白色調を呈している．
　ダーモスコピーでは，淡紅色の無構造領域（白囲み）を呈することが基本で，これは真皮内に塊状に増殖する毛細血管に対応する．
　病変の辺縁は表皮の襟と痂皮のため，全周性に橙黄色である（▲）．
　出血によると思われる紅褐色領域（➡）は非特異的所見である．
　汗孔腫でみられる脱色素ネットワークを欠き，無色素性黒色腫でみられる多形血管がないことが重要な鑑別点である．

症例 5

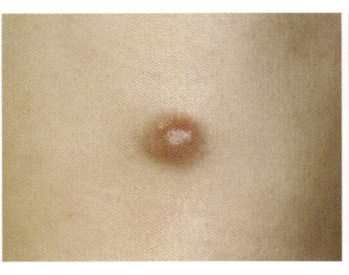
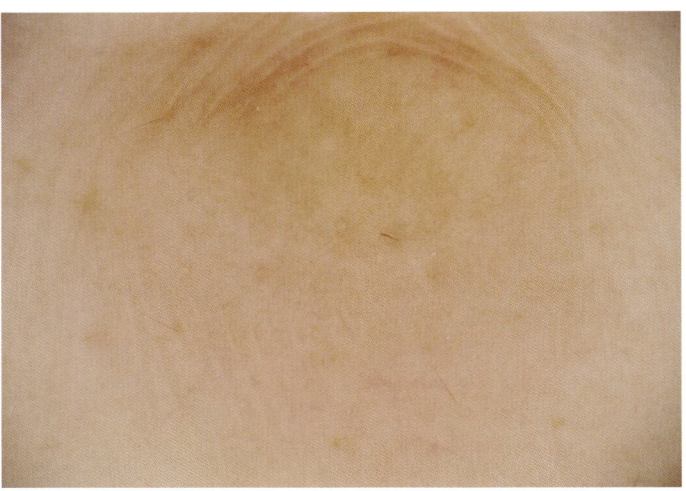

44 歳，女性
[部位] 左肩
[形状] 隆起
[病理] neurothekeoma, cellular type

【臨床像】5 か月前に出現．10×6 mm 弾性硬，紅色調のドーム状隆起性結節で軽度の圧痛がある．下床との可動性あり．

【ダーモスコピー所見】一部褐色調を有する橙黄色無構造領域で，軽度の毛細血管拡張がある．

症例 6

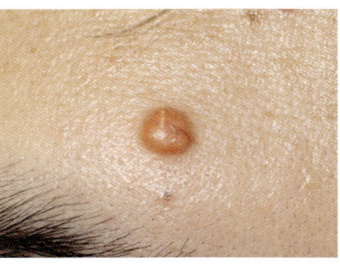
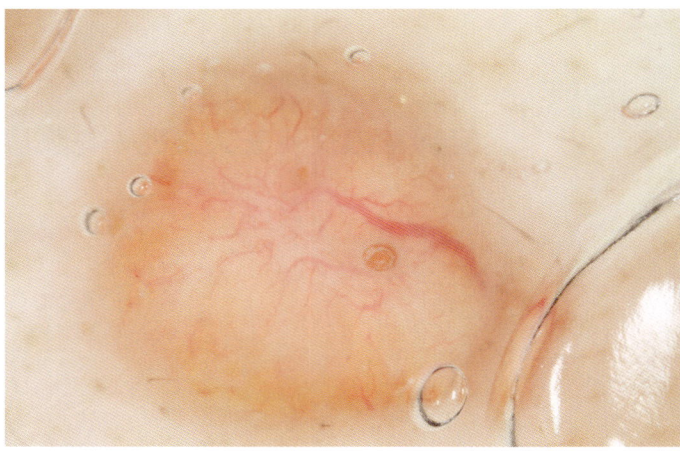

38 歳，男性
[部位] 額
[形状] 隆起
[病理] 黄色肉芽腫

【臨床像】3 週間前に自覚．6×4 mm の表面平滑な黄色の結節で表層の血管走行も確認できる．

【ダーモスコピー所見】夕日様外観と周辺から中央に集まる線状・樹枝状血管が特徴的な所見である．

症例 7

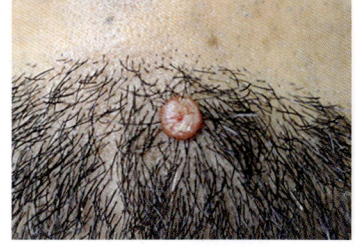
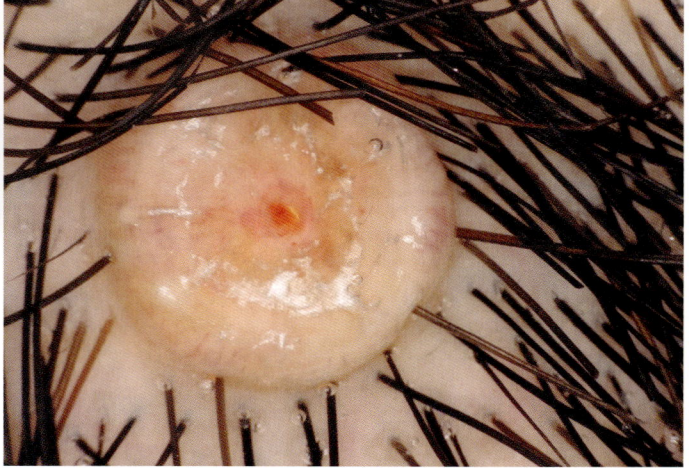

37 歳，男性
[部位] 下顎部
[形状] 隆起
[病理] 黄色肉芽腫

【臨床像】1 か月前に出現．自覚症状のない，6 mm，紅色調の隆起性結節．

【ダーモスコピー所見】中央は，潰瘍を伴う乳白色～黄色の隆起性病変で，辺縁から中央に向かい線状血管が目立つ．

症例 1

71歳，男性
[部位] 左下腿
[形状] 隆起
[病理] 被角血管腫

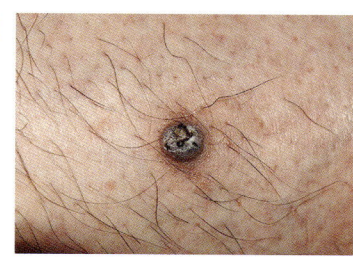

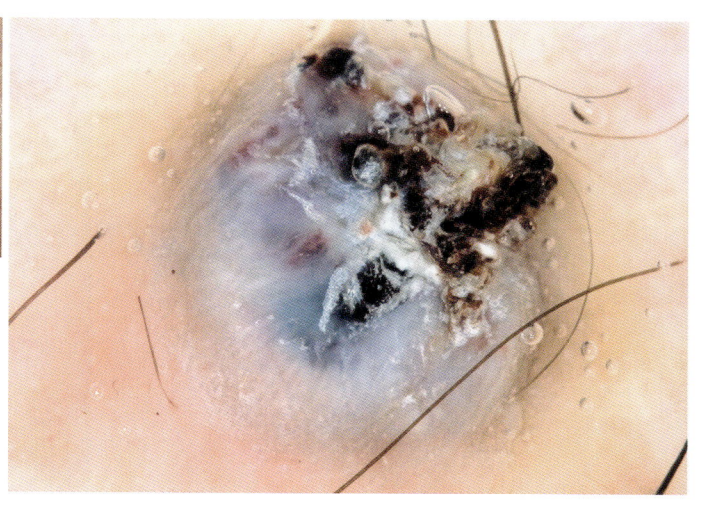

【臨床像】4か月前，竹の切り口で受傷後に増大．10×7×5mm，中央に痂皮を付着する紫紅色結節．
【ダーモスコピー所見】中央に白色無構造物を伴う赤黒色の血痂がみられ，その周囲では白色の薄靄の下に青色の無構造領域がある．

症例 2

51歳，女性
[部位] 左大腿
[形状] 隆起性
[病理] 被角血管腫

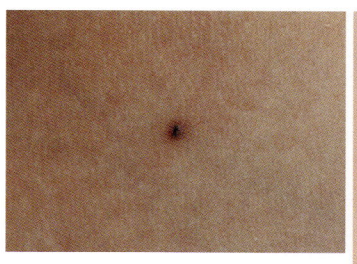

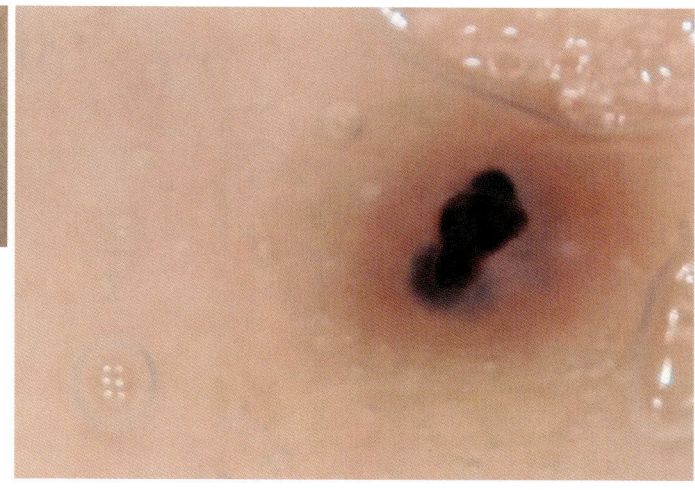

【臨床像】1年前に自覚．径3mmの紅色結節の中心部に黒色斑．
【ダーモスコピー所見】暗赤色の均一領域がみられる．

症例 3

35歳，女性
[部位] 右膝
[形状] 隆起
[病理] 被角血管腫

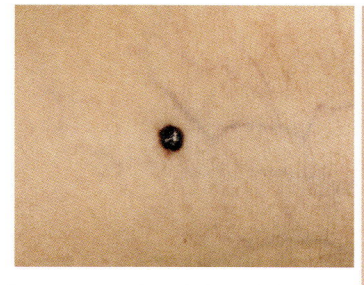

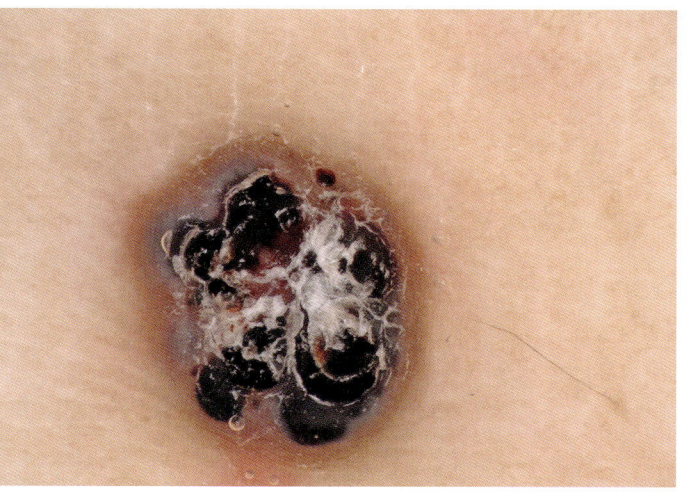

【臨床像】2か月前に自覚．5mmの鱗屑痂皮を伴う黒褐色の隆起性結節．
【ダーモスコピー所見】中央に鱗屑を付着する暗赤色小湖が融合し，辺縁は赤青色の無構造領域が囲む．

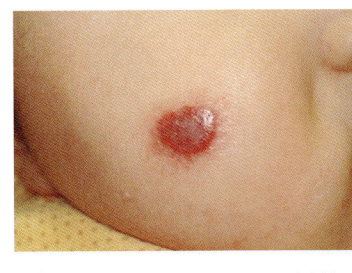

症例 4

1歳，女性

【部位】右頬部

【形状】隆起

【病理】乳幼児血管腫

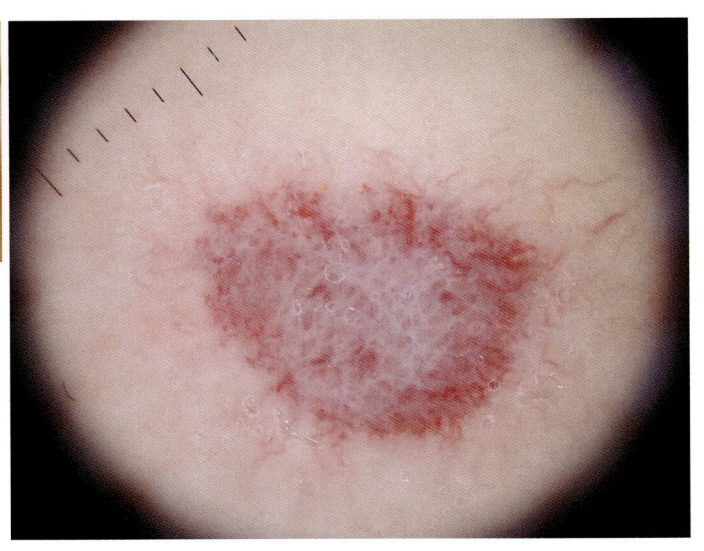

【臨床像】出生後間もなく確認された 18×15 mm の辺縁に紅暈を伴う扁平隆起した鮮紅色結節.

【ダーモスコピー所見】蛇行する多数の血管が辺縁にみられ，中央が一部線維化を反映する白色構造を呈しており，退縮期に入った状態と考えられる.

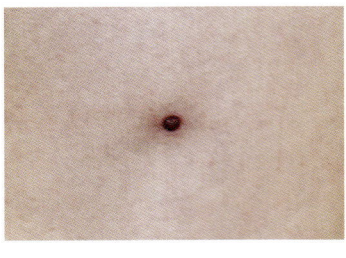

症例 5

44歳，男性

【部位】腹部

【形状】隆起

【病理】サクランボ血管腫（老人性血管腫）

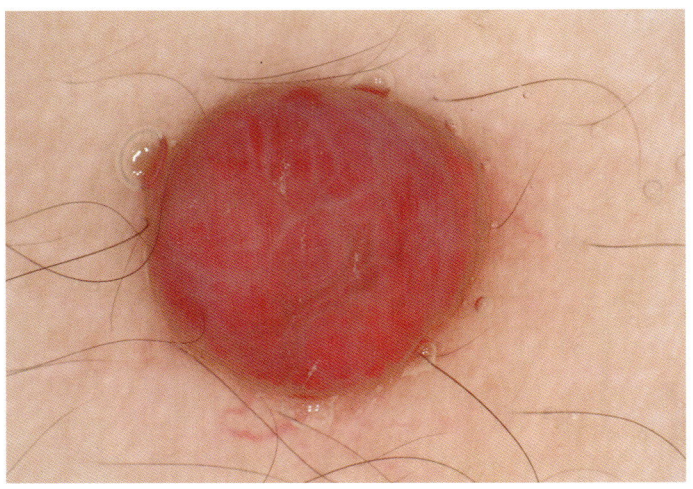

【臨床像】1か月前に出現. 6 mm の表面平滑で赤色隆起性結節.

【ダーモスコピー所見】基本は境界明瞭な鮮紅色の無構造領域で，薄い乳白色の線条で区分けされている.

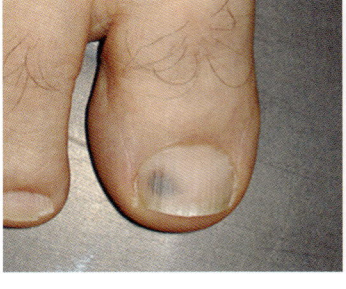

症例 6

53歳，男性

【部位】右母趾爪

【形状】平坦

【病理】爪下血腫

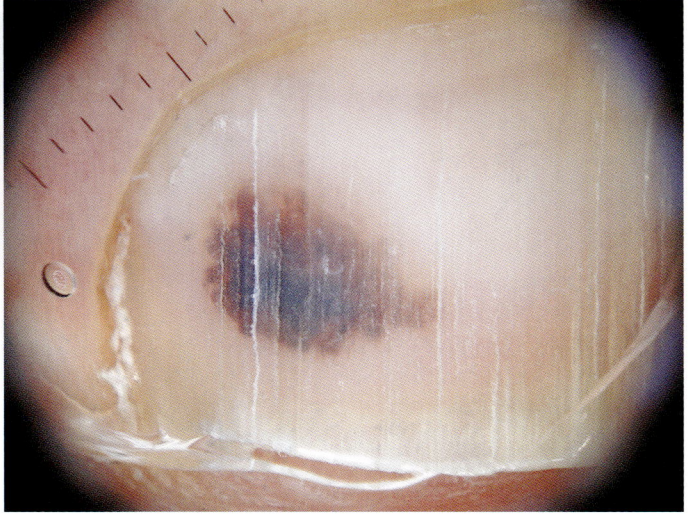

【臨床像】爪甲下の辺縁にやや赤みを帯びた 5×3 mm の黒色斑.

【ダーモスコピー所見】全体が赤みを帯び，いわゆる赤青色〜赤黒色の均一領域の所見を呈している.

症例 7

41 歳，女性

部位 左足底

形状 平坦

病理 角層下出血

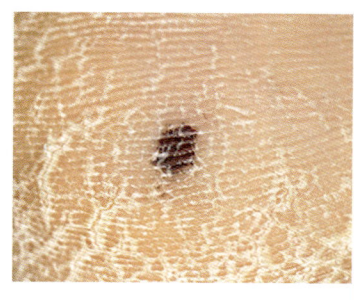
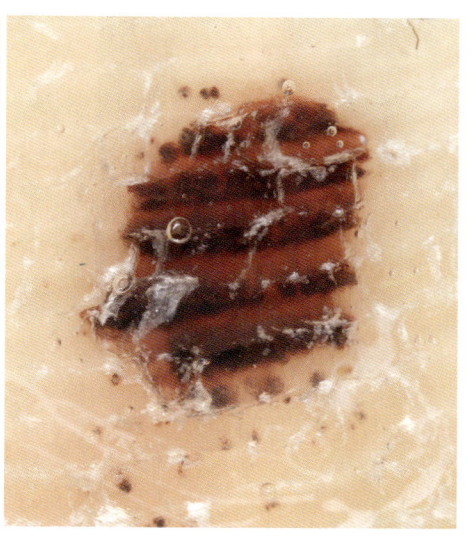

【臨床像】前日に自覚．3×2 mm の黒色斑で，斑の外側に点状の dots が観察される．

【ダーモスコピー所見】暗紅色の局面が皮溝皮丘にまたがって存在し，辺縁に点状の出血点もみられる．

徹底解剖！ 症例 3 のダーモスコピーを詳しく見てみよう

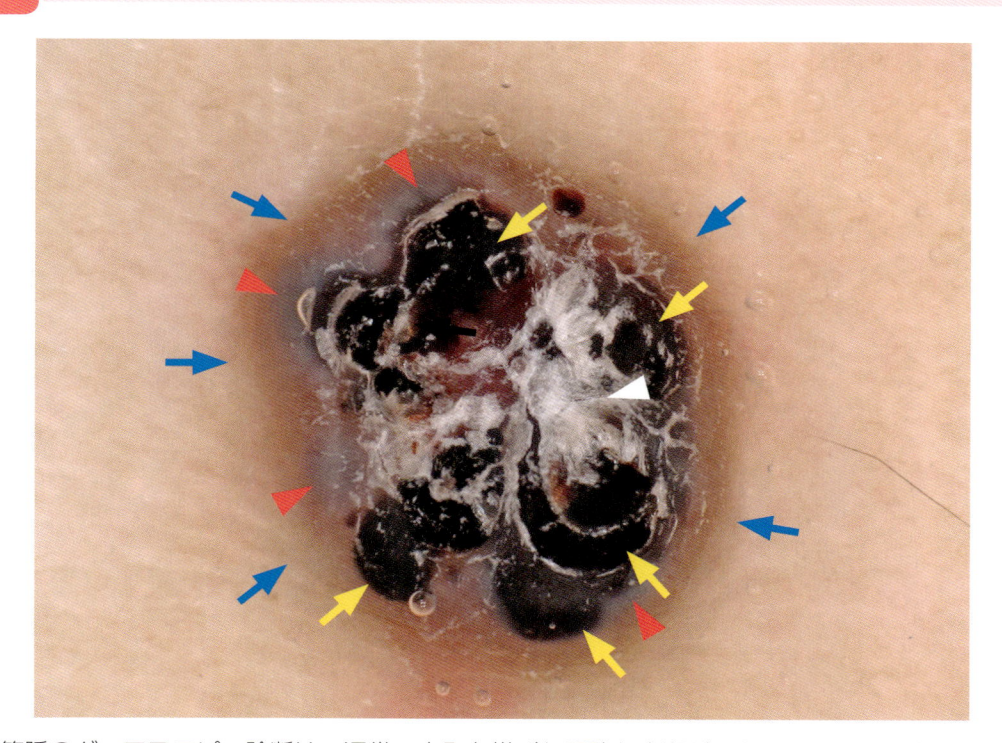

　被角血管腫のダーモスコピー診断は，通常，赤みを帯びた明瞭な小湖がみられることから容易である．

　しかし，特に単発性被角血管腫では，外傷や凍結療法の影響などで大型の血腫を形成すると，時に基底細胞癌や悪性黒色腫との鑑別に迷うことがある．

　真皮乳頭部や浅層の血管腔に血腫ができると，色が黒くみえ，臨床的に悪性黒色腫の心配が増す．中央の赤黒色の小湖（⇨）は経表皮排除されつつあり，角層内の血腫である．辺縁にみられる青灰色の小湖（▲）は真皮浅層の血管腔または血腫に対応する．これらの組み合わせを BCC の潰瘍および青灰色類円形大型胞巣や結節型黒色腫と勘違いしないよう，角層内血腫が類円形を呈していることに注目する．

　病変中央には過角化（△）があり，周囲には軽度の色素沈着がみられる（➡）．

55 歳，男性

部位 頭頂部

形状 隆起

病理 動静脈血管腫

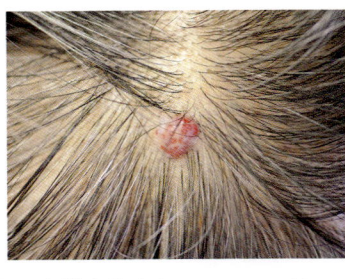

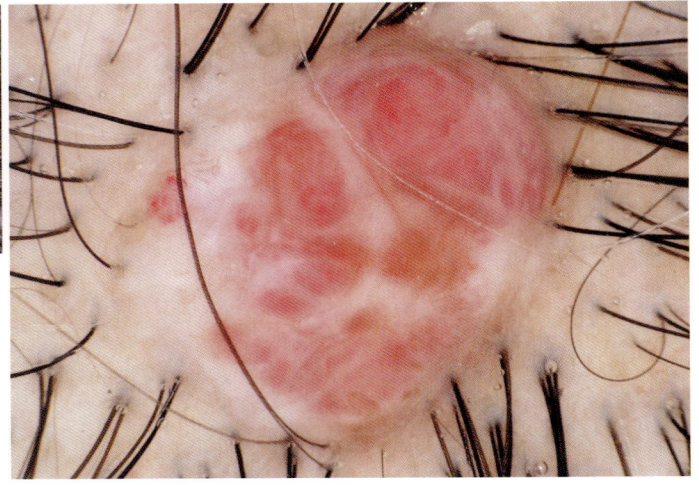

【臨床像】6 年前から拡大．自覚症状なし．6 mm のドーム状に隆起した紅色結節．

【ダーモスコピー所見】淡紅色の円形から類円形の領域があり，その周囲に乳白色の粗大な網目状構造をある．

症例 1

69 歳，男性

[部位] 腹部

[形状] 隆起

[病理] 環状肉芽腫

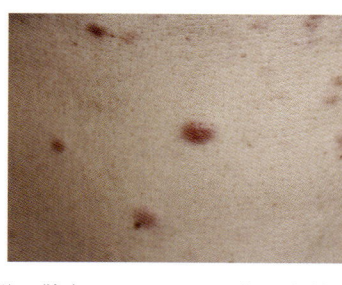
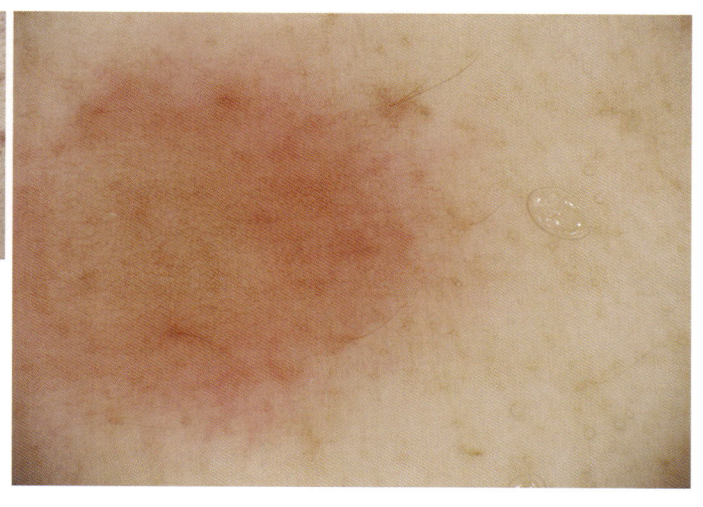

【臨床像】半年前から多発，散在．5〜15 mm の紅斑を伴う丘疹．

【ダーモスコピー所見】中央は黄褐色，辺縁は紅色の無構造領域．

症例 2

77 歳，男性

[部位] 右下眼瞼

[形状] 隆起

[病理] 面皰

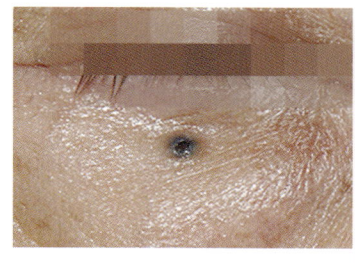
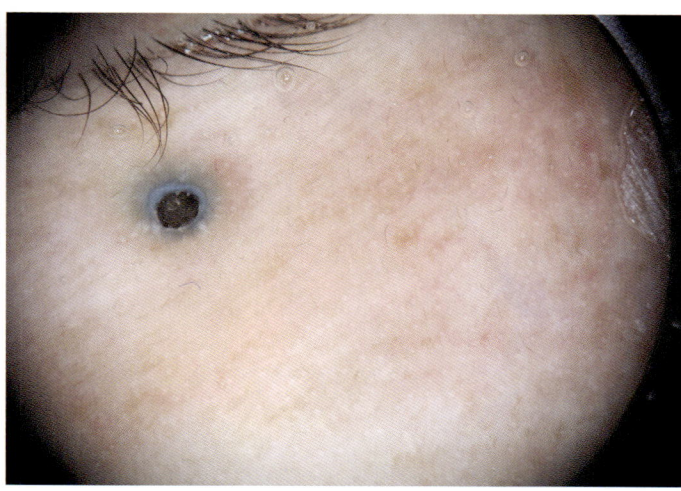

【臨床像】発症時期不明．中心に面皰を有する黒色結節．

【ダーモスコピー所見】全体的に左右対称で，中心に黒褐色の無構造物がみられ，その周囲は青白色を呈している．

症例 3

62 歳，女性

[部位] 左小陰唇

[形状] 平坦

[病理] 硬化性苔癬

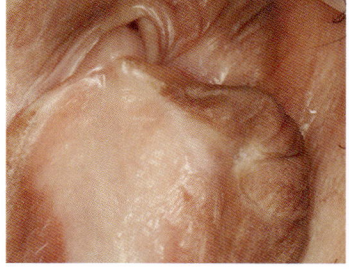
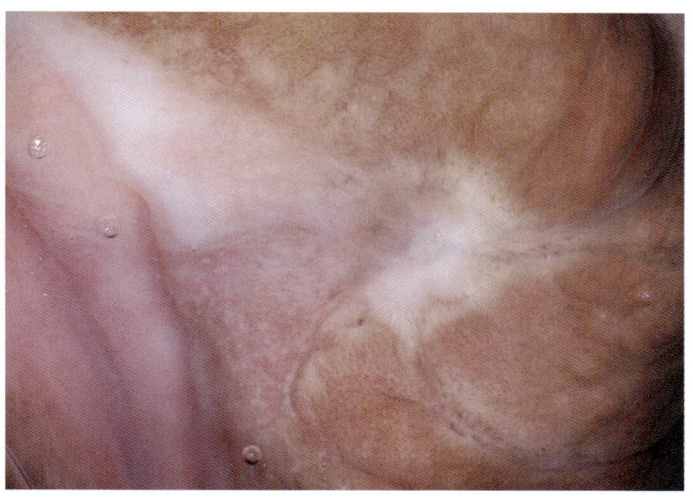

【臨床像】半年前に自覚．6×4 mm の楕円形表面疣状の白色斑．

【ダーモスコピー所見】楕円形の白色領域，わずかに血管拡張．左半分は構築のはっきりしない褐色色素沈着．

症例 4

60歳，男性

部位 鼻

形状 隆起

病理 偽リンパ腫

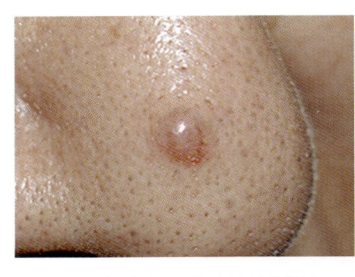
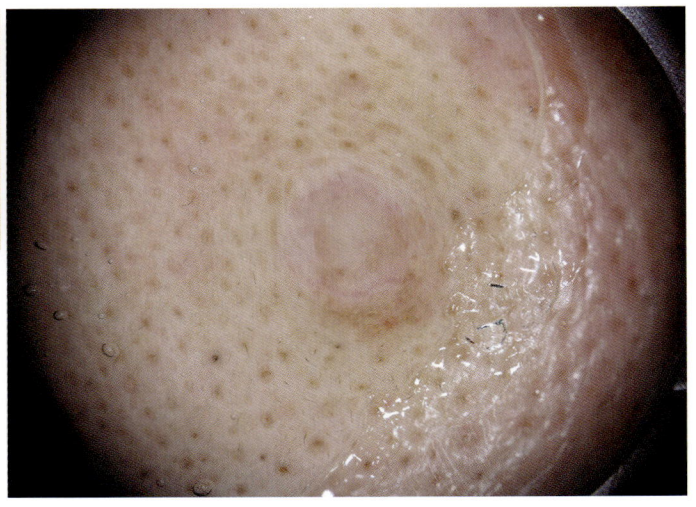

【臨床像】6～7年前に出現し，一度縮小したが最近増大．径5mm，ドーム状に隆起した紅色結節．

【ダーモスコピー所見】白い靄がかかった淡紅色の病巣がみられ，辺縁に毛包と樹枝状血管がある．

症例 5

63歳，男性

部位 背部

形状 隆起

病理 偽リンパ腫

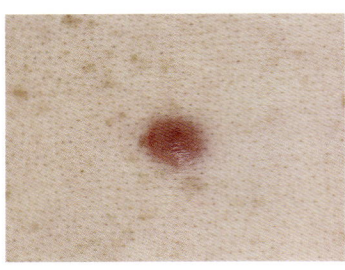
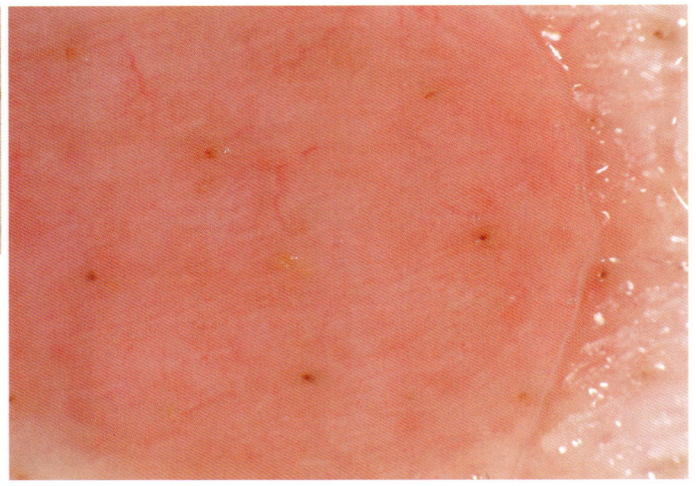

【臨床像】1か月前に出現．20mmの痒みのあるやや隆起した紅色結節．

【ダーモスコピー所見】淡紅色無構造領域で，毛孔と細い線状血管が見える．

症例 6

60歳，女性

部位 腰部

形状 陥凹

病理 皮膚潰瘍

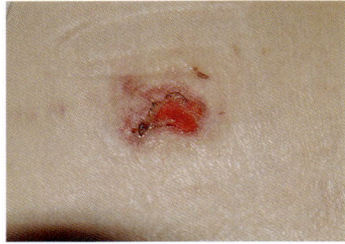
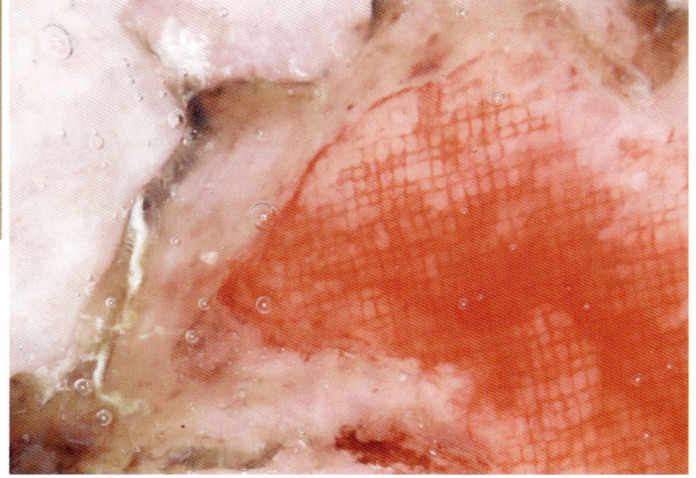

【臨床像】3か月前，湿布貼付部を搔破した．周囲に紅斑を伴い痂皮を付する浅い潰瘍．

【ダーモスコピー所見】中央の潰瘍部の赤い格子状部分はガーゼによりできた跡で，その周囲に黒色を混じる褐色調の構造物が付着している．

症例7

63歳，女性

部位 右足底

形状 平坦

病理 抗癌薬（TS-1®）による色素沈着

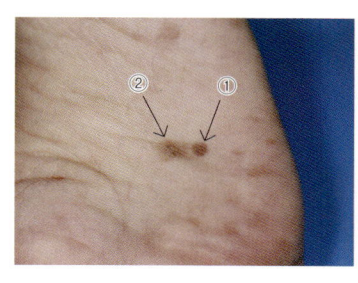

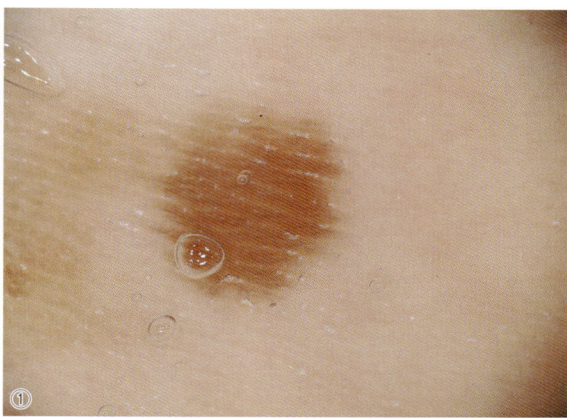

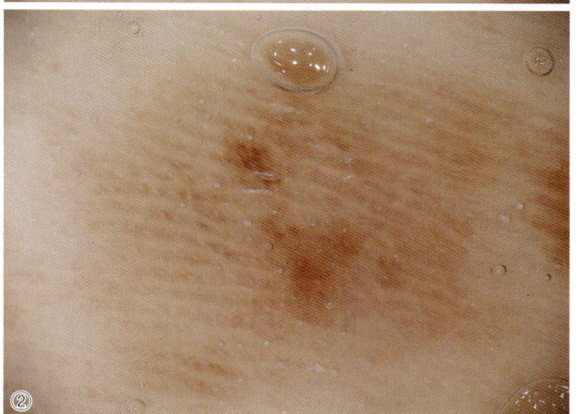

【臨床像】膵癌，十二指腸癌術後．腫瘍再発のためTS-1®内服治療を開始．その3か月後頃より足底に色素斑を生じ，徐々に増加．

【ダーモスコピー所見①】皮丘平行パターンである．

【ダーモスコピー所見②】皮丘平行パターンを呈し，色調の濃淡差がみられる．

徹底解剖！ 症例7のダーモスコピーを詳しく見てみよう

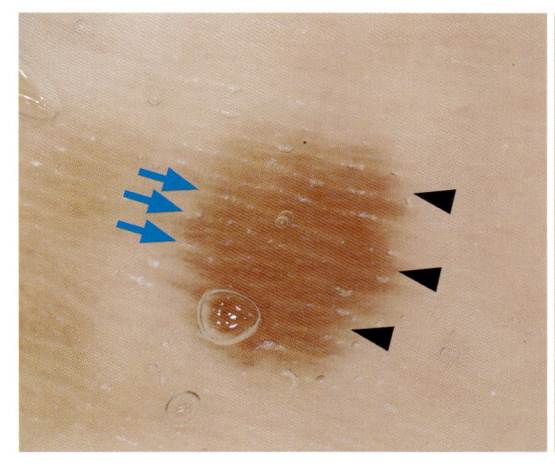

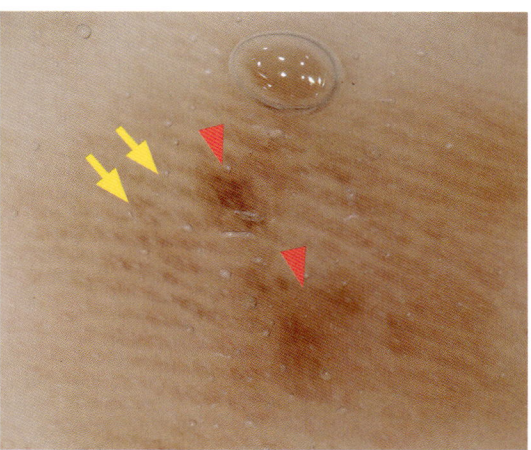

　化学療法に伴う掌蹠の色素沈着は多発性に生じることが多いが，皮丘平行パターンを呈するため，末端黒子型黒色腫との鑑別が重要である．

　多くの場合は，皮溝（➡）を避け，皮丘に一致する均一な色素沈着（▲）であり，メラノーシスと考えられるが，時に不規則な色素沈着（▲）となり，荷重部ではやや線維状となる．この場合，わずかに脱色素線維状パターン（⇨）もみられることがある．

　掌蹠に多発すること，色調が淡いものが多い点から鑑別する．慎重に経過観察を行い，化学療法の終了後に消退する傾向があることから判断することが望ましい．Laugier Hunziker症候群やPeutz Jeghers症候群でも同様の色素沈着がみられる．

ダーモスコピー用語 和欧対照一覧

和文	欧文
1本点線亜型	single dotted line variant
2本点線亜型	double dotted line variant
苺状パターン	strawberry pattern
薄靄	veil
衛星病変	satellite lesion
外向性乳頭状構造	exophytic papillary structures
潰瘍	ulceration
花冠状血管	crown vessels
拡張血管	dilated vessels
環状顆粒構造	annular-granular structures
偽ネットワーク	pseudonetwork
均一青色色素沈着	homogeneous blue pigmentation
均一領域	homogeneous areas
格子状パターン	lattice-like pattern
光沢白色領域	shiny white areas
コンマ状血管	comma-like vessels
色素小球	globules
色素小点	dots
色素沈着	pigmentation
色素ネットワーク	pigment network
糸球体状血管	glomerular vessels
自然消退構造	regression structures
指紋様構造	fingerprint-like structures
車軸状領域	spoke-wheel areas
樹枝状血管	arborizing vessels
小湖	lacunas
小点状血管	dotted vessels
青灰色類円形大型胞巣	large blue-gray ovoid nests
青灰色類円形胞巣	blue-gray ovoid nests
線維状パターン	fibrillar pattern
線条	streaks

和文	欧文
線状血管	linear vessels
線状不規則血管	linear-irregular vessels
多形血管	polymorphous vessels
多構築パターン	multicomponent pattern
脱色素ネットワーク	negative pigment network
脱色素線維状パターン	negative fibrillar pattern
乳白紅色領域	milky red areas
脳回転様外観	brain-like appearance
稗粒腫様嚢腫	milia-like cysts
白暈	white halo
白色環状構造	white circles
白色斑	white patch
瘢痕様	scar-like
皮丘点状亜型	crista dotted variant
皮丘平行パターン	parallel ridge pattern
皮溝平行パターン	parallel furrow pattern
菱形構造	rhomboidal structures
非対称色素性毛孔	asymmetric pigmented follicular openings
標的状毛包	targetoid hair follicles
ヘアピン血管	hairpin vessels
溝と隆起	fissures and ridges
無構造領域	structureless area
虫食い状辺縁	moth-eaten border
面皰様開孔	comedo-like openings
網状パターン	reticular pattern
毛包周囲の色素脱失	perifollicular hypopigmentation
葉状領域	leaf-like areas
らせん状血管	corkscrew vessels
鱗屑	scale

提供症例一覧

■爲政大幾

　Ⅰ-1-症例 87・130・168，Ⅰ-2-症例 8
　Ⅱ-1-症例 34，Ⅱ-4-症例 5，Ⅱ-5-症例 12
　Ⅲ-4-症例 14・50，Ⅲ-5-症例 6，Ⅲ-6-症例 1
　Ⅳ-2-症例 7

■伊東慶悟

　Ⅲ-1-症例 3，Ⅲ-4-症例 49

■今西久幹，鶴田大輔

　Ⅴ-2-症例 7・17

■宇原　久

　Ⅲ-5-症例 1・9

■梅林芳弘，能登　舞

　Ⅰ-1-症例 4・68・69・124〜128・135・160，Ⅰ-3-
　症例 7・10・11，Ⅰ-4-症例 3・5・10・13
　Ⅱ-1-症例 30，Ⅱ-5-症例 11・25，Ⅱ-6-症例 45
　Ⅲ-1-症例 18，Ⅲ-2-症例 6，Ⅲ-4-症例 7
　Ⅴ-1-症例 15・24・25・28・40・42・56〜69，Ⅴ-2-
　症例 1・2・8・9・12・19・20・21・33〜35

■緒方　大

　Ⅰ-1-症例 6・8・12・17・18・24〜27・33〜35・
　40・41・50・58〜60・77・78・89・95〜97・103・
　109〜112・137・145・147・150・152・156・157・
　161・165・169，Ⅰ-2-症例 6・10，Ⅰ-3-症例 1・
　2・4・14，Ⅰ-4-症例 1・8・11
　Ⅱ-1-症例 6・14・16・17・23・28・35，Ⅱ-2-症例
　3，Ⅱ-4-症例 2，Ⅱ-5-症例 1・3・4・15〜22，Ⅱ-6-
　症例 2・6〜9・11・17・19・20・26・51，Ⅱ-7-症
　例 1
　Ⅲ-2-症例 2・10・11・25・27・33，Ⅲ-3-症例 1，
　Ⅲ-4-症例 1・16〜21・23・53・54・63〜65，Ⅲ-5-
　症例 11

　Ⅳ-1-症例 3，Ⅳ-3-症例 3・4，Ⅳ-4-症例 4，Ⅳ-5-
　症例 1・2，Ⅳ-6-症例 2
　Ⅴ-1-症例 4・5・12・70，Ⅴ-2-症例 26・45，Ⅴ-3-
　症例 6，Ⅴ-4-症例 4・6・7

■荻田あづさ

　Ⅰ-1-症例 16・19・22・23・39・47〜49・57・76・
　88・107・108・131・139・143・149・159・164，Ⅰ
　-2-症例 4・5・12，Ⅰ-3-症例 13，Ⅰ-4-症例 4
　Ⅱ-1-症例 21，Ⅱ-3-症例 11，Ⅱ-5-症例 6・13・
　14，Ⅱ-6-症例 38
　Ⅲ-2-症例 14・15・41，Ⅲ-4-症例 15・51・52
　Ⅳ-2-症例 1・6
　Ⅴ-1-症例 7・8・10・19・26・27・32・33・39・
　41，Ⅴ-2-症例 3・5・16・25・48〜50・55・56・
　59〜61，Ⅴ-3-症例 1〜5・7，Ⅴ-4-症例 3・5・8，Ⅴ-
　5-症例 1・5

■加茂理英，鶴田大輔

　Ⅰ-1-症例 113・114
　Ⅲ-4-症例 55
　Ⅳ-2-症例 8・9
　Ⅴ-1-症例 37

■高井利浩

　Ⅰ-1-症例 66・67・85・86・153・158，Ⅰ-4-症例 9
　Ⅱ-1-症例 4・29，Ⅱ-3-症例 3，Ⅱ-6-症例 24
　Ⅲ-1-症例 15・16，Ⅲ-2-症例 4・5・9・21・22・
　26・28〜30・40，Ⅲ-3-症例 15・16，Ⅲ-4-症例 5・
　41〜45・58〜61，Ⅲ-5-症例 8
　Ⅳ-1-症例 20，Ⅳ-3-症例 6，Ⅳ-4-症例 5〜9，Ⅳ-6-
　症例 4，Ⅳ-7-症例 2
　Ⅴ-2-症例 18・43

■高塚純子，竹之内辰也

Ⅰ-1-症例 9・13・14・20・28〜30・36・42・52・62・63・80・81・91・98〜100・102・116〜120・140・146，Ⅰ-2-症例 1・2・7，Ⅰ-3-症例 12，Ⅰ-4-症例 2・6・12・15・18〜20・22・26〜29

Ⅲ-1-症例 14，Ⅲ-2-症例 1・7・8・12・16〜20・32・37〜39，Ⅲ-3-症例 2・4〜6・8・14・17，Ⅲ-4-症例 3・33〜40・57・67，Ⅲ-5-症例 3

■髙山良子

Ⅱ-1-症例 1・37，Ⅱ-5-症例 28

Ⅲ-2-症例 3・36，Ⅲ-4-症例 2・26〜32・56・66

■種瀬啓士

Ⅰ-1-症例 51・61・79・90・92・115・141・151，Ⅰ-4-症例 17

Ⅱ-1-症例 32，Ⅱ-3-症例 15，Ⅱ-5-症例 7・23・30，Ⅱ-6-症例 12・39・40

Ⅲ-1-症例 12・13，Ⅲ-3-症例 7・10・12・13，Ⅲ-4-症例 22・24・25

Ⅴ-1-症例 13・16・20・54・55，Ⅴ-2-症例 11・27・38・44

■出来尾格

Ⅰ-1-症例 1〜3・5・37・38・53・54・93・129・136・144・154・155・162・163，Ⅰ-3-症例 5・9

Ⅱ-1-症例 5・11〜13・24・26・27・31・33，Ⅱ-3-症例 1・4〜8・12〜14，Ⅱ-4-症例 3・4，Ⅱ-6-症例 3・5・15・16・21〜23・28〜36・46・47・49・50，Ⅱ-7-症例 2

Ⅲ-1-症例 1・4・6〜10，Ⅲ-2-症例 13，Ⅲ-3-症例 9，Ⅲ-4-症例 8〜13・47・48・62，Ⅲ-5-症例 5・10

Ⅳ-1-症例 1・8〜15，Ⅳ-3-症例 1，Ⅳ-4-症例 1・2，Ⅳ-6-症例 1・3

Ⅴ-5-症例 3

■外川八英

Ⅰ-1-症例 70・71・75，Ⅰ-2-症例 11，Ⅰ-4-症例 7

Ⅱ-1-症例 9，Ⅱ-2-症例 2，Ⅱ-3-症例 10，Ⅱ-5-症例 10・24，Ⅱ-6-症例 25・27

Ⅲ-1-症例 2・5・17，Ⅲ-2-症例 23・24・31・34・35，Ⅲ-3-症例 3，Ⅲ-4-症例 6・46，Ⅲ-5-症例 4・7

Ⅳ-1-症例 16・17，Ⅳ-2-症例 5，Ⅳ-3-症例 5，Ⅳ-6-症例 5

Ⅴ-1-症例 1・38，Ⅴ-2-症例 30〜32・47・51・53

■秦　洋郎

Ⅱ-4-症例 1

Ⅲ-5-症例 2

■東　直行

Ⅰ-1-症例 21・44・55・94・142・167，Ⅰ-2-症例 3，Ⅰ-3-症例 3・6・8

Ⅱ-5-症例 27

Ⅲ-3-症例 11

Ⅴ-1-症例 11・14・17・18・21〜23・29・34〜36・43〜46，Ⅴ-2-症例 6・13・14・22・23・54，Ⅴ-4-症例 1・2，Ⅴ-5-症例 2・4・6

■村尾和俊

Ⅰ-1-症例 15・45・46・56・133・138，Ⅰ-2-症例 9

Ⅱ-2-症例 1，Ⅱ-3-症例 2・9，Ⅱ-5-症例 2・29，Ⅱ-6-症例 10・37

Ⅲ-1-症例 11，Ⅲ-4-症例 4

Ⅳ-1-症例 2，Ⅳ-4-症例 3

Ⅴ-1-症例 2・3・6・9・30・31・47〜53，Ⅴ-2-症例 10・15・24・36・37・40〜42・46・52・57・58・62，Ⅴ-5-症例 7

■山瀬　綾

Ⅰ-1-症例 84，Ⅰ-4-症例 14

Ⅱ-5-症例 26

■結城明彦，竹之内辰也

Ⅰ-1-症例 7・10・11・31・32・43・64・65・72〜74・82・83・101・104〜106・121〜123・132・134・148・166・170，Ⅰ-4-症例 16・21・23〜25

Ⅱ-1-症例 2・3・7・8・10・15・18〜20・22・25・36・38・39，Ⅱ-5-症例 5・8・9，Ⅱ-6-症例 1・4・13・14・18・41〜44・48・52

Ⅳ-1-症例 4〜7・18・19，Ⅳ-2-症例 2〜4，Ⅳ-3-症例 2・7，Ⅳ-7-症例 1・3

Ⅴ-2-症例 4・28・29・39

索引